供毕业后教育培训使用

罕见病临床诊疗教程

主　编　程南生　商慧芳
副主编　刘　毅　陈玉成
　　　　万　智　李　薇
　　　　罗　蓉　刘珊玲

人民卫生出版社
·北京·

图书在版编目（CIP）数据

罕见病临床诊疗教程 / 程南生，商慧芳主编 . —北京：人民卫生出版社，2023.2

ISBN 978-7-117-34445-6

Ⅰ.①罕…　Ⅱ.①程…②商…　Ⅲ.①疑难病 —诊疗 —教材　Ⅳ.①R442.9

中国国家版本馆 CIP 数据核字（2023）第 025540 号

人卫智网	www.ipmph.com	医学教育、学术、考试、健康，购书智慧智能综合服务平台
人卫官网	www.pmph.com	人卫官方资讯发布平台

罕见病临床诊疗教程

Hanjianbing Linchuang Zhenliao Jiaocheng

主　　编：程南生　商慧芳

出版发行：人民卫生出版社（中继线 010-59780011）

地　　址：北京市朝阳区潘家园南里 19 号

邮　　编：100021

E - mail：pmph @ pmph.com

购书热线：010-59787592　010-59787584　010-65264830

印　　刷：廊坊一二〇六印刷厂

经　　销：新华书店

开　　本：889×1194　1/16　　印张：36

字　　数：1166 千字

版　　次：2023 年 2 月第 1 版

印　　次：2023 年 4 月第 1 次印刷

标准书号：ISBN 978-7-117-34445-6

定　　价：259.00 元

打击盗版举报电话：010-59787491　　E-mail：WQ @ pmph.com

质量问题联系电话：010-59787234　　E-mail：zhiliang @ pmph.com

数字融合服务电话：4001118166　　E-mail：zengzhi @ pmph.com

编委名单

编写指导组成员（按姓氏笔画排序）

丁一峰	复旦大学附属儿科医院	刘海霞	大连医科大学附属第二医院
万 智	四川大学华西医院	江 泓	中南大学湘雅医院
马用信	四川大学华西医院	安云飞	重庆医科大学附属儿童医院
王 艺	复旦大学附属儿科医院	孙小妹	四川大学华西第二医院
王 业	四川大学华西医院	李 忱	北京协和医院
王 婕	四川大学华西医院	李 明	复旦大学附属儿科医院
王 覃	四川大学华西医院	李 剑	北京协和医院
王 椿	四川大学华西医院	李 薇	四川大学华西医院
王茂筠	四川大学华西医院	李文辉	复旦大学附属儿科医院
王建军	四川大学华西第二医院	李丽燕	天津医科大学总医院
王朝霞	北京大学第一医院	李明松	广州医科大学附属第三医院
尹如铁	四川大学华西第二医院	李春雨	四川大学华西医院
邓武权	重庆大学附属中心医院	李思吟	绵阳市中心医院
甘 靖	四川大学华西第二医院	李精韬	四川大学华西口腔医院
卢亦路	四川大学华西医院	杨 元	四川大学华西医院
叶文玲	北京协和医院	杨 丽	四川大学华西医院
田新平	北京协和医院	杨 雪	复旦大学附属华山医院
付 蓉	天津医科大学总医院	杨 婷	四川大学华西医院
乐 偲	北京协和医院	杨小东	四川大学华西医院
吉 毅	四川大学华西医院	杨艳玲	北京大学第一医院
吕庆国	四川大学华西医院	吴 侯	四川大学华西医院
吕娟娟	四川大学华西第二医院	吴 瑾	四川大学华西第二医院
朱以诚	北京协和医院	吴志英	浙江大学医学院附属第二医院
任 毅	山西医科大学第一医院	邹 绚	北京协和医院
刘 艺	四川大学华西医院	邹和建	复旦大学附属华山医院
刘 毅	四川大学华西医院	汪 林	四川大学华西医院
刘玉和	首都医科大学附属北京友谊医院	汪 盛	四川大学华西医院
刘运强	四川大学华西医院	宋 伟	四川大学华西医院
刘明生	北京协和医院	宋 萃	重庆医科大学附属儿童医院
刘金荣	首都医科大学附属北京儿童医院	张 庆	四川大学华西医院
刘珊玲	四川大学华西第二医院	张 舫	四川大学华西医院

主编简介

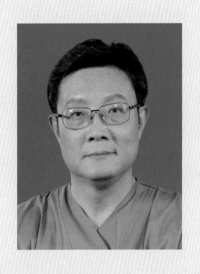

　　程南生,外科学教授,博士研究生导师,任四川大学华西医院党委副书记兼纪委书记,中国医院协会罕见病专业委员会第一届委员会副主任委员、中华医学会外科学分会常务委员及胆道外科学组副组长、中国医师协会胆道外科医师委员会副主任委员、四川省卫生健康首席专家及学术和技术带头人、国家卫生健康委员会能力建设和继续教育外科学专家委员会副主任委员及胆道外科副主任委员,美国外科医师学院会员(ACS fellow)。

　　多年来致力于临床和医学教育工作,主要研究方向为肝胆胰疑难疾病,特别是在胆道疾病基础与临床方面做出了贡献。获得各级科研项目 20 余项,发表论文 260 余篇;主编教材 1 部,副主编 2 部,参编、参译教材及专著 3 部,担任多个杂志编委;获四川省科学技术进步奖 3 项、省教学成果奖 3 项、中国医院协会医院科技创新奖 3 项等荣誉。

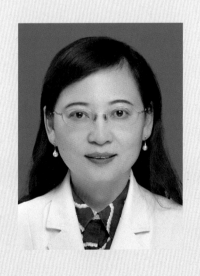

　　商慧芳,神经内科教授,博士研究生导师。任四川大学华西医院神经内科副主任、罕见病诊疗与研究中心副主任,国家卫生健康委员会罕见病诊疗与保障专家委员会委员、中国老年学和老年医学学会脑认知与健康分会副主任委员、中华医学会神经病学分会遗传学组副组长、中国医师协会神经内科分会帕金森病及运动障碍学组副组长、中国研究型医院学会罕见病分会副主任委员、四川省医学会罕见病学专业委员会主任委员,四川省学术和技术带头人、四川省卫生健康领军人才、国际帕金森和运动障碍协会亚太区领导委员会委员,入选四川省万人计划"天府名医"。

　　多年来致力于临床、医学教育和科研工作,主要研究方向为神经系统遗传变性疾病,特别是在神经系统罕见病方面做出了贡献。获得各级科研项目 20 余项,发表 SCI 论文 300 余篇;担任多部教材副主编或编委,多个杂志主编、副主编或编委。获省部级科学技术进步奖 3 项等荣誉。

副主编简介

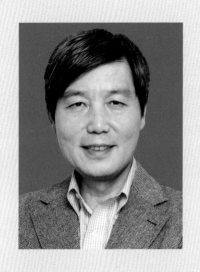

刘　毅，四川大学华西医院内科学教授、博士生导师，历任风湿免疫科主任、学科主任。任四川省医学会风湿病学专业委员会主任委员、四川省医学会罕见病学专业委员会副主任委员、第十届中华医学会风湿病学分会副主任委员、第十一届中华医学会风湿病学分会常务委员。四川省学术和技术带头人、四川省卫生计生领军人才、四川省有突出贡献的优秀专家，荣获"全国卫生系统先进工作者"等荣誉。

从事临床诊疗、教学、科研工作 30 余年，承担国家重点研发计划、国家自然科学基金、国家科技重大专项、国家"十一五"科技支撑课题等 20 余项科研课题。研究成果获四川省科学技术进步奖一等奖、四川省医学科技奖一等奖。以第一或通信作者发表国际高水平论文 60 余篇，主编、参编教材及专著 7 部。担任《中华风湿病学杂志》及《中华内科杂志》常务编委，《西部医学》编委。

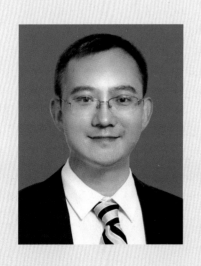

陈玉成，内科(心血管)主任医师，博士生导师。任四川大学华西医院内科(内科学系)主任、四川省卫生健康首席专家及学术和技术带头人，美国心脏病学会(FACC)专家会员、国际心脏磁共振学会(FSCMR)专家会员、中国医疗保健国际交流促进会心脏磁共振学会常务委员、国家心血管病中心肺动脉高压联盟副理事长、国家标准化肺血管病中心秘书长、四川省医学会罕见病学专业委员会候任主任委员、四川省医学会心脏罕见病学组组长，入选"天府青城计划"天府科技领军人才。

长期致力于疑难及罕见心血管疾病诊疗研究，擅长结构性心脏病(先心病及瓣膜病)介入诊断和治疗、心脏磁共振诊断及研究。先后承担科技部、国家自然科学基金重点和面上项目等 5 项；在国际和国内发表学术论文 100 余篇，以第一完成人获四川省科学技术进步奖一等奖。

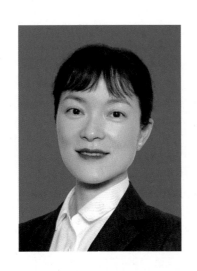

万　智，急诊医学教授，博士研究生导师，四川大学华西医院门诊部主任、党支部书记，四川省学术和技术带头人。任中国医院协会罕见病专业委员会常务委员、中国人体健康科技促进会门急诊综合管理专业委员会副主任委员、中国医院协会门（急）诊管理专业委员会常务委员、四川省医学会门诊管理专业委员会候任主任委员、四川省医学会急诊医学专业委员会常务委员、四川省医学会罕见病学专业委员会名誉委员。

长期从事心血管疾病方面的基础与临床研究工作及门诊、罕见病管理工作。主持国家自然科学基金等国家级及省部级科研项目 5 项，发表论文 50 余篇，其中 SCI 20 余篇，参编教材和专著 10 余部。获"国家级精品视频公开课" 1 项，指导学生参加四川省国际"互联网 +"大学生创新创业大赛并获得金奖。

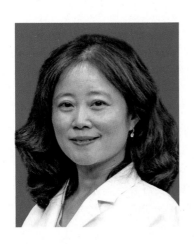

李　薇，四川大学华西医院皮肤性病学主任医师，博士研究生导师。任中华医学会皮肤病学分会银屑病学组委员、中国医师协会皮肤科医师委员会罕见病学组委员、四川省医学会罕见病学专业委员会常务委员、四川省医学会皮肤病学分会银屑病学组组长、国际银屑病与银屑病关节炎研究和评估协会会员（GRAPPA member）。

多年来致力于临床和医学教育工作，主要研究方向为大疱性皮肤疾病和银屑病，特别是在罕见自身免疫性大疱病治疗方面做出了贡献。承担各级科研项目 10 余项，发表论文 150 余篇，参编、参译教材及专著 10 余部，担任多个杂志编委，获四川省科学技术进步奖 1 项。

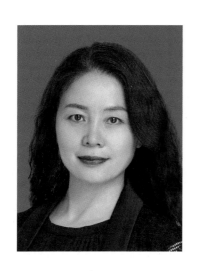

罗 蓉,儿科学教授,博士研究生导师,四川大学华西第二医院儿童神经科主任,四川省学术和技术带头人及领军人才。任中华医学会儿科神经学组副组长、四川省医学会儿科神经学组组长、中国抗癫痫协会常务理事、四川抗癫痫协会副会长、中国妇幼保健协会盆底康复专业委员会副主任委员、中国康复医学会儿童康复专业委员会常务委员、四川省康复医学会儿科分会会长。

多年来致力于临床和医学教育工作,主要研究方向为癫痫与脑电图、多动症、抽动症、发育落后、头痛、智力低下、脑瘫、重症肌无力、进行性假肥大性肌营养不良(DMD)、脊髓性肌萎缩(SMA)、脑炎等儿童神经疾病。任《四川大学学报》《中华儿科杂志》《中国实用儿科杂志》等编委或审稿专家,主编、参编图书多部,主持课题10余项,发表论文百余篇。

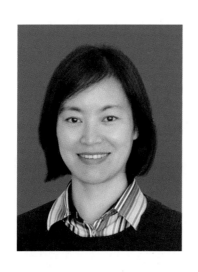

刘珊玲,教授,博士生导师,四川大学华西第二医院医学遗传科/产前诊断中心主任,四川省产前诊断中心主任。任中国优生科学协会基因诊断与精准医学分会副主任委员、中华预防医学会出生缺陷预防与控制专业委员会常务委员、四川省医学会罕见病学专业委员会副主任委员等。

从事妇产科学、医学遗传学临床科研工作30余年,目前研究方向为遗传病诊断及产前诊断。致力于遗传学技术在产前筛查与诊断中的临床应用实践,主持和参与产前筛查与诊断相关多项国家级技术指南、专家共识的制定。负责国家重点研发计划课题、国家自然科学基金等部省级课题多项,在国内外发表论文百余篇,担任《四川大学学报(医学版)》《中华医学遗传学》等杂志编委。获国家发明专利4项,四川省科学技术进步奖4项。

序 一

　　为助力"健康中国"建设,推动罕见病事业发展,提高我国罕见病诊断和治疗水平,填补住院医师规范化培训在罕见病领域的空白,四川大学华西临床医学院/华西医院凝心聚力,与国内众多专家携手打造了本教程。

　　从1892年的西医诊所,到如今成为中国一流、世界知名的疑难危重症诊疗中心,历代华西人始终以"让西部地区的人民就近能获得国内一流的优质医疗服务"为愿景。为突破罕见病患者的就诊困境,2016年我院成立罕见病诊治中心,是国内最早整合全院医教研资源,建立罕见病管理实体机构的医院之一;2022年又将其改建为科级建制的罕见病中心。中心建立了包括罕见病就诊绿色通道、多学科诊疗(MDT)、远程会诊、慢病全程管理在内的线上线下服务体系;构建了针对罕见病领域"卡脖子"问题及"临门一脚"问题的多学科研究团队,开展罕见病转化医学研究;打造了区域协同的罕见病多层次培训体系,着力提升罕见病诊疗水平。

　　教材是培训的重要载体和抓手。编委会本着"思想精深、内容精准、技术精湛、图文精美、新媒精彩、制作精良"的"六精"原则,编写出"学生好学、老师好教、临床好用"的"三好"教材。本教材以临床病例为切入点,按照诊疗流程展开,旨在提高住院医师临床思维能力,培养更多罕见病诊疗人才,提升青年医师对罕见病的认知和关注。本书的内容兼具实用性与前沿性,呈现形式兼具科学性和生动性,既是住院医师的教学用书,又可作为青年医师扩宽视野、突破常见病知识面的参考书目,是一本不可多得的罕见病临床诊疗教程。相信本书从内容到形式都将成为精品,会为教师、学生以及从事罕见病研究的读者所喜爱。

　　教材编委会既有来自全国各大知名医院的罕见病专家学者,又不乏在罕见病领域勠力深耕的青年才俊,他们必将推动中国罕见病医学事业进步与发展,故乐以为序。

2022年12月

序 二

罕见病具有患病率低、病种多、病情严重、诊断困难、误诊率高、可治愈率低等特点。调研显示,42% 的罕见病患者经历过误诊,约 70% 的医师不了解罕见病。由于中国人口基数大,罕见病患者总数多,因此罕见病不仅是医学问题,更是社会问题,重视和规范罕见病诊疗势在必行。

健康中国,一个都不能少。近年来,党和国家高度重视罕见病患病群体,大力推进罕见病防治事业,在罕见病诊疗、研究、保障等方面出台了诸多战略性举措。国家卫生健康委员会成立了罕见病诊疗与保障专家委员会,建立了全国罕见病诊疗协作网及国家罕见病质控中心。科技部批准建设了疑难重症及罕见病国家重点实验室,通过国家科技支撑计划支持开展我国罕见病防治研究与示范。2016 年,由北京协和医院牵头,联合四川大学华西医院等全国 20 家大型医院,启动了国家重点研发计划"中国罕见病临床队列研究",建立了国家罕见病注册登记平台。这一系列创新举措,有力推动了罕见病诊疗与研究协同跨越发展。

在罕见病诊疗中,医师处于关键位置,而规范化培训医师和青年医师是开展临床工作的生力军。针对当前罕见病专业人才资源短缺、医师诊疗能力不足的现状,四川大学华西医院联合国内 20 余家一流医学院所的百余位罕见病领域专家,秉承"传承创新、着重原创"的精神,精心编写了这本住院医师规范化培训教材《罕见病临床诊疗教程》。本教程既有针对罕见病防、诊、治、康及相关伦理的总览,又在国家卫生健康委员会等五部委联合发布的《第一批罕见病目录》基础上列举了 138 种罕见病临床病例,详细阐释了各病例的诊断思路和治疗规范,可供罕见病专业青年人才学习借鉴,更可为住院医师和青年医师认识、治疗罕见病提供案头参考和思维示范。相信这本教程的出版,一定能为培养罕见病领域人才,提高我国罕见病诊疗能力,实现罕见病早发现、早诊断、能治疗、能管理的目标做出积极贡献。

张抒扬

2023 年 1 月

序 三

　　罕见病作为一类发病率和患病率低、病情重、诊断治疗复杂的疾病，给全球医疗卫生系统带来了极大的负担和挑战。全球目前已知的罕见病超 7 000 种，我国大约有 2 000 万例罕见病患者，每年新出生罕见病患儿超过 20 万例。近年来，党和国家高度重视罕见病防治与保障工作，国家卫生健康委员会、科学技术部、国家药品监督管理局、国家医疗保障局等相关部门通力合作，通过制定罕见病目录，建立全国罕见病诊疗协作网，调整医保目录，加快罕见病药品审评、审批等措施，从政策研究和制度建设等方面探索罕见病防治与保障的"中国模式"，共同推进我国罕见病防治与保障事业迈上新台阶。

　　加强罕见病诊疗培训、提升罕见病防治水平、实现罕见病诊疗资源均质化，是破解我国罕见病"诊断难、治疗难"困境的必经步骤，同时也具有体现社会公平原则的重大意义。我国以确立罕见病目录为起点，不断完善国家顶层制度设计，逐步构建罕见病信息登记管理体系，持续在全国范围开展罕见病诊疗培训，进一步规范和提高了罕见病诊疗水平。中国罕见病联盟成立以来，始终坚持以患者为中心，全力开展医师培训，以多种形式提升医师诊疗能力，取得了初步成效。

　　本教程的出版，为我国罕见病的诊疗提供了可行的标准和规范，有助于提升我国住院医师和青年骨干医师罕见病诊治能力，建立系统规范的罕见病诊疗模式。本书的编写从鲜活的临床病例入手，抽丝剥茧，层层深入，带领读者从常见病的临床思维洞悉罕见病的鉴别与诊疗。这既是一本科学严谨的罕见病临床诊疗教程，又是一个内涵丰富的罕见病病案宝库，相信会对年轻医师了解和认识罕见病大有裨益。因此，很高兴向读者推荐这本体例新颖、编写精良的教程，并谨为此序。

　　未来中国罕见病联盟将同包括四川大学华西医院在内的全国各级医疗机构一道，汇聚各方力量，厚植罕见病人才沃土，为我国罕见病防治事业做出积极贡献，在国际罕见病舞台上发出中国声音，制定中国方案，推广中国模式。

2022 年 12 月

前　言

　　罕见病又称"孤儿病",是一类发病率和患病率极低的疾病,多为先天性遗传性疾病。由于单病种患者人数极少,导致罕见病的临床诊疗、科学研究难度大以及医师认知度低等现象。随着国家对罕见病的高度重视,我国罕见病防治工作取得了初步成效,但当前罕见病专业人才资源仍较为短缺。

　　四川大学华西临床医学院/华西医院作为我国西部疑难危急重症诊疗的国家级中心,是在国内最早开展住院医师规范化培训的院校之一,覆盖专业全,培训辐射范围及师资规模均为全国领先。2022年,我院设立"住院医师规范化培训发展基金"用于支持专业基地建设、人才培养和学术交流创新。借此契机,我院联合国内权威专家精心编撰了面向住院医师的本教程。

　　本教程是罕见病教材领域一次全新的探索,全书共分四篇:第一篇为总论,包括罕见病定义、诊疗与研究现状、预防与连续性管理、药物与伦理等方面内容;第二篇为罕见病遗传基础,包括人类基因组、基因突变、基因病及遗传学诊断;第三篇为罕见病的生命早期遗传学检测及咨询,包括罕见病的胚胎植入前遗传学检测、产前诊断及新生儿筛查;第四篇为各论,以国家五部委发布的121种罕见病目录中的疾病为主线,涉及神经系统、免疫系统、心血管系统、血液系统等,精选临床典型罕见病例,通过病史询问、体格检查、辅助检查等逐层递进,给出临床诊断、治疗及预后建议。编写中贯穿临床思考过程,总结罕见病发生发展规律,凝练诊疗经验,把对住培学员的临床思维和能力培养放在首要位置。书中大量经典图片和表格,让病例更加立体和丰满,有助于读者强化理解,加深印象。本书作为住培教材的同时,也适合研究生、低年资主治医师以及对罕见病感兴趣的专业人士阅读。

　　参与本教程编写的全国百余位罕见病领域的专家,本着严谨求实的精神和对教学高度负责的态度,几易其稿,为本书倾注了大量心血。作为主编,我在此对所有编委表示深深的谢意!

　　本教材体例创新,全部病例来自临床实践,故某些罕见病的特点可能挂一漏万,书中文字、图表等虽经反复校对,但难免有疏漏之处,敬请读者批评指正。

2022 年 12 月

目　录

第一篇　总　　论

第二篇　罕见病遗传基础

第三篇　罕见病的生命早期遗传学检测及咨询

第四篇　各　　论

第一篇
总　　论

第一章

罕见病定义、诊疗与研究现状及发展

第一节　罕见病的定义

罕见病又称"孤儿病",指发病率和患病率极低的疾病,其中约 80% 为遗传性疾病。国际上常用的界定原则是将发病率或患者人数在某个界限值以下的疾病定义为"罕见病"。罕见病不仅是医学问题,也是社会问题。它的定义与各个国家和地区的经济水平、社会条件及民族特点等多种因素有关,所以目前无全球统一的罕见病定义,世界各国和地区对罕见病的认定标准存在一定的差异(表 1-1-1)。

表 1-1-1　部分国家罕见病定义

国家	罕见病定义
美国	发病率低于 7.5/10 000 的疾病 患病人数低于 200 000 人的疾病,或者患病人数超过 200 000 人,但开发和生产用于这些疾病或病变的药品无法从销售中收回其成本的疾病
日本	发病率低于 4/10 000 的疾病 患病人数低于 50 000 人,无合适的替代药物、医疗器械或治疗手段的疾病
韩国	发病率低于 4/10 000 的疾病 患病人数低于 20 000 人或没有合适治疗药物、替代药物的疾病
欧盟	发病率低于 5/10 000 的疾病
新加坡	发病率低于 4/10 000 的疾病 患病人数低于 2 000 人的疾病
俄罗斯	24 种威胁生命的罕见病 + 230 种一般罕见病

2010 年 5 月中华医学会医学遗传学分会提出了中国大陆地区第一个罕见病定义——患病率低于 1/500 000 或新生儿发病率低于 1/10 000 的疾病,但该定义并未获得普遍认可。2018 年国家卫生健康委员会等五部门联合发布了我国《第一批罕见病目录》,将 121 种疾病定义为罕见病。全国罕见病学术团体主委联席会议编写的《中国罕见病定义研究报告 2021》提出,符合以下任一项的疾病为罕见病:①新生儿发病率低于 1/10 000;②患病率低于 1/10 000;③患病人数低于 140 000 人。我国人口基数大,罕见病患者也并不罕见。

第二节　罕见病的诊疗与研究现状及发展

国际确认的罕见病有 7 000 余种,全球受罕见病影响的人群有 2.63 亿 ~ 4.46 亿。目前全球罕见病诊疗面临确诊难、患者就诊难、医生及公众对罕见病认知程度低、治疗手段缺乏等诸多困境。中国共产党第十八次全国代表大会以来,党中央把健康中国建设上升为国家战略,而有效防控罕见病是建设健康中国的一个重要组成部分。党和国家在罕见病的诊疗、研究及保障方面做了很大努力。

一、我国罕见病诊疗体系现状及发展

目前 95% 的罕见病尚无有效治疗措施,患者常辗转就医。从全球看,罕见病从发病到明确诊断约需要 4.8 年,患者至少经历 5 位医生才能明确诊断。中

国罕见病联盟发布的《2020中国罕见病综合社会调研》显示,42%的罕见病患者经历过误诊,约70%的医生不了解罕见病。

为加强我国罕见病管理,提高罕见病诊疗水平,维护罕见病患者健康权益,2019年国家卫生健康委员会建立了全国罕见病诊疗协作网,覆盖我国31个省、自治区、直辖市和新疆生产建设兵团的324家医院,包括1家国家级牵头医院、32家省级牵头医院及291家成员医院。国家卫生健康委员会要求建立协作网医院间的罕见病双向转诊、专家巡诊、远程会诊的相关标准和管理制度:国家级牵头医院接收省级牵头医院转诊的疑难危重罕见病患者,省级牵头医院接收成员医院转诊的疑难危重罕见病患者,并将诊断明确、处于恢复期或稳定期的患者转诊至成员医院,以实现对罕见病患者的相对集中诊疗和双向转诊。国家卫生健康委员会组织开发了"中国罕见病诊疗服务信息系统",要求各协作网医院进行罕见病病例诊疗信息登记,从而了解我国罕见病的流行病学、临床诊疗、疾病负担等现状,为政府部门制定科学合理的国家罕见病战略提供科学依据。

为进一步促进罕见病规范化诊疗,2019年国家卫生健康委员会发布了《罕见病诊疗指南(2019年版)》,从121种疾病的概述、病因、流行病学、临床表现、辅助检查、诊断与鉴别诊断、治疗等方面进行了全方位阐述,并用流程图的形式展示诊断流程和治疗原则。该指南是我国第一部内容全面的罕见病诊疗指南,有助于提高医务工作者识别、诊断、治疗罕见病的能力。另一方面,国家卫生健康委员会依托各省市罕见病专业委员会开展线上线下罕见病规范化诊疗培训,强化医务工作者的罕见病规范化诊治能力,逐步实现罕见病早发现、早诊断、能治疗、能管理的目标。

二、我国罕见病研究体系现状及发展

罕见病用药及治疗是世界级难题,罕见病大多病死率高、疾病类型复杂,每类罕见病患者较少,因此开展临床试验难度也较大。罕见病的分子遗传机制、疾病模型建立、临床诊断与评估技术、治疗新药与新技术是目前罕见病领域的重点研究方向。

为加强罕见病科学研究,中华人民共和国科学技术部批准建设"疑难重症及罕见病国家重点实验室",积极开展罕见病分子遗传机制或疾病模型建立等基础研究和应用基础研究、培养优秀科技人才、开展高水平学术交流。"十二五"期间,中华人民共和国科学技术部通过国家科技支撑计划支持开展中国罕见疾病防治研究与示范、罕见疾病临床资源数据库建

立。"十三五"期间,通过国家重点研发计划"精准医学研究"和"生殖健康及重大出生缺陷防控研究"重点专项,支持开展罕见病临床队列研究、中国人群重要罕见病的精准诊疗技术与临床诊疗规范研究、遗传病的生物技术及药物治疗研究,并建立了国内首个多中心、多病种、标准统一的"罕见病注册登记研究平台",罕见病诊疗与研究工作的医生与科研人员可通过该平台进行临床试验、医疗用品上市后监测等科学研究。

近年来,世界各国通过立法等举措大力鼓励罕见病药物研发。我国在这方面虽起步较晚,但近期也出台了多项针对罕见病药物创新的鼓励政策,旨在确保药品安全有效的前提下,加快监管机构审批、加快罕见病新药上市速度。2020年,新修订的《药品注册管理办法》明确了将具有明显临床价值的罕见病防治创新药和改良型新药纳入优先审评审批程序,并在70日内审结对于临床急需的、境外已上市而境内未上市的罕见病药品。工业和信息化部等部门联合发布《医药工业发展规划指南》《"十四五"医药工业发展规划》,将罕见病药物产业化项目纳入工程攻关重点任务,推动建立罕见病药物研发平台;将罕见病药物纳入小品种药、短缺药管理,开展集中生产基地建设和生产供应监测,推动罕见病药物供应保障能力持续提升。2022年国家药品监督管理局药品审评中心发布《罕见疾病药物临床研发技术指导原则》,这是国内针对罕见疾病药物研发的首个关于数据管理、临床试验设计、安全性评估、与监管机构沟通等方面的指导原则。该原则将提高罕见疾病临床试验的研发效率和成功率。

三、我国罕见病保障体系现状及发展

罕见病药物昂贵,患者疾病负担重。部分高值罕见病药品年花费超百万,远超基本医保基金保障水平和患者承受能力,罕见病多层次保障体系亟待完善。

近年来,党和政府高度重视罕见病患者的保障问题。财政部、海关总署、税务总局、国家药品监督管理局联合发布的《关于罕见病药品增值税政策的通知》明确对罕见病药品实施税收优惠。国家医疗保障局等部门还采取了一系列措施来有效降低药品价格,大幅度减轻患者负担,包括将罕见病药品纳入国家医保药品目录、进行仿制药质量和疗效一致性评价、多家竞争药物开展药品集中带量采购等。

2021年国家调整医保药品目录,有7种罕见病药物经谈判后进入目录中,其中包括用于脊髓性肌萎缩(spinal muscular atrophy,SMA)的诺西那生钠注射液和用于法布里病的阿加糖酶α注射用浓溶液这2

种"天价"药物,实现了高值罕见病用药进入医保目录"零的突破"。

为贯彻落实2022年《政府工作报告》中"加强罕见病用药保障"的要求,《2022年国家基本医疗保险、工伤保险和生育保险药品目录调整工作方案》要求目录向罕见病患者等特殊人群的用药适当倾斜。总的来说,为实现对罕见病患者的诊疗保障,国家医疗保障局将逐渐完善罕见病多层次保障机制,建成以基本医疗保险为主体,医疗救助为托底,补充医疗保险、商业健康保险、慈善捐赠、医疗互助共同发展的医疗保障制度体系。

（程南生　龚　力）

推荐阅读文献

张抒扬,张学.近年中国罕见病相关政策和实践探索.罕见病研究,2022,1(1):1-6.

第二章
罕见病预防与连续性管理

罕见病多为遗传病，具有先天性、终身性和家族性的特点。罕见病患者的家庭在治疗疾病、生育后代的过程中会遭遇诸多困难。建立覆盖全生育周期的罕见病三级预防体系对严防严控出生缺陷、提高整体人口素质具有重要意义。

罕见病临床表现复杂，常累及人体多器官、系统，病情呈慢性、进行性发展，患者常需终身治疗。罕见病的连续性管理需求贯穿罕见病患者的整个生命周期。探索建立罕见病连续性管理体系是破解罕见病诊后医疗服务困境、提升罕见病患者全生命周期生活质量的重要手段。完善的罕见病连续性管理体系应充分利用"互联网+"、大数据、云计算、人工智能等技术，实现罕见病集中诊疗与双向转诊，促进医疗机构间互联互通，提升优质医疗资源利用效率，提高医疗服务质量，从而改善罕见病患者的生存现状。

第一节　罕见病预防

罕见病致死/致残率高，严重影响患者的生活质量，但又缺乏有效治疗手段，因此预防罕见病的发生尤为重要。罕见病常与出生缺陷有关，遗传缺陷占罕见病成因的80%左右。2018年国家卫生健康委员会办公厅、妇幼司出台《全国出生缺陷综合防治方案》，通过构建覆盖婚前、孕前、孕期、新生儿和儿童各阶段的出生缺陷防治体系，提高出生人口素质和儿童健康水平。建立完善的罕见病三级防控体系，开展孕前检查、产前诊断及新生儿筛查是有效防止罕见病发生、实现罕见病早诊断的关键，对罕见病的预防具有重要科学价值和社会意义。

一、一级预防

罕见病一级预防的主要任务是普及罕见病防治知识，开展孕前优生健康检查、对危险因素进行有效筛查，对高危人群及家庭进行遗传咨询，减少出生缺陷的发生。例如，已生育过罕见病患儿或检测确定携带某种罕见病致病基因的夫妻可通过植入前遗传学检测（preimplantation genetic testing，PGT）技术阻断致病基因的传递。另一方面，育龄夫妇掌握优生优育知识，养成良好的生活习惯，可降低出生缺陷发生概率。如育龄期女性补充叶酸，可显著降低神经管缺陷发生风险。2010年，国家实施免费孕前优生健康检查项目，在全国所有县（市、区）普遍开展，目标人群覆盖率超过90%。筛查出的风险人群全部获得针对性的咨询指导和治疗转诊等服务，有效降低了出生缺陷的发生风险。该项目对增强人群优生意识、减少罕见病的发生发挥了重要作用。

二、二级预防

罕见病二级预防主要通过产前筛查和产前诊断减少罕见病患儿出生。建议高危孕妇进行产前筛查和诊断，及时对胎儿的重大出生缺陷进行干预。产前筛查包括在妊娠早期或妊娠中期利用超声、血清、羊水穿刺等手段和高通量测序等新技术，鉴别异常胎儿与异常妊娠状况，明确胎儿是否携带致病基因。例如，通过双链DNA探针捕获结合高通量测序技术同时对多个致病基因进行检测，可判断多种单基因罕见病患病风险。具体检测技术见本书第三篇"罕见病的生命早期遗传学检测及咨询"。

三、三级预防

罕见病三级预防的主要措施是对新生儿进行疾

病筛查,对罕见病进行早期鉴别、早期干预,以支撑后续精准治疗。新生儿筛查主要通过血液、基因、影像检测等手段,在患儿未表现出疾病临床特征时诊断罕见病。部分遗传代谢性疾病,早期诊断后可通过饮食控制、酶替代治疗等显著降低疾病危害,因此早诊断是改善罕见病患者预后的重要手段。

综上所述,尽管罕见病的诊治十分困难,但通过广泛宣教罕见病防治知识、对有遗传性疾病家族史的夫妇进行遗传咨询,针对性开展产前诊断,广泛运用新生儿疾病筛查技术等三级预防措施可降低罕见病在人群中的发生率,实现早诊断、早治疗。

第二节 罕见病连续性管理

疾病诊疗过程中的全周期连续性管理是临床医学发展中愈加重视的领域之一。随着罕见病的诊断和治疗技术不断发展,罕见病患者的临床预后和生活品质得到一定改善。但目前罕见病诊疗仍面临医生较少、挂号困难,患者异地就医而失访严重,基层医疗机构罕见病诊疗能力不足,患者在属地难以获得适宜的诊疗服务等问题,开展罕见病连续性管理是突破上述困境、进一步维护罕见病患者健康权益的重要措施。

一、罕见病连续性管理体系的建设

1966 年,Shortell 最早提出连续性医疗服务,具体指患者获得不同组织提供的、与之需求相适应的一系列协调和不间断的服务。我国学者对连续性医疗服务的定义:在疾病发生、发展、转归和康复过程中,建立并完善居民健康档案、信息共享、双向转诊等诸多机制,为卫生服务利用者提供无缝隙、不重复、协调连续的医疗照护。

罕见病的连续性管理服务应着眼于畅通罕见病患者诊后医疗服务路径,完善院内、院间协同诊疗机制。该体系通过医、技、护及多学科团队合作,建立医患互动的随访体系,为患者提供连续性医疗支持。该体系主要包括以下六个方面。

(一)定期复诊

罕见病大多需要终身治疗,规律复诊有助于医生全面了解病情并给予针对性处理。罕见病连续性管理应根据疾病治疗进展为患者制定复诊计划,依托互联网提供咨询、检查安排,必要时预约线下复诊。

(二)报告解读

罕见病患者常需定期检查,便捷的报告解读服务有助于提高患者及时了解疾病进展。罕见病连续性管理可依托互联网为患者解读检查结果,针对性指导患者用药、饮食、运动等。此外,连续性管理还应在检查医嘱开具、预约、注意事项告知等方面提供服务。

(三)转诊会诊

罕见病常为多系统受累,异质性强,临床诊疗涉及多个学科,及时进行转诊和多学科会诊对罕见病患者的诊治具有重要意义。连续性管理应发挥多学科合作优势,对诊疗困难的患者积极组织多学科联合诊疗,建立畅通的上下转诊渠道,根据患者病情为其提供多层级的整体性、持续性医疗服务。

(四)健康监测

罕见病患者除了定期的复诊外,日常健康监测也是连续性管理的重要一环。例如早发型帕金森病、亨廷顿病等神经肌肉疾病,通过佩戴可穿戴式健康检测设备,可实时收集反馈患者运动状态。罕见病连续性管理服务通过持续性监测患者生理信息,为医生优化随访方案、预测疾病进展提供数据支撑。

(五)健康教育

罕见病的公众认知度较低,患者缺乏获取疾病专业知识的途径。罕见病连续性管理服务可通过定期发布主题科普内容、举办线上线下知识讲座等,使患者及公众正确认识罕见病,在提高患者依从性的同时提升社会对罕见病的关注,帮助构建全社会的综合支持体系。

(六)心理支持

部分罕见病会伴随终身的外貌改变,如白化病、系统性硬化症、遗传性大疱性表皮松解症等,此类罕见病患者易受到社会公众的偏见与排斥。大部分罕见病预后不良,可能无法正常参加社会工作。疾病因素叠加社会因素,导致罕见病患者易产生自卑、抑郁等负面情绪。罕见病连续性管理服务通过定期为罕见病患者提供心理支持,帮助患者更好地适应环境并正确接受疾病带来影响,可提升罕见病患者的生存质量。

二、罕见病连续性管理体系的信息化支撑

2019 年国家卫生健康委员会建立了"中国罕见病诊疗服务信息系统",已采集 50 余万例罕见病患者信息,对了解我国罕见病患者数量及分布情况、诊疗瓶颈、疾病负担等情况具有重要意义。在此基础上,为进一步满足罕见病患者的连续性管理需要,罕见病连续性管理体系应着力布局院际罕见病连续服务,建设信息化院际联动平台,完善各级医疗机构间数据流通方式。相关工作可从以下两个方面着手。

（一）布局院际服务，建立联动平台

罕见病连续性管理可根据各类罕见病特点和各医院专科特长，依托罕见病诊疗协作网架构，布局罕见病连续性服务机构，利用互联网＋医疗模式，建立院际联动平台。平台可开展线上诊疗、在线咨询、远程会诊、电子化患者管理等智慧医疗服务，通过线上、线下联动机制打通院际罕见病患者互转通道。

（二）加强数据流通与应用

通过采集罕见病患者的各级医疗机构、居家监测等多来源数据，并在协作网牵头医院形成数据中心，搭建医院 - 医护 - 患者三方数据交互平台。平台建设应采用标准化数据接口、专用网络传输等技术，保障患者全病程健康信息的连续性与数据的安全性；并通过人工智能（AI）辅助决策，帮助医务人员利用数据流分析患者重点生理指标、疗效指标，精准管理患者并开展罕见病临床研究。

（程南生　卜嘉彬）

推荐阅读文献

国卫办妇幼发 19 号 . 关于印发全国出生缺陷综合防治方案的通知 .(2018-09-01)[2022-07-15]. http://www. nhc. gov. cn/jnr/gfxwjm/201809/9644ce7d265342779099d54b6962a4e0. shtml.

第三章

罕见病药物与伦理

第一节　罕见病药物

罕见病患者群体少、市场需求小、市场关注度低，罕见病药物又因此被称为"孤儿药"。孤儿药的适应证可分为 16 个大类：非正常细胞增生、先天性代谢异常、脑部或神经系统病变、呼吸循环系统病变、消化系统病变、肾脏泌尿系统病变、皮肤病变、肌肉病变、骨及软骨病变、结缔组织病变、血液疾病、免疫疾病、内分泌疾病、先天畸形综合征、染色体异常，以及其他未分类或不明原因疾病。

由于相当一部分罕见病是遗传缺陷导致的先天性疾病，酶替代治疗和基因治疗药物也成为孤儿药中最具代表性的药物种类。

1. **酶替代疗法**　例如，法布里病是一种 X 染色体连锁遗传性溶酶体贮积症。由于患者体内 α- 半乳糖苷酶先天性缺乏，使代谢产物异常蓄积并导致多器官病变，定期外源性补充阿加糖酶 α 是治疗法布里病的一线疗法。

2. **基因疗法**　相较酶替代治疗，基因治疗是更为彻底的方法。例如，脊髓性肌肉萎缩是一种会导致肌肉无力和运动神经元萎缩的常染色体隐性遗传病；诺西那生是一种反义寡核苷酸，可通过鞘内注射，治疗因 *SMN1* 基因突变所致 SMN 蛋白缺乏引起的脊髓性肌肉萎缩。目前基因治疗药物按照 DNA 和 RNA 分为两类，分别包括离体基因治疗（CAR-T 细胞、CRISPR 等基因编辑）、在体基因治疗（体内基因编辑、递送基因片段）、反义寡核苷酸、RNA 干扰、RNA 激活、RNA 编辑等。基因治疗目前虽然仍面临着免疫原性、递送系统、脱靶副作用等一系列挑战，却无疑是罕见病治疗未来的发展方向。

第二节　罕见病伦理

一、罕见病药物的伦理问题

导致罕见病的基因缺陷随着人类繁衍持续存在，罕见病患者是自然和社会环境变化的受害者。从某种意义上讲，罕见病患者承担了人类基因变异的风险，人类社会对罕见病患者也负有救治的责任。但目前罕见病患者享有的医疗资源却极为匮乏，罕见病药物（孤儿药）可及性是一项全球性的挑战。

首先，孤儿药的可获得性（availability）差。大量罕见病种处于无药可医的状态，罕见病患者的健康需求与孤儿药的有效供给之间存在严重的缺口。研制孤儿药周期长、回报低，仅仅靠市场调节无法产生研发的内在动力，而政府的积极政策引导是重要的促进因素。1983 年，美国立法通过《孤儿药法案》，主要的激励政策包括新药申请费免除、退税优惠、研究经费支持、快速审批通道、7 年市场独占权等，欧盟、加拿大、澳大利亚、日本、新加坡等地也相继出台孤儿药研发支持政策。我国医药研发激励政策基本统一在创新药层面，孤儿药和其他创新药物的上市成本几乎相同，孤儿药的研发激励机制有待加强。

其次，孤儿药的适用性（adaptability）差。对于国际上已经上市的孤儿药，国内上市时间常常较为滞后，面临"境外有药、境内无药"的窘境，自行购买或代购未经批准的境外药物甚至要面临处罚。我国现行《中华人民共和国药品管理法》规定:"医疗机构因临床急需进口少量药品的,经国务院药品监督管理部门或者国务院授权的省、自治区、直辖市人民政府批准,可以进口。进口的药品应当在指定医疗机构内用于特定医疗目的。"但在实操层面,具体许可条件仍需要细化。

第三,孤儿药可负担性(affordability)差。部分孤儿药并未纳入国家医保目录,医院采购、医生处方、门诊报销等环节存在一系列限制。罕见病患者常需长期或终身服药,患者经济压力大,难以坚持治疗,生命权和健康权亟待保障。

罕见病群体中儿童患者占据较大比例,在临床诊疗和药物临床试验中,应该充分征求患者本人和/或患儿父母(监护人)的同意。孤儿药受试者招募较为困难,为了纳入尽量多的患者,研究者常有夸大试验的获益及隐瞒试验风险的倾向,罕见病患者的知情权可能受到侵害。此外,罕见病患者由于社会经济水平处于极端弱势地位,且对治愈的迫切渴望,容易出现对研究者无条件的服从,这也会进一步增加受到侵害的风险。在罕见病的新药研发中,纳入患者的数量通常较为有限,且观察期较短,这也导致某些孤儿药虽然获批上市,但实际上治疗效果并未得到充分论证。在孤儿药上市前的 2~3 期临床试验中,囿于纳入患者数量和随访时长,研究往往难以发现一些低概率的不良反应。因此,严密的上市后观察、妥善的随访是保障罕见病群体权益的关键环节之一。

罕见病的个体化治疗(individualized therapeutics)是近年新出现的概念。2018 年 1 月,首个为单一患者设计开发的反义核酸药物 Milasen 获得美国食品药品监督管理局(FDA)批准,这标志着罕见病迎来了个体化治疗的里程碑。随着基因组学的快速发展、创新制药公司不断涌现,使罕见病患者个性化定制药物成为可能。但在"唯一药+唯一适用者"的情况下,个体化定制药物的研发存在很多盲区,比如安全性如何评估、药物剂量如何选择、治疗目标如何制定。更为重要的是,新药研发费用高昂。据报道,Milasen 的研发受到基金会捐款资助,花费高达数百万美元,且仅供一个患者使用。在当前的社会经济发展水平下,针对一名患者专门定制药物显然难以推广实施。

二、罕见病诊疗的伦理问题

诊断难是罕见病患者诊疗的另一障碍。在世界范围内,大部分医生对于罕见病的认知不足;《2020 中国罕见病综合社会调研》显示,42% 的罕见病患者经历过误诊,约 70% 的医生不了解罕见病。同样,由于患者群体稀少,医院检验科和独立实验室建立和维护

罕见病诊断检测项目的成本高、收益低、意愿弱,加剧了罕见病诊断的难度。

基因检测技术的进步改善了罕见病诊断的时效性,但是医务人员需要充分了解基因检测对患者影响的复杂性以及涉及的伦理问题。基因检测前,医生需要充分沟通并获得患者知情同意,评估该检查的必要性。很多罕见病目前缺乏有效治疗手段,确诊后并不能带来治疗上的收益,因此基因检测的必要性需要深入评估。基因检测后,医生应指导患者正确解读检测结果,避免不必要的焦虑和过度的防御措施。基因检测结果可能对患者家庭规划产生重大影响,也和患者配偶的利益密切相关;罕见病患者隐私权保护的尺度和边界仍是伦理上有待探讨的话题。此外,基因检测的阳性结果可能间接地披露了患者亲属的基因信息,而其亲属往往并未经知情同意,这将带来医学伦理上的新挑战。

院校医学教育的重点是医学基础知识和常见病、多发病的诊疗,罕见病的教学主要集中在毕业后教育和继续医学教育阶段的案例教学,仅靠学员本单位的罕见病资源远远不够,需要建立起多中心分享互助的教学体系。许多罕见病都具有累及多器官或系统的特点,可能会涉及多个临床亚专科,因此罕见病的"共性培训"和"专科培训"同等重要。罕见病的"共性教育"除了介绍多器官受累、临床表现多样的罕见病种之外,还需涉及罕见病临床遗传学基本原则、罕见病社会学、罕见病伦理学等背景内容。

三、罕见病社会保障的伦理问题

罕见病群体普遍面临着社会性的歧视。由于容貌、智力、语言、生活习惯等方面的差异,部分罕见病患者在就学、工作、婚恋等方面遭遇歧视和区别对待。2015 年,一位患有血友病的大学生委托律师将学校告上法庭,认为其侵犯了自己的平等受教育权,要求学校撤销取消其学籍的决定,引发社会热议。实际上,学校、用人单位通过各种借口损害罕见病患者平等受教育权、工作权的案例屡见不鲜。由于相关法律和制度的缺失,对哪种疾病、何种严重程度的罕见病患者不能入学/招聘并无明确标准,导致学校和用人单位推脱责任,漠视了罕见病患者的权利。此外,由于社会公众对罕见病存在认识不足甚至偏见,一些罕见病患者会由于迷信和错误观念而遭到社会排斥,变得更加自卑和难以融入社会,形成恶性循环。

我国罕见病的综合社会保障体系建设起步较晚,国内至今还没有自主研发的"从 0 到 1"的罕见病原研药物或器械。近年来,国家药品监督管理局、医疗保障局和科学技术部等发布了一连串的新政策,希望

推动罕见病的组织构架、诊疗、保障、研究以及转化。国家医疗保障局等部门不断地扩大医保的基本覆盖面,旨在提高罕见病保障水平,但在社会资源有限的情况下,高值孤儿药可能和普通疾病药物产生医保费用的竞争。基于当前社会经济发展水平,如何合理分配医疗资源和资金,兼顾常见病和罕见病,调和"效率"和"公平",是需要进一步深入评估的伦理和卫生经济学课题。在"尽力而为、量力而行"的基础上,政府也应鼓励和动员社会以及民间组织团体在罕见病社会救助领域发挥积极作用,建立多层次的保障体系,进一步通过立法和宣传,纠正社会偏见、健全保障体系,切实维护罕见病群体的综合权益。

四、罕见病信息化建设的伦理问题

罕见病群体的分布较为分散,罕见病的研究往往受到病例数和诊疗资源的制约而难以开展。病历数据和学术资料的共享对提高罕见病的研究、诊疗,以及医护人员认知水平尤为重要。值得注意是,罕见病患者求治心切,通常愿意分享自身数据而让渡隐私权,但医务人员和研究人员则有义务关注患者隐私保护等伦理问题。尽管供医学研究使用的数据大多已经进行去身份化(de-identification),但鉴于较低的发病率和显著的外在特征,罕见病患者更加容易被溯源和识别,隐私化处理也应该更加充分。随着罕见病登记系统的建立和扩容,数据的管理和监督变得越来越具有挑战性。如何在保证学术交流和科学研究的同时,有效确保罕见病患者的隐私安全、知情使用、数据确权等,是信息化时代罕见病伦理的新课题。

得益于数据库提供的大量病历数据,机器学习开始被逐步应用于罕见病诊断模型的训练中。相比其他常见病种,可供罕见病研究实施算法训练的数据相对少,训练产生的人工智能算法必然更加偏向于数据权重较大的地区的患者,而登记不完善地区的患者的匹配性则较差,这可能增加罕见病诊疗策略的"地域歧视"。近年来,中国罕见病联盟和罕见病诊疗协作网的建立,将有效促进罕见病诊疗与研究的全国一盘棋,减少罕见病诊疗水平和管理完善程度的地域间差异。

五、展望

如果把社会赋予人格,一个社会对弱势群体的关怀,就像人的"慎独"精神一样,最能体现出其道德水平的下限。重视弱势群体的权益,折射出该社会超越了功利主义和实用主义、拥抱精神文明和程序正义。关爱罕见病群体,内涵不仅仅在于提供物质保障的同情和怜悯,更在于建立对"人"的尊重和共情。罕见病患者的伦理问题植根于社会的运行逻辑,也因其变化而不断衍变。随着我国罕见病保障体系从无到有、国民经济不断进步,罕见病领域重点关注的伦理问题,必将从保障基本的生命权、健康权,进阶到追求平等的人格、公平的发展,乃至于对自我价值的实现。

(程南生 赵宇亮)

推荐阅读文献

[1] HE J, SONG P, KANG Q, et al. Overview on social security system of rare diseases in China. Bioscience trends. 2019, 13 (4): 314-323.

[2] YANG Y, KANG Q, HU J, et al. Accessibility of drugs for rare diseases in China: Policies and current situation. Intractable & rare diseases research. 2019, 8 (2): 80-88.

第二篇
罕见病遗传基础

第一章

人类基因组

几乎所有疾病的发生发展都有遗传信息参与调控，已知绝大部分罕见病属于遗传病，遗传因素占主导作用，因此解析其遗传病因往往是罕见病诊疗的必要一环。人类的遗传信息存在于人类基因组（human genome）DNA中，包含核基因组与线粒体基因组。核基因组结构和功能庞大，包含了细胞的绝大部分遗传信息，如无特别注明，人类基因组通常指核基因组。

第一节　人类基因组的组成

人类基因组计划完成的数据信息显示每个核基因组的DNA约有32亿个碱基对（3.2×10^9bp），编码

蛋白质的基因数目为20 000~25 000个。人类基因组复杂程度高，按DNA序列的拷贝数不同，可分为单拷贝序列和重复序列（图2-1-1）。

一、单拷贝序列

单拷贝序列（single-copy sequence）在基因组中仅有一个拷贝或少数几个拷贝，往往分散在重复序列中。大多数蛋白质编码基因为单拷贝序列。单拷贝序列体现了生物的各种功能，其序列变异通常与人类疾病密切相关，因此这些DNA序列的研究对医学实践有特别重要的意义。

二、重复序列

人类基因组DNA存在大量重复序列，其重复

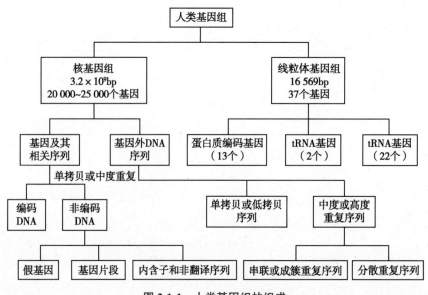

图2-1-1　人类基因组的组成

单元长度不等,短的重复序列仅两个碱基,长的多达数百乃至上千个碱基。重复次数变异较大,高度重复序列的重复次数从几十万到几百万次不等,中度重复序列重复次数从数十至数万次不等。根据重复序列的分布特点可以分为串联重复序列和分散重复序列。

(一)串联重复序列

串联重复序列指以不同长度核苷酸序列为重复单位,首尾相接,串联连接在一起而形成的重复序列,约占基因组的10%。根据重复单位大小可分为三种:卫星DNA、小卫星DNA和微卫星DNA。

1. **卫星DNA(satellite DNA)** 由很大的串联重复DNA排列组成,分布在100kb至数个Mb范围内。当基因组DNA经氯化铯密度梯度离心时,卫星DNA可以与总基因组DNA分开,可见DNA主带之外还有小的卫星带,这是由于卫星DNA中GC含量少于主带所致。人类基因组中卫星DNA多聚集在染色体着丝粒异染色质区,例如α卫星DNA存在于所有染色体上的着丝粒异染色质区,其重复单位通常含有一个着丝粒蛋白的特异结合位点。

2. **小卫星DNA(minisatellite DNA)** 由6~64个核苷酸为重复单位,串联重复组成的序列,这些序列的总长度在0.1~20.0kb范围内,分布于所有染色体的端粒。其中端粒DNA是"TTAGGG"六核苷酸串联重复形成3~20kb的序列,由特异的端粒酶添加在染色体末端,担负着端粒的功能。

3. **微卫星DNA(microsatellite DNA)** 重复序列较为简单,仅由2~6个核苷酸的重复单位串联排列而形成。它们数量众多,主要分布在内含子、间隔DNA中,少数在编码区。微卫星DNA一般构成染色体着丝粒、端粒和Y染色体长臂的染色质区,大多由DNA复制滑动产生。有些微卫星DNA位于基因的编码序列,由于复制滑动而成为突变热点,如$(CAG)_n$等三核苷酸重复的动态突变(dynamic mutation)会导致一些神经肌肉系统的疾病。

(二)分散重复序列

分散重复序列是指分布于基因组中散在的重复序列,与单拷贝基因间隔排列。分散重复序列主要有两类:短分散核元件(short interspersed nuclear segment,SINE)和长分散核元件(long interspersed nuclear segment,LINE)。

1. **短分散核元件** 该重复序列的平均长度为100~400bp,与平均长度为1kb的单拷贝序列间隔排列,拷贝数可达100万以上。例如,Alu序列是人基因组中含量最丰富的一种散在重复序列,平均每3kb就有一个Alu序列,重复达30万~50万次,占人基因组的3%~6%。Alu序列可由RNA聚合酶转录成RNA分子,再经反转录酶(reverse transcriptase)的作用形成互补DNA(complementary DNA,cDNA),然后重新插入基因组中。Alu序列存在于人类和一些灵长类基因组中,具有种属特异性,因而可作为人和这类动物基因组的重要标记。

2. **长分散核元件** 该重复序列的平均长度为3.5~5.0kb,与平均长度为13kb(个别长数万bp)的单拷贝序列间隔排列,拷贝数为100~10 000。Kpn Ⅰ家族(LINE1)是一类长分散核元件,是人类基因组中仅次于Alu家族的第二大家族,也是最重要的人类转座因子。与Alu家族相似,Kpn Ⅰ家族中有一部分是通过Kpn Ⅰ序列的RNA转录产物的cDNA拷贝重新插入到人基因组DNA中产生的。这些序列构成可转座元件(transposable elements),使DNA可在基因组内由一个染色体转移至另一染色体。

三、多基因家族与假基因

人类基因组的另一结构特点是存在多基因家族(multigene family)。多基因家族是指由某一祖先基因经过重复和变异所产生的一组基因。多基因家族大致可分为两类:一类是基因家族成簇地分布在某一条染色体上,它们可同时发挥作用,合成某些蛋白质,如组蛋白基因家族就成簇地集中在第7号染色体长臂3区2带到3区6带区域内;另一类是一个基因家族的不同成员分布于不同染色体上,这些不同成员编码一组功能上紧密相关的蛋白质,如珠蛋白基因家族。一个多基因家族中可有多个基因,根据结构与功能的不同又可以分为亚家族(subfamily),例如人的低分子量小G蛋白家族至少有50个成员,其中又进一步分为Ras、Rab、Rho、Arf和Ran等亚家族。

人类基因组中存在假基因(pseudogene)。假基因是基因组中存在的一段与正常基因非常相似但不能表达的DNA序列。这类基因可能曾经有过功能,但由于在进化中获得的一个或几个突变,造成了序列上的细微改变,从而阻碍了正常的转录或翻译功能,使它们不再能编码蛋白质产物。与相应的正常基因相比,假基因往往缺少正常基因的内含子,两侧有顺向重复序列。人们推测,假基因的来源之一可能是基因经过转录后生成的信使RNA(messenger RNA,mRNA)经反转录产生cDNA,再被整合到基因组DNA中。

第二节　人类基因的结构与功能

一、基因的结构

基因(gene)是遗传信息的结构和功能单位。经典的基因序列为基因组中决定蛋白质编码的 DNA 序列,此外基因组 DNA 还可转录成为非编码的 RNA,称为 RNA 基因,包括一些结构 RNA,如转运 RNA(transfer RNA,tRNA)、核糖体 RNA(ribosomal RNA,rRNA),以及调节 RNA,如微 RNA(microRNA)、干扰小 RNA(small interfering RNA,siRNA)和长链非编码 RNA(long noncoding RNA,lncRNA)等。基因序列通常包括两个部分:一是蛋白质或功能 RNA 的基因编码序列;二是为表达这些基因所需要的启动子、增强子等调控区序列。

大多数真核生物的蛋白质编码基因序列是不连续的,由非编码序列将编码序列隔开,形成割裂基因(split gene)。编码序列称外显子(exon),间隔于编码序列之间的非编码序列称内含子(intron)。每个蛋白质编码基因在第一个和最后一个外显子的外侧都有一段不被转录的非编码区,称侧翼序列(flanking sequence),它对基因的表达起调控作用。图 2-1-2 为人类 β 珠蛋白基因的结构,它由 3 个外显子、2 个内含子和上下游调控序列组成。

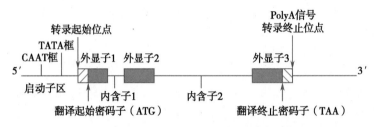

图 2-1-2　人类 β 珠蛋白编码基因的结构示意图

(一) 外显子和内含子

外显子多数是基因内的编码序列,而内含子是基因内的非编码序列,二者间隔排列。在基因中,外显子是直接为多肽链的氨基酸编码的 DNA 序列,而不编码的内含子虽也能转录成为初始核内不均一 RNA(heterogeneous nuclear RNA,hnRNA),但在 hnRNA 加工时被剪切掉,不存在于成熟的 mRNA 序列中。每个外显子与内含子的接头部位,都有一段高度保守的 DNA 序列,称为剪接识别信号,每个内含子 5′ 端的两个核苷酸都是 GT,3′ 端的两个核苷酸都是 AG,这种连接方式称为 GT-AG 法则,是真核细胞中基因表达时剪切内含子和拼接外显子的共同机制。

基因一般由若干外显子和内含子组成,外显子的数目总是内含子的数目加 1。但有些人类基因没有内含子,如干扰素基因和组蛋白基因,而另一些基因又有数十个内含子。例如,进行性肥大性肌营养不良的致病基因 DMD 有 79 个外显子和相应内含子组成。一般而言,没有内含子的基因较小,较大的基因有较多的内含子,由于内含子的长序列在转录时会消耗时间和能量,因此对于表达水平高的基因来说,自然选择短的内含子。

(二) 侧翼序列

基因的侧翼序列一般包括启动子、增强子、沉默子、终止子和隔离子等。

1. 启动子(promoter)　启动子是由一组短序列元件簇集在一个基因的上游构成的,一般位于基因转录起始位点上游 100~200bp 范围内,转录因子与启动子结合能够激活 RNA 聚合酶,在特定位置起始 RNA 合成。真核生物主要有三类启动子,分别对应细胞内三种不同的 RNA 合成酶和相关蛋白质。

(1) Ⅰ类启动子:Ⅰ类启动子富含 GC 碱基对,主要调控 rRNA 基因的编码。它包括核心元件(core element)和上游调控元件(upstream control element,UCE)两部分,前者位于 –45bp 到 +20bp,转录起始效率低,后者位于 –156bp 到 –107bp,能增强转录的起始。

(2) Ⅱ类启动子:Ⅱ类启动子具有 TATA 框特征结构,占绝大多数,主要是调控蛋白质和一些小 RNA 基因。TATA 框一般位于转录起始位点上游 –25bp,有一核心序列 TATA(A/T)A(A/T),与转录因子(transcription factor,TF)Ⅱ结合,再与 RNA 聚合酶 Ⅱ形成复合物,决定着 RNA 合成的起始位点。有的 Ⅱ类启动子在 TATA 框的上游还存在 CAAT 框、GC 框等特征序列。CAAT 框有一段保守序列 GGC(T) CAATCT,能够与转录因子 CTF 结合,提高转录效率。GC 框由 GGCGGG 组成,能够与转录因子 Sp1 结合,促进转录过程。

(3) Ⅲ类启动子：Ⅲ类启动子包括 A、B、C 盒，能够调控包括 5S rRNA、tRNA、U6snRNA 等 RNA 分子的编码基因。它在基因中的位置较独特，例如 tRNA 基因的启动子 A、B、C 三盒部分分别位于 +10bp~+20bp 以及 +50bp~+60bp 两个区域。

2. **增强子**(enhancer) 增强子是可以增强真核基因启动子转录效率的顺式作用元件(cis-acting element)，其特异性地与反式作用因子(*trans*-acting factor)结合，在启动子和增强子之间形成 DNA 环，促使增强子的结合蛋白与启动子的结合蛋白相互作用，或者与 RNA 聚合酶相互作用，增强基因的转录活性。增强子可以位于基因的任何位置，且其功能与在基因中的位置和序列方向无关，可以是 5'3' 方向，也可以是 3'5' 方向。

3. **沉默子**(silencer) 沉默子是与增强子具有相似性质的特定 DNA 序列，但其结合一些反式作用因子时对基因的转录起阻遏作用，使基因沉默。

4. **终止子**(terminator) 终止子位于基因末端，由多聚腺苷酸(poly A)附加信号 AATAAA 和一段回文序列组成，转录后能够形成发夹结构，阻遏 RNA 聚合酶继续移动，终止转录。

5. **隔离子**(insulator) 隔离子是处于抑制状态与活化状态的染色质结构域之间，阻止不同状态染色质结构域的结构特征向两侧扩散的 DNA 序列。隔离子可以保护基因免受邻近凝缩染色质沉默效应的影响，位于增强子和启动子之间的隔离子也可以干扰它们之间的相互作用，维持基因的时空表达特性。

二、基因的表达与调控

(一) 基因的表达

如图 2-1-3 所示，基因的表达包括两个过程：以 DNA 为模板合成 RNA 的过程称为转录(transcription)；以 mRNA 为模板合成蛋白质的过程为翻译(translation)。

1. **转录** 转录是在 RNA 聚合酶的催化下，以 DNA 的一条链为模板，按照碱基互补原则，以 ATP、CTP、GTP 和 UTP 为原料合成 RNA 的过程。转录产物根据其生物学功能分为蛋白质翻译模板 mRNA、氨基酸转运载体 tRNA、蛋白质翻译场所 rRNA，以及其他一些非编码 RNA。

其中，mRNA 的作用是转录基因组 DNA 遗传信息的碱基排列顺序，它指导蛋白质合成中的氨基酸排列顺序。在 mRNA 分子中，中间的一部分序列是一个特定多肽链的序列信息，称为多肽链编码区或开放阅读框(open reading frame，ORF)，此段核苷酸序列决定着多肽链分子的一级结构。ORF 通常从 mRNA 分子 5' 端的第一个 AUG 开始，每 3 个核苷酸决定肽链上一个氨基酸，称为三联体密码(triplet code)或密码子(codon)，直到终止密码子结束。在 ORF 的 5' 端上游和 3' 端下游的核苷酸序列没有编码功能，称为

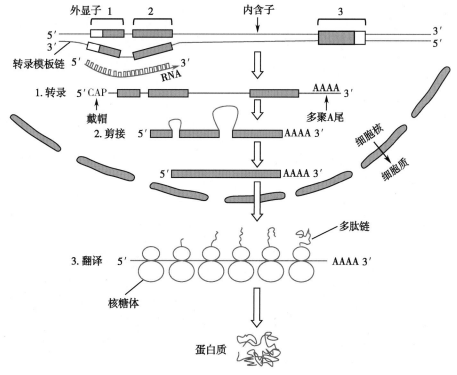

图 2-1-3 基因表达示意图

非翻译区(untranslated region,UTR)。mRNA 是初始 hnRNA 转录本经过一系列的加工而形成的,这个加工过程一般包括剪接(splicing)、戴帽(capping)和加尾(tailing)。

(1)剪接:在剪接酶的作用下,将转录产生的包括外显子和内含子的初始 hnRNA 中的内含子部分切除,再将外显子序列由连接酶逐段连接起来的过程称为剪接。剪接识别保守位点 "GU-AG" 是 RNA 剪接酶复合体的识别信号,在 RNA 剪接过程中起至关重要的作用。

(2)戴帽:mRNA 的 5′ 末端以 7- 甲基鸟嘌呤 - 三磷酸鸟苷为起始结构,这种 $m^7G_{ppp}N$ 结构被称为帽子结构(cap sequence),是在初始 hnRNA 转录本的基础上添加的。帽子结构中的鸟苷酸及相邻的 A 或 G 都可以发生甲基化,由于甲基化位置的差别,可产生数种不同的帽结构。帽子结构与一类帽结合蛋白(cap binding proteins,CBPs)分子结合,对 mRNA 从细胞核向细胞质的转运、与核糖体的结合、与翻译起始因子的结合,以及 mRNA 稳定性的维系等均有着重要意义。

(3)加尾:mRNA 的 3′ 末端有一段由数十个至百余个腺苷酸连接形成的多腺苷酸结构,称为多聚 A 尾(poly A tail)。poly A 结构是在转录完成后额外加入的,在细胞内与其结合蛋白[poly A-binding protein,PABP]相结合,与 5′ 端帽结构一起负责 mRNA 从核内向胞质转位、mRNA 的稳定性维系及翻译起始和终止的调控。去除 poly A 和帽结构是细胞内 mRNA 降解的重要步骤。

2. 翻译 翻译是以 mRNA 为模板指导多肽链合成的过程,是在 mRNA、tRNA 和核糖体协同作用下进行的。核糖体小亚基识别 mRNA 5′ 端帽结构,沿着 mRNA 序列移动到起始密码子 AUG,识别起始密码子后,多种 tRNA 携带特定的氨基酸依据 tRNA 上的反密码子逐一识别 mRNA 上互补的密码子,核糖体的大亚基结合小亚基开始精确的合成多肽链,整个过程按进位、转肽、移位和脱落等步骤不断重复,直到终止密码子(UAA、UAG 或 UGA),使多肽链从核糖体上释放出来。

(二)基因表达的调控

人类基因表达的特点是能在特定时间和特定细胞中激活特定的基因,从而实现机体有序地生长发育过程,即基因的表达具有时空性。不当的基因表达可能与疾病的发生、发展有关。真核生物的基因表达调控是通过多阶段实现的,包括转录、转录后、翻译和翻译后等。其中,转录水平的调控是基因表达的重要控制环节,调控因素主要包括顺式作用元件和转录因子、基因组 DNA 的表观修饰、一系列非编码 RNA 的作用等。

1. 顺式作用元件和转录因子 基因启动子具有顺式作用元件及其特异性的反式作用转录因子。真核细胞中的 RNA 聚合酶本身不能启动转录,必须有许多转录因子特异结合在顺式作用元件上后才能激活 RNA 聚合酶,从转录起始位点开始合成 RNA。在已知的众多转录因子的结构中都有一些相似的结构域基序,这些基序是蛋白质与 DNA 特定序列结合的部位,它们分为 4 种结构:螺旋 - 转角 - 螺旋(helix-turn-helix)、锌指(zinc finger)、亮氨酸拉链(leucine zipper)和螺旋 - 环 - 螺旋(helix-loop-helix)结构。转录因子不仅与 DNA 靶序列结合,而且它们之间也会相互作用,正是它们这些相互作用共同决定了人类基因表达的复杂调控过程。

2. 基因组 DNA 的表观修饰 真核细胞 DNA 需要与组蛋白结合,形成核小体(nucleosome),然后进一步形成染色质。细胞内的染色质分为有转录活性和无转录活性两种,无转录活性的染色质呈高密度,在细胞周期的 S 期中晚复制,DNA 甲基化(methylation)程度高,与组蛋白紧密结合;有转录活性的染色质较松散,在 S 期中早复制,DNA 甲基化相对少,与组蛋白结合较弱。

目前研究表明:①基因启动子区 CpG 岛序列的胞嘧啶的甲基化可以阻碍基因的表达,造成基因的沉默;在特定条件下的 DNA 去甲基化可以启动相应基因的转录。②组蛋白的修饰与基因表达的水平也有关,这些修饰包括乙酰化(acetylation)、甲基化(methylation)、磷酸化(phosphorylation)、泛素化(ubiquintylation)和 SUMO 蛋白修饰化(sumoylation)等。

3. 非编码 RNA 的调控 非编码 RNA(non-coding RNA,ncRNA)泛指不翻译蛋白质的 RNA。除了前面介绍的 rRNA 和 tRNA 外,近年来其他 ncRNA 的研究日趋增多,逐渐变成研究热点。这些 ncRNA 根据 RNA 分子大小又分为:小分子非编码 RNA(small non-coding RNA,sncRNA),包括 microRNA、siRNA 和 piwi 相互作用 RNA(piwi-interacting RNA,piRNA)等;长链非编码 RNA(long non-coding RNA,lncRNA)。它们在染色质构象的形成、转录水平调控、RNA 的加工与转运、mRNA 的稳定与翻译,以及蛋白质翻译后的修饰等过程中发挥作用,具有调控基因表达的功能。

(刘运强)

第二章

基因突变

所有生物的基因组既要维持相对稳定性，又要不断发生变异，这是进化的物质基础。基因突变（gene mutation）是指在基因组 DNA 水平上遗传物质发生的改变。自然界中基因组 DNA 受到物理、化学及生物学因素的作用发生损伤，修复过程中如果出现错误则发生基因突变。不过基因突变的频率一般很低，人类的基因突变频率约为每代每位点 1×10^{-6}/ 配子。另外，大多数基因突变是有害且不利于生存的，造成了群体的遗传负荷，也是导致各种罕见病和遗传病的病因。

第一节 基因突变类型

基因突变既可发生在生殖细胞，也可发生在体细胞，发生于生殖细胞的突变能够传递给后代个体，称为种系突变（germinal mutation）。发生在体细胞中的突变不能传递给子代，称为体细胞突变（somatic

mutation），其可通过突变细胞的分裂增殖，在所产生的细胞克隆中传递，是细胞癌变的分子基础。基因突变还可分为静态突变（static mutation）、动态突变（dynamic mutation）两种主要形式。静态突变是指在一定条件下生物各世代中以相对稳定的频率发生的基因突变，又可分为点突变和片段突变。

一、点突变

点突变是指 DNA 链中一个或一对碱基发生的改变。它有两种形式：碱基置换和移码突变（图 2-2-1）。

1. 碱基置换（base substitution） 是指 DNA 分子中脱氧核糖核苷酸链的某一碱基被另一个碱基所替代。根据替换碱基间的种类差异，可将碱基置换分为转换（transition）和颠换（transversion）两种。其中，转换为同类碱基之间的相互替换，即一种嘌呤被另外一种嘌呤所取代，或一种嘧啶被另一种嘧啶碱基所替代；颠换则是不同类碱基之间的替换，即嘌呤为嘧啶所取代，或嘧啶被嘌呤所取代。碱基替换根据置换碱

正常	ATG	GTG	CAT	CTG	ACT	TAT	GAG	AAG	…	DNA
	Met	Val	His	Leu	Thr	Tyr	Glu	Lys		氨基酸
同义突变	ATG	GTG	CAT	CTG	ACT	TAC	GAG	AAG	…	DNA
	Met	Val	His	Leu	Thr	Tyr	Glu	Lys		氨基酸
错义突变	ATG	GTG	CAT	CTG	ACT	TGT	GAG	AAG	…	DNA
	Met	Val	His	Leu	Thr	Cys	Glu	Lys		氨基酸
无义突变	ATG	GTG	CAT	CTG	ACT	TAA	GAG	AAG	…	DNA
	Met	Val	His	Leu	Thr	终止	Glu	Lys		氨基酸
移码突变（一个碱基插入）	ATG	GTG	CAT	CTG	ACT	TCA	TGA	GAA	…	DNA
	Met	Val	His	Leu	Thr	Ser	终止	Glu		氨基酸
动态突变	CAG	CAG	CAG	CAG	GAG	GAG	GAG	…		DNA
	（三核苷酸重复，拷贝数扩增）									

图 2-2-1 基因突变类型

基所在基因的位置及其引起的遗传学效应,可将其分为以下几类。

(1) 同义突变(synonymous mutation):由于遗传密码的兼并性,碱基替换发生后,虽然改变了原有三联体遗传密码子的碱基组成,但新、旧密码子编码的是同一种氨基酸,具有完全相同的编码意义。需要注意的是,同义突变虽不改变蛋白质的氨基酸顺序,但在一定条件下也可能会对个体表型产生影响,例如突变破坏一个内在的调控元件后,可影响基因的表达水平;此外,若突变恰好产生或删除了一个隐秘的剪切位点,则会影响功能转录本的产生。因此,这种突变也可能具有生物学意义。

(2) 错义突变(missense mutation):基因中单个碱基替换后,编码某种氨基酸的密码子变成了编码另一种氨基酸的密码子,从而在翻译后使多肽链的氨基酸种类和序列发生改变。错义突变可使多肽链原有功能发生异常或丧失。

(3) 无义突变(nonsense mutation):基因中单个碱基被替换后,编码某一种氨基酸的遗传密码子变成不编码任何氨基酸的终止密码子(UAA、UAG 或 UGA),从而引起无义介导的 mRNA 降解,或翻译过程中多肽链合成提前终止,这种突变可造成蛋白质功能丧失。

(4) 终止密码突变(terminator codon mutation):DNA 分子中某一终止密码子发生单个碱基替换,变成具有氨基酸编码功能的遗传密码子,导致多肽链的合成非正常地继续进行,直到遇到下一个终止密码子。这样形成的多肽链比正常的多肽链分子长,其结果也可能形成功能异常的蛋白质。

(5) 剪切位点突变(splice site mutation):在任意外显子和内含子连接处,发生碱基置换,导致转录后加工异常,进而不能形成正确的 mRNA,导致多肽链的合成发生障碍。

2. 移码突变(frame-shift mutation) 是指基因编码序列中插入或缺失一个或多个(非 3 整倍数)碱基对,导致自插入或缺失位点下游 DNA 序列发生位移,从而改变了原编码链 DNA 的序列排布,进而导致遗传信息改变。该突变的遗传学效应是导致其所编码的多肽链的氨基酸在组成种类和顺序上出现变化。

另外,如果当密码子之间插入或缺失 3 个或 3 的倍数个碱基,即以三联体密码的方式增加或减少,不造成读码框的改变,结果导致多肽链中增加或减少一个或几个氨基酸的突变,被称为整码突变。

二、片段突变

片段突变(fragment mutation)是指在基因组 DNA 分子中某些小的序列片段发生的改变,包括缺失、重复、重排或重组等。在减数分裂中,同源染色体的错误配对和不等交换是造成缺失、重复和重组的主要原因,而 DNA 断裂后断片的倒位重接则是重排的分子基础。

根据 DNA 片段缺失的大小可包括整个基因,也可发生在一个基因的内部,若缺失的 DNA 片段位于基因编码区内,则缺失部位下游的密码子要重新组合,可导致移码突变。DNA 片段重复也可打乱基因组的读码框,导致移码突变,造成基因编码的多肽链中增加了若干个重复的氨基酸序列。DNA 片段重排、重组是 DNA 断裂后造成不同的断裂片段改变原来的结构顺序重新连接,结果基因的融合,编码出异常的融合多肽或蛋白质。

三、动态突变

动态突变是一种特殊的基因突变机制,在基因组 DNA 中,微卫星序列尤其是三核苷酸重复序列的重复次数可随着世代传递而逐代递增,这种增加达到一定程度后会产生突变效应,可导致许多人类遗传病的发生。由动态突变所引起的疾病也统称为三核苷酸重复扩增病(trinucleotide repeat expansion diseases,TREDs)。例如,亨廷顿病(HD)的致病基因 *HTT* 的第一个外显子中,包含了重复的 CAG 三联密码子。正常人的 $(CAG)_n$ 拷贝数少于 26 个,而在 HD 中这个三联密码子的重复次数会出现异常增加,大于 36 个拷贝。

第二节 基因突变的生物学效应

根据基因突变对蛋白质的功能的影响,基因突变的生物学效应主要包括功能丢失(loss of function)、功能获得(gain of function)、新功能产生(novel property mutation)及异时或异位表达(heterochronic or ectopic gene expression)等(图 2-2-2)。

一、功能丧失

无论是编码区还是调控区突变,往往会导致蛋白质失去正常功能或表达水平,这称为功能丧失的突变。例如,一些基因突变引起所编码的酶蛋白三维空间结构的不同程度改变,从而导致以下情况。

1. 酶完全失去活性。
2. 酶虽具有部分活性,但稳定性降低,容易迅速裂解而失去活性。

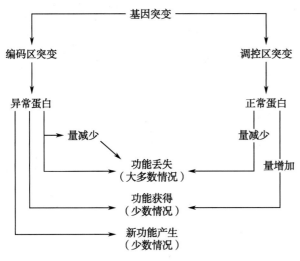

图 2-2-2 基因突变的生物学效应

3. 酶与底物的亲和力降低。

4. 复合酶的酶蛋白分子与辅助因子的亲和力下降。

二、功能获得

在某些情况下，基因突变也有可能因增强突变蛋白的活性而改变机体的生化表型，这称为功能获得的突变。造成突变蛋白活性增加的主要原因之一是蛋白质结构的改变使蛋白质活性增强；另外，调控区域突变可使该蛋白质合成数量增加。这些蛋白功能的加强同样可以导致疾病的发生，例如努南综合征中涉及的基因突变往往被认为是功能获得性的，导致 RAS/MAPK 信号传导的不适当延长。

三、新功能产生

一些基因突变可使其编码蛋白质产生新的特性，并导致疾病的发生，这被称为新功能产生的突变。例如镰状细胞贫血，其中 β 珠蛋白基因点突变形成了异常的血红蛋白 HbS，HbS 具有相对正常的运氧能力，但却因为在缺氧的情况下会产生相互聚集的新功能，使红细胞变形能力下降，从而易受损造成溶血性贫血等症状。

四、异时或异位表达

异时表达是指基因突变导致基因在错误的时间表达，异位表达是指基因突变导致基因在错误的组织细胞中表达，这些突变常发生在肿瘤患者体内。当正常细胞中不表达或低表达的癌基因发生了突变导致其异常表达，从而形成肿瘤。

五、中性突变

中性突变指基因突变后遗传学效应轻微，对机体不产生可觉察的有害或有利影响。中性突变是生物进化和多样性产生的动力。人类基因组中，这类基因突变也是 DNA 多态性（DNA polymorphism）的遗传基础。此类突变包括前面所述的同义突变，不影响基因功能的重复序列和基因间隔序列的突变，还有一些虽导致蛋白质中氨基酸组成改变，但不影响机体生理功能，仅是正常人体生化组成的遗传学差异的错义突变等。

（刘运强）

第三章
染色体病和基因组病

染色体是细胞核内染色质高度凝缩形成的结构，是细胞分裂期遗传物质存在的特定形式。由于真核细胞的基因大部分位于细胞核内的染色体上，故染色体是细胞核内基因的载体。通过细胞分裂，基因伴随染色体的传递而传递，从母细胞传给子细胞，从亲代传给子代，延续着生命活动。不同物种的染色体形态和数目各具特征，同种生物染色体的形态和数目相对恒定，因此染色体也被认为是物种鉴定的重要标志。

第一节　人类染色体

一、染色体的组成和结构

染色质的主要化学成分是 DNA 和组蛋白，还有非组蛋白和少量的 RNA。DNA 与组蛋白构成染色质的基本单位，即核小体（nucleosome），它是染色质的稳定成分，而非组蛋白和 RNA 的含量则随生理状态变化而变化。真核细胞染色质中的组蛋白有 H1、H2A、H2B、H3 和 H4 五类，其中 H2A、H2B、H3、H4 为各 2 个分子组成的八聚体，其外周缠绕长约 146bp 的 DNA 片段构成核心颗粒，核小体核心颗粒之间通过 60bp 左右的连接 DNA 相连。组蛋白 H1 位于盘绕在八聚体上的 DNA 双链开口处。

电镜下可见成串核小体折叠形成直径约 30nm 的圆柱状螺线管（solenoid）结构。螺线管每隔约 100kb 结合于非组蛋白支架上形成袢环，每 18 个袢环呈放射状平面排列形成直径约 800nm 的微带（miniband）。而染色体就是由几十个到上百个微带沿纵轴构建形成的。经过四次超螺旋折叠，DNA 长度压缩了近万倍。这种巧妙而有效的包装方式，使细胞在分裂过程中能够把携带遗传信息的 DNA 以染色体形式平均分配给子细胞。

二、人类染色体的数目与结构形态

1956 年，华裔学者蒋有兴（Tjio）和瑞典学者 Leven 以人胚胎细胞为实验材料确认人类体细胞的正常染色体数目为 46 条。

在真核生物中，一个正常成熟的生殖细胞（配子）中所含的全套染色体称为一个染色体组。具有一个染色体组的细胞称为单倍体（haploid），以"n"表示；具有两个染色体组的细胞称为二倍体（diploid），以"$2n$"表示。人类属于二倍体生物，其精子或卵子中所含染色体数为 23 条，即 n=23 条；其正常体细胞所含染色体数为 $2n$=46 条，即 23 对。每对染色体中一条来自父方，一条来自母方，它们互称为同源染色体（homologous chromosome）。

中期染色体由细胞分裂前复制的两条 DNA 分子构成，即两条姐妹染色单体（sister chromatid）。姐妹染色单体通过着丝粒（centromere）相连接。着丝粒是一种高度有序的整合结构，是细胞分裂中染色体与纺锤丝整合附着的部位，与染色体的有序分离密切相关。失去着丝粒的染色体片段通常在分裂后期不能向两极移动而丢失。

根据染色体大小和着丝粒位置的不同，可将人类 22 对常染色体由大到小依次编号，并分为从 A~G 7 个组。X 和 Y 染色体分别归入 C 组和 G 组。对一个细胞中全部染色体按其大小和形态特征，依次排列而成的图像称为核型（karyotype）。对染色体进行计数、配对、分组并分析形态特征的过程称为核型分析（karyotype analysis），对于探讨人类染色体病的病因、物种亲缘关系的鉴定等均有重要意义。

但除了 1、2、3、16 号和 Y 等几条特征较明显的染色体外,大部分染色体在显微镜下只能鉴别出属于哪一组,很难区分各组内染色体的具体序号。对于染色体发生的一些结构畸变,如易位、倒位和较小的缺失等也不能检出,这使得对染色体结构畸变的研究与临床应用受到极大限制。

为了完全显现染色体的细微结构,准确识别特征相近的同组染色体,人们发展出染色体显带技术。对染色体标本进行一定处理后,以特定染料染色,使染色体沿其长轴显现深浅相间的带纹。染色体显带的原理较复杂,一般认为与该部位的染色质组成与结构有关。根据所用技术不同,可分为显示整条染色体带的 Q、G、R 显带等,以及显示特殊染色体结构的 C、T、N 显带等。临床上最常用的是以吉姆萨染色(Giemsa staining)的 G 显带(图 2-3-1)。由于同源染色体的带纹基本相同且稳定,非同源染色体的带纹各不相同,因此根据染色体的带型可准确鉴定每一条染色体并判断出染色体的某些结构畸变。

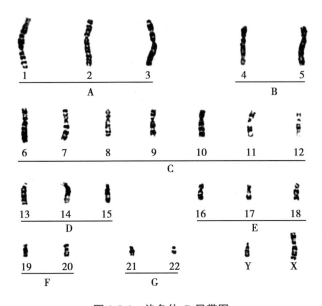

图 2-3-1 染色体 G 显带图

1971 年在巴黎召开的第四届国际人类细胞遗传学会议和 1972 年的爱丁堡会议提出了区分每个染色体区、带的标准,确定了统一的符号和缩写术语,称为人类细胞遗传学国际命名体系(International System for Human Cytogenetics Nomenclature, ISCN)。

根据 ISCN 规定,每一染色体都以着丝粒为界标,分成短臂(p)和长臂(q)。沿着染色体的臂丛着丝粒开始向远端连续地标记区和带,每条臂上与着丝粒相连的部分定义为 1 区,稍远的区定义为 2 区,依此类推。定为界标的带就作为下一个区的 1 号带(图

2-3-2)。描述一特定带时需要写明 4 个内容:染色体序号;臂的符号;区的序号;在该区内带的序号。这些内容需要依次列出,不需要间隔或标点符号。例如,1q31 表示第 1 号染色体,长臂,3 区,1 带。随着高分辨染色体显带技术的发展,现已能在染色体上呈现出更多带纹,一些带又可分割为亚带。亚带命名示例为 1p31.1。如果亚带再进一步分割为次亚带,则只附加数字,中间不插入间隔或标点,如 1p31.11。

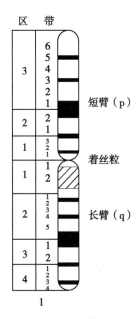

图 2-3-2 人类染色体 G 显带分区图(1 号染色体)

第二节 染色体畸变与染色体病

由于染色体是基因的载体,无论是染色体的数目改变还是结构畸变往往都会引起基因数量的增减或位置转移,破坏基因的平衡状态,造成众多基因的表达和功能异常,从而导致疾病的发生。这种由细胞内染色体数目或结构畸变所引起的疾病,称为染色体病(chromosomal disorder)。

染色体病是一类非常严重的疾病,通常表现出多方面的临床异常。部分严重者在胚胎早期死亡并自然流产,存活者也往往出现多种严重的临床特征。相关资料显示,染色体畸变的发生率在新生儿中为 0.7%,迄今为止,已发现人类染色体的结构和数目异常 10 000 余种,已知的染色体病超过 300 种。染色体病分为常染色体病和性染色体病两大类:常染色体病常表现出智力低下、生长发育迟缓、先天性多发畸

形(五官、内脏、四肢)等临床特征;性染色体病的临床特征主要为性腺组织异常、性器官和第二性征发育不良、生殖能力下降等。

根据 ISCN,对染色体畸变核型的描述应写出染色体总数和性染色体组成。对于常染色体的染色体数目异常,用"+"和"−"分别表示增加或减少的染色体,例如,某女性个体细胞中多了一条 21 号染色体,核型描述为"47,XX,+21"。但在描述性染色体数目异常核型时,只需要把性染色体组成直接在染色体数目的后面列出,例如,某男性个体细胞中多了一条 X染色体,可描述为"47,XXY"。

对染色体结构畸变异常的描述方法有简式和详式两种。

简式描述只需要表示出异常核型中畸变染色体断裂点的位置。描述时先写出染色体总数和性染色体构成,再写出结构畸变的符号,最后用区带号表示断裂点,如涉及两条染色体,则用";"隔开,例如,"46,XY,del(5)(p15)"。

详式描述中,简式所采用的前三项内容仍然适用,不同的是在最后的括号里表示出重排染色体带的组成,例如"46,XY,del(5)(qter → p15)"。描述染色体畸变的常用符号及其意义见表 2-3-1。

表 2-3-1 · 核型分析中常用符号和术语

符号术语	意义	符号术语	意义
A~G	染色体组号	1~22	常染色体序号
X,Y	性染色体	→	从……到……
/	嵌合体	+ 或 −	在染色体和组号前表示染色体或组内染色体的增加或减少;在染色体臂或结构后面,表示这个臂或结构的增加或减少
:	断裂	;	区分涉及结构重排的染色体
::	断裂后重接	?	识别没有把握或为可疑者
ace 或 f	无着丝粒断片	cen	着丝粒
chi	异源嵌合体	del	缺失
der	衍生染色体	dic	双着丝粒
dup	重复	end	(核)内复制
fem	女性	mal	男性
fra	脆性部位	h	副缢痕
i	等臂染色体	ins	插入
inv	倒位	mar	标记染色体
mat	母源	pat	父源
mn	众数	mos	嵌合体
p	短臂	q	长臂
ph	费城染色体	psu	假
qr	四射体	r	环状染色体
rcp	相互易位	rob	罗伯逊易位
s	随体	tan	串联易位
ter	末端	tr	三射体
tri	三着丝粒	var	可变区

一、染色体数目畸变

细胞染色体数目多于或少于正常数目,即构成染色体数目畸变。染色体数目畸变分为整倍性改变和非整倍性改变两类。

(一)染色体整倍性改变

1. 细胞的染色体在二倍体($2n$)的基础上,以单倍体数(n)为基数,成倍地增加或减少,称为整倍性改变。如果在 $2n$ 的基础上增加一组染色体(n),则成 $3n$,即三倍体(triploid);在 $2n$ 的基础上增加两组染色体($2n$),则构成四倍体(tetrapolid)。通常把三倍体及以上细胞或个体统称为多倍体(polyploid)。如果在 $2n$ 的基础上减少一组染色体(n),则为单倍体(haploid)。

(二)染色体非整倍性改变

在人类中,整倍性改变一般是致死的,因此常见的染色体数目畸变类型为非整倍性改变,尤其是在二倍体基础上增加一条染色体($2n+1$)的三体型,如 X 三体综合征、21 三体综合征(唐氏综合征)、18 三体综合征(爱德华综合征)、13 三体综合征(帕塔综合征)等。其他常染色体的三体型由于造成基因组的严重失衡而影响胚胎的发育,一般不能存活,多见于流产胚胎,在活产婴儿中极其少见。

在二倍体基础上减少一条染色体($2n-1$)则为单体型。常染色体单体型基因失衡严重,一般是致死的,在临床上极少见。性染色体单体则不尽然,如 X 染色体单体不仅见于流产胎儿,也见于儿童或成人,即特纳综合征(Turner syndrome)(45,X)。

人类染色体发生非整倍性改变的机制主要包括染色体不分离和染色体丢失。染色体不分离(nondisjunction)是指在细胞分裂的中、后期,两条同源染色体或姐妹染色单体不能正常地分开并同时进入某一子细胞,导致该子细胞增多一条染色体而另一子细胞缺少一条染色体的现象。染色体丢失(chromosome loss)也称为分裂后期染色体迟滞,在细胞分裂后期染色体移动的过程中,某一染色体未能与其他染色体一起移动进入子细胞,滞留在细胞质之中而丢失的现象被称为染色体丢失。

如果染色体不分离或染色体丢失发生在配子形成的减数分裂过程中,则患者细胞都将具有相同核型。如发生在受精卵卵裂的有丝分裂过程中,将形成不同细胞系的嵌合体。嵌合体中正常细胞与异常细胞的比例取决于非整倍性改变发生时间的早晚。

二、染色体结构畸变

在一些理化或生物因素作用下,染色体会发生断裂,断裂端具有"粘性",若发生错误拼接,可引起不同类型的染色体结构畸变。染色体结构畸变主要包括缺失、倒位、易位、重复、环状染色体、等臂染色体和双着丝粒染色体等。

1. **缺失** 导致染色体某一片段的丢失,意味着该片段上的基因随之丢失,进而导致缺失片段上的基因所控制的生物功能的丧失或相关的表型异常。缺失片段的大小不同,其产生的后果也不同。如果缺失的片段较大,一般会导致细胞或个体的死亡。如果缺失的片段较小,可能不会严重影响个体的生存,但往往具有各种各样的表型异常,产生染色体病。如果缺失片段上含有显性基因,则会导致假显性现象,即正常的同源染色体上的等位隐性基因不会被掩盖而得以表现。

2. **倒位** 导致基因重排,除断裂点所涉及的基因外,不改变其他基因的结构。如果断裂点不破坏重要的基因,个体一般表现正常。倒位携带者在减数分裂同源染色体配对联会时,若倒位片段较短,倒位区段的两侧其余区段正常配对,倒位区段与对应的正常区段不配对,会在二价体上形成泡状,但在细胞学上一般较难观察到;但当缺失的片段较大时,由于倒位区段与正常同源染色体上对应的区段方向相反,在配对时,倒位区段通过一条染色体发生扭转后与同源区段配对会形成倒位环(inversion loop),分离后可形成不平衡配子而导致异常妊娠。

3. **易位** 相互易位也不会导致遗传物质的丢失,大多数情况下,不引起个体表型的异常。但相互易位导致基因位置的改变,有时基因位置的改变会引起其表达的异常,称为位置效应。此外,相互易位有时可导致融合基因的出现(如 Ph 染色体)。相互易位的个体,在减数分裂同源染色体联会分离后亦可形成异常配子,这些异常配子与正常配子受精后将引起异常妊娠。

4. **重复** 导致染色体部分三体或多体,引起重复区段所含有的那些基因的数目增加,扰乱基因间固有的平衡,对细胞或个体的生长发育造成不良影响。重复片段较大或重复片段上带有某些特殊、重要的基因,会严重影响个体的生活力、生殖能力,甚至个体死亡。有些重复会导引起基因剂量效应,即某一基因数量的增加,其表达和表型程度也随之增强。

5. **环状染色体** 一条染色体的长臂和短臂远端同时发生断裂,含着丝粒的中间片段两端重接形成环状,而两端无着丝粒的片段在细胞分裂中丢失。因此,环状染色体的出现伴有染色体两末端片段的缺失。

6. **等臂染色体** 一条染色体的两个臂在遗传组

成和结构上完全相同。这一般是由于细胞分裂后期着丝粒发生横裂所造成的。正常情况下,细胞分裂后期着丝粒纵裂形成一对各自具有长臂和短臂的染色体。如果发生横裂,则分别形成具有两条短臂或长臂的等臂染色体。

7. 双着丝粒染色体 两条染色体各发生一次断裂后,带有着丝粒的片段重接,形成一条具有两个着丝粒的染色体,且两个着丝粒都有功能。两条染色体的无着丝粒片段在随后的细胞分裂中丢失。

第三节 基因组病

基因组病(genomic disorder)是指人类基因组DNA 异常重排产生亚显微水平的基因组结构变异(structural variation,SV)从而引起临床表型的一类疾病。其分子基础一般是长度为 50bp 以上的基因组大片段发生拷贝数变异(copy number variation,CNV),主要表现为染色体常规显带分析(分辨率一般在 10Mb 以上)难以识别的微小片段缺失和重复,故又可称为微缺失/微重复综合征(microdeletion and microduplication syndrome)。

基因组病的检测手段最初是通过染色体高分辨显带分析或荧光原位杂交来检测确定。随着染色体微阵列分析(chromosomal microarray analysis,CMA)技术和基于新一代测序技术的基因组拷贝数变异测序(copy number variation sequencing,CNV-seq)技术在产前诊断、儿科、辅助生殖等多个医学领域广泛应用,对基因组病的研究取得了革命性的进展,能够从全基因组水平发现和精确定位 CNV。

研究数据显示,CNV 广泛分布于人类基因组上 5%~10% 的区域,其突变率大大高于单核苷酸多态性(single nucleotide polymorphism,SNP),是人类疾病的重要致病因素之一。目前,利用染色体组分资源建立人类染色体不平衡和表型数据库(Database of Chromosomal Imbalance and Phenotype in Humans using Ensembl Resources,DECIPHER)(http://decipher.sanger.ac.uk/)收录了 66 种微缺失和微重复综合征。表 2-3-2 所示为人类中常见的几种基因组病。

CNV 产生的主要机制是 DNA 重组。基因组上存在序列高度同源但位置不同的低拷贝重复序列(low copy repeats,LCRs)。这些同源低拷贝重复序列之间的异常重组可引起不等交换,进而导致缺失和重复的产生。这一机制被称为非等位同源重组(non-allelic homologous recombination,NAHR)。此外,当 DNA 错误复制或发生断裂时,也可能引起 CNV 的产生。

表 2-3-2 拷贝数变异引起的基因组病

疾病名称	重排部位	主要临床症状	片段大小 /kb
史密斯-马盖尼斯综合征 (Smith-Magenis syndrome)	17p12.2	声音沙哑、面中部宽扁平、凸颌、低位耳、宽鼻梁、听力损失、强迫自残、精神运动性阻抑	5 000
普拉德-威利综合征 (Prader-Willi syndrome)	15q11-q13	智力低下,生长发育迟缓,身材矮小,手足小,肌张力低下、性腺发育和第二性征发育不良	4 000
快乐木偶综合征 (Angelman syndrome)	15q11-q13	快乐木偶面孔、智力低下、严重的语音障碍、癫痫发作、肌阵挛性反射、儿童精神/运动阻抑	4 000
威廉姆斯综合征 (Williams syndrome)	7q11.23	血管系统畸形、小精灵面容、内分泌异常、结缔组织异常、精神发育迟缓、认知困难等。	2 000
迪格奥尔格综合征 (DiGeorge syndrome)	22q11	心脏发育异常、胸腺发育不良或胸腺缺失导致免疫缺陷	3 000
腭心面综合征 (velo-cardiofacial syndrome)	22q11	腭咽发育不良(如腭裂、黏膜下腭裂、咽腭发育不良)、心脏缺陷、特殊面容	3 000

(马用信)

第四章
单基因病

单基因遗传病(single gene disorder)简称"单基因病",是由一对主基因控制的疾病,由于致病基因世代传递遵循孟德尔遗传规律,故又称为孟德尔遗传病。根据致病基因的特点,单基因病可区分出 5 类常见的遗传方式:常染色体隐性遗传、常染色体显性遗传、X 连锁显性遗传(X-linked dominant inheritance, XD)、X 连锁隐性遗传(X-linked recessive inheritance, XR)与 Y 连锁遗传。单基因病通常是罕见的,但由于病种数量大,在活产儿中严重单基因病的发病率可以达到 1/300,从生命全周期看,群体中单基因病的发病率高达 1/50。

第一节　基因型与表型

基因型(genotype)是指同源染色体上一个基因座的两个等位基因的组合。表型(phenotype)是指具有特定基因型的个体在一定环境条件下表现出来的性状或临床表现的总和。基因型控制着个体的表型,同时与个体所处的特定的环境因素一起发挥作用,使得表型呈现出多样性,因此表型可以看作是基因型和环境交互作用的产物。

基因型可以用来反映个体遗传构成,其中纯合子(homozygote)指同一遗传位点上有两个相同等位基因的基因型个体;杂合子(heterozygote)指同一遗传位点上有两个不同等位基因的基因型个体;复合杂合子(compound heterozygote)是指两个等位基因存在不同变异的基因型个体,复合杂合子的表型效应与变异纯合子相似。此外,特定遗传位点上只具有一个等位

基因的个体被称为该位点的半合子(hemizygote),对大多 X 染色体连锁基因而言,男性为半合子。

对于某些遗传病,带有致病基因型的个体可能不会出现表型,或者相同基因型患者间的症状体征、临床严重程度或发病年龄存在较大差异。我们用外显率(penetrance)与表现度(expressivity)来解释这种现象。外显率是指致病等位基因得以表现出相应表型的概率。当特定疾病的表达频率低于 100% 时被称为外显不全(reduced penetrance)或不完全外显(incomplete penetrance)。表现度指具有相同致病基因型的个体中表型表达的程度。当相同基因型患者的疾病严重程度不同时,被称为变异的表现度(variable expressivity)。特定基因型所产生的表型是由外显率与表现度共同决定的。

第二节　系谱图与系谱分析

绘制系谱图是分析单基因病家族史最常用的手段。先证者(proband)是家系中第一个被临床诊断的遗传病患者,从先证者入手,追溯调查各世代家族成员的数目、亲缘关系及遗传病在家系内的表现与分布等资料,并用特定的系谱符号按照一定格式绘制而成的图解被称为系谱图(图 2-4-1)。根据系谱图对家系进行回顾性分析,了解家系各成员的表型以便评估疾病是否有遗传因素的作用及其可能的遗传方式,这种方法即为系谱分析法。系谱分析是确定疾病遗传方式、鉴别诊断、选择遗传检查方法以及设计治疗方案的基础。

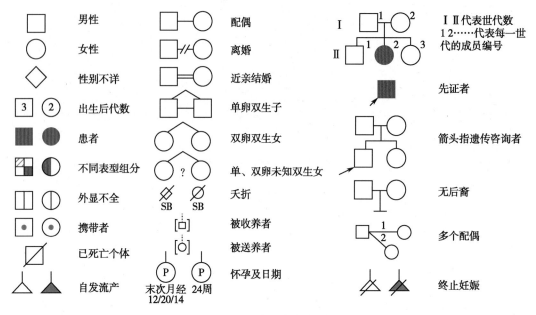

图 2-4-1 常用系谱符号

第三节 单基因病的常见遗传方式

一、常染色体隐性遗传

控制疾病的基因定位在常染色体上,致病基因的性质为隐性,即只有致病基因的纯合子才会发病,这类疾病的遗传方式被称为常染色体隐性遗传(autosomal recessive inheritance,AR)。

常染色体隐性遗传病有以下特点:患者双亲表型正常,但均携带致病基因;患者同胞约有 1/4 发病风险,且男女患病机会均等,患者表型正常的同胞有 2/3 的可能携带致病基因;患者子女一般不发病,但携带致病基因;通常为散发,看不到连续传代现象;近亲婚配时,子女患病风险较随机婚配者明显增高。

在分析常染色体隐性遗传病时应注意以下两个问题。

(一) 携带者频率

隐性致病基因的杂合子本身不表现出临床症状,称为携带者(carrier)。当个体被确定为携带者时,其生下患儿的患病风险取决于携带者配偶的基因型,临床上了解某一疾病的携带者频率对于遗传咨询非常重要。根据基因组测序的数据,每个个体基因组中有害等位基因的数量在 50~200 个之间,多以杂合状态存在,可能决定着某些常染色体隐性遗传病的携带者频率。

(二) 亲缘系数与近亲婚配

亲缘系数(coefficient of relationship)是指具有共同祖先的两个体获得同一等位基因的概率。据此可区分不同的亲属级别,如一级亲属,包括亲子之间及同胞之间,其亲缘系数为 1/2。再如,二级亲属包括一个人与其祖辈、孙辈之间,与叔、伯、姑、舅、姨之间,其亲缘系数为 1/4。亲属级别每远一级,亲缘系数即减少一半。同卵双生子之间的亲缘系数为 1。3~4 代以内有共同祖先个体之间的婚配被称为近亲婚配(consanguineous marriage)。在常染色体隐性遗传病中,近亲婚配中若一方是某个隐性致病基因的携带者,另一方同为携带者的概率远高于群体中携带者的频率,所以二者所生子女发生致病等位基因纯合的可能性比随机婚配明显增大,发病风险增加。

二、常染色体显性遗传

控制疾病的基因定位于常染色体上,致病等位基因的性质为显性,即在致病等位基因杂合情况下可以导致个体发病,这类疾病的遗传方式被称为常染色体显性遗传(autosomal dominant inheritance,AD)。

常染色体显性遗传病有以下特点:患者双亲之一是患者;患者同胞中约有 1/2 患病,男女发病机会均等;系谱中可见连续传递现象;双亲都无病时,子女一般不会患病。

根据杂合子可能出现的不同表现,常染色体显性遗传可分为两种类型:完全显性遗传(complete dominance),

指致病等位基因杂合子与纯合子的表型完全一致；不完全显性遗传（incomplete dominance），指致病等位基因杂合子的表型介于致病等位基因纯合子与隐性纯合子之间。在一些常染色体显性遗传病中，致病基因杂合子由于某些原因不表现出相应的症状，使系谱图呈现隔代遗传的特点，这种现象主要是由外显不全引起。

在常染色体显性遗传病家系中，一些患者的父母具有正常的基因型及表型，患者自发性产生新生突变（de novo mutation）是造成这种现象的重要原因之一。新生突变的世代传递与其适合度有关，目前研究者将基因型在特定环境条件下表现的平均繁殖力定义为相应基因型的适合度。该术语用以衡量某一基因型与其他基因型相比时能够存活并传递给后代的相对能力。适合度为 0 的疾病又称为遗传致死性疾病，无法传递给下一代。适应度接近 1 的疾病则多由于发病年龄较晚或表型较轻而不影响繁殖能力，患者的致病基因多由患病的亲代传递而来，并且家系中可能存在多个患病个体，具有明确的常染色体显性遗传模式。

三、X 连锁隐性遗传

控制疾病的基因定位于 X 染色体上，致病等位基因的性质为隐性，这类疾病的遗传方式被称为 X 连锁隐性遗传（XR）。大部分 X 连锁遗传病均属于 X 连锁隐性遗传病。

X 连锁隐性遗传病有以下特点：群体中男性患者多于女性，系谱中往往只见到男性患者；双亲无病时，儿子可能发病，母亲是致病等位基因携带者，女儿不会发病，但有 1/2 的可能性为携带者；男性患者的兄弟、舅舅、姨表兄弟、外甥、外祖父、外孙均可能是患者；女性患者的父亲是患者，母亲是携带者；系谱中看不到连续传递，常为散发，出现隔代遗传现象。

在 X 连锁隐性遗传病分析时应注意下面两个问题。

（一）剂量补偿与 X 染色体失活

Lyon 提出了哺乳动物剂量补偿效应的 X 染色体失活（X inactivation）假说，又称为 Lyon 假说，即在胚胎发育早期，雌性哺乳动物的体细胞中两条染色体中的一条随机失活，只有一条 X 染色体在遗传上有活性，从而使得 X 连锁基因得到剂量补偿。根据 Lyon 假说，女性的两条 X 染色体存在嵌合现象，这可以解释临床上一些 X 连锁隐性遗传疾病男性患者的杂合子母亲同样患病的现象，即女性 X 染色体的随机失活使得带有正常等位基因的 X 染色体在大部分细胞中失活，而带有致病等位基因的 X 染色体恰好有活性，从而表现出或轻或重的临床症状，这种现象称为显示杂合子（manifesting heterozygote）。

（二）新发突变与适合度

新发突变在 X 连锁遗传病中占一定比例，而这种突变是否受到选择的作用则取决于该基因型的适合度。当适合度降低时，男性患者的致病等位基因就会逐渐从种群中消失，然而，适合度降低的 X 连锁遗传病的突变基因存在于女性中时可能部分或完全免受选择。因此，即使在适合度为 0 的 X 连锁遗传病中，也只有不到一半的新发病例是由新发突变引起的。

四、X 连锁显性遗传

控制疾病的基因定位于 X 染色体上，致病等位基因的性质为显性，这类疾病的遗传方式被称为 X 连锁显性遗传（XD）。目前已知的 X 连锁显性遗传病包括抗维生素 D 佝偻病、色素失调症及奥尔波特综合征（Alport syndrome，AS）等。X 连锁显性遗传病有以下特点：群体中女性患者多于男性，但女性患者病情较轻；患者双亲之一是患者，女性患者的儿子和女儿各有 1/2 的发病风险，而男性患者的女儿全部患病，儿子都正常；家系中可见连续几代发病的现象。

第四节 非典型性
孟德尔遗传

一、假常染色体遗传

在 X 与 Y 染色体的长臂和短臂末端有部分同源区，被称为假常染色体区域（pseudoautosomal loci）。在生殖细胞减数分裂过程中，X 和 Y 染色体之间可以在假常染色体区发生同源重组，X 染色体上该区域的致病等位基因可以通过配对交换转移到 Y 染色体上，从而呈现出雄性 - 雄性的常染色体遗传特征，称为假常染色体遗传（pseudoautosomal inheritance）。例如，位于假常染色体区域的 SHOX 基因突变可导致软骨发育不良，系谱中可见男性向男性传递的现象。

二、假显性遗传

假显性遗传（pseudodominant inheritance）是指由隐性基因控制的性状因同源染色体上相对应的显性等位基因缺失而得以表现的现象。假显性遗传已在许多常染色体隐性遗传的肾脏疾病中得到描述，包括家族性地中海热、Cogan 综合征和 Ⅰ 型原发性高草酸尿症等。

三、从性遗传

某些常染色体遗传病显示出男女表型分布比例上的差别，被称为从性遗传（sex-influenced inheritance）。这种现象是由于不同性别的体质差异或体内修饰基因差异所带来的影响。例如，雄激素性脱发Ⅰ型的男性患者一般在35岁时出现进行性对称性脱发，而女性患者由于体内雄激素水平较低，女性杂合子不发病，纯合子才出现轻微脱发症状。

四、限性遗传

由于男女解剖学结构以及性激素分泌等差异，致病基因型只在一种性别中得以表现，而在另一性别则完全不能表现的现象被称为限性遗传（sex-limited inheritance），如男性前列腺癌及女性子宫阴道积水等。

五、男性致死型X连锁显性遗传与男性豁免型X连锁显性遗传

在某些X连锁显性遗传病患者中很少或没有男性，这被认为是显性致病等位基因的致死效应所致，即男性半合子在胚胎发育早期不能存活，这被称为男性致死型X连锁显性遗传（X-linked dominant disorders with male lethality），如色素失调病和灶性皮肤发育不全（Goltz syndrome）。

男性豁免型X连锁显性遗传（X-linked dominant disorders with male sparing）是指疾病仅在女性杂合子中表现出来，而半合子男性均不发病，机制不明。例如，Xq22上的 PCDH19 基因突变所致的X连锁癫痫和智力障碍仅发生于女性，而同一家族的半合子男性则完全不受影响。

六、嵌合体

体细胞嵌合（somatic mosaicism）是指体细胞基因突变或染色体畸变形成的2种或以上基因型或核型不同的细胞。体细胞嵌合任何时候都可以发生，大部分组织中的许多不同基因是可以嵌合的，但只有突变引起了病理表现，嵌合现象才会被发现，如表皮疣状痣、神经纤维瘤病1型、原发性闭经及肿瘤等。

生殖腺嵌合（germline mosaicism）是指个体的生殖腺细胞存在正常和带有突变的生殖细胞，这类个体虽然表型正常，但能产生带有致病突变的配子，常导致子代遗传病再发。生殖腺嵌合现象在临床再发风险评估中是个需要引起重视的问题。

七、单亲二倍体

单亲二倍体（uniparental disomy）指个体同源染色体或染色体部分片段均来源于双亲中的一方，而无另一方染色体的存在。单亲二倍体形成的机制包括配子互补、三体自救、单体复制和有丝分裂异常等。单亲二倍体相关疾病包括暂时性新生儿糖尿病、巨舌症及血色素沉着病Ⅰ型等。

八、遗传印记

遗传印记（genetic imprinting）是指由于亲代性别不同，同一致病位点传给子女时可产生不同的表型。例如，父亲功能异常的15q11-q13区域的下传可导致后代发生普拉德-威利综合征（Prader-Willi syndrome，PWS），而母亲相同区域异常的下传则导致快乐木偶综合征，这是由于该区域同时存在父系印记与母系印记所致。遗传印记相关疾病包括普拉德-威利/快乐木偶综合征、贝-维综合征（Beckwith-Wiedemann syndrome）及假性甲状旁腺功能减退症等。

九、双基因遗传

双基因遗传（digenic inheritance）是由两对等位基因形成累加效应导致的疾病。例如，一视网膜色素变性家系中，两个不同基因座的等位基因均有杂合突变的个体是视网膜色素变性患者，而只携带一个基因突变的杂合子则不患病，这是由于一个基因位点编码感光膜蛋白外周蛋白，另一个位点编码相关感光膜蛋白，二者均定位于视网膜光感受器的膜盘中，两种功能重叠的蛋白质出现异常的叠加效应，从而导致疾病。

十、三等位基因遗传

患者同时具有一对等位基因的纯合突变或复合杂合突变，以及另一个基因的杂合突变，而仅有其中任一基因中的一个杂合/纯合突变或两个基因均有杂合突变者均不患病，这种现象被称为三等位基因遗传（triallelic inheritance）。三等位基因遗传最典型的例子为巴尔得-别德尔综合征（Bardet-Biedl syndrome，BBS）。

十一、遗传早现

遗传早现（genetic anticipation）通常指一些常染色体显性遗传病在世代传递的过程中，发病年龄逐代提前且病情逐代加重的现象。遗传早现由基因

编码序列或侧翼序列的某些短串联重复序列扩增引起,因为这种碱基重复序列可随着世代交替的传递而呈现逐代递增的累加突变效应,故又称为动态突变(dynamic mutation)。遗传早现多见于多聚谷氨酰胺病,包括多种神经退行性疾病,如亨廷顿病、脊髓小脑性共济失调,齿状核红核苍白球丘脑下部肌肉萎缩和脊髓延髓性肌萎缩等。

十二、线粒体遗传

线粒体 DNA 突变可导致线粒体功能异常进而产生疾病,因受精卵的线粒体几乎全部来自卵子,故患线粒体疾病的男性往往不传递疾病,呈现为母系遗传特征(具体见第五章"线粒体病")。

(杨 元)

第五章
线粒体病

线粒体是真核细胞内的重要细胞器,是细胞的"能量工厂",人体细胞合成的腺苷三磷酸(adenosine triphosphate,ATP)有 90% 以上来自线粒体的氧化磷酸化反应。自 1894 年在动物细胞质中发现线粒体至今,人们对线粒体的结构、功能及其与疾病关系的认识逐渐深入。

1963 年 Nass 等在对鸡卵细胞的研究中首次发现线粒体中存在 DNA,即线粒体 DNA(mitochondrial DNA,mtDNA),之后人们又在线粒体中陆续发现了 DNA 聚合酶、RNA 聚合酶、核糖体等,表明 mtDNA 能够独立地进行遗传信息的表达。

1988 年 Holt 和 Wallace 等分别在线粒体脑肌病和莱伯遗传性视神经病变(Leber hereditary optic neuropathy)患者的 mtDNA 中发现了突变,并证实 mtDNA 突变是人类疾病的重要发病原因,目前已发现人类 100 余种疾病与 mtDNA 基因突变所致的功能缺陷有关。

第一节 线粒体 DNA 的 结构和遗传特征

1981 年,Anderson 等测定了人 mtDNA 的全长序列(图 2-5-1)。它是一个 16 569bp 的双链闭合环状分子,组成双螺旋的两条 DNA 链因密度不同而被称为重链(H 链)和轻链(L 链)。这是因为其碱基含量不同,H 链富含分子量较大的鸟嘌呤(G),而 L 链富含分子量较小的胞嘧啶(C)所致。

线粒体基因组结构紧凑,除了基因区域外,仅有一段约 1 000bp 的调控序列,称为 D-loop 区。重链复制起始位点和轻重链转录启动子均位于这一区域。线粒体 DNA 复制时,双链的合成是不同步的。首先从重链复制起始位点开始,以轻链为模板合成子代重链;当重链复制完成约 2/3 时,从轻链复制起始位点开始,以置换出来的亲代重链为模板合成子代轻链;重链复制完成后,轻链继续合成直至完成复制。

线粒体基因组由 37 个基因组成,共编码 13 种多肽链、22 种 tRNA 和 2 种 rRNA。其中 L 链仅编码 8 种 tRNA 和 1 种多肽链,其余均由 H 链编码。轻重链的转录是从 D-loop 区两个启动子同时开始的。H 链启动子沿逆时针方向转录,L 链启动子则顺时针方向转录。

与核基因组相比,线粒体基因组有如下特点:每个细胞中 mtDNA 拷贝数众多,不同组织器官中细胞 mtDNA 拷贝数存在差异;所有基因都位于单一的环状 DNA 分子上,基因组排列紧凑,没有内含子;mtDNA 分子裸露,缺少组蛋白的保护,无 DNA 损伤修复系统,因而突变率是核基因组 DNA 的 10~20 倍,这导致个体间 mtDNA 序列差异较大,人群中任意 2 个体间平均每 1 000 个碱基就有 4 个不同。

mtDNA 的遗传特征如下。

一、半自主性

线粒体具有自己的遗传体系,mtDNA 的复制、转录和翻译进程独立于核基因组,因而表现出一定的自主性。但 mtDNA 基因组小,仅能编码 13 种蛋白质,均为呼吸链复合体亚基。而维持线粒体结构和功能所需的几百上千种蛋白质大部分是由细胞核基因组编码。此外,mtDNA 复制、转录和翻译过程中也依赖于核基因组编码的各种酶和转录因子。所以 mtDNA 的功能很大程度上受到核基因组的影响,表现为遗传控制的半自主性。

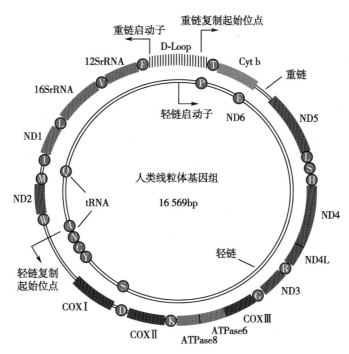

图 2-5-1 人线粒体基因组的结构
tRNA 基因以其对应蛋白质缩写字母表示。

二、所用的遗传密码和通用密码不同

哺乳动物的线粒体遗传密码中有 4 种密码子与核基因组的通用遗传密码子不同(表 2-5-1)。这一差异使得线粒体遗传密码的简并性更强,密码子第三位碱基发生转换变异时(嘌呤变为嘌呤或嘧啶变为嘧啶),不会改变密码子的含义。此外,线粒体基因组编码的 tRNA 具有兼用性,通过反密码子的摆动(wobble)和修饰,仅 22 种 tRNA 就可识别全部 60 种密码子。

表 2-5-1 哺乳动物线粒体遗传密码与通用密码的差异

遗传密码	通用遗传密码编码	线粒体遗传密码编码
UGA	终止密码	色氨酸
AUA	异亮氨酸	蛋氨酸
AGG/AGA	精氨酸	终止密码

三、母系遗传

人类受精卵中的线粒体几乎全部来自母亲的卵母细胞,即母亲将 mtDNA 传递给她的儿子和女儿,但只有女儿能将其 mtDNA 传递给下一代,这种传递方式称为母系遗传(maternal inheritance)。这是由于受精卵中的细胞质几乎全部来自卵子,而卵子细胞质中包含 10 万个以上的 mtDNA 分子,即使精子中含有少量 mtDNA,也会在胚胎发育早期被选择性降解。因此父亲通过精子将突变 mtDNA 传递给子女只是极罕见的个别案例。

四、复制分离和阈值效应

不同类型的人类细胞中可含有几十个到几千个线粒体,而每个线粒体中有 2~10 个 mtDNA 分子。在线粒体分裂过程中,mtDNA 分子进行复制,随机分配到新生成的线粒体中;而细胞有丝分裂和减数分裂过程中,线粒体随机分配到两个子代细胞中。这个过程称为复制分离(replicative segregation)。

人类的原始生殖细胞中有数千个 mtDNA 分子,但在减数分裂过程中只剩下极少数 mtDNA(<200 个)保留下来,而成熟的卵子中有约 10 万个 mtDNA 分子。这种在卵子发生过程中,mtDNA 先减少再扩增的现象被称为遗传瓶颈效应(genetic bottleneck effect)。

当 mtDNA 发生突变时,最初该突变仅存在于一个 mtDNA 分子上。然而如果一个突变型 mtDNA 恰巧通过了瓶颈,经过复制分离和随机分配,就可能产生突变型 mtDNA 和野生型 mtDNA 所占比例各不相同的子代细胞。如细胞中 mtDNA 全部为野生型或全部为突变型,称为同质性(homoplasmy);相对地,有些子细胞随机获得的 mtDNA 既有突变型,又有野生型,则称为异质性(heteroplasmy)。

异质性的普遍存在,导致同一个体不同组织、同一组织不同细胞、同一细胞的不同线粒体,甚至同一线粒体内都可能有不同的 mtDNA 拷贝。在异质性细胞中,突变型与野生型 mtDNA 的比例决定了细胞是否会出现能量短缺。如果突变 mtDNA 所占的比例小,则产生的能量不会受到明显影响;反之,若突变 mtDNA 所占的比例大,产生的能量可能不足以维持细胞的正常功能,就会出现异常性状。

突变 mtDNA 所占比例达到一定程度时引起某种组织或器官功能异常,被称为阈值效应(threshold effect)。由于不同组织、器官对线粒体氧化磷酸化代谢的依赖程度不同,引起细胞功能障碍所需的突变 mtDNA 分子数量也就不同,所以线粒体遗传病是否表现出症状还取决于各组织、器官对 ATP 的需求程度。如肝脏即使有 80% 的突变 mtDNA 也不会表现出症状,但同样的比例在脑组织或肌肉中就会表现出病理症状。因此,更容易受到 mtDNA 突变影响的是能量依赖性更高的组织,如中枢神经系统、心脏、骨骼肌,其次为肝脏和内分泌腺等。

在异质性、遗传瓶颈、阈值效应的共同作用下,线粒体遗传病通常为不典型的母系遗传,呈现出外显不全、可变的表现度以及多效性,这些都是线粒体遗传病的典型特征。

五、突变率高

mtDNA 突变率比核 DNA 高 10~20 倍,主要原因如下:

1. mtDNA 分子裸露存在于线粒体基质中,没有与组蛋白结合,所以缺乏组蛋白的保护,容易受到外界影响而发生突变。

2. 线粒体是细胞内进行有氧呼吸的场所,线粒体内膜上随着电子传递和氧化磷酸化的发生会产生大量的氧自由基,所以 mtDNA 极易因氧化损伤而发生突变。

3. mtDNA 缺乏有效的损伤修复能力。

第二节 线粒体病

线粒体病种类多、发病机制复杂,因此从不同的学科角度出发,有不同的分类标准。从临床角度上来说,可根据线粒体病累及的器官或系统对其进行分类。mtDNA 突变主要累及能量需求高的器官和组织,因中枢神经系统和骨骼肌对能量的依赖性最强,故临床症状常涉及这两个部位。其中,病变以中枢神经系统为主,称为线粒体脑病;病变以骨骼肌为主,称为线粒体肌病;病变同时累及中枢神经系统和骨骼肌,则称为线粒体脑肌病。线粒体病通常涉及多个系统,临床表型具有高度差异。常见的临床症状包括肌病、心肌病、痴呆、肌阵挛、耳聋、失明、贫血、糖尿病和脑供血异常等。

线粒体脑肌病伴高乳酸血症和卒中样发作(mitochondrial encephalomyopathy with lactic acidosis and stroke-like episode,MELAS,MIM540000)是最常见的母系遗传线粒体疾病,发病年龄在 40 岁之前,可有家族史。大多数患者早期发育正常,后来出现发作性头痛、呕吐、偏瘫、偏盲、偏身感觉障碍等脑卒中样发作。多伴有身材矮小、智能减退、神经性耳聋、血乳酸增高。在 MELAS 患者中,异常的线粒体不能代谢丙酮酸,导致大量丙酮酸生成乳酸,乳酸在血液和体液中积累导致血液 pH 下降和缓冲能力降低,进而造成乳酸中毒。MELAS 患者的一个特征性病理变化就是在脑和肌肉的小动脉和毛细血管壁中有大量形态异常的线粒体聚集。

MELAS 综合征可由 $tRNA^{leu}$,$tRNA^{phe}$,$tRNA^{val}$,$tRNA^{lys}$,CO Ⅲ,ND 1,ND 5,rRNA 等基因点突变引起,现已公布了 31 个 MELAS 综合征相关的 mtDNA 突变,其中以 $tRNA^{leu(UUR)}$ 基因的 A3243G 点突变居多,约占 MELAS 患者的 80%。A3243G 突变阻碍了 $tRNA^{leu(UUR)}$ 对密码子 UUG 的翻译,同时降低了将密码子 UUA 翻译为亮氨酸的效率。此外,$tRNA^{leu(UUR)}$ 基因与 12S rRNA 及 16S rRNA 基因相邻,在 3 243 位点前后 13bp 处存在线粒体转录终止因子结合位点。A3243G 突变可导致终止因子与突变 mtDNA 模板结合亲和力下降,导致细胞产生过量的多顺反子前体 RNA,改变了线粒体 rRNA 和 mRNA 转录的比例,影响 mtDNA 编码的蛋白质翻译效率,导致呼吸链复合体 Ⅰ、Ⅳ 缺陷和 ATP 合成减少,从而降低体内能量需求高的器官的能量供应,产生临床症状。

由于 mtDNA 遗传特征与核 DNA 不同,使线粒体疾病发病机制复杂,临床表型也不一致。如 mtDNA 具有母系遗传的特征,但因复制分离和遗传瓶颈的存在,使得只有一小部分 mtDNA 能随着卵子的成熟与精子结合形成受精卵并传递给子代。而且,由于异质性和阈值效应的影响,各组织和系统对能量代谢的需求不一致,即使子代个体从母亲那里获得了致病突变,也不一定会发病,且发病程度轻重不一。此外同一种突变可以引起多种不同的疾病表型,而不同的突变也可以表现为同一种疾病表型,并且通常与突变 mtDNA 的异质性水平和组织分布相关。此外,mtDNA 具有半自主性,对核 DNA 有很高的依赖性,线粒体结构与功能的实现仍受到核基因组的很大影响,所以核 DNA 异常也可导致线粒体病,因此线粒体病受到 mtDNA 和核 DNA 的共同影响,表现出核质协同性。

(卢亦路)

第六章

罕见病的遗传学诊断

全球范围内,已知的罕见病多达 7 000 余种,其中约 80% 属于遗传性疾病,通过遗传学诊断阐释病因,可以使大多数罕见病实现早发现、早诊断、早治疗及早管理。

遗传学诊断的特点在于运用细胞与分子遗传学的技术方法,寻找患者及其家系成员的染色体或基因异常,建立核型/基因型与疾病表型的相关性,为遗传性罕见病的诊疗提供病因依据。本章简要介绍各类遗传学诊断及医学遗传学检查的相关基础知识。

第一节 遗传学诊断的类型

一、临症诊断

对出现症状、体征的患者所进行的遗传学诊断均被称为临症诊断(symptomatic diagnosis)。染色体与基因检测结果是临症诊断的重要依据。

(一) 染色体病

染色体数目与结构的畸变可以显著改变基因剂量或破坏基因结构,进而导致染色体病的发生。染色体病患者的临床表现通常以综合征的形式呈现,有以下特点:神经精神发育迟滞、生长发育迟缓或其他先天畸形;原发性闭经与女性不孕症;严重生精障碍与男性不育症;原因不明的智力低下伴大耳、大睾丸和/或多动症;两性畸形;多发性流产等。通过染色体检查发现与证实染色体畸变是染色体病最重要的确诊依据。

(二) 基因组病

基因组病(genomic disorders)最早由 Lupski 在 1998 年提出,是指基因组重排导致基因的缺失或重复所致的疾病。从遗传基础看,该类疾病仍然是染色体畸变所致,但这种微小的畸变所累及的基因通常较少且难以在显微镜下被观察到,故而被冠以基因组病的名称。基因组病常见的临床表现包括:智力低下与生长发育迟缓;孤独症;多发先天性畸形。目前对该类疾病的遗传学检查主要采用高分辨率的染色体微阵列分析(CMA)或低深度拷贝数变异测序(CNV-seq)。

(三) 单基因病

虽然单基因病的临床表现通常较为局限与特征化,但单基因病致病基因数量大、基因变异类型多、变异范围广泛及遗传异质性等因素,基因诊断从诞生之初就体现出家族化与个体化的特点,这也正是单基因病遗传学诊断的复杂之处。目前对该类疾病的遗传学检查主要基于 DNA 测序,在近十年里,以高通量测序为代表的基因检测技术已显著提高了基因变异的检出率。

(四) 遗传变异与疾病表型的相关性分析

1. **染色体变异** 将检查发现的染色体变异核型与临床表现联系起来是染色体病诊断的关键。一般而言,染色体数目异常导致的染色体病最容易获得诊断,当染色体部分缺失发生在基因比较密集的区域时,其与临床表现的关系比较容易确定。然而,染色体部分重复的表型效应有时难以辨析。另外,染色体结构异常(如相互易位、环状染色体及倒位等)可能并未造成基因剂量的变化而致病,但其干扰携带者生殖细胞减数分裂中的染色体行为,可导致染色体畸变配子的大量出现与反复不良妊娠。

2. **基因组变异** 基因组结构变异往往同时累及多个相邻的基因,因此分析其与疾病表型的关系是比较困难的。对基因组变异的性质判断需要考虑的因素包括：是否有其他类似表现的患者也具有相似变异；变异的大小及累及的基因数量；被累及的基因是否有剂量敏感性特点及其功能是否与疾病表型有关联。基因组变异的致病性评估可参考美国医学遗传学和基因组学学会（American College of Medical Genetics and Genomics，ACMG）公开发表的相关指南。

3. 基因变异　通过分析变异基因型与疾病表型的关系找出致病性变异是基因诊断的核心内容。基因变异性质的辨析涉及生物信息学分析、家系分析及功能预测与实验分析等。其中，生物信息学分析的材料主要是来源于群体数据库（如 ExAC、dbSNP、dbVar）、疾病数据库（如 HGMD、ClinVar）及科学与医学文献等渠道的大数据。家系分析的内容包括基因型与表型共分离及变异来源两个方面。目前，错义突变致病性预测模型的准确度可达到 65%~80%，RNA 剪切位点变异预测模型的灵敏度可达到 90%~100%，特异度可达到 60%~80%。体内与体外的功能实验数据需来自实验室里被验证及可重复的实验结果。基因变异的致病性评估可参考 ACMG 公开发表的相关指南。

二、症状前诊断

症状前诊断（presymptomatic diagnosis）是对延迟显性遗传病家系中的患病高风险个体在症状出现前进行的遗传学诊断。进行症状前诊断最重要的前提条件是家系先证者有明确的病因诊断。

目前临床上进行症状前诊断的目的主要如下：

1. 职业选择　由于延迟显性遗传病多集中于神经系统，一旦发病，进行性加重会严重影响患者的工作能力，因此早期发现有利于提前做好职业规划。

2. 早预防早治疗　有少数延迟显性遗传病可以对症治疗，如家族性多发性结肠息肉，未经治疗结肠息肉转变为结肠癌的平均年龄是 39 岁，因此症状前诊断可以帮助受检者及早作出医疗安排，避免恶性肿瘤的侵害。

3. 避免患儿出生　延迟显性遗传病逐渐加重以致生活难以自理，亦属于严重致残遗传病之列，因此对家系高风险个体进行的诊断，有利于提前做好生育的医学安排。

症状前诊断在延迟显性的严重遗传病中既是必要的，也是可行的。但需要强调的是，症状前诊断存在一些医学伦理问题，尤其对未成年人的诊断值得商榷，根据有益无害的原则，未成年人如无明确社会或医学原因，不宜进行症状前诊断，以免产生一些消极

的社会与家庭因素，影响未成年人的健康成长。

三、产前诊断

产前诊断（prenatal diagnosis）是避免严重遗传病患者出生的有效手段，是遗传病预防的重要环节。它通过对胎儿细胞的染色体、基因组或单基因进行遗传学检查，判断胎儿发生遗传性疾病的风险。

（一）产前诊断的指征

1. 染色体病　夫妻之一有染色体畸变或染色体平衡易位；夫妻核型正常，但曾生育染色体病患儿；夫妻核型正常，但原因不明反复流产死胎；35 岁以上高龄孕妇；产前筛查等提示出生缺陷高风险的孕妇。

2. 基因组病　曾生育基因组病患儿；妊娠期检查提示胎儿发育异常。即使患者双亲无外周血基因组结构异常，亦不能排除双亲存在生殖细胞基因组异常的嵌合情况，故而仍可进行产前诊断。另外，一些基因组病存在外显不全的情况，因此即使发现胎儿从双亲处获得基因组致病性变异，也并不能确定其是否会发病或者预测病情的严重程度。

3. 单基因病　严重致死、致残、致愚及致肿瘤的疾病；家系中先证者临床诊断明确，基因致病性变异已探明，且胎儿有患病风险。

（二）产前诊断的注意事项

以单基因病的产前诊断为例，原则上严重遗传病才有必要进行产前的干预，是否适合于产前诊断涉及两个基本因素：其一，基因本身的重要性；其二，基因变异对基因功能的影响程度。

例如，进行性假肥大性肌营养不良与贝克肌营养不良有共同的致病基因，但前者病情非常严重，需要产前诊断，而后者则比较轻微。再如甲型血友病，重型患者致残、致死率较高，需终身治疗，而轻型患者基本不影响生活工作。

其他注意事项还包括：须确保家系患者临床诊断的准确性；须明确家系的致病性基因变异；须判断疾病的严重性；须申请者自愿进行产前诊断；须阐释产前诊断的局限性与风险。

第二节　医学遗传学检查

医学遗传学检查是遗传学诊断的基础，可分为细胞遗传学检查、细胞分子遗传学检查与分子遗传学检查，分别应用于染色体病、基因组病与单基因病遗传变异的检测。

一、染色体病

1. 常规染色体检查　临床最常用的是 G 显带技术，该技术可以准确计数各染色体的数目，发现较明显的结构异常。此外，可显示染色体不同结构区的 T 显带（端粒）、C 显带（着丝粒）及 N 显带（核仁组织区）等也时有应用。

2. 高分辨染色体检查　利用同步化细胞周期的方法，获得较多同时处于细胞分裂晚前期或早中期的细胞，进行染色体显带后，其带纹数量远大于细胞分裂中期染色体，从而进一步提高了染色体结构畸变的检出率。染色体高分辨显带的技术要求较常规显带更高，因此经常用于常规染色体显带技术发现可疑色体畸变的精确核型确定。

3. 荧光原位杂交（fluorescence in situ hybridization，FISH）检测　将荧光素标记的 DNA 探针与载玻片上细胞中的染色体 DNA 进行杂交，通过计数杂交信号的数量与位置分析染色体或靶点的数目。荧光原位杂交检测可以快速识别染色体数目异常，较好地确定易位染色体片段的来源。通过增加可观察的细胞数，亦有利于嵌合体的发现与分析。

二、基因组病

1. 比较基因组杂交（comparative genomic hybridization，CGH）与 CNV-seq 检测　细胞分子杂交技术打通了染色体病与单基因病之间的联系。通过与细胞分裂中期染色体杂交或者全基因组测序，探查微小染色体片段的缺失与重复，同时在染色体上进行定位。目前，高密度的单核苷酸多态性芯片（SNP array）已经可以发现小至 5kb 的 DNA 缺失 / 重复，CNV-seq 则以较低的检测成本与低比例嵌合的检出能力见长，后者在临床上被广泛采用。CGH 与 CNV-seq 技术均难以检出染色体平衡易位、倒位及重复序列扩增等，最新的光学基因组图谱（optical genome mapping，OGM）技术实现了全基因组所有类型结构变异的检测。

2. 多重连接探针扩增（multiplex ligation-dependent probe amplification，MLPA）技术　对多个位点同时进行聚合酶链反应（polymerase chain reaction，PCR）扩增，计算各位点的相对起始拷贝数，通过比较患者与正常对照缺失 / 重复区内位点的拷贝数，判断是否存在基因组微小片段的缺失 / 重复。适用于已知的染色体微缺失 / 重复综合征与染色体亚端粒缺失诊断等，是目前染色体微缺失 / 重复最可靠的靶向检测方法。

三、单基因病

1. 基因检测策略

（1）直接与间接基因检测：直接基因检测是通过分析遗传病患者的致病基因，直接确定基因的致病变异以达到基因诊断的目的。随着高通量测序技术的出现与应用，目前直接基因检测已成为基因检测的主要策略与手段。间接基因检测则是利用基因内或基因两侧遗传多态位点（如 SNPs、STRs），通过基因连锁分析区分家系中野生型与突变型等位基因单倍型（haplotype），进而了解受检者是否获得突变等位基因的一种诊断方法。间接基因检测的指征包括：致病基因明确的单基因病，家系中有健在的经临床诊断的遗传病患者，致病基因同源序列较多，采取直接检测耗时长且成本高昂，以及直接基因检测未能发现致病变异等。间接检测成本较低，耗时较少，其应用于遗传异质性疾病的诊断中有难以替代的优势。

（2）已知与未知变异检测：在直接基因检测中，已知变异检测是一个靶向的基因检测方法，通过对特定致病基因的一个或少数几个频繁出现于患者群体的致病变异进行检测，以尽可能小的成本在短时间内完成基因诊断。已知变异检测的有效性取决于这些热点变异在患者群体中出现的频率。该检测方法适用于致病基因变异点比较单一的遗传病。当致病基因缺乏明显的变异热点，或者患者被证实未发生已知的常见变异时，在直接基因检测中采取未知变异检测的策略。未知变异检测的主要方法是全基因或外显子等功能区测序。

2. 基因检测技术

（1）Sanger 测序（sanger sequencing）：是确定基因核苷酸序列的"金标准"，适用于已知与未知变异检测。

（2）高通量测序（high-throughput sequencing）：又称为第二代测序（next-generation sequencing，NGS），是近年来发展起来的一种大规模平行测序技术，在未知变异检测中已得到广泛应用。该技术的适用范围包括单碱基、小缺失及小插入等变异。高通量测序技术是测序技术发展的里程碑，其促成了单基因病临床诊断模式的改变，尤其在表型重叠或相似遗传病的鉴别，以及遗传异质性疾病的病因诊断中发挥着不可或缺的作用。

（杨元　张文赓）

推荐阅读文献

[1] BENNETT R L, FRENCH K S, RESTA R G, et al. Standardized human pedigree nomenclature: update and assessment of the recommendations of the National Society of Genetic Counselors. J Genet Counsel, 2008, 17 (5): 424-433.

[2] KEARNEY H M, THORLAND E C, BROWN K K, et al. American College of Medical Genetics standards and guidelines for interpretation and reporting of postnatal constitutional copy number variants. Genet Med, 2011, 13 (7): 680-685.

[3] NUSSBAUM R L, MCINNES R R, WILLARD H F. Thompson & Thompson Genetics in Medicine. 8th ed. Amsterdam: Elsevier, 2015.

[4] RICHARDS S, AZIZ N, BALE S, et al. Standards and guidelines for the interpretation of sequence variants: A joint consensus recommendation of the American College of Medical Genetics and Genomics and the Association for Molecular Pathology. Genet Med, 2015, 17 (5): 405-424.

[5] RIMOIN D L, PYERITZ R E, KORF B R. Emery and Rimoin's essential medical genetics. Massachusetts: Academic Press: Oxford, 2013.

[6] SOUTH S T, LEE C, LAMB A N, et al. ACMG Standards and Guidelines for constitutional cytogenomic microarray analysis, including postnatal and prenatal applications: revision 2013. Genet Med, 2013, 15 (11): 901-909.

第三篇

罕见病的生命早期遗传学检测及咨询

第一章
罕见病的胚胎植入前遗传学检测

随着分子遗传学检测技术的飞速发展,越来越多的罕见病获得诊断。胚胎植入前遗传学检测(preimplantation genetic testing,PGT)和产前诊断技术均是预防出生缺陷及罕见病的重要手段。产前诊断实施过程中,妊娠期一旦确诊胎儿患病,引产将对孕妇的精神和身体造成伤害。相比之下,PGT技术能够在胚胎植入前评估其出生后的患病风险,将遗传学诊断从妊娠期提前到妊娠前,既可避免致病变异继续向下一代传递,同时也可避免妊娠期引产对母体的身心伤害,在罕见病的阻断中具有很高的临床应用价值及社会意义。

PGT是以体外受精-胚胎移植技术为基础,结合卵胞浆内单精子显微注射、胚胎活检、胚胎玻璃化冷冻、全基因组扩增(whole genome amplification,WGA)、第二代测序(next-generation sequencing,NGS)和染色体微阵列分析(chromosomal microarray analysis,CMA)等技术,对胚胎活检样本进行遗传学检测,根据检测结果选择合适的胚胎并移植入宫腔的助孕技术,俗称"第三代试管婴儿技术"。

PGT的样本可为囊胚样本、卵裂球样本和极体样本等,目前绝大多数医疗机构采用囊胚样本检测。极体样本应用极少,一般仅用于特殊情况,如女方单基因病新发突变的PGT过程中。囊胚样本主要来自受精后5~6日的囊胚滋养外胚层细胞,通过囊胚活检技术,从每个囊胚获取5~10个滋养外胚层细胞用于检测。囊胚滋养外胚层细胞未来发育为胎盘、胎膜等附属结构,相对于卵裂球活检,囊胚活检对胚胎种植潜能影响较小,安全性更高。活检后的囊胚很快进行冷冻。由于每份囊胚样本细胞数极少,其所含DNA量不足以直接用于分子遗传学检测,因此通常必须先经过WGA,使样本DNA总量从几十皮克(pg)扩增到微克(μg)级别,方可用于检测。目前采用的不同WGA技术在基因组覆盖度、保真性、均一性和产物量方面均存在差异,尚无法达到完美。

根据不同检测目的,PGT可分为三类:针对染色体非整倍体的PGT(PGT for aneuploid,PGT-A)、针对染色体结构重排的PGT(PGT for structural rearrangement,PGT-SR)和针对单基因病的PGT,即胚胎植入前单基因病检测(PGT for monogenic disorder,PGT-M)。

第一节　胚胎植入前染色体病检测

关键词:染色体病;囊胚活检;NGS技术;胚胎植入前遗传学检测

胚胎植入前染色体病检测包括PGT-A和PGT-SR,是通过NGS等技术,对经过WGA后的囊胚样本进行检测,能够发现胚胎染色体非整倍体以及大片段的染色体拷贝数变异(CNV)。PGT-A和PGT-SR的主要区别在于针对人群不同:PGT-A针对的是未发现染色体异常的夫妇,PGT-SR则应用于夫妇一方/双方存在染色体异常时。胚胎植入前染色体病检测流程见图3-1-1。

一、胚胎植入前染色体病检测的临床应用指征

(一)PGT-A的临床应用指征

PGT-A主要应用于以下情况:女方年龄≥38

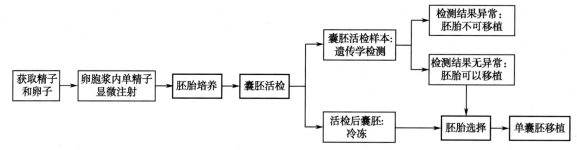

图 3-1-1　胚胎植入前染色体病检测流程图

岁、不明原因反复自然流产≥2 次、反复胚胎种植失败（移植 3 次及以上或移植高评分卵裂期胚胎数 3~6个或高评分囊胚数 3 个及以上均失败）、男方严重畸形精子症。需要注意，《中华人民共和国母婴保健法实施办法》和《产前诊断技术管理办法》定义女性生育高龄为 35 岁以上，但国内在 PGT-A 实施中则将女性生育高龄设定为 38 岁以上。

（二）PGT-SR 的临床应用指征

PGT-SR 主要应用于以下情况：夫妇任一方或双方存在染色体结构异常，包括相互易位、罗伯逊易位、倒位、复杂易位、致病性染色体微缺失或微重复等。

需要注意的特殊情况如下：

1. 夫妇任一方性染色体数目异常者，如 47,XYY和 47,XXX 产生性染色体异常后代的概率较低，不建议实施 PGT；而 47,XXY 生育染色体异常后代的风险增加，可酌情考虑实施 PGT。

2. 同源染色体罗伯逊易位、同源非等位点顺向插入、同源等位点反向插入等染色体核型，较为罕见，因理论上无法产生正常配子，一般无法生育正常后代，不适合行 PGT 助孕，可考虑供精或赠卵助孕。

二、胚胎植入前染色体病检测方案

（一）胚胎染色体非整倍体及 CNV 检测

1. NGS 技术　是采用 NGS 技术对囊胚样本 23对染色体进行检测，了解胚胎是否存在染色体非整倍体以及大片段的 CNV。检测流程包括 WGA、文库构建、NGS 测序、数据分析等。国内指南要求囊胚样本 4Mb 以上的 CNV 要 100% 检出，1~4Mb 的 CNV 可以用补充报告的形式来给出，并且要求检出率达到30% 以上。因此，目前国内对基于 NGS 技术的囊胚样本 CNV 检测技术认定的可靠分辨率为 4Mb。由于 NGS 技术通量灵活，检测成本较低，因此是目前胚胎染色体非整倍体及 CNV 检测最常用的技术。

NGS 技术仍然存在局限性，它对胚胎平衡性的染色体结构重排、单倍体、多倍体、低比例嵌合体、染色体杂合性丢失（loss of heterozygosity，LOH）等无法诊断。如果染色体相互易位片段为 1~4Mb（特别是

当两个易位片段均为 1~4Mb 时），按照常规囊胚样本 CNV 检测方法很可能发生漏诊，在充分告知夫妇双方风险且知情同意的基础上，通过加大测序深度，可考虑谨慎应用 NGS 技术进行 CNV 检测，也可考虑应用荧光原位杂交（FISH）技术；若染色体相互易位片段均<1Mb，应用 NGS 进行囊胚样本 CNV 检测是不可取的，这种情况可考虑应用 FISH 技术行 PGT。

2. **其他检测技术**

（1）FISH 是最早应用于 PGT 的技术。该技术应用荧光素标记的特定位点核酸探针对胚胎样本进行检测，通过荧光显微镜下检测荧光信号数从而作出诊断。FISH 技术在 PGT 应用中存在较大局限性：样本在转移、固定过程中容易丢失，实验操作难度大；仅能检测少数染色体；仅能检测探针靶片段；稳定性较差，易出现信号模糊、背景干扰的情况等。以上局限性限制了其应用，目前 FISH 技术已不建议用于PGT-A，在 PGT-SR 中应用也极少。

（2）CMA 技术也可用于胚胎 CNV 检测，包括比较基因组杂交芯片（array-based comparative genomic hybridization，aCGH）及单核苷酸多态性芯片（SNP array），均能对囊胚样本 23 对染色体的非整倍体或染色体大片段的 CNV 进行检测，但对胚胎平衡性的染色体结构重排、低比例嵌合体也无法诊断。针对胚胎CNV 检测，aCGH 的分辨率为 5~10Mb，SNP array 的分辨率为 2.4~5.0Mb。SNP array 能够检测到 aCGH和 NGS 无法发现的染色体杂合性丢失及单倍体、多倍体。由于检测分辨率、检测通量、成本等限制，目前染色体微阵列芯片在胚胎 CNV 检测中较少应用。

（二）胚胎染色体平衡重排携带状态区分检测

该检测仅针对因染色体平衡易位、罗伯逊易位或倒位选择行 PGT-SR 的夫妇，在其胚胎已完成染色体非整倍体及 CNV 检测后，若存在染色体平衡的可移植胚胎，可用该技术了解这些胚胎是否遗传有父亲 / 母亲的染色体平衡重排。常用的检测技术包括NGS 和 SNP array，原理都是同时检测夫妇双方血样本（有时还需夫妇携带者一方父母的血样），囊胚样本WGA 产物，通过染色体断裂点上下游单核苷酸多态

性（SNP）位点构建单体型进行连锁分析。该技术可使染色体平衡重排携带者夫妇有机会优先选择不携带父源或母源染色体平衡重排的胚胎进行移植，从而避免下一代在生育时也发生反复流产、死胎等情况，有利于优生优育。

（三）胚胎植入前染色体病检测的局限性

PGT-A 和 PGT-SR 仍然存在多方面局限性。胚胎染色体嵌合型的发生率可达 11%~52%，因此活检的囊胚滋养外胚层细胞并不一定能代表未来发育为胎儿的胚胎内细胞团的全部遗传组成，存在活检的细胞检测为正常，但移植的胚胎却是异常的可能性，因此助孕成功后必须在妊娠中期接受羊膜腔穿刺术产前诊断。

对于夫妇一方／双方存在染色体致病性微缺失／微重复的情况，当染色体缺失／重复<4Mb 时，直接按照常规胚胎染色体 CNV 检测方案很容易发生漏诊，建议 PGT 检测过程对微缺失／微重复区域应用 SNP 连锁分析，以降低漏检风险。但在实际工作中，要确定染色体微缺失的确切断裂位点、染色体微重复是否是原位微重复等均较为困难，使得这类 PGT-SR 的应用难度及风险均较高。随着第三代单分子测序、光学基因组图谱（OGM）等技术的迅速发展，这些难题相信在不久的将来会在一定程度上得到解决。

（刘珊玲　陈新莲）

第二节　胚胎植入前单基因病检测

> **关键词**：单基因病；胚胎植入前遗传学检测；连锁分析

胚胎植入前单基因病检测（PGT-M）是对活检的若干个囊胚滋养外胚层细胞进行针对单基因病的遗传学检测，选择未遗传该家系致病突变的胚胎或患病风险低的携带者胚胎进行移植的一项技术，以阻止罕见病致病突变"代代相传"。

一、胚胎植入前单基因病检测的临床应用指征

1. **适应证**　主要包括具有生育常染色体显性遗传、常染色体隐性遗传、X 连锁隐性遗传、X 连锁显性遗传、Y 连锁遗传等遗传病子代高风险的夫妇；且家

系致病基因突变诊断明确或致病基因连锁标记明确。

2. **禁忌证**　主要包括致病突变位点不明确或无法定位、非医学指征的胚胎选择（如性别、身高、容貌等）、有辅助生殖技术及妊娠禁忌证、医疗机构伦理委员会讨论未通过，或者与我国现行法律相悖等。

二、胚胎植入前单基因病检测的特点

PGT-M 的检测样本为活检获得的 5~10 个囊胚滋养外胚层细胞，同样存在检测样本量极低、实验难度大的问题。同时，胚胎活检后即进行冷冻，如检测失败，重新复苏胚胎进行二次活检很可能影响胚胎发育潜能，因此每个胚胎理论上只有一次检测机会。此外，该技术还有以下特点：

1. **等位基因脱扣及污染**　活检细胞需经过 WGA 后方可达到分子遗传学检测技术对样本量的要求。在此过程中，扩增偏倚可能导致等位基因中的一个优势扩增，另一个扩增失败，即等位基因脱扣（allele drop-out，ADO），最终导致误诊。同时，由于起始样本量极低，一旦混入外源 DNA 造成污染，亦可能导致误诊。因此该技术对实验室环境及质控措施要求极高。

2. **染色体同源重组的影响**　减数分裂过程中，非姐妹染色单体的对应区域可发生片段交换，使同源染色体之间的基因部分重新组合，该过程被称为染色体同源重组。对于 PGT-M 而言，染色体同源重组可造成连锁分析失效。

三、胚胎植入前单基因病检测常用检测方案

由于上述特点，目前临床上 PGT-M 大多是通过直接检测突变位点同时结合家系连锁分析构建单体型的模式，来保证检测的准确性，以避免因等位基因脱扣及染色体同源重组等导致的误诊或诊断不明。

（一）致病位点验证及家系亲缘鉴定

在行 PGT-M 之前，首先应进行致病位点的验证，目的是在检测方案应用于胚胎活检样本前，确保其在单细胞 WGA 产物水平的检测效率，并评估其检测致病位点的脱扣率。致病位点验证的方法需根据致病突变的类型来进行选择，如缺失型 α 地中海贫血可采用跨越断裂点聚合酶链反应（Gap-PCR）的方法检测。致病位点需在家系（受检夫妇、先证者或其家系成员）基因组 DNA 及单细胞 WGA 产物水平进行验证。可挑取患者或携带者口腔黏膜细胞或分离外周血淋巴细胞，经过稀释后，挑取 5~10 个细胞进行 WGA，模拟囊胚活检样本。一般要求脱扣率应 ≤10%，扩增成功效率应 ≥90%。若脱扣率较高，可根据突变类型采取适当增加突变位点上下游遗传标志物数量、重新设计

引物、更换 WGA 方法或改用其他检测技术等方式来保证检测准确性。

同时，建议在家系实验阶段，对该家系参与到连锁分析构建单体型的所有成员的基因组 DNA 样本进行亲缘鉴定，可采用基于短串联重复序列（short tandem repeat，STR）的定量荧光聚合酶链反应（quantitative fluorescence-polymerase chain reaction，QF-PCR）结合毛细管电泳技术进行检测。其作用主要是避免受检者及其家系成员隐瞒生物学亲缘关系而造成误诊。

（二）单体型构建

单体型构建是指通过家系成员信息构建单体型并进行连锁分析，从而推断胚胎是否有遗传风险染色体的方法。STR 和 SNP 位点作为遗传标志物常应用于连锁分析和单体型构建。欧洲人类生殖与胚胎学会的 2020 年版指南推荐在致病突变位点上下游 1Mb 范围内分别至少有 2 个可提供有效信息的 STR 位点或 6 个 SNP 位点。对于性连锁遗传病，建议同时加入性别检测位点辅助分析，如扩增 *SRY* 基因等。PGT-M 单体型构建的方法主要有以下几种：

1. **基于毛细管电泳的 STR 连锁分析**　扩增致病位点上下游的 STR，通过 QF-PCR 及毛细管电泳技术进行单体型构建。该方法需根据每个家系的突变位点设计 STR 引物，故操作较为繁琐，耗时较长，目前临床上应用较少。但在某些特殊情况下仍有一定应用价值，例如：α 地中海贫血 SEA 缺失上游位置距离染色体端粒区较近，存在该区域没有可提供有效信息 SNP 位点的情况，此时可结合 STR 连锁分析辅助构建单体型。

2. **基于 NGS 技术的 SNP 连锁分析**　目前临床应用广泛，通过扩增致病突变位点上下游 SNP，并通过 NGS 技术进行单体型构建。同样需根据不同家系突变位点设计 SNP 引物，可拓展性较芯片法更佳，但通用性更低。对于罕见病而言，该方法的缺点是可能没有商品化的 SNP 引物，需新设计 SNP 引物并优化实验条件，操作较为复杂耗时。

3. **芯片法（SNP array）**　将约几十万个 SNP 探针固定在芯片上，理论上绝大多数单基因病都可以应用 SNP 芯片进行检测，不需为某个致病突变专门设计 SNP 扩增引物，操作过程相对简便。但临床应用中亦可能出现可提供有效信息的 SNP 位点不足的情况。在这种情况下，芯片法较为封闭，因 SNP 位点已固定，不易再增加。而 NGS 技术则可设计更多的 SNP 引物进行扩增和测序，因此在该情况下 NGS 方法具有更高的灵活性。

SNP 芯片及 NGS 平台是目前 PGT-M 检测的主流技术，二者有各自的优势及局限性。NGS 平台更适合于已有商品化引物试剂盒的常见单基因病，如地中海贫血等；而 SNP 芯片平台更适合没有商品化 SNP 引物试剂盒的罕见单基因病。此外，包含等位基因突变的非整倍体及连锁分析测序（mutated allele revealed by sequencing with aneuploidy and linkage analyses，MARSALA）等新技术也逐渐应用于临床，该技术可通过一次测序同时进行突变位点和染色体 CNV 检测，并完成高精度连锁分析，大幅度提高诊断的覆盖面和精准性。

四、胚胎植入前单基因病检测的特殊临床应用

（一）新发突变

若患者致病位点为新发突变，男方可采用单精子，女方可采取极体活检的方法辅助构建单体型。但检测难度及失败风险均会增大，需在检测前遗传咨询中充分告知患者 / 携带者相应风险。因存在诸多不确定因素及风险过高等隐患，不建议新发突变患者 / 携带者通过致病基因型胚胎样本倒推的方式进行 PGT-M。随着遗传学检测技术的发展，部分病例有可能通过第三代单分子测序技术直接对新发突变进行连锁分析及单体型构建。

（二）小片段 CNV

对于因小片段 CNV 导致的罕见病，如某孕妇 X 染色体短臂存在约 77kb 杂合缺失，该区域包含了单倍剂量不足基因 *FANCB*（OMIM：300515），遗传方式为 X 连锁隐性遗传，男性后代有罹患范科尼贫血 B 型的可能。若该夫妇欲通过 PGT-M 来选择不携带上述突变的胚胎植入，则可将 77kb 缺失片段作为一个"致病突变位点"来进行位点检测和连锁分析构建单体型。检测的重点是必须明确该缺失区域在染色体上的位置，才能判断其上下游 1Mb 范围内可用的遗传标志物数量。可根据缺失的大小、位置及检测成本，采用扩增缺失区域外显子边界结合 Sanger 测序及凝胶电泳、CMA 和 OGM 等技术定位缺失区域。

对于片段重复的患者，由于重复片段定位的难度更高，若不能准确定位重复区域的位置，不建议其行 PGT-M。

（三）HLA 配型

对于可通过造血干细胞移植治疗的疾病，如重型 β 地中海贫血等，PGT-M 还可配合人类白细胞抗原（human leukocyte antigen，HLA）配型，为已生育上述疾病患儿的家庭，再生育一个 HLA 配型成功的健康小孩，其脐血干细胞可用于救治患病的同胞。根据我国专家共识，对于 HLA 配型的连锁分析，遗传标记位点需覆盖 HLA-A、HLA-B、HLA-DRA、HLA-DQB1 上

下游,且在每个区域中至少有 5 个可提供有效信息的遗传标记位点。在连锁分析的同时也可配合基于测序的分型(sequencing based typing,SBT)技术直接对 HLA 相关位点进行检测。

五、展望

PGT-M 技术是出生缺陷防控及阻断罕见病向下一代传递的重要技术手段。目前,通过收集囊胚培养基用于检测胚胎染色体非整倍体,甚至是单基因病的无创性胚胎植入前遗传学检测(non-invasive PGT)已经成为本领域的研究热点和发展前沿。该方法避免了活检操作可能对囊胚造成损伤的风险,但相关技术目前仍处于科研和临床试验的阶段。同时,第三代单分子测序技术的出现,利用其单分子长读长测序的特点,有望更高效地解决新发突变、单基因病家系成员不全等患者 / 携带者如何通过 PGT-M 技术生育健康下一代的问题。

随着辅助生殖技术和分子遗传学技术的不断发展,未来 PGT 技术能给更多罕见病患者家庭带去生育健康下一代的希望,为罕见病防治工作做出更多的贡献。

(刘珊玲　任 骏)

第三节　胚胎植入前遗传学检测咨询与伦理

关键词:胚胎植入前遗传学检测;遗传咨询;医学伦理

由于检测的复杂性和特殊性,PGT 的检测前咨询、检测后咨询及需遵循的伦理原则是 PGT 实施过程中的重要环节。PGT 要同时遵循医学伦理学的基本原则、辅助生殖技术的伦理准则和胎儿遗传学检测的伦理原则。

一、检测前咨询

实施 PGT 前,特别是单基因病 PGT 检测前,夫妻双方均需接受临床遗传咨询,充分了解生育风险及后代遗传学异常的类型,在充分知情同意的前提下作出是否进行 PGT 检测的决定。

(一) 评估 PGT 指征

需由具有遗传咨询资质的临床医生完成。PGT 仅适用于有医学指征的高风险夫妻(详见本章第一

节、第二节),应在充分知情同意的前提下,进入 PGT 治疗周期。

PGT 检测前遗传咨询中应告知高危夫妻,除 PGT 外可选择的其他替代方案,包括可选择自然受孕后妊娠早期或中期行介入性产前诊断,以明确胎儿是否罹患相关遗传病;可选择供精或赠卵辅助生殖助孕;可选择领养或不生育等。

(二) 充分告知 PGT 中胚胎遗传学检测的流程及局限性

告知 PGT 的检测流程,包括单基因病 PGT 检测前的预实验流程、辅助生殖助孕流程、囊胚活检样本遗传学检测和胚胎植入流程等,并告知检测方法的局限性(详见本章第一节、第二节)。PGT 只能进行单个胚胎移植,经 PGT 检测并移植后成功妊娠者,应强调妊娠中期行介入性产前诊断。

二、检测后咨询

胚胎遗传学检测结果的解读

PGT 中胚胎遗传学检测结果的解读应由辅助生殖专科医师、遗传咨询专科医师、胚胎实验室专业技术人员和遗传学检测实验室专业技术人员组成的多学科团队完成。结果的解释涉及胚胎活检情况、遗传学检测结果及胚胎形态学评级等多方面:

1. 再次告知基于囊胚活检样本进行胚胎遗传学检测的局限性及存在的相关风险。

2. 告知活检样本的遗传学检测结果,包括单基因病突变位点的携带情况和 / 或染色体数目异常及 CNV 的检测结果,由夫妻双方自主决定是否移植单基因病携带者的胚胎。

3. 对因夫妻双方或一方因染色体结构重排行 PGT 者,告知可进一步对可移植胚胎行携带者区分检测,在充分知情的前提下,由夫妻双方自主决定是否进行染色体平衡重排携带者区分检测等。

4. 结合胚胎染色体检测结果、单基因病检测结果和活检胚胎的形态学评级,对可移植胚胎给出建议移植的优先等级:染色体结构重排 PGT 优先移植不携带染色体易位的胚胎;单基因病 PGT 优先移植不携带致病变异且未发现染色体异常的胚胎;对因常染色体隐性遗传病或 X 连锁隐性遗传病行 PGT-M 检测,但没有完全不携带致病变异胚胎的 PGT 周期,可考虑移植携带致病变异但不受累(携带者)且未发现染色体异常的胚胎,亦可选择进行下一 PGT 周期。

三、伦理问题

(一) PGT 应遵循的基本伦理原则

PGT 检测与咨询过程中均应遵循医学伦理学的

基本原则、辅助生殖技术的伦理准则和胎儿遗传学检测的伦理原则。

1. 自主原则及有利于患者原则　高风险夫妻的生育选择应该由夫妻双方自主决定：是选择自然受孕后行介入性产前诊断以降低后代遗传性疾病再发风险；还是直接选择辅助生殖及 PGT，筛选不受累胚胎或携带者胚胎进行移植，一定程度避免后代罹患先证者所患遗传性疾病的风险。在整个过程中，均应以患者的利益为重，使患者得到最大益处。

同时，还需要遵循不伤害和公正原则，在 PGT 检测和咨询过程中，应避免对就诊者的身体、精神等方面造成伤害，争取向有 PGT 指征者提供均等的获得 PGT 检测及咨询的机会。

2. 知情同意原则　PGT 检测和咨询全过程均应遵循知情同意原则，充分告知夫妻双方，PGT 是生育方式之一，还存在自然受孕、供精辅助生殖、赠卵辅助生殖和领养等其他选择。对选择行 PGT 者，应充分告知操作流程、存在的风险和可能产生的费用。需要强调的是，PGT 仅能够降低后代患特定疾病的风险，无法完全避免胎儿出生后罹患疾病的可能。

3. 保护后代原则　PGT 仅适用于有医学指征的高风险夫妻，结果解释时应充分告知染色体平衡重排携带者胚胎、单基因遗传病携带者胚胎移植后可能存在的风险，是否移植由夫妻双方在充分知情同意的前提下作出选择。

4. 保密原则和严防商业化原则　对于进行 PGT 的夫妻双方，应保护其整个检测过程中的隐私，亦不能在商业驱动下滥用 PGT 技术。

（二）辅助生殖相关伦理问题

PGT 仅适用于能够进行辅助生殖的夫妻双方。对于存在法律法规及相关规范明确规定的不适宜生育的夫妻双方，不能进行 PGT。对夫妻双方或一方因患有染色体病或单基因遗传病而存在智力低下等无完全民事行为能力者，需根据情况确定能否进行 PGT，必要时需提交伦理委员会讨论。

（胡　婷　周　凡）

推荐阅读文献

［1］《胚胎植入前遗传学诊断／筛查专家共识》编写组. 胚胎植入前遗传学诊断／筛查技术专家共识. 中华医学遗传学杂志, 2018, 35 (2): 151-155.

［2］中国医师协会生殖医学专业委员会, 中国医师协会医学遗传医师分会. 单基因病胚胎着床前遗传学检测专家共识. 中华生殖与避孕杂志, 2021, 41 (6): 477-485.

［3］ESHRE PGT-M working group, CARVALHO F, MOUTOU C, et al. ESHRE PGT Consortium good practice recommendations for the detection of monogenic disorders. Hum Reprod Open, 2020, 2020 (3): hoaa018.

［4］ESHRE PGT Consortium Steering Committee, CARVALHO F, COONEN E, et al. ESHRE PGT Consortium good practice recommendations for the organisation of PGT. Hum Reprod Open, 2020, 2020 (3): hoaa021.

［5］ESHRE PGT-SR/PGT-A Working Group, COONEN E, RUBIO C, et al. ESHRE PGT Consortium good practice recommendations for the detection of structural and numerical chromosomal aberrations. Hum Reprod Open, 2020, 2020 (3): hoaa017.

［6］ZHONG A, DARREN B, LOISEAU B, et al. Ethical, social, and cultural issues related to clinical genetic testing and counseling in low-and middle-income countries: a systematic review. Genet Med, 2021, 23 (12): 2270-2280.

第二章
罕见病的产前诊断

第一节　单基因病的携带者筛查

关键词:单基因病;携带者;携带者筛查;扩展性携带者筛查

一、概述

携带基因致病变异,但无相应临床表型,直到检测时仍处于健康状态的个体被称为携带者。研究显示,平均每个个体携带致病变异 2.8 个,24% 的个体为单个疾病致病变异携带者,5.2% 的个体为一种以上疾病致病变异携带者。携带者筛查(carrier screening)是指在妊娠前或者妊娠早期识别出携带常染色体隐性遗传病或 X 连锁隐性遗传病相关基因致病变异的健康个体,评估后代患病风险,指导其进行适宜的生育选择,通过 PGT 或产前诊断,避免患儿的出生或改善其预后。携带者筛查属于出生缺陷一级预防维度,也是避免罕见病患儿出生的重要环节。

单基因病的携带者筛查始于 20 世纪 70 年代,早期由于对遗传病认知程度和检测技术的限制,侧重于特定种族的携带率较高的特定疾病,或只针对某些地域、个别族裔高发的遗传病进行筛查。例如,针对德系犹太人高发的家族性黑矇性痴呆症(Tay-Sachs disease,TSD),在美国和加拿大的东欧犹太人群中进行酶活性测定的携带者筛查,使人群中 TSD 患病率下降了 90%。对地中海沿岸地区人群高发的 β 地中海贫血进行携带者筛查也使 β 地中海贫血患病率下降了 97%。

随着世界范围内人口流动性增加、种族间通婚、种族背景复杂等情况的出现,传统的携带者筛查已无法满足临床检测需要。NGS 技术的出现和发展使这一难题得到有效解决。基于 NGS 技术的扩展性携带者筛查(expanded carrier screening,ECS)可一次性筛查数十种,甚至数百种疾病,适用于多种族人群,可有效提高检出率,在预防遗传病和指导生育等方面具有明显优势。

二、筛查方案

(一)针对单一高发隐性遗传病的携带者筛查

该方案适用于:

1. **已知某种疾病在部分种群或部分地区具有较高的携带率**　可考虑选择单一疾病携带者筛查。如脊髓性肌萎缩症(SMA),是婴儿死亡的首要遗传学病因,发病率为 1/10 000~1/6 000,人群携带率为 1/85~1/35,因此现有的筛查策略均建议在所有人群中进行 SMA 筛查。应强调携带者筛查阴性结果仅能降低但无法完全排除受检者为 SMA 携带者的可能性,在进行遗传咨询时需向受检者告知存在残余风险的可能。

2. **有遗传病家族史的个体**　脆性 X 综合征(fragile X syndrome,FXS)是引起遗传性智力障碍和孤独症谱系障碍最常见的单基因病,由于 FMR1 基因 5′ 非编码区 CGG 重复序列扩增导致其表达沉默所致。需应用三联重复引物 - 聚合酶链反应(triplet repeat primed-PCR,TP-PCR)技术,通过三核苷酸重复引物扩增 FMR1 启动子区内的全长 CGG 序列,对 PCR 产物进行毛细管电泳片段分析。单基因病扩展性携带者筛查常规采用的 NGS 技术对 *FMR1* 基因的动态突变无法检出,若女方有脆性 X 综合征家族史或疑似有脆性 X 综合征相关病史(智力障碍、卵巢功能不全等),建议进行针对脆性 X 综合征的筛查。

(二) 扩展性携带者筛查

基于 NGS 技术的扩展性携带者筛查可用于对多个隐性遗传病同时进行筛查,具有检测效率高、成本低等特点。扩展性携带者筛查技术通过对目标基因待检测区域 DNA 序列捕获并富集后进行 NGS,可对单核苷酸变异(single nucleotide variant,SNV)、小插入缺失变异(insertion/deletion,InDel)、CNV 等各种类型的基因变异进行检测。

为提高筛查效率,扩展性携带者筛查纳入的疾病需要同时符合以下特点:致病基因变异的携带率大于 1%;表型明确,对生活质量有不良影响,导致认知或身体损伤,或者需要手术及医疗干预;生命早期发病。

不建议纳入筛查的疾病包括:常染色体显性遗传;多基因相关、受环境因素影响明显的疾病;成人期发病;表型轻微且预后良好的疾病。并且,为提高扩展性携带者筛查对不同受检人群的筛查效率,需要根据致病基因变异的携带率进行更精确的分层筛查。

目前,基于中国人群的单基因病携带者筛查数据有限,大部分遗传病在中国人群中的携带者频率、常见致病基因变异尚不清楚,主要基于文献数据及其他种群遗传病携带率进行推测。因此,根据中国人群实际情况和疾病分布特征等选择适用于中国人群的筛查疾病病种存在挑战,有待于大规模人群数据的逐步积累。

因扩展性携带者筛查纳入的疾病数量较多,无法准确提供每种疾病在人群中的携带者频率及所用检测方法的检出率,无法进行准确的残余风险计算。此外,受检者可能发现为一种或多种疾病的携带者,需要尽可能对男女双方进行专业、详细的遗传咨询,降低受检者的焦虑。

三、临床应用

(一) 适用人群

对于备孕或已孕的育龄期夫妇,均建议提供携带者筛查的相关信息和咨询。建议配子捐献者进行携带者筛查。怀疑为遗传病患者或有遗传病家族史的人群,需针对患者行遗传学检测,评估后代患病风险,不适用于携带者筛查。

美国医学遗传学和基因组学学会(ACMG)在 2021 年发布的携带者筛查指南建议所有备孕和已孕的受检者进行第三层的筛查方案,即纳入携带率 ≥1/200 的疾病;仅对近亲结婚或有家族史的受检人群提供第四层的筛查方案(纳入携带率 <1/200 的疾病)。

(二) 筛查时间和策略

孕前、产前均可开展携带者筛查。孕前筛查是最理想的时机,可对高风险夫妇提供最全面的生育方案选择,包括 PGT-M、供精赠卵辅助生殖、妊娠早中期产前诊断、分娩管理、患儿特殊护理等。产前筛查时机以妊娠早期为佳,可预留充足的时间进行产前诊断。

筛查方式可采用序贯筛查或同步筛查。孕前筛查可选择序贯筛查,即夫妇一方先筛查,如结果为阳性,其配偶再进行筛查。鼓励女方先进行筛查以评估后代 X 连锁隐性遗传病的风险。另一策略为夫妇双方同步筛查,可缩短检测周期,有利于进行产前诊断与生育方案选择。可根据受检者意愿及妊娠情况等在充分知情同意的情况下,由受检者自主作出选择。经评估确定产前诊断时间有限的孕妇,应建议夫妻双方同步筛查。

(三) 遗传咨询

携带者筛查的遗传咨询需遵循基本的医学伦理原则。

1. 检测前咨询 应向受检者介绍单基因病携带者筛查的意义和方法,总体描述筛查的目标疾病种类和特征,以及筛查的局限性、获益和可选方案等。告知受检者阴性结果仅提示受检者携带目标疾病致病变异的可能性低,无法完全排除其为携带者的可能。

2. 检测后咨询 若夫妇双方为同种常染色体隐性遗传病携带者或女方为 X 连锁隐性遗传病携带者,应告知后代患病的风险,并讨论可选择的生育策略。若夫妻双方携带者筛查结果未提示目标疾病高风险,该对夫妻生育相应遗传病患儿的概率低,但残余风险仍然存在。

(刘珊玲 祝茜)

第二节 遗传病的产前筛查

> **关键词:** 产前筛查;染色体病;无创产前检测;超声产前筛查

胎儿遗传病的产前筛查,是通过简便、经济和较少创伤的检测方法,从孕妇群体中发现怀有先天性缺陷或遗传病胎儿的高风险孕妇,再进一步行产前诊断。通过常规的产前筛查可筛查出部分罕见病的高风险胎儿,但需通过产前诊断确诊。胎儿遗传病的产前筛查常用的检测方法有血清学产前筛查、孕妇外周血胎儿游离 DNA 产前筛查,以及超声产前筛查。

一、血清学产前筛查

血清学产前筛查是基于孕妇血清生化指标的产前筛查,通过妊娠早期和 / 或妊娠中期母体血清生化指标、超声指标,结合孕妇的年龄、孕周、病史等进行综合风险评估,得出胎儿罹患 21 三体综合征(唐氏综合征,Down syndrome)、18 三体综合征(Edwards syndrome)和开放性神经管缺陷(open neural tube defect,ONTD)的风险度。

(一)原理

怀有某些患染色体疾病胎儿的孕妇血清中部分生化指标与正常孕妇相比会发生变化。由于生化指标均随孕周的不同而变化,且在人群中呈非正态分布,故采用中位数倍数(multiple of median,MoM)进行评估,即检测值与相同孕周时正常孕妇群体该检测值中位数的比值,可量化各检测值偏离正常值的程度。以孕妇预产期年龄作为基础风险,将生化指标检测值转换为 MoM 值,对影响筛查指标的母体因素(如体重、种族、吸烟、1 型糖尿病、辅助生殖、胎儿数、不良妊娠史等)进行标准化,计算得出似然比,综合分析胎儿患目标疾病的风险度。

年龄是最早用于筛查的指标,孕妇年龄越大,发生胎儿 21 三体综合征妊娠的概率越高。孕妇血清中妊娠相关血浆蛋白 A(pregnant associated plasma protein-A,PAPP-A)、人绒毛膜促性腺激素(human chorionic gonadotrophin,hCG)、甲胎蛋白(alpha-fet-oprotein,AFP)、非结合雌三醇(unconjugated estriol,uE3)、抑制素 -A(inhibin-A,Inh-A)水平的变化在一定程度上可反映胎儿 21 三体综合征、18 三体综合征和开放性神经管缺陷的发生风险。

(二)常用血清学产前筛查方案

常用血清学筛查方案按孕周分为妊娠早期筛查和妊娠中期筛查。根据采用生化指标的数量,可将妊娠中期血清学筛查分为二联筛查、三联筛查、四联筛查。通常以 1/270 为 21 三体综合征筛查的高风险切割值、1/350 为 18 三体综合征的高风险切割值,开放性神经管缺陷以母体血清 AFP ≥ 2.0~2.5MoM 为高风险切割值。妊娠早中期序贯筛查是先进行妊娠早期联合筛查,并报告风险值;若为高风险则进行产前诊断;若为低风险则继续进行妊娠中期血清学筛查,并报告早中期联合筛查风险值,再次判断是否为高风险。

常用的血清学筛查方案假阳性率为 5% 时,不同方案对 21 三体综合征检出率见表 3-2-1,阳性预测值 ≥ 0.5%。18 三体综合征假阳性率为 1%~5% 时,检出率为 80%~85%;开放性神经管缺陷假阳性率为 5% 时,检出率约为 85%。

血清学产前筛查的结果只是对目标疾病进行风险评估,存在假阳性和假阴性。高风险提示胎儿发生相应疾病的可能性较大,需行产前诊断,在未进行产前诊断之前,不应做终止妊娠的处理。

二、孕妇外周血胎儿游离 DNA 产前筛查

(一)无创产前检测

无创产前检测(non-invasive prenatal testing,NIPT),是利用第二代测序(NGS)技术对孕妇外周血浆中的胎儿游离 DNA 进行测序,对胎儿罹患常见染色体非整倍体疾病(21 三体综合征、18 三体综合征、13 三体综合征)进行风险评估。

表 3-2-1 胎儿常见染色体非整倍体筛查方案检出率

筛查方案	筛查时限 / 周	指标 / 方法	21 三体综合征检出率 /%
妊娠早期生化筛查	9~13^{+6}	PAPP-A、游离 β-hCG	60~65
妊娠早期联合筛查	11~13^{+6}	PAPP-A、游离 β-hCG、胎儿颈后透明层厚度	82~90
妊娠中期二联筛查		游离 β-hCG/hCG、AFP	60~65
妊娠中期三联筛查	15~20^{+6}	游离 β-hCG/hCG、AFP、uE3 或 Inh-A	69~73
妊娠中期四联筛查		游离 β-hCG/hCG、AFP、uE3、Inh-A	81
早中期序贯筛查	11~13^{+6} 15~20^{+6}	早期联合筛查,中期三联或四联筛查	93~95

注:PAPP-A,妊娠相关血浆蛋白 A;β-hCG,人绒毛膜促性腺激素 β 亚单位;hCG,人绒毛膜促性腺激素;AFP,甲胎蛋白;uE3,非结合雌三醇;Inh-A,抑制素 -A。

NIPT 是目前最敏感、最特异的常见胎儿染色体非整倍体的产前筛查方法,但仍会出现假阳性和假阴性的结果,我国《孕妇外周血胎儿游离 DNA 产前筛查与诊断技术规范》要求 NIPT 对 21 三体综合征的检出率≥95%,18 三体综合征的检出率≥85%,13 三体综合征的检出率≥70%;复合假阳性率≤0.5%;复合阳性预测值≥50%。NIPT 并非诊断性检查,高风险孕妇需通过介入性产前诊断对胎儿染色体进行检查确诊。

(二) NIPT Plus

NIPT Plus 是在 NIPT 的基础上增加测序深度及更新数据分析,将检测范围扩展至检测常见染色体微缺失/微重复综合征(如 Digeorge 综合征、Prader-Willi 综合征和 Angelman 综合征等)、大片段 CNV 等。NIPT Plus 可以显著降低相对常见的 3~6Mb 染色体缺失或重复导致的疾病发生,同时具备 NIPT 非侵入性、安全、早期检测、高通量等优点。

研究显示,对于片段>6Mb 的致病性 CNV,NIPT Plus 的检出率可达 83.0%~90.9%。NIPT Plus 的临床适用范围与 NIPT 相同,且在筛查胎儿基因组病方面可大幅提高检出率。

(三) 单基因病无创产前检测

单基因病无创产前检测(non-invasive prenatal testing for single-gene disorders,NIPT-SGD)是通过对孕妇外周血浆中的胎儿游离 DNA 靶向捕获后进行第二代测序、生物信息学分析,评估胎儿患目标单基因遗传病的风险。NIPT-SGD 的目标疾病主要为表型严重、基因和疾病关系明确、发病率相对较高的单基因遗传病。NIPT-SGD 可实现妊娠早期高发单基因疾病的筛查,为产前诊断和临床决策预留足够时间。

NIPT、NIPT Plus 与 NIPT-SGD 检测的目标疾病不同,可以联合应用、互为补充,进一步降低出生缺陷发生率。

三、超声产前筛查

超声筛查在胎儿遗传病产前筛查中也具有重要作用(表 3-2-2)。超声产前筛查可识别胎儿主要的结构异常和与染色体非整倍体有关的超声"软指标"。与染色体异常相关的主要结构异常除增加遗传病的可能性外,通常还具有功能意义。超声"软指标"是非特异性超声表现,常常为一过性,在妊娠晚期或出生后不久自然消退,大多数胎儿并无不良结局,但超声软指标的存在与胎儿染色体异常和/或妊娠不良结局之间有一定关联。胎儿颈后透明层厚度(nuchal translucency,NT)增加、鼻骨缺失/发育不良等妊娠早期超声软指标均为独立的胎儿染色体非整倍体的标志物,是明确的介入性产前诊断和遗传学检测的指征。在未进行产前筛查时若发现孤立性超声软指标(如心脏回声灶、脉络丛囊肿、肾盂扩张、长骨短小等),应告知孕妇与该发现相关的遗传性疾病风险,并进一步检测。

表 3-2-2 超声指标与胎儿疾病的关系

超声指标	与胎儿疾病的关系
NT 增厚	染色体非整倍体风险随着 NT 的增厚而增加,也与其他结构异常、遗传综合征(如 Noonan 综合征、Smith-Lemli-Opitz 综合征)、染色体微缺失/微重复综合征相关
鼻骨缺失或发育不良	30%~40% 的 21 三体综合征胎儿和 0.3%~0.7% 的正常胎儿表现为鼻骨缺失,50%~60% 的 21 三体综合征胎儿和 6%~7% 的正常胎儿表现为鼻骨发育不良;53% 的 18 三体综合征胎儿和 45% 的 13 三体综合征胎儿表现为鼻骨缺失
颈部皮肤皱褶增厚	与 21 三体综合征相关
肾盂扩张	与 21 三体综合征相关
肠管强回声	与 21 三体综合征、囊性纤维化、胎儿生长受限、先天性病毒感染相关
轻至中度侧脑室增宽	与 21 三体综合征、宫内感染相关
长骨短小	可能与染色体非整倍体、胎儿生长受限、骨发育不良或其他遗传疾病相关
心脏回声灶	见于 15%~30% 的 21 三体综合征胎儿和 4%~7% 的正常胎儿
脉络丛囊肿	在 1%~2% 的正常胎儿中孤立出现;合并其他异常时,与 18 三体综合征相关
单脐动脉	若同时伴有一种或多种结构异常,胎儿染色体非整倍体的发生率为 4%~50%

注:NT,胎儿颈后透明层厚度。

(祝 茜 罗 蔚)

第三节 产前诊断样本采集

> **关键词:** 羊膜腔穿刺术;绒毛活检术;脐静脉穿刺术;产前诊断

产前诊断的首要环节是采集胎儿样本,即介入性产前诊断。在合理的时间进行合格的样本采集,是保证胎儿遗传病产前诊断结果可靠的关键要素。

介入性产前诊断仅适用于有医学指征且无绝对禁忌者。孕妇接受介入性操作前,均应进行遗传咨询和术前评估,严格遵循知情同意的原则,在孕妇充分了解风险和益处的前提下,自主自愿作出选择。介入性操作均存在胎儿丢失的风险,其发生率与取材方法、操作者的熟练程度、妊娠孕周、胎儿自身状况等多种因素相关。

一、样本采集方法

目前临床常用的产前诊断样本采集方法包括羊膜腔穿刺术、绒毛活检术和脐静脉穿刺术等,获得的产前诊断样本,在进行遗传学检测前,均应进行母体细胞污染(maternal cell contamination,MCC)鉴定。

(一)羊膜腔穿刺术

羊膜腔穿刺术是临床应用最广泛且安全性最高的产前诊断样本采集方法,可对羊水中胎儿脱落细胞进行遗传学检测。

1. 羊膜腔穿刺术的取材时间一般为妊娠 16 周以后,更早期的羊膜腔穿刺可能导致胎儿畸形率、肺发育异常发生率和流产率显著增高。该取材方法适用于所有具有产前诊断指征的孕妇,禁忌证包括:先兆流产;术前 24 小时内 2 次体温在 37.5℃ 以上;孕妇有出血倾向(血小板计数 $\leq 70 \times 10^9/L$ 或凝血功能异常);生殖道感染;心、肝、肺、肾等存在疾病,处于疾病活动期或存在严重功能异常。

2. 经腹部取样,孕妇排空膀胱后取仰卧位,超声查看胎心率、胎姿势、胎盘位置、羊水池等,在羊水液性暗区、避开胎儿的部位选择穿刺点,尽量避开胎盘。严格无菌操作下,套管针穿刺进入羊膜腔,取出针芯,连接注射器,抽取 2ml 羊水丢弃,以避免 MCC,再抽取羊水约 20ml 于无菌离心管内。拔出穿刺针后消毒穿刺点并敷以无菌敷料。建议采用超声实时监测即连续的超声引导下穿刺。

3. 并发症包括胎儿丢失、羊水渗漏、感染、阴道流血、母体脏器损伤、羊水栓塞、胎儿损伤、胎盘血

肿和胎盘剥离等。羊膜腔穿刺术的胎儿丢失率低于 0.5%,一次穿刺失败率低于 6%,羊水样本母血污染率约 0.8%。

(二)绒毛活检

绒毛活检是指在超声实时监测下,对胎盘进行穿刺并活检绒毛组织,其安全性和有效性已被临床证实。绒毛活检的优势为取材时间早,能够实现妊娠早期的胎儿遗传性疾病产前诊断。

1. 绒毛组织样本易存在 MCC 的风险,污染可能来自母体蜕膜细胞或母体血细胞,均影响绒毛组织遗传学检测的准确性,导致检测错误的可能。此外,绒毛是胎盘的组成部分,可较大程度反映胎儿的遗传特征,但局限性胎盘嵌合的发生率约为 2%,绒毛活检样本的检测结果无法完全反映胎儿的遗传学组成。

2. 绒毛活检术的适宜孕周为 $11^{+0} \sim 13^{+6}$ 周,妊娠 10 周前的绒毛取样可能增加胎儿畸形的风险。取材路径包括经腹绒毛活检和经宫颈绒毛活检,均需在超声引导下进行。前壁胎盘者经腹部取材成功率高,后屈子宫或后壁胎盘者经宫颈取材成功率更高。国内临床常用的是经腹绒毛活检。绒毛活检术的禁忌证基本同羊膜腔穿刺术。

3. 嘱孕妇排空膀胱后取仰卧位,超声检查胎心率、胎儿大小和胎盘位置,确定绒毛活检穿刺部位。严格无菌操作,暴露穿刺部位,超声探头检查并选择合适的穿刺点和进针路径,安装穿刺架,在超声实时监测下,将套管针沿穿刺架,经过孕妇腹壁、子宫肌层穿刺进入胎盘叶状绒毛膜部位,取出针芯,将活检针送入引导套针内,活检针连接含有 1~2ml 生理盐水的 5ml 注射器,维持注射器内一定负压,上下移动活检针数次以吸取绒毛组织,注射器维持负压将活检针内容物转移入装有生理盐水的无菌离心管中,检查是否有白色分枝状绒毛组织漂浮。放回内芯并拔出套针,消毒穿刺点敷以无菌敷料。

4. 胎儿丢失率约 0.5%,一次穿刺失败率低于 6%;术后的严重宫内感染、胎儿损伤和母体脏器损伤均罕见。

(三)脐静脉穿刺术

脐静脉穿刺术是在超声引导下,经皮脐静脉穿刺获取胎儿血的样本采集方法,获取的脐血样本可用于胎儿遗传学检测或血液系统疾病的诊断。

1. 脐静脉穿刺获得的血样需进行鉴定以确定是否来源于胎儿。现常用的鉴定方法为抗碱变性试验,即取离心管 1 支,加入 0.1mol/L 的氢氧化钾(KOH)溶液 2ml,滴入 2 滴血样,摇匀,1 分钟后肉眼观察,胎儿血中胎儿血红蛋白(HbF)抗碱变性的能力强,KOH 溶液将保持鲜红色,若 KOH 溶液变为棕色,则血样为

母血。

2. 脐静脉穿刺术的最适孕周为 18 周后,此孕周后脐静脉直径达 5mm,超声下可较清楚地分辨。超声下脐带包膜和血管壁为强回声、管腔为无回声,横切面直径 1~2cm,脐静脉较粗,脐动脉有搏动,三个管腔呈"品"字形排列。脐静脉穿刺术的禁忌证基本同羊膜腔穿刺术。

3. 穿刺前准备及穿刺架安装同绒毛活检术,需在超声实时监测下,沿穿刺架进行,穿刺点可选择距离脐带根部约 2cm 部位或脐带游离段,均需迅速突破脐静脉。取出针芯,抽取脐静脉血液 1~2ml,经快速鉴定为胎儿血样后,迅速拔出穿刺针。脐静脉穿刺术中需密切观察胎心率变化及胎动,若出现胎儿心动过缓,应立即停止操作。穿刺点覆盖无菌敷贴固定。

4. 胎儿心动过缓是最常见的并发症,国内报道发生率约 5.2%,多为一过性胎儿心动过缓,多在 1~2 分钟内自行恢复,无须特殊处理。穿刺点出血较常见,发生率可高达 13.1%~41.0%,多数出血在数分钟内自行停止。术后宫内感染及胎母输血罕见。

二、样本采集的质量控制

(一) 手术操作的质量控制

1. 手术操作前应对孕妇基本信息、产前诊断指征、手术方式、检查项目、样本采集量进行核对。

2. 手术操作结束时应超声查看胎心率、胎儿宫内情况和穿刺点有无持续出血,嘱孕妇术后留观休息 30~60 分钟,再次听诊胎心率,告知术后注意事项。术后需再次核对手术样本类型和送检项目。

3. 需统计手术操作后胎儿丢失及其他并发症的发生率,及时汇总及分析变化趋势、可能存在的问题,积极处理。

(二) 样本实验室检测前质量控制

1. **样本信息核对和预处理** 实验室检测前需再次双人核对样本类型、样本标识、知情同意书和医嘱的一致性。羊水样本应静置离心后观察有无母体红细胞;活检获得的绒毛组织在检测前,应由具有丰富实验室经验的工作人员,在显微镜下仔细分离去除母体蜕膜细胞和血细胞。

2. **MCC 鉴定** 是指对于绒毛组织、脐血和可疑 MCC 的羊水样本,采用定量荧光聚合酶链反应(QF-PCR)的方法(详见本章第四节)将产前诊断样本与母体血液样本进行短串联重复序列(STR)比对,确定样本的胎源性后再进行后续检测。正常情况下,一个 STR 位点仅出现一个或两个峰,当发生 MCC 时,一个 STR 位点会出现 1~3 个峰,通过与母体 STR 进行比对,可鉴别待检样本是否存在 MCC。对存在 MCC

的产前诊断样本,需先行细胞培养,利用胎儿细胞经培养后可贴壁生长,而污染的母体细胞无法贴壁生长的原理,可有效去除或减少母体细胞。

(周 凡 陈新莲)

第四节 染色体及基因组病的产前诊断

> **关键词:** 产前诊断;染色体核型分析;显带技术;拷贝数变异;染色体微阵列分析

染色体病及基因组病是引起自然流产、胎儿畸形、胎死宫内、新生儿死亡和严重程度不一的临床综合征等的重要原因,随着染色体显带技术和分子遗传学技术的发展,能够通过产前诊断预防罕见病导致的相关出生缺陷。

一、染色体核型分析

细胞分裂中期,染色质经过高度螺旋化,形成在光学显微镜下可辨认的染色体。通过染色体核型分析(详见第二篇第三章),根据染色体的长度、着丝粒位置、长短臂比例、随体的有无等特征,借助显带技术对染色体进行分析、比较、排序和编号,可对染色体数目和结构异常进行诊断。

染色体经物理或化学等方法处理后,再进行染色,使其呈现特定的深浅不同带纹的方法,被称为染色体显带技术。显带技术分两大类:一类是产生的染色带分布在整条染色体上,如 Q 显带、G 显带和 R 显带;另一类是染色体局部的显带,如 C 显带和 N 显带等。以下为最常见的 3 种技术。

(一) 染色体显带技术

1. **G 显带** G 显带是用吉姆萨染液染色显示染色体带纹的技术。细胞进入分裂期后经秋水仙素或秋水仙碱处理,抑制纺锤体形成,使细胞停留在有丝分裂中期;收获细胞后经过低渗,使细胞增大、染色体分散;再经固定、制片、吉姆萨染液染色,在光学显微镜下可呈现明(未染色)暗(染色,异染色质丰富)相间的带型(图 3-2-1A)。根据显带条数不同,其分辨率一般为 5~10Mb。

2. **C 显带** C 显带是显示染色体中结构异染色质或高度重复的 DNA 序列的技术。当分裂中期的染色体经热或碱 [NaOH 或 Ba(OH)$_2$] 变性后,对染色试剂亲和力显著降低,在有利于复性的条件下,只有结构异染色质或高度重复的 DNA 序列会重新结合,并被吉姆萨染液染色(深染)(图 3-2-1B)。结构异染色质位于所有染色体着丝粒,并且在 1、9、16 和 Y 染色体的次缢痕区特别丰富,因此 C 显带可用于辅助分析着丝粒数目异常,以及 1、9、16 和 Y 染色体结构异染色质区多态性。

3. N 显带　N 显带又称银染法,是利用硝酸银将具有转录活性的核仁组织区特异性染成黑色的技术。核仁组织区为参与核仁形成的染色质区,在人类位于 D 组(13、14、15)和 G 组(21、22)染色体的随体。N 显带可以客观判断相应染色体随体是否存在变异(图 3-2-1C)。

(二) 临床应用

染色体核型分析 G 显带多应用于因高龄、血清学筛查高风险、孕妇外周血胎儿游离 DNA 产前筛查提示目标染色体异常等选择进行介入性产前诊断的孕妇。在应用过程中应充分告知检测的局限性,如无法检出染色体亚显微结构异常等。特殊情况下,C 显带和 N 显带可对染色体结构异常进行辅助分析。

由于显带技术在细胞培养、染色体制备整个过程中受诸多因素(操作人员、试剂、温度等)影响,染色体结果分析对人员要求相对较高,其临床检测周期较长,耗时、耗力。此外,产前诊断样本均需要进行双人双线平行细胞培养、结果分析,以保证结果的准确性。

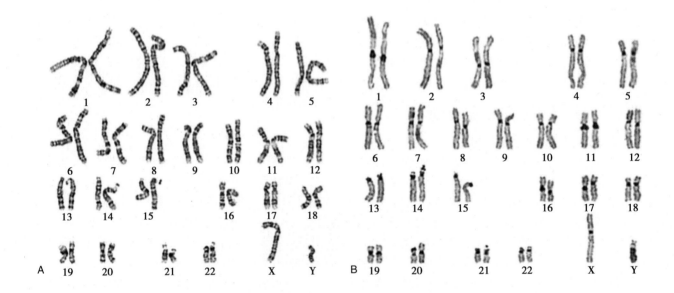

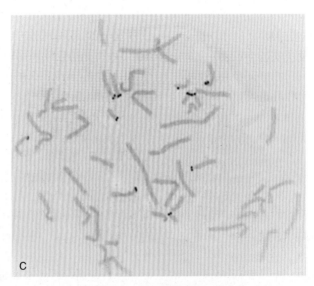

图 3-2-1　染色体显带示意图
A. G 显带,46,XY;B. C 显带,46,XY;C. N 显带。

二、染色体数目快速检测技术

针对血清学产前筛查、无创产前筛查等检出的目标疾病高风险人群，如何快速诊断出其中的异常胎儿，为后续处理留出足够时间，是临床上需解决的重要问题。快速检测方法通常不需要进行细胞培养，具有检测周期短、通量较大的优势，应用于产前诊断领域，可对染色体核型分析起到补充验证作用。常用方法包括荧光原位杂交（FISH）、定量荧光聚合酶链反应（QF-PCR）。

（一）技术方法

1. FISH　用荧光染料标记某条染色体或某个区带的特异性 DNA 探针，利用碱基互补原理与细胞或组织中染色体对应的 DNA 进行杂交，在其原有位置显示荧光信号，并在荧光显微镜下观察。

FISH 在产前诊断中通常用于快速诊断常见染色体非整倍体，亦可提示三倍体。此外，特异性 FISH 探针还可用于检测染色体结构异常，如染色体重排、染色体微缺失和微重复等。需特别强调的是，因每条染色体仅有 1 段长度为数十至数百千碱基对（kb）的探针区域，无法检测目标区域以外的其他异常。

2. QF-PCR　可通过检测样本中目标染色体（如 13、18、21 号染色体，性染色体）上的 STR 及性别识别基因，进行染色体数目异常快速检测，亦可提示三倍体。STR 在基因组中散在分布，核心序列一般 2~6bp，重复次数 10~60 次，具有遗传稳定性和长度多态性特点，分布广泛，是可用于个体识别的遗传学标记。

基本实验流程包括胎儿样本 DNA 提取、荧光标记引物多重 PCR 扩增、毛细管电泳仪检测、数据分析（将荧光信号转换为可分析的信号峰值）。

（二）临床应用

染色体快速检测方法常规用于检测胎儿 13、18、21 号染色体和性染色体的数目异常。由于仅通过探针结合部位信号（FISH 技术）或 STR 位点（QF-PCR 技术）判断该条染色体数目，无法全面反映该条染色体所有信息，存在漏诊、误诊可能。目前多作为辅助诊断技术，对染色体 G 显带、拷贝数变异（CNV）检测检出染色体数目异常结果进行验证。

FISH 技术在检测胎儿染色体嵌合异常时具有优势，该方法直接在荧光显微镜下观察每个细胞核中目标染色体数目，通过计数数十个，甚至上百个细胞，可以客观描述异常细胞的比例。同时，对产前诊断标本进行 FISH 检测通常不需要进行细胞培养，与染色体核型分析相比，其检测结果更能反映样本嵌合异常的真实情况，故其他检测方法发现或疑似存在胎儿染色体嵌合异常时，可应用该技术进一步验证。

QF-PCR 技术还可用于辅助判断产前诊断样本是否存在母体细胞污染（MCC）（详见本章第三节）。

三、拷贝数变异检测技术

拷贝数变异（CNV）是指基因组发生重排而导致的基因组 >1kb 的 DNA 片段增加或减少，表现为染色体亚显微水平的缺失或重复。致病性 CNV 将导致基因组病，临床表现复杂多变，目前已知的 CNV 相关疾病已有 300 多种，是导致出生缺陷的重要因素。染色体显带技术很难发现 <10Mb 的染色体异常，近年来，染色体微阵列分析（CMA）和基于 NGS 的基因组拷贝数变异测序（CNV-seq）技术已经在产前诊断领域得到广泛应用，通常可检出 100kb 以上的 CNV。

（一）技术方法

1. CMA　是基于核酸分子杂交原理，通过大量固定于固相支持物的特异性核酸探针对全基因组进行检测的技术，分辨率高，可检测基因组非平衡性 CNV 和 / 或基因组纯合区域（regions of homozygosity, ROH），包括比较基因组杂交芯片（aCGH）和单核苷酸多态性芯片（SNP array）。

（1）aCGH：将待测样本 DNA 和对照样本 DNA 分别用不同荧光进行标记，然后按照 1:1 比例将待测样本和对照样本加载至含有检测探针的芯片上进行杂交，获得杂交后芯片的荧光信号，通过比较待测样本和对照样本荧光信号强度来检测待测样本目标探针区域 CNV。

（2）SNP array：SNP 是指基因组中由于单个核苷酸变异而导致的 DNA 序列多态性。SNP 在基因组中广泛存在，平均每 500bp 就有 1 个 SNP 位点。每个 SNP 位点通常有 2 种碱基，在遗传的过程中相对稳定，可作为遗传学标记。SNP array 是在 SNP 位点设计 2 种探针，基因组 DNA 经过处理后与芯片上的探针进行杂交，杂交后检测荧光信号的比值来检测目标探针区域 CNV 和 ROH。

2. CNV-seq　基于 NGS 技术，一次可并行对几十万到几百万条 DNA 分子进行测序，通过基因组数据库比对分析，检测 CNV。目前临床应用的 CNV-seq 技术因针对 CNV 进行检测，一般测序深度较低，无法检出单个核苷酸变异，亦无法检出 ROH。

（二）临床应用

CNV 检测适用于有介入性产前诊断指征或需求的孕妇，要在充分知情选择前提下进行。

针对以下情况，建议行 CMA 或 CNV-seq 检测：超声提示胎儿结构异常；胎儿颈后透明层厚度 ≥3.5mm；与 CNV 相关性较高的胎儿超声软指标异常,如右锁骨下动脉迷走;NIPT 提示胎儿染色体异常,特别是染色体片段缺失或重复;胎儿染色体核型分析不能确定染色体变异来源;胎儿新发染色体结构重排无法排除存在微缺失/微重复的异常;有染色体微缺失/微重复综合征家族史或不良孕产史等。

因 aCGH 和 CNV-seq 均无法判断胎儿是否存在单亲二体,当考虑胎儿存在与单亲二体相关的异常时,建议行 SNP array 检测,如当无创产前检测(NIPT)提示印记染色体异常(6、7、11、14、15 及 20 号染色体)或超声提示胎儿生长受限等。

值得注意的是,目前用于 CNV 的检测技术均无法检出染色体平衡性结构重排,必要时应联合染色体核型分析进行检测。

综上所述,胎儿染色体及基因组病检测方法包括染色体核型分析、染色体数目快速检测,以及 CNV 检测;不同检测技术侧重点不同,充分了解不同技术的优势和局限性,才能更好地应用于临床,为罕见病防治工作做出积极贡献。

(胡 婷 朱红梅)

第五节 单基因病的产前诊断

> **关键词:** 产前诊断;单基因遗传病;全外显子组测序

产前诊断是预防单基因病患儿出生的重要手段。产前胎儿单基因病检测有其特殊性,其通过对胎儿细胞进行基因检测,评估胎儿出生后患相关遗传病的风险。由于产前获得的胎儿表型信息有限,往往依赖于影像学检查;且遗传性疾病的基因型与表型并非完全对应,存在遗传异质性、表型异质性、外显率和表现度差异等特殊情况,故产前遗传学检测结果可能无法准确预测胎儿出生后的表型及预后;此外,因现有检测技术的局限性,待检基因区域内的部分异常可能无法被检出,也可能出现因受检样本为嵌合异常或有母体细胞污染(MCC)等情况导致检测结果偏倚、错误或无法检出。

基于此,单基因病产前诊断的一般原则如下:

1. 家系中有单基因遗传病患者,或夫妻生育过单基因病患儿,且患者致病基因及突变明确的基础上,可针对具体的变异位点对胎儿行产前诊断,如行 Sanger 测序。

2. 孕前单基因病携带者筛查发现有生育异常后代的风险(详见本章第一节),可针对具体携带位点对胎儿行产前诊断。

3. 其他指征参见第二篇第六章 "罕见病的遗传学诊断"。

以下为常见单基因病的检测方法,在先证者明确诊断的基础上,方可对胎儿进行产前诊断。

一、单基因病产前诊断的方法

不同单基因病具有不同的遗传致病基础,针对不同的变异类型,所采用的检测方法也不尽相同。临床医生需对单基因病的遗传学知识有清晰的认识,针对不同疾病选择适合的检测技术,才能更好地进行胎儿单基因病的产前诊断和遗传咨询。

(一)基因 SNV 和 InDel 的检测

Sanger 测序又称为第一代测序,通过 PCR 反应扩增目标片段后测序,可直接读出 DNA 序列,是基因单核苷酸变异(SNV)和小插入缺失变异(InDel)检测的 "金标准",结果准确可靠。但此技术是针对目标区域进行测序,通量小,单个测序反应只能检测有限数量的基因序列。临床上 Sanger 测序技术在单基因病产前诊断中最常用于胎儿软骨发育不全的 FGFR3 基因 c.1138 位点的检测。

(二)外显子缺失/重复检测

1. **多重连接探针扩增(MLPA)技术** MLPA 适用于以外显子水平的缺失或重复突变为主的遗传病的基因诊断,部分基因有商品化的 MLPA 外显子检测试剂盒。目前临床上 MLPA 技术在单基因病产前诊断中常用于 DMD 和 SMN1 等基因检测。甲基化特异性 MLPA(MS-MLPA)主要用于 DNA 甲基化的分析,适用于 Prader-Willi 综合征和 Angelman 综合征等与基因甲基化相关的基因组病的产前诊断。

MLPA 技术具有高灵敏度、高特异度、重复性强等优势,局限性为只能检测探针覆盖区域的拷贝数变化,无法检测探针以外区域。

2. **实时定量 PCR(quantitative real-time PCR,qPCR)** qPCR 是在反应体系中加入荧光基团,利用荧光信号积累实时监测 PCR 扩增产物进行定量的方法。根据所用荧光技术的不同,可分为荧光探针法(如 TaqMan 系统)和荧光染料法(如 SYBR Green 系统)。TaqMan 探针法 qPCR 具有灵敏度和特异度高、定量准确、耗时短、可多重检测等优点,常作为单基因病产前诊断的检测和验证方法,通过对特定 DNA 区域的定量,以判断基因的缺失或重复。

(三)基因动态突变检测

动态突变的发病机制与三核苷酸重复次数明确相关,见于某些病症,特别是涉及中枢神经系统的疾病,如脆性 X 综合征(CGG 三联体重复)、脊髓延髓性肌萎缩(CAG 三联体重复)、强直性肌萎缩(GCT 三联体重复)等。绝大部分此类变异无法通过常规的 PCR 引物扩增。三联重复引物 - 聚合酶链反应(TP-PCR)是在传统 PCR 双特异性引物的基础上增加了与三联体重复区互补的第三条引物,与反向引物针对三联体进行特异性扩增,得到不同长度的产物片段,经毛细管电泳检测,可分析三核苷酸重复突变的数目。

TP-PCR 适用于如生育过脆性 X 综合征 *FMR1* 基因全突变型患儿,或孕妇本人为 *FMR1* 基因前突变型携带者,可对胎儿行单基因病针对性产前诊断。

(四)区分真假基因的检测

某些基因存在大片段的假基因,真假基因序列高度同源。普通 PCR 只能扩增 2 000bp 左右的 DNA 片段,而 NGS 技术通过对多个小 DNA 片段进行测序后拼接,对较大的高度同源的假基因也无法特异性准确检测。长片段 PCR(long PCR)可配合应用两种 DNA 聚合酶,完成大于 10kb 的长片段 DNA 序列的扩增,适用于联合 NGS 技术实现高度同源且片段较大的真假基因检测。以引起 21- 羟化酶缺乏症的 *CYP21A2* 基因突变为例,首先根据真假基因上下游序列的区别,采用长片段 PCR 特异性扩增 *CYP21A2* 基因,避开假基因 *CYP21A1P*,再将特异性扩增产物片段化后利用 NGS 技术测序,从而有效检出真基因的变异。

(五)巢式 PCR

常规 PCR 在对模板进行扩增的过程中,引物与模板之间会出现非特异性配对,导致产生非特异性产物。巢式 PCR(nested PCR)使用两套 PCR 引物进行两轮扩增,第一对 PCR 引物扩增片段和普通 PCR 相似;第二对引物被称为巢式引物,结合在第一次 PCR 产物的内部,使得第二次扩增片段小于第一次。第二轮的扩增产物才是目的基因。如果第一次扩增产生了错误片段,第二次扩增引物结合并成功扩增的概率极低。巢式 PCR 扩增具有高特异度、高灵敏度和高准确性的优点。如引起多囊肾病 1 型的 *PKD1* 基因,由于 1~33 号外显子区域有 6 个假基因,可用巢式 PCR 进行基因诊断。

(六)全外显子组测序

单基因病种类繁多,引起单基因病的基因变异位点、变异类型多种多样,传统的针对单一变异的检测方法往往难以检测临床诊断不明确的遗传病。全外显子组测序(WES)可实现多种单基因病的致病变异检测。WES 主要关注编码蛋白质的基因外显子区域,利用目标序列捕获技术将全基因组的已知外显子区域 DNA 捕获后进行 NGS 分析。WES 可获得大量基因变异信息,其中大多数为良性的多态位点或与疾

病无直接关联的变异,需结合变异的正常人群携带频率、受检者表型及生物信息学分析等,筛选出具有临床意义的基因变异(详见第二篇第六章),同时还应结合父母及家系的检测结果进行分析,即家系全外显子组测序(trio-WES)。由于 WES 测序过程中涉及 NGS 技术的特点与局限性,对于与受检者表型一致的致病、可能致病或与受检者表型高度相关的临床意义不明变异,需使用第二种方法,如 Sanger 测序、qPCR 等进行验证,验证的对象除受检者外还可能涉及家系核心成员、家系中其他患者、家系中正常人群等。

(七)其他检测

1. **遗传代谢性疾病的酶学检测**　遗传代谢性疾病是指具有异常生化代谢标志物的一大类疾病,属于单基因遗传病的一部分。遗传代谢性疾病因基因突变而使合成的酶、受体、载体等蛋白功能出现缺陷,导致体内生化物质在合成、代谢、转运和储存等方面出现各种异常。基因检测不能直接反映蛋白的结构或功能的改变,而酶学检测是对酶蛋白功能的检测,结果更为直观,可直接提示是否为某种类型的遗传代谢性疾病,是诊断遗传代谢性疾病的“金标准”。若胎儿家系中有诊断明确的先证者,可通过抽取羊水对胎儿细胞进行目的酶活性的检测。

2. **全基因组测序**(whole genome sequencing, WGS)　是指对个体整个基因组 DNA 序列进行检测,覆盖全部基因的外显子、内含子和调控序列,可获得几乎完整的基因组信息。WGS 不仅能检出基因组 99% 以上的核苷酸变异,还能够检测插入和缺失、CNV 及结构异常等。对于高度怀疑单基因遗传病且先前经其他检测方法未获得明确分子诊断的胎儿,或者表型不特异、疾病遗传异质性高的胎儿,可采用 WGS 检测。相较于 WES 来说,该技术覆盖范围更广,检出率更高;但目前存在检测费用高、检测周期长等劣势,且现阶段内含子及调控区域的致病性研究还不完整,数据分析解读存在较大困难。

二、产前全外显子组测序

如前所述,单基因病产前诊断的一般原则是针对明确遗传病因对胎儿进行针对性的基因变异检测。但实际上,仍有部分胎儿期发现的影像学异常与单基因病相关,其原因可能是受检胎儿新发变异、父母为携带者或生殖腺嵌合等情况,此时可以考虑对胎儿及其父母进行产前家系 WES 检测。

产前 WES 主要适用于以下情况:

1. 胎儿存在单一的重大畸形或多器官系统畸形,提示可能存在遗传学病因,但常规染色体核型分析和染色体拷贝数检测未能获得遗传学诊断。

2. 胎儿所表现的多发畸形强烈提示可能为某种单基因疾病。

3. 两次妊娠以上均重复同一类型的超声结构异常，且常规染色体核型分析和染色体拷贝数检测正常。

4. 具有病因不明的复发性不良孕产史，而常规染色体核型分析和/或染色体拷贝数检测后仍然病因未明，当前妊娠中的胎儿具有相似的表型异常等。

三、产前胎儿单基因病检测的风险特征

常见的介入性产前诊断取材方法获得的样本都存在 MCC 的风险，因此，在进行胎儿单基因检测前，均需进行 MCC 鉴定（详见本章第三节）。

由于遗传检测技术的局限性，如探针捕获效力、覆盖度等，产前胎儿单基因病检测准确性不可能达到100%，也可能出现因受检样本为嵌合体等情况导致检测结果偏倚、错误或无法检出。此外，即使经 MCC 鉴定实验，也不能完全排除检测效能以外的低比例 MCC 对结果造成的影响。产前胎儿单基因病检测结果阴性并不能排除受检胎儿存在遗传性疾病的可能，不应将阴性结果作为胎儿正常的保证；如未检出导致受检胎儿疾病表型相关的遗传变异位点，不代表胎儿出生后无其他异常。在充分知情的前提下，由孕妇及亲属自主选择。

（刘珊玲　肖园园）

第六节　产前诊断的咨询及伦理

关键词：产前诊断；遗传咨询；伦理

胎儿遗传病检测是指在妊娠的早期、中期甚至晚期，对采集的产前诊断样本进行遗传学检测，评估胎儿是否患有早发性严重致死、致残、致畸，且目前尚无有效治疗手段的遗传性疾病。胎儿遗传病的检测前咨询、检测后咨询及检测过程中涉及的伦理问题都至关重要，是临床遗传咨询过程中需要重点关注的环节。

一、检测前咨询

（一）评估胎儿遗传病检测的必要性

妊娠过程中，对于产前筛查及影像学检查提示胎儿罹患某类遗传性疾病风险较高者，或胎儿父母一方或双方具有遗传性疾病家族史者，应建议行胎儿遗传病检测。在检测前遗传咨询中，应告知胎儿父母其后代患有遗传性疾病的风险及预后情况，并明确告知妊娠期行胎儿遗传病检测对本次妊娠的意义、对再生育时后代再发风险评估的价值等。在为胎儿父母提供足够的相关信息及充分知情同意的前提下，帮助胎儿父母根据自身意愿和胎儿实际情况，自主作出是否进行胎儿遗传病检测的决定并选择检测时机。

同时，对选择终止此次妊娠且妊娠期未行胎儿遗传病检测者，应建议胎儿父母送检引产后胎儿组织行遗传学检测，必要时进行尸检，并充分告知该检测在明确此次妊娠胎儿的遗传学诊断，以及评估再次生育时后代再发风险中的重要价值。

（二）充分告知胎儿遗传病检测方法的范围及局限性

随着遗传学检测技术的进步，能够应用于胎儿遗传病检测的方法日益增多，但检测方法均具有各自的适应证、检测范围及局限性，检测前应充分告知胎儿父母，具体包括：本次妊娠胎儿可能存在的遗传性疾病的种类及风险程度；拟采用的产前诊断样本采集方法及风险；可选择的胎儿遗传病检测方法的检测范围、准确性、局限性及检测周期；胎儿父母从本次检测的获益程度；其他需要说明的特殊问题。

胎儿遗传病检测的时间窗非常短，对妊娠中期，甚至晚期，选择行胎儿遗传学检测者，需告知可能存在产前诊断样本采集失败、检测失败及胎儿分娩前无法取得报告的可能性，并强调现有的遗传学检测方法无法检出胎儿所有的先天异常。

（三）告知胎儿遗传病检测有意外发现的可能

胎儿遗传病检测过程中可能需要采集胎儿生物学父母的样本进行相应遗传学检测，检测过程中可能意外发现不成立的亲缘关系，或意外发现与检测指征不相符的其他遗传性疾病的风险。检测前遗传咨询中，应与胎儿父母充分沟通，告知上述意外发现的可能性及初步的处理方案。

二、检测后咨询

（一）胎儿遗传病检测结果的解读

胎儿遗传学检测结果解释应由具有遗传学检测基础知识、丰富遗传咨询临床经验，并且有资质的医师进行。首先要向胎儿父母详细解读检测提示的遗传学异常，胎儿出生后可能患有的遗传性疾病的种类及可能出现的临床表型，该类疾病的遗传方式，必要时联合专科医师、影像学医师进行临床或影像学诊断。需强调的是，大部分遗传性疾病在胎儿时期可能

无法准确评估胎儿出生后的临床表型。

对胎儿遗传学检测结果的致病性评级为致病、可能致病或临床意义不明者，且胎儿生物学父母未同时检测时，应根据具体情况建议胎儿生物学父母行相应遗传学检测，以进一步明确胎儿变异的致病性评级、遗传学来源（父源、母源、新发）和该夫妻再生育时的再发风险。对诊断明确的胎儿遗传性疾病，应告知可提供给胎儿父母的各项选择，包括终止妊娠和继续妊娠各自的风险和利弊等，由胎儿父母根据自身情况自主决定；对胎儿遗传学检测结果临床意义不明者，不建议胎儿父母据此作出终止妊娠的决定；对于胎儿遗传学检测结果阴性者，可根据检测指征及胎儿患遗传性疾病的风险程度，告知胎儿父母可采用的进一步遗传学检测方法，并充分告知相应检测方法的范围、局限性及检测周期，以及胎儿父母从进一步遗传学检测中的获益程度等，由胎儿父母在充分知情同意前提下，自主作出是否选择行进一步遗传学检测的决定。

（二）无倾向性遗传咨询及隐私保护

胎儿遗传病的检测后咨询应严格遵循非倾向性的原则，检测后咨询的目的是向胎儿父母提供准确的遗传学检测结果解读、无偏倚的相关知识和咨询服务，提供各种可能的选项，最终需由胎儿父母根据实际情况自主作出继续妊娠或终止妊娠的决定。胎儿遗传病的检测后咨询应在独立且私密的空间进行，最大限度保护咨询者的隐私，不能给出无医学指征的终止妊娠、无医学指征的进一步遗传学检测或辅助检查的建议。

三、伦理问题

胎儿遗传病检测可能涉及选择性终止妊娠，检测及咨询过程均应遵循相关的法律法规和伦理准则，包括产前诊断相关的法律法规《中华人民共和国母婴保健法》和《产前诊断技术管理办法》等。

（一）胎儿遗传病检测的伦理问题

胎儿遗传病检测属于产前诊断，产前诊断的目标疾病是符合严重致死、致残、致畸且缺乏有效治疗方法的疾病，应尽量避免无指征的胎儿遗传病检测。胎儿遗传病检测方法均具有各自的适应证及局限性，无法检出所有的胎儿先天异常，且遗传性疾病在胎儿时期可能无法准确评估出生后的临床表型，在检测前均应充分告知并获得胎儿父母在知情情况下的选择，严格遵循医学伦理学中自主的基本原则。

胎儿遗传病检测的时间窗非常短，通常建议应在妊娠 28 周内完成，以避免在胎儿分娩前无法取得报告或妊娠晚期选择性终止妊娠。我国禁止对胎儿进行非医学目的的性别鉴定。因遗传性疾病的特殊性，部分 X 连锁疾病可能涉及胎儿性别，只有在获得家系先证者临床诊断证明及胎儿母亲遗传学检测报告的前提下，才能提供胎儿遗传病检测及性别鉴定的选择。

（二）胎儿遗传病检测咨询中的伦理问题

遗传咨询是胎儿遗传病检测前后均需向胎儿父母提供的医疗服务，应遵循医学伦理学基本原则及世界卫生组织关于遗传咨询的伦理学建议。

胎儿遗传病检测前咨询的目的是提供足够的信息，并获得充分知情同意。是否接受遗传咨询及进行胎儿遗传病检测，应完全尊重胎儿父母双方的意愿，在胎儿父母双方意见不一致的情况下，应尊重胎儿母亲的意见。

胎儿遗传病检测后咨询时，应充分告知咨询者胎儿遗传学检测的结果及所有与咨询者作出决定有关的重要信息，关于该过程是否应公开检测获得的所有遗传学信息，目前尚未达成共识。因胎儿遗传病检测可能涉及选择性终止妊娠，检测后咨询中应重点关注相关伦理问题：遗传学检测明确胎儿患有暂无有效治疗方法的严重致死、致残、致畸疾病，胎儿父母多直接选择终止妊娠；遗传学检测提示胎儿患严重程度中等的疾病，是否继续妊娠、是否进行胎儿宫内治疗及新生儿治疗，应由胎儿父母在获得足够信息的前提下，自主自愿作出决定。

对于临床意义不明确的胎儿遗传学检测结果的告知和解读是遗传咨询师及咨询者面临的难题，大多数观点认为应予以告知，但应尽量避免胎儿父母因该临床意义不明的检测结果而选择终止妊娠。对胎儿遗传病检测中的意外发现，如证实胎儿父亲非生物学父亲，应首先单独告知胎儿母亲，并告知提供胎儿生物学父亲遗传学信息的重要性，由胎儿母亲自行决定是否公开相关信息。

胎儿遗传病检测及咨询过程中均应保护胎儿及胎儿父母的隐私，避免因胎儿或家系成员患有遗传性疾病而被周围人歧视。咨询过程中应注意尊重咨询者的人格，避免使用歧视的语言。

（三）医学伦理委员会

从事遗传咨询及产前诊断的医疗机构均需设立医学伦理委员会，组成人员应包括具有高级职称的专业技术人员、具有丰富经验的临床医师、遗传咨询师、专科医师、儿科医师、心理咨询师、法律工作者和社区人员等。胎儿遗传病检测中及检测前后咨询中遇到的特殊情况和疑难病例均可提请医学伦理委员会讨论。

（刘珊玲 周 凡）

推荐阅读文献

［1］国家卫生计生委办公厅 . 孕妇外周血胎儿游离 DNA 产前筛查与诊断技术规范 .(2016-10-27)[2022-08-21]. http://www. nhc. gov. cn/cms-search/xxgk/getManuscript Xxgk. htm？ id=0e6fe5bac1664ebda8bc28ad0ed68389.

［2］陆国辉 , 张学 . 产前遗传病诊断 . 2 版 . 广州 : 广东科技出版社 , 2020: 248.

［3］全外显子组测序技术在产前诊断中的应用协作组 , 娄桂予 , 侯巧芳 , 等 . 全外显子组测序技术在产前诊断中应用的专家共识 . 中华医学遗传学杂志 , 2022, 39 (5): 457-463.

［4］染色体微阵列分析技术在产前诊断中的应用协作组 . 染色体微阵列分析技术在产前诊断中的应用专家共识 . 中华妇产科杂志 , 2014, 49 (8): 570-572.

［5］邬玲仟 , 张学 . 医学遗传学 . 北京 : 人民卫生出版社 , 2016.

［6］中华人民共和国卫生部 . WS 322. 1—2010 胎儿常见染色体异常与开放性神经管缺陷的产前筛查与诊断技术标准第 1 部分 : 中孕期母血清学产前筛查 . 北京 : 中国标准出版社 , 2010.

［7］中华预防医学会出生缺陷预防与控制专业委员会 , 中国优生科学协会基因诊断与精准医学分会 , 胡婷 , 等 . 拷贝数变异检测在产前诊断中的应用指南 . 中华医学遗传学杂志 , 2020, 37 (9): 909-917.

［8］American College of Obstetricians and Gynecologists' Committee on Practice Bulletins-Obstetrics, Committee on Genetics, Society for Maternal-Fetal Medicine. Screening for fetal chromosomal abnormalities: ACOG practice bulletin, Number 226. Obstet Gynecol, 2020, 136 (4): e48-e69.

［9］ACOG. Committee opinion No. 690: carrier screening in the age of genomic medicine. Obstet Gynecol, 2017, 129 (3): e35-e55.

［10］GREGG A R, AARABI M, KLUGMAN S, et al. Screening for autosomal recessive and X-linked conditions during pregnancy and preconception: a practice resource of the American College of Medical Genetics and Genomics (ACMG). Genet Med, 2021, 23 (10): 1793-1806.

［11］NAVARATNAM K, ALFIREVIC Z, Royal College of Obstetricians and Gynaecologists. Amniocentesis and chorionic villus sampling: green-top guideline No. 8. BJOG, 2022, 129 (1): e1-e15.

第三章
罕见病的新生儿筛查

关键词：新生儿筛查；遗传代谢病；串联质谱检测；分子遗传学检测

一、概述

新生儿筛查是指对新生儿人群，用快速、简单、敏感的实验方法对严重危害新生儿健康的遗传性疾病进行检测，以实现疾病的早期诊断、早期治疗和预后改善。新生儿筛查作为出生缺陷三级预防中的最后一道防线，预防效果显著，成本效益最佳，也是实现罕见病早发现、早治疗的有力举措。

我国新生儿筛查起步于20世纪80年代初，并先后将苯丙酮尿症、先天性甲状腺功能减退症、先天性肾上腺皮质增生症和葡萄糖-6-磷酸脱氢酶（glucose 6-phosphate dehydrogenase，G6PD）缺乏症纳入了新生儿遗传代谢病筛查。《中华人民共和国母婴保健法》第一次以法律形式确定了新生儿疾病筛查在疾病预防方面的地位，随后原卫生部又颁布一系列管理办法、技术规范等，推动了新生儿疾病筛查在全国的推广，部分罕见病经过早期筛查、诊断和治疗，可显著改善患儿预后及生活质量。

二、筛查疾病种类

建议纳入新生儿筛查的疾病，应符合以下特点：

1. 对儿童危害严重，可能导致儿童体格及智能发育障碍，甚至威胁儿童生命的先天性或遗传性疾病。

2. 疾病发病率相对较高，但疾病早期无特殊症状。

3. 能够通过早期识别，结合有效干预及治疗方法，避免患儿机体器官出现不可逆损伤或减慢疾病进展。

4. 已建立准确可靠、适宜推广的大规模筛查技术及方法。

5. 筛查性价比合理。

不同国家推荐的新生儿筛查病种不同，我国新生儿筛查专家根据国内新生儿筛查的状况、诊治条件、诊治能力及初步调查得到的疾病谱和发病率，结合疾病的危害性、检测方法的灵敏度和特异度等，推荐了12种罕见病作为国内串联质谱法多种遗传代谢病新生儿筛查的首选目标疾病，包括高苯丙氨酸（phenylalanine，Phe）血症、甲基丙二酸血症、原发性肉碱缺乏症、希特林蛋白缺乏症、中链酰基辅酶A（coenzyme A，CoA）脱氢酶缺乏症、丙酸血症（propionic acidemia，PA）、异戊酸血症、戊二酸血症Ⅰ型、枫糖尿症、极长链酰基辅酶A脱氢酶缺乏症、瓜氨酸血症Ⅰ型和同型半胱氨酸血症Ⅰ型。随着实验室检测技术的进步、遗传病治疗新方法的开展和罕见病新药的不断开发，符合新生儿筛查原则的罕见病将越来越多。

三、新生儿筛查的方法

（一）生化检测

生化技术的筛查靶向性强，是新生儿筛查的主流技术。常规的生化免疫检验技术包括荧光分析法、比色法、酶联免疫吸附法、荧光酶免疫分析法、时间分辨荧光免疫分析法等，主要用于高苯丙氨酸血症、先天性甲状腺功能减退症、先天性肾上腺皮质增生症和G6PD缺乏症的筛查。但这些方法存在筛查病种单一、检验效率低下的缺点，难以实现多种代谢物的同时检测。

（二）串联质谱检测

利用串联质谱法进行新生儿疾病筛查具有高灵敏度、高特异度、高选择性及快速检测的优点。液相色谱串联质谱法（liquid chromatography-tandem mass spectrometry，LC-MS/MS）和气相色谱质谱联用法（gas chromatography-mass spectrometer，GC-MS）是目前临床上应用较多的可对多种代谢指标同时进行检测的方法。LC-MS/MS 已广泛应用于遗传代谢性疾病的新生儿筛查。

串联质谱法筛查主要通过定量分析干血斑中的氨基酸、游离肉碱及酰基肉碱的浓度，筛查新生儿氨基酸、有机酸和脂肪酸代谢异常这三大类疾病。因筛查结果可能受个体的体重、药物和饮食等因素的影响，需结合临床实际情况进行综合分析。此外，利用串联质谱法还可通过检测干血斑，筛查黏多糖贮积症、庞贝病、戈谢病、法布里病等溶酶体贮积症。GC-MS 因新生儿取样较困难，未常规用于新生儿筛查。

（三）酶活性检测

酶活性检测是诊断遗传代谢病的可靠手段，但多用于对酶缺陷有初步判断的前提下。在先证者没有明确诊断或缺乏特异性检测提示的情况下，在新生儿筛查中应用较困难。与单一酶活性检测相比，多联酶活性筛查技术效率和性价比更高。因酶活性检测对样本质量要求高，因此作为新生儿筛查的临床常规应用的技术难度较大，临床应用少。

（四）分子遗传学检测

遗传物质发生改变是部分罕见病的基础，因此可通过分子遗传学检测实现新生儿筛查。对缺乏特异代谢物的疾病，无法通过生化方法进行早期筛查，分子遗传学检测技术则能够克服上述缺陷，是新生儿筛查的发展方向。

1. 基因芯片法　听力障碍是常见的出生缺陷之一，我国每年新增耳聋新生儿达到 6 万~8 万例，国内人群耳聋基因变异携带率较高的基因包括 *GJB2*、*SLC26A4*、线粒体 DNA12S rRNA 及 *GJB3* 等，包含上述基因热点突变的基因芯片，可作为新生儿常见遗传性耳聋的筛查手段。

2. 基因包（panel）测序　可针对某类疾病相关的数种至数百种基因进行目标序列捕获靶向检测。由于其可定制基因种类及数量，临床多用于某一类或几类遗传病的基因检测，检测效率高、结果分析简便、成本低，是目前新生儿遗传病基因筛查常用的方法。

3. 全外显子组测序（WES）　针对人类所有已知基因的外显子区域及小部分内含子含区域进行捕获和测序，检测疾病范围广，但因检测成本高、检测周期长、生物信息学分析具有一定难度，在罕见病的新生儿筛查中应用相对较少。

四、新生儿筛查结果的影响因素

新生儿筛查结果的干扰因素很多，需要在筛查的各个环节给予重视，降低漏筛率和假阳性率。常见的影响因素如下：

1. 样本采集和处理　使用乙二胺四乙酸（ethylenediaminetetra-acetic acid，EDTA）采血管可能影响 17α- 羟孕酮（先天性肾上腺皮质增生症）、促甲状腺激素（先天性甲状腺功能减退症）和免疫反应性胰蛋白酶（囊性纤维化）水平；使用肝素采血管可能影响 T 细胞受体删除环（重症联合免疫缺陷）水平；皮肤消毒剂中的苯佐卡因可能导致苯丙氨酸升高；消毒湿巾可能导致丙二酰基肉碱升高；温度、湿度异常将影响大多数酶活性，导致蛋白标志物降解等。

2. 受检者情况　早产儿可能出现较低的生物素酶活性，可能出现生物素酶缺乏的假阳性；新生儿过早接受筛查，可出现多种代谢障碍疾病的假阴性或假阳性。出生体重对 17α- 羟孕酮及促甲状腺激素的影响较大。

3. 受检者疾病治疗　肠外营养可能引起多种氨基酸升高，出现假阳性；肉碱补充将引起游离肉碱及酰基肉碱升高；多巴胺治疗可能引起促甲状腺激素水平抑制；类固醇治疗可能引起 17- 羟孕酮、促甲状腺激素和甲状腺素水平抑制；缺碘和碘暴露会导致甲状腺激素降低、促甲状腺激素升高；输血可引起肉碱降低、血红蛋白 A 升高。

4. 新生儿母体及饮食情况　母体的疾病状态、特殊饮食、服用药物和放射性碘治疗等均可引起新生儿筛查结果的假阳性。例如：孕妇患有甲状腺疾病可影响新生儿促甲状腺激素水平；分娩当日或前一日使用抗生素可导致血异戊酰肉碱轻度增高；婴儿高浓缩配方奶粉喂养可引起氨基酸（亮氨酸、甲硫氨酸、苯丙氨酸等）和肉碱升高。

五、新生儿筛查在可治性遗传代谢病中的应用

遗传代谢性疾病是新生儿筛查的主要疾病，这些疾病大多数临床表现复杂，往往累及多个系统，在早期无法通过临床确诊，易出现漏诊或误诊。借助生化代谢筛查、基因诊断等对这些疾病进行早发现、早诊治，可以指导临床决策、及时调整治疗方案、减少并发症和减轻不可逆损害，并用于指导再生育。随着医药技术和基因治疗技术的发展，遗传性疾病有了治愈的希望，且部分遗传病治疗药物已纳入国家医保，罕见

病的新生儿筛查将为患儿预后的改善提供可能。

（俞 丹　陈洪波）

推荐阅读文献

［1］《遗传性耳聋基因变异筛查技术专家共识》专家组，国家卫生健康委员会临床检验中心产前筛查与诊断实验室室间质评专家委员会，国家卫生健康委员会临床检验中心新生儿遗传代谢病筛查实验室室间质评专家委员会. 遗传性耳聋基因变异筛查技术专家共识. 中华医学遗传学杂志, 2019, 36 (3): 195-198.

［2］顾学范. 临床遗传代谢病. 北京：人民卫生出版社, 2015.

［3］国家卫生计生委临床检验中心新生儿遗传代谢病筛查实验室专家组. 新生儿遗传代谢病筛查质量指标共识. 中华检验医学杂志, 2017, 40 (5): 352-355.

［4］卫生部临床检验中心新生儿遗传代谢疾病筛查室间质量评价委员会，北京医院国家老年医学中心卫生部临床检验中心/北京市临床检验工程技术研究中心. 新生儿疾病串联质谱筛查技术专家共识. 中华检验医学杂志, 2019, 42 (2): 89-97.

第四篇

各　论

第一章
神经系统罕见病

第一节 肌萎缩侧索硬化

关键词：肌萎缩侧索硬化；运动神经元病；肌无力；肌萎缩；上运动神经元损害

一、病史摘要

患者，女性，44岁，工人，已婚，因"进行性四肢无力伴萎缩2年，吐词不清3个月"入院。

2年前患者无明显诱因出现右手无力伴肌肉萎缩，持筷费力，并影响写字、系纽扣等日常活动，后逐渐出现右上臂无力。1年前出现右下肢无力伴肌肉萎缩，上下楼梯困难，行走费力。半年前，左侧肢体出现类似症状，进行性加重。3个月前出现吐词不清、饮水呛咳及吞咽困难。患病以来，有部位不固定的全身肌肉跳动感，无麻木、疼痛、晨轻暮重等症状。精神、食欲、睡眠可，大小便正常，但体重减轻5kg。既往史无特殊。无吸烟、饮酒史，无药物、毒物接触史。父亲(70岁)、母亲(68岁)、哥哥(46岁)均体健，否认遗传病家族史。

【病史提问】

1. 对以肌无力为主要临床表现的患者，病史询问应注意哪些要点？

若患者表现为四肢无力，需要注意起病部位，如单肢起病、偏侧起病、四肢对称起病；病程是单向病程还是复发缓解或者具有波动性；是否伴随感觉障碍或自主神经功能障碍症状；是否有肌肉萎缩、肌肉跳动症状。以上对于疾病的定位诊断和定性诊断均十分重要。

2. 对以肌无力为主要临床表现的患者，定位诊断应如何考虑？

肌无力的定位诊断应考虑是上运动神经元系统(运动皮质、皮质脊髓束或皮质脑干束)还是下运动神经元系统(脊髓前角细胞、脊神经根、周围神经、神经肌肉接头和肌肉)受累。

3. 对以肌无力、延髓麻痹为核心症状的患者，如何通过神经系统查体缩小定位诊断的范围？

神经系统查体应重点关注肌萎缩、束颤、肌张力、腱反射和病理反射的情况，帮助判定是上运动神经元(upper motor neuron，UMN)还是下运动神经元(lower motor neuron，LMN)性瘫痪(表4-1-1)，并缩小定位诊断的范围。

表 4-1-1　UMN 和 LMN 的体征鉴别点

鉴别点	UMN	LMN
肌萎缩	无或轻度失用性萎缩	明显
束颤	无	可有
肌张力	增高	降低
腱反射	活跃或亢进	减弱或消失
病理反射	阳性	阴性
强哭强笑	常有	无

注：UMN，上运动神经元；LMN，下运动神经元。

二、体格检查

1. 一般内科查体　生命体征平稳，心、肺、腹部未查见明显异常体征，浅表淋巴结未扪及肿大，双下肢无水肿。

2. 神经系统查体 神志清楚,构音障碍,高级精神活动未见异常。悬雍垂居中,双侧软腭上抬动度减弱,咽反射亢进,舌肌萎缩及束颤,下颌反射阳性,余脑神经(−)。四肢肌肉萎缩(图 4-1-1),肌肉束颤,四肢肌张力增高。右上肢远端肌力 3 级,近端肌力 3⁺ 级,右下肢及左侧肢体肌力 4 级。四肢腱反射亢进。双侧胸大肌反射、掌颌反射、霍夫曼征(Hoffman sign)、巴宾斯基征(Babinski sign)均阳性,双侧踝阵挛阳性。余神经系统(−)。

【查体提问】

1. 结合患者的病史和查体,初步考虑什么诊断?

该患者既有 UMN 性瘫痪的特点(咽反射亢进、下颌反射阳性、肌张力增高、腱反射亢进、病理反射阳性),又有 LMN 性瘫痪的特点(舌肌及肢体肌萎缩、肌肉束颤);感觉系统正常。

(1)定位诊断:皮质脊髓束和皮质脑干束、脊髓前角细胞、延髓舌下神经核。

(2)定性诊断:变性疾病。

(3)初步诊断:运动神经元病,肌萎缩侧索硬化(amyotrophic lateral sclerosis,ALS)可能性大。

2. 该患者需要考虑哪些鉴别诊断? 还需要进行哪些辅助检查明确诊断?

需要与 ALS 相鉴别的疾病见表 4-1-2。

还需要完善血常规、血生化、肌酶、甲状腺功能及抗体、血免疫、肿瘤标志物、磁共振成像(magnetic resonance imaging,MRI)头部及颈椎扫描、肺功能、肌电图、脑脊液等辅助检查。在征得患者知情同意后,可完善基因检测,从而进一步精准诊断。

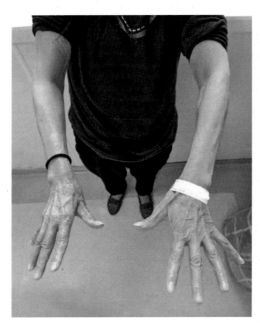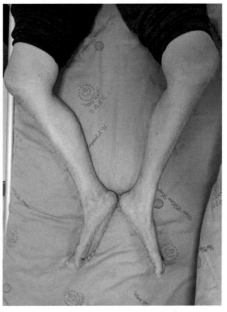

图 4-1-1 患者四肢肌肉明显萎缩

表 4-1-2 ALS 的鉴别诊断谱

ALS 的鉴别诊断谱	鉴别依据
多灶性运动神经病	多灶性神经传导阻滞,GM1 神经节苷脂抗体滴度增高(详见本章第十五节)
颈椎病,或者髓外肿瘤伴压迫性神经根病和脊髓病	感觉症状和体征、Lhermitte 征、压迫水平的 LMN 体征和腿部的 UMN 体征、括约肌功能障碍、脊柱磁共振成像显示脊髓明显受压和髓内信号异常
良性肌束震颤	无肌萎缩和肌无力,肌电图无异常
包涵体肌炎	无 UMN 体征,进展缓慢,肌肉活检示肌病和镶边空泡征,肌电图呈肌病表现
原发性侧索硬化	UMN 性瘫痪,可有假性延髓性麻痹,无 LMN 体征
进行性延髓麻痹	以延髓受累为主,有明显的构音障碍和吞咽困难,大部分肢体肌肉未受累
进行性肌萎缩	肌无力,肌萎缩,无 UMN 体征

续表

ALS 的鉴别诊断谱	鉴别依据
重症肌无力	波动性肌无力,晨轻暮重,眼肌麻痹常见,无 UMN 体征,新斯的明试验阳性,肌电图重复神经电刺激阳性(详见本章第十三节)
单肢(良性局灶性)肌萎缩	常于青少年期发病,局限于颈段脊髓,进展缓慢且呈自限性病程
脊髓性肌萎缩症	对称性、慢性病程,无 UMN 体征,SMN1 基因致病突变,不同发病年龄类型不同,预后亦不同(详见本章第二十五节)
遗传性痉挛性截瘫	双下肢进行性 UMN 性瘫痪,无 LMN 体征,有单纯型和复合型,常由 HSP 相关基因致病变异所致(详见本章第八节)
脊髓灰质炎后综合征	非对称性肢体 LMN 性瘫痪,慢性病程,无 UMN 体征
肯尼迪病(脊髓延髓性肌萎缩)	X 连锁隐性遗传,进展缓慢,无 UMN 体征,符合雄激素抵抗的内分泌紊乱特征(如男性乳房发育),雄激素受体基因(AR)中 CAG 重复序列扩增>40 次(详见本章第十四节)
晚发型 Tay-Sachs 病(GM2 神经节苷脂贮积症变异型 B、家族性黑矇性痴呆)	青春期晚期或成人早期发病,进行性肌萎缩性瘫痪,己糖胺酶 A 缺乏
运动神经元综合征伴淋巴细胞增生性疾病	淋巴瘤(霍奇金或非霍奇)、多发性骨髓瘤、慢性淋巴细胞白血病、华氏巨球蛋白血症、某些副蛋白血症
肺癌、乳腺癌、其他癌症中的运动神经元综合征	肿瘤治疗后可能改善,也可以是副肿瘤性的
放射性脑干损伤或放射性脊髓病	相应部位的肿瘤放疗史
甲状腺毒性肌病伴肌束震颤	症状性或隐匿性甲状腺功能亢进
椎管内肿瘤或其他病变	影像学检查显示脊髓空洞症、延髓空洞症或椎管内肿瘤

注:ALS,肌萎缩侧索硬化;UMN,上运动神经元;LMN,下运动神经元。

三、辅助检查

1. 血常规、肝肾功能、血糖、血脂、肌酶、甲状腺功能及抗体、血免疫指标、肿瘤标志物、胸部计算机断层成像(computed tomog-raphy,CT)、腹部及泌尿系统彩色超声(简称"彩超")检查,均未见异常。

2. MRI 头部及颈椎扫描未见异常。

3. 肺功能检查正常,用力肺活量(forced vital capacity,FVC)为 97%。

4. 肌电图检查显示感觉传导无异常。上下肢部分运动传导复合肌肉动作电位(compound muscle action potential,CMAP)波幅降低,远端潜伏期和传导速度未见异常。上、下肢及胸锁乳突肌和胸段脊旁肌可见大量的纤颤波、正锐波,轻收缩时可见巨大运动单位动作电位(motor unit action potential,MUAP),大力收缩为单纯相或混合相,呈广泛神经源性损害。

5. 脑脊液检查未见异常。

6. 全外显子和 9 号染色体开放读码框架 72(chr-omosome 9 open reading frame 72,C9ORF72)基因检测未见致病变异。

【辅助检查提问】

ALS 患者具有哪些肌电图表现?

ALS 患者的肌电图具有如下特点:

(1)急性失神经支配的表现:纤颤波和正锐波;伴慢性神经再生支配改变的束颤电位,等同于纤颤波及正锐波。

(2)慢性神经再生支配的表现:MUAP 波幅增高、时限增宽,大力收缩时 MUAP 募集减少,波幅增高,单纯相。

四、诊断

1. **定位诊断** 皮质脊髓束和皮质脑干束、脊髓前角细胞、延髓运动神经核。

2. **定性诊断** 变性疾病。

3. **诊断** 肌萎缩侧索硬化(ALS)。

【诊断提问】

1. ALS 的定义及流行病学如何？发病机制是什么？

ALS 是一种罕见的，主要累及大脑皮质、脑干和脊髓运动神经元，导致肌无力和肌萎缩，进行性发展致吞咽困难和呼吸肌麻痹的致死性神经系统变性疾病。年发病率为 (1~3)/10 万，发病的高峰年龄为 50~75 岁。发病机制尚不明确，目前认为是基因与环境共同作用的结果。遗传性或家族性 ALS 仅占 5%~10%，大部分是散发性 ALS。自 20 世纪 90 年代以来，已发现了 20 多个致病基因，其中，超氧化物歧化酶 1 型 (superoxide dismutase type 1, *SOD1*) 和 *C9ORF72* 基因最常见。

2. ALS 的核心临床特点有哪些？

ALS 的核心特征是 UMN 和 LMN 均受累，进行性发展，无其他系统受累。不对称性肢体无力为首发表现最常见，可达 80%；其次，构音障碍或吞咽困难等延髓症状起病者占 20%。ALS 的鉴别诊断谱非常广泛，对疑似患者，应通过详细的病史采集和一系列辅助检查排除其他疾病。

3. ALS 的诊断标准是什么？

1994 年世界神经病学联盟提出了 E1 Escorial 诊断标准，1998 年的更新版本和 2008 年的 Awaji-Shima 标准强调了电生理检查的重要性，等同于临床查体。2019 年在澳大利亚黄金海岸推出了新的 ALS 诊断标准（即 "Gold Coast 标准"），既简化了诊断过程，又降低了漏诊该病的概率。具体如下：

某一肢体或节段有进行性 UMN、LMN 的症状和体征

或者

至少两个节段有进行性 LMN 的症状和体征

而且

没有可解释 UMN 和 / 或 LMN 受累表现的其他疾病的电生理、神经影像和病理学证据。

五、治疗经过

1. 利鲁唑，每次 50mg，每日 2 次，口服，延缓疾病进展。

2. 静脉滴注依达拉奉，每日 60mg。第一疗程每日 1 次，连用 14 日，之后停药 14 日。此后，每个月 10 日一疗程，连续治疗 5 个月。

3. 给予 B 族维生素营养神经、心理支持及综合对症治疗，嘱患者避免味精等谷氨酸富集饮食。

4. 密切观察随访，评估吞咽功能，如严重影响进食，征得患者知情同意后，可推荐经皮内镜胃造瘘术 (percutaneous endoscopic gastrostomy, PEG) 治疗。

定期复查肺功能，必要时启动无创正压通气 (non-invasive positive pressure ventilation, NPPV) 治疗。

【治疗提问】

ALS 的疾病修饰治疗手段主要有哪些？

目前延缓 ALS 进展的疾病修饰治疗主要包括利鲁唑和依达拉奉治疗。口服利鲁唑延缓疾病进展（证据级别：1A），耐受性良好，但需监测肝功能；对病程 ≤2 年、可独立生活、且用力肺活量 ≥80% 的 ALS 患者，建议依达拉奉静脉滴注治疗（证据级别：2B）。

鞘内注射针对 *SOD1* 的反义寡核苷酸 (antisense oligonucleotide, ASO) 药物 (tofersen) 治疗 *SOD1* 基因变异的 ALS 患者有待进一步临床试验证据。针对 *C9ORF72* 和 *FUS* 基因的靶向治疗亦在临床研究中。

六、随访及预后

起病后 2.5 年，患者吞咽困难、饮水呛咳加重，征得患者知情同意后，行 PEG，经 PEG 管保障营养。起病后 3 年，患者肺功能测定示肺活量小于预计值的 50%，启动 NPPV 治疗。起病后 4.5 年，患者死于呼吸衰竭。

【预后提问】

1. ALS 患者应何时启动 NPPV 治疗？

对于存在呼吸功能受损的 ALS 患者，满足以下任一标准则建议启动 NPPV 治疗：

(1) 肺活量小于预计值的 50%。

(2) 存在端坐呼吸。

(3) 最大经鼻吸气力 (sniff nasal inspiratory force, SNIF) < 40cmH$_2$O (1cmH$_2$O=0.098kPa)。

(4) 最大吸气压 (maximal inspiratory pressure, MIP) < 60cmH$_2$O。

(5) 夜间血氧测定结果异常。

2. ALS 患者的预后如何？

ALS 预后不良，中位生存期为 3~5 年，也有生存期更长或更短的患者。起病年龄越轻、诊断延迟时间越长、就诊时 ALS 功能评定量表分数和用力肺活量越高者，以及肢体起病的患者，预后相对较好。

（商慧芳 赵 璧）

推荐阅读文献

[1] MASRORI P, VAN DAMME P. Amyotrophic lateral sclerosis: a clinical review. Eur J Neurol, 2020, 27 (10): 1918-1929.

［2］SHEFNER J M, AL-CHALABI A, BAKER M R, et al. A proposal for new diagnostic criteria for ALS. Clin Neurophysiol, 2020, 131 (8): 1975-1978.

第二节　亨廷顿病

关键词:亨廷顿病;舞蹈症;不自主运动;运动障碍

一、病史摘要

患者,男性,51 岁,工人,已婚,因"不自主运动 2 年余,加重伴情绪低落、记忆力下降 3 个月"入院。

2 年多前患者无明显诱因出现不自主努嘴和眨眼,未引起重视。1 年前出现双手不自主翘指、耸肩、点头、转颈等动作,行走时肢体不自主甩动及步态异常。睡眠时上述不自主动作消失。3 个月前上述不自主动作幅度增加,出现情绪低落、兴趣减退、记忆力下降。自患病以来,患者食欲尚可,睡眠稍差、易早醒,大小便正常,体重减轻 6kg。既往史无特殊。无吸烟、饮酒史,无药物、毒物接触史。其外祖父、母亲、姨妈、表弟和表妹有相似的症状,外祖父、母亲和姨妈已去世。

【病史提问】

1. 患者的不自主运动应考虑为何种运动障碍?

该患者表现为运动增多的不自主运动,需考虑舞蹈症、肌张力障碍、震颤、肌阵挛、抽动等症状的可能。该患者这种不自主、无规律、无目的、突然快速短暂、连续的、从身体一个部位转移到另一部位的运动为舞蹈样不自主运动。可累及面部、肢体、颈部及躯干。运动维持障碍也是其特征,可表现"挤奶工手征"或伸舌维持困难。有时患者会用有意识的运动掩盖不自主运动,使其成为部分不自主运动,称为运动倒错,如呈雀跃步态。

2. 对以舞蹈样动作为核心症状的患者,还需要询问哪些重要的病史特点?

除询问起始部位和分布范围,发病年龄、起病形式、疾病进展模式、伴随症状、既往病史、药物和毒物暴露史和家族史亦应详细询问,对明确是获得性还是遗传性病因十分重要。

二、体格检查

1. 一般内科查体　生命体征平稳,角膜未查见角膜色素环(Kayser-Fleischer ring,K-F 环),心、肺、腹未查见明显异常体征,皮肤黏膜未见明显的毛细血管扩张。

2. 神经系统查体　神志清楚,构音欠清,对答切题,时间、地点、人物定向力正常,记忆力和计算力下降。眼球扫视困难,面部可见不自主扬眉和努嘴,余脑神经(−)。四肢肌张力降低,可见舞蹈样动作,以远端为著,不自主耸肩和转颈,行走时身体摇晃。余神经系统(−)。

【查体提问】

1. 结合患者的病史和查体,初步考虑什么诊断?

该例患者中年发病、起病隐匿、缓慢进展,除舞蹈症还伴神经精神症状(情绪低落、兴趣减退)和认知功能下降(记忆力下降),有阳性家族史。

定位诊断:大脑皮质、锥体外系(壳核、尾状核)。

定性诊断:遗传变性病。

初步诊断:亨廷顿病(Huntington disease,HD)可能性大。

2. 该患者需要考虑哪些鉴别诊断? 还需要进行哪些辅助检查明确诊断?

需要与 HD 相鉴别的疾病见表 4-1-3。

为排除舞蹈症的获得性病因,需完善血常规、肝肾功能、红细胞形态学检查、铜蓝蛋白、甲状腺激素及抗体、血免疫、类风湿因子、抗"O"、肿瘤标志物、MRI 头部扫描等辅助检查,必要时需腰椎穿刺脑脊液检测;遗传性舞蹈症的病因诊断需行基因检测。

三、辅助检查

1. 血常规、肝肾功能、红细胞形态学检查、铜蓝蛋白、甲状腺激素及抗体、血免疫、类风湿因子、抗"O"、肿瘤标志物、胸部 CT 扫描、腹部及泌尿系统彩超等检查,均未见异常。

2. 头部 MRI 示双侧尾状核、壳核萎缩(图 4-1-2)。

3. 认知评估示简易精神状态量表(mini-mental state examination,MMSE)20 分,蒙特利尔认知评估量表(montreal cognitive assessment,MoCA)16 分,患者高中文化程度,提示存在认知功能下降。

4. 情绪评估示汉密尔顿焦虑量表(hamilton anxiety rating scale,HAMA)18 分,汉密尔顿抑郁量表(hamilton depression rating scale,HAMD)16 分,提示存在焦虑抑郁情绪。

5. 征得患者知情同意后,行基因检测示:*HTT* 基因 1 号外显子 CAG 三核苷酸扩增重复拷贝数为 44 次,确诊为 HD。

表 4-1-3 HD 的鉴别诊断谱

HD 的鉴别诊断谱	鉴别依据
小舞蹈症（Sydenham 舞蹈症）	多见于儿童,急性或亚急性起病,常有上呼吸道感染史,无家族史。抗链球菌溶血素(抗"O")滴度增加
系统性红斑狼疮舞蹈症	也可出现舞蹈症,但常有皮肤、肌肉、心肾呼吸系统受累,抗 Sm 抗体、抗双链 DNA 抗体、抗心磷脂抗体和 ANA 阳性
抗磷脂抗体综合征舞蹈症	也可出现舞蹈症,但常有自发性流产、关节疼痛、雷诺现象、短暂性脑缺血发作及脑卒中,抗心磷脂抗体阳性
左旋多巴引发帕金森病中的舞蹈症	见于长期服用左旋多巴治疗的中晚期帕金森病患者的异动症
多巴胺受体拮抗剂所致迟发性运动障碍	常见于长期服用多巴胺受体拮抗剂的精神疾病患者,口颊舌刻板样不自主运动常见
舞蹈症 - 棘红细胞增多症	常染色体隐性遗传病,口周和舌的舞蹈样动作常见,常有进食时不自主伸舌将食物推出口外动作,还伴痫性发作、周围神经及肌肉损害,外周血涂片棘红细胞比例常大于 5%,*VPS13A* 基因致病变异确诊
肝豆状核变性（Wilson 病）	常于青少年起病,神经症状常为帕金森综合征、肌张力障碍和震颤等,也可有舞蹈症表现,常有肝损害,角膜 K-F 环(+),血清铜蓝蛋白降低,24 小时尿铜升高,MRI 的 T_2 像显示双侧基底节异常信号,*ATP7B* 基因致病变异确诊(详见本篇第十章第四节)
齿状核红核苍白球路易体萎缩症（DRPLA）	除舞蹈症外,常有显著的共济失调,MRI 示皮质、脑干和小脑萎缩及广泛的白质变性,*ATN1* 基因 CAG 重复片段异常扩增确诊
遗传性脊髓小脑性共济失调 17 型	也可有舞蹈症表现,*TBP* 基因 CAG 重复片段异常扩增确诊
泛酸激酶相关性神经变性病	除常见的肌张力障碍表现,也可表现为舞蹈症,MRI 可见铁沉积,如特异性的"虎眼征",*PANK2* 基因致病变异确诊
共济失调 - 毛细血管扩张症	常于儿童早期发病,共济失调为突出表现,伴有毛细血管扩张,也可有舞蹈症,*ATM* 基因致病变异确诊
C9ORF72 基因所致的神经系统变性病	*C9ORF72* 基因变异所致家族性额颞叶痴呆和家族性 ALS 患者,也有舞蹈症的报道

注:HD,亨廷顿病;ANA,抗核抗体;ALS,肌萎缩侧索硬化;MRI,磁共振成像。

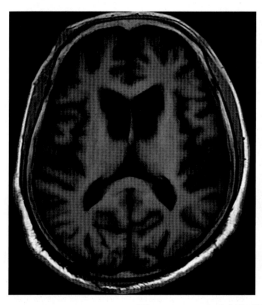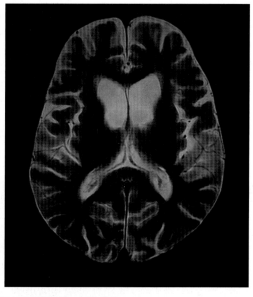

图 4-1-2 MRI 头部扫描见双侧尾状核、壳核萎缩

【辅助检查提问】

1. HD 患者脑部影像学有何特点?

HD 患者早期的脑部影像学大多正常,中晚期可见基底节萎缩,以尾状核头部萎缩最为明显,双侧侧脑室额角扩大,形成"蝴蝶征"。早期患者的头部正电子发射体层成像(positron emission tomography,PET)和正电子发射计算机体层成像(SPE-CT)可显示基底节和额叶皮质代谢降低。

2. 如何解读 HD 患者的基因检测结果?

HD 由 4 号染色体短臂上的 *HTT*(也称 *IT15*)基因 1 号外显子的 CAG 三核苷酸重复扩增所致:扩增拷贝数 36~39 次,不完全外显,可能发病;≥40 次,完全外显,一定会发病;27~35 次为中间突变,本人不发病,子女可能发病;≤26 次,正常。基因检测的灵敏度为 98.8%,特异度为 100%,是 HD 的确诊检查。*HTT* 基因 CAG 拷贝数越高,发病年龄越早。

四、诊断

1. **定位诊断**　大脑皮质、锥体外系(壳核、尾状核)。
2. **定性诊断**　遗传变性病。
3. **诊断**　亨廷顿病(HD)。

【诊断提问】

1. HD 的定义及流行病学如何? 发病机制是什么?

HD 是一种罕见的以运动障碍、神经精神症状、认知障碍为三联征的常染色体显性遗传的神经变性病。全球范围的年发病率约为 0.38/10 万,患病率约为 2.7/10 万。但在不同地区,其患病率存在差异,欧洲、北美、澳大利亚的患病率为 5.7/10 万,亚洲人群为(0.4~0.6)/10 万。男女患此病的概率相当。

HD 是 *HTT* 基因中的 CAG 三核苷酸异常扩增所致。突变的亨廷顿蛋白含有异常扩增的谷氨酰胺残基链,易于聚集形成具有神经毒性的寡聚体,主要影响尾状核和壳核。具体的病理生理学机制尚不十分明确。

2. HD 的核心临床特点有哪些?

HD 核心的临床特点是隐匿起病,缓慢进展,运动障碍、神经精神症状和认知功能障碍三联征。多为中年发病(40~50 岁),儿童和老年期起病少见。

运动障碍是最常见的早期表现,其中舞蹈症最常见。晚期舞蹈症减轻,帕金森综合征症状逐渐严重,言语不清、吞咽困难,甚至出现木僵状态。早于 21 岁起病的 HD 称为 Westphal 变异型 HD,以肌张力障碍、帕金森综合征为主要表现,常伴有癫痫和共济失调,不常出现舞蹈症表现,容易误诊。

神经精神障碍,尤其是情感障碍最常见,如抑郁、焦虑、易激惹。随疾病进展,淡漠、躁狂、强迫、幻觉妄想等精神症状增加。HD 患者有自杀倾向,需予以关注。

HD 早期认知障碍表现为执行功能障碍,可早于运动障碍。晚期表现为皮质和皮质下混合性痴呆,各认知域均可受损。

HD 患者可有眼球运动异常、体重减轻、睡眠障碍、吞咽困难、性功能障碍等症状。晚期严重的运动障碍会造成卧床、压疮、吸入性肺炎、骨折等严重并发症。

3. HD 的诊断和评估要点是什么?

依据隐匿起病、缓慢进展、阳性家族史,以及包括舞蹈症在内的运动障碍、神经精神症状、认知功能障碍三联征,可初步诊断 HD。确诊 HD 需 *HTT* 基因 CAG 检测。采用统一亨廷顿病评估量表评估疾病的严重程度。

五、治疗经过

1. 予氘丁苯那嗪(deutetrabenazine)改善舞蹈样症状。开始每次 6mg,每日 1 次,口服,维持 1 周,以后每周增加 6mg,增至每次 18mg,每日 2 次,舞蹈症控制满意且无副作用。

2. 盐酸舍曲林,每次 50mg,每日 1 次,口服,改善焦虑抑郁情绪。

3. 予康复训练、心理支持及对症治疗,对患者及家属进行健康宣教,护理指导。

【治疗提问】

1. HD 的治疗手段主要有哪些?

HD 的治疗是对症及支持治疗。

(1)舞蹈症的治疗:首选单胺囊泡转运蛋白 2 抑制剂,如丁苯那嗪和氘丁苯那嗪。丁苯那嗪不能合用抗精神病药物,注意监测自杀风险。氘丁苯那嗪的使用见上文。

(2)肌张力障碍和其他运动障碍的治疗:苯二氮䓬类、巴氯芬治疗肌张力障碍,肉毒毒素肌内注射治疗缓解局灶型肌张力障碍;多巴胺能药物治疗帕金森综合征症状;氯硝西泮治疗肌阵挛。

(3)神经精神症状的治疗:可根据相应的神经精神症状选择药物治疗。

(4)认知障碍的治疗:无有效疗法,可行认知康复治疗。

(5)其他对症和支持治疗:如癫痫予以抗癫痫治疗;吞咽、营养支持、康复训练等。

2. HD 的基因治疗研究有哪些?

采用 RNA 干扰和反义寡核苷酸(antisense oligonucleotide,ASO)技术使基因沉默,以及针对减少突变亨廷顿蛋白的治疗目前均在研究阶段。

六、随访及预后

半年后随访时,患者的舞蹈症和情绪障碍改善,认知障碍无改善,建议患者进行认知康复。每6~12个月随诊。

【预后提问】

HD 患者的预后如何?

误吸、感染和营养不良是 HD 患者死亡的最主要原因。中位生存期为 10~15 年。

（商慧芳　陈永平）

推荐阅读文献

[1] ROSS C A, AYLWARD E H, WILD E J, et al. Huntington disease: natural history, biomarkers and prospects for therapeutics. Nat Rev Neurol, 2014, 10 (4): 204-216.

[2] TABRIZI S J, ESTEVEZ-FRAGA C, VAN ROON-MOM W M C, et al. Potential disease-modifying therapies for Huntington's disease: lessons learned and future opportunities. Lancet Neurol, 2022, 21 (7): 645-658.

第三节　早发型帕金森病

关键词:早发型帕金森病;帕金森综合征;基因变异

一、病史摘要

患者,男性,28 岁,公务员,已婚,因"右上肢僵硬1 年,震颤 9 个月,运动迟缓 4 个月"入院。

1 年前患者无明显诱因出现右上肢僵硬、写字不灵活。9 个月前出现右上肢不自主抖动,幅度轻微,静止及活动时均存在。4 个月前出现双下肢僵硬、不灵活,走路时右下肢拖曳。1 个月前症状加重,颈部亦感僵硬,整日担心自己的病情,情绪低落。自患病以来,食欲、睡眠尚可,大小便正常,体重无明显减轻。既往史无特殊。无吸烟、饮酒史,无药物、毒物接触史。父母均体健,否认遗传病家族史及直系亲属近亲婚配史。

【病史提问】

1. 该患者的临床症状应考虑何种运动障碍?

患者的临床症状符合运动减少型运动障碍病的表现。该患者有运动迟缓和震颤症状,肌肉僵硬提示肌强直体征,符合帕金森综合征的临床表现。

2. 帕金森综合征的患者应如何进行病史采集缩小诊断范围?

需询问起病方式、首发症状、进展模式、伴随症状、既往病史、药物或毒物暴露史等,以明确药源性帕金森综合征、一氧化碳或其他毒物中毒、感染、外伤、肿瘤、血管性等因素所致的继发性帕金森综合征和多系统萎缩(multiple system atrophy,MSA)、进行性核上性麻痹(progressive supranuclear palsy,PSP)、皮质基底节变性、路易体痴呆等帕金森叠加综合征。

二、体格检查

1. 一般内科查体　生命体征平稳,双眼角膜未查见 K-F 环,心、肺、腹未查见明显异常体征,浅表淋巴结未扪及肿大,双下肢无水肿。

2. 神经系统查体　神志清楚,引出焦虑情绪,余高级神经活动未见异常。嗅觉减退,面具脸,余脑神经检查(−)。四肢肌张力呈铅管样增高,右侧重于左侧。右上肢静止性震颤,双上肢轻微姿势性震颤。行走时见右侧上肢联带运动减少、右下肢拖曳。余神经系统(−)。

【查体提问】

1. 结合患者的病史和查体,初步考虑什么诊断?

根据 2015 年国际帕金森及运动障碍协会发布的帕金森病(PD)诊断标准及《中国帕金森病的诊断标准(2016 版)》,该患者以运动迟缓、肌强直、静止性震颤为核心症状,符合帕金森综合征的标准。

定位诊断:黑质纹状体系统。

定性诊断:变性疾病。

初步诊断:根据诊断级别,可诊断为临床确诊的帕金森病。由于患者起病年龄<50 岁,因此进一步诊断为早发型帕金森病(early-onset Parkinson disease,EOPD)。由于患者具备两条支持标准(单侧肢体静止性震颤和嗅觉减退),无绝对排除标准和警示征象,可以排除继发性帕金森综合征和帕金森叠加综合征。

2. EOPD 需要考虑哪些鉴别诊断?还需要进行哪些辅助检查以明确诊断?

EOPD 有时会伴有一些不典型表现,因此鉴别诊断谱较为复杂,既需要与继发性帕金森综合征相鉴别,也需要与帕金森叠加综合征和其他罕见遗传病相鉴别。

（1）起病年龄大于30岁、无家族史的帕金森综合征表现的患者，需与MSA相鉴别，MSA有显著的自主神经功能障碍、左旋多巴治疗反应不佳、共济失调症状以鉴别（详见本章第七节）；起病年龄大于40岁、无家族史的帕金森综合征表现的患者，需与PSP鉴别，PSP有垂直性核上性眼肌麻痹、早期频繁跌倒、左旋多巴治疗反应不佳等。

（2）部分脊髓小脑性共济失调（spinocerebellar ataxia，SCA）的患者也可以表现为对左旋多巴治疗有反应的帕金森综合征表现，但影像学发现小脑萎缩及基因检测发现相关基因变异可协助鉴别。

（3）青少年起病的亨廷顿病和神经棘红细胞增多症也可表现出帕金森综合征的症状和体征（详见本章第二节）。

（4）多巴反应性肌张力障碍也可表现为小剂量左旋多巴反应极佳的帕金森综合征，快速起病的肌张力障碍-帕金森综合征的患者对左旋多巴治疗反应不良进展迅速（详见本章第十七节）。

（5）肝豆状核变性（Wilson disease，WD）的患者也可以表现为帕金森综合征的症状和体征，但铜蓝蛋白降低，角膜可见K-F环（详见本篇第十章第四节）。

（6）脑组织铁沉积神经变性病及Fahr病均可导致帕金森综合征的表现，但影像学检查可以发现铁或钙沉积。

（7）脑腱黄瘤病的患者可有跟腱黄瘤、腹泻、白内障、共济失调等症状，可协助鉴别，最终需要CYP27A1基因检测确诊；尼曼-皮克病C型，眼球垂直性凝视麻痹和内脏器官受累可以协助鉴别，最终需要NPC1基因和NPC2基因检测确诊；遗传性痉挛性截瘫11型（hereditary spastic paraplegia type 11，HSP11）的患者也有少数对左旋多巴治疗敏感，但痉挛性截瘫、周围神经病可协助鉴别，需要SPG11基因检测确诊；DNA聚合酶γ基因（DNA polymerase gamma gene，PLOG）相关谱系疾病，患者可能伴上睑下垂及影像学异常发现，需要基因检测确诊。

需完善血常规、肝肾功能、红细胞形态学检查、铜蓝蛋白、甲状腺激素及抗体、甲状旁腺激素、血免疫、肿瘤标志物、MRI头部扫描等辅助检查，必要时进行骨髓穿刺、肌电图、腰椎穿刺脑脊液检查，明确继发性帕金森综合征和帕金森叠加综合征的可能。由于部分EOPD患者是由基因变异所致，详细询问家族史、进行基因检测可为进一步精准诊断提供可能。

三、辅助检查

1. 血常规、肝肾功能、红细胞形态学检查、铜蓝蛋白、甲状腺激素及抗体、甲状旁腺激素、血免疫、肿瘤标志物、梅毒、人类免疫缺陷病毒（human immunodeficiency virus，HIV）等检查，均未见异常。

2. 卧立位血压测定显示无直立性低血压。

3. 膀胱残余尿彩超检查示无残余尿。

4. 眼科裂隙灯检查示双眼角膜未发现K-F环。

5. MMSE 28分，MoCA 27分。

6. HAMD 16分，HAMA 18分，提示存在焦虑抑郁情绪。

7. MRI头部轴冠矢状位扫描及磁敏感成像无异常。

8. 征得患者及家属知情同意后，完善基因检测。全外显子和Sanger测序发现患者携带PLA2G6基因复合杂合变异，分别为c.1534T>A（p.Phe512Ile，源自其母亲）和c.1945C>T（p.Arg649Cys，源自其父亲）（图4-1-3）。动态突变检测排除脊髓小脑性共济失调、亨廷顿病和齿状核红核苍白球路易体萎缩症（dentatorubral-pallidoluysian atrophy，DRPLA）等疾病。

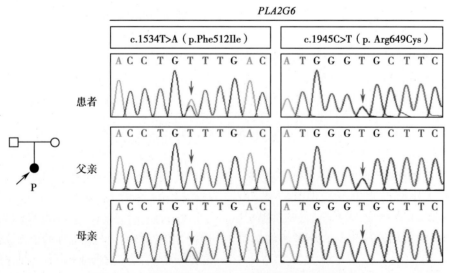

图4-1-3　基因检测发现PLA2G6基因复合杂合突变

【辅助检查提问】

1. EOPD 常见的致病基因有哪些？

EOPD 的致病基因超过 20 个。单基因遗传有常染色体显性、常染色体隐性和 X 连锁遗传模式。常染色体显性遗传相关的基因包括 *LRRK2*、*SNCA*、*VPS35*、*GCH1*、*ATXN2*、*DNAJC13*、*TMEM230*、*GIGYF2*、*HTRA2*、*RIC3*、*EIF4G1*、*UCHL1*、*CHCHD2*；常染色体隐性遗传相关基因包括 *PRKN*、*PINK1*、*DJ1*、*ATP13A2*、*PLA2G6*、*FBXO7*、*DNAJC6*、*SYNJ1*、*SPG11*、*VPS13C*、*PODXL*。

上述基因在 EOPD 中的突变频率在不同的研究人群并不一致，其中隐性致病基因 *PRKN*、*PINK1*、*DJ1*、*PLA2G6*、*ATP13A2* 等较为常见。为明确基因变异，需行全外显子测序，有时可能还需进行动态突变、大片段缺失等检查。但仍有一部分 EOPD 患者未检出致病基因变异。有些基因的致病性仍有待进一步研究证实。

2. *PLA2G6* 基因变异所致 EOPD 有哪些特点？

PLA2G6 基因变异相关的 EOPD 患者除运动迟缓、肌强直、震颤等帕金森综合征表现外，常伴有肌张力障碍，预后不佳。早期多巴胺能药物治疗有效，但药物疗效衰减快，容易出现运动并发症，包括症状波动和异动症。患者具有神经精神异常、认知功能障碍等非运动症状，亦可合并共济失调症状、锥体束征、铁沉积等症状。

四、诊断

1. **定位诊断** 锥体外系的黑质纹状体系统。
2. **定性诊断** 遗传变性病。
3. **诊断** *PLA2G6* 基因变异相关的早发型帕金森病（EOPD）。

【诊断提问】

1. EOPD 的定义及流行病学如何？发病机制是什么？

EOPD 是指发病年龄在 50 岁以前的帕金森病，占全部帕金森病的 5%~10%。EOPD 可进一步分为 21 岁以前发病的少年型帕金森病（juvenile Parkinson disease，JPD）和 21~50 岁间发病的青年型帕金森病（young-onset Parkinson disease，YOPD）。

EOPD 的发病机制不明，目前认为遗传因素起了重要作用。不同致病基因可能涉及不同的通路，如线粒体能量稳态、自噬溶酶体通路等。此外，*GBA*、*MAPT*、*SNCA* 等易感基因也可显著增加 EOPD 的发生风险。而多个易感基因携带可进一步增加 EOPD 的发生风险，提示多个微效基因的叠加效应。

2. EOPD 的临床特点有哪些？

EOPD 患者除有静止性震颤、运动迟缓、肌强直、姿势平衡障碍等帕金森病核心症状外，还常伴有肌张力障碍，更易出现左旋多巴诱导的异动症等运动并发症。更易发生情绪障碍（如抑郁、焦虑、易激惹）和行为障碍（如冲动控制障碍、刻板行为）等非运动症状，认知障碍常出现较晚。当然不同基因变异患者亦有某些特殊症状，造成临床异质性增大。如 *PRKN* 基因突变患者病情进展缓慢，常见肌张力障碍和对称性症状，睡眠获益明显；*PINK1* 基因突变者常以肌张力障碍为首发症状；*ATP13A2* 基因突变者易伴发核上性凝视麻痹、痴呆、面 - 咽喉 - 手指震颤、视幻觉、眼肌阵挛，快速进展到卧床；*PLA2G6* 基因突变见前文所述。

五、治疗经过

1. 多巴丝肼，62.5mg/ 次，每日 3 次，口服（饭前 1 小时服用）；1 周后加为 125mg/ 次，每日 3 次，患者少动强直及震颤症状明显改善。

2. 盐酸舍曲林，50mg/ 次，每日 1 次，口服，改善患者焦虑抑郁情绪。

3. 予健康宣教、康复与运动治疗和心理干预，嘱定期随访。

【治疗提问】

EOPD 的治疗手段主要有哪些？

参考 2020 年发布的《中国帕金森病治疗指南（第四版）》，EOPD 的治疗包括药物、手术、康复、心理干预和照料护理等多学科的综合治疗。EOPD 患者容易出现异动症，左旋多巴应注意采用合适的剂量；患者容易出现冲动控制障碍，应注意受体激动剂使用的剂量和不良反应的告知；若患者携带容易导致认知损害的致病基因（如 *SNCA*、*GBA* 等），应避免使用可能损害认知功能的药物（如抗胆碱能药物等）。

EOPD 起病早，病程长，运动并发症多见，脑深部电刺激（deep brain stimulation，DBS）是可选择的治疗手段（具体参考 2020 年发布的《中国帕金森病脑深部电刺激疗法专家共识（第二版）》）。目前，多项针对致病基因相关的靶向治疗正在临床试验阶段，如针对 *SNCA*、*GBA*、*LRRK2* 等基因。

六、随访及预后

起病 1 年后，患者的震颤和肌强直症状较前加重。加用了盐酸普拉克索，逐渐增量至 0.5mg/ 次，每日 3 次，口服，症状明显改善。

起病 3 年后,病情进一步加重,出现严重的剂末现象,每次药效仅维持约 2 小时,伴下肢肌张力障碍,于是加用恩他卡朋,200mg/ 次,每日 3 次,口服,症状部分改善。多巴丝肼,加量至 0.75 片 / 次,每日 3 次,出现异动症。

起病 5 年后,出现严重的平衡功能障碍,反复跌倒,认知功能下降(MoCA 下降至 19 分)。

【预后提问】

EOPD 患者的预后如何?

目前尚缺乏针对 EOPD 预后的独立相关研究。现有研究显示,不同基因变异相关 EOPD 疾病进展速度差异很大,例如本病例中的 *PLA2G6* 变异相关 EOPD 疾病进展速度较快,而 *PRKN* 基因变异相关 EOPD 患者药物反应性好,疾病进展相对较为缓慢。

(商慧芳　李春雨)

推荐阅读文献

中华医学会神经病学分会帕金森病及运动障碍学组,中国医师协会神经内科医师分会帕金森病及运动障碍学组. 中国帕金森病治疗指南 (第四版). 中华神经科杂志, 2020, 53 (12): 973-986.

第四节　多发性硬化

关键词:多发性硬化;复发缓解;寡克隆区带

一、病史摘要

患者,女性,31 岁,教师,已婚;因"反复肢体无力 8 年,复视、步态不稳 2 个月"入院。

患者 8 年前出现左下肢无力,行走时左下肢稍拖曳,因症状较轻,未引起重视,1 个月后下肢无力减轻。5 年前患者又出现右上肢无力,写字困难。在院外行 MRI 脑部扫描后,给予糖皮质激素治疗后症状好转。3 年前再次出现双下肢无力,伴行走困难,小便费力。在院外再次予以激素冲击治疗后,症状明显缓解。其间症状反复,出现数次面部麻木、视物模糊、步态不稳等症状,每次使用激素均有一定效果。2 个月前出现视物重影、头晕、步态不稳,为进一步诊治而入院。既往无高血压、糖尿病及自身免疫性疾病病史。否认类似阳性家族史。

【病史提问】

该患者曾多次出现肢体无力、面部麻木、步态不稳等症状。进行问诊时,应注意哪些方面?

应注意询问患者症状出现的时间、发展的先后顺序、严重程度、相应的检查结果,以及治疗的效果和反应。询问每次发作持续时间、两次发作间隔期间的状况,并仔细询问其间是否还有可疑发作史。既往若有明确的发作史,可为疾病的最后诊断所需要的时间多发提供线索和依据。每次发作的症状不同,可为空间多发提供临床证据。问诊还应注意询问疾病的诱因,如感染史、疫苗接种史等。

二、体格检查

1. 一般内科查体　生命体征平稳,心、肺、腹未查见明显异常体征。

2. 神经系统查体　神志清楚,语言清晰,高级神经活动未见明显异常。左眼内收及外展均受限;右眼内收不到位、外展到位伴水平眼震,余脑神经(-)。双下肢肌张力增高,四肢肌力 5 级。双侧指鼻试验不准,快速轮替运动笨拙,宽基底步态,龙贝格征(Romberg sign)睁眼闭眼均不稳。四肢腱反射活跃,双侧 Babinski 征阳性。余神经系统(-)。

【查体提问】

1. 结合患者的病史和查体,定位诊断如何考虑?

患者左眼内收及外展均受限,右眼内收不到位,外展到位伴水平眼震,考虑定位:核间性眼肌麻痹;双侧指鼻不准,快速轮替试验笨拙,宽基底步态,Romberg 征睁眼闭眼均不稳,考虑定位:小脑、脑干;双侧 Babinski 征阳性,考虑定位:双侧皮质脊髓束。此外,患者病程中有小便费力症状。初步定位诊断:大脑、脑干、小脑、脊髓。

2. 根据患者病史及体征,定性诊断是什么? 初步考虑什么疾病?

(1)患者年轻女性,病程长,有复发缓解病程。

(2)激素治疗有效。

(3)无高血压、糖尿病及家族史。

(4)有多处中枢神经系统损害的症状和体征。

定性诊断:自身免疫性疾病。

初步诊断:多发性硬化(multiple sclerosis,MS)。

3. 还需要进行哪些辅助检查明确诊断?

为明确诊断,还需完善血常规、肝肾功能、甲状腺激素、血水孔蛋白 4(aquaporin-4,AQP4)抗体、血髓鞘少突胶质糖蛋白(myelin oligodendroglia glycoprotein,MOG)抗体、其他自身免疫相关抗体、脑脊液寡克隆区带

（oligoclonal band,OCB）、头部和全脊髓 MRI 扫描等检查。

三、辅助检查

1. 血常规、肝肾功能、血糖、HIV、梅毒、甲状腺功能、肿瘤标志物、胸部 CT 扫描、腹部及泌尿系统彩超等检查,均未见异常。

2. **自身免疫抗体**　AQP4 抗体、MOG 抗体、抗核抗体、抗 SSA 抗体、抗 SSB 抗体、抗 Sm 抗体、抗 ANA 抗体检查,均未见异常。

3. **脑脊液检查**　压力正常,有核细胞数 15×10^6/L。微量蛋白 0.67g/L,氯 122mmol/L,葡萄糖 3.77mmol/L（同步血糖 6.14mmol/L）。脑脊液 OCB 阳性,血 OCB 阴性。免疫球蛋白 G（immunoglobulin G,IgG）合成率 18mg/24h。脑脊液涂片、培养、细胞病理检查均未见异常。

4. **脑部和全脊髓 MRI 扫描**　双侧脑室旁、脑干、小脑、脊髓多发异常信号（图 4-1-4）。

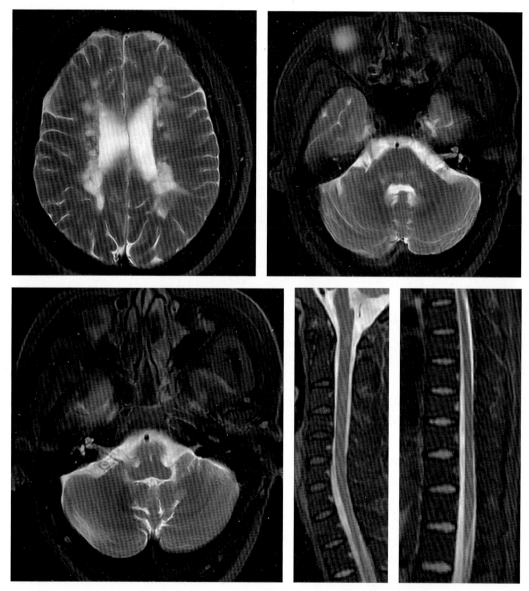

图 4-1-4　侧脑室旁病灶可见 Dawson 指状征,幕下、脊髓多发病灶呈卵圆形、圆形

【辅助检查提问】

1. 如何解读脑脊液 OCB？

脑脊液 OCB 测定应是脑脊液和血清在同一时间段采集配对样本。脑脊液 OCB 阳性是指 OCB 仅在脑脊液中出现,血清中未出现;或者脑脊液 OCB 多于血清中区带。OCB 阳性提示在中枢神经系统内有异常合成免疫球蛋白。2017 年 McDonald MS 诊断标准指出脑脊液 OCB 阳性可作为时间多发的替代指标。但脑脊液 OCB 阳性并不仅见于 MS,其他疾病亦可出现,如其他中枢神经系统炎性脱髓鞘性疾病、自身免疫性脑炎、中枢神经系统感染等。

2. 如何通过 MRI 说明 MS 的空间多发？

在 MS 特征性的病变区域(脑室周围、皮质或近皮质、幕下脑区和脊髓),出现 ≥2 个区域且每个区域 ≥1 个 T_2WI 高信号病灶,不论是否是症状性病灶,当排除其他疾病的诊断后,可认为是 MS 空间多发的证据。

3. 如何通过 MRI 说明 MS 的时间多发？

任何时间的 MRI 扫描同时存在钆增强与非增强病灶,或随访时的 MRI 与基线的 MRI 相比,出现了新发 T_2WI 高信号或钆增强病灶,即符合 MS 的时间多发。

四、诊断

1. **定位诊断** 双侧脑室旁、脑干、小脑、脊髓。
2. **定性诊断** 自身免疫性疾病。
3. **临床诊断** 多发性硬化(MS)(复发缓解型)。

【诊断提问】

1. MS 的定义及发病机制是什么？流行病学如何？

MS 是一种以中枢神经系统炎性脱髓鞘病变为主要特点的自身免疫性疾病。MS 病变具有时间多发和空间多发的特点。发病机制尚不明确,目前认为是遗传、环境、病毒感染等多种因素共同作用的结果。MS 是目前全球常见的青壮年致残性神经系统疾病之一,20~40 岁是常见首发年龄,男女患病率之比为 1:(1.5~2.0)。患病率有巨大的地理和种族差异,低患病区低于 5/10 万,高患病区高于 100/10 万。离赤道越远,MS 患病率越高。北美和欧洲的高加索人 MS 患病率显著高于非洲黑人和亚洲人。

2. MS 的临床分型包括哪些？

(1)复发缓解型 MS(relapsing remitting MS,RRMS):是最常见的类型,80%~85% 属于本类型。表现为明显的复发和缓解过程,每次发作后不留或仅留下轻微后遗症。

(2)继发进展型 MS(secondary progressive MS,SPMS):约 50% 的 RRMS 患者在患病 10~15 年后逐步成为 SPMS,缓慢进行性加重,不再有复发缓解。

(3)原发进展型 MS(primary progressive MS,PPMS):约 10% 的患者表现为本型。从疾病之初患者的肢体功能受损就进行性加重,病程大于 1 年,其间没有缓解。

(4)少见类型:良性型 MS,少数 MS 患者预后良好,在发病 15 年内几乎不残留任何神经系统症状及体征;恶性型 MS,又称暴发型或 Marburg 变异型 MS,暴发起病,短期内迅速恶化,甚至导致死亡。

3. MS 的诊断标准是什么？

在排除其他疾病诊断的可能性后,基于时间多发和空间多发的特点,推荐采用 2017 年 McDonald MS 诊断标准,表 4-1-4 为 RRMS 诊断标准。PPMS 的诊断标准则是回顾性或前瞻性观察到疾病进展 1 年,同时具有下列 3 项标准中的 2 项:①脑病变的空间多发证据,即 MS 特征性的颅内病变区域(脑室周围、皮质/近皮质、幕下)内 ≥1 个 T_2 病灶;②脊髓病变的空间多发证据,即脊髓 ≥2 个 T_2 病灶;③脑脊液 OCB 阳性。

4. 按照 MS 的诊断标准,需要和哪些疾病进行鉴别？

对于早期的 MS,应注意与其他同样具有时间多发和空间多发特点的疾病进行鉴别,具体如下:

(1)其他中枢神经系统炎性脱髓鞘病:如视神经脊髓炎谱系疾病(neuromyelitis optica spectrum disorders,NMOSD)、髓鞘少突胶质细胞糖蛋白抗体相关疾病(myelin oligodendrocyte glycoprotein antibody-associated disease,MOGAD)、急性播散性脑脊髓炎(acute disseminated encephalomyelitis,ADEM)等。

(2)脑血管病:如常染色体显性遗传病合并皮质下梗死和白质脑病、多发性腔隙性脑梗死等。

(3)结缔组织病的中枢神经系统表现:如系统性红斑狼疮、白塞病、原发性中枢神经系统血管炎等。

(4)其他:如感染性疾病、肉芽肿性疾病、肿瘤、遗传代谢性疾病、功能性疾病等的中枢神经系统表现。其中,NMOSD 和 MOGAD 易混淆,这两种疾病均表现为复发缓解型,有视神经炎,脊髓损害呈长节段病变,头部为非经典 MS 病变。但 NMOSD 患者的血清 AQP4 抗体阳性,甚至无脑病部灶;MOGAD 患者的血清 MOG 抗体阳性,儿童颅内表现多于成人。

表 4-1-4　2017 年 McDonald MS 诊断标准（RRMS 型）

临床发作次数	客观临床证据的病变数目	诊断 MS 所需辅助指标
≥2 次发作	≥2 个	无
	1 个（并且有明确的历史证据证明以往的发作涉及特定解剖部位的 1 个病灶）	无
	1 个	通过不同中枢神经系统部位的临床发作或 MRI 检查证明了空间多发性
1 次发作	≥2 个	通过额外的临床发作，或 MRI 检查证明了时间多发性，或脑脊液 OCB 阳性
	1 个	通过不同中枢神经系统部位的临床发作或 MRI 检查证明了空间多发性，并且通过额外的临床发作，或 MRI 检查证明了时间多发性，或脑脊液 OCB 的证据

注：RRMS，复发缓解型多发性硬化；MS，多发性硬化；MRI，磁共振成像；OCB，寡克隆区带。

五、治疗经过

1. **糖皮质激素治疗**　甲泼尼龙，1 000mg/ 次，每日 1 次，静脉滴注，连用 5 日，患者症状部分缓解。后改为醋酸泼尼松 60mg/ 次，每日 1 次，口服，每 5 日剂量递减 10mg，直至减停。

2. 康复、心理支持及综合对症治疗。

3. **缓解期治疗**　该患者完善 CYP2C9 基因检测后，根据基因检测结果推荐使用西尼莫德，2mg/ 次，每日 1 次，口服，预防复发及控制疾病进展。

【治疗提问】

1. **MS 急性期治疗除糖皮质激素冲击外，还有哪些方法？**

急性期治疗以减轻急性期症状、缩短病程、改善残疾程度和防治并发症为主要目标。糖皮质激素冲击治疗是 MS 急性期的一线治疗，遵循大剂量、短疗程的原则。血浆置换是二线治疗，仅在急性重症或激素治疗无效者中使用。静脉注射免疫球蛋白（intravenous immune globulin，IVIg）的使用目前缺乏有效证据，仅作为上述两种方法均不适用时的备选。

2. **MS 缓解期治疗的目标和方法是什么？**

MS 为终身性疾病，缓解期治疗以防止复发和控制疾病进展为主要目标。MS 相关治疗指南均推荐使用疾病修正治疗（disease modifying therapy，DMT），应尽早使用，以减少临床复发、MRI 病灶增多或活化，减缓脑萎缩，从而控制疾病进展。目前有 9 类具有不同作用机制的 DMT 方法被批准用于治疗 RRMS，包括干扰素（β 干扰素）、氨基酸共聚物（醋酸格列默）、鞘氨醇 1- 磷酸受体调节剂（芬戈莫德、西尼莫德、奥扎莫德）、延胡索酸盐（富马酸二甲酯）、嘧啶合成抑制剂（特立氟胺）、嘌呤类似物（克拉屈滨）和 3 种单克隆抗体（抗 CD52 单克隆抗体、抗 CD20 单克隆抗体和 α4 整合素抗体）。其中西尼莫德还被批准用于 SPMS，奥瑞珠单抗被批准用于 PPMS。

六、随访及预后

患者 3 个月后门诊随访，复视好转，仍有头晕、步态不稳。6 个月后随访，仅遗留轻微步态不稳。2 年后随诊，无复发。

【预后提问】

MS 患者的预后如何？

MS 大多不影响生存寿命，但根据临床类型的不同，预后迥异。良性 MS 预后较好；恶性 MS 于起病后相对较短时间内致残或致死。此外，进展型、高龄发病者、伴共济失调及瘫痪者预后较差。以复视、视神经炎、眩晕、感觉障碍为主要症状者预后相对较好。

（周红雨）

推荐阅读文献

MCGINLEY M P, GOLDSCHMIDT C H, RAE-GRANT A D. Diagnosis and treatment of multiple sclerosis: a review. JAMA, 2021, 325 (8): 765-779.

第五节　视神经脊髓炎

关键词：视神经脊髓炎谱系疾病；视神经炎；脊髓炎；水孔蛋白 4 抗体

一、病史摘要

患者，女性，43 岁，农民，已婚，因"右眼视力下降 6 个月，双下肢无力伴大小便困难 5 日"入院。

6 个月前患者出现右眼视力下降，3 日后加重至无光感，于当地医院诊断为"视神经炎"，给予"糖皮质激素"治疗后视力无明显好转。5 日前，患者出现双下肢乏力，表现为上下楼梯困难，下蹲后不能起立，行走费力，解大小便费力。1 日前不能行走伴双下肢知觉丧失，尿潴留。自患病以来，精神、食欲、睡眠尚可，体重无明显变化。既往无其他疾病史、家族史。无吸烟、饮酒史，无药物、毒物接触史。

【病史提问】

1. 单侧视力下降应如何考虑定位诊断？

单侧视力下降定位应考虑：眼部本身如角膜病变、青光眼、白内障、视网膜等；视神经；视交叉、视放射、枕叶视皮质等。

2. 单侧视力下降应如何询问病史和通过查体缩小定位诊断的范围？

单侧视力下降应行眼科检查和眼球运动、复视、瞳孔的直接和间接光反射、视野检查，缩小定位诊断范围。眼球转动性疼痛、其他神经系统症状，以及明确是否有眼部外伤史、特殊药物服用史、毒物中毒史（如假酒饮用史）、类似家族史，也有助于缩小定位诊断范围。

3. 双下肢无力伴大小便障碍应如何考虑定位诊断？

需考虑脊髓或旁中央小叶病变。患者为尿潴留，脊髓的可能性大。应重点查找脊髓损害平面，明确脊髓损害的纵定位。

二、体格检查

1. **一般内科查体**　无特殊。眼科检查：双侧眼压正常，黄斑正常，右侧视乳头苍白，左侧视乳头正常。

2. **神经系统查体**　神志清楚，语言清晰，高级神经活动未见明显异常。右眼失明，右侧瞳孔直径扩大，约 6mm；左眼视力、视野正常，左侧瞳孔直径 3mm。右眼直接对光反射消失、间接对光反射正常；左眼直接对光反射正常、间接对光反射消失。余脑神经（−）。双上肢肌张力正常，肌力 5 级。双下肢肌张力降低，肌力 1 级。双下肢腱反射消失，双侧 Babinski 征（−）。双侧 T_4 平面以下深、浅感觉减退。双上肢共济运动检查正常，下肢共济运动不能配合。尿潴留。脑膜刺激征阴性。

【查体提问】

1. 结合患者的病史和查体，初步考虑什么诊断？

本例患者右眼失明，右侧瞳孔直径扩大，右眼直接对光反射消失、间接对光反射存在，左眼直接对光反射正常、间接对光反射消失，定位：右侧视神经。

双下肢呈完全性脊髓休克表现，节段性感觉减退（T_4 平面以下深、浅感觉减退）和自主神经功能障碍（尿潴留），定位：T_4 平面脊髓完全性横贯性损害伴脊髓休克。

中年女性，急性起病，视神经损害首发症状，激素治疗后症状未见明显好转，但中间无其他症状。此次脊髓损害表现，进展迅速。定性：自身免疫性疾病。

初步诊断：视神经脊髓炎谱系疾病（NMOSD）可能性大。

2. 该患者需要考虑哪些鉴别诊断？还需要进行哪些辅助检查明确诊断？

NMOSD 需与以下疾病鉴别：

（1）其他中枢神经系统炎性脱髓鞘病，如多发性硬化（MS）、髓鞘少突胶质细胞糖蛋白抗体相关疾病（MOGAD）、急性播散性脑脊髓炎（ADEM）等。

（2）系统性疾病的神经系统表现：系统性红斑狼疮、系统性血管炎、干燥综合征、白塞病等。

（3）血管性疾病：缺血性视神经病、脊髓血管畸形等。

（4）遗传性疾病：Leber 遗传性视神经病、遗传性痉挛性截瘫（HSP）、X 连锁肾上腺脑白质营养不良（adrenoleukodystrophy，ALD）等。

（5）感染性疾病、代谢中毒性疾病、肿瘤或副肿瘤相关疾病的神经系统表现。

（6）其他：颅底畸形、脊髓压迫症等。

需要完善血常规、肝肾功能、血免疫、肿瘤标志物、血水孔蛋白 4（AQP4）抗体、血髓鞘少突胶质糖蛋白（MOG）抗体、其他自身免疫相关抗体筛查、头部和脊髓 MRI 扫描、脑脊液等辅助检查。

三、辅助检查

1. 血常规、肝肾功能、甲状腺功能、肿瘤标志物、HIV、梅毒、胸部 CT 扫描等检查，均未见异常。

2. **自身免疫抗体检查**　抗核抗体和抗 SSA 抗

体阳性；抗 Sm 抗体、抗 SSB 抗体、抗核抗体无异常；血 AQP4 抗体阳性，滴度 1:320（基于细胞检测法）；MOG 抗体阴性。

3. 脑脊液检查 有核细胞计数 $60×10^6/L$，单核细胞百分比 85%。微量蛋白 1.10g/L，Cl^- 128mmol/L，葡萄糖 4.9mmol/L（同步血糖 8.0mmol/L）。寡克隆区带（OCB）阴性，IgG 合成率 21mg/24h。脑脊液压力、涂片、培养、细胞病理检查，均未见异常。

4. MRI 脑部和脊髓扫描 脑部未见异常。T_4~T_8 脊髓平面长节段 T_2WI 信号，脊髓肿胀，伴斑片样强化。脊髓血管未见异常。

【辅助检查提问】

1. NMOSD 患者脊髓病变具有哪些特点？

NMOSD 最突出的脊髓表现是纵向延伸的长节段横贯性脊髓炎（longitudinally extensive transverse myelitis，LETM），即超过 3 个椎体节段的连续性病灶，甚至可累及全脊髓。少数病变可小于 2 个椎体节段（图 4-1-5）。颈段和胸段比腰段更常受累；急性期病变肿胀明显，可呈亮斑样、斑片样或线样强化，脊膜亦可强化。缓解期可转变为间断、不连续信号，部分可有萎缩或空洞形成。

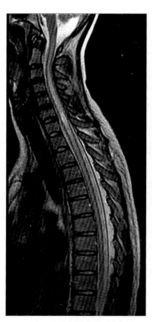
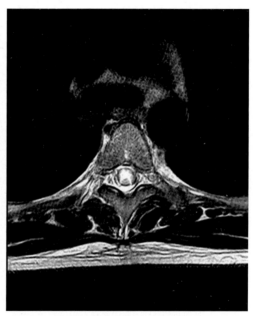

图 4-1-5 视神经脊髓炎谱系疾病患者脊髓 MRI 影像

2. NMOSD 患者免疫抗体有何特点？

大多数 NMOSD 患者血清中可检测出 AQP4 抗体阳性。基于细胞底物的实验（cell-based assay，CBA）检测灵敏度和特异度更高。

四、诊断

1. **定位诊断** 右侧视神经，T_4~T_8 脊椎。
2. **定性诊断** 自身免疫性疾病。
3. **诊断** 视神经脊髓炎谱系疾病（NMOSD）。

【诊断提问】

1. NMOSD 的定义及流行病学如何？发病机制是什么？

NMOSD 是一组自身免疫介导的，以视神经和脊髓受累为主的中枢神经系统炎性疾病。可见于各年龄段，以青壮年居多，平均发病年龄约 40 岁。国际上尚无准确的 NMOSD 流行病学数据。2020 年中国发布了基于住院登记系统的数据，NMOSD 的年发病率约为 0.278/10 万，儿童 0.075/10 万，成人 0.347/10 万。非高加索人种更为易感。其发病机制主要与 AQP4 抗体介导免疫炎症相关。AQP4 抗体高度聚集于室管膜周围 AQP4 高表达区域，如延髓最后区、脊髓灰质、中脑导水管脑室周围等的星形胶质细胞足突中。

2. NMOSD 的核心临床特点有哪些？

有如下 6 组核心临床特征：

（1）视神经炎：急性起病，迅速达峰。多为双眼同时或相继发病，伴有眼痛，视力受损多较重，伴视野缺损，严重者仅留光感或失明。

（2）急性脊髓炎：急性起病的横贯性脊髓炎表现。多有根性疼痛，颈髓后索受累可出现莱尔米特征（Lhermitte sign）。恢复期易残留较长时期的痛性或非痛性痉挛、瘙痒、尿便障碍等。

（3）最后区综合征：不能用其他原因解释的顽固性呃逆、恶心、呕吐。

(4) 急性脑干综合征:头晕、复视、面部感觉障碍、共济失调。

(5) 急性间脑综合征:嗜睡、发作性睡病、体温调节异常、低钠血症等。

(6) 大脑综合征:意识水平下降、高级皮质功能减退、头痛等。

3. NMOSD 的诊断标准是什么?

目前普遍采用 2015 年国际视神经脊髓炎诊断小组制定的 NMOSD 诊断标准。以 AQP4 抗体作为分层,以"病史 + 核心临床特征 + 影像特征 + 生物标志物"为基本依据,并参考其他亚临床及免疫学证据作出诊断。注意,首先需排除其他可能的疾病。

(1) AQP4 抗体阳性的 NMOSD 诊断标准:至少 1 项核心临床特征。

(2) AQP4 抗体阴性或未知状态的 NMOSD 诊断标准:在 1 次或多次临床发作中,至少 2 项核心临床特征并满足下列全部条件。

1) 至少 1 项核心临床特征为视神经炎、急性 LETM 或延髓最后区综合征。

2) 空间多发(2 个或以上不同的核心临床特征)。

3) 满足 MRI 附加条件,具体如下:

① 急性视神经炎:需 MRI 有下列之一表现。A. 头部 MRI 正常或仅有非特异性白质病变;B. 视神经长 T_2 信号或 T_1 增强信号 $\geq 1/2$ 视神经长度,或病变累及视交叉。

② 急性脊髓炎:长脊髓病变 ≥ 3 个连续椎体节段,或有脊髓炎病史的患者相应脊髓萎缩 ≥ 3 个连续椎体节段。

③ 最后区综合征:延髓背侧 / 最后区病变。

④ 急性脑干综合征:脑干室管膜周围病变。

五、治疗经过

1. **糖皮质激素治疗** 遵循大剂量冲击后口服逐渐递减的原则。予甲泼尼龙,1 000mg/ 次,每日 1 次,静脉滴注,连用 5 日,症状部分缓解。后改为醋酸泼尼松,60mg/ 次,每日 1 次,口服,每 2 周递减 10mg,减量至 20mg/d 后门诊随访。长期维持 5~10mg/d 或停用。

2. 康复、心理支持及综合对症治疗。

3. 予萨特利珠单抗(satralizumab),120mg,每 4 周 1 次,皮下注射,预防复发治疗(序贯治疗)。

【治疗提问】

1. NMOSD 急性期治疗除了糖皮质激素冲击外,还有哪些方法?

对于中重度发作的 NMOSD 患者,早期应用血浆置换或免疫吸附,或与糖皮质激素冲击治疗联合使用,对促进长期临床功能残障恢复有益。尤其是对 AQP4 抗体高滴度、视功能损害严重、重症、激素冲击疗效不佳或不耐受糖皮质激素冲击治疗的患者(A 级推荐)。如无血浆置换或免疫吸附条件者,使用静脉注射免疫球蛋白(IVIg)可能有效。

2. NMOSD 的预防复发治疗包括哪些?

NMOSD 预防复发治疗的目的主要是减少疾病反复发作导致的神经功能障碍累积,治疗药物主要分为单克隆抗体和免疫抑制剂两大类。

A 级推荐的药物:萨特利珠单抗(IL-6R 单克隆抗体)、利妥昔单抗(CD20 单克隆抗体)、伊纳利珠单抗(CD19 单克隆抗体)、依库珠单抗(补体蛋白 C5 抑制剂)。

B 级推荐的药物:托珠单抗(IL-6R 单克隆抗体)、吗替麦考酚酯(mycophenolate mofetil,MMF)、硫唑嘌呤、氨甲蝶呤。

C 级推荐:他克莫司、环磷酰胺(cyclophosphamide,CTX)、米托蒽醌。

注意,一些治疗 MS 的药物,如 β 干扰素、芬戈莫德、那他珠单抗、阿仑单抗,可能会导致 NMOSD 病情恶化,因此需避免使用。综上所述,一旦确诊 NMOSD,应结合药物可及性、价格、患者意愿等,立即启用预防复发治疗,并坚持长程使用。

六、随访及预后

患者 3 个月后门诊随访,可单侧拄拐行走 200m。6 个月后门诊随访,可独立行走 500m。2 年后门诊随访,可独立行走 >1km。在此期间患者无复发。

【预后提问】

NMOSD 患者的预后如何?

NMOSD 为高复发、高致残性疾病,约 90% 患者在 3 年内复发。自然病程患者中,近一半在 5~10 年内遗留严重的视力残疾或运动残疾。残疾与复发密切相关,因此确诊后应及早用药预防复发,并坚持长程治疗。

(周红雨)

推荐阅读文献

中国免疫学会神经免疫分会 . 中国视神经脊髓炎谱系疾病诊断与治疗指南 (2021 版). 中国神经免疫学和神经病学杂志 , 2021, 28 (6): 423-436.

第六节 线粒体脑肌病

> 关键词：线粒体脑肌病；线粒体；脑病；肌病

一、病史摘要

患者，女性，26 岁，农民，已婚，因"头痛 20 日，加重伴发作性意识不清 16 日"入院。

患者 20 日前无明显诱因出现右侧颞部轻微胀痛，能耐受。17 日前头痛加重，伴反应迟钝，偶有错词或词不达意。当地医院考虑"病毒性脑炎"可能性大，予抗病毒、降颅内压、激素、保护胃黏膜等治疗，症状无明显缓解。16 日前患者出现发作性意识不清，呼之不应、双眼上翻、口吐白沫、四肢抽搐伴小便失禁，予托吡酯治疗，再无发作，但仍感头痛。患者自患病以来，无发热、咳嗽，无腹痛、腹泻，无饮水呛咳、吞咽困难，饮食、睡眠欠佳，大小便正常，体重无明显减轻。既往史无特殊。无吸烟、饮酒史，无药物、毒物接触史。患者哥哥有类似病史。

【病史提问】

1. 根据上述临床症状，神经系统损害的定位诊断应如何考虑？

患者的主要症状为反应迟钝和言语不利伴头痛，强直阵挛癫痫发作。因此定位诊断：大脑皮质可能性大。头痛亦可能提示脑膜或颅内血管受累或伴颅内压增高，需结合查体。

2. 急性大脑皮质弥漫损害的脑病样表现，如何进行定性分析？

感染性疾病、自身免疫介导性脑炎、代谢性脑病（包括遗传性代谢缺陷，如脂肪、氨基酸、线粒体、钴胺素、卟啉、尿素代谢等；系统性疾病，如肝性脑病、肾性脑病和肺性脑病等）、中毒性脑病均应考虑。病史询问发热、感染中毒症状、合并基础疾病、毒物接触史、遗传家族史等可协助定性诊断。

二、体格检查

1. 一般内科查体 身高 159cm，体重 49kg，消瘦体型。生命体征平稳，心、肺、腹未查见明显异常体征。

2. 神经系统查体 意识清晰，反应迟钝，言语欠流利，能回答姓名、年龄等简单的问题，不能充分完成指令性动作。脑神经检查（-）。四肢肌张力正常，双上肢肌力近端 4 级，远端 4+ 级；双下肢肌力近端 4-级，远端 4 级。共济运动检查无法配合。四肢腱反射（++）。余神经系统（-）。

【查体提问】

1. 结合患者的病史和查体，初步考虑什么诊断？

患者除大脑皮质弥漫性受累，查体还发现四肢瘫痪，按本章第一节中瘫痪的定位原则，应考虑下运动神经元性瘫痪。由于腱反射及感觉系统正常，应考虑定位于肌肉的可能性大。结合患者为青年女性，亚急性起病，胞兄有类似病史。因此定性诊断考虑遗传代谢性疾病可能性大。初步诊断：线粒体脑肌病可能性大。

2. 该患者还需要进行哪些辅助检查明确诊断？

（1）生化测定：血清肌酸激酶（creatine kinase，CK）、安静状态和运动后血乳酸，以及血糖、血氨和血电解质。

（2）电生理检查：脑电图示癫痫发作期及发作间期背景活动；肌电图可鉴别肌源性损害或神经源性损害；电测听检查评估是否存在听力障碍。

（3）头颅影像学检查：评估大脑受累的分布特征性。

（4）肌肉活检：典型病理改变是改良 Gomori 三色（modified Gomori trichrome，MGT）染色可见破碎红纤维（ragged red fibers，RRFs），琥珀酸脱氢酶（succinate dehydrogenase，SDH）染色可见破碎蓝纤维（ragged blue fibers，RBFs）和 / 或深染的小血管（strongly SDH reactive blood vessels，SSV），细胞色素 C 氧化酶（cytochrome coxidase，COX）染色显示酶活性缺失或增加。

（5）基因检测：包括线粒体和核基因检测，是诊断线粒体病的"金标准"。

三、辅助检查

1. 血生化测定 血钙 1.48mmol/L（参考值：2.11~2.52mmol/L），血磷 1.85mmol/L（参考值：0.6~1.6mmol/L），血糖 7.05mmol/L（参考值：3.90~5.90mmol/L），血乳酸 4.13mmol/L（增高）。

2. 脑脊液检查 除乳酸（5.09mmol/L）增高外，脑脊液压力、常规、蛋白和葡萄糖均正常。

3. 影像学检查

MRI 脑部扫描（2021.10.25）示：右侧颞叶异常信号，左侧侧脑室三角区旁异常信号。

脑灌注成像（2021.11.03）示：右侧额颞顶枕叶区灌注较对侧明显增高。脑波谱示：N-乙酰天门冬氨酸（N-acetyl-aspartate，NAA）峰降低并伴有乳酸（lactate，Lac）峰，不除外线粒体脑肌病。

MRI 头部扫描（2021.11.04）示：右侧额颞顶枕叶异常信号范围明显增大，弥散加权成像（diffusion weighted imaging，DWI）弥散明显受限（图 4-1-6A~H）。

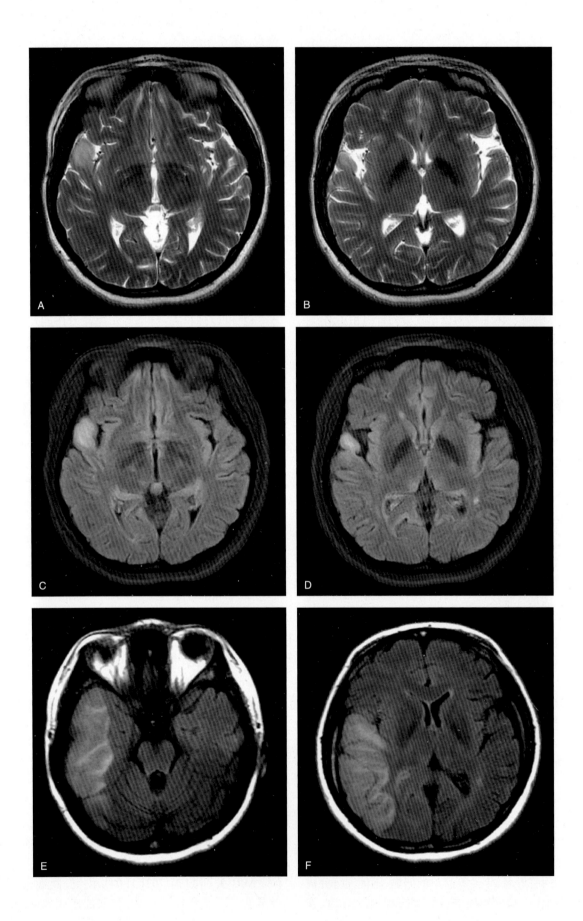

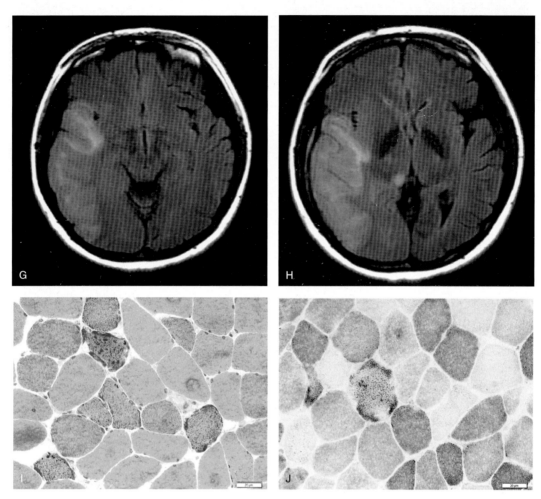

图 4-1-6 患者颅脑影像学表现及肌肉活检病理结果

图 A~D 为 2021-10-25 颅脑 MRI；图 E~H 为 2021-11-04 颅脑 MRI。图 A、B 的 T_2WI 示右侧颞叶 T_2 异常高信号；图 C、D 的 T_2-FLAIR 像示右侧颞叶异常高信号；图 E、F 的 T_2-FLAIR 像示右侧额颞顶枕叶异常高信号，病灶较前（2021-10-25）显著扩大；图 I、J 为患者肌肉活检病理结果：MGT 染色见典型破碎红纤维（RRFs），琥珀酸脱氢酶/细胞色素 C 氧化酶（SDH/COX）双染色见蓝纤维，提示 COX 缺失。

4. 征得患者知情同意后，左侧肱二头肌肌肉活检示：肌纤维大小中度不等。MGT 染色可见 30 余条 RRFs，SDH/COX 染色可见 20 余条蓝纤维，COX 染色见 20 余条酶活性缺失肌纤维。油红 O（oil red O，ORO）染色见部分肌纤维内脂滴含量增多（图 4-1-6 I、J）。

5. 征得患者知情同意后，行基因检测示：线粒体脑肌病伴高乳酸血症和卒中样发作（mitochondrial encephalomyopathy with lactic acidosis and stroke-like episode，MELAS）相关的线粒体 DNA（mtDNA）3 243 位点发生 A＞G 的突变，血突变率 15.81%，口腔黏膜突变率 25.47%。

【辅助检查提问】

MELAS 综合征神经影像学特征有哪些？

颅脑 MRI 显示病灶常位于枕叶和颞叶皮质和皮质下，呈长 T_1、长 T_2 改变，不符合血管分布，DWI 多弥散受限，呈现类"花边征"样改变。有时 CT 可见基底节钙化。头颅 MRI 波谱分析显示病灶部位和脑室内脑脊液高乳酸峰。病灶具有进展性、可逆性、多发性，以及"此消彼长"的"游走性"特点，卒中样发作之后常遗留局部脑萎缩、局部脑室扩大及皮质下白质异常信号。

四、诊断

1. **定位诊断** 大脑皮质和骨骼肌。
2. **定性诊断** 遗传代谢性疾病。
3. **诊断** 线粒体脑肌病：MELAS。

【诊断提问】

1. 什么是线粒体脑肌病？其流行病学现状和发病机制如何？

狭义的线粒体病是指 mtDNA 或编码线粒体蛋

白的核 DNA 突变,线粒体呼吸链受损,从而导致组织或器官的结构和功能异常,其在新生儿中的发病率约为 1/8 500。线粒体病是多系统受累疾病,在能量需求高的器官或组织(脑、心肌、骨骼肌)更易出现损害。以脑和骨骼肌受累为主要临床表现的线粒体病称为线粒体脑肌病(mitochondrial encephalomyopathy),线粒体脑肌病可分为很多亚型,经典的传统亚型包括 MELAS、慢性进行性眼外肌麻痹(chronic progressive external ophthalmoplegia,CPEO)和肌阵挛癫痫伴破碎红纤维(myoclonic epilepsy with ragged red fibre,MERRF)。其中 MELAS 是最为常见的亚型,其患病率为(0.18~236.00)/10 万。事实上,很多线粒体病的临床综合征中都有脑和骨骼肌受累,因此线粒体脑肌病并不是有严格内涵和外延的疾病实体,而更趋向是一个综合征。

2. MELAS 的主要临床特点有哪些?

MELAS 从幼年到老年的任何年龄均可发病,10~30 岁为高峰年龄。核心的临床特点是反复出现卒中样发作,颅脑影像学显示局限于皮质和 / 或皮质下、不符合单一血管支配的病灶,随访复查病灶可完全或部分可逆。可伴有认知 / 精神障碍、癫痫发作、感觉神经性耳聋、糖尿病、身材矮小、毛发异常、运动不耐受、胃肠功能障碍、心肌病 / 心脏传导异常、肾病等。

3. MELAS 综合征该如何诊断?

根据 MELAS 的临床特点和影像学特征可以作出临床拟诊,发现 mtDNA 或核 DNA 基因致病变异和 / 或肌肉活检发现线粒体肌病的典型病理改变是诊断 MELAS 的“金标准”。MELAS 的具体诊断标准可参考《中国线粒体脑肌病伴高乳酸血症和卒中样发作的诊治专家共识》。仅出现相关基因变异而无任何临床表现者,为基因变异的无症状携带者。

五、治疗经过

予托吡酯抗癫痫治疗,艾地苯醌、精氨酸、左卡尼汀、复合维生素 B、辅酶 Q10 等鸡尾酒疗法,改善线粒体能量代谢。患者头痛明显好转,未再发癫痫。

【治疗提问】

MELAS 目前有哪些治疗药物?

MELAS 的治疗包括基础药物治疗和对症治疗,维持人体能量代谢平衡以提高患者生活质量是治疗线粒体病的主要目标。

基础治疗包括补充维生素和各种辅酶,其中,辅酶 Q10 和核黄素可以增加线粒体呼吸链功能,促进三磷酸腺苷(ATP)合成;艾地苯醌、硫辛酸、维生素 E 和维生素 C 可以通过其抗氧化作用减少氧自由基产生;硫胺素可以作为辅酶加强线粒体功能;左旋肉碱等线粒体代谢物质可以促进线粒体功能;脑病患者需要补充叶酸。

此外,需重视卒中样发作、癫痫发作、认知与精神障碍、偏头痛等的对症治疗。

六、随访及预后

起病后随访 1 年,患者症状稳定,无头痛及癫痫再发。

【预后提问】

MELAS 的预后如何?

MELAS 多预后不良,通过线粒体鸡尾酒疗法可减少卒中样发作,延长生存期,但病情仍逐渐进展,出现认知功能障碍、消瘦、恶病质、顽固性癫痫发作等,最终衰竭死亡。

(林 岩 鄢传祝)

推荐阅读文献

北京医学会罕见病分会,北京医学会神经内科分会神经肌肉病学组,中国线粒体病协作组.中国线粒体脑肌病伴高乳酸血症和卒中样发作的诊治专家共识.中华神经科杂志,2020,53 (3): 171-178.

第七节 多系统萎缩

关键词:多系统萎缩;小脑性共济失调;自主神经功能障碍;帕金森综合征

一、病史摘要

患者,男性,61 岁,已婚,因“头晕伴步态不稳 18 个月,加重伴尿频、尿失禁 10 个月”入院。

18 个月前,患者无明显诱因出现站立位和行走时头晕,不伴视物旋转,坐位和卧位可缓解。自觉平衡感差,步态不稳。10 个月前,上述症状进一步加重,出现尿频、尿急,偶有尿失禁,大便无异常。于门诊就诊并完善头部 MRI 扫描后见“小脑萎缩”。为进一步明确诊疗入院。自患病以来,精神、食欲可,体重无明显变化,夜间入睡后有大喊大叫及肢体乱动现象。既往勃起功能障碍 3 年,余既往史无特殊。吸烟史 30 余年,约每日 20 支,已戒烟 5 个月。否认饮酒史。无药物、毒物接触史。否认家族史。

【病史提问】

1. 对以共济失调为主要临床表现的患者,定位诊断应如何考虑?

共济失调是指与人体姿势保持和随意运动完成相关的大脑、基底节、小脑、前庭、深感觉系统发生损害所致的运动协调障碍和平衡障碍。根据受累部位的不同,共济失调可分为:大脑性共济失调(定位于大脑半球);小脑性共济失调(定位于小脑、小脑与脊髓的联系);前庭性共济失调(定位于内耳迷路、前庭神经、脑干前庭神经核及其中枢联系);感觉性共济失调(定位于周围神经、后根、脊髓后束、脑干、后脑顶叶通路)。

2. 对以共济失调为主要临床表现的患者,如何通过神经系统体格检查缩小定位诊断的范围?

对共济失调患者进行听力和眼震等检查,明确有无"前庭性共济失调";进行深感觉的检查,明确有无"感觉性共济失调";进行指鼻试验、快速轮替运动、跟-膝-胫试验、跟尖串联试验等小脑功能检查并观察步态和语言能力,明确有无"小脑性共济失调";进行额叶认知功能检查、锥体束征并观察步态及是否有小便失禁,明确有无"大脑性共济失调"。

二、体格检查

1. 一般内科查体 生命体征平稳,双眼角膜未查见 K-F 环,心、肺、腹未查见明显异常体征,皮肤黏膜未见明显的毛细血管扩张,浅表淋巴结未扪及肿大,肌腱正常,双下肢无水肿。

2. 神经系统查体 神志清楚,吟诗样语言,高级神经活动正常。脑神经(−)。四肢肌张力呈铅管样增高,肌力 5 级。双侧指鼻不稳,双手快速轮替动作笨拙,跟-膝-胫试验阳性,跟尖串联试验完成困难,Romberg 征睁眼闭眼均不稳。行走时双上肢联带运动减少,呈宽基底步态。四肢腱反射活跃(+++)。双侧 Babinski 征(+)。感觉系统正常。小便失禁、勃起功能障碍。卧位血压 134/84mmHg,站立位 1 分钟、3 分钟、5 分钟、10 分钟血压分别为 103/73mmHg、98/64mmHg、102/73mmHg 和 108/78mmHg,提示直立性低血压。四肢远端皮肤温度冰凉。脑膜刺激征阴性。

【查体提问】

1. 结合患者的病史和查体,初步考虑什么诊断?
患者查见小脑性构音障碍和小脑性共济失调体

征,高级神经活动、前庭蜗神经功能和深感觉查体正常,定位:小脑;尿失禁、直立性低血压、手足冰冷、勃起功能障碍,提示自主神经功能障碍,定位:自主神经系统;四肢肌张力铅管样增高、肢体联带运动减少,提示存在帕金森综合征,定位:黑质纹状体系统;腱反射活跃、Babinski 征(+),定位:锥体束;夜间入睡后有大喊大叫及肢体乱动症状,提示快动眼睡眠行为障碍(rapid eye movement behavior disorder,RBD),定位:脑干。

成人期起病,慢性进展性病程,以小脑性共济失调、自主神经功能障碍为核心症状体征,伴帕金森综合征和锥体束征,家族史阴性。定性诊断:变性疾病。初步诊断:多系统萎缩(MSA)-小脑型可能性大。

2. 成人起病型小脑性共济失调患者,需要考虑哪些鉴别诊断? 还需要进行哪些辅助检查明确诊断?

MSA 起病隐袭,进行性加重,其中最重要的是与晚发型脊髓小脑性共济失调(SCA)、脆性 X 相关震颤-共济失调综合征、晚发型肾上腺脑白质营养不良等疾病进行鉴别诊断。晚发型 SCA 患者自主神经功能障碍少见,但有时家族史不明确,容易与 MSA 混淆,SCA 基因动态突变检测或 WES 帮助确诊(详见本章第十八节);脆性 X 相关震颤-共济失调综合征患者常有显著的动作性震颤、行为改变、自主神经功能障碍,家族史中有男性患者,MRI 的 T_2WI 示双侧小脑中脚对称性高信号,FMR1 基因变异确诊。晚发型肾上腺脑白质营养不良患者除小脑性共济失调,亦会有延髓性麻痹、痉挛性肌强直、锥体束征,MRI 见蝴蝶征和脑白质病变,GFAP 基因变异确诊。

完善血常规、肝肾功能、铜蓝蛋白、血维生素浓度、肌酶、甲状腺激素及抗体、甲状旁腺激素、血同型半胱氨酸、血清叶酸浓度、抗内因子抗体水平、梅毒及 HIV 等感染指标、血免疫、肿瘤标志物、膀胱残余尿彩超、MRI 头部扫描、神经传导及肌电图检查等辅助检查,对明确获得性共济失调至关重要,也为有些遗传性共济失调疾病提供线索。

三、辅助检查

1. 血常规、肝肾功能、血糖、血脂、肌酶、甲状腺激素及抗体、甲状旁腺激素、铜蓝蛋白、血维生素 B_1 水平、血维生素 E 水平、血清维生素 B_{12} 水平、血同型半胱氨酸和叶酸浓度、抗内因子抗体水平、梅毒及 HIV、血沉、血免疫指标、肿瘤标志物、胸部 CT 扫描、腹部及泌尿系统彩超等检查,均未见异常。

2. 膀胱残余尿彩超 排尿后,膀胱查见 8.2cm×5.1cm×4.9cm 残余尿。

3. 头部 MRI 扫描 小脑萎缩,脑桥见"十字面包征"(图 4-1-7)。

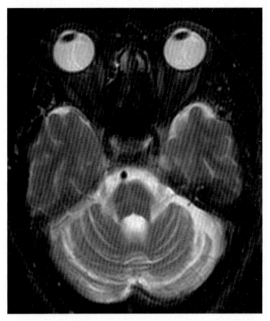

图 4-1-7　MRI 脑部扫描见小脑萎缩,脑桥"十字面包征"

4. 神经传导及肌电图检查正常。

5. 征得患者及家属知情同意后,行全外显子及 SCA 1、2、3、6、7、8、12、17 型,齿状核红核苍白球路易体萎缩症,弗里德赖希共济失调(Friedreich ataxia)基因检测,均未见异常。

【辅助检查提问】

1. MSA 患者可出现哪些影像学表现?

MSA 患者常见的 MRI 影像学表现包括:T$_2$WI 或 FLAIR 像壳核裂隙征(壳核背外侧边缘高信号);脑桥"十字面包征";脑桥和小脑萎缩等。上述 MRI 表现(如脑桥"十字面包征"和小脑萎缩)也可见于其他疾病(如 SCA)。因此,MSA 的诊断需要对病史、体征、辅助检查结果加以综合分析。

2. MSA 患者最重要的自主神经功能障碍辅助检查包括哪些?

包括心血管系统(卧立位血压测定、动态血压监测、直立倾斜试验)和泌尿系统(膀胱残余尿彩超、尿流动力学检测)等检查。

四、诊断

1. 定位诊断 小脑、黑质纹状体、自主神经、锥体束。

2. 定性诊断 变性疾病。

3. 诊断 多系统萎缩 - 小脑型(MSA-cerebellar type,MSA-C)。

【诊断提问】

1. MSA 的定义及流行病学如何? 发病机制是什么?

MSA 是一种成人发病的、散发性、进行性神经系统变性疾病。在 50 岁以上人群中,MSA 的年发病率约为 3/10 万,患病率为(2~5)/10 万。平均发病年龄为 54~60 岁,中位发病年龄为 58 岁。男女患病比例相似。研究显示,欧洲和北美人群多系统萎缩 - 帕金森型(MSA-parkinsonian type,MSA-P)较 MSA-C 常见,而亚洲 MSA-C 较 MSA-P 常见。MSA 的病因尚不清楚,α- 突触核蛋白聚集形成的神经胶质细胞胞质包涵体(glial cytoplasmic inclusion,GCI)是本病的核心病理特征,发病机制有待于进一步明确。

2. MSA 的核心临床特点有哪些?

MSA 是小脑性共济失调、左旋多巴治疗反应不佳的帕金森综合征、自主神经功能障碍及锥体束征的不同组合。依据主要运动症状,分为 2 个临床亚型:以帕金森综合征为主的 MSA-P;以小脑性共济失调为主的 MSA-C。尿急、尿失禁、排尿困难、尿潴留等泌尿系统症状和直立性低血压症状是最重要的自主神经功能障碍表现。

患者可能会有如下 8 条支持的运动症状表现,包括:运动症状发生后 3 年内快速进展;运动症状发生后 3 年内出现中度至重度姿势不稳;在没有肢体运动障碍的情况下,左旋多巴诱发或加重颅颈部肌张力障碍;运动症状发生后 3 年内出现严重言语障碍;运动症状发生后 3 年内出现严重吞咽困难;不明原因的 Babinski 征;急跳样肌阵挛性姿势性震颤或运动性震颤;姿势畸形。也可能会有如下的 5 条支持的非运动症状,包括喘鸣、吸气样叹息、手足冰冷变色、勃起功能障碍、病理性强笑或强哭。

3. MSA 的诊断标准是什么?

MSA 的诊断标准经历了 1998 年第一版和 2008 年第二版的诊断标准,随着新的研究证据的更新,2022 年国际帕金森运动障碍协会发布了更新的 MSA 诊断标准,包括神经病理学确诊的 MSA、临床确诊的 MSA、临床很可能的 MSA 和可能的前驱期 MSA。新标准中,卧立位血压差值达到 20/10mmHg,膀胱残余尿到达 100ml 也认为是满足自主神经功能障碍等标准,这提高了诊断的灵敏度,同时不降低诊断的特异度。尤其是"可能的前驱期 MSA"诊断标准的提出,有助于疾病修饰治疗药物的研发。

五、治疗经过

1. 盐酸丁螺环酮,5mg/ 次,每日 3 次,口服,改善小脑性共济失调症状。

2. 多巴丝肼,125mg/ 次, 每日 3 次, 口服; 盐酸金刚烷胺,100mg/ 次, 每日 2 次, 口服, 改善帕金森综合征。

3. 盐酸米多君,2.5mg/ 次, 每日 2 次, 口服, 改善直立性低血压, 注意定期监测卧立位血压。

4. 氯硝西泮,1mg/ 次, 每晚睡前 1 次, 口服, 改善 RBD 症状。

5. 健康宣教、康复、心理支持等综合对症治疗。

【治疗提问】

MSA 的治疗手段主要有哪些?

MSA 尚无治愈疗法, 以对症治疗为主。小脑性共济失调可试用盐酸丁螺环酮或他替瑞林; 帕金森综合征使用抗帕金森病的药物; 直立性低血压包括物理治疗、盐酸米多君、屈昔多巴等; 泌尿系统症状、RBD、睡眠呼吸暂停等症状根据相关疾病治疗指南进行治疗。需要康复、心理干预、照料护理等多学科综合治疗。

六、随访及预后

起病后 3 年, 患者步态不稳加重, 需要助行器辅助行走。起病后 5 年, 患者卧床。起病后 6.5 年, 患者死于严重肺部感染。

【预后提问】

MSA 患者的预后如何?

MSA 预后不良, 自发病至需要辅助行走的中位时间为 3 年, 至受限于轮椅的中位时间为 3.5~5.0 年, 至卧床不起状态的中位时间为 5~8 年。发病至死亡的中位时间为 6~10 年。患者常死于肺部感染等并发症。

(商慧芳　欧汝威)

推荐阅读文献

WENNING G K, STANKOVIC I, VIGNATELLI L, et al. The movement disorder society criteria for the diagnosis of multiple system atrophy. Mov Disord, 2022, 37 (6): 1131-1148.

第八节　遗传性痉挛性截瘫

> **关键词:遗传性痉挛性截瘫;痉挛状态;截瘫**

一、病史摘要

患者,男性,15 岁,学生,因“进行性双下肢僵硬、行走费力 10 年”入院。

10 年前(5 岁)患者无明显诱因出现双下肢僵硬, 行走时感下肢乏力, 出现行走姿势异常。症状缓慢加重, 走路、上梯不稳, 伴踩棉花感, 易摔倒。无四肢肌肉萎缩、上肢活动障碍、构音不清、吞咽困难等症状。患者自发病以来, 精神、食欲、睡眠尚可, 大小便功能正常。既往史无特殊。无吸烟、饮酒史, 无药物、毒物接触史。父母为近亲婚配, 父亲、母亲、姐姐均身体健康。否认遗传病家族史。

【病史提问】

1. 对以双下肢僵硬为主要临床表现的患者, 定位诊断应如何考虑?

双下肢僵硬的症状需要考虑以下几种定位情况, 不同定位导致的步态障碍不同。

(1)皮质脊髓束损害所致的痉挛状态, 导致剪刀步态。

(2)黑质纹状体系统损害所致铅管样肌僵直, 导致慌张步态。

(3)肌肉病变所致的肌强直, 导致走路缓慢, 坐位起立启动困难。

2. 对发病年龄较小且疾病症状呈进行性加重的患者, 病史询问中需要注意哪些问题?

对于此类患者, 应重点询问家族中是否有类似症状或体育活动不如同龄人, 或有癫痫、视力下降、肌萎缩、认知损害等其他症状的亲属; 还应询问患者有无长期素食史、胃大部切除手术史, 以及萎缩性胃炎病史。这不仅对定位诊断有帮助, 对定性诊断也有帮助。

二、体格检查

1. **一般内科查体**　生命体征平稳, 心、肺、腹未见明显异常体征。

2. **神经系统查体**　神志清楚, 言语清晰, 高级精神活动检查正常。脑神经检查(−)。四肢肌容积正常。双上肢肌张力正常, 双下肢肌张力增高。四肢肌力 5 级。双上肢腱反射(++), 双侧膝反射、踝反射(++++), 双侧 Babinski 征(+), 双侧查多克征(Chaddock sign)(+), 双侧踝阵挛、髌阵挛(+)。双下肢振动觉、运动觉、位置觉减退, 浅感觉正常。指鼻试验、轮替运动、跟 - 膝 - 胫试验正常,Romberg 征(+)。行走呈剪刀步态。余神经系统(−)。

【查体提问】

1. 对以双下肢僵硬为核心症状的患者,如何通过神经系统查体缩小定位诊断的范围? 结合患者的病史和查体,初步考虑什么诊断?

查体应重点关注肌张力、腱反射、病理征等。如肌张力呈折刀样升高,腱反射亢进,病理征(+),定位于皮质脊髓束;如肌张力呈铅管样肌强直,定位于黑质纹状体系统;如肌肉肥大、僵硬,叩击有"肌球"现象,定位于肌肉系统。

本例患者双下肢肌张力增高、腱反射亢进、病理反射阳性,提示定位:皮质脊髓束;双下肢深感觉减退,提示定位:脊髓后索。因此,患者定位诊断:双侧皮质脊髓束和脊髓后索。患者儿童期发病,病程长,缓慢加重,父母近亲结婚,无营养不良史、酒精及毒物接触史,因此定性诊断:遗传变性疾病。

初步诊断:遗传性痉挛性截瘫(HSP)可能性大。

2. 该患者需要考虑哪些鉴别诊断? 还需要进行哪些辅助检查明确诊断?

HSP 主要需要与以下疾病进行鉴别:

(1)热带痉挛性截瘫:该病也表现为经典的痉挛性截瘫的表现,但血清和脑脊液可检测到人类嗜 T 细胞病毒 -1(human T-cell lymphotropic virus type-1,HTLV-1)抗体阳性。

(2)运动神经元病:肌萎缩侧索硬化(ALS)患者同时有上下运动神经元损害表现,肌电图示广泛神经源性损害可以帮助鉴别;原发性侧索硬化仅有锥体束损害,与本病鉴别困难,但上肢亦常受累,进展较本病快。

(3)脊髓亚急性联合变性:患者可出现锥体束征和深感觉障碍表现,但常合并大细胞性贫血及血清维生素 B_{12} 水平低,脊髓 MRI 可见后索异常信号。

(4)多巴反应性肌张力障碍:有时患者会表现为痉挛性截瘫,通过小剂量左旋多巴治疗有效可以鉴别。

(5)视神经脊髓炎:当仅有脊髓受累,尚未出现视神经受累时,需与 HSP 相鉴别,但其起病方式呈急性和反复发作,与 HSP 不同。

(6)多发性硬化:患者表现为时间多发和空间多发,脑脊液可有寡克隆区带(OCB)阳性,MRI 提示颅脑或脊髓多发异常信号可帮助鉴别。

(7)神经梅毒和获得性免疫缺陷综合征(acquired immunodeficiency syndrome,AIDS):多合并有其他系统损害症状,甲苯胺红不加热血清试验(tolulized red unheated serum test,TRUST)检测和 HIV 抗体检测可以鉴别。

(8)颈椎病、脊髓空洞、颅底凹陷:患者可出现痉挛性截瘫表现,同时可有感觉障碍、肌肉萎缩等体征,脊髓 MRI 显示脊髓明显受压或髓内信号异常可帮助鉴别。

与上述疾病鉴别,还需要完善血常规、肝肾功能、叶酸、维生素 B_{12}、同型半胱氨酸、梅毒、HIV 检测,血清和脑脊液 HTLV-1 抗体检测,头部、颈椎和胸椎 MRI 扫描及肌电图等检查等,进一步明确获得性病因,同时也可帮助患者明确是否合并存在其他部位损害。在征得患者知情同意后,可行基因检测,进行精准诊断。

三、辅助检查

1. 血常规、肝肾功能、血糖、血脂、肌酶、维生素 B_{12}、叶酸、同型半胱氨酸,均未见异常。

2. MRI 脑部平扫未见明显异常。MRI 颈椎和胸椎平扫示:颈胸段脊髓偏细。

3. 血清 HTLV-1 抗体检测未见异常。

4. 征得患者知情同意后,行基因检测发现 *CYP7B1* 基因 NM_004820 c.334C>T 纯合突变(图 4-1-8)。

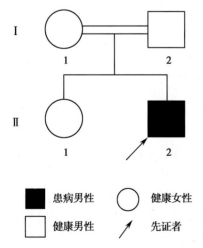

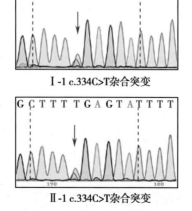

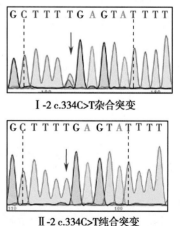

Ⅰ-1 c.334C>T 杂合突变　　Ⅰ-2 c.334C>T 杂合突变

Ⅱ-1 c.334C>T 杂合突变　　Ⅱ-2 c.334C>T 纯合突变

■ 患病男性　　○ 健康女性

□ 健康男性　　↗ 先证者

图 4-1-8　患者家系图及 *CYP7B1* 基因 Sanger 测序验证结果

【辅助检查提问】

1. HSP 的基因诊断策略是什么？

导致 HSP 表型的基因突变类型众多，包括点突变、插入/缺失突变、拷贝数变异（CNV）和动态突变，为了全面覆盖，建议按照如下策略进行基因检测。

(1)使用 Sanger 测序或毛细管电泳检测动态突变导致 SCA 的基因，排除 HSP 表型的 SCA 患者。

(2)使用第二代测序（NGS）进行基因检测。考虑到每年都有新的基因关联到 HSP，基因包（panel）可能存在覆盖不全和更新不及时的问题，为了避免遗漏，首选全外显子组测序（WES）进行基因检测。

(3)使用多重连接探针扩增（MLPA）对易出现 CNV 的 *SPAST*、*REEP1*、*ATL1* 和 *SPG11* 等基因进行检测，避免 NGS 对 CNV 不敏感导致的假阴性结果。

2. 常见的 HSP 包括哪些亚型？

在常染色体显性遗传的 HSP 亚型中，最常见的是 4 型（SPG4），其次为 3 型（SPG3）；在常染色体隐性遗传的 HSP 亚型中，较为常见的亚型是 7 型（SPG7）、11 型（SPG11）和 5 型（SPG5）；X 连锁 HSP 较为常见的亚型为 2 型（SPG2）。除了正式命名为"SPG"的痉挛性截瘫基因以外，还有一些其他非 *SPG* 基因突变也会导致痉挛性截瘫表型，常见的包括导致肾上腺脑白质营养不良的 ATP 结合盒亚家族 D 成员 1（ATP-binding cassette, subfamily D, member 1, *ABCD1*）基因。

四、诊断

1. **定位诊断** 皮质脊髓束和脊髓后索。
2. **定性诊断** 遗传变性疾病。
3. **诊断** 遗传性痉挛性截瘫（HSP）：遗传性痉挛性截瘫 5 型（SPG5）。

【诊断提问】

1. HSP 的定义及流行病学如何？可能的发病机制包括哪些？

HSP 是一种罕见的、主要累及皮质脊髓束的神经系统遗传变性疾病，以双下肢痉挛、反射亢进和病理征阳性为核心临床特征。HSP 可分为"单纯型"和"复杂型"：单纯型 HSP 表现为孤立的锥体束损害，伴或不伴神经源性膀胱障碍和振动觉障碍；复杂型 HSP 在单纯型的基础上合并有其他系统受累，包括认知障碍、共济失调、肌萎缩、癫痫、周围神经受累等症状。

HSP 是由基因变异引起，有常染色体显性遗传、常染色体隐性遗传、X 连锁遗传和线粒体遗传等遗传模式。目前已报道了 100 多个与痉挛性截瘫症状相关的致病基因和区间，其中 87 个根据其发现顺序正式命名为 SPG 1~87。患病率为(2~5)/10 万，发病年龄有 2 个高峰，分别是 10 岁以前和 30~40 岁。其发病机制涉及的细胞过程包括膜转运异常、内质网形态异常、轴突运输障碍、线粒体功能异常、脂质代谢异常和髓鞘形成障碍等，最终导致皮质脊髓束变性。

2. HSP 的临床特点有哪些？

HSP 的核心临床特征为进行性双下肢僵硬无力，合并其他症状时呈复杂型，某些基因型具有特异表现，例如：SPG11 型患者常合并胼胝体变薄；SPG9A 型和 SPG46 型患者常合并白内障；SPG17 型患者常合并四肢远端肌肉萎缩。

五、治疗经过

1. 巴氯芬，5mg/次，每日 3 次，口服；逐渐增量至 10mg/次，每日 3 次。
2. 康复锻炼、营养神经、心理支持及综合对症治疗。
3. 随访观察，如出现严重的关节活动受限和行走困难，可以佩戴外支具矫形或行外科手术治疗。

【治疗提问】

针对不同严重程度 HSP 患者的治疗手段还有哪些？

针对肌张力增高，可予巴氯芬口服治疗，根据患者的反应调整剂量，常用剂量为 30~75mg/d，根据病情可达 100~120mg/d。单用巴氯芬片效果不佳时，可以改用或联用盐酸乙哌立松 50mg/次，每日 3 次。

对于上述药物效果不佳的患者，可以与患者沟通后采用鞘内巴氯芬泵输注减轻痉挛症状。其他的治疗方法还包括：选择性脊神经后根切断术（selective posterior rhizotomy, SPR）和脊髓电刺激（spinal cord stimulation, SCS），降低双下肢痉挛，缺点是花费较高，缺少长期疗效观察的结果。

六、随访及预后

1 年后随访，患者症状平稳，症状无明显加重。

【预后提问】

HSP 患者的预后如何？

HSP 进展缓慢，从发病到丧失独立行走能力的中位病程为 22 年。即使病程 40 年之后，大约 1/4 的 HSP 患者仍然可以在没有辅助设备的情况下行走。

（陈万金）

推荐阅读文献

SHRIBMAN S, REID E, CROSBY A H, et al. Hereditary spastic paraplegia: from diagnosis to emerging therapeutic approaches. Lancet Neurol, 2019, 18 (12): 1136-1146.

第九节　甲基丙二酸血症

关键词：甲基丙二酸；同型半胱氨酸；钴胺素

一、病史摘要

患者，男性，25 岁，学生，未婚，因"双下肢麻木无力半年，记忆力和计算力下降 1 个月"入院。

半年前患者无明显诱因出现双下肢麻木无力，有踩棉花感伴步态不稳。无构音障碍、饮水呛咳及复视，无晨轻暮重。1 个月前出现记忆力和计算力下降。自患病以来，食欲、睡眠、大小便正常，体重无变化。既往史无特殊。无吸烟、饮酒史，否认氧化亚氮（笑气）、药物、毒物暴露史。父亲（52 岁）、母亲（50 岁）均身体健康，否认遗传病家族史。

【病史提问】

该患者的初步定位诊断如何考虑？

该患者表现为双下肢麻木无力，有踩棉花感伴步态不稳，定位诊断：颈膨大以下皮质脊髓束和后索，此外还需注意是否合并周围神经受累。该患者的记忆力和计算力下降，定位诊断：大脑半球皮质或皮质下。

二、体格检查

1. 一般内科查体　生命体征平稳，双眼角膜未查见 K-F 环，心、肺、腹未查见明显异常，皮肤黏膜未见毛细血管扩张，肌腱处未见腱黄瘤样肿大。

2. 神经系统查体　神志清楚，近期记忆力减退，计算力下降。脑神经（-）。双上肢肌张力正常，双下肢肌张力增高。双上肢肌力正常，双下肢肌力 4 级。双上肢腱反射（++），双侧膝反射（++++），双侧踝反射（-）。双侧 Hoffman 征（-），双侧 Babinski 征及其等位征（+）。双足浅感觉"袜套样"减退，双下肢深感觉消失。双侧跟 - 膝 - 胫试验欠稳准，Romberg 征（+）。余神经系统（-）。

【查体提问】

1. 结合患者的病史和查体，患者的定位诊断？初步考虑什么诊断？

结合病史和体征，定位诊断：颈膨大以下脊髓后索和侧索，双侧大脑半球皮质，周围神经。疾病呈进行性发展，定性诊断：遗传代谢病可能性大。初步诊断：脊髓病变伴认知障碍待诊。

2. 以脊髓后索和侧索受损为主的患者，需考虑哪些鉴别诊断？还需行哪些辅助检查？

脊髓后索和侧索受损的鉴别诊断如下：

（1）脊髓结构性疾病：脊髓栓系综合征、脊髓压迫症等，需完善 MRI 脊髓扫描。

（2）自身免疫性和炎症性疾病：系统性红斑狼疮、干燥综合征、抗磷脂综合征等，需完善相关免疫指标检测。

（3）感染性疾病：HTLV-1 所致热带痉挛性截瘫、HIV 脊髓病、脊髓型神经梅毒、神经系统莱姆病等，需完善相关感染指标检测。

（4）脑白质营养不良和脱髓鞘性疾病：多发性硬化（MS）、视神经脊髓炎谱系疾病（NMOSD）、X 连锁肾上腺脊髓神经病、球形细胞脑白质营养不良（克拉伯病）、异染性脑白质营养不良等，需完善 MRI 头及脊髓增强扫描，视觉诱发电位，血清及脑脊液的 AQP4、MOG、髓鞘碱性蛋白（myelin basic protein，MBP）、胶质纤维酸性蛋白（glial fibrillary acid protein，GFAP）抗体和寡克隆区带（OCB）检测，必要时完善相关基因检测。

（5）副肿瘤性脊髓病：需完善血清及脑脊液的副肿瘤综合征相关抗体检测。

（6）脊髓血管病：硬脊膜动静脉瘘等，需完善 MRI 脊髓血管增强扫描。

（7）代谢性或基于遗传背景的代谢性疾病：恶性贫血所致亚急性联合变性、晚发型甲基丙二酸血症（methylmalonic academia，MMA）、脑叶酸缺乏症、亚甲基四氢叶酸还原酶缺乏症、维生素 E 缺乏性脊髓病、肝性脊髓病、铜缺乏性脊髓病、氧化亚氮中毒、精氨酸酶缺乏症和尿素循环障碍、甘氨酸脑病 / 非酮症性高甘氨酸血症、生物素酶缺乏症、苯丙酮尿症、脑腱黄瘤病等。需完善相关代谢指标检测，必要时完善相关基因检测。

（8）其他累及脊髓的遗传病：某些亚型的脊髓小脑性共济失调（SCA）、遗传性痉挛性截瘫（HSP）、弗里德赖希共济失调（Friedreich ataxia）等，需完善相关基因检测。

三、辅助检查

1. **血常规**　红细胞计数 3.36×10^{12}/L（参考值：$4.3 \sim 5.8 \times 10^{12}$/L），血红蛋白 114g/L（参考值：130~175g/L），平均红细胞体积 102.7fl（参考值：82~100fl），平均红细胞血红蛋白含量 34.8pg（参考值：27~34pg），平均红细胞血红蛋白浓度 356g/L（参考值：316~354g/L）。

2. **血清维生素 B$_{12}$ 浓度**　95ng/L（参考值：180~914ng/L）；叶酸浓度、抗内因子抗体均正常。

3. **血同型半胱氨酸**　112.4μmol/L（参考值：<15μmol/L）。

4. **血生化、甲状腺功能及抗体、血氨、血乳酸、血维生素 B$_1$ 及维生素 E 水平、铜蓝蛋白、血免疫、血清 HTLV-1 抗体、梅毒及 HIV 等感染指标、肿瘤标志物、胸部 CT 扫描、甲状腺和腹部及泌尿系统彩超、胃肠镜、视觉诱发电位检查**，均正常。

5. **尿液有机酸综合分析**　甲基丙二酸 118.3μmol/L（参考值：0~4.0μmol/L），甲基枸橼酸 2.9μmol/L（参考值：0~0.7μmol/L）。

6. **血氨基酸和酰基肉碱谱分析**　丙酰肉碱（propionyl carnitine，C3）与乙酰肉碱（acetyl carnitine，C2）比值 0.57（参考值：0.02~0.20）。

7. **脑脊液检查未见异常**。血清和脑脊液的伯氏疏螺旋体抗体、AQP4、MOG、MBP、GFAP 抗体、OCB、副肿瘤综合征相关抗体检测，均未见异常。

8. **神经传导及肌电图**　双下肢周围神经损害，感觉和运动神经均受累，髓鞘和轴索混合性损害。

9. **MMSE** 为 24 分。

10. **MRI 头部扫描**　双侧大脑半球皮质萎缩。MRI 脊髓血管增强扫描：双侧胸髓侧索和后索呈 T$_2$ 像高信号病灶，无强化，未见脊髓血管畸形、栓系和压迫（图 4-1-9A、B）。

11. **征得知情同意后行基因检测**　全外显子组测序（WES）示 MMA 合并高同型半胱氨酸血症 cblC 型相关基因 *MMACHC* 的 4 号外显子存在复合杂合突变：c.567dupT（p.Ile190fs）和 c.482G>A（p.Arg161Gln）。前者源自其父亲，后者源自其母亲（图 4-1-9C）。

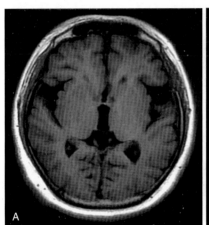
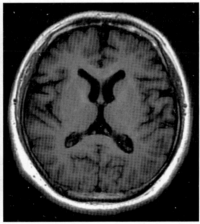
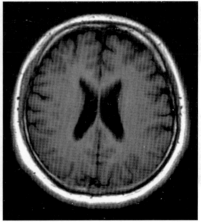
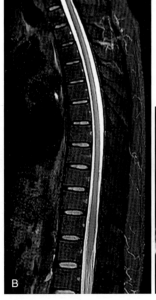
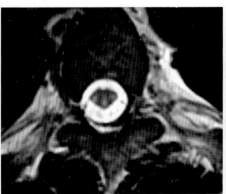
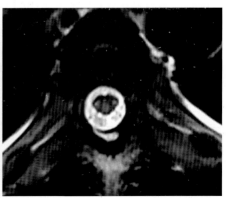

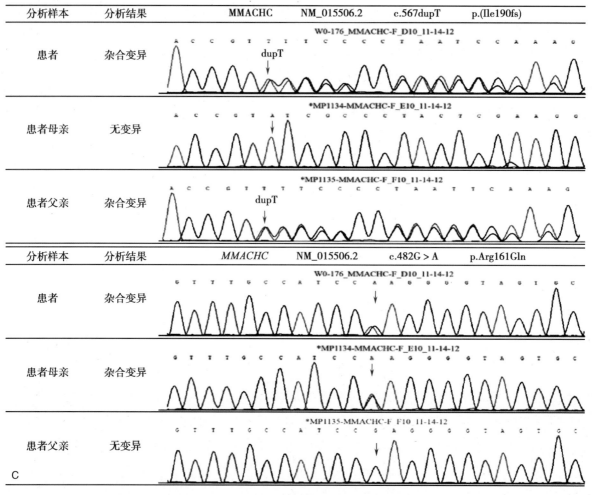

图 4-1-9　患者 MRI 及基因检测结果

A. 双侧大脑半球皮质萎缩；B. 双侧胸髓侧索和后索呈 T_2 像高信号病灶；C. 基因检测示 *MMACHC* 基因复合杂合突变。

【辅助检查提问】

1. 维生素 B₁₂ 缺乏的病因有哪些？

维生素 B_{12} 缺乏的病因包括：影响维生素 B_{12} 吸收等的疾病，如胃部疾病、小肠疾病、胰腺功能不全；摄入不足，如饮食限制的仅进食素食等；使用阻碍吸收的药物（新霉素、质子泵抑制剂、H_2 受体拮抗剂等）或毒物（氧化亚氮）；遗传性病因，如 MMA、维生素 B_{12} 选择性吸收障碍综合征（Imerslund-Gräsbeck syndrome）、转钴胺素 Ⅱ 缺乏症。

2. 高同型半胱氨酸血症的病因有哪些？

（1）非遗传性病因：营养不良、素食、长期吸烟或饮酒、慢性胃肠或肝胆疾病、肾病、恶性肿瘤、药物（避孕药、甲氨蝶呤）等。

（2）遗传性病因：详见表 4-1-5。其中，胱硫醚 β 合成酶缺乏症、亚甲基四氢叶酸还原酶缺乏症、甲硫氨酸腺苷转移酶缺乏症，表现为单纯高同型半胱氨酸血症；而钴胺素代谢障碍，则可导致 MMA 合并高同型半胱氨酸血症。

表 4-1-5　遗传性高同型半胱氨酸血症的病因

疾病	致病基因
胱硫醚 β 合成酶缺乏症	*CBS*
亚甲基四氢叶酸还原酶缺乏症	*MTHFR*
甲硫氨酸腺苷转移酶 Ⅰ/Ⅲ 缺乏症	*MAT1A*
甘氨酸 N- 甲基转移酶缺乏症	*GNMT*
S- 腺苷同型半胱氨酸水解酶缺乏症	*AHCY*
细胞内钴胺素代谢障碍	*MMACHC*
	MMADHC
	LMBRD1
	ABCD4
	HCFC1
	MTR
	MTRR
转钴胺素受体缺乏症	*CD320*
转钴胺素 Ⅱ 缺乏症	*TCN2*
遗传性叶酸吸收不良	*SLC46A1*
5,10- 亚甲基四氢叶酸脱氢酶缺乏症	*MTHFD1*

四、诊断

1. **定位诊断** 颈膨大以下脊髓后索和侧索,双侧大脑半球皮质,周围神经。

2. **定性诊断** 遗传代谢病。

3. **诊断** 合并型甲基丙二酸血症伴高同型半胱氨酸血症 cblC 型(combined methylmalonic acidemia and homocystinemia,cblC type)。

【诊断提问】

1. MMA 的定义及流行病学如何?发病机制是什么?

MMA 是一种常染色体隐性遗传性有机酸代谢病,系甲基丙二酰辅酶 A 变位酶(methyl malonyl CoA mutase,MCM)或其辅酶钴胺素(cobalamin,cbl,即维生素 B_{12})代谢缺陷所导致。根据酶缺陷类型分为 MCM 缺陷型(mut 型)及维生素 B_{12} 代谢障碍型(cbl型)两大类。mut 型又依据 MCM 酶活性完全或部分缺乏分为 mut^0 和 mut^- 亚型。cbl 型则包括 cblA、cblB、cblC、cblD、cblF 等亚型。还可根据是否伴高同型半胱氨酸血症,分为单纯型 MMA(isolated MMA)与合并型 MMA(combined MMA)。

中国大陆 MMA 患病率虽无确切数据,但依据新生儿串联质谱筛查结果估算出生发病率约 1/28 000。中国最常见的 MMA 类型是 cblC 型。

与单纯型 MMA 相关的基因有 5 个:*MUT*、*MMAA*、*MMAB*、*MCEE*、*MMADHC*。与合并型 MMA 相关的基因有 1 个:*MMACHC*。MCM 缺陷或维生素 B_{12} 代谢障碍时,甲基丙二酸、丙酸、甲基枸橼酸等代谢产物异常蓄积,可导致神经、肝、肾、骨髓等多系统受损发病。

2. MMA 的临床特点有哪些?

各年龄段 MMA 患者的临床表现存在差异。发病年龄越早,急性代谢紊乱和脑病表现往往越严重。

婴儿可在新生儿期出现喂养困难、呕吐、嗜睡、呼吸窘迫、体温过低、代谢性酸中毒、酮症、低血糖症、高氨血症、血细胞减少,病死率高。

儿童期发病者出生时正常,首次代谢危象的诱因包括感染、饥饿、疲劳、疫苗注射等应激因素或高蛋白饮食,如未及时诊疗可导致发育迟滞,并伴发神经、血液、肝、肾、皮肤系统受累。

晚发型成人患者,以急性或慢性神经系统症状(痉挛性截瘫、共济失调、癫痫、智能减退、脊髓病变、肌张力障碍、周围神经病)、精神心理异常、肾损伤、造血异常、血栓栓塞性疾病为首发症状。

3. MMA 如何诊断?

MMA 的诊断,需结合临床表现、实验室检查、基因检测,综合加以判断。对符合上述临床特点的患者,除外其他病因后,临床疑诊 MMA 时,血氨基酸和酰基肉碱谱分析显示 C3 增高,游离肉碱(carnitine,C0)降低,C3/C0 比值增高,C3/C2 比值增高;尿有机酸综合分析显示甲基丙二酸和甲基枸橼酸水平显著增高,高度提示 MMA 的诊断。基因诊断是 MMA 诊断的"金标准",为避免遗漏可选择 WES。

五、治疗经过

该患者未出现急性代谢失代偿,给予长期治疗管理以减少并加速清除毒性代谢产物。

1. 维生素 B_{12} 注射液,1mg/ 次,每日 1 次,肌内注射,提升细胞内钴胺素浓度,增强 *MMACHC* 基因突变致异常酶蛋白的活性。

2. 叶酸,5mg/ 次,每日 2 次,口服,激活同型半胱氨酸重甲基化旁路途径。

3. 甜菜碱,1g/ 次,每日 3 次,口服,加速同型半胱氨酸转化为甲硫氨酸。

4. 左卡尼汀口服液,1g/ 次,每日 3 次,口服,促进酸性代谢产物排出。

5. 维生素 B_6,10mg/ 次,每日 2 次,口服,促进同型半胱氨酸转化为胱硫醚。

6. 避免饥饿、感染等代谢危象诱因,告知遗传咨询的重要性。

7. 与单纯型 MMA 需饮食限制甲硫氨酸、奇数链脂肪酸、缬氨酸、异亮氨酸和苏氨酸的摄入不同,合并型 MMA 经饮食限制可能加重甲硫氨酸的缺乏。故本例合并型 MMA 患者未加以饮食限制,嘱患者定期随访并复查相关指标,评估治疗反应。

【治疗提问】

MMA 的治疗手段有哪些?

1. **急性代谢失代偿期治疗** 补液,纠正酸中毒、低血糖和电解质紊乱。通过饮食限制来减少甲基丙二酸产生。必要时经腹膜透析或血液透析去除毒性代谢物。

2. **长期治疗**

(1)对维生素 B_{12} 反应型 MMA 者,维生素 B_{12} 每日肌内注射 1mg,羟钴胺优于氰钴胺。合并型 MMA 者,还需口服甜菜碱 100~500mg/(kg·d),降低血同型半胱氨酸,辅以左卡尼汀 50~100mg/(kg·d)、叶酸 5~10mg/d,以及维生素 B_6 10~30mg/d 治疗。

(2)对维生素 B_{12} 无反应型 MMA 者,以饮食限制治疗为主。还需长期口服左卡尼汀 50~200mg/(kg·d),将 C0 维持于 50~100μmol/L。

3. **对症治疗** 对合并癫痫者,给予抗癫痫药物。

4. 遗传咨询 为患者及其家属提供遗传咨询，对高风险胎儿行产前诊断。

六、随访及预后

治疗 3 个月后，患者记忆力和计算力恢复正常，双下肢麻木无力消失，可正常行走。复查血液学及血尿有机酸代谢指标均恢复正常。因此，该患者为维生素 B_{12} 反应型 MMA，将维生素 B_{12} 注射液调整为 1mg/ 次，隔日 1 次，肌内注射，余治疗不变，仍嘱定期随诊。

【预后提问】

MMA 患者的预后如何？

早期接受治疗的 MAA 患者，虽可能遗留不同程度的系统性损害，但总体预后良好。一般而言，发病早、mut 型、维生素 B_{12} 无反应型 MMA 患者，预后较差；维生素 B_{12} 反应型 MMA 患者，预后较好。

（赵 璧 商慧芳）

推荐阅读文献

HUEMER M, DIODATO D, SCHWAHN B, et al. Guidelines for diagnosis and management of the cobalamin-related remethylation disorders cblC, cblD, cblE, cblF, cblG, cblJ and MTHFR deficiency. J Inherit Metab Dis, 2017, 40 (1): 21-48.

第十节 自身免疫性脑炎

> 关键词：自身免疫性脑炎；抗神经细胞抗体；N- 甲基 -D- 天冬氨酸受体；免疫治疗

一、病史摘要

患者，女性，24 岁，学生，未婚，因"记忆力下降 10 日，精神行为异常 3 日"入院。

10 日前，患者无明显诱因出现记忆力下降。3 日前，出现胡言乱语、攻击行为，伴视幻觉和听幻觉。1 日前，出现发作性意识丧失，伴四肢抽搐、双眼凝视、牙关紧闭、口吐白沫，共发作 3 次，每次持续 1~3 分钟，发作后意识逐渐恢复但无法追忆发作过程。自患病以来，无发热，食欲、睡眠差，大小便正常。既往史及家族史无特殊。无吸烟、饮酒史，无药物、毒物接触史，近期无疫苗接种史，无昆虫叮咬或动物接触史。

【病史提问】

该患者的初步定位诊断如何考虑？

该患者表现为亚急性起病的记忆力下降和精神行为异常、癫痫发作，故定位诊断：大脑半球皮质受累的可能性大。

二、体格检查

1. 一般内科查体 生命体征平稳，双眼角膜未查见 K-F 环，心、肺、腹未查见明显异常体征，浅表淋巴结未扪及肿大，双下肢无水肿。

2. 神经系统查体 神志不清，时间、人物、地点定向力障碍，近期记忆力下降，注意力集中困难，部分对答不切题，引出视幻觉和听幻觉。脑神经（-）。四肢肌张力正常、肌力 5 级，腱反射对称。双侧 Babinski 征及其等位征（-）。颈软，脑膜刺激征（-）。余神经系统查体无法配合完成。

【查体提问】

1. 结合患者的病史和查体，定位诊断如何考虑？初步诊断应考虑什么？

患者神志不清，时间、人物、地点定向力障碍，近期记忆力下降，注意力集中困难，部分对答不切题，引出视幻觉和听幻觉。有痫性发作史，定位：大脑半球皮质。亚急性起病的高级神经功能障碍伴癫痫发作，定性诊断应考虑炎症、感染或脑病。患者无发热、无基础疾病，感染或脑病的可能小，但需结合辅助检查进一步排除；考虑有炎症，需要结合辅助检查进一步明确，因此目前初步考虑：自身免疫性脑炎（autoimmune encephalitis，AE）。

2. AE 需考虑哪些鉴别诊断和完善哪些辅助检查？

需要与感染性疾病，如病毒、真菌、分枝杆菌及其他细菌、梅毒和其他螺旋体等中枢神经系统感染，以及克 - 雅病（Creutzfeldt-Jakob disease）、代谢性脑病、中毒性脑病相鉴别；病史询问包括发热、感染中毒症状、合并基础疾病、毒物或药物接触史、遗传家族史等，有助于定性诊断，但也需要血或脑脊液的病原学检查，血生化、免疫学检查，必要时进行维生素、毒物检测及有机酸代谢物筛查等。血和脑脊液自身免疫相关抗体和副肿瘤相关抗体检测有助于明确 AE 等致病原因和排除副肿瘤性脑炎。

此外，MRI 头部扫描有助于明确 AE 病变部位，也有助于排除颅内占位性病变或血管性疾病。脑电图评估脑电活动、癫痫波，以及发现 AE 特异的脑电图表现（见辅助检查）。必要时，还需完善脑脊液宏基因组学第二代测序排除罕见感染。此外还可行 PET 扫描,明确有无潜在肿瘤。

三、辅助检查

1. 血常规、肝肾功能、血糖、甲状腺激素及抗体、血氨、血乳酸、铜蓝蛋白、血维生素 B_1 水平、血维生素 E 水平、血清维生素 B_{12} 浓度、血同型半胱氨酸、血清叶酸浓度、抗内因子抗体水平、梅毒、HIV、血沉、血免疫、肿瘤标志物等检查,均正常。

2. 胸、腹部及盆腔 CT 增强扫描未见异常。

3. 妇科、泌尿系统、甲状腺和乳腺彩超检查未见异常。

4. MRI 脑血管增强及轴冠矢位增强扫描未见异常。

5. **脑电图**　在节律性 1~3Hz 的 δ 活动上重叠有 20~30Hz 的快 β 活动,呈特征性的"极度 δ 刷(extreme delta brush)"(图 4-1-10)。

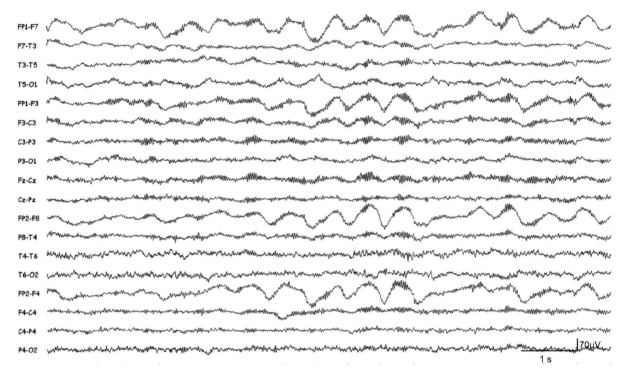

图 4-1-10　患者脑电图见"极度 δ 刷"

6. 脑脊液压力正常,脑脊液细胞计数、生化、涂片及墨汁染色、IgG 指数、mNGS 检查,未见异常。

7. 血清和脑脊液的副肿瘤综合征相关抗体检测均为阴性。

8. 血清和脑脊液的自身免疫性脑炎相关抗体检测示:血清和脑脊液抗 N- 甲基 -D- 天冬氨酸受体(N-methyl-D-aspartate receptor,NMDAR)抗体均阳性,滴度分别为 1∶32 和 1∶100。

9. 全身 PET/CT 扫描未发现潜在肿瘤。

【辅助检查提问】

1. 抗 NMDAR 脑炎的辅助检查特点有哪些?

抗 NMDAR 脑炎患者的辅助检查特点如下:

(1)脑脊液检查:脑脊液压力、白细胞计数、蛋白含量正常或轻度升高,脑脊液抗 NMDAR 抗体阳性。脑脊液 IgG 抗体检测的诊断灵敏度及特异度高,仅检测血清可能出现假阳性和假阴性结果。

(2)影像学检查:大多数头部 MRI 正常,或于皮质或皮质下见点片状 FLAIR 像高信号;部分患者的边缘系统于 FLAIR 像见高信号。

(3)脑电图检查:多呈弥漫或多灶的慢波,癫痫波少见。"极度 δ 刷"是较为特异性的脑电改变。

(4)潜在肿瘤检查:男性很少发现肿瘤。青年女性常检出卵巢畸胎瘤,发生率为 14.3%~47.8%。其他肿瘤包括睾丸生殖细胞瘤、纵隔畸胎瘤、小细胞肺癌、霍奇金淋巴瘤、卵巢囊腺纤维瘤、神经母细胞瘤。有时需进行全身 PET 扫描。

2. 结合临床表现和辅助检查,如何诊断抗 NMDAR 脑炎?

抗 NMDAR 脑炎是由抗 NMDAR 抗体介导的自身免疫性脑炎,是 AE 最主要的类型。急性起病,常于数周内达高峰,可伴发热和头痛等前驱症状。依据 2016 年的 Graus 与 Dalmau 标准,确诊抗 NMDAR 脑炎需符合以下 3 个条件:

（1）下列 6 项主要症状中的 1 项或多项：精神行为异常或认知障碍；言语障碍；癫痫发作；运动障碍 / 不自主运动；意识水平下降；自主神经功能障碍或者中枢性低通气。

（2）抗 NMDAR 抗体阳性：建议以脑脊液基于细胞底物的实验法（cell-based assay，CBA）抗体阳性为准。若仅有血清标本可供检测，除了 CBA 结果阳性外，还需采用基于组织底物的实验与培养神经元进行间接免疫荧光法检测予以最终确认，且低滴度的血清阳性（1∶10）不具有确诊意义。

（3）合理排除其他病因。

四、诊断

1. **定位诊断**　双侧大脑半球。
2. **定性诊断**　自身免疫性疾病。
3. **诊断**　自身免疫性脑炎（AE）：抗 NMDAR 脑炎。

【诊断提问】

1. AE 的定义及流行病学如何？发病机制是什么？

AE 泛指一类由自身免疫机制介导的脑炎，包括：与抗神经元细胞表面 / 突触蛋白抗体相关的脑炎综合征，即通常意义上的 AE；与抗神经元细胞内蛋白（即肿瘤神经元蛋白）抗体有关的经典的副肿瘤性脑炎综合征。此外，急性播散性脑脊髓炎、Bickerstaff 脑干脑炎等也属于广义上的 AE 范畴。

AE 占脑炎患者的 10%~20%，估算年发病率约为 1/10 万。AE 主要通过体液或细胞免疫反应介导中枢神经系统导致损伤，抗细胞表面蛋白抗体往往具有明确的致病性。抗 NMDAR 脑炎约占 AE 的 80%，其次为富亮氨酸胶质瘤失活 1 蛋白（leucine rich glioma inactivated 1，LGI1）抗体相关脑炎与抗 γ- 氨基丁酸 B 型受体（gamma-aminobutyric acid B receptor，GABA$_B$R）抗体相关脑炎等。AE 相关的抗神经细胞抗体见表 4-1-6。

表 4-1-6　自身免疫性脑炎（AE）相关的抗神经细胞抗体

分类	抗原	抗原位置	脑炎综合征	肿瘤的比例	主要肿瘤类型
抗细胞表面抗原抗体	NMDAR	神经元细胞膜	抗 NMDAR 脑炎	因性别、年龄而异	卵巢畸胎瘤
	AMPAR	神经元细胞膜	LE	65%	胸腺瘤，小细胞肺癌
	GABA$_B$R	神经元细胞膜	LE	50%	小细胞肺癌
	LGI1	神经元细胞膜	LE	5%~10%	胸腺瘤
	CASPR2	神经元细胞膜	莫旺综合征、LE	20%~50%	胸腺瘤
	DPPX	神经元细胞膜	脑炎，多伴腹泻	<10%	淋巴瘤
	IgLON5	神经元细胞膜	脑病合并睡眠障碍	0%	—
	GlyR	神经元细胞膜	PERM	<10%	胸腺瘤
	GABA$_A$R	神经元细胞膜	脑炎	<5%	胸腺瘤
	mGluR5	神经元细胞膜	脑炎	70%	霍奇金淋巴瘤
	D2R	神经元细胞膜	基底节脑炎	0%	—
	neurexin-3α	神经元细胞膜	脑炎	—	—
	MOG	少突胶质细胞膜	ADEM 等	0%	0%
	AQP4	星形胶质细胞膜	间脑炎	—	—
	GQ1b	轴索细胞膜	Bickerstaff 脑干脑炎	—	—
抗细胞内抗原抗体	Hu	神经元细胞核	LE	>95%	小细胞肺癌
	Ma2	神经元细胞核仁	LE	>95%	精原细胞瘤
	GAD	神经元胞质	LE	25%	胸腺瘤，小细胞肺癌
	amphiphysin	神经元胞质	LE	46%~79%	小细胞肺癌，乳腺癌
	CV2	少突胶质细胞胞质	LE	86.5%	小细胞肺癌，胸腺瘤

注：部分抗体也与其他神经综合征相关，如僵人综合征、亚急性小脑变性、感觉神经元神经病等。

NMDAR，N- 甲基 -D- 天冬氨酸受体；AMPAR，α- 氨基 -3- 羟基 -5- 甲基 -4- 异唑受体；LE，边缘性脑炎；GABA$_A$R，γ- 氨基丁酸 A 型受体；CASPR2，接触蛋白相关蛋白 2；DPPX，二肽基肽酶样蛋白 -6；IgLON5，；GlyR，甘氨酸受体；PERM，伴有肌强直与肌阵挛的进行性脑脊髓炎；mGluR5，代谢型谷氨酸受体 5；D2R，多巴胺 2 型受体；neurexin-3α，神经连接蛋白 -3α；MOG，髓鞘少突胶质糖蛋白；ADEM，急性播散性脑脊髓炎；AQP4，水孔蛋白 4 GQ1b；Hu，神经细胞抗原；GAD，谷氨酸脱羧酶；amphiphysin，双载蛋白；"—" 表示无相关性或者无数据。

2. AE 的临床表现有哪些?

AE 的症状广泛,主要包括精神行为异常、认知障碍、痫性发作、言语障碍、运动障碍、意识水平下降和自主神经功能障碍等。也可出现其他症状,如睡眠障碍、中枢神经系统局灶性损害(脑干及小脑症状)、周围神经和神经肌肉接头受累(莫旺综合征、肌无力综合征)等。此外,抗二肽基肽酶样蛋白 -6(dipeptidyl-peptidase-like protein-6,DPPX)抗体相关脑炎常伴有腹泻。

3. AE 的诊断标准是什么?

2017 年中华医学会发布了 AE 诊断标准(详见《中国自身免疫性脑炎诊治专家共识》)。

诊断条件,包括临床表现、辅助检查、确诊实验与排除其他病因 4 个方面:

(1)临床表现:急性或亚急性起病(<3 个月),具备以下 1 个或多个神经精神症状或临床综合征。边缘系统症状:近事记忆减退、癫痫发作、精神行为异常,3 个症状中的 1 个或者多个;脑炎综合征:弥漫或多灶性脑损害的表现;基底节和 / 或间脑 / 下丘脑受累的表现;精神障碍且不符合非器质疾病。

(2)辅助检查:具有以下 1 个或多个辅助检查(脑脊液、神经影像或电生理)发现,或合并相关肿瘤。

脑脊液异常:白细胞增多(>5×106/L),或呈淋巴细胞性炎症,或 OB 阳性。

神经影像或电生理异常:MRI 显示边缘系统 T2/FLAIR 异常信号,也可其他区域(除外非特异性白质改变和卒中);或 PET 显示边缘系统高代谢改变,或多发的皮质和 / 或基底节高代谢;或脑电图异常:局灶性癫痫或癫痫样放电(位于颞叶或颞叶以外),或弥漫或多灶分布的慢波节律。

与 AE 相关的特定类型肿瘤,如边缘性脑炎合并小细胞肺癌,抗 NMDAR 脑炎合并畸胎瘤。

(3)确诊实验:抗神经元表面抗原的自身抗体阳性。CBA 有较高特异度和灵敏度。应尽量对配对的脑脊液与血清进行检测,脑脊液与血清的起始稀释滴度分别为 1:1 与 1:10。

(4)合理排除其他病因。

诊断标准,包括可能的 AE 与确诊的 AE:

(1)可能的 AE:符合上述诊断条件的(1)、(2)、(4)条。

(2)确诊的 AE:符合上述全部四条诊断条件。

五、治疗经过

1. 免疫球蛋白,0.4g/(kg·d),每日 1 次,静脉滴注,共 5 日。

2. 甲泼尼龙,1 000mg/ 次,每日 1 次,静脉滴注,连用 3 日,之后减为 500mg/d,连用 3 日;然后改为醋酸泼尼松,1mg/(kg·d),每日 1 次,口服,2 周后,每 2 周递减 5mg。

3. 左乙拉西坦,500mg/ 次,每日 2 次,口服,控制癫痫。

4. 奥氮平,5mg/ 次,每日 1 次,口服,改善精神障碍。

5. 治疗 2 周后,患者高级神经功能恢复正常,无癫痫再发。停服奥氮平,予吗替麦考酚酯,500mg/次,每日 2 次,口服,启动长程免疫治疗,嘱定期随诊。

【治疗提问】

AE 的治疗手段有哪些?

AE 治疗手段如下:

1. 免疫治疗分为一线、二线和长程治疗

(1)一线治疗包括糖皮质激素、IVIg 和血浆置换。

(2)二线治疗包括利妥昔单抗与静脉滴注环磷酰胺,用于一线治疗效果欠佳者。

(3)长程治疗包括吗替麦考酚酯和硫唑嘌呤等,主要用于复发患者,也可用于一线治疗效果不佳者、肿瘤阴性的抗 NMDAR 脑炎患者。

2. 肿瘤治疗,应尽快针对恶性肿瘤治疗。抗 NMDAR 脑炎患者一经发现卵巢畸胎瘤,应尽快切除。

3. 对症治疗,如控制癫痫、精神症状等。

4. 康复、营养、呼吸等支持治疗。

六、随访及预后

一年半随访期间,患者未复发。嘱每年复查排除潜在肿瘤可能。

【预后提问】

1. AE 的复发情况如何?

AE 患者在症状好转或稳定 2 个月以上而重新出现症状,或者症状加重(改良 Rankin 评分增加 1 分及以上),应视为 AE 复发。肿瘤阴性患者和未应用二线免疫治疗的 AE 患者,复发率较高。

2. AE 患者的预后如何?

AE 总体预后良好,尤其是早期接受免疫治疗和非重症的 AE 患者。抗 NMDAR 脑炎患者病死率为 2.9%~9.5%。抗 LGI1 抗体相关脑炎患者病死率约 6%。抗 GABA$_B$R 抗体相关脑炎合并小细胞肺癌者预后较差。

(商慧芳　赵　璧)

推荐阅读文献

TREWIN B P, FREEMAN I, RAMANATHAN S, et al. Immunotherapy in autoimmune encephalitis. Curr Opin Neurol, 2022, 35 (3): 399-414.

第十一节　腓骨肌萎缩症

> 关键词：腓骨肌萎缩症；肌萎缩；肌无力；*PMP22* 基因

一、病史摘要

患者，男性，45 岁，工人，已婚，因"进行性四肢无力伴萎缩 10 年"入院。

10 年前患者无明显诱因出现双下肢无力伴肌肉萎缩，跑步困难，上下楼费力。症状逐渐加重，出现走平路困难，易摔跤，影响日常工作和生活。4 年前出现双手无力伴肌肉萎缩，持筷困难，写字困难，不能完成系鞋带、扣纽扣等精细动作，经常感到手脚麻木冰凉，冬天时明显。自幼运动能力比同龄人差，体育成绩差。患病以来，精神、睡眠、食欲、大小便正常，体重无明显下降。无吸烟和饮酒史，无药物中毒及毒物接触史。母亲、两个姐姐、两个外甥女均有类似病史。

【病史提问】

1. 以四肢肌无力和肌肉萎缩为主要临床表现，患者定位诊断应如何考虑？

应明确是上运动神经元（UMN）还是下运动神经元（LMN）病变，或二者并存（见本章第一节）。下运动神经元系统可排除肌肉和神经肌肉接头病变，因为这两个部位的病变，通常为对称性近端为主的无力，神经肌肉接头病变常有波动性。除询问无力症状分布外，还应注意是否合并感觉障碍及其分布特点，以及是否有大小便功能障碍，这有助于区别周围神经和脊髓病变。该患者可以排除脊髓病变，因其不伴有大小便功能障碍和感觉平面受损症状。结合患者手脚冰冷麻木，需要结合后续神经查体，以帮助外周神经感觉纤维受累的定位。患者无肢体僵硬表现，可初步排除 UMN 病变，但需要后续查体证实。

2. 对于周围神经病患者，病史问诊的要点是什么？

应详细询问的内容如下：

（1）周围神经运动、感觉和自主神经损害的表现，可将其分为运动为主型、感觉为主型及混合型；根据损害部位分为单神经病、多数单神经病、多发性神经病、神经丛病。

（2）起病年龄、起病缓急程度、进展情况、起病诱因，有助于定性诊断。

（3）既往疾病史，如糖尿病史、药物服用史和毒物接触史、大量饮酒史，有助于定性诊断中明确获得性病因；家族史，有助于明确遗传性病因。

二、体格检查

1. 一般内科查体　生命体征平稳，心、肺、腹未查见明显异常体征，浅表淋巴结未触及肿大，四肢无水肿。

2. 神经系统查体　神志清楚，语言清晰，高级精神活动未见异常。脑神经检查未见异常。双上肢远端肌肉萎缩，双手第一骨间肌萎缩明显，见"猿手"（图 4-1-11A）；双下肢远端肌肉萎缩，见"鹤腿"（双大腿下 1/3 以下肌肉明显萎缩，呈倒酒瓶状）、"弓形足"（图 4-1-11B、C）。四肢肌张力正常。双上肢近端肌力 5 级，远端肌力 3 级；双下肢近端肌力 5 级，左下肢远端肌力 1 级，右下肢远端肌力 2 级。双手指鼻试验稳准，双侧跟 - 膝 - 胫试验阳性。行走呈跨阈步态。双下肢远端痛觉和振动觉减退。四肢腱反射消失。双侧病理征阴性。余神经系统（-）。

【查体提问】

1. 结合患者的病史和查体，初步考虑什么诊断？

患者四肢远端对称性 LMN 性瘫痪（四肢远端肌肉无力和萎缩、腱反射消失、病理征阴性），双下肢远端痛觉和振动觉减退，定位诊断：周围神经（运动 + 感觉）。

患者慢性起病，病程长，无糖尿病、肿瘤病史，无药物中毒和毒物接触史，无烟酒嗜好，其母亲、两个姐姐及两个外甥女有类似病史，定性诊断：遗传性疾病。

初步诊断：遗传性周围神经病，腓骨肌萎缩症（Charcot-Marie-Tooth disease，CMT）首先考虑。

2. 该患者需要考虑哪些鉴别诊断？还需要进行哪些辅助检查明确诊断？

CMT 的鉴别诊断包括各种病因导致的获得性周围神经病，及其他具有周围神经病临床表现的遗传病（表 4-1-7）。

CMT 与获得性周围神经病的鉴别需完善血常规、血生化、肿瘤及免疫指标、血清蛋白电泳、血和尿重金属、感染性病原体（梅毒、HIV 等）脑脊液常规、脑脊液生化和相关抗体、神经传导与肌电图检查等。与遗传性病因鉴别时，在征得患者知情同意后，可选择多重连接探针扩增（MLPA）、全外显子组测序（WES），甚至动态突变及全基因组测序（WGS）等协助确诊。

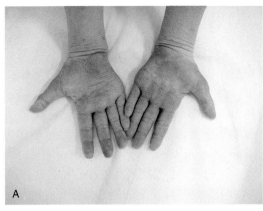
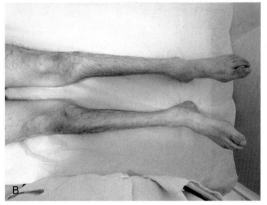
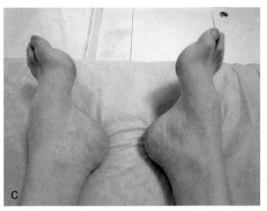

图 4-1-11　腓骨肌萎缩症患者典型体征
A. 猿手；B. 鹤腿；C. 弓形足。

表 4-1-7　腓骨肌萎缩症（CMT）的鉴别诊断

CMT 的鉴别诊断谱	鉴别依据
慢性炎性脱髓鞘性多发性神经根神经病	脑脊液蛋白 - 细胞分离，神经传导测定显示传导阻滞或异常波形离散，激素治疗有效
POEMS 综合征	多系统受累症状，M 蛋白血症，脏器肿大
远端遗传性运动神经病	无感觉障碍，肌电图示感觉神经传导正常
远端型肌营养不良	肌肉活检和肌电图示肌源性损害
遗传性感觉和自主神经病	感觉障碍突出，有溃疡、骨坏死和远端截肢
遗传性压迫易感性神经病	反复发作，自行缓解，肌电图示易卡压的神经受累
家族性淀粉样多发性神经病	发病年龄较晚，感觉症状突出，多系统受累

三、辅助检查

1. 血常规、肝肾功能、血糖、肌酶、甲状腺激素及抗体、免疫指标、肿瘤标志物及副肿瘤抗体、血清肌酸激酶、维生素 B_{12}、同型半胱氨酸、免疫蛋白电泳、毒物筛查，均未见异常。

2. **脑脊液检查**　常规和生化均正常，抗神经节苷脂抗体（−）。

3. **MRI 头及腰椎扫描**　均未见异常。

4. **肌电图**　上下肢周围神经损害，感觉运动纤维均受累，明显脱髓鞘为主伴轴索损害。

5. 征得患者知情同意后，应用 MLPA 技术发现患者 *PMP22* 基因存在大片段重复变异。

【辅助检查提问】

1. **CMT 患者的肌电图表现及临床分型如何？**

CMT 患者的肌电图主要表现为四肢对称性多发性周围神经病变，呈长度依赖性改变，运动和感觉神经传导速度和/或波幅明显下降。基于正中神经运动传导速度为主的神经电生理发现,分为3种临床类型,大部分为脱髓鞘型,1/3为轴索型(表4-1-8)。

表4-1-8 腓骨肌萎缩症(CMT)的临床分型

CMT 分型	肌电图	神经病理
脱髓鞘型(CMT1/CMT4)	神经传导速度减低(正中神经运动传导速度<38m/s)	显著的髓鞘异常(节段性脱髓鞘,呈"洋葱头"样改变)
轴索型(CMT2)	神经传导速度正常或轻度减慢(正中神经运动传导速度>38m/s)	慢性轴索变性和再生(轴索变性和有髓纤维减少)
中间型(CMTI)	正中神经传导速度介于25~45m/s	兼具脱髓鞘和轴索变性特点

2. CMT 的基因诊断策略是什么?

CMT1A 是最常见的类型,占 CMT1 的 60%~70%,*PMP22* 基因拷贝数变异(CNV)是最常见突变类型。若怀疑常染色体显性遗传性脱髓鞘型 CMT,首先用 MLPA 技术筛查 *PMP22* 基因 CNV,结果阴性者再用第二代测序技术(目前使用最多的方法为 WES)筛查其他基因突变。90% 的 CMT 患者主要由四个基因(*PMP22*、*GJB1*、*MPZ*、*MFN2*)突变所致。

四、诊断

1. **定位诊断** 周围神经。
2. **定性诊断** 遗传性疾病。
3. **诊断** 腓骨肌萎缩症 1A 型(CMT 1A)。

【诊断提问】

1. CMT 的定义及流行病学如何? 可能发病机制是什么?

CMT 是 1886 年因 Jean-Martin Charcot、Pierre Marie 和 Howard Tooth 首先报道了这种缓慢进展的腓骨肌萎缩患者而被命名,又称遗传性运动感觉神经病(hereditary motor-sensory neuropathy,HMSN),是一组最常见的同时累及周围运动神经和感觉神经,具有高度临床和遗传异质性的遗传性周围神经病。其发病率约为 1/2 500。其中以常染色体显性遗传最常见,还有常染色体隐性遗传、X 连锁显性遗传和 X 连锁隐性遗传。CMT 的发病机制十分复杂,目前已报道的 CMT 致病基因中,大部分是对髓鞘和轴突的形成和维持起重要作用(*PMP22*、*GJB1*、*MPZ*),还有部分基因参与细胞内的物质运输过程(*SH3TC2*、*MFN2*)。

2. CMT 的诊断标准是什么?

根据临床特点、电生理特点及家族史可以作出临床诊断:

(1)一般有明确家族史,但无家族史不能排除诊断。

(2)有典型的临床特征,儿童或青春期起病的肢体远端缓慢进行性无力和肌肉萎缩,远端感觉减退或丧失,可见特征性猿手、鹤腿、弓形足、锤状趾等。

(3)电生理检查示广泛性周围神经脱髓鞘或轴索损害,运动和感觉同时受累。

(4)通过血清学、脑脊液、神经活检等检查,排除其他获得性周围神经病。

(5)CMT 的最终确诊和分型依靠基因检测。

除以上共同的临床表现外,部分患者可出现特定的临床表型(表4-1-9)。

表4-1-9 腓骨肌萎缩症(CMT)临床表型的异质性

临床特征	基因	临床特征	基因
脑白质异常	*GJB1*、*NDRG1*、*MFN2*、*INF2*	声带麻痹	*TRPV4*、*GDAP1*、*MPZ*、*MTMR2*、*MFN2*、*IGHMBP2*
锥体束受累	*MFN2*、*GDAP1*、*BSCL2*、*REEP1*、*SETX*、*DYNC1H1*、*NEFL*、*KIF5A*	主要累及上肢	*GARS*、*HSPB8*、*TFG*、*BSCL2*
智力缺陷	*AIFM1*	感觉异常和溃疡	*RAB7*
耳聋	*MPZ*、*PMP22*、*NEFL*、*MPZ*、*GJB1*、*NDRG1*、*SH3TC2*、*PRPS1*	脊柱侧凸	*SH3TC2*、*FGD4*、*PRX*、*GARS*、*GDAP1*、*HSPB8*
视神经炎	*MFN2*	肌酸激酶增高、高血脂、糖尿病	*TFG*、*NEFL*
视神经萎缩	*MFN2*、*PRPS1*、*AIFM*	白内障	*CTDP1*、*DNM2*
瞳孔异常	*MPZ*	刀刺样疼痛	*SBF2*、*RAB7*、*MPZ*
青光眼	*SBF2*	年龄相关黄斑变性	*FBLN5*

五、治疗经过

1. 给予甲钴胺、维生素 B_1 营养神经，硫辛酸抗氧自由基对症治疗。

2. 嘱患者加强肢体功能训练，避免过重的体力劳动。

【治疗提问】

CMT 的治疗手段主要有哪些？

CMT 尚无特效治疗手段，主要是对症和支持治疗，加强肢体功能训练，避免应用对周围神经有损害的药物。足畸形者可通过手术或穿矫正鞋来改善行走能力。治疗 CMT1 A 的新药 PXT3003，可靶向下调 PMP22 蛋白的表达，国外Ⅲ期临床试验已展示出其治疗前景。

六、随访及预后

确诊后 2.5 年，患者双下肢无力感有所加重，但仍能独立行走。

【预后提问】

CMT 患者的预后如何？

大部分 CMT 患者的病情进展缓慢，后期仍可保持行走能力，预期寿命通常不受影响。

（吴志英　董海林）

推荐阅读文献

YIU E M, BRAY P, BAETS J, et al. Clinical practice guideline for the management of paediatric Charcot-Marie-Tooth disease. J Neurol Neurosurg Psychiatry, 2022, 93 (5): 530-538.

第十二节　先天性肌强直

> 关键词：先天性肌强直；肌强直；肌肥大；离子通道

一、病史摘要

患者，男性，17 岁，学生，因"行动笨拙、肌肉僵硬 10 余年"入院。

12 年前（5 岁时）患者开始行动笨拙，走路缓慢，坐位起立困难。11 年前（6 岁时）发现肌酸激酶水平轻度升高，病情缓慢进展，逐渐出现进餐时张闭口困难，打哈欠后不能立即闭嘴，打喷嚏后不能立即睁眼，起步行走易于突然跌倒。7 年前（10 岁时）开始言语不清。症状在冬天重于夏天，寒冷环境下症状加重。自患病以来，精神、食欲、睡眠尚可，大小便正常。既往史无特殊。无吸烟、饮酒史，无药物、毒物接触史。家族史：曾祖父母为表兄妹，父母体健。

【病史提问】

1. 如何从临床表现区别肌僵直（rigidity）、肌强直（myotonia），对应的发病机制有什么不同？

肌僵直指被动运动关节时阻力增加，阻力大小一致，而且阻力大小基本不受被动运动的速度和力量影响，类似"铅管样"。四肢、躯干、颈部肌僵直，可使患者出现特殊的屈曲姿势，表现为头部前倾、躯干俯屈、上肢肘关节屈曲，腕关节伸直，下肢髋、膝关节略弯曲，也可致"冻结步态"。主要是黑质 - 纹状体通路损害所致。

肌强直是指骨骼肌在随意收缩或受物理刺激收缩后不易立即放松，电刺激、机械刺激时肌肉兴奋性增高，重复收缩或重复刺激后骨骼肌松弛，症状消失。肌强直也可表现为肢体僵硬，动作笨拙，久坐不能立即站立，起步困难，但突出特征为握手后不能松开，重复运动后症状减轻，叩击肌肉可见肌球。见于强直性肌肉疾病，特别是离子通道病。

2. 临床疑诊肌强直，如何询问病史？

病史询问的重点包括以下几方面：

（1）首先从病史上确定是否是肌强直，与肌僵直、肌痉挛、肌阵挛等鉴别。

（2）询问是否存在相关的诱发因素和加重缓解因素，如重复运动是否减轻，遇冷是否加重。

（3）是否存在伴随症状，如肌无力、肌萎缩、肌痛、出汗异常，这些症状的出现可能提示强直性肌营养不良（myotonic dystrophy，DM）、神经性肌强直或代谢性肌肉病等。

（4）家族成员发病情况，以明确是否为遗传性病因及其遗传模式。

3. 肌强直的神经系统查体应注意哪些问题？

神经系统查体时应该注意以下方面，为疾病的诊断缩小搜索范围：

（1）确定是否为肌强直，如检查是否出现用力握拳不能立即放松、叩击存在"肌球"。

（2）是否存在肌无力和肌萎缩。

（3）是否存在肌肉痉挛、肌束颤动或肌肉颤搐。

（4）是否存在系统性疾病的临床表征，如秃顶、白内障、第二性征改变。

二、体格检查

1. **一般内科查体**　生命体征平稳,双眼未见白内障,心、肺、腹未查见明显异常体征,关节无畸形,皮肤未见皮疹,淋巴结未触及肿大。

2. **神经系统查体**　神志清楚,语言清晰,高级精神活动未见异常。用力闭眼后睁眼费力,余脑神经(−)。全身肌肉僵硬、肥大,类似"运动员"体态,尤其是双侧股四头肌和腓肠肌增粗肥大。四肢肌力5级,双手握拳后不能立即松开,重复运动后减轻,叩击可见"肌球"。四肢腱反射对称减低,双侧病理征均未引出。余神经系统(−)。

【查体提问】

1. 结合患者的病史和查体,初步考虑什么诊断?

肌肉僵硬、肥大,类似"运动员"体态,握拳后不能立即松开,重复运动后减轻,叩击可见"肌球",定位:肌肉。患者起病年龄早,呈进行性发展,有近亲结婚家族史,定性诊断:遗传性疾病。由于肌力正常,初步诊断:先天性肌强直(congenital myotonia)。

2. 该患者需要考虑哪些鉴别诊断? 还需要进行哪些辅助检查明确诊断?

先天性肌强直需与以下疾病鉴别:

1)强直性肌营养不良:分为1型和2型,分别由 *DMPK* 基因 CTG 重复扩增和 *ZNF9* 基因 CCTG 重复扩增所致。除了肌强直表现,患者有骨骼肌进行性无力萎缩、早发白内障、心脏房室传导阻滞、额秃及内分泌与生殖系统障碍等(详见本章第十六节)。

2)神经性肌强直:多为钾离子通道抗体相关的周围神经过度兴奋性综合征,表现为肌肉痉挛、肌肉颤搐、肌束颤动等临床和电生理改变,伴有出汗异常等自主神经病表现。

3)先天性副肌强直(congenital paramyotonia):由钠离子通道基因(*SCN4A*)变异所致,以眼外肌、咀嚼肌和手部肌肉受累为主,在活动和反复动作后加重(无"热身"现象),遇冷肌强直也加重,"运动员"体态不明显,常伴有发作性肌无力,可持续数分钟至数小时。

还需要完善血常规、血生化、肌酶、甲状腺激素及抗体、垂体激素、胸部X线、心电图检查、肌电图、肌肉活检等辅助检查,不仅有助于排除获得性病因,也有助于明确肌强直和受累系统。征得患者知情同意后,可行基因检测精准诊断。

三、辅助检查

1. 血常规、肝肾功能、血糖、血脂、甲状腺功能、垂体激素水平、胸部X线、心电图检查,均未见异常。

2. **肌酶谱**　肌酸激酶 246U/L,乳酸脱氢酶水平正常。

3. **肌电图检查**　胫前肌、股四头肌和肱二头肌可见肌强直放电,扬声器发出"轰炸机俯冲"般声响。运动单位动作电位(MUAP)时限和波幅正常。

4. **征得患者知情同意后,行肌肉活检**　部分肌纤维肥大,肌纤维核内移增多,少数内移的核排列呈链状,无变性和坏死肌纤维。

5. **征得患者知情同意后,行基因检测和家系验证**　氯离子通道基因(*CLCN1*)致病性变异 c.1261 C>T,p.R421C(源自其父亲);c.973 G>A,p.A313T(源自其母亲)。

【辅助检查提问】

先天性肌强直的各种辅助检查方法的评价如何?

(1)针极肌电图可发现肌强直放电,扬声器发出"轰炸机俯冲"般声响,通常无肌源性损害和神经源性损害,对确定诊断具有重要作用。

(2)血清肌酸激酶水平可轻度升高,一般为正常上限的3~4倍。

(3)肌肉病理学检查可见肌纤维肥大和核内移现象,对诊断没有特殊意义,不是必需的检查。

(4)对 *CLCN1* 基因测序,有近300种不同致病变异报道,95%以上为点突变,少数为大片段缺失或重复。

四、诊断

1. **定位诊断**　骨骼肌离子通道。
2. **定性诊断**　遗传性疾病。
3. **诊断**　先天性肌强直(Becker型)。

【诊断提问】

1. 先天性肌强直的定义及流行病学如何? 发病机制是什么?

先天性肌强直多为幼儿至儿童期起病,是由染色体 7q35 的 *CLCN1* 基因变异所致的遗传性骨骼肌离子通道病,临床表现为横纹肌主动收缩后不能及时放松。该病男女均可发病,患病率报道不一致。既往认为常染色体显性遗传 Thomsen 型的患病率为 1/23 000,而常染色体隐性遗传 Becker 型的患病率为 1/50 000。然而最近的研究发现一些人群患病率达到 1/10 000。Becker 型较 Thomsen 型更加常见。

CLCN1 基因编码横纹肌上电压门控氯通道蛋白,是一跨膜蛋白,对细胞膜内外的氯离子转运起重要作用。基因变异导致膜蛋白功能减弱或丧失,肌肉主动收缩时,肌细胞产生动作电位后不能及时通过氯

离子通道介导的氯离子跨膜流动重新回到静息膜电位,导致肌肉过长时间的持续性收缩。

2. 先天性肌强直的主要临床表现有哪些?

先天性肌强直的临床表现如下:

(1)通常婴幼儿期至儿童期起病,少数成年后起病。Thomsen型起病略早于Becker型,并轻于Becker型。

(2)全身横纹肌包括骨骼肌、面肌、眼外肌、舌肌均可出现肌强直现象。Becker型上肢和面部症状明显,而Thomsen型下肢症状明显。

(3)肌强直在休息后突然运动时明显,反复动作后减轻,称为"热身(warm-up)"现象,可在突然启动时出现短暂肌肉无力。

(4)查体发现患者肌肉发达,呈"运动员"体态。大力握拳后手指不能立即松开;用力闭目后,不能立即睁开。叩击手部大鱼际肌、舌肌等部位,可出现"肌球"现象。

五、治疗经过

1. 予盐酸美西律,50mg/次,每日2次,口服,肌强直症状部分改善,走路和行动较以前灵活。

2. 嘱患者避免寒冷、紧张、高强度运动等诱发和加重因素。

3. 给予心理疏导,密切观察随访。

【治疗提问】

先天性肌强直的治疗药物如何选择?

本病主要是对症治疗,减轻肌强直症状。

1. 治疗药物

(1)美西律150~1 000mg/d,分2~3次口服。

(2)苯妥英钠300~400mg/d,治疗的药物浓度水平10~20ml/L。

(3)卡马西平100mg/次,每日2~3次。

(4)乙酰唑胺125~750mg/d。

2. 避免使用的药物

(1)β2受体激动剂:非诺特罗(fenoterol)和利托君(ritodrine)。

(2)去极化肌肉松弛药。

六、随访及预后

患者门诊随访,口服美西律后肌强直症状部分改善,但需注意监测药物不良反应。

【预后提问】

先天性肌强直患者的预后如何?

先天性肌强直通常不合并全身症状,不影响寿命。Becker型的临床症状较Thomsen型重,随着病程发展可能出现肌无力。

(张在强)

推荐阅读文献

STUNNENBERG B C, LORUSSO S, ARNOLD W D, et al. Guidelines on clinical presentation and management of nondystrophic myotonias. Muscle Nerve, 2020, 62 (4): 430-444.

第十三节　全身型重症肌无力

关键词:重症肌无力;神经肌肉接头;乙酰胆碱受体抗体;胸腺异常;自身免疫病

一、病史摘要

患者,女性,25岁,公司白领,未婚,因"波动性双眼睑下垂、复视伴全身无力3个月"入院。

3个月前患者无明显诱因出现右侧眼睑下垂伴复视,晨轻暮重。2周后患者出现左侧眼睑下垂,至外院眼科就诊,排除眼科疾病,未予特别处理。1个月前患者出现间歇性轻度吐词不清、饮水呛咳、咀嚼费力,双上肢抬举梳头或穿衣费力,双下肢上楼梯时提腿费力,蹲在马桶上站起时需借助扶手。全身无力表现在疲劳后加重,休息后可减轻。无明显呼吸费力,无四肢麻木、疼痛等感觉异常,无大小便功能障碍、口干和出汗异常,无肢体肌肉跳动和肌肉萎缩。自患病以来,精神、食欲、睡眠尚可,体重无明显变化。既往史、个人史无特殊。否认有肉毒毒素注射史。否认父母近亲婚配,否认家族中有类似疾病病史。

【病史提问】

1. 以眼肌麻痹为主要临床表现的患者,定位诊断应如何考虑?

眼肌麻痹的定位诊断分为:核下性(脑神经、神经肌肉接头和肌肉)、核性(脑干支配眼球运动的运动核团)、核间性(内侧纵束)和核上性(中脑顶盖垂直运动中枢和对侧大脑半球侧视中枢)。一般而言,核间性和核上性眼肌麻痹不会出现眼睑下垂,复视相对少见。

2. 临床上以四肢肌无力为主要表现的患者,如何通过病史询问缩小定位诊断范围?

四肢无力需要明确是上运动神经元(UMN)还

是下运动神经元(LMN)病变(详见本章第一节),该患者查体需要注意肌张力、腱反射、肌容积等检查,以缩小定位诊断。结合患者病史肌无力呈波动性,要考虑为神经肌肉接头病变可能性大,需结合后续查体(图4-1-12A)。

二、体格检查

1. **一般内科查体**　生命体征平稳,心、肺、腹未查见明显异常体征,浅表淋巴结未扪及肿大,双下肢无水肿。

2. **神经系统查体**　神志清楚,构音障碍(鼻音),高级精神活动正常。双侧上睑下垂,遮盖角膜,对应钟面9~3点范围(上半),双眼各方向活动受限,舌顶颊肌力4级,舌肌无萎缩,无高腭弓。四肢肌肉无萎缩,抬头肌力3级,双上肢近端肌力3级,远端肌力5级;双下肢近端肌力4级,远端肌力5级。四肢腱反射对称(++)。双侧病理征未引出。双上肢平侧举和双下肢抬举疲劳试验阳性。余神经系统(-)。肌内注射新斯的明1mg,30分钟后,患者的眼睑下垂和四肢无力明显改善(图4-1-12B)。

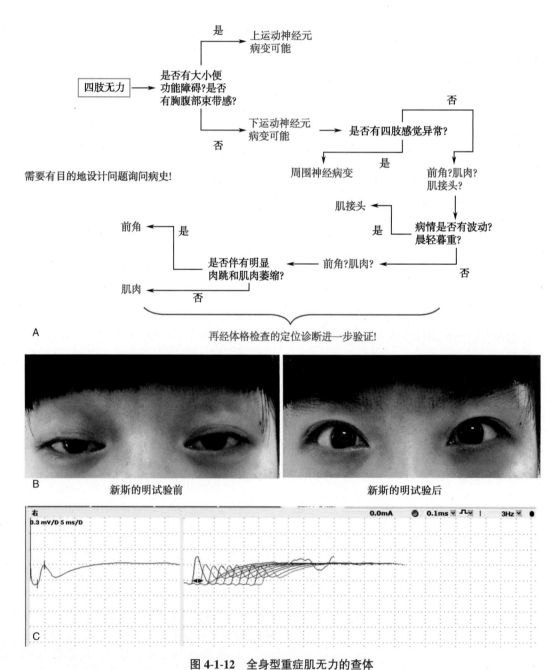

图4-1-12　全身型重症肌无力的查体
A.通过病史询问缩小四肢肌无力的定位诊断;B.新斯的明试验前后眼睑下垂的变化;C.右侧眼轮匝肌睑部,
3Hz低频重复神经刺激(RNS)后第四个复合肌肉动作电位(CMAP)波幅较基线衰减>10%,为阳性。

【查体提问】

1. 结合患者的病史和查体,初步考虑什么诊断?

本例患者亚急性起病,首发症状为眼肌麻痹,逐渐发展为全身无力,累及眼外肌、延髓肌和四肢肌,病情明显波动,疲劳后加重,休息后好转;体格检查示上下肢肌疲劳试验阳性;胆碱酯酶抑制剂药物试验阳性。因此,定位诊断:神经肌肉接头突触后膜病变。定性诊断:自身免疫性疾病。初步诊断:全身型重症肌无力(generalized myasthenia gravis,GMG)可能性大。

2. 该患者需要考虑哪些鉴别诊断?还需要进行哪些辅助检查明确诊断?

从症状学而言,需要与神经肌肉接头其他病变、运动神经元病、眼咽型肌营养不良,以及线粒体肌病等进行鉴别。

(1)兰伯特-伊顿肌无力综合征(Lambert-Eaton myasthenic syndrome):患者的全身无力也有波动性,新斯的明试验阳性,3Hz低频重复神经刺激(repetitive nerve stimulation,RNS)衰减阳性,易与GMG混淆。但双下肢近端肌无力更常见,可伴有自主神经功能受损症状,高频RNS波幅递增100%以上,血清电压门控钙通道抗体阳性,有助于鉴别。

(2)先天性肌无力综合征(congenital myasthenic syndrome,CMS):患者的全身无力也有波动性,新斯的明试验阳性;3Hz低频RNS衰减可阳性,也容易与GMG混淆。但该病患者自幼运动能力不佳,多伴有面部狭长和高腭弓、阳性家族史、血清乙酰胆碱受体(acetylcholine receptor,AChR)抗体和肌肉特异性酪氨酸激酶(muscle-specific receptor tyrosine kinase,MuSK)抗体阴性、血清肌酸激酶可增高、肌电图可伴有肌源性损害,可以帮助鉴别。

(3)肉毒毒素中毒:患者全身无力,新斯的明试验可阳性,有肉毒毒素暴露史(食源性或医源性),呈"下降式"瘫痪发展(眼外肌→延髓肌→上肢肌→呼吸肌→下肢肌),可伴有自主神经功能受损症状,血清中可检测到肉毒毒素,电生理可见突触前膜受损表现,协助鉴别。

(4)运动神经元病、眼咽型肌营养不良,以及线粒体肌病:肌电图是重要的鉴别诊断手段。

辅助检查,需行低频和高频RNS检测,血清AChR抗体和MuSK抗体检测。由于重症肌无力(myasthenia gravis,MG)可合并其他自身免疫病(甲状腺功能亢进最为常见),故还需完善甲状腺功能、类风湿因子、抗核抗体、抗可提取性核抗原(extractable nuclear antigen,ENA)抗体等检查。鉴于未来有使用免疫抑制剂的可能,需行乙型肝炎两对半检查,以便及时采取措施防止病毒激活。此外,血常规、血生化、肌酸激酶、肿瘤标志物等也可作为常规检测酌情进行。约80%的MG患者有胸腺异常,其中70%伴胸腺增生,10%~15%伴发胸腺瘤,应行胸腺CT检查。

三、辅助检查

1. 血常规、肝肾功能、血糖、血脂、肌酶、甲状腺激素及抗体、乙肝两对半、血免疫指标、肿瘤标志物、腹部及泌尿系统彩超检查,均未见异常。

2. **胸腺CT平扫** 前纵隔软组织影,考虑为胸腺增生。

3. **肌电图** 3Hz低频RNS部分面神经支配肌和肢体近端肌后CMAP波幅衰减超过正常范围(正常值<10%),高频RNS被检肌CMAP波幅未见明显递增现象(图4-1-12C)。

4. 血清AChR抗体>8nmol/L(ELISA法测定,正常值<0.4nmol/L),MuSK抗体阴性。

【辅助检查提问】

1. 低频RNS阳性能完全明确MG的诊断吗?

并非所有MG患者的RNS均为阳性,眼肌型MG的阳性率只有42%~62%,全身型MG可达71%~80%。反之而言,运动神经元病、先天性肌无力综合征、Lambert-Eaton肌无力综合征等疾病RNS也可阳性。因此,RNS阳性并不是诊断MG的充分必要条件,只是重要参考指标。

2. AChR和MuSK抗体阴性是否能除外MG?

有75%~80%的MG患者AChR阳性,而阴性的患者中有30%~40% MuSK抗体阳性,7%~33%低密度脂蛋白受体相关蛋白4(low-density lipoprotein receptor-related protein 4,LRP4)抗体阳性。因此,抗体阴性不能除外MG,需依据临床和电生理表现综合考量。

四、诊断

1. **定位诊断** 神经肌肉接头突触后膜。
2. **定性诊断** 自身免疫性疾病。
3. **诊断** 全身型重症肌无力(GMG)。

【诊断提问】

1. GMG的定义和流行病学如何?发病机制是什么?

MG是一种累及突触后膜乙酰胆碱传递功能的自身免疫性疾病,临床特征为受累骨骼肌极易疲劳,短期收缩后肌力减退明显,休息和使用抗胆碱酯酶药物后肌无力可暂时恢复。MG 的患病率为 (15~25)/10 万,年发病率为 (0.8~1.0)/10 万,中国年发病率约为 0.68/10 万,70%~80% 为 GMG。目前认为本病为抗体介导、细胞依赖和补体参与的涉及整个免疫网络的自身免疫病,胸腺可能是自身免疫反应的始动和维持场所,外周血的 T、B 细胞失衡使得免疫病理过程得以持续。

2. GMG 的核心临床特点是什么?

临床特征可归纳为"随波逐流"。

"随"指受累的是骨骼肌(随意运动肌),眼外肌、面部表情肌、延髓肌、颈肌和肢带肌均可受累,临床上可表现为眼睑下垂、复视、吞咽困难、构音障碍、饮水呛咳、抬头或四肢无力等症状,其中眼外肌症状最为常见。

"波"指病情波动,极易疲劳,短期收缩后肌力减退明显,休息后可暂时恢复。

"逐"指受累肌群常从一组肌肉无力开始,在一年至数年内逐步累及其他肌群,如从眼外肌逐渐发展到全身骨骼肌,反之亦然。

"流"指受累肌群可轮流出现肌无力,如常见的交替性眼睑下垂。

3. GMG 的临床分型包括哪些?

目前可根据血清抗体、胸腺异常、发病年龄等分为不同临床类型。包括 AChR- 早发型 MG、AChR- 晚发型 MG、伴胸腺瘤 MG、MuSK-MG 和 LRP4-MG。

五、治疗经过

该患者为 GMG,予积极治疗改善症状,提高生活质量,防止加重至危象。MG 日常生活活动量表(myasthenia gravis activities of daily living,MG-ADL)评分为 9 分。

1. 溴吡斯的明,60mg/ 次,每日 3 次,口服。

2. 免疫球蛋白,0.4g/(kg·d),静脉滴注,连用 5 日。

3. 醋酸泼尼松,20mg/ 次,每日早上 1 次,口服,1 周后加至 30mg/ 次,每日早上 1 次,然后维持 6 周。若病情明显改善,醋酸泼尼松用量酌情递减,若病情无明显改善,拟加用其他免疫抑制剂,如硫唑嘌呤、他克莫司和环孢素。由于患者处于婚育期,应避免使用吗替麦考酚酯和甲氨蝶呤(methotrexate,MTX)。

4. 为防止糖皮质激素造成的低钾血症和骨质疏松等副作用,予氯化钾缓释片,1g/ 次,每日 2 次,口服;碳酸钙 D_3 1 片 / 次,每日 1 次,口服。患者无胃部不适和胃黏膜病变病史,故未给予胃黏膜保护剂和质子泵抑制剂。

5. 注意患者的延髓肌和呼吸肌功能,若病情在治疗后短期内仍在加重,需及时复诊并再次评估挽救治疗(rescue therapy)的必要性。

6. 健康宣教,增强其抗病信心,嘱减少高热量食物的摄入,门诊随访。

【治疗提问】

GMG 的治疗手段主要有哪些?

治疗手段主要包括对症治疗、免疫抑制治疗、胸腺切除和挽救治疗。

1. **对症治疗** 主要使用胆碱酯酶抑制剂溴吡斯的明,此为一线对症治疗药物。

2. **免疫抑制治疗** 主要包括糖皮质激素和其他免疫抑制剂,包括硫唑嘌呤、他克莫司、环孢素、吗替麦考酚酯、甲氨蝶呤和环磷酰胺等。近年来,生物靶向药物利妥昔单抗(rituximab)、衣库丽珠单抗(eculizumab)和艾加莫德(efgartigimod)等在治疗 MG 方面都显示出了良好的疗效和安全性。

3. **胸腺切除** 伴胸腺瘤者切除胸腺为 A 级推荐,非胸腺瘤的全身型 AChR-MG 切除胸腺后可减少糖皮质激素使用和有助于病情长期改善,为 B 级推荐。

4. **挽救治疗** GMG 急需改善症状、阻止危象发生或胸腺切除术前患者可采取血浆置换和静脉注射免疫球蛋白(IVIg)。

六、随访及预后

患者治疗 4 周后,肌无力明显改善。3 个月时 MG-ADL 为 1 分。此后逐步减少醋酸泼尼松剂量。随访 18 个月时,病情稳定,停用溴吡斯的明,仅用醋酸泼尼松,2.5mg/ 次,隔日 1 次治疗。

【预后提问】

GMG 患者的预后如何?

绝大多数患者经过规范的综合治疗,能重返正常工作和生活,死亡概率并不明显高于普通人群,有部分患者能自发缓解,但后续仍有可能复发。许多患者需要长期乃至终身进行小剂量免疫抑制治疗。

(赵重波)

推荐阅读文献

GILHUS N E, TZARTOS S, EVOLI A, et al. Myasthenia gravis. Nat Rev Dis Primers, 2019, 5 (1): 30.

第十四节 脊髓延髓性肌萎缩（肯尼迪病）

关键词：脊髓延髓性肌萎缩；肯尼迪病；肌无力；肌萎缩；雄激素受体基因

一、病史摘要

患者，男性，38岁，公务员，已婚，因"双下肢无力7年，加重伴双上肢无力2年"入院。

7年前患者无明显诱因出现双下肢无力，上楼梯、爬坡时稍费力，日常生活不受限，未予重视。此后症状缓慢进行性加重，不能完成高抬腿、跳跃、跑步等活动，并发现双大腿肌肉萎缩。2年前，患者上述症状加重，上下楼梯、蹲下起立需辅助，感全身多处"肉跳"，双上肢亦感无力，主要表现为双臂上抬费力，不能举重物，伴双上肢抖动。患者无麻木、烧灼感等感觉异常，无构音障碍、饮水呛咳及吞咽困难，无晨轻暮重现象。自患病以来，精神、食欲、睡眠尚可，大小便正常，体重无明显变化。既往史、个人史无特殊。患者育有一女性，父亲（66岁）、母亲（65岁）、哥哥（40岁）均身体健康，否认父母近亲婚配史，否认遗传病家族史。

【病史提问】

1. 以"无力"为主诉的患者，如何对其进行病史询问？

对主诉为"无力"的患者，应注意区别是其他病因所致的肌力正常的倦怠乏力感，还是肌力下降所致的无力。前者需注意询问患者的既往病史，如严重的心脏病史、重度贫血史等，甚至精神疾病史。后者的肌无力需要关注分布范围、发展过程、伴随症状，定位诊断需要结合神经系统查体。

2. 该患者的定位诊断如何考虑？神经系统体格检查应重点关注哪些方面？

由于患者是以肌无力为主要临床表现，因此定位诊断思路和查体的重点关注点可参考本章第一节。

二、体格检查

1. 一般内科查体 生命体征平稳，体型偏胖，双侧乳房发育明显（图4-1-13），余无特殊。

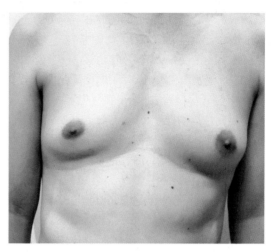

图4-1-13 患者双侧乳房发育明显

2. 神经系统查体 神志清楚，语言清晰，高级精神活动未见异常。口周及颏部可见肌肉束颤，噘嘴（缩拢嘴唇）时尤为明显，舌肌萎缩伴束颤，余脑神经（−）。四肢肌肉萎缩，近端重于远端，下肢重于上肢，上肢以三角肌、冈上肌、冈下肌为主，下肢以股四头肌为主。四肢肌张力降低。双上肢近端肌力4级，远端握力5−级，双下肢近端肌力4−级，远端肌力4级。双上肢姿势性震颤，共济运动正常。肢体及脊旁肌束颤。双上肢腱反射（+），双下肢腱反射消失，病理征未引出。余神经系统（−）。

【查体提问】

1. 结合患者的病史和查体，初步考虑什么诊断？

患者有舌肌、四肢肌肉萎缩伴束颤、肌张力降低、腱反射减弱或消失，定位：下运动神经元（LMN）系统，以脊髓前角细胞及延髓运动神经核可能性大。无晨轻暮重，神经肌肉接头病变可排除。关于是否有潜在的外周神经和肌肉系统病变，需结合辅助检查进一步明确。患者为男性，有乳房发育，提示内分泌系统异常。患者隐匿起病，无发热、感染等症状，无营养缺乏病史，无缓解复发，病情缓慢进行性加重，虽无家族史，定性仍需考虑：变性或遗传性疾病。初步诊断：脊髓延髓性肌萎缩（spinal and bulbar muscular atrophy，SBMA）可能性大。

2. 该患者需要考虑哪些鉴别诊断？还需要进行哪些辅助检查以明确诊断？

SBMA需要与以下疾病相鉴别：

（1）肌萎缩侧索硬化（ALS）：经典型ALS具有UMN损害的症状和体征，鉴别诊断不难，但当UMN损害轻微时，需注意鉴别。ALS较SBMA进展快，无男性乳房发育等内分泌改变，肌电图无感觉神经传导异常。

（2）成人型脊髓性肌萎缩症（spinal muscular atrophy, SMA）：是 *SMN1* 基因突变所致的常染色体隐性遗传性疾病，病变仅累及脊髓前角运动神经元，需与 SBMA 进行鉴别。SMA 患者肌电图无感觉神经传导异常，无男性乳房发育，可见于女性患者。

（3）多灶性运动神经病（multifocal motor neuropathy, MMN）：一种免疫介导性周围神经病，为不对称的肢体远端肌无力和肌萎缩，静脉注射免疫球蛋白（IVIg）治疗有效，神经传导示神经传导阻滞，有时血清抗神经节苷脂（GM1）抗体滴度增高，可与 SBMA 相鉴别（详见本章第十五节）。

（4）此外，还需要与重症肌无力（MG）、肌营养不良症、线粒体疾病、多发性肌炎等疾病相鉴别，肌电图可以有效协助区别。

血常规、肝肾功能、血糖、血乳酸、血肌酸激酶、甲状腺激素及抗体、免疫功能、性激素水平、MRI 脑部及脊髓扫描、肌电图等检查，不仅有助于排除其他获得性病因，也有助于疾病诊断和明确疾病的严重程度。征得患者知情同意后，需完善基因检测确诊。

三、辅助检查

1. 血常规、肝肾功能、甲状腺激素及抗体、乳酸、免疫功能、肿瘤标志物，包括睾酮、黄体酮、促卵泡激素、黄体生成素在内的性激素水平，以及胸部 CT 扫描、腹部及泌尿系统彩超检查，均未见异常。但有空腹血糖 6.36mmol/L（参考值：3.90~5.90mmol/L）、甘油三酯 4.5mmol/L（参考值：0.29~1.83mmol/L）、肌酸激酶 596U/L（参考值：19~226U/L）。

2. MRI 脑部与脊髓扫描未见异常。

3. **神经传导和肌电图检查**　双侧腓肠神经、右侧尺神经感觉神经传导感觉神经动作电位（sensory nerve action potential, SNAP）波未引出。上肢、下肢、胸锁乳突肌、舌肌、胸段脊旁肌见少量失神经电位，运动单位动作电位（MUAP）时限增宽、波幅增高，募集呈单纯相，提示广泛神经源性损害。

4. 征得患者知情同意后，行基因检测示雄激素受体（androgen receptor, *AR*）基因第 1 号外显子 CAG 重复次数为 42 次，确诊为 SBMA。

【辅助检查提问】

1. SBMA 患者的实验室检查可能出现哪些异常？

SBMA 患者的血清肌酸激酶升高，乳酸脱氢酶也可轻度或明显升高。患者的性激素水平可以异常，也可以正常。几乎所有患者的雄性激素水平均不低，甚至睾酮含量还维持于较高水平，这说明 SBMA 患者雄性激素功能减退症状与体内雄激素水平无关，体内

睾酮水平增高可能是 *AR* 基因功能异常后的代偿反应。还可出现高脂血症、糖耐量受损等代谢异常。

2. SBMA 的神经电生理检查有何特点？

神经传导检查可发现 SNAP 波幅降低，感觉神经传导速度减慢，即使临床无感觉症状的 SBMA 患者，也可检出亚临床性感觉神经受累证据，正如本例患者的感觉症状并不明显。肌电图多呈广泛神经源性损害，存在进行性和 / 或慢性失神经改变，但慢性失神经改变多见。

四、诊断

1. **定位诊断**　脊髓前角细胞、延髓运动神经核、内分泌系统。

2. **定性诊断**　遗传变性疾病。

3. **诊断**　脊髓延髓性肌萎缩（SBMA）。

【诊断提问】

1. SBMA 的定义及流行病学如何？发病机制是什么？

SBMA，又称肯尼迪病（Kennedy disease, KD），是一种罕见的位于染色体 Xq11-12 上的 *AR* 基因 1 号外显子中 CAG 异常扩增所致的 X 连锁隐性遗传性神经病，主要表现为不同程度的 LMN 性瘫痪、感觉障碍及内分泌系统受累等。国外流行病学研究显示，SBMA 在男性中的发病率为 1/4 万，目前尚无国内的流行病学数据。本病具体的发病机制尚不明确，*AR* 基因第 1 号外显子中编码多聚谷氨酰胺的 CAG 区域重复序列异常扩增，可能通过转录调节、蛋白质稳态、线粒体功能障碍等多种机制致病。

2. SBMA 的临床表现有哪些？

SBMA 起病隐匿，为男性发病，常见发病年龄为 30~60 岁。常以痛性痉挛、姿势性震颤、双下肢无力起病，缓慢进展出现双上肢无力、球部及面部肌肉萎缩伴束颤、构音障碍、吞咽困难等，呼吸困难少见。50% 以上的患者存在感觉异常。常伴男性乳房发育、生殖功能降低、脂肪及葡萄糖代谢紊乱等内分泌异常表现。偶有少数女性携带者出现血肌酸激酶增高、束颤、轻度远端肢体无力或肌肉痉挛等症状。

3. 诊断 SBMA 的"金标准"是什么？

诊断 SBMA 的"金标准"是 *AR* 基因中 CAG 重复序列扩增次数 ≥38 次，结合患者的临床表现及其他辅助检查，尤其是肌电图，即可确诊。CAG 重复次数越多，发病年龄越早，但与疾病进展无明显关系。

五、治疗经过

1. 低糖低脂饮食，监测血脂、血糖等代谢指标。

2. B 族维生素营养神经、康复、心理支持。

【治疗提问】

SBMA 的治疗手段有哪些?

SBMA 的治疗主要包括对因治疗和对症治疗。

1. **对因治疗**　目前缺乏有效的针对病因的疗法,针对不同潜在靶点的药物正在研发中。亮丙瑞林是一种高活性的促黄体激素释放激素拮抗剂,临床试验结果显示其疗效仍有待进一步研究。

2. **对症治疗**　监测和干预血脂、血糖等代谢指标。康复训练、营养和呼吸功能支持,避免吸入性肺炎等。

六、随访及预后

起病后 10 年,患者出现轻微的饮水呛咳、构音障碍,肌无力及萎缩略加重,但仍可独立行走。

【预后提问】

SBMA 患者的预后如何?

SBMA 患者通常在病程晚期才出现行走不能,仅有部分患者需要辅助通气治疗,对生存期无显著影响。

(商慧芳　魏倩倩)

推荐阅读文献

BREZA M, KOUTSIS G. Kennedy's disease (spinal and bulbar muscular atrophy): a clinically oriented review of a rare disease. J Neurol, 2019, 266 (3): 565-573.

第十五节　多灶性运动神经病

> 关键词:多灶性运动神经病;肌无力;肌萎缩;神经传导阻滞

一、病史摘要

患者,男性,47 岁,工程师,已婚,因"上肢无力伴萎缩进行性发展 4 年"入院。

4 年前患者无明显诱因偶然发现右手无力,剪指甲不如前自如,无明显萎缩,症状无明显变化,未在意。2 年前症状有所加重,持筷费力,写字、系纽扣等日常活动不如前灵活,后逐渐出现伸指力弱。1 年前出现右手肌肉不如左侧丰满,双上肢偶有肉跳,用力时右手指抖动、用力时抽筋。近 2 个月前右手无力较前明显加重,左手也有轻微力弱感。右上肢无力遇冷时有加重,但无麻木、疼痛等感觉异常。自患病以来,精神、食欲、睡眠尚可,大小便正常。既往史、个人史无特殊。否认遗传病家族史。

【病史提问】

1. **对以上肢肌无力为主要临床表现的患者,病史询问时,应重点关注哪些方面?**

患者就诊时为双侧上肢远端无力,右侧重,询问病史时,应注意其无力演变过程,是双侧同时发生,还是始于一侧;是持续缓慢进展,还是有平台期或急性加重过程;无力的演变和范围扩展的过程,也是定性诊断所需的关键信息。患者有肉跳主诉,也应注意询问其范围。对于没有无力主诉的部位,也应询问有无轻微的症状,后续查体中需核实。对以单纯无力为主诉的患者,要注意询问有无感觉异常,也需在查体中核实。

2. **对以单肢肌无力为主要症状的患者,如何通过神经系统查体缩小定位诊断的范围?**

对于单个上肢远端无力为主的患者,病因诊断通常需要和定位综合考虑。该患者可排除肌肉和神经肌肉接头病变,因为这两个部位的病变,通常为对称性近端为主的无力。肌无力定位于上运动神经元(UMN)还是下运动神经元(LMN),或者二者并存,以及神经系统查体关注重点详见本章第一节。此外,在感觉检查中,要特别注意与无力对应的神经感觉分布区是否存在异常,这在单神经病和多发单神经病诊断时尤其需要注意,以免忽略轻微的感觉神经受累。

二、体格检查

1. **一般内科查体**　生命体征平稳,心、肺、腹未查见明显异常体征,浅表淋巴结未扪及肿大,双下肢无水肿。

2. **神经系统查体**　神志清楚,言语清晰,高级精神活动正常。脑神经检查(-)。右侧大鱼际肌肉萎缩,四肢肌张力正常。右上肢三角肌肌力 5 级,屈肘肌力 4 级,伸肘肌力 5 级,伸腕肌力 4 级,屈腕肌力 5 级,伸指肌力 3 级,拇指外展肌力 2 级,小指内收不能;左上肢近端肌力 4 级,屈腕伸腕肌力 5 级,拇指外展肌力 3 级,小指内收外展肌力 5 级;双下肢肌力 5 级。右侧肱二头肌和肱三头肌反射(-),右侧桡骨膜反射消失;左侧桡骨膜及肱二头肌和肱三头肌反射(-);双侧跟腱、膝腱反射(++)。余神经系统(-)。

【查体提问】

1. 结合患者的病史和查体,初步考虑什么诊断?

本例患者存在双上肢远端无力及肌萎缩(右重于左),腱反射减低,感觉正常,可排除 UMN。定位考虑 LMN,但脊髓前角细胞或运动神经病变均有可能。患者起病隐袭,逐渐进展,无家族史,无药物、毒物接触史,无基础疾病,无发热感染,定性诊断:变性或炎症。诊断初步考虑:运动神经元病或多灶性运动神经病(multifocal motor neuropathy,MMN)。还需肌电图和神经传导辅助检查帮助进一步定位。如果神经传导发现髓鞘病变证据,则可以支持运动神经病变,髓鞘受累;如果仅仅为神经源性损害,无髓鞘病变证据,则考虑为轴索或前角细胞病变,具体再进一步定位还需要结合临床定性来分析。

2. 该患者需要考虑哪些鉴别诊断? 还需要进行哪些辅助检查明确诊断?

该患者局限于上肢的肌无力的鉴别诊断主要包括两个方面:首先需要鉴别其属于运动神经病变,还是前角细胞病变。其次,考虑运动神经病变时,还需要鉴别是轴索病变,还是髓鞘病变,这将为后续进一步的定性诊断提供依据。

(1)运动神经元病的中的进行性肌萎缩类型,无传导阻滞表现。神经超声或臂丛 MRI 无神经增粗表现。

(2)MMN 有运动神经传导阻滞现象,神经超声或臂丛 MRI 可发现神经增粗。血和脑脊液抗神经节苷脂(GM1)抗体可阳性。

(3)颈段脊髓内病变或神经根病变,如脊髓空洞症或椎管狭窄所致缺血或压迫病变,颈椎 MRI 有时可见蛇眼征表现。

(4)远端型肌病,偶尔也可上肢无力起病,但一般无肉跳,肌酶升高,肌电图呈肌源性损害表现。

(5)青少年上肢远端肌萎缩(平山病)一般为青少年发病,表现为远端为主的肌无力,该患者年龄偏大,不作为鉴别诊断。

因此,该患者肌电图和神经传导检测为首要的、最关键的检查,其次是颈椎 MRI、周围神经超声、脑脊液、抗 GM1 抗体等辅助检查。

三、辅助检查

1. 血常规、肝肾功能、血糖、血脂、肌酶、甲状腺功能及抗体、血免疫、肿瘤标志物、血清抗 GM1 抗体等检查,均未见异常。

2. **MRI 颈椎扫描**　$C_{5\sim6}$ 椎间盘略突出。

3. **神经传导测定和肌电图检查**　右侧正中神经前臂、右侧尺神经上臂、左正中神经上臂节段存在传导阻滞。感觉神经传导未见异常。针极肌电图检查可见双上肢神经源性损害($C_5\sim T_1$ 水平)。

4. **脑脊液检查**　常规和生化未见异常,脑脊液抗 GM1 抗体阴性。

5. **周围神经超声**　右尺神经上臂段神经增粗,左臂丛上干增粗。

【辅助检查提问】

MMN 患者具有哪些肌电图表现?

1. 运动神经传导测定可见运动神经部分传导阻滞(图 4-1-14),上肢神经受累多见;远端 CMAP 波幅可以正常或减低;跨越传导阻滞部位的运动传导速度可以减低。传导阻滞的电生理诊断标准如下:

(1)肯定的运动传导阻滞:常规神经节段测定时,近端与远端比较负相波的波幅或面积下降 ≥50%,负相波的时限增宽 ≤30%。

(2)可能的运动传导阻滞:在上肢常规神经节段测定时,近端与远端比较负相波面积下降 ≥30%,负相波时限增宽 ≤30%;或近端与远端比较负相波面积下降 ≥50%,负相波时限增宽 >30%。

2. 感觉神经传导测定通常正常,包括跨运动传导阻滞部位的感觉传导正常。

3. 针极肌电图可见异常自发电位,运动单位动作电位(MUAP)时限增宽,波幅增高,募集减少;有同一肢体不同神经支配肌肉针电极检测正常与异常并存现象。

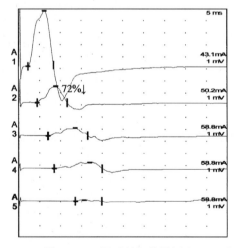

图 4-1-14　运动神经传导测定

正中神经肘部(A2)和腕部(A1)比较,复合肌肉动作电位波幅大于 50%,时限增宽小于 30%,符合传导阻滞表现。

四、诊断

1. **定位诊断**　多发单神经病(运动神经受累)。

2. **定性诊断**　自身免疫性疾病。

3. **诊断**　多灶性运动神经病(MMN)。

【诊断提问】

1. MMN 的定义及流行病学如何？发病机制是什么？

MMN 是一种自身免疫相关的慢性进展性多发单神经病变，目前尚无准确的患病率报道，有估计为 (0.3~3.0)/10 万。该病确切发病机制尚不明确，可能与免疫机制导致周围神经朗飞结处神经兴奋传导受阻，而引起周围神经功能和结构异常有关。1/3~2/3 的患者发现 IgM 型抗 GM1 抗体阳性，推测与抗体攻击郎飞结及结旁结构相关。

2. MMN 的核心临床特点有哪些？

MMN 隐袭起病，缓慢发展或阶段性进展，可有长时间的稳定期。任何年龄均可发病，临床符合多发性单神经病，表现为相应神经支配区域的肌无力，远端为主，可伴有痉挛或束颤。肌无力分布不对称；随着病情进展，可出现肌肉萎缩；患者可有轻微感觉异常的主诉，但缺乏客观感觉受累的体征；脑神经通常不受累。无 UMN 体征。

3. MMN 的诊断标准是什么？

中华医学会神经病学分会、美国电生理学会、欧洲周围神经病学会均有 MMN 诊断标准推荐，尽管内容略有不同，但主要包括以下几点：

(1) 隐袭起病，缓慢或阶段性进展。

(2) 临床至少有 2 根神经受累，表现为不对称性肢体无力，随病情发展可出现肌肉萎缩，无客观的感觉异常体征。

(3) 运动神经传导测定，在非嵌压部位，至少 2 根神经或 1 根神经的 2 个节段出现运动神经部分传导阻滞，相应部位的感觉神经传导正常。

(4) 若静脉注射免疫球蛋白 (IVIg) 治疗有效，可支持诊断。

抗 GM1 抗体阳性，并非诊断所必须；周围神经超声和 MRI 发现神经增粗可支持诊断，但无特异性，也并非诊断所必须。

五、治疗经过

予 IVIg，0.4g/(kg·d)，静脉滴注，连用 5 日。治疗第 4 日时上肢远端无力开始有好转，2 周时患者上肢无力恢复约 70%。

【治疗提问】

MMN 的治疗手段主要有哪些？

1. IVIg 治疗 初始予 0.4g/(kg·d)，共 5 日。在初次使用有效后，可根据患者经济情况及临床反应，个体化间断使用不同剂量维持治疗，如 1~2 个月给予 1~2g/kg。皮下注射剂型国外已经使用，并证实和静脉使用疗效相似。

2. 免疫抑制剂 免疫抑制剂治疗 MMN 的证据有限，相关指南推荐可试用环磷酰胺，2~3mg/(kg·d)，对部分患者有效，或减少 IVIg 用量。需密切关注其不良反应，权衡利弊。

六、随访及预后

患者 IVIg 治疗 2 个月后，上肢无力再次加重，之后间隔 2~3 个月定期行 IVIg 治疗，可维持正常工作和生活。

【预后提问】

MMN 患者的预后如何？

尽管免疫治疗对 MMN 有效，但无法根治，随着病情进展，最终导致运动功能受累、出现残疾，但一般不影响生存期。

（刘明生）

推荐阅读文献

中华医学会神经病学分会，中华医学会神经病学分会周围神经病协作组，中华医学会神经病学分会肌电图与临床神经电生理学组，等. 中国多灶性运动神经病诊治指南 2019. 中华神经科杂志，2019, 52 (11): 889-892.

第十六节　强直性肌营养不良

关键词：强直性肌营养不良；肌强直；肌萎缩；*DMPK* 基因；*CNBP* 基因

一、病史摘要

患者，男性，31 岁，职员，未婚，因"双手握紧后松开困难 14 年，四肢无力 7 年"入院。

14 年前患者无明显诱因出现双手握紧后松开困难，后逐渐出现用力咀嚼后张口困难，无明显肢体无力、关节疼痛、肌痛等表现，上述症状寒冷时明显。7 年前患者感四肢无力，表现为行走时容易摔倒，举重物困难，症状逐渐加重，出现上楼困难需扶，蹲下站起需扶。无明显吞咽困难、饮水呛咳、言语不清、视物不清、晨轻暮重等情况。自患病以来，精神、食欲、睡眠尚可，大小便正常，体重无明显变化。既往体健，自

20 岁逐渐出现秃顶。出生后运动发育、智力发育均正常。个人史无特殊。父母均体健,家族中二舅亦有肌无力及双手握拳后放松困难症状。

【病史提问】

1. 对以肌强直为主要症状的患者,临床应考虑哪些疾病?

该患者主要表现为双手握拳后松开困难,因此是以"肌强直"为主要表现的疾病。主要包括肌强直性疾病与副肌强直性疾病。前者包括强直性肌营养不良 1 型(myotonic dystrophy type 1,DM1)、强直性肌营养不良 2 型(myotonic dystrophy type 2,DM2)、软骨营养不良性肌强直(Schwartz-Jampel 综合征)与先天性肌强直。后者包括高钾性周期性瘫痪、先天性副肌强直。

2. 对以肌强直为核心症状的患者,病史询问和神经系统查体应特别关注哪些体征?

肌强直患者的病史询问还需要注意是否有肌无力的症状。该患者有四肢无力的现象,已经造成生活受累。其他病史询问可见本章第十二节。神经系统查体应首先区分肌强直与副肌强直。肌强直患者在重复运动或重复肌肉收缩后可出现肌强直症状的改善,被称为"热身"现象;副肌强直患者在重复肌肉收缩后会加重肌强直,被称为反常肌强直。查体也应注意肌力和肌萎缩的检查,如 DM1 患者可由于咀嚼肌、颞肌、胸锁乳突肌受累萎缩而表现为"斧头脸"的特殊外观。

二、体格检查

1. 一般内科查体　生命体征平稳,额顶部秃顶(图 4-1-15A),心、肺、腹未查见明显异常体征,浅表淋巴结未扪及肿大,双下肢无水肿。

2. 神经系统查体　神志清楚,言语清晰,高级精神活动正常。颞肌萎缩,咀嚼肌略力弱。双眼闭合欠佳,睫毛征阳性,示齿口角不偏,鼓腮漏气,舌肌叩击可见舌肌强直现象(图 4-1-15B),余脑神经(-)。双手抓握均可诱发肌强直现象,双侧大鱼际肌叩击可见肌球现象(图 4-1-15C)。双侧胸锁乳突肌略欠丰满,颈屈肌力 3 级。四肢肌张力正常。双上肢前臂肌肉及双小腿前群肌肉轻度萎缩。双上肢近端肌力 5 级,双侧屈腕肌力 4$^+$ 级、伸腕肌力 4 级,双侧并指、对指肌力 5 级,屈指肌力 4$^-$ 级,伸指肌力 4 级。双下肢屈髋肌力 5$^-$ 级,伸膝、屈膝肌力 5 级,足背屈肌力 4 级,足跖屈肌力 5 级。余神经系统(-)。

【查体提问】

1. 结合患者的病史和查体,初步考虑什么诊断?

本例患者为"斧头脸"面容,有面肌、咀嚼肌及四肢远端肌力下降,舌肌及手部肌群肌强直现象,手部肌肉的肌球现象,无晨轻暮重及感觉障碍,因此神经系统定位:骨骼肌。此外患者还有秃头症状,为青春期起病,缓慢进展,有阳性家族史,因此定性:遗传性。初步诊断:强直性肌营养不良(DM)可能性大。

2. 该患者需要考虑哪些鉴别诊断?

DM 主要需要与可表现为肌强直现象的其他疾病相鉴别,包括先天性肌强直及先天性副肌强直(详见本章第十二节)。

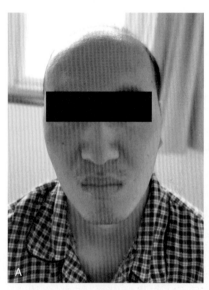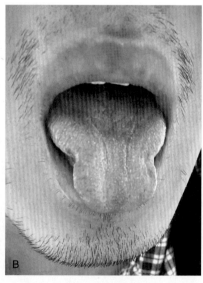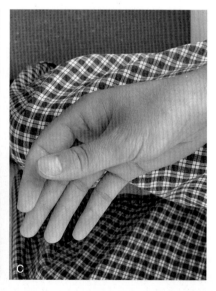

图 4-1-15　强直性肌营养不良患者体征

患者额顶部秃顶,双侧颞部、颊部萎缩,呈"斧头脸"外观(图 A);患者舌肌(图 B)及大鱼际肌(图 C)叩击后可见肌强直现象。

3. DM 常合并哪些器官系统受累？还需要进行哪些辅助检查明确诊断并评估系统受累？

除骨骼肌系统受累外，DM 常会累及多个系统，具体包括：

（1）心脏：主要表现为心脏传导异常，最常见为进行性房室传导阻滞，是本病最常见的死因。其他心律失常包括窦房结功能障碍、心房颤动、心室颤动及心房扑动。

（2）呼吸：患者常会出现呼吸功能损害。

（3）眼：50 岁前出现白内障是最突出的表现，可为前囊下型或后囊下型，可表现为"圣诞树"样白内障。因眼睑闭合不全，可合并角膜损伤。

（4）耳：少数患者合并感觉神经性耳聋。

（5）认知障碍：部分患者可有全面性认知损害，执行功能与视空间功能障碍最常见。部分患者有回避型人格障碍与情感淡漠，抑郁风险高。头部 MRI 显示以额顶区为著的脑萎缩，常见脑白质病变。

（6）内分泌紊乱：包括胰岛素抵抗、性腺功能减退、甲状腺功能异常。

（7）早秃及皮肤改变：大部分男性患者出现早秃。皮肤钙化上皮瘤发生率增加。

（8）肿瘤：患者肿瘤风险高危，包括生殖道肿瘤、黑色素瘤、甲状腺癌与结直肠癌。

由于患者有多系统损害，需进行全面的辅助检查（见下文）明确其他系统受累的情况，也有助于排除其他获得性病因。在征得患者知情同意后，还可完善肌肉活检与基因检测，从而进一步明确诊断。

三、辅助检查

1. 血常规、肝肾功能、肌酶谱、血糖、糖化血红蛋白、血脂、甲状腺功能及抗体、性激素、肿瘤标志物、胸部 CT 扫描、腹部及泌尿系统彩超、双耳纯音测听等检查，均未见异常。

2. **头部 MRI 扫描**　额叶点状白质高信号。

3. **肺功能检查**　通气功能显著减退属限制型障碍，用力肺活量（FVC）占预计值 71.7%。多导睡眠监测示：夜间平均血氧饱和度 93%。

4. **心电图**　心电图检查未见异常。动态心电图检查示：窦性心律，部分 I 度房室传导阻滞，室性期前收缩 5 388 次 /d。超声心动图未见异常。

5. **裂隙灯检查**　晶状体点状浑浊。

6. **肌电图检查**　神经传导速度正常，针极电图示广泛肌源性损害，上、下肢肌肉及脊旁肌均可见大量肌强直电位发放，轻收缩时运动单位动作电位（MUAP）时限缩短，大力收缩为病理干扰相。

7. **征得患者知情同意后，行基因检测**　*DMPK* 基因 3' 非翻译区 CTG 重复次数分别为 152 次与 12 次。

【辅助检查提问】

1. DM 患者具有哪些肌电图表现？这些肌电图表现还可见于哪些疾病？

DM 患者肌电图可见肌强直放电（见本章第十二节）；轻收缩 MUAP 时限缩短、波幅降低，大力收缩募集呈病理干扰相，符合肌源性损害。

肌强直电位还可见于其他非肌营养不良肌强直（先天性肌强直、先天性副肌强直、高钾性周期性瘫痪）与 Schwartz-Jampel 综合征、糖原贮积症 II 型（酸性麦芽糖酶缺陷）、甲状腺功能减退性肌病等。

2. DM 基因结果如何解读？

对于 DM1，正常个体 *DMPK* 基因 3' 非翻译区的 CTG 重复次数在 5~37 次；重复次数在 38~49 次的患者无症状，但子女可能具有发病的风险；重复次数 ≥50 次的患者具有完全外显率。对于 DM2，正常个体 *CNBP* 基因（又称 *ZNF9* 基因）1 号内含子 CCTG 重复次数 ≤30 次；患者重复次数差别较大，目前认为多处于 55~11 000 次。

四、诊断

1. **定位诊断**　骨骼肌。
2. **定性诊断**　遗传性疾病。
3. **诊断**　强直性肌营养不良 1 型（DM1）。

【诊断提问】

1. DM 的定义、分类与流行病学如何？病因与发病机制是什么？

DM 是一组以进行性肌无力、肌强直及早发白内障在内的临床三联征为特征表现的常染色体显性遗传疾病，有 DM1 和 DM2 两种类型。其中 DM1 最常见，由 *DMPK* 基因 3' 非翻译区的 CTG 异常重复扩展所致，估计患病率为 1/（3 000~8 000）；DM2 由 *CNBP* 基因（又称 *ZNF9* 基因）第 1 个内含子区的 CCTG 异常重复扩展所致，患病率尚不明确。DM1 与 DM2 均由 RNA 结合蛋白识别序列的重复扩展突变所致，最终导致可变剪切异常。

2. DM 的主要临床特点有哪些？

DM 的核心临床表现为远端肌无力和肌强直（参见本章第十二节），但常同时合并其他多系统受累表现，如早发白内障、肿瘤，以及心脏、呼吸、眼、耳、认知、内分泌异常等。DM1 患者以远端肌肉受累为主，肌强直突出，常出现疲劳症状，可能原因包括睡眠呼吸暂停、呼吸衰竭与日间过度嗜睡。此外，患者可出现吞咽困难、构音障碍与胃食管反流，也可出现便秘、腹泻、腹痛、腹胀等类似肠易激综合征的症状,可能与胃肠道平滑肌的肌强直相关。DM2 患者以近端肌无力为主,疼痛突出。

DM1 的 CTG 重复次数为 50~150 时,起病较晚,常 50 岁后发病,且症状较轻;重复次数 150~1 000 时,起病年龄在 18 岁后,是成年起病 DM1;当重复次数>500 时,起病年龄早,患者多为先天性强直性肌营养不良(生后起病)或儿童起病(1~18 岁间起病)。DM1 具有遗传早现现象。DM2 CCTG 重复次数与临床严重程度之间无明确相关性,无明显遗传早现现象。

3. DM 如何确诊?

DM1 与 DM2 诊断的"金标准"为分别检测外周血中 *DMPK* 与 *CNBP* 基因的 CTG 与 CCTG 的重复次数(见前述)。

五、治疗经过

1. 予盐酸美西律,50mg/次,每日 3 次,口服,减轻肌强直症状。

2. 康复指导,制订有氧锻炼康复计划。

3. 定期复查心电图、多导睡眠监测、肺功能、眼科裂隙灯检查、血糖、血脂、雄激素水平及肿瘤情况。

4. 提供遗传咨询,生育前建议产前诊断。提供麻醉咨询,全身麻醉前应充分评估风险。

【治疗提问】

DM 的治疗手段主要有哪些?

DM 目前尚无根治疗法,反义寡核苷酸(ASO)治疗与基因替代治疗目前正处于临床研究阶段。作为多系统受累疾病,治疗与管理需根据各系统的评估展开。

1. **骨骼肌** 肌强直治疗参见本章第十二节。中等强度有氧锻炼及其他针对性康复锻炼。如足下垂明显,可考虑早期踝部支具预防跟腱挛缩。

2. **心脏** 需心血管专科医师评估,必要时需植入起搏器或复律-除颤器。

3. **睡眠与呼吸** 根据呼吸专科医师评估,必要时予以无创正压通气等早期干预。

4. **眼** 症状性白内障应手术治疗。面肌力弱闭目不全患者夜间应予以人工泪液等润滑剂滴眼。

5. **内分泌** 如有甲状腺功能减退,可予甲状腺激素替代治疗。根据血糖、血脂等情况对症治疗。

6. **胃肠道** 针对吞咽困难予以饮食调整,胃食管反流对症治疗,腹泻或便秘患者予以高纤维饮食。

六、随访及预后

确诊后 10 年,患者出现 I 度房室传导阻滞。确诊后 12 年,患者诊断糖尿病,予以口服降糖药物治疗。

【预后提问】

DM 患者的预后?

该病患者逐渐进展,DM1 的中位死亡年龄为 50 余岁,主要死因包括心律失常、呼吸衰竭与恶性肿瘤。

(王朝霞 俞 萌)

推荐阅读文献

JOHNSON N E. Myotonic muscular dystrophies. Continuum (Minneap Minn), 2019, 25 (6): 1682-1695.

第十七节 原发性遗传性肌张力不全

> 关键词:肌张力不全;不自主运动;运动障碍;遗传性

一、病史摘要

患者,男性,17 岁,无业,未婚,因"全身姿势异常伴不自主运动 2 年余"入院。

2 年多前患者无明显诱因出现下肢行走姿势异常,呈足内翻姿势,最初症状轻,未予重视。症状缓慢加重,逐渐累及躯干、上肢和颈部,表现为躯干前倾,上肢不自主屈曲,有时不自主后伸,颈部不自主向左侧侧倾并向右侧扭转,伴肩部疼痛,不伴肢体震颤。行走时将手轻轻放置于后枕部,颈部及躯干的异常姿势可明显缓解。情绪焦虑紧张及患者自主随意运动时症状加重,休息和放松后减轻,入睡后症状消失。患病以来,在多家医院就诊予以"氟哌啶醇""盐酸苯海索""氯硝西泮"等药物治疗,疗效甚微,疾病仍进展,患者情绪低落,但不伴认知下降和跌倒,生活尚可自理。自患病以来,饮食、睡眠尚可,大小便正常,体重无明显下降。个人史无特殊。既往有头部外伤史但不伴意识障碍。出生史无特殊。否认药物、毒物接触史。父亲(43 岁)、母亲(42 岁)、妹妹(7 岁)均身体健康,否认遗传病家族史。

【病史提问】

1. 该患者属于哪种类型的运动障碍?定位诊断应如何考虑?

根据病史及检查情况,患者为运动增多型运动障碍病。患者的不自主运动为持续或间歇肌肉收缩引起的异常（多为重复性）运动和／或姿势，这种扭转痉挛呈模式化特点，随意动作时症状加重，且异常运动和姿势出现泛化，伴"感觉诡计"现象（将手轻轻放置于后枕部，颈部及躯干异常姿势明显缓解）。因此，该患者的运动障碍类型是肌张力不全（又称肌张力障碍）。考虑定位诊断：锥体外系。

2. 对肌张力不全患者进行病史采集时，有哪些注意事项？

按照病因分类，肌张力障碍有获得性、遗传性和特发性。因此，病史采集需重点关注：起病年龄、症状累及范围、疾病进展方式（如进行性发展、稳定、发作性、任务特异性、晨轻暮重等）、伴随症状（其他运动障碍表现、其他神经系统和内科系统的症状）。家族史的询问有助于明确遗传模式。

此外，仔细询问出生史、既往病史、药物或毒物暴露史，有助于明确有无围生期脑损伤、感染性、药物性、中毒性、脑血管病、肿瘤性、创伤性脑损伤、免疫性、功能性病因等导致的获得性肌张力不全。

二、体格检查

1. 一般内科查体　生命体征平稳，双眼角膜未查见 K-F 环，心、肺、腹未查见异常体征，皮肤黏膜未见明显的毛细血管扩张，浅表淋巴结未扪及肿大，双下肢未见水肿。

2. 神经系统查体　神志清楚，言语清晰。认知功能正常，引出抑郁情绪。脑神经（-）。颈部肌肉可见肥大，其余肌容积正常。全身不自主运动伴异常姿势：颈部侧倾、前伸，行走时躯干前倾，上肢姿势异常，左足内翻。有"感觉诡计"现象。余神经系统（-）。

【查体提问】

1. 以肌张力不全为核心症状的患者，查体的重点应包括哪些？

临床表现为肌张力不全者，查体重点如下：

（1）累及躯体等范围：如累及身体 1 个部位称为局灶性；身体连续 2 个或以上部位受累为节段型；偏侧身体受累为偏身型；躯干加身体的 2 个其他部位受累为全身型。

（2）是否为唯一表现：如为唯一表现，可伴有震颤，称为"单纯型肌张力障碍"。

（3）是否合并其他运动障碍表现：如帕金森综合征、肌阵挛等，如合并称为"复合型肌张力不全"。

（4）是否合并其他神经系统体征，如共济失调、锥体束征、舞蹈症、抽动、认知障碍、痴呆、精神发育迟滞、强迫症等；或者内科系统体征，如肝脾大、贫血、角膜 K-F 环、

毛细血管扩张等，如合并称为"复杂型肌张力不全"。

（5）是否有"缓解技巧"，其有时也称为"感觉诡计"，以及"镜像运动"、"溢出现象"等特征。

2. 结合患者的病史和查体，初步考虑什么诊断？

本患者为单纯型肌张力不全，存在"感觉诡计"，定位诊断：锥体外系。本患者青少年起病，首发症状为肢体逐渐进展至全身型，无获得性肌张力不全相关病史，定性诊断：遗传变性病因可能性大。初步诊断：单纯型全身型肌张力不全（可能遗传）。

3. 肌张力不全患者，需行哪些辅助检查明确诊断？

尽管病史询问获得性肌张力不全的可能性不大，由于大多数获得性病因可以治疗，因此仍需完善血液学，尤其是铜蓝蛋白、血氨基酸和酰基肉碱谱分析、尿液有机酸分析等，必要时需完善血清及脑脊液的自身免疫性脑炎抗体和副肿瘤综合征相关抗体检测，包括磁敏感加权成像在内的 MRI 脑部、颈椎扫描，以及认知功能评估等辅助检查。小剂量左旋多巴试验是诊断多巴反应性肌张力不全的重要手段。若怀疑遗传性肌张力不全，需行基因检测精准诊断。

三、辅助检查

1. 血常规、红细胞形态学、肝肾功能、铜蓝蛋白、血糖、血脂、肌酶谱、糖化血红蛋白、同型半胱氨酸、甲状腺激素及抗体、甲状旁腺激素、血氨基酸和酰基肉碱谱分析、尿液有机酸分析、乙肝、丙肝、梅毒、HIV、血免疫、肿瘤标志物、胸部 CT 扫描、腹部及泌尿系统彩超检查，均未见异常。

2. 包括磁敏感加权成像在内的头部、颈椎 MRI 扫描，均未见异常。

3. MMSE 为 30 分，MoCA 为 29 分。

4. HAMA 为 4 分，HAMD 为 18 分，提示存在抑郁情绪。

5. 脑脊液检查未见异常。

6. 血清及脑脊液的自身免疫性脑炎相关抗体和副肿瘤综合征相关抗体检测，均未见异常。

7. 行左旋多巴试验后，患者肌张力不全无改善，基本排除多巴反应性肌张力不全。

8. 征得患者及家属知情同意后，行基因检测示 *TOR1A* 基因 5 号外显子存在 c.904_906delGAG（p.302delGlu）杂合缺失突变，导致 302 谷氨酸密码子的丢失，是致病变异。患者父亲、母亲及妹妹无该突变。

【辅助检查提问】

1. 针对原发性遗传性肌张力不全，基因检测的策略是什么？

对于原发性遗传性肌张力不全，由于类型复杂，

即使相同的临床表型也可能是不同的基因变异,而且即使一个家庭中因相同基因变异导致的临床表型也差异甚大,因此全外显子检测可能是比较好的策略。但是有时也需根据临床情况完善动态基因突变检测,因为脊髓小脑性共济失调(SCA)的肌张力不全的临床表现亦很常见,甚至需要使用多重连接探针扩增(MLPA)方法检测 *SGCE* 大片段缺失。

2. DYT-TOR1A 肌张力不全的遗传学特点是什么?

DYT-TOR1A 肌张力不全,是 torsin 家族 1 成员 A(*TOR1A*)基因突变所致常染色体显性遗传性肌张力不全(此前基因符号为 *DYT1*),占早发全身型单纯型肌张力不全的 40%~65%。5 号外显子 c.904_906delGAG(p.302delGlu)杂合缺失突变是最常见致病变异,但外显率仅约 30%。

四、诊断

1. **定位诊断** 锥体外系。
2. **定性诊断** 遗传性疾病。
3. **诊断** 原发性遗传性肌张力不全:DYT-TOR1A 肌张力不全。

【诊断提问】

1. 原发性遗传性肌张力不全的定义及流行病学如何? 发病机制是什么?

原发性遗传性肌张力不全(primary hereditary dystonia)是一组以肌张力不全为主要表现的一大类临床异质性遗传性疾病,目前已发现 50 余种致病单基因。遗传模式有常染色体显性遗传、常染色体隐性遗传、X 连锁遗传和线粒体遗传。原发性肌张力不全的总体患病率约为 16.43/10 万,目前尚无原发性遗传性肌张力不全的总患病率数据,不同基因变异类型的患病率差异亦较大,如 DYT-TOR1A 型发病率为 1/(3 000~12 000)。国内目前尚无确切流行病学数据。

该病发病机制尚不明确,涉及多巴胺信号通路、线粒体或能量稳态、金属离子沉积、钙通道和钙稳态、转录调控、细胞骨架完整和运输、细胞周期调控等多种机制,最终造成运动环路异常,导致肌张力不全。

2. 常见原发性遗传性肌张力不全的临床表型和基因型有何关联性?

尽管不同基因型的原发性遗传性肌张力不全的临床表型有重叠,但是有些基因型具有特殊性。

(1)*GCH* 和 *TH* 分别引起对小剂量左旋多巴反应的多巴反应性常染色体显性和隐性遗传性肌张力不全(DYT-GCH1/TH),患者有晨轻暮重。

(2)*ATP1A3* 基因变异引起快速起病的常染色体显性遗传肌张力不全 - 帕金森综合征(DYT/PRKRA-ATP1A3),1 个月内病情达高峰,从头侧向尾侧发展,可以有波动性加重,外显率不全。

(3)*SGCE* 基因变异引起常染色体显性遗传肌阵挛性肌张力不全(DYT-SGCE),肌阵挛对酒精敏感。

(4)*KMT2B* 基因变异引起的常染色体显性遗传肌张力不全(DYT-KMT2B),常为全身型,但可伴小头畸形、身材矮小、智能发育迟缓、眼运动障碍、肌阵挛、先天性畸形、精神症状,呈复杂型肌张力不全,外显率不全。

(5)*THAP1* 基因变异引起的常染色体显性遗传肌张力不全(DYT-THAP1)可以为局灶型、阶段型和全身型,缺乏特异性。

(6)*ADCY5* 基因变异导致的常染色体显性遗传性肌张力不全(CHOR/DYT-ADCY5),多为全身型,可伴有面肌抽搐、舞蹈症、肌阵挛、轴性肌张力下降、精神运动发育延迟、眼运动障碍、入睡和醒前诱发症状发作性加重。

(7)发作性运动障碍(paroxysmal movement disorders,PxMD)包括 *PRRT2* 基因变异引起的发作性运动诱发的运动障碍 PxMD-PRRT2(PKD),发作时间<1 分钟,对小剂量卡马西平有效。*MR1* 基因变异引起的发作性非运动诱发的运动障碍 PxMD-MR1(PNKD),发作时间为数分钟至数小时。*SLC2A1* 基因变异引起的发作性过度运动诱发的运动障碍 PxMD-SLC2A1(PED),发作时间为数分钟至数十分钟,均为常染色体显性遗传。

(8)X 连锁遗传引起的肌张力不全(DYT/PARK-TAF1),常为全身型,可伴耳聋,多见于菲律宾裔。

五、治疗经过

1. **一般治疗** 加强疾病宣讲,予以心理支持及综合对症治疗。
2. **对症治疗** 予巴氯芬,10mg/ 次,每日 3 次,口服;盐酸苯海索,2mg/ 次,每日 3 次,口服;氯硝西泮,1mg/ 次,每晚 1 次,口服,改善肌张力不全症状;盐酸舍曲林,50mg/ 次,每日 1 次,口服,改善抑郁情绪。
3. **手术治疗** 口服药物疗效不佳,行双侧苍白球内侧(globus pallidus internus,GPi)核团脑深部电刺激(DBS)植入手术治疗。术后 1 个月开机,肌张力不全症状改善>80%。

【治疗提问】

原发性遗传性肌张力不全的治疗方法有哪些?

治疗措施包括康复训练,口服药物、肉毒毒素注射和手术治疗,改善患者的症状和提高生活质量。

抗胆碱能药物、苯二氮䓬类药物、肌肉松弛药等常用药物，目前无大规模双盲、随机、安慰剂对照试验证据，使用时需兼顾疗效和副作用。特殊情况，如予小剂量左旋多巴治疗多巴反应性肌张力不全，小剂量卡马西平治疗发作性运动诱发性肌张力不全。如症状局限持续存在，可考虑肉毒毒素注射治疗。DBS手术对 *DYT-TOR1A*、*DYT-THAP1*、*DYT-SGCE*、*DYT-KMT2B*、*DTY-TAF1* 和 *DTY-GNAL* 患者有确切疗效。

六、随访及预后

患者 GPi DBS 术后，肌张力不全的临床症状显著改善并长期有效。

【预后提问】

原发性遗传性肌张力不全患者的预后如何？

有些类型患者经过针对性治疗，可长期获益不影响生活。但有些类型尚无有效治疗方法，会进行性加重，具有极高的致残性，常因并发症最终导致死亡。

（商慧芳　宋　伟）

推荐阅读文献

［1］中华医学会神经病学分会帕金森病及运动障碍学组，中华医学会神经外科学分会功能神经外科学组，中国神经科学学会神经毒素分会，等. 肌张力障碍治疗中国专家共识. 中华神经科杂志，2020, 53 (11): 868-874.

［2］LANGE L M, GONZALEZ-LATAPI P, RAJALINGAM R, et al. Nomenclature of genetic movement disorders: recommendations of the international Parkinson and movement disorder society task force-an update. Mov Disord, 2022, 37 (5): 905-935.

第十八节　脊髓小脑性共济失调

> 关键词：脊髓小脑性共济失调；神经退行性疾病；常染色体显性遗传；小脑萎缩；基因检测

一、病史摘要

患者，男性，48岁，工人，未婚，因"走路不稳伴肢体动作笨拙 7 年，吐词不清 3 年"于门诊就诊。

7 年前，无明显诱因逐渐出现步态不稳，表现为醉酒步态。无眩晕或呕吐。后逐渐出现双上肢精细动作笨拙，表现为扣纽扣困难、书写困难。3 年前，无明显诱因出现吐词不清、饮水呛咳及吞咽困难。症状呈进行性进展，现生活无法自理，走路需要他人搀扶。自患病以来，精神、食欲、睡眠差，大小便可，体重下降 5kg。既往史无特殊。无吸烟、饮酒史，无药物、毒物接触史，无已知药物过敏史。母亲 45 岁时渐起步态不稳，55 岁时因从楼梯上跌落去世。父亲（现 74 岁）体健。哥哥（现 52 岁）40 岁时渐起步态不稳，3 年后逐渐出现饮水呛咳等症状，现生活无法自理。

【病史提问】

1. 对以步态不稳为主要临床表现的患者，其定位诊断应如何考虑？

患者步态不稳，首先应判断是由肌无力还是由肢体僵硬导致的步态不稳，从描述的醉酒步态伴精细动作笨拙，考虑为"共济失调"。针对共济失调的定位参见本章第七节（包括大脑性、小脑性、深感觉性、前庭性等）。

2. 针对出现共济失调症状的患者，应如何借助查体缩小定位诊断的范围？

针对出现共济失调症状的患者，详细的查体有助于缩小定位诊断的范围，帮助判断病变部位，并确定共济失调的类型。其查体的重点应包括小脑体征、锥体束征、锥体外系体征、深感觉体征、皮质高级功能。而且需要注意有时患者并非单纯的共济失调，可能合并其他体征。

二、体格检查

1. 一般内科查体　生命体征平稳，心、肺、腹未查见明显异常体征。

2. 神经系统查体　神志清楚，构音障碍，呈爆破式发音，双眼轻度突出。吞咽反呛，咽反射减弱，舌肌束颤，余脑神经(-)。四肢肌张力正常，四肢肌力 5 级。四肢腱反射(++)，双侧 Babinski 征未引出。双侧指鼻试验不准，轮替试验笨拙，跟 - 膝 - 胫试验不准，跟腱串联试验不能完成，宽基底步态，Romberg 征睁眼、闭眼均不稳。余神经系统(-)。

【查体提问】

1. 结合患者的病史和查体，初步考虑何种诊断？

患者四肢和躯干共济失调、爆破式发音。患者无眼震、无视物旋转，深感觉正常，肌张力正常，病理征未引出，无小便失禁，可排除前庭性、深感觉性、大脑性共济失调，因此定位：小脑（小脑蚓部及半球均受累）。患者吐词不清、咽反射迟钝、舌肌束颤饮水呛咳、吞咽困难,提示定位:脑干。

患者中年起病,病程长,缓慢进展,阳性家族史,无饮酒、药物、毒物等其他诱因,因此定性:遗传性疾病。结合家族史可知至少有两代人发病,男女均患病,遗传模式考虑为常染色体显性遗传。

初步诊断:脊髓小脑性共济失调(SCA)。

2. 患者应考虑哪些鉴别诊断,哪些辅助检查有助于明确诊断?

(1)多系统萎缩(MSA):以小脑共济失调为主要表现的 MSA-C 型患者,需与 SCA 鉴别。MSA 无家族史,疾病进展快,且自主神经功能障碍突出,脑桥"十字征"更常见。SCA 基因检测阳性可排除 MSA。

(2)遗传性痉挛性截瘫(HSP):以进行性双下肢痉挛性无力为主要临床表现,脊柱 MRI 示颈段和胸段脊髓萎缩,一般不难与 SCA 鉴别。当 HSP 伴有小脑性共济失调时需要注意鉴别,基因检测有助于进一步与 SCA 鉴别。

(3)多发性硬化(MS):具有时间多发和空间多发的特点,小脑也是常受累的部位,当以小脑共济失调为首发表现时,需要注意与 SCA 鉴别。但 MS 常急性起病,无家族史,且常伴有其他神经系统受累的其他表现,头部 MRI 显示脑室旁白质大小不一的类圆形脱髓鞘病灶有助于鉴别。

此外,还需与晚发型肾上腺脑白质营养不良(ALD)、脆性 X 综合征(FXS)、肌阵挛癫痫伴破碎红纤维(MERRF)等遗传性疾病相鉴别(详见本章第七节)。由于该患者有显性遗传的家族史,与隐性遗传的小脑性共济失调和线粒体遗传的小脑性共济失调鉴别并不难,但当家族史因某些原因阴性时,需要慎重。

该患者家族史阳性,需征得患者知情同意后,完善基因检测。应行神经传导和肌电图检查,以评估是否合并周围神经受累。若家族史不明确,则还需要完善血常规、血生化、肌酶、甲状腺激素及抗体、血免疫、肿瘤标志物、脑脊液、胸部 CT、头部及颈椎 MRI 等辅助检查,以明确有无获得性病因。

三、辅助检查

1. 血常规及上述其他血液学指标,均未见异常。

2. **头部 MRI** 小脑及脑干萎缩(图 4-1-16A、B)。

3. **肌电图检查** 上、下肢周围运动及感觉神经受损。

4. **症状严重程度评估** 共济失调等级量表(scale for the assessment and rating of ataxia,SARA):15分;国际合作共济失调量表(international cooperative ataxia rating scale,ICRAS):47分;非共济失调症状清单(inventory of non-ataxia signs,INAS):7分。

5. 征得患者知情同意后,行基因检测,发现患者致病基因 *ATXN3* 存在 CAG 异常重复扩增突变,重复序列拷贝数为 68 次(图 4-1-16C~F)。

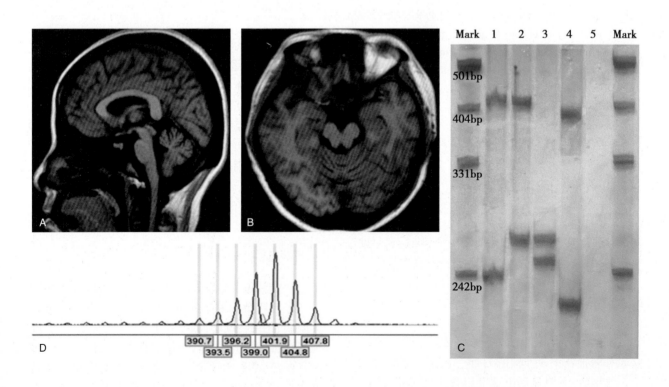

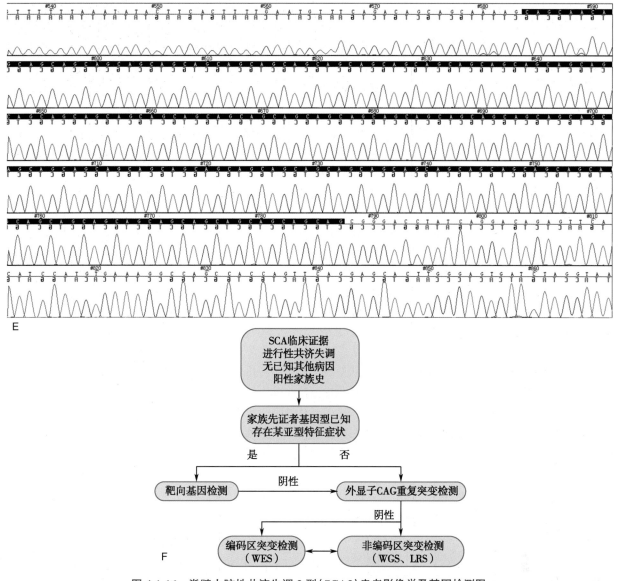

图 4-1-16　脊髓小脑性共济失调 3 型（SCA3）患者影像学及基因检测图

A、B. 头部 MRI 示小脑和脑干萎缩；C. 变性凝胶电泳图（1、2：SCA3 阳性对照，3：正常对照，4：该 SCA 患者，5：空白对照）；D. 毛细管电泳图；E. T 载体克隆测序图（测序提示 *ATXN3* 基因 CAG 重复序列拷贝数为 68 次）；F. SCA 基因诊断流程图。WES. 全外显子组测序；WGS. 全基因组测序；LRS. 长度长测序。

【辅助检查提问】

1. 脊髓小脑性共济失调 3 型（SCA3）患者头部 MRI 常见表现及其临床意义如何？

SCA3 患者的头部 MRI 示广泛的小脑及脑干萎缩，第四脑室扩大。晚期可出现大脑皮质及海马区的萎缩。研究显示，包括小脑萎缩程度在内的许多影像学征象与 SCA 患者病情的严重程度存在显著的正相关性，可用于判断疾病进程。不同亚型 SCA 患者的头部 MRI 表现缺乏特异性，不能区分 SCA 亚型。

2. 如何分析 SCA3 基因诊断的结果？

SCA3 的基因检测方法主要是通过 PCR 扩增、毛细管电泳、T 载体克隆测序等技术，检测致病基因 *ATXN3* 的 10 号外显子上的 CAG 重复序列拷贝数。正常拷贝数为 12~40 次，拷贝数超过 55 次提示为 SCA3 患者。若 SCA3 基因检测结果为阴性，则应按上述方法依次检测其他 SCA 动态突变亚型。

除上述方法外，全外显子组测序（WES）、全基因组测序（WGS）、长读长测序（long read sequencing，LRS）也可用于非动态突变 SCA 的基因检测。

四、诊断

1. **定位诊断**　小脑、脑干。
2. **定性诊断**　遗传性疾病。
3. **诊断**　脊髓小脑性共济失调 3 型（SCA3）。

【诊断提问】

1. SCA 的定义及流行病学如何？可能的发病机制及分型如何？

SCA 是一大类具有明显临床和遗传异质性的，以缓慢进行性共济失调为主要临床表现的常染色体显性遗传性神经退行性疾病。其病理损害主要累及小脑和脑干。发病率为(0~5.6)/10 万。目前，已确认的 SCA 共有 49 种亚型，其中我国以 SCA3 最为常见，占 60%~70%。各亚型的致病基因及突变方式各不相同（表 4-1-10）。各亚型的病理损害及临床表现亦有不同程度的差异，但各亚型症状之间存在一定程度的重叠，只有少数亚型具有特异性临床表现，例如：SCA2 患者可出现类帕金森样表现或周围神经病表现；SCA3 患者可伴有突眼、睑阵挛、面舌肌搐颤；SCA6 患者多表现为单纯性小脑性共济失调；SCA7 患者可出现视网膜色素变性；SCA8 患者可出现认知改变及精神症状；SCA10 患者可出现癫痫发作；SCA12 患者可表现为头部和肢体姿势性震颤；SCA17 及齿状核红核苍白球路易体萎缩症（DRPLA）患者可出现舞蹈样动作等。

该病发病机制尚不明确，可能的发病机制包括毒性蛋白片段聚集、基因转录和表达失调、细胞内蛋白稳态破坏、代谢性障碍和 DNA 损伤修复缺陷等。

表 4-1-10 SCA 的遗传学分类

突变方式	SCA 亚型
三核苷酸重复扩增突变	SCA1、2、3、6、7、12、17、DRPLA
多核苷酸重复扩增突变	SCA8、10、31、36、37
点突变、插入/缺失突变	SCA5、11、13、14、15、16、19、21、22、23、26、27、28、29、34、35、38、40、41、42、44、45、47、48、49

注：SCA，脊髓小脑性共济失调；DRPLA，齿状核红核苍白球路易体萎缩症。

2. SCA 诊断的基本策略是什么？

当患者出现典型的进行性共济失调症状时，应首先排除非遗传相关致病原因。若满足上述条件，且患者有明确的阳性家族史，则应考虑按照 SCA 基因诊断相关流程进行诊断（图 4-1-16F）。

若患者家族先证者基因型已知或有其他临床证据高度提示某一特定 SCA 亚型，则应可行靶向基因检测，检测某一致病基因是否存在相应变异。若靶向基因检测为阳性，则患者确诊为相应 SCA 亚型；若为阴性，则应进行 SCA 其他亚型的筛查。考虑到外显子 CAG 重复扩增突变致病的 SCA 亚型的发病率最高，建议首先进行外显子 CAG 重复扩增突变的检测；若结果仍为阴性，则再采用 WES 检测编码区突变或者采用 WGS/LRS 结合 RNA 测序检测非编码区突变。

五、治疗经过

予营养神经、康复训练等对症支持治疗，症状无明显变化。

【治疗提问】

SCA 的治疗策略是什么？

SCA 目前无特效治疗方法，以对症支持治疗为主。共济失调尚无循证医学推荐级别药物。周围神经损害可用周围神经营养药物，帕金森综合征表现者可用抗帕金森药物，若伴有肌张力障碍或痉挛可用肌肉松弛药，癫痫发作可用抗癫痫药物，焦虑抑郁等可用抗焦虑抑郁药物等。针对出现延髓性麻痹的患者，必要时可插胃管，予肠道或静脉营养治疗。步态协调性锻炼、经颅磁刺激（transcranial magnetic stimulation，TMS）等综合物理康复治疗可能对患者症状有一定的缓解作用。

六、随访及预后

5 年后，患者症状缓慢加重，丧失独立行走能力。

【预后提问】

SCA 患者的预后如何？

SCA 呈慢性进行性发展。起病 8 年后，近一半患者走路需他人搀扶，晚期卧床不起，多因肺部感染等并发症而死亡。该病致残率、致死率高，发病后的平均生存时间为 20 年。

（江 泓）

推荐阅读文献

KLOCKGETHER T, MARIOTTI C, PAULSON H L. Spinocerebellar ataxia. Nat Rev Dis Primers, 2019, 5 (1): 24.

第十九节 遗传性多发脑梗死性痴呆

关键词:伴皮质下梗死和白质脑病的常染色体显性遗传性脑动脉病;遗传性脑小血管病;偏头痛;认知障碍;卒中

一、病史摘要

患者,女性,45岁,已婚,因"间断头痛5年,记忆减退2年,视物模糊5个月"入院。

5年前患者无明显诱因出现间断头痛,单/双侧,颞部为主,无放射,伴恶心、畏光,有时头痛发作前伴眼前闪光,持续10余分钟后缓解,继之出现头痛。头痛每次持续2~3小时可自行缓解,1~2次/年。2年前逐渐出现记忆力下降,近期记忆受累为主,尚不影响工作。5个月前无明显诱因突发视物模糊、扭曲,伴睡眠增多,无头痛以及肢体麻木无力。当地医院头部MRI示右侧丘脑、右侧胼胝体、右枕叶急性脑梗死,双侧颞极、侧脑室旁、皮质下多发白质高信号(图4-1-17A、B、D、E)。头部磁共振血管成像(magnetic resonance angiography,MRA)示右侧大脑后动脉P_2段重度狭窄/闭塞(图4-1-17C);抗心磷脂抗体(ACL)-IgG、IgM(+),抗核抗体(ANA)1:100(+)。当地医院考虑不除外抗磷脂综合征,予"华法林,3mg,1次/d"抗凝(国际标准化比值:2.0~3.0),"羟氯喹,0.2g,2次/d"治疗。患者视物异常逐渐缓解,多次复查ACL及ANA阴性,为进一步查因至本院。

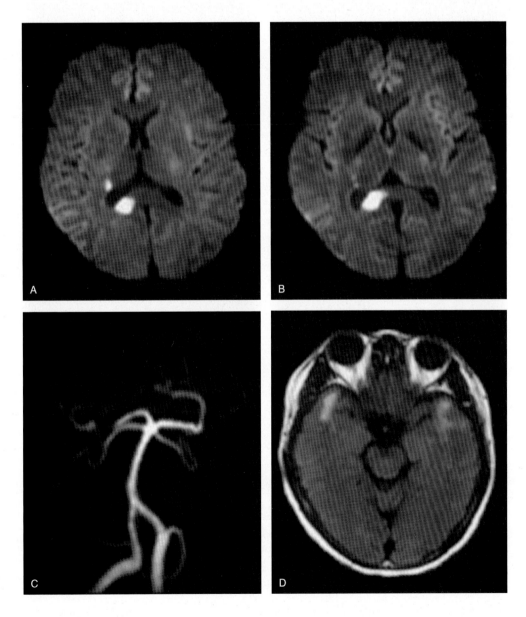

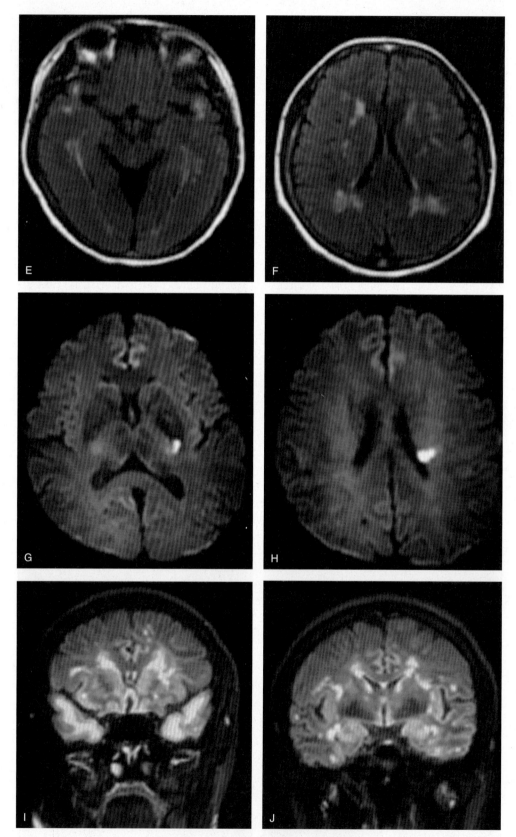

图 4-1-17 患者及其家属头部 MRI

患者头部 MRI 表现:DWI 像(A、B)见右侧丘脑、右侧胼胝体压部、右枕叶急性脑梗死;头部 MRA
见右侧大脑后动脉 P₂ 段重度狭窄或闭塞(C);FLAIR 像(D~F)见双侧颞极、侧脑室旁、皮质下多发
白质高信号(Fazekas 评分 2 分),双侧颞极受累。患者姐姐头部 MRI 示左侧基底节区、侧脑室体旁
急性脑梗死,双侧多发白质高信号,双颞极受累明显(G~J)。

既往诊断糖尿病 2 年,控制良好;高脂血症 12 年;有孕 3 月余流产史。无吸烟、饮酒史,无药物、毒物接触史。家族史:父 48 岁脑梗死,表现为"偏瘫",后出现认知障碍,已故;有 1 兄 1 姐,其姐 42 岁时突发右侧肢体无力、麻木,头部 MRI 示左侧基底节区急性脑梗死,双侧多发白质病变(图 4-1-17G~J);其兄体健。

【病史提问】

1. 该患者的临床症状多,定位诊断应如何考虑?

(1)发作性头痛:需从病史区分是原发性头痛的偏头痛还是继发性头痛,当然也有赖于后续神经查体进行定位。

(2)记忆减退:需要考虑是皮质型还是皮质下认知障碍,认知测试和神经查体可帮助定位。

(3)视物模糊:需要明确是来源于眼部疾病、视神经、视交叉、视放射等具体部位,病史、查体及神经影像可进一步帮助定位。

2. 对该患者的病史采集还应注意哪些方面?

患者病程长,症状逐渐演变增多,需关注每一种症状发作的特点、当时辅助检查的结果及治疗的转归。家族史应询问与本病相似的疾病症状,也应尽可能了解其他家庭成员可能患的其他疾病情况,包括早发卒中、偏头痛、认知障碍、精神障碍等。

二、体格检查

1. 一般内科查体　生命体征平稳,心、肺、腹未查见异常体征。

2. 神经系统查体　神清清楚,语言清晰,对答切题,MMSE 为 29 分,MoCA 为 24 分(视空间与执行功能、语言流畅性、延迟回忆受损)。脑神经未查见异常。四肢肌容积、肌张力、肌力正常。共济运动正常。腱反射对称活跃。余神经系统(-)。

【查体提问】

1. 结合患者的病史和查体,初步定位诊断包括哪些?

患者认知功能减退,定位:皮质下白质联系纤维。视物模糊、扭曲变形,定位:枕叶、胼胝体等视交叉后的视放射纤维。病程中睡眠增多,结合影像学,考虑定位:丘脑。

2. 结合患者的病史和查体,初步定性诊断考虑什么?

患者为青中年女性,慢性病程伴急性发作。主要表现为头痛(先兆偏头痛 / 普通偏头痛)和隐匿出现的认知功能下降,伴急性卒中发作。MRI 示多发白质高信号(双颞极受累)、血管周围间隙等脑小血管疾病(cerebral small vessel disease,CSVD)影像标记;有常染色体显性遗传模式的早发卒中家族史;患者虽然存在部分常见血管病危险因素,但难以解释影像全貌,定性:遗传性血管性疾病。

初步诊断:伴皮质下梗死和白质脑病的常染色体显性遗传性脑动脉病(cerebral autosomal dominant angiopathy with subcortical infarcts and leukoencephalopathy,CADASIL)可能性大。

3. CADASIL 需要与哪些疾病鉴别? 还需要进行哪些辅助检查明确诊断?

CADASIL 需与其他遗传性脑小血管病鉴别:

(1)*HTRA1* 基因杂合突变相关 CSVD:*HTRA1* 杂合突变也是常染色体显性遗传性 CSVD 的重要病因之一。临床表现为伴皮质下梗死和白质脑病的常染色体隐性遗传性脑动脉病(cerebral autosomal recessive angiopathy with subcortical infarcts and leukoencephalopathy,CARASIL),弱表型,起病晚,疾病进展慢,头痛少见,CARASIL 相关神经系统外症状少见。头部 MRI 可见累及颞极的白质改变,因此,也需与 CADASIL 鉴别。

(2)CARASIL:是 *HTRA1* 基因纯合突变所致的罕见的常染色体隐性遗传性 CSVD,神经系统症状与 CADASIL 相似,亦可见累及颞极的对称性白质高信号,但发病年龄更早(目前已报道病例的起病年龄为 25~32 岁),症状更重,进展更快,常合并突出的神经系统以外的症状(如秃发、腰痛,常在 30 岁前出现),有助于鉴别。

(3)其他遗传性 CSVD:如 *COL4A1* 相关 CSVD(出血常见,影像多可见脑穿通畸形,可伴有眼前节发育异常、肾脏受累)、遗传性视网膜血管病变伴脑白质病(retinal vasculopathy with cerebral leukoencephalopathy,RVCL)、法布里病(遗传方式、皮肤、肾、周围神经)等多系统受累表现有助于鉴别。

此外,也应与脑白质营养不良及其他白质受累为主的疾病相鉴别。如强直性肌营养不良及一些慢性中枢神经系统感染(如结核性脑膜脑炎、神经型布鲁氏菌病)等均可出现类似 CADASIL 的颞极白质病变,也应注意鉴别。

除了完善血管性疾病的常规检查如血液学、血管和心脏超声、影像学、认知功能测试等,需征得患者的同意后行基因检测,必要时皮肤活检以明确诊断。

三、辅助检查

1. 血常规、肝肾功能、血糖、血脂、肌酶、血沉、甲状腺激素及抗体、ANA、ACL、梅毒、HIV 筛查,均未见异常。

2. 颈动脉、椎动脉、锁骨下动脉超声、心脏超声检查,均未见明显异常。

3. 头部 MRI 双侧额顶叶皮质下、半卵圆中心、放射冠、侧脑室旁多发白质高信号,额上回、双侧颞极受累(图 4-1-17D、F)。

4. 头部 MRA 右侧大脑后动脉 P_2 段局限性狭窄(图 4-1-17C)。

5. **征得知情同意后,行基因检测**　患者 *NOTCH3* 基因 3 号外显子杂合变异:c. 245G>A(p. C82Y),家系验证结果显示其姐存在相同的杂合突变位点。

【辅助检查提问】

1. CADASIL 患者典型的影像表现有哪些?

该病头部 MRI 表现包括白质高信号、腔隙性梗死、微出血、血管周围间隙扩大、新发皮质下梗死及脑萎缩等。其中白质高信号是本病最早和最常见的 MRI 改变,早期表现为点状或结节状,主要累及侧脑室周围和半卵圆中心白质,病灶对称,逐渐融合成片,颞极、外囊,以及额上回白质高信号被认为是本病的特征性改变;基底节、丘脑、脑干、胼胝体亦可受累。血管周围间隙明显增多,且分布具有一定的特征性,主要位于颞极、外囊岛叶皮质下。微出血最常见于丘脑。

2. CADASIL 是否会合并大血管狭窄?

CADASIL 主要累及脑小动脉,但 6.8%~26.8% 的患者合并症状性颅内大动脉狭窄。*RNF213* 基因的 c.14576G>A 变异是与 CADASIL 患者颅内动脉狭窄相关的易感位点。CADASIL 合并的脑动脉狭窄多见于直径相对较小的脑动脉,如大脑前动脉、小脑前下动脉及大脑中动脉的 M_1 远端、M_2 段,而非颅内动脉粥样硬化的常见部位(近端大脑中动脉、近端大脑后动脉和基底动脉等),因此推测大动脉狭窄可能为 CADASIL 的相关表现,不除外与 *NOTCH3* 突变导致颗粒状嗜锇物质(granular osmiophilic material,GOM)沉积造成内皮细胞损伤而加速动脉粥样硬化有关。如本例患者,其大脑后动脉狭窄位于远端。

四、诊断

1. **定位诊断**　皮质下白质联系纤维;枕叶、胼胝体等视交叉后的视放射纤维;丘脑。

2. **定性诊断**　遗传性脑小血管病。

3. **诊断**　伴皮质下梗死和白质脑病的常染色体显性遗传性脑动脉病(CADASIL),合并右侧大脑后动脉狭窄。

【诊断提问】

1. CADASIL 的定义及流行病学如何? 可能的发病机制是什么?

CADASIL,即伴有皮质下梗死和白质脑病的常染色体显性遗传性脑动脉病,是由位于染色体 19p13 的 *NOTCH3* 基因变异所致的最常见的单基因遗传性 CVSD。以反复皮质下缺血性卒中、先兆性偏头痛、进行性血管性痴呆,以及情感障碍为主要临床表现。最早来自英国苏格兰地区的登记研究表明 *NOTCH3* 基因突变率约 4.14/10 万成年人。随着基因诊断技术的不断发展,近年来研究显示 CADASIL 的真实患病率远远高于既往预期。ExAC 数据库和 UK Biobank 社区人群研究分别发现 3.4/1 000 和 2.2/1 000 的人存在改变 *NOTCH3* 基因半胱氨酸数目的突变;社区人群中携带的 *NOTCH3* 致病基因多累及 EGFr7~34 结构域。基于 gnomAD 数据库的分析显示 *NOTCH3* 致病突变携带率具有很大的种族差异,南亚地区最高(11.4/1 000),其次东亚(10/1 000),而非洲仅 0.7/1 000。发病机制可能与变异导致受体细胞外结构域的聚集倾向增强和诱导细胞凋亡、降低细胞活力及 GOM 沉积诱发内皮细胞损伤等相关。

2. CADASIL 的诊断标准是什么?

依据上述临床表现,典型的影像学表现(见前述),卒中/痴呆/偏头痛家族史,尤其是缺乏高血压等血管危险因素的家系,需考虑 CADASIL 的诊断,确诊的"金标准"是基因检测发现 *NOTCH3* 致病性变异。当 *NOTCH3* 基因筛查发现意义未明的变异,尤其是不累及半胱氨酸残基者,需行皮肤活检证明小动脉内存在 GOM 沉积。

五、治疗经过

1. 予抗血小板(阿司匹林肠溶片,100mg/次,每日 1 次,口服)、降脂(阿托伐他汀钙,20mg/次,每晚 1 次,口服),进行规范缺血性卒中二级预防治疗。

2. 结合患者偏头痛发作频率和发作时严重程度,给予对症镇痛治疗。

3. 心理支持及综合对症治疗。

【治疗提问】

1. CADASIL 患者卒中的防治策略是什么?

目前尚缺乏针对 CADASIL 患者短暂性脑缺血发作或者缺血性卒中的特异性预防或治疗药物,且由于患者同时存在缺血性和出血性卒中的风险,所以应权衡患者缺血和出血的风险,进行个体化治疗。

无临床缺血性卒中事件的 CADASIL 患者不推

荐使用抗血小板药物。当发生急性小动脉闭塞型缺血性卒中时,可行静脉溶栓治疗;其缺血性卒中二级预防措施是基于常见的非心源性缺血性卒中中的预防,即应用抗血小板药物及控制同时存在的其他血管危险因素,但尚未单独在 CADASIL 患者人群中验证。

2. CADASIL 患者的偏头痛如何治疗?

CADASIL 患者的偏头痛治疗原则基本同普通偏头痛。曲普坦类药物、麦角胺类药物和降钙素基因相关肽(calcitonin gene-related peptide)抑制剂由于有血管收缩的作用,存在减少脑灌注的风险,对 CADASIL 患者的安全性有待进一步评估,目前该类患者不建议使用。

六、随访及预后

随访 3 年,患者无新发卒中事件,认知功能稳定。

【预后提问】

CADASIL 患者的预后如何?

CADASIL 患者临床异质性大,预后差异也大。经典 CADASIL 患者 60 岁左右出现严重的步态障碍,65 岁左右运动功能明显受限、卧床。从发病到死亡的平均时限约为 23 年,男女预期寿命分别为 65 岁和 71 岁。

(朱以诚 姚 明)

推荐阅读文献

MANCUSO M, ARNOLD M, BERSANO A, et al. Monogenic cerebral small-vessel diseases: diagnosis and therapy. Consensus recommendations of the European Academy of Neurology. Eur J Neurol, 2020, 27 (6): 909-927.

第二十节 天使综合征 (Angelman 综合征)

> **关键词:** 天使综合征;发育迟滞;癫痫;震颤;*UBE3A* 基因

一、病史摘要

患儿,女性,9 月龄,因"发育迟滞 3 个月,抽搐 5 次"入院。3 个月前(6 月龄)发现患儿抬头不稳,仅能从仰卧位翻身到俯卧位,9 月龄大不能扶坐,手、足较多不自主运动,不会用手玩玩具或拾物,不能追视、追听,时有不自主大笑,无咿呀学语或无意识发声,睡眠差。1 个月前开始出现无诱因抽搐,2~3 天发作 1 次,表现为局灶性发作或全面性发作,持续 2~10 分钟缓解,缓解后精神状态差,无发热、腹泻等急性感染症状。

患儿系孕 2 产 2 足月顺产,母亲妊娠期无异常,6 月龄前发育情况家长未发现异常。无药物、毒物接触史。父亲(32 岁)、母亲(34 岁)、姐姐(6 岁)均身体健康,否认遗传病家族史。

【病史提问】

1. 对以全面发育落后、惊厥发作为主要临床表现的患儿,从病因角度应如何考虑?

婴儿期起病的全面性发育落后伴惊厥发作,考虑为大脑的病变,病因包括出生前、出生时、出生后各种导致大脑发育异常的情况,例如:妊娠期的药物或毒物致畸、宫内缺氧 / 窒息 / 感染、宫内生长受限;早产、出生时创伤性脑损伤;生后颅内感染、颅内出血、中毒;染色体或基因异常等。

2. 对以全面性发育落后、惊厥发作为核心症状的患儿,病史资料及神经系统查体的重点如何?

详细的病史询问及神经系统查体,有助于为病因寻找提供重要线索。

(1)病史询问时应注意询问:妊娠期有无保胎、有无合并症存在;既往怀孕中有无流产、死胎等情况;出生时有无产伤窒息以及生后感染等。

(2)神经查体时应重点关注:有无特殊面容以及发育畸形、皮肤及毛发颜色形状有无特别、有无特殊体味、应人应物能力,以及原始反射、肌力、肌张力等专科查体。

二、体格检查

1. 一般内科查体 生命体征平稳,心、肺、腹、皮肤未查见明显异常体征。

2. 神经系统查体 精神状态可,愉快表情,易兴奋或激惹,颜面部未见特殊面容,枕部扁平,不能抬头,追听、追视、追物能力差,手、足不自主运动多,全身肌张力低下,双下肢肌力 4 级,无肌肉萎缩,双侧膝反射增强,双侧踝阵挛阴性,双侧 Babinski 征阳性,双侧克尼格征阴性,脑膜刺激征阴性。

【查体提问】

1. 结合患儿的病史和查体,初步考虑什么诊断?

本例患儿病程中多次抽搐发作,以局灶性或全面性发作为主,符合癫痫发作反复性、刻板性、自然缓解性的临床特点,结合患儿自幼精神运动发育落后,考虑遗传代谢性疾病可能。患儿平时常常有不自主发笑,且枕部平坦,以天使综合征(Angelman 综合征,AS)可能性大。

2. 该患儿需要考虑哪些鉴别诊断? 还需要进行哪些辅助检查明确诊断?

除精神运动发育迟滞,AS 的快乐愉快表情、震颤及共济失调、严重睡眠障碍都是其相对特异的临床特征,因此鉴别诊断应注意与会导致精神运动发育迟滞伴快乐愉快表情、精神运动发育迟滞伴震颤及共济问题、精神运动发育迟滞伴严重睡眠障碍的相关疾病进行鉴别。

还需要完善的检查:血常规、血生化、TORCH(弓形虫、其他微生物、风疹病毒、巨细胞病毒、单纯疱疹病毒)及 EB 病毒抗体、腰椎穿刺脑脊液、细胞免疫、体液免疫、脑电图、头颅 MRI。在征得患儿监护人知情同意后,完善染色体 G 带、染色体微阵列和甲基化基因分析,进一步明确诊断。

三、辅助检查

1. 血常规、肝功能、肾功能、血糖、血氨、乳酸、丙酮酸、甲状腺激素水平,均未见异常;母亲妊娠期 TORCH 正常;脑脊液未见异常。

2. **脑电图检查** 弥漫性高波幅(200~300μV),1.5~3.0Hz 慢波节律,夹杂棘、尖波发放;MRI 头部扫描未见异常。

3. 染色体 G 带分析未见异常;染色体微阵列分析显示 15 号染色体 q11.2~q13.1 发生 5.4Mb 缺失,进一步行甲基化分析为母源性。

【辅助检查提问】

1. AS 患儿脑电图表现有何特征?

AS 具有较具特征性的脑电图异常,主要包括以下 3 种图形:

(1)δ 图形:前头部为著的高至极高波幅的 2~3Hz 节律性 δ 活动或三相 δ 波,夹杂中波幅棘波、尖波,可泛化至全导。

(2)θ 图形:持续广泛高波幅(≤200μV)的 4~6Hz 节律性 θ 慢波活动,混杂或不混杂棘波活动。

(3)后头部棘慢波图形:后头部节律性棘慢波混合高波幅(>200μV)的 3~4Hz 慢波活动,夹杂棘波、尖波,有时双侧不对称,合眼常有显著诱发。

虽然 AS 的脑电图具有一定的特征性,但并非特异性,个体之间可存在一定的差异。

2. AS 分子遗传检测异常包括哪些?

AS 分子遗传检测异常主要包括:15q11.2~q13 母

源性缺失,约占 2/3;其次,依次为母源性 UBE3A 突变、父源单亲二倍体和印记缺陷;在 10%~15% 临床表现为 AS 特征的个体中,分子遗传检测是正常的,但可以作出临床诊断。

四、诊断

1. **定位诊断** 中枢神经系统疾病。
2. **定性诊断** 神经遗传性疾病。
3. **诊断** 天使综合征(Angelman 综合征)。

【诊断提问】

1. AS 的定义及流行病学如何? 发病机制是什么?

AS 是一种罕见的神经遗传性疾病,具有表观遗传特征。1965 年由英国儿科医生 Angelman 首次报道,发病率为 1/20 000~1/12 000。AS 是由母系遗传染色体 15q11~13 上的 UBE3A 等位基因功能丧失所致,正常人体脑组织中的母源性 UBE3A 基因表达活跃,而父源性 UBE3A 基因表达沉默。UBE3A 编码一种被称为 E6 相关蛋白(E6-associated protein,E6-AP)的泛素连接酶,属于泛素蛋白连接酶 E3 家族中的一员。E6-AP 对于泛素 - 蛋白酶体通路的功能至关重要,而泛素 - 蛋白酶体通路对维持神经元的正常功能和突触可塑性非常重要,E6-AP 功能丧失可导致蛋白质的泛素 - 蛋白酶体降解受损,导致蛋白质在细胞内的贮积、生理过程的改变,最终产生细胞水平上的代谢功能障碍。E6-AP 表达异常可导致黑质、纹状体、海马及小脑浦肯野细胞蛋白泛素化异常,并通过单泛素化的作用,影响修饰组蛋白和转录因子对转录的调控。另外,它可以作为甾醇类激素受体的辅助激活剂,调节下游基因的转录,进而影响细胞功能。

2. AS 的临床特征有哪些?

根据症状和体征出现的频率,将 AS 的临床特征归类如下:

(1)共同特征(100%):严重的发育迟缓;运动或平衡障碍(共济失调步态、肢体震颤、步态不稳);语言障碍(无或极少量词汇,非语言沟通能力高于语言沟通能力);特殊的行为(频繁大笑或微笑、表情愉悦、拍手、多动及注意力缺陷)。

(2)常见表现(超过 80%):头围增长落后,通常在 2 岁时出现获得性小头畸形;多 2 岁前出现特征性的异常脑电图,可早于临床癫痫发作,并常与发作无相关性;多于 3 岁前出现癫痫发作,癫痫发作严重程度随年龄增长而下降,但可持续到成人。

(3)相关症状(20%~80%):平枕、吐舌、吸吮或吞咽障碍、婴儿期喂养困难、凸腭、嘴大及牙稀、流口水、咀嚼及口动、斜视、色素减退、下肢反射活跃、行走时上肢上举弯曲、热敏感、睡眠障碍、喜欢玩水、有异常的食物行为、肥胖(较大儿童)、脊柱侧凸、便秘等。

3. AS 的诊断标准(2006 年 Charles 标准等)

(1)以语言发育落后为明显特征的精神运动发育落后。

(2)行为异常:不自主运动过多,包括细微的震颤及生涩的肢体动作、用手拍打和宽基步态并僵硬的腿。

(3)快乐的性格及频繁的笑容,可见无意义笑容。

(4)可出现特征性面容改变,如口唇宽、伸舌于口腔外、流涎、枕部平坦等。

(5)抽搐史及脑电图改变:持续高波幅 2~3Hz 慢波发放,或 12 岁以下患儿脑电图显示 4~6Hz 高波幅慢波发放,可夹杂尖、棘波。

(6)基因及甲基化检查提示:母源性 15q11~13 缺失,父源单亲二倍体,甲基化印记异常,*UBE3A* 基因突变。

五、治疗经过

1. 予左乙拉西坦,125mg/ 次,每日 2 次,口服,控制抽搐发作。

2. 康复训练,给予营养神经、心理支持及综合对症治疗。

3. 定期随访,注意患儿的喂养、睡眠及生长发育情况。

【治疗提问】

AS 疾病的治疗手段主要有哪些?

针对 AS 目前尚无有效的治疗方案,以积极的对症和支持治疗为主,主要措施如下:

(1)控制癫痫发作:AS 的癫痫发作主要见于儿童时期,针对癫痫发作可以选择丙戊酸钠、左乙拉西坦、苯二氮䓬类药物、托吡酯、拉莫三嗪等抗发作药物;药物治疗无效时还可以选择生酮饮食、迷走神经刺激术等治疗。

(2)睡眠障碍:睡眠障碍是 AS 另一突出症状,改善睡眠环境,并可予以苯二氮䓬类药物、褪黑素助眠。

(3)康复训练:一定程度上可以提高患儿的生活质量和生活自理能力。

分子靶向治疗是唯一可能治愈 AS 的措施,也是目前的研究热点,激活父源 *UBE3A* 基因表达有望成为潜在的治疗策略。

六、随访及预后

起病后 2 年,患儿仍有反复局灶性或全面性抽搐发作,加用醋酸泼尼松治疗后发作减少,因睡眠极差,加用褪黑素对症治疗后睡眠质量改善,精神运动发育改善;起病后 4.5 年,患儿发热后抽搐再次加重,加用丙戊酸钠部分改善,行迷走神经刺激术后抽搐得到完全控制;起病后 8 年,患儿无抽搐发作,精神运动落后,生活不能自理,睡眠质量欠佳,但较前有改善。

【预后提问】

AS 患儿的预后如何?

AS 患儿的症状因年龄而异,其预后主要取决于遗传因素(大缺失的预后较差)、诊断时间和干预手段。大部分 AS 患儿拥有正常的寿命,早期进行诊断和干预,可显著改善患儿预后。随着年龄的增长,大多数患儿的癫痫发作频率、多动症和睡眠情况可得到改善。

(罗　蓉　邓　瑶)

推荐阅读文献

[1] DUIS J, NESPECA M, SUMMERS J, et al. A approach and consensus statement to establish standards of care for Angelman syndrome. Mol Genet Genomic Med, 2022, 10 (3): e1843.

[2] WILLIAMS C A, BEAUDET A L, CLAYTON-SMITH J, et al. Angelman syndrome 2005: updated consensus for diagnostic criteria. AM J MED GENET A, 2006, 140 (5): 413-418.

第二十一节　先天性肌无力综合征

关键词:先天性肌无力综合征;神经肌肉接头;重复电刺激;遗传性疾病

一、病史摘要

患儿,男性,12 岁,因"眼睑下垂、全身乏力 12 年,眼球活动障碍 1 年"入院。12 年前(患儿出生时)即发现双眼眼睑下垂,睁眼费力,哭声小,活动少,喂养困难,进食易出现呛咳。4^+ 月龄仍有竖颈力弱,11 月龄不会爬,19 月龄可独走,时有摔跤,12 岁前运动能力缓慢进步,行走长距离易感乏力,有晨轻暮重、休息后减轻的特点,近 1 年行走乏力症状加重,持续性行走距离明显缩短,并出现双眼球活动障碍,否认视物模糊等。自患病以来,精神、食欲、睡眠尚可,大便及小便正常。

患儿系孕 1 产 1 足月顺产,母亲妊娠期无特殊异常。父母均体健,否认近亲结婚,否认家族遗传病史。

二、体格检查

1. 一般内科查体　生命体征平稳,心、肺、腹未查见明显异常体征。

2. 神经系统查体　神志清楚,交流正常,对答切题,高级精神活动未见异常。步态呈"鸭步"。双眼睑下垂,部分遮瞳,双侧瞳孔对光反射减弱,双眼各向运动明显受限,仅能轻微活动,无眼球震颤等。肌无力面容,示齿、伸舌居中,悬雍垂居中,软腭抬举可。四肢肌肉未见明显萎缩,颈肌肌力 3 级,卧位屈颈抬头困难,四肢近端肌力 3 级,远端肌力 4 级。四肢腱反射消失。睁闭目、上肢平举及下肢蹲起疲劳试验均呈阳性。自主神经系统未见异常。病理征阴性。脑膜刺激征阴性。

【病史及查体提问】

1. 结合患儿的病史和查体,初步考虑什么诊断?

该患儿以肌无力为主要临床表现,主要为累及眼肌、颈肌、四肢肌的肌肉病变,患儿认知能力正常,无其他中枢神经症状,定位诊断考虑为下运动神经元疾病;患儿表现为疲劳性肌无力,运动加重,定位诊断考虑在神经肌肉接头或肌肉(主要是线粒体疾病)的可能性大。患儿出生后即发病,呈进展性病程,定性诊断考虑神经遗传代谢性疾病,以先天性肌无力综合征(CMS)可能性大。

2. 该患儿需要考虑哪些鉴别诊断? 还需要进行哪些辅助检查明确诊断?

该患儿系神经肌肉接头处障碍性疾病,生后即起病,首先应该与新生儿短暂性重症肌无力相鉴别;其次主要需要与其他各类发育性下运动神经元疾病相鉴别,包括脊髓前角疾病、周围神经疾病、肌肉疾病等,如脊肌萎缩症、先天性肌营养不良、先天性肌病(肌管性肌病、线状肌病和多小核肌病)、线粒体肌病等相鉴别;也需要与其他导致松软的发育障碍性疾病相鉴别,如 Prader-Willi 综合征等;还需要与各种继发性神经肌肉接头处障碍性疾病相鉴别,如肉毒中毒、重症肌无力,以及脑干疾病等。

因此,还需要完善血常规、血生化、肌酶、抗乙酰胆碱受体抗体、抗骨骼肌特异性受体酪氨酸激酶抗体、MRI 头部及颈椎扫描、包括神经传导阻滞在内的神经传导速度、肌电图等辅助检查。在征得患儿监护人知情同意后,还可完善基因检测,从而进一步明确诊断。

三、辅助检查

1. 血常规、肝功能、肾功能、血糖、血脂、肌酶均未见异常;血抗乙酰胆碱受体抗体、抗骨骼肌特异性受体酪氨酸激酶抗体、抗乙酰胆碱酯酶抗体阴性。

2. 头部 MRI 扫描　未见异常;肺功能检查提示轻度通气功能障碍。

3. 肌电图　低频重复刺激后复合肌肉动作电位(CMAP)波幅递减反应,包括神经传导阻滞在内的神经传导速度检查均正常。

4. 肌活检　肌纤维呈轻度肌源性改变。

5. 征得患儿监护人知情同意后,进行基因检测　发现患儿 *COLQ* 基因存在复合杂合变异,c.176C>A(p. Pro59Gln)及 c.175C>T(p. Pro59Ser),分别来自患儿父亲及母亲,均为已知的致病性变异。

【辅助检查提问】

1. CMS 患儿的主要肌电图表现如何?

绝大多数不同亚型的 CMS 患儿肌电图可表现为低频(2~3Hz)重复刺激后 CMAP 波幅递减反应或单纤维肌电图表现为单神经纤维刺激出现重复 CMAP。若在 2~3Hz 刺激下不能诱发递减反应,部分患儿可在 10Hz 持续刺激 5~10 分钟后诱发明显递减反应。若在两处近端和两处远端肌肉检测 CMAP 波幅无异常,建议进一步检测面部肌肉。

2. CMS 的诊断线索有哪些?

CMS 的致病基因较多,相应有不同亚型,各亚型的临床表现存在差异,并具有一定特征性,可以为诊断提供线索,具体见表 4-1-11。

四、诊断

1. **定位诊断**　神经肌肉接头疾病。
2. **定性诊断**　神经系统遗传性疾病。
3. **诊断**　先天性肌无力综合征(CMS):终板乙酰胆碱酯酶缺陷(endplate acetylcholinesterase deficiency, EAD)。

【诊断提问】

1. CMS 的定义及流行病学如何? 发病机制是什么?

CMS 是以疲劳性肌无力为特征的一组罕见的遗传性神经肌肉接头疾病。由不同基因致病性变异导致神经肌肉接头的突触前、突触基膜和突触后部分的缺陷,从而引起神经肌肉接头信息传递受损。CMS 具有临床异质性和基因异质性,临床症状可发病于胎

表 4-1-11　常见先天性肌无力综合征（CMS）亚型诊断线索

常见 CMS 亚型	诊断线索
乙酰胆碱转移酶缺陷	起病早,可于新生儿、婴儿早期发病;低频重复刺激复合肌肉动作电位(CMAP)降低>50%,恢复时间 5~10min;可致先天性关节畸形和早发关节挛缩;发作性呼吸暂停
COLQ 相关的终板乙酰胆碱酯酶缺陷	瞳孔对光反射迟钝;胆碱酯酶抑制剂加重
原发性乙酰胆碱受体缺陷	上睑下垂;眼外肌麻痹
慢通道综合征	可于新生儿、婴儿早期发病,也可于儿童期、青少年期和成人期发病;颈肌无力
快通道综合征	起病早,于新生儿、婴儿早期发病
Dok7 缺陷	起病早,可于新生儿、婴儿早期发病;喉喘鸣和声嘶;上睑下垂;胆碱酯酶抑制剂加重;颈肌无力;面肌无力
Rapsyn 蛋白缺陷	起病早,可新生儿、婴儿早期发病;可致先天性关节畸形和早发关节挛缩;发作性呼吸暂停
GFPT1 缺陷	肢带型肌营养不良样表现

儿时期、婴幼儿期、儿童期或青少年期,主要临床特征包括四肢近端无力、延髓麻痹、呼吸衰竭等,症状严重程度从轻微表现、间断性乏力到永久性乏力、行走不能,甚至可出现呼吸衰竭而导致早期死亡。心肌和平滑肌通常不受累。该病于 1977 年首次被报道,英国报道 CMS 的平均发生率约 9.2/100 万青少年儿童(18岁以下)。我国目前尚缺乏该病流行病学数据。

CMS 发病机制为参与神经肌肉信号传递的蛋白质功能异常。目前发现与 CMS 相关的致病基因超过30 种,基因突变导致相关蛋白异常,根据这些蛋白异常的位置及类型,将 CMS 大致分为突触前、突触基底膜、乙酰胆碱受体缺陷、终板发育和维持缺陷、先天性糖基化缺陷和其他肌无力综合征。目前报道的基因有 AGRN、ALG2、ALG14、CHAT、CHRNA1、CHRNB1、CHRND、CHRNE、CHRNG、COL13A1、COLQ、DOK7、DPAGT1、GFPT1、GMPPB、LAMB2、LAMA5、LRP4、MUNC13-1、MUSK、MYO9A、PLEC、PREPL、RAPSN、SCN4A、SLC18A3、SLC25A1、SLC5A7、SNAP25、SYB1、SYT2、VAMP1 等。常见 CMS 综合征分类、致病基因及病理机制详见表 4-1-12。

2. CMS 的诊断标准是什么?

先天性肌无力综合征的诊断主要有以下几点:

(1)出生后早期起病,出生立即或婴幼儿时起病,疲劳性肌无力累及眼肌、球肌和肢体肌肉,表现为颅面部、四肢、躯干肌无力,常有类似重症肌无力的症状,如易疲劳、运动不耐受、晨轻暮重、胆碱酯酶抑制剂有效;伴或不伴先天肌病样表现;伴或不伴呼吸暂停发作。

表 4-1-12　常见 CMS 综合征分类、致病基因及病理机制

分类	疾病	致病基因	致病机制
突触前	乙酰胆碱转移酶缺陷	CHAT	乙酰胆碱催化合成缺陷
突触基底膜	终板乙酰胆碱酯酶缺陷	COLQ	AChE 锚定错误
乙酰胆碱受体缺陷	原发性乙酰胆碱受体缺陷	CHRNA1、CHRND、CHRNE、CHRNG	AChR 数量下降
	乙酰胆碱受体动力学缺陷 慢通道综合征	CHRNA1、CHRNB1、CHRND、CHRNE	AChR 激活延长
	快通道综合征	CHRNA1、CHRND、CHRNE	AChR 开放时间缩短
终板发育和维持缺陷	Dok7 缺陷 Rapsyn 蛋白缺陷	DOK7 RAPSN	终板发育和维持异常 终板发育和维持异常
先天性糖基化缺陷	GFPT1 缺陷	GFPT1	终板中的糖基化异常
其他肌无力综合征	肌病伴 CMS	BIN1、MTM1、DNM2、RYR1	肌病伴有神经肌肉接头功能异常

注:AChE,乙酰胆碱酯酶;AChR,乙酰胆碱受体;CMS,先天性肌无力综合征。

（2）低频重复刺激后 CMAP 波幅递减反应或者运动后电刺激出现波幅递减，单纤维肌电图见 Jitter 增宽或阻滞；某些 CMS 单一电刺激后出现重复 CMAP，但非全部 CMS 都出现；部分病例针极肌电图可见肌源性损害。

（3）血清乙酰胆碱受体抗体和骨骼肌特异性酪氨酸受体激酶抗体阴性。

（4）免疫抑制剂治疗无效。

（5）可有阳性家族史。

（6）基因检测阳性发现。

五、治疗经过

1. 给予溴吡斯的明，60mg/ 次，每日 3 次，口服，治疗 1 周，自觉眼部及全身无力症状无改善，且感全身不适，停药。

2. 基因诊断结果回示后，立即给予麻黄碱，30mg/ 次，每日 2 次，口服，治疗 2 周，自觉眼部及全身无力症状改善，运动耐力较前稍好，日间活动逐渐增加。

3. 监测血压、心率、肺功能等情况；密切观察随访。

【治疗提问】

CMS 有哪些治疗措施？

1. 目前暂无有效的针对性治疗方法，使用一些药物可改善肌无力症状。药物治疗中值得注意的是，针对不同类型的 CMS，因致病机制不同，某种药物对某亚型 CMS 有效，但对其他类型 CMS 可能无效，甚至加重症状，因此要及时明确基因诊断，以便正确选择治疗药物，具体药物选择如下：

（1）胆碱酯酶抑制剂（如溴吡斯的明）：主要治疗 ChAT 综合征、AChR 缺陷、快通道综合征、Rapsyn 缺陷、GFPT1 缺陷等 CMS 亚型，但该类药物禁用于 ColQ 综合征、慢通道综合征及 Dok7 缺陷等亚型治疗。

（2）突触前通道阻滞剂（如 3,4- 二氨基吡啶）：治疗 AChR 缺陷、快通道综合征、Rapsyn 缺陷、GFPT1 缺陷等 CMS 亚型可能有效。

（3）乙酰胆碱受体离子通道的长效开放通道阻滞剂（如氟西汀和奎尼丁）：主要治疗 CMS 的慢通道综合征，禁用于快通道综合征。

（4）肾上腺素受体激动剂（如沙丁胺醇和麻黄碱）：主要治疗的 CMS 亚型有 ColQ 综合征及 Dok7 缺陷，治疗 AChR 缺陷及 Rapsyn 缺陷可能有效。

2. **其他治疗**　主要有呼吸监测和呼吸支持。CMS 需要进行呼吸管理治疗，特别是 ChAT 综合征患儿需进行呼吸暂停监测，避免接触寒冷、应激等触发呼吸暂停的诱发因素。因 CMS 患儿可发生通气不足，对于有急性呼吸困难发作可能的患儿，建议家中配置便携式呼吸机以及进行经皮血氧饱和度监测。

六、随访及预后

治疗后 1 年内，患者疲劳性肌无力等症状无明显加重，定期随访；治疗后 3 年内，患儿出现运动耐力稍下降，无呼吸困难等不适，肺功能检查提示轻度通气功能障碍，调整麻黄碱剂量为 3mg/（kg·d），运动耐力增加，定期随访复查肺功能等检查；治疗后 5 年，患儿出现运动耐力下降，偶有呼吸困难，肺功能检查提示中度通气功能障碍，增加沙丁胺醇治疗，运动耐力增加，呼吸困难改善，定期监测肺功能等，进行呼吸管理，家中配置便携式呼吸机。

【预后提问】

CMS 患儿的预后如何？

不同基因所致 CMS 疾病严重程度不同，同一基因不同变异所致危害程度不同，因此不同亚型 CMS 患儿预后也存在差异，例如少数 ChAT 综合征患儿存在顽固的呼吸暂停反复发作，需持续性呼吸支持，该亚型预后不良，患儿即使长期规范治疗，最终需依赖轮椅生活；*DOK7* 基因突变所致 CMS 患儿疾病晚期也需依赖轮椅生活。同时一些外源性因素，如感染、发热、压力或妊娠等因素也会加重疾病病情。

（罗　蓉　杨　媚）

推荐阅读文献

［1］ABICHT A, MÜLLER J S, LOCHMÜLLER H. Congenital myasthenic syndromes overview.(2021-12-23) [2022-05-22]. https://www. ncbi. nlm. nih. gov/books/ NBK1168/.

［2］ANDREW G E. Congenital myasthenic syndromes: pathogenesis, diagnosis, andtreatment. Lancet Neurol, 2015, 14 (4): 420-434.

第二十二节　Prader-Willi 综合征

> 关键词:Prader-Willi 综合征；肥胖；肌无力；智力障碍；性腺发育不良

一、病史摘要

患儿,女性,10岁,学生,因"体重增长过快8年,夜间打鼾4年"入院。

8年前(2岁)患儿家长自觉患儿食欲旺盛,饮食增多,伴体重明显增长,8年体重增长约44kg,活动量无明显减少,无多饮、多尿、性格改变等。家长予以控制饮食、加强运动等处理,上述症状未见好转。4年前出现夜间打鼾,日间无明显喘息、气促、发绀、活动耐量下降、大汗淋漓等表现。患儿自患病以来,精神、睡眠可,食欲旺盛,大便及小便正常。

患儿系孕2产2足月顺产,母乳喂养,生后肌张力差、喂养困难、嗜睡,于新生儿科住院治疗2周。患儿2岁后饮食逐渐好转,体重增长加快,但身高增长欠佳。抬头、爬、坐、独站、独走均落后于同龄儿。智力发育低于同龄儿,平时脾气暴躁易怒,注意力不易集中。无药物、毒物接触史。父亲(42岁)、母亲(41岁)、姐姐(15岁)均身体健康,否认遗传病家族史。

【病史提问】

对以肥胖、发育落后为主要临床表现的患儿,诊断应如何考虑?问诊及查体内容中应注意的有哪些?

对于以肥胖、发育落后为主要临床表现的患儿,涉及神经、内分泌代谢等多系统受累,诊断时应考虑神经障碍与内分泌代谢障碍之间是因果关系还是共存关系。肥胖可以导致轻微的发育落后;发育落后引起的不运动也可以导致体重增长过度;某些遗传代谢性疾病也可以同时导致肥胖和发育落后。因此,问诊时应注意询问围生期有无缺氧窒息史,有无伴随的其他神经、精神行为异常,有无遗传疾病家族史,还应注意询问详细的喂养情况。查体应注意肥胖为均一性还是向心性,有无特殊面容,有无肌张力障碍,有无异味、多毛、生殖器及骨骼发育异常等。

二、体格检查

1. **一般内科查体**　生命体征平稳,体型矮胖[身高:137cm(中位数138.61,P=39.7);体重:52kg(中位数30.85,$P \geq 99.9$);体重指数:27.71kg/m²。腰围82cm,臀围88cm,腰臀比0.93,上部量77cm,下部量60cm]。手足短小,面圆,杏仁眼,小嘴,嘴角下垂,上唇薄,齿列不齐,可见龋齿,童音童貌。外阴发育幼稚型,未见腋毛、阴毛。心、肺、腹、皮肤未查见明显异常体征。

2. **神经系统查体**　神志清楚,反应迟钝,对答切题。双侧瞳孔等大同圆,直径约4mm,对光反射灵敏。

脑神经查体未见异常。四肢肌力、肌张力正常。病理征阴性。四肢肌力5级,肌张力正常,深浅反射引出,病理征及脑膜刺激征阴性,自主神经系统未见异常。

【查体提问】

1. 结合患儿的病史和查体,初步考虑什么诊断?

本例患儿随着年龄增长呈现出不同的临床表现:新生儿期以肌张力低下、喂养困难为主要表现;儿童期则因过度摄食而出现肥胖,并伴有生长迟缓、智力低下、运动发育落后、情绪异常、性腺发育不良等表现。查体体型矮胖,手足短小,可见特殊面容(杏仁眼、小嘴、嘴角下垂、薄上唇、齿列不齐),外阴发育呈幼稚型。综上,考虑遗传代谢性疾病、Prader-Willi综合征(PWS)可能性大。

2. 该患儿需要考虑哪些鉴别诊断?还需要进行哪些辅助检查明确诊断?

PWS患儿在不同年龄段的临床表现不一,需要按照相应年龄阶段进行鉴别诊断:婴儿期需要与肌张力低下相关疾病相鉴别;儿童期需要与肥胖、发育迟缓和智力异常相关疾病相鉴别。

综上,目前该患儿应行肥胖相关内分泌代谢检查、头颅MRI等神经影像及神经代谢相关检查排查病因;并进行神经发育相关评估,了解患儿功能状况;同时在征得患儿监护人同意下,进一步完善基因检测明确诊断。

三、辅助检查

1. 血常规、大小便常规、肝功能、肾功能、血糖、血脂、肌酶、甲状腺功能及抗体、胰岛自身抗体、皮质醇节律、性激素、甲状腺超声、妇科彩超,均未见明显异常。骨龄:相当于11岁,骨龄偏高。

2. **头颅及垂体MRI平扫**　均未见明显异常。

3. **呼吸睡眠监测**　重度阻塞性睡眠呼吸暂停低通气综合征,腺样体肥大。

4. 征得患儿监护人知情同意后,行甲基化特异性多重连接探针扩增基因检测,结果显示:15号染色体q11~13区域甲基化检测异常,提示为母源单亲二倍体。

【辅助检查提问】

如何通过分子遗传诊断方法诊断PWS?

PWS属于表观遗传性疾病,对于临床诊断考虑PWS或疑似患儿,首先采用甲基化特异性聚合酶链反应(MS-PCR)或甲基化特异性多重连接探针扩增(MS-MLPA)技术进行染色体G显带核型分析,若结果提示甲基化异常伴缺失,则确诊为PWS父源缺失型；若为甲基化异常不伴缺失则为 PWS 母源单亲二倍体型或印记缺陷型，再通过微卫星连锁分析进一步区分。其中，2/3 为父源缺失型，1/4 为母源单亲二倍体型，印记缺陷型则低于 5%。

四、诊断

1. **定位诊断**　多系统受累性疾病。
2. **定性诊断**　遗传代谢性疾病。
3. **诊断**　Prader-Willi 综合征（PWS）。

【诊断提问】

1. PWS 的定义及流行病学如何？发病机制是什么？

PWS 又称"低肌张力 - 低智力 - 性腺发育低下 - 肥胖综合征"，是一种由父源染色体 15q11.2~q13 区域印记基因功能缺陷而引起的多系统异常的罕见遗传病。国外报道的 PWS 发病率为 1/30 000~1/10 000，

病死率约为 3%，男女发病无明显差异，我国有关 PWS 的大样本研究目前较少。

PWS 是一种与基因组印记相关的非孟德尔遗传病，其发病机制非常复杂且特殊，由于基因印记不同，父源染色体 15q11.2~q13 区域 *SNRPN*、*MKRN3*、*NDN*、*MAGEL2*、*SNORD 116* 等印记基因非甲基化表达，而母源等位基因甲基化失活，当父源染色体 15q11.2~q13 关键区域基因功能缺陷时，则可导致 PWS。PWS 主要有 3 种遗传类型：父源缺失型、母源单亲二倍体型、印记缺陷型。

2. PWS 的诊断标准是什么？

（1）临床评分诊断：目前国际上通行的 PWS 临床评分标准主要根据 Holm 等于 1993 年提出，并于 2012 年由 Cassidy 等修正后的标准。年龄 <3 岁总评分 5 分以上，主要诊断标准达 4 分即可诊断；年龄 ≥3 岁总评分 8 分以上，主要诊断标准达 5 分即可诊断（表 4-1-13）。

表 4-1-13　Prader-Willi 综合征（PWS）的临床评分标准

主要标准（1 分 / 项）	次要标准（0.5 分 / 项）	支持证据
1. 新生儿期和婴儿期肌张力低下、吸吮力差，随着年龄增长逐渐改善 2. 婴儿期喂养困难，体重增长不佳 3. 1~6 岁间体重过快增加，中心性肥胖、贪食 4. 特征性面容：婴儿期长头畸形、窄脸、杏仁眼、小嘴、薄上唇、嘴角下垂（3 种及以上） 5. 性腺功能减退，有以下任何一种： （1）外生殖器发育不全：男性，阴囊发育不全、隐睾、小阴茎和 / 或睾丸（<正常值第 5 百分位数）；女性，小阴唇和 / 或阴蒂缺失或严重发育不全 （2）16 岁以后在没有干预的情况下青春发育延迟或发育不良伴青春期体征延迟：男性，性腺小，面部和体毛减少，声音变化不足；女性，16 岁后闭经 / 月经稀少 6. 全面发育迟缓、智力障碍	1. 妊娠期胎动减少，婴儿期嗜睡、哭声微弱、少动 2. 特征性行为问题：脾气暴躁、易怒、强迫行为；倾向于争论、反对、僵化；控制欲、占有欲强；固执、偷窃和撒谎（以上症状满足 5 个及以上） 3. 睡眠障碍和睡眠呼吸暂停 4. 15 岁时身材仍矮小（无家族遗传、无生长激素干预） 5. 色素沉着减退：皮肤和头发白皙（与家庭成员相比） 6. 与同身高人相比，小手（<正常值第 25 百分位数）和小脚（<正常值第 10 百分位数） 7. 手窄，双尺骨边缘笔直 8. 眼睛异常（内斜视、近视） 9. 唾液黏稠，可在嘴角结痂 10. 言语表达缺陷 11. 自我皮肤损伤（抠、抓、挠等）	1. 高痛阈 2. 呕吐反射减弱 3. 体温调节异常 4. 脊柱侧弯和 / 或脊柱后凸 5. 阴毛过早发育 6. 骨质疏松 7. 具有拼图才能 8. 神经肌肉查体正常

（2）分子遗传诊断：PWS 临床评分诊断标准受年龄、病程、种族等多因素影响，易致漏诊或延误诊断，确诊需依据分子遗传诊断。

五、治疗经过

1. 严格饮食管理，控制饮食规律及饮食量，减轻体重。
2. 联系耳鼻喉科会诊，建议择期行腺样体切除

手术，降低呼吸道阻塞风险，降低后期需注射重组人生长激素（recombinant human growth hormone，rhGH）治疗的风险。

【治疗提问】

PWS 患儿治疗策略有哪些？

多学科综合管理模式，包括新生儿科、遗传代谢内分泌科、营养科、儿童保健科、心理科、神经科、康复

科、牙科、骨科和外科等，制订个体化治疗方案，根据不同年龄段患儿的不同临床表现进行干预，针对不同的内分泌代谢紊乱及相关并发症进行干预。主要措施如下：

（1）饮食行为及营养管理：对于肌张力低下、吸吮力差的婴幼儿，应保障足够的能量和营养物质摄入；对于摄食过多导致肥胖的年长儿童，应严格控制饮食。

（2）性腺发育不良及青春期发育问题的处理

1）隐睾和外生殖器发育不良的处理：在生后早期（<6 月龄）使用人绒毛膜促性腺激素（hCG）治疗可以改善男性 PWS 患儿的阴茎、阴囊发育。1 岁以上患儿肌内注射 hCG，500U/ 次，每周 2 次，共 6 周。若疗效不佳，应在 2 岁以内尽快手术治疗。

2）青春期性激素替代治疗：性激素治疗可以诱导、促进或维持 PWS 患儿青春期发育，同时对骨骼的发育、肌肉量的增加具有积极意义。

3）性早熟的处理：约 4% 的 PWS 患儿可能出现真性性早熟，但此类患儿的性发育为非持续性的，可自发停滞，一般不建议采用促性腺激素释放激素激动剂治疗。

（3）rhGH 治疗：为了促进 PWS 患儿肌肉组织发育，改善肌力、摄食能力、精神运动发育和认知功能。一般建议在不存在明显 rhGH 使用禁忌证（严重肥胖、未控制的糖尿病、未控制的严重阻塞性睡眠呼吸暂停）的情况下，于 2 岁前开始治疗，起始剂量为 $0.5mg/(m^2 \cdot d)$，并根据胰岛素样生长因子 1（insulin-like growth factor-1，IGF-1）水平（在同年龄同性别参考值的 +1~+2 标准差范围内）每 3~6 个月调整 1 次剂量，逐渐增加至 $1.0mg/(m^2 \cdot d)$，每日总剂量不超过 2.7mg。

（4）其他内分泌问题的处理：对于合并甲状腺功能减退症的患儿，口服左甲状腺素钠 $5~6\mu g/(kg \cdot d)$［<1 岁剂量为 $8\mu g/(kg \cdot d)$］补充，根据游离甲状腺素和促甲状腺激素水平调整药物剂量；对于在中、重度应激状态下出现代谢危象的婴幼儿患儿，予以氢化可的松替代治疗，剂量为 $30~70mg/(m^2 \cdot d)$，分 3 次服用。对于合并胰岛素抵抗和糖尿病的患儿，可服用二甲双胍治疗。

（5）对症治疗：对于行为异常的患儿，行心理指导治疗；对于影响正常生活的脊椎畸形，可通过手术矫正治疗。

六、随访及预后

出院后 1 周，患儿行腺样体切除手术，夜间打鼾明显好转。门诊随访，定期注射 rhGH 治疗；出院后

1 年，患儿继续规律使用 rhGH 治疗，身高较前增长约 5cm，食欲亢进较前改善，体重控制良好，目前体重指数为 $25.5kg/m^2$。

【预后提问】

1. PWS 患儿随访内容包括哪些？

包括对体格发育、青春发育、营养状况、神经精神及心理状况等的评估，定期监测血生化指标、内分泌代谢指标、生长因子、骨龄、骨密度、呼吸睡眠监测、脊柱 X 线片等。

2. PWS 患儿的预后如何？

本病预后不良，迄今为止尚无治愈方法，主要以对症治疗及激素替代治疗为主。PWS 的死因主要与肥胖及其所致的并发症相关，包括代谢综合征、糖尿病、睡眠呼吸暂停、心肺衰竭、早发心脑血管疾病等。早期诊断和积极对症治疗是改善 PWS 患儿预后的关键。

（罗 蓉　陈 俊）

推荐阅读文献

［1］BUTLER M G, MILLER J L, FORSTER J L. Prader-Willi syndrome-clinical genetics, diagnosis and treatment approaches: an update. current pediatric reviews, 2019, 15 (4): 207-244.

［2］TAUBER M, DIENE G. Prader-Willi syndrome: Hormone therapies. Handbook of clinical neurology, 2021, 181 (6): 351-367.

［3］YANG-LI D, FEI-HONG L, HUI-WEN Z, et al. Recommendations for the diagnosis and management of childhood Prader-Willi syndrome in China. Orphanet Journal of Rare Diseases, 2022, 17 (1): 221.

第二十三节　进行性肌营养不良

> 关键词：进行性肌营养不良；抗肌萎缩蛋白；Gower 征；激素；基因疗法

一、病史摘要

患儿，男性，8 岁，学生，因"进行性四肢肌无力 4 年"入院。4 年前（4 岁时）患儿无明显诱因出现易摔

跛,上楼梯困难,并逐渐加重,走路姿势异常,似鸭子步态,就诊时需要辅助器(步行器)才能独自行走,无智力下降、行为异常、抽搐等表现。自患病以来,小便及大便未见异常,体重34kg。

患儿系孕2产2足月顺产,母亲妊娠期未见异常。1岁内运动发育正常,1岁3月龄独立行走,但行动稍缓慢。否认药物、毒物接触史。有一姐,体健,父母体健,非近亲婚配,否认遗传性疾病家族史。

【病史提问】

1. 该患儿以肌无力为主要临床表现,定位诊断应如何考虑?

神经肌肉系统病变所致的肌无力,定位诊断方面应考虑以下结构:运动皮质、皮质脊髓束或皮质脑干束通路、前角细胞、脊神经根、周围神经、神经肌肉接头和肌肉。

2. 对以肌无力为核心症状的患儿,如何通过神经系统查体缩小定位诊断的范围?

对于神经肌肉系统病变所致的肌无力,详细的神经系统查体有助于判定其属于上运动神经元(UMN)还是下运动神经元(LMN)性瘫痪(表4-1-14)。因此,神经查体时应重点关注肌萎缩、肌束震颤、肌张力、腱反射、病理反射的情况,从而缩小定位诊断的范围。

表4-1-14 上、下运动神经元性瘫痪的体征鉴别点

鉴别点	上运动神经元性瘫痪	下运动神经元性瘫痪
肌萎缩	无或轻度失用性萎缩	明显
肌束震颤	无	可有
肌张力	增高	降低
腱反射	活跃或亢进	减弱或消失
病理反射	阳性	阴性

二、体格检查

1. 一般内科查体 生命体征平稳,心、肺、腹、皮肤未查见明显异常体征。

2. 神经系统查体 神志清楚,对答切题,高级精神活动未见异常。脑神经检查正常。四肢近端、躯干、颈部肌肉萎缩,双下肢腓肠肌肌容积增大,质硬。四肢肌力4级,肌张力正常。鸭步步态,高尔征(Gower sign)(+),膝反射及跟腱反射减弱。痛觉、温度觉、触觉、运动觉、位置觉、振动觉均正常、对称。自主神经系统未见异常。指鼻试验、跟-膝-胫试验、闭目难立征阴性,病理反射阴性,脑膜刺激征阴性。

【查体提问】

1. 什么是 Gower 征?

是指患儿起立时不能直接站起,需先翻身转为俯位,屈膝、髋关节,然后用双手支撑地面协助下肢成直立位,再用手依次按压膝部、大腿,以辅助股四头肌的肌力,逐步直立起上半身和头部。

2. 结合患儿的病史和查体,初步考虑什么诊断?

本例患儿以肌无力为主要临床表现,呈进展性病程,具有下运动神经元性瘫痪的特点(肌萎缩、肌张力不高、腱反射减弱、病理反射阴性)。同时,有鸭步步态,Gower 征(+),腓肠肌假性肥大,深、浅感觉均正常,因此定位诊断:肌肉。定性诊断:神经系统遗传性疾病。初步诊断:遗传性肌肉病,进行性肌营养不良(progressive muscular dystrophy,PMD)可能性大。

3. 该患儿需要考虑哪些鉴别诊断?还需要进行哪些辅助检查明确诊断?

需要与进行性肌营养不良相鉴别的疾病,详见表4-1-15。

因此,还需要完善血常规、血生化、肌酶、心脏彩超、心电图、肌电图等辅助检查。在征得患儿知情同意后,完善基因检测,从而进一步明确诊断。

三、辅助检查

1. 血常规 白细胞计数(WBC)8×10^9/L,中性粒细胞百分比73.5%,淋巴细胞百分比21.3%,血红蛋白(Hb)135g/L,血小板计数(PLT)275×10^9/L。

2. 血生化 谷草转氨酶(AST)80U/L,谷丙转氨酶(ALT)123U/L,肾功能、电解质正常;肌酶和心肌损伤:肌酸激酶(CK)3 760U/L、肌酸激酶同工酶(CK-MB)99U/L、乳酸脱氢酶838U/L、心肌肌钙蛋白I(cardiac troponin I,cTnI)和心肌肌钙蛋白T(cTnT)阴性。

3. 心电图 窦性心动过速伴 ST-T 段改变;肌电图检查:左胫前肌、左股四头肌、右三角肌肌源性损害。

4. 基因检测 *DMD* 基因48~52号外显子区域存在缺失。

【辅助检查提问】

请阐述进行性肌营养不良患儿肌肉活检的病理学特点?

1. 进行性肌营养不良主要分为迪谢内肌营养不良(DMD)和贝克肌营养不良(BMD)两种类型,DMD的临床症状更严重。对于极少数的基因突变阴性病例,肌肉活检联合抗肌萎缩蛋白分析仍有助于证实DMD/BMD的临床诊断。病理学特点如下:

表 4-1-15　进行性肌营养不良的鉴别诊断谱

鉴别诊断谱	鉴别依据
肢带型肌营养不良	临床表现和进行性肌营养不良相似,腓肠肌假性肥大通常不明显;有进行性肌营养不良表型、抗肌萎缩蛋白基因突变阴性的患儿,都应检测有无 *FKRP* 基因突变
埃默里 - 德赖弗斯肌营养不良（Emery-Dreifuss muscular dystrophy）	遗传异质性疾病,遗传方式有 X 连锁隐性遗传、常染色体显性遗传和常染色体隐性遗传;临床特征包括早发性挛缩、缓慢进行性肱腓型分布的肌无力和心脏病
面肩肱型肌营养不良	常染色体显性遗传,男女均可发病,起病较晚,面部先受累
强直性肌营养不良	常染色显性遗传,致病基因位于 19q13.2~19q13.3,最早可于新生儿期起病,多在少年期或更迟。病初为面肌、肢体近端肌无力,随后波及咀嚼肌、胸锁乳突肌、肩胛带肌
脊髓性肌萎缩症	常染色隐性遗传,男女均可发病,肌肉震颤,肌张力明显降低,肌电图提示神经源性损害,肌酸激酶正常
多发性肌炎	无家族史,伴有肌痛,血沉升高,肌肉活检符合肌炎改变,皮质醇治疗有效
横纹肌溶解	有感染、过度运动等诱因,一过性肌酸激酶增高
糖原贮积症 Ⅱ 型	无腓肠肌假性肥大,酸性 α 葡萄糖苷酶活性降低,肌肉活检提示糖原贮积

(1)组织学特点:肌纤维出现肥大、萎缩、坏死、再生,肌肉组织被大量脂肪和结缔组织替代。

(2)免疫组织化学染色:DMD 患儿由于阅读框已被破坏,几乎所有 DMD 患儿均显示完全或几乎完全的抗肌萎缩蛋白缺乏。BMD 患儿的抗肌萎缩蛋白数量较正常人减少。

2. 进行性肌营养不良的生化检查主要有哪些异常发现?

在出现临床症状之前,DMD 患儿的血清 CK 浓度即可升高,甚至在新生儿期也可检测到 CK 浓度升高。血清 CK 到 2 岁时达到高峰,通常为正常上限的 10~20 倍,也可能更高。随着越来越多的肌肉被脂肪和纤维化组织替代,血清 CK 随后以每年约 25% 的速度逐步降低,许多患儿最终会达到正常范围。醛缩酶水平及其他肌酶,如 AST 和谷丙转氨酶 ALT,水平也会升高,注意不要误诊为肝脏疾病。在 BMD 患儿中,血清 CK 浓度通常高至正常上限的 5 倍或更多。

四、诊断

1. **定位诊断**　肌肉。
2. **定性诊断**　神经系统遗传性肌肉疾病。
3. **诊断**　迪谢内进行性肌营养不良(DMD)。

【诊断提问】

1. 进行性肌营养不良的定义及流行病学如何?发病机制是什么?

DMD 是 X 连锁隐性遗传性肌肉疾病,由抗肌萎缩蛋白基因突变引起,肌纤维变性是主要的病理过程,进行性肌无力是主要症状。DMD 在男性新生儿中的发病率约为 1/3 500,我国的 DMD 患儿无明显的地域特征。

致病基因位于 Xp21.1~Xp21.2,全长 2 300kb,是迄今发现的人类最大的基因,患儿因基因缺陷而致肌细胞内缺乏抗肌萎缩蛋白(dystrophin),肌肉收缩时易造成肌细胞膜破裂,大量钙离子进入肌细胞,激活蛋白酶导致肌细胞坏死和功能丧失。基因缺失后造成阅读框的破坏(移码缺失)者,不能编码有正常功能的抗肌萎缩蛋白,临床表型为 DMD;未造成阅读框的破坏时,仍然能编码产生截短的有部分功能的抗肌萎缩蛋白,其临床表型为 BMD。患儿大脑皮质神经元突触区的抗肌萎缩蛋白的缺失可能是部分患儿智力发育迟滞的原因。

2. 请列举 DMD 和 BMD 的临床不同点。

DMD 和 BMD 的鉴别要点见表 4-1-16。

表 4-1-16　DMD 和 BMD 的鉴别点

鉴别点	DMD	BMD
性别	男性	男性
起病	早,2~3 岁	较晚,5 岁以后
肌无力	重	相对较轻
肌酸激酶(CK)	升高 10~20 倍	升高 5 倍以上
行走能力	12~13 岁开始坐轮椅	保留时间更长
认知和行为问题	常有	较轻
关节挛缩	常见	不常见
心脏受累	常见	常见
预后	差,20 岁时死于呼吸衰竭或心力衰竭	较好,存活至 30 岁以后

注:DMD,迪谢内肌营养不良;BMD,贝克肌营养不良。

3. 怀疑进行性肌营养不良的患儿,应怎么选择基因检测的方法?

进行性肌营养不良患儿的基因缺陷约 65% 为基因缺失,30% 为点突变,5% 为基因重复突变。建议首选多重连接探针扩增(MLPA)或聚合酶链反应(PCR)进行缺失 / 重复基因检测;若结果为阴性,则继续进行新一代外显子或基因组测序分析,以检测点突变、微缺失和微重复。

五、治疗经过

1. 给予泼尼松,20mg/ 次,每日 1 次,口服治疗,监测激素不良反应。

2. 康复、营养、呼吸等监测与综合管理。

3. 定期随访。

【治疗提问】

DMD/BMD 的主要治疗方法都有哪些?

目前,DMD/BMD 的药物治疗主要包括有减缓疾病进程的药物治疗和靶向治疗等,配合康复训练、营养管理等综合管理。

(1)糖皮质激素:一般使用泼尼松,剂量选择及给药时间方式差异较大,一般建议小剂量给药。

(2)靶向治疗:包括基因治疗、外显子跳跃药物、反义寡核苷酸等方法;2014 年,基因治疗药物"ataluren"获欧盟委员会有条件批准,用于 5 岁及以上无义突变型 DMD 患儿的治疗。外显子跳跃药物,原理是把 DMD 表型转变为 BMD,批准上市的有根据 51 号外显子设计的外显子跳跃药物"eteplirsen"。

(3)综合管理:药物治疗的同时,保证营养均衡,避免过度肥胖或营养不良;维持骨骼健康,预防跌倒和骨折;生长和内分泌管理:监测身高、体重、青春期发育;建议进行免疫接种,包括肺炎和流感疫苗,避免感染;给予患儿及其家庭心理支持等。

六、随访及预后

随访半年,患儿肌无力较前好转,继续口服泼尼松,但未坚持正规行康复训练。随访 1.5 年,患儿肌无力进行性加重。超声心动图:射血分数 23%,左心房、左心室、右心室轻度增大,左心室收缩功能减退。

【预后提问】

进行性肌营养不良患儿的预后如何?

进行性肌营养不良是一种进展性肌肉疾病,最终可导致呼吸衰竭、心力衰竭、心律失常等危及生命的情况。DMD 患儿预后较差,多于 20 岁左右时死于呼吸衰竭或心力衰竭;BMD 患儿预后相对较好,可存活至 30 岁以后。及早进行干预和治疗,有利于患儿预后的改善。

（罗　蓉　蔡浅云）

推荐阅读文献

[1] BIRNKRANT D J, BUSHBY K, BANN C M, et al. Diagnosis and management of Duchenne muscular dystrophy, part 1: diagnosis, and neuromuscular, rehabilitation, endocrine, and gastrointestinal and nutritional management. Lancet Neurol, 2018, 17 (3): 251-267.

[2] BIRNKRANT D J, BUSHBY K, BANN C M, et al. Diagnosis and management of Duchenne muscular dystrophy, part 2: respiratory, cardiac, bone health, and orthopaedic management. Lancet Neurol, 2018, 17 (4): 347-361.

第二十四节　婴儿严重肌阵挛性癫痫(Dravet 综合征)

> 关键词:发育性癫痫性脑病;*SCN1A* 基因;热性惊厥;癫痫持续状态;Dravet 综合征

一、病史摘要

患儿,男性,2 岁,因"间断抽搐 1.5 年"入院。患儿 6 月龄时出现发热(体温 39℃)诱发惊厥发作,表现为双眼向左斜视,左侧肢体抽搐,意识丧失,约 5 分钟之后泛化为全面性惊厥发作,持续 40 分钟。此后每隔 1~2 个月遇发热则出现惊厥发作,持续时间 40 分钟 ~2 小时。视频脑电图未见明显异常。服用丙戊酸后发作减少,之后出现多种发作形式,包括肌阵挛发作、失神发作、局灶性发作及偏侧阵挛发作等,外院相继加奥卡西平、拉莫三嗪后因发作次数增加或无效而减停。太阳光下、发热时易发作,并呈持续状态。

患儿系孕 2 产 1,足月顺产,出生体重 3 120g,母亲妊娠期无特殊。生长发育落后于同龄儿童,2 月龄抬头,9 月龄独坐,1 岁 4 月龄独走。现 2 岁,仅有无意识发音,与外界交流少,伴刻板行为(无意识拍手)。否认遗传性疾病家族史。

【病史提问】

发热惊厥患儿病史询问重点需要关注哪些方面？
1. 发热与惊厥的时间关系。
2. 惊厥的表现形式、持续时间、发作频率、好发时间、加重缓解因素及伴随症状等。
3. 起病情况、病程、性别、起病年龄。
4. 患儿精神运动发育情况。
5. 相关疾病家族史。

发热相关惊厥患儿的定位诊断可分为颅内与颅外病变。定性诊断需结合临床症状、体征及实验室检查来进一步明确。常见的发热惊厥性疾病包括热性惊厥、热敏性癫痫、颅内感染、中毒性脑病、癫痫脑病，以及热性感染相关性癫痫综合征等。

二、体格检查

1. **一般内科查体**　生命体征平稳，心、肺、腹、皮肤未查见明显异常体征。
2. **神经系统查体**　神志清楚，头围47cm，无特殊外貌。多动，目光交流少，仅有无意识发音，步态不稳，易摔跤。脑神经查体未见异常，四肢肌力5级，肌张力正常，深浅反射引出，病理征及脑膜刺激征阴性，自主神经系统未见异常。

【查体提问】

1. 结合患儿的病史和查体，初步考虑什么诊断？

本例患儿病情反复，临床表型包括多种癫痫发作类型及发育落后，治疗效果欠佳，因此，定位诊断：中枢神经系统，大脑皮质为主。定性诊断：发育性癫痫性脑病。结合患儿热敏感、光敏感的特点，以及使用钠通道阻滞剂后症状加重的特点，考虑可能与 *SCN1A* 等钠通道相关基因变异（功能缺失型）相关，考虑婴儿严重肌阵挛性癫痫（Dravet 综合征）可能性较大。

2. 该患儿需要考虑哪些鉴别诊断？

Dravet 综合征为热相关性癫痫脑病，首先应该与热性惊厥及发热相关的其他癫痫鉴别，如遗传性癫痫伴热性惊厥附加症（GEFS+）等；其次需要与其他婴幼儿期起病的癫痫脑病相鉴别，如 LG 综合征、Doose 综合征等，具体见表 4-1-17。

表 4-1-17　热相关性癫痫脑病的鉴别诊断

综合征	发病年龄	脑电图	强直发作	失张力发作	智力损害	其他发作类型	预后
DS	<1岁时热性惊厥；2~3岁时其他发作	慢波伴不规则棘波	少见	少见	有	肌阵挛、非典型失神、全面性强直阵挛、局灶性	差
LGS	1~8岁	<3Hz 棘波及睡眠时 10Hz	睡眠阶段 80%~90%	一些	有	全部	差
DS	1~5岁	2.5~4Hz θ波及全面性多棘波	++	++	罕见	肌阵挛	尚可
GEFS+	6月龄~10岁	局灶性和全面性癫痫放电共存	+	++	罕见	热性惊厥、失神、肌阵挛、失张力发作、局灶性发作	大多预后良好
CFC	6月龄~5岁	多为正常	+	−	无	全面性强直阵挛、局灶性	良好

注：DS，Dravet 综合征；LGS，Lennox-Gastaut 综合征；DS，Doose 综合征；GEFS+，遗传性癫痫伴热性惊厥附加症；CFC，复杂性热性惊厥。

三、辅助检查

1. 血常规、肝功能、肾功能、血糖、血脂、血氨、乳酸、丙酮酸、β 羟丁酸均未见异常。
2. 头部 MRI、磁共振血管成像（MRA）、磁共振静脉成像（MRV）均未见明显异常；腰椎穿刺脑脊液检查未见异常。
3. **脑电图检查**　（6月龄）未见明显异常放电；（9月龄）额、中央中线区尖波数次发放；（12月龄后）多次脑电图背景波慢化，醒睡期额、中央、顶、枕区或广泛性尖慢、棘慢波数次发放。
4. **Gesell 发育量表测试**　总发育商（DQ）66.2，提示轻度全面性发育落后。
5. **征得患儿监护人知情同意后，行基因检测**　患儿 *SCN1A* 基因杂合变异，移码突变并导致蛋白翻译提前终止，为新生变异。

【辅助检查提问】

1. Dravet 综合征患儿脑电图特征及演变特点如何?

Dravet 综合征病程早期脑电图与临床发作呈现不平行的进展过程。约 70% 患儿在 1 岁内呈现反复的热相关惊厥,但脑电图多为正常;1~2 岁期间尽管临床出现多种形式发作,但脑电图异常放电率仅在 50% 左右,随病情发展,背景活动逐渐恶化,慢波活动增多;3 岁以后脑电图背景和异常放电出现率均在 90% 以上。约 30% 的患儿经闪光刺激容易诱发阵发性放电。

2. 如何对该患儿基因检测结果进行判读?

根据《ACMG 遗传变异分类标准与指南》,该变异符合"致病性变异":PVS1+PS2+PM2。

(1)PVS1:该变异为移码变异。

(2)PS2:该变异为新发变异(不排除父母生殖腺存在嵌合的可能)。

(3)PM2:该变异的发生频率在 ExAC、gnomAD、千人基因组亚洲人群数据库中没有被收录。

(4)该基因关联疾病为常染色体显性遗传,患儿该位点为杂合,合子类型可以解释患儿患病。

结论:最终定义 *SCN1A* 基因的该处变异为可以解释患儿表型的致病性变异。

四、诊断

1. **定位诊断** 中枢神经系统,主要累及大脑皮质神经元。

2. **定性诊断** 遗传相关癫痫性脑病。

3. **诊断** Dravet 综合征(*SCN1A* 突变)。

【诊断提问】

1. Dravet 综合征的定义及流行病学如何? 发病机制是什么?

Dravet 综合征又名婴儿严重肌阵挛癫痫(severe myoclonic epilepsy in infant,SMEI),1978 年由 Charlotte Dravet 首次提出,发病率为 1/40 000~1/20 000,多在 1 岁内起病,死亡率较高,是成人难治性癫痫死亡率的 5.1 倍。主要致病基因为编码 I 型钠离子通道 α 亚基(SCN1A)蛋白的基因,70%~80% 的 Dravet 综合征患儿由该基因突变所致,突变以后导致大脑神经元细胞的功能障碍,从而影响脑功能的正常发育,并导致癫痫发生。*SCN1A* 变异导致癫痫的确切机制尚不完全清楚。除 *SCN1A* 外其他钠离子通道相关基因,如 *SCN2A*、*SCN8A*、*SCN9A* 等;钾离子通道相关基因,如 *HCN1*、*KCNA2* 等;氯离子通道相关基因,如 *GABRA1*、

GABRG2 等;非离子通道基因,如 *PCDH19*、*STXBP1*、*CHD2* 等变异也可能导致该病发生。

2. Dravet 综合征的诊断标准是什么?

Dravet 综合征基金会提出 Dravet 的诊断需满足下列 5 个标准中至少 4 个:

(1)癫痫发作出现前认知及运动发育正常或接近正常。

(2)1 岁以前 ≥2 次热性或非热性惊厥。

(3)发作类型包括肌阵挛、偏侧阵挛性发作或全面性强直阵挛性发作。

(4)≥2 次癫痫发作持续时间超过 10 分钟。

(5)首个抗癫痫药物治疗失败,在 2 岁后继续出现癫痫发作。

3. 临床上如何早期预测 Dravet 综合征?

1 岁以内的婴儿热性惊厥并有以下特点时,需要警惕 Dravet 综合征:

(1)发病年龄早,多在 6 月龄左右(特别是接种百白破疫苗后发作)。

(2)长时间的热性惊厥。

(3)24 小时内反复发作。

(4)半侧阵挛或部分性发作。

(5)低热即可诱发发作。

五、治疗经过

1. 予丙戊酸,30mg/(kg·d),每日 2 次,口服治疗,发作减少 50%,且未达惊厥持续状态。

2. 加用经典生酮饮食后,发作逐渐被控制。

3. 配合康复训练,认知功能、运动功能均有进步。

【治疗提问】

Dravet 综合征的治疗手段主要有哪些?

1. **抗惊厥药物治疗** 本症多数患者使用抗癫痫药物疗效欠佳。

(1)可选用药物:丙戊酸、托吡酯、氯巴占、氯硝西泮、左乙拉西坦、唑尼沙胺等。

(2)避免选用药物:拉莫三嗪、卡马西平、奥卡西平等,可加重发作。

(3)新药可能有一定效果:司替戊醇、大麻二酚、芬氟拉明、吡仑帕奈、克立咪唑。

2. **生酮饮食及其他** 生酮饮食对于 Dravet 综合征疗效相对较好,除缓解或控制癫痫发作以外,对于患儿的认知行为等改善也有一定疗效,建议尽早开启 Dravet 综合征患儿生酮饮食治疗;迷走神经刺激术也是 Dravet 综合征可选择的治疗。

3. **综合管理** 尽量避免导致基础体温升高的因

素,如感染、疫苗接种、热水浴等;康复训练加强功能恢复。

六、随访及预后

起病后 1.5 年,患儿加用生酮治疗后,发作逐渐被控制;起病后 3 年,患儿渐停用生酮治疗,继续予丙戊酸控制发作;3 岁后在太阳光下不易发作;起病后 4.5 年,患儿尝试减停丙戊酸,过程中出现一次眼睑肌阵挛,遂继续长期使用丙戊酸控制发作。长期行运动疗法、语言疗法、作业疗法康复训练,认知功能、运动功能持续进步。

【预后提问】

Dravet 综合征患儿的预后如何?

Dravet 综合征患儿随年龄增长,癫痫发作频率减少,发作时间缩短,其发作形式主要为全面强直阵挛发作和复杂部分性发作,热敏感仍存在,肌阵挛发作、不典型失神发作、癫痫持续状态(status epilepticus,SE)、光敏感、图形敏感随年龄增长逐渐消失。随年龄增长,多数患儿以夜间发作为主,因此监护人应注意可能存在夜间发作后窒息以及癫痫猝死(sudden unexpected death in epilepsy,SUDEP)的危险。SUDEP 发生的高危因素包括起病年龄小、频繁全面性强直阵挛发作、发作控制欠佳、病程长。

Dravet 综合征患儿 1 岁前发育正常,2~3 岁及以后可出现发育停滞甚至落后,多数患儿到青少年时期会有中至重度发育落后,强直阵挛发作的频率对预后有影响。多次 SE、1 岁前出现脑电图异常及运动受累,以及肌阵挛发作出现时间越早、越突出,预后越差。Dravet 综合征患儿病死率可高达 15%,死因可为 SE 后多器官功能衰竭、SUDEP 或发作时溺水等意外死亡等。

(罗　蓉　甘　靖)

推荐阅读文献

甘靖,罗蓉.实用癫痫基因临床手册.北京:科学出版社,2021: 77-82.

第二十五节　脊髓性肌萎缩症

> **关键词:脊髓性肌萎缩症;运动神经元存活基因;反义寡核苷酸;多学科综合管理**

一、病史摘要

患儿,男性,8 岁,因"乏力、肌肉萎缩 7 年余"就诊。入院前 7 年余时(7 月龄),家长发现患儿双下肢无力,活动少,双手会抓玩具;9 月龄时双下肢支撑站立困难、不能爬行;1.5 岁时不能扶站,偶发饮水呛咳,无吞咽困难、呼吸困难,无抽搐,智力发育正常。多处就诊未得到明确诊断,康复训练效果欠佳,四肢无力逐渐加重,四肢肌肉进行性萎缩。自患病以来,患儿精神、食欲、睡眠尚可,大便及小便正常。

患儿为孕 2 产 2,足月顺产,母亲妊娠期无异常。患儿 6 月龄前运动发育正常,既往反复呼吸道感染。父亲(30 岁)、母亲(29 岁)、妹妹(6 岁)均身体健康,否认遗传病家族史。

【病史提问】

对以肌无力为主要临床表现的患儿,定位诊断应如何考虑?

以肌无力为主要临床表现的患儿,进行定位诊断时应首先根据其肌张力、腱反射、病理反射情况,以及有无肌肉萎缩、震颤等判断其为上运动神经元性瘫痪还是下运动神经元性瘫痪。上运动神经损伤包括大脑皮质及皮质下广泛病变、脑干病变、脊髓病变;下运动神经元损伤包括前角及神经根病变、周围神经损害、神经肌肉接头、肌肉病变。

二、体格检查

1. **一般内科查体**　被动体位,坐于轮椅上,脊柱侧凸畸形不能端坐。生命体征平稳,心、肺、腹查体未见阳性发现。

2. **神经系统查体**　神志清楚,对答切题,智力正常,双侧瞳孔等大等圆,直径约 3mm,对光反射灵敏。伸舌居中,可见舌肌轻微震颤,舌肌无萎缩,四肢肌肉萎缩明显,远端肌肉关节挛缩畸形。四肢肌力 1 级,肌张力低,腱反射消失,深、浅感觉检查正常,病理征阴性,脑膜刺激征阴性。

【查体提问】

1. **结合患儿的病史和查体,初步考虑什么诊断?**

本例患儿呈弛缓性瘫痪的特点(肌张力降低、腱反射消失),深、浅、复合感觉均正常。定位诊断考虑下运动神经元疾病。该患儿呈进展性病程,应考虑神经系统变性疾病,患儿舌颤明显、肌萎缩突出,以脊髓性肌萎缩症(SMA)可能性大。

2. 该患儿需要考虑哪些鉴别诊断？还需要进行哪些辅助检查明确诊断？

婴幼儿期的鉴别诊断应考虑所有可能导致婴儿松弛综合征的疾病，其中上运动神经元损伤往往伴随认知行为的障碍，腱反射存在或亢进，病理征往往阳性，容易鉴别。各类导致下运动神经性瘫痪的疾病是重要鉴别点，主要包括：神经肌肉接头遗传性疾病，如先天性肌无力综合征等；肌营养不良等各种先天性肌病；糖原贮积症 II 型（庞贝病）等代谢性肌病以及线粒体肌病等。另外，还应注意与非 5q SMA 进行鉴别。

因此，还需要完善血常规、血生化、肌酶、MRI 头部及脊柱扫描、肺功能、神经传导速度、肌电图、脑脊液检查等辅助检查。在征得患儿监护人知情同意后，还可完善基因检测，从而进一步明确诊断和遗传评估。

三、辅助检查

1. 血常规、肝肾功能、电解质、血氨、乳酸、血糖、血脂、肌酶等均未见异常。

2. **肺功能检查** 基本正常，用力肺活量（FVC）为 88.1%。

3. **头部及脊柱 MRI 扫描** 均未见明显异常。

4. **腰椎穿刺脑脊液检查** 未见异常。

5. **神经传导及肌电图检查** 被检运动神经和感觉神经传导速度和波幅在正常范围，未见纤颤正尖波，轻收缩运动单位动作电位偏宽大，募集减少。

6. **征得患儿监护人知情同意后，行基因检测** 5q13.2 上 *SMN1* 基因第 7 号外显子拷贝数为 0，*SMN2* 基因 7 号外显子拷贝数为 3。

【辅助检查提问】

1. SMA 患儿肺功能改变特点和神经电生理表现特点如何？

（1）肺功能改变特点：SMA 患儿的肺功能障碍主要为限制性通气功能障碍，表现为用力肺活量（FVC）、第 1 秒用力呼气容积（forced expiratory volume in first second，FEV_1）下降，而 FEV_1/FVC 正常，流速容量环形状正常但面积减小。

（2）神经电生理：肌电图提示神经源性损害神经传导速度检查示传导速度正常，运动神经复合肌肉动作电位（CMAP）波幅降低，F 波缺失。

2. SMA 相关基因有何特点？

SMA 相关基因有 2 个，*SMN1* 和 *SMN2*，二者仅在 7 号外显子上相差一个碱基（C-T），该差异导致 *SMN2* 产生的蛋白 90% 降解无功能，因此正常情况下由 *SMN1* 行使功能。SMA 患儿 *SMN1* 拷贝数为 0，

SMN2 的拷贝数则与症状严重程度相关。

四、诊断

1. **定位诊断** 运动神经元病。
2. **定性诊断** 神经系统退行性疾病。
3. **诊断** 脊髓性肌萎缩症（SMA）。

【诊断提问】

1. SMA 的定义及流行病学如何？发病机制是什么？

SMA 是由于脊髓前角及延髓运动神经元变性，导致近端肢体和躯干进行性、对称性肌无力和肌萎缩的神经变性病。尽管 SMA 可由多种基因突变引起，但一般特指由于运动神经元存活基因 1（*SMN1*）突变所导致的常染色体隐性遗传病。*SMN1* 基因纯合缺失导致不能产生足够有效的 SMN 蛋白，进而不能维持脊髓前角神经元的存活，出现肌无力、肌萎缩等相应症状。该病在欧美人群存活新生儿中的发病率约为 1/10 000，携带者频率为 1/50~1/40，位居 2 岁以下儿童致死性遗传病的首位。目前中国尚无发病率的确切数据，中国人群中的携带者频率约为 1/42。

2. SMA 的临床分型有哪些？

根据起病年龄、运动里程碑及病情进展程度，SMA 分为五型。

（1）0 型 SMA：最严重类型，宫内胎动减弱，出生时即表现为呼吸窘迫，生命预期非常有限，一般在出生后 1 个月内死亡。

（2）1 型 SMA：也称 WerdnigHoffman 病，即婴儿型 SMA，约占全部 SMA 病例的 45%。出生后 6 个月内起病，表现为迅速发展的进行性、对称性四肢无力，最大运动能力不能达到独坐。

（3）2 型 SMA：也称 Dubowitz 病，即中间型 SMA，占 30%~40%。患儿多在生后 6~18 个月起病，最大运动能力可达到独坐，不能独站或独走。

（4）3 型 SMA：也称 KugelbergWelander 病，即青少年型 SMA，约占 20%。患儿多在出生 18 个月后起病，早期运动发育正常，可独走，随年龄增长出现以近端为主的肌无力，下肢重于上肢，最终部分丧失独走能力，预期寿命不缩短或有轻度下降。

（5）4 型 SMA：晚发型，即成人型 SMA，早期运动发育正常，成人起病，出现肢体近端无力，进展缓慢，预期寿命不缩短。

3. SMA 的诊断流程是什么？

SMA 临床表现典型，高度怀疑 SMA 的患儿可直接行基因检测。如果疑诊神经肌肉病，诊断指向不明者，可同时行血清磷酸激酶、肌电图、神经传导速度检

查或肌活检病理检查,此类检查不能确诊 SMA,但有助于鉴别诊断及引导下一级诊断方向。*SMN1* 基因第 7 外显子或第 7、8 外显子纯合缺失(0 拷贝)即可诊断 SMA。婴幼儿神经肌肉病种类繁多,应结合详细病史询问、查体和上述检查结果的提示,与先天性肌病、先天性及各类肌营养不良、代谢性肌病、重症肌无力、先天性肌无力综合征、周围神经病、PraderWilli 综合征等疾病相鉴别。

五、治疗经过

1. 予诺西那生钠,通过鞘内给药,12mg/ 次,第 0、14、28 和 63 日给予共 4 次负荷剂量,此后每 4 个月给予 1 次维持剂量。

2. 营养状态评估,监测体重;呼吸功能评估与指导。

3. 脊柱畸形训练指导与矫正。

4. 家庭康复指导。

【治疗提问】

1. SMA 治疗药物有哪些?

SMA 采用疾病修饰治疗方法,目前上市的药物主要包括诺西那生(nusinersen)、利司扑兰(risdiplam)、索伐瑞韦(zolgensma)。

(1)诺西那生:是一种反义寡核苷酸药物,因其不能透过血脑屏障,需要鞘内给药,治疗包括负荷剂量期及维持剂量期,负荷剂量为分别于 0、14、28、63 日各注射诺西那生钠 12mg(5ml),维持剂量为 63 日后每隔 4 个月注射诺西那生钠 12mg。

(2)利司扑兰:是一种口服的小分子药物,属于 *SMN2* 剪接修饰剂,可上调全长 SMN 表达水平,每日 1 次,饭后口服,2 月龄 ~2 岁患儿,推荐剂量为 0.2mg/kg;2 岁及以上体重不超过 20kg 患儿,推荐剂量为 0.25mg/kg;2 岁及以上体重超过 20kg 患儿,推荐剂量为 5mg。

(3)索伐瑞韦:是一种利用非复制型腺相关病毒 9 型(scAAV9)作为载体,将正确的 *SMN1* 基因引入神经元细胞以产生全长 SMN 蛋白的治疗药物。用于治疗 ≤2 岁的 SMA 患儿。由于索伐瑞韦能够透过血脑屏障,采用单次静脉注射给药,一次剂量 1.1×10^{14} μg/kg。

2. SMA 如何进行多学科综合管理?

SMA 的多学科综合管理是以神经内科医师为主导的,涉及营养与消化、呼吸、康复与矫形矫正、骨科关节、心理、遗传咨询等科室的综合管理。

(1)神经内科:神经内科医师根据患儿临床表现、查体和辅助检查,对疾病作出诊断并给出治疗意见,协调安排多系统评估和综合管理。

(2)消化内科和营养科:应定期进行生长和营养状况评估,营养师参与调整饮食结构。患儿若出现吞咽困难、喂养困难、进食呛咳或不能自主吞咽,可临时使用鼻饲管喂养,如需要长期胃肠内喂养则建议建立胃肠造瘘。

(3)呼吸内科:对于不同类型的 SMA 患儿,应根据呼吸功能障碍程度的不同给予不同的呼吸支持,并定期监测。

(4)康复科:定期物理治疗、正确使用支具或矫形器、规律运动训练等积极的康复治疗仍是目前干预、延缓疾病进展的主要手段。

(5)骨科 / 脊柱外科:60%~90% 的 1 型和 2 型 SMA 患儿在儿童早期出现脊柱侧凸并持续发展,伴有不同程度的胸椎后凸,应常规进行临床脊柱检查、正侧位脊柱全长 X 线片检查并随访。是否采用手术干预主要取决于脊柱侧弯程度(主弯 Cobb 角 ≥50°)和进展速度(每年变化 ≥10°)。

(6)心理科:此病为慢性进展性疾病,家庭及患儿的心理支持很重要。

(7)遗传科 / 产前诊断中心:在已明确诊断 SMA 的家庭中,每生育一胎的再发风险为 25%,产前诊断前应对先证者及父母进行预分析,明确先证者的 *SMN1* 突变类型,制订在该家系中实行的产前诊断途径和策略。

六、随访及预后

每 3 个月进行一次运动功能评估,包括 Hammersmith 运动功能量表 - 扩展版(Hammersmith functional motor scale-expanded,HFMSE)、上肢模块修订版(revised upper and limb module,RULM)评估,随访 1 年,HFMSE 和 RULM 得分均较治疗前基线分数升高;进行了吞咽功能训练,饮水呛咳无进行性加重;定期复查患儿的肺功能,肺功能检查提示 FEV 较治疗前改善;患儿予脊柱矫形器治疗脊柱后突畸形,随访脊柱 X 线显示脊柱侧弯无进行性加重。

【预后提问】

SMA 患儿的预后如何?

SMA 是一种严重的神经遗传性疾病,危害着患儿的生命及生存质量,不同类型预后不同,发病越早,预后越差,常死于呼吸衰竭、吸入性肺炎或心力衰竭。对 SMA 进行早期识别、早期诊断、早期多学科综合管理,可一定程度上延长患儿的生存时间,改善患儿的生存质量。

(罗 蓉 杨 华)

推荐阅读文献

[1] 北京医学会罕见病分会,北京医学会医学遗传学分会,北京医学会神经病学分会神经肌肉病学组,等.脊髓性肌萎缩症多学科管理专家共识.中华医学杂志,2019,99(19):1460-1467.

[2] MERCURI E, FINKEL R S, MUNTONI F, et al. Diagnosis and management of spinal muscular atrophy: part 1: recommendations for diagnosis, rehabilitation, orthopedic and nutritional care. Neuromuscul Disord, 2018, 28(2): 103-115.

第二十六节　肾上腺脑白质营养不良

关键词:肾上腺脑白质营养不良;极长链脂肪酸;*ABCD1* 基因;干细胞移植

一、病史摘要

患儿,男性,9岁5月龄,因"行为异常1月余,间断发热4日,意识障碍4小时"入院。

入院前1月余患儿无明显诱因出现学习能力逐渐下降,成绩较前明显落后,伴性格改变、大怒、无明显原因大喊大叫,时而沉默不语;行走缓慢,走路姿势异常,呈"内八字"。随之逐渐发现患儿视力下降、说话不清楚。入院前4日患儿无明显诱因出现发热,伴活动耐量下降,呕吐数次,无畏寒、寒战、咳嗽、流涕、腹痛、吐泻、大小便异常等。入院前4小时患儿出现意识障碍,表现为不能言语、无法应答,偶可"点头"示意,不能行走,无抽搐、昏迷、面唇发绀、大小便失禁等。病后患儿精神、食欲差,目前体重24.0kg,偶有大小便失禁。

患儿系孕1产1,足月顺产,既往史、出生史、个人发育史无特殊,无药物、毒物接触史。父母均身体健康,否认遗传病家族史。

【病史提问】

1. 对该患儿定位诊断应如何考虑?

患儿表现为学习能力逐渐下降伴精神行为异常,继之出现视力下降、构音障碍、大小便失禁,直至意识障碍;同时患儿肢体无力伴肌张力增高,提示上运动神经元性瘫痪。定位诊断考虑在中枢神经系统:大脑

皮质及皮质下。

2. 对以精神行为异常为主诉的患儿,如何分析考虑?

按照神经系统定性分析的"MIDNIGHTS"原则,以精神行为异常为主要鉴别点时应考虑:急性、亚急性起病,首先应该排除感染,包括颅内和颅外感染;其次是炎症,需重点鉴别自身免疫性脑炎;再结合发育及是否有其他系统受累进一步排除遗传、代谢、内分泌因素;结合是否有毒物、外伤史鉴别中毒;还要鉴别患儿是否有其他基础疾病,如癫痫等。

"MIDNIGHTS"原则:

M——metabolism/malnutrition,代谢性/营养障碍性。

I——inflammation/immune,炎症/免疫性。

D——degeneration,变性。

N——neoplasm,肿瘤。

I——infection,感染。

G——gland,腺体、内分泌。

H——hereditary,遗传。

T——toxication/trauma,中毒/外伤。

S——stroke,卒中。

二、体格检查

1. 一般内科查体　卧床,被动体位,生命体征平稳,心、肺、腹、皮肤未查见明显异常体征。

2. 神经系统查体　神志不清,格拉斯哥昏迷量表评分10分($E_4M_5V_1$),无言语对答。双侧瞳孔等大同圆,直径约4mm,对光反射灵敏。双侧鼻唇沟对称,口角无歪斜,咽反射正常。四肢肌张力正常,肌力检查不配合,膝腱反射及跟腱反射亢进、踝阵挛阳性,腹壁反射及提睾反射未引出,双侧Babinski征可疑阳性,脑膜刺激征阴性。视力、视野、眼球活动、共济运动、深浅感觉查体不能配合。

【查体提问】

1. 结合患儿的病史和查体,初步考虑什么诊断?

本例患儿为学龄期男童,起病隐匿,以学习能力下降、性格改变、肢体乏力起病,之后出现意识障碍、下肢痉挛性瘫痪,病程中有视力下降、构音障碍、言语不能、大小便失禁。考虑累及大脑皮质及皮质下的广泛多部位病变。结合患儿隐匿起病,神经系统症状进行性加重,以神经系统退行性疾病可能性大。再结合患儿为男童,以学习障碍和行为问题起病,快速进展的神经功能恶化,应注意 X 连锁肾上腺脑白质营养不良(X-ALD)的可能。

2. X-ALD 的临床表现有哪些?

X-ALD 根据发病年龄、受累部位、进展速度等

临床表型分为 7 型,包括儿童脑型、青少年脑型、成人脑型、肾上腺脊髓神经病(adrenomyeloneuropathy,AMN)型、肾上腺皮质功能不全型(Addison 型)、无症状型和杂合子型,其中以儿童脑型最为常见。

(1)儿童脑型:ALD 多在 4~8 岁发病,占所有 X-ALD 患儿的 35%;初期表现为注意力不集中、记忆力减退、学习困难、步态不稳、行为异常;逐渐出现视觉和听觉下降、构音障碍、癫痫发作、共济失调、瘫痪和痴呆等症状;临床表现为进行性加重,最终失明或失聪,甚至完全瘫痪。疾病晚期可表现为去大脑强直状态,最终死于中枢性呼吸衰竭、脑疝、感染等。疾病病程中可有肾上腺皮质功能受损表现。

(2)青少年脑型:多于 10~20 岁起病,占所有 X-ALD 患儿 4%~7%,临床表现类似于儿童脑型,该型较儿童脑型进展相对缓慢。

(3)成人脑型:多于 20 岁以后起病,占所有 X-ALD 患儿 2%~4%,颅内病变进展迅速,无 AMN 表现。

(4)AMN 型:多于 20 岁后或中年起病,进展缓慢,约占 X-ALD 的 27%。主要累及脊髓白质、周围神经病变较轻,部分患儿或出现大脑受累。主要表现为下肢进行性痉挛性瘫痪、括约肌功能紊乱和性功能障碍,MRI 扫描可见脊髓萎缩。

3. 该患儿需要考虑哪些鉴别诊断?还需要进行哪些辅助检查明确诊断?

X-ALD 主要为白质病变,诊断时应首先鉴别后天性脱髓鞘疾病(包括急性播散性脑脊髓炎、多发性硬化等),同时还需要与其他遗传性白质脑病进行鉴别,MRI 的特征改变是重要的鉴别点,具体如下:

(1)脑室周围白质软化症:常因为早产儿缺氧缺血所致脑室周围白质减少及胶质增生,脑皮质逼近脑室壁,无强化。

(2)低血糖脑病:多见于新生儿,常为早产儿及低体重儿。脑灰、白质均可受累,以顶枕叶为主,可累及侧脑室周围白质、内囊及胼胝体压部,无强化。

(3)异染性脑白质营养不良:临床表现无特异性,MRI 表现为脑室周围、皮质下广泛、对称性改变,通常由双侧额叶向后发展;后期可累及小脑、U 型纤维,并伴有脑室扩张、皮质萎缩,无强化。

(4)亚历山大病(Alexander disease):以额叶白质受累多见,脑室周缘在 T_1 上呈高信号、T_2 上呈低信号,可累及基底节、丘脑、脑干,可见强化。

因此,还需要完善血常规、血生化、血乳酸、丙酮酸、血氨、肌酶、甲状腺功能及抗体、血免疫、促肾上腺皮质激素、皮质醇、脑脊液及中枢神经系统脱髓鞘相关抗体、腹部影像学、MRI 头部及脊柱扫描、视觉诱发电位等辅助检查。在征得患儿监护人知情同意后,

进一步完善极长链脂肪酸(very long chain fatty acid,VLCFA)测定及基因检测,从而进一步明确诊断。

三、辅助检查

1. 血常规、肝功能、肾功能、电解质、血糖、血脂、肌酶、血氨、乳酸、丙酮酸、大小便分析,脑脊液常规、生化、培养、病原体及中枢神经系统脱髓鞘相关抗体检查均未见异常。

2. **甲状腺功能全套** 三碘甲腺原氨酸(T_3)1.21nmol/L,游离三碘甲腺原氨酸(FT_3)4.81pmol/L,甲状腺球蛋白抗体(TgAb)278.7U/ml,抗甲状腺过氧化物酶自身抗体(anti-TPOAb)439.8U/ml;促肾上腺皮质激素(ACTH)6.95ng/L;皮质醇 -8 时 55.3nmol/L、皮质醇 -16 时 42.5nmol/L;自身抗体、细胞及体液免疫未见异常。

3. **常规脑电图** 背景波慢化,多灶性慢波频繁发放(以后头部为主),前额、额、前颞区尖或尖样慢波频繁发放(以额区为主);视觉诱发电位(visual evoked potential,VEP):异常,分别刺激左、右眼及双眼,各 P100 波潜伏期均延长,波幅正常。

4. **影像学检查**

(1)头颅 MRI:双侧顶枕颞叶白质、胼胝体压部、背侧丘脑、中脑及左侧小脑齿状核异常信号。

(2)磁共振波谱(magnetic resonance spectroscopy,MRS):双侧侧脑室旁白质感兴趣区 Cho 峰升高,NAA 峰降低,NAA/Cho 比值减低、两峰倒置,可见 Lac 峰。

(3)胸腹 CT、全脊柱 MRI:未见异常。

5. **极长链脂肪酸(VLCFA)测定** 二十六烷酸 1.62nmol/ml(↑)(参考值≤1.30nmol/ml);二十六烷酸/二十二烷酸 0.040nmol/ml(↑)(参考值≤0.023nmol/ml);二十二、二十四烷酸无异常。

6. **全外显子组测序(WES)基因检测** ATP 结合盒亚家族 D 成员 1(*ABCD1*)基因变异 NM_000033.4：exon9：c.1952G>T(p. Gly651Val)。

【辅助检查提问】

1. X-ALD 患儿肾上腺皮质功能检测值有何改变?

血浆 ACTH 升高 2 倍以上;血皮质醇、24 小时尿皮质醇、24 小时 17- 羟皮质类固醇水平下降,提示原发性肾上腺皮质功能减退症,但需排除其他导致肾上腺皮质功能减退的疾病。

2. X-ALD 患儿头颅 MRI 特征性表现如何?

头部 MRI 是诊断 ALD 必要的检查项目,其特征性影像学表现为双侧顶枕区白质内对称分布的蝴蝶状长 T_1 长 T_2 信号(图 4-1-18),增强扫描可见周边强

化。随着病程发展,动态观察可见病变向四周扩延,主要是向前发展侵犯额叶,也向下发展侵犯脑桥、延髓、脊髓等,而原来有强化的病灶,可不再出现强化。ALD 的病灶一般无占位效应,脑室大多正常或稍扩大。

四、诊断

1. **定位诊断**　中枢神经系统。
2. **定性诊断**　神经退行性疾病。
3. **诊断**　X 连锁肾上腺脑白质营养不良(X-ALD)。

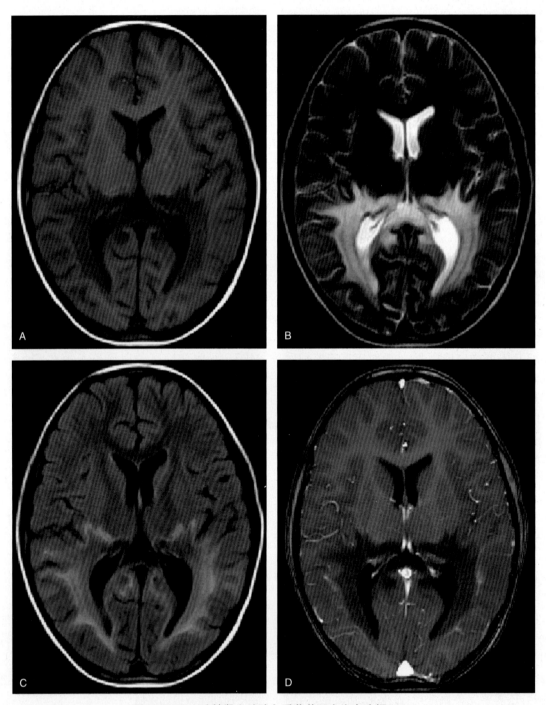

图 4-1-18　X 连锁肾上腺脑白质营养不良患者头颅 MRI
A. T₁ 图像;B. T₂ 图像;C. T₂-FLAIR 图像;D. T₁ 增强图像。

【诊断提问】

1. ALD 的定义及流行病学如何？发病机制是什么？

ALD 是影响过氧化物酶体最常见的遗传性疾病，较为罕见，在大多数病例中遵循 X 连锁隐性遗传（XR）模式，新生儿期发病多为常染色体隐性遗传（AR），更为罕见。95% 患儿为男性，女性杂合子为疾病基因突变的携带者。男性 X-ALD 的发病率为 1/21 000~1/15 500，男性 X-ALD 和女性携带者的共同发病率为 1/17 000。新生儿型 ALD 发病率为 1/50 000。

X-ALD 是由位于 X 染色体（Xq28）上的 ATP 结合盒亚家族 D 成员 1（ABCD1）基因突变导致。ABCD1 基因通过过氧化物酶体中极长链脂肪酸（VLCFA）的转运系统发挥重要作用，VLCFA 需在过氧化物酶体中进一步代谢。ABCD1 基因突变干扰了 VLCFA 的这一过程，导致 VLCFA 在身体不同器官异常积累，进而影响器官的正常生理功能。

2. X-ALD 如何诊断？

X-ALD 是一个多器官受累的疾病，脑、脊髓、肾上腺和睾丸是最常见的受累器官，包含一系列表型，各种表型的发病年龄和临床表现的严重程度有所不同。表型与突变类型无关，同一家族可能出现不同表型。对于脑型 X-ALD，若患儿存在累及中枢神经系统、肾上腺皮质功能减退的临床表现，具有典型的头颅 MRI 表现，即可考虑诊断 X-ALD。对于男性，VLCFA 检测对发现 ALD 的灵敏度较高，几乎所有男性患儿的血浆 VLCFA 浓度都升高，可作为诊断的第一步，如果 VLCFA 水平升高或其比例异常，则应进行基因检测来确诊；对于女性，血浆 VLCFA 系列检查的灵敏度为 85%。因此，基因检测发现 Xq28 的 ABCD1 基因突变是诊断 X-ALD 的"金标准"，并为诊断无症状和女性杂合子患儿提供遗传学依据。

五、治疗经过

1. 予头孢曲松抗感染。

2. 予皮质类固醇替代治疗，地塞米松，0.5mg/（m²·d），静脉滴注；序贯氢化可的松，7~10mg/（m²·d），口服。

3. 给予 B 族维生素营养神经、心理支持及综合对症治疗。

4. 联合血液科、放射科评估造血干细胞移植（hemapoietic stem cell transplantation，HSCT）的指征。

【治疗提问】

1. X-ALD 如何治疗？

目前对于 X-ALD 无明确有效的治疗方法，应早诊断、早干预，采用多学科团队综合治疗方法，提高患儿生活质量和延长生命。

（1）造血干细胞移植：HSCT 是早期脑型 ALD 男性患儿的首选治疗，可防止神经系统病变进展及延长生命，但 HSCT 对于 AMN 型、Addison 型患儿无效。

（2）皮质类固醇替代治疗：如存在肾上腺功能减退，建议予以皮质类固醇替代治疗。氢化可的松：7~10mg/（m²·d）；醋酸泼尼松：10~16mg/（m²·d）；泼尼松龙：2~3mg/（m²·d）；地塞米松 0.5mg/（m²·d）；均为口服。

（3）饮食治疗：对于错过 HSCT 窗口期的 ALD 患儿，建议可在饮食方面限制富含 VLCFA 的食物摄入，可尝试罗伦佐油、他汀类药物（洛伐他汀）、苯乙酸钠、抗氧化剂治疗等，但疗效并不确切。

2. X-ALD 的 HSCT 指征与疗效评判？

HSCT 是早期脑型 ALD 男性患儿的首选治疗，目前关于 HSCT 窗口期的判断包括 Moser 神经功能评分（0~25 分）和头颅 MRI 评分（Loes 评分，0~34 分）。

（1）Moser 神经功能评分为 0 分和/或 Loes 评分为 0.5~9.5 分的 X-ALD 患儿，接受同种异基因造血干细胞移植（allo-HSCT）的获益大于风险，推荐 allo-HSCT 治疗。

（2）Moser 神经功能评分为 1~2 分和/或 Loes 评分为 10.0~13.0 分的患儿，allo-HSCT 治疗获益与风险参半，应根据患儿的具体情况考虑是否接受 HSCT。

（3）Moser 神经功能评分 ≥3 分和/或 Loes 评分 ≥14 分的患儿，allo-HSCT 风险大于获益，不推荐接受 allo-HSCT 治疗。

六、随访及预后

起病后 3 月余，视力、活动耐量进行性下降，行走缓慢、上肢活动可，偶有大小便失禁，言语交流正常，无听力受损、吞咽困难、不自主运动及抽搐等，Moser 神经功能评分为 0 分，Loes 评分为 5 分，拟行脐带血移植（cord blood transplant，CBT）收入血液科。

【预后提问】

X-ALD 患儿的预后如何？

X-ALD 是一种进展性疾病，预后取决于表型：

（1）儿童脑型 X-ALD 的病情进展速度各异，与颅内病变严重程度相关。不治疗的 X-ALD 多呈快速进展，诊断后 6 个月到 2 年时间就会完全失能，5~10 年内死亡。对于在疾病早期成功进行了 HSCT 的男性患儿，5 年生存率 >90%，但 HSCT 并不能治愈该病，在成年期仍可能出现脊髓病症状。

(2) AMN 型的进展历经数年至数十年。大多数男性患儿会在 50 岁前丧失无辅助走动的能力,到 50 岁时也几乎普遍存在神经源性膀胱。多达 60% 的 AMN 型患者会发生脑部受累,伴严重的认知和行为障碍,继而进展为完全失能和早期死亡。

(3) Addison 型表现为单纯肾上腺皮质功能减退表,大多数患儿会在中年时出现进行性脊髓病。

(4) 女性携带者:80% 的女性携带者在 60 岁之前出现脊髓病的症状,但疾病进展速度慢于男性,肾上腺皮质功能减退和脑部受累罕见。

（罗　蓉　张　佳）

推荐阅读文献

［1］包新华,姜玉武,张月华.儿童神经病学.3 版.北京:人民卫生出版社,2021:520-530.

［2］PAGE K M, STENGER E O, CONNELLY J A, et al. Hematopoietic stem cell transplantation to treat leukodystrophies: clinical practice guidelines from the hunter's hope leukodystrophy care network. Biol Blood Marrow Transplant, 2019, 25 (12): e363-e374.

第二十七节　结节性硬化

关键词:结节性硬化;癫痫;色素脱失斑;mTOR 抑制剂;肾血管平滑肌脂肪瘤

一、病史摘要

患儿,女性,10 岁,学生,因"反复抽搐 9 年,发现肾脏占位 4 个月"就诊。

9 年前患儿发热后出现抽搐,表现为全面性强直阵挛发作,缓解后入睡,之后患儿反复出现无热抽搐,3~4 次 / 周,每次持续 10~30 分钟,予丙戊酸抗癫痫治疗后未再发作。4 个月前,因腹泻就诊于当地医院,腹部超声提示肝内高回声结节、双肾多发高回声结节。自患病以来,精神、食欲、睡眠尚可,大便及小便正常。

患儿系孕 2 产 2,足月顺产,母亲妊娠期无异常。患儿身高体重发育同正常同龄儿,认知运动发育较同龄儿稍差,学习成绩一直落后于同龄儿。无特殊药物、毒物接触史,按计划预防接种。父亲(40 岁)颜面部有红褐色小结节(与患儿面部特征相似),母亲(37 岁)、哥哥(15 岁)均身体健康,否认其他遗传病及传染

病家族史。

【病史提问】

对以反复抽搐为主要临床表现的患儿,诊断思路应如何考虑?

首先应判断该抽搐表现是否为癫痫,即来自皮质还是皮质以下的其他结构;其次按照癫痫的六大病因原则(结构性、遗传性、感染性、免疫性、中毒性、其他)寻找病因;治疗之前,还应考虑癫痫发作类型,是否符合某种综合征及共患病情况等,为选择治疗药物及治疗方案提供参考。

二、体格检查

1. 一般内科查体　患儿生命体征平稳,颜面部可见散在红褐色小结节(图 4-1-19),全身皮肤散在色素脱失斑,最大面积约 2cm×1cm,腰背部可见一面积为 3cm×2cm 的鲨鱼皮样斑,心、肺、腹等一般查体未见异常体征。

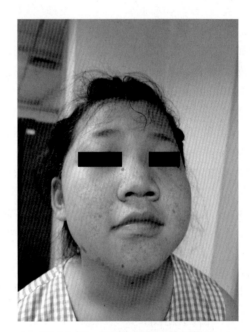

图 4-1-19　患儿颜面部血管纤维瘤

2. 神经系统查体　意识清醒,对答切题,简单计算正常,视力、听力粗测正常。双侧瞳孔等大等圆,脑神经检查未见异常;肌容积正常,四肢肌张力正常,四肢肌力 5 级;指鼻准确,闭目难立征、跟 - 膝 - 胫、轮替运动正常,无不自主运动;痛、温及触觉正常;深浅反射正常引出,脑膜刺激征及病理征阴性。

【查体提问】

1. 结合患儿的病史和查体,初步考虑什么诊断?

本例患儿以抽搐为主要表现,认知运动发育较同

龄儿稍差,学习成绩一直落后于同龄儿,病史中发现肾脏占位,定位诊断考虑为以大脑为主的多系统、多器官病变。定性诊断考虑神经遗传疾病。查体可见皮肤色素脱失斑、面部血管纤维瘤,初步诊断:神经皮肤综合征,以结节性硬化(tuberous sclerosis complex,TSC)可能性大。

2. 该患儿需要考虑哪些鉴别诊断? 还需要进行哪些辅助检查明确诊断?

目前已知的神经皮肤综合征超过 40 种,首先应考虑各神经皮肤综合征之间相互鉴别,主要鉴别的是神经纤维瘤病,二者均为可累及全身各个器官和系统的疾病。

神经纤维瘤病常见表现为咖啡牛奶斑、Crowe 征(腋窝和/或腹股沟雀斑)、皮肤丛状神经纤维瘤、眼部损害(Lisch 小体),颅内肿瘤以视路胶质瘤为主。

部分 TSC 患儿同样可见到咖啡牛奶斑,皮肤丛状神经纤维瘤表现为暗红色结节状隆起,但常见于躯干、四肢或头皮,颜面少见。

TSC 的皮肤色素脱失斑还应注意与白化病进行鉴别,后者往往为大片白斑,且没有神经系统等多部位受累表现。

为全面评估患儿器官病变及功能,还需要完善血常规、血生化、血脂、肾小球滤过率、MRI 头部及腹部扫描、胸部高分辨率 CT 检查(必要时完善肺功能)、心脏彩超、心电图、脑电图监测、眼科检查(检眼镜检查,以评估是否有视网膜病变和视野缺损)、牙科检查、牙齿的全景 X 线照片(7 岁及以上患儿)。最重要的是在获得监护人知情同意下完善基因检测,从而进一步明确诊断。

三、辅助检查

1. 血常规、生化、血脂、肾小球滤过率,均未见明显异常。

2. X 线胸片、心脏彩超、心电图均未见明显异常;眼科检查、牙科检查、牙齿的全景 X 线照片未见异常。

3. **脑部检查**　韦氏智力测验量表:中度智力缺陷(IQ 45);脑电图检查:前额、额、前颞区尖慢、棘慢波频繁发放。

4. **头颅及腹部 MRI**　双侧额叶、右侧顶叶、左侧颞叶结节、斑片状异常信号,双侧侧脑室内多发结节影;右肾占位(2 个:3.2×1.6×1.4cm;5.9×5.5×6.1cm),左肾多个小低密度灶,肝内低密度小结节,肝右叶后段强化。

5. **基因检测显示**　*TSC2* 基因杂合突变,突变来源:父亲。

【辅助检查提问】

1. TSC 患儿具有哪些超声及影像学表现?

TSC 患儿不同组织器官肿瘤出现的年龄阶段不同,并可能有随时间消长的特征,影像学检查可有如下改变:

(1)中枢神经系统:室管膜下胶质结节、皮质或皮质下结节、管膜下巨细胞星形细胞瘤等。CT 可见皮质或皮质下结节或室管膜下结节发生的钙化。

(2)肾脏受累:主要为血管平滑肌脂肪瘤,也可见肾囊肿。

(3)心脏横纹肌瘤:早在胎儿期就可以发现,随年龄增加,部分可以消失。

(4)其他器官系统:胃、小肠、结肠、胰腺及肝脏等均可发现错构瘤样结节改变。

2. TSC 相关神经精神障碍(TSC-associated neuropsychiatric disorders,TAND)有哪些表现,如何评估?

神经系统病变是 TSC 最常见、最突出、最严重的问题,除各种神经影像改变外,国际 TSC 组织将其伴随的相关神经症状统称为 TAND,包括认知缺陷和学习障碍、孤独症、行为问题和心理社会问题等。TAND 与脑部病变有关,包括胶质神经元错构瘤、脑室周围巨细胞星形胶质细胞瘤,以及脑白质异常等。症状评估包括发育筛查量表、韦氏智力测验量表、孤独症评估量表、ADHD 评估量表等。

四、诊断

1. **定位诊断**　以中枢神经系统为主的多部位病变。
2. **定性诊断**　神经遗传性疾病。
3. **诊断**　神经皮肤综合征:结节性硬化(TSC)。

【诊断提问】

1. TSC 的定义及流行病学如何? 发病机制是什么?

TSC 是一种常染色体显性遗传性疾病,常导致多器官、多系统受累,发病率为 1/6 000~10 000,致病基因是 *TSC1* 或 *TSC2* 基因。*TSC1* 基因编码错构瘤蛋白,*TSC2* 基因编码结节蛋白(tuberin),错构瘤蛋白与结节蛋白一起构成复合物,参与细胞周期过程,抑制由哺乳动物雷帕霉素靶蛋白(mammalian target of rapamycin,mTOR)介导的细胞信号转导,影响细胞迁移、增殖和分化。*TSC* 基因突变引起复合体结构与功能异常,对 mTOR 去抑制,导致蛋白合成、细胞生长和血管生成增加,多器官形成错构瘤,同时出现细胞定位和移行障碍等。

2. TSC 的临床诊断标准是什么?

国际 TSC 协会提出的临床诊断标准见表 4-1-18。

表 4-1-18　结节性硬化（TSC）临床诊断标准

主要特征	次要特征
➢ 色素脱失斑（≥3 处，最小直径 5mm） ➢ 血管纤维瘤（≥3 处）或头部纤维斑块 ➢ 指 / 趾甲纤维瘤（≥2 处） ➢ 鲨鱼皮样斑 ➢ 多发视网膜错构瘤 ➢ 脑皮质发育不良① ➢ 室管膜下结节 ➢ 室管膜下巨细胞星形细胞瘤 ➢ 心脏横纹肌瘤 ➢ 淋巴管肌瘤病② ➢ 血管平滑肌脂肪瘤（≥2 处）②	➢ "斑斓"皮损 ➢ 牙釉质点状凹陷（>3 处） ➢ 口腔纤维瘤（≥2 处） ➢ 视网膜色素斑 ➢ 多发性肾囊肿 ➢ 非肾血管平滑肌脂肪瘤
	确定诊断： 2 个主要特征 或 1 个主要特征 + ≥2 个次要特征 可能诊断： 1 个主要特征 或 ≥2 个次要特征

注：①包括皮质结节和白质放射状移行线；②淋巴管肌瘤病和血管平滑肌脂肪瘤同时存在时，还需要其他特征才能确诊 TSC。

3. TSC 基因诊断情况如何？

基因诊断可作为独立的诊断标准来确诊 TSC。但目前认为可导致 *TSC1* 或 *TSC2* 基因失活的致病性突变主要有以下三类，其他类型的突变不确定是否会影响 TSC1/2 复合体的功能，无法满足致病性突变条件，不能作为独立的诊断标准。

（1）无义突变或插入 / 缺失突变。

（2）可阻止蛋白质合成的突变：大片段基因缺失。

（3）已确定可影响蛋白功能的错义突变。

10%~25% 的 TSC 患儿并无 *TSC1* 或 *TSC2* 基因突变，基因突变检测阴性不能排除 TSC 诊断。

五、治疗经过

1. 予西罗莫司，1mg/ 次，每日 1 次，口服治疗。
2. 继续丙戊酸抗癫痫治疗。
3. 给予心理支持及认知训练治疗。
4. 定期随访，密切观察各部位结节生长情况。

【治疗提问】

1. TSC 治疗手段主要有哪些？

TSC 治疗手段包括对症治疗及疾病修正治疗。

（1）对症治疗：主要有抗癫痫发作治疗、功能康复治疗及 TAND 相关的行为治疗，以及各部位结节的外科手术治疗。

（2）疾病修正治疗：mTOR 抑制剂（西罗莫司或依维莫司）治疗，可延缓疾病进展，改变疾病进程。

2. TSC 患儿何时启动 mTOR 抑制剂治疗？

（1）持续生长但无症状的室管膜下巨细胞星形细胞瘤。

（2）无症状但逐渐增大的直径>3cm 的肾血管平滑肌脂肪瘤。

（3）伴有中重度肺部疾病或进展迅速的淋巴管肌瘤病。

（4）对重度或需要治疗的皮肤病变，可选择局部应用 mTOR 抑制剂治疗。

（5）2 岁及以上结节性硬化相关部分性癫痫的治疗。

随着对于 mTOR 信号通路及其干预的认识不断增多、加深，mTOR 抑制剂在 TSC 的适应证范围也在不断扩展。

六、随访及预后

西罗莫司治疗 1 年后，患儿面部血管纤维瘤、颅内结节较前明显减少，肾血管平滑肌脂肪瘤较前缩小约 80%，无癫痫发作，肺部、心脏、眼睛、口腔无新发病灶。曾出现一过性血脂升高，加强运动、调整饮食后恢复正常。

【预后提问】

TSC 患儿的预后如何？

TSC 是一种终身的慢性疾病，预期寿命的减少主要是由于并发感染、难治性癫痫发作或其他并发症，许多 TSC 患儿可以达到或接近正常寿命，但是患儿常伴有孤独症谱系障碍、注意力缺陷多动障碍、焦虑、抑郁、智力障碍、难治性癫痫，使其很难融入社会。其中，约 2/3 患儿患有难治性癫痫、智力障碍，约 1/2 患儿合并注意力缺陷多动障碍。

（罗　蓉　李登峰）

推荐阅读文献

[1] DE VRIES P J, WILDE L, DE VRIES M C, et al. A clinical update on tuberous sclerosis complex-associated neuropsychiatric disorders (TAND). Am J Med Genet C Semin Med Genet, 2018, 178 (3): 309-320.

[2] NORTHRUP H, ARONOW M E, BEBIN E M, et al. Updated international tuberous sclerosis complex diagnostic criteria and surveillance and management recommendations. Pediatr Neurol, 2021, 123: 50-66.

第二十八节　原发性肉碱缺乏症

关键词：原发性肉碱缺乏症；肝功能异常；血氨；脂肪酸 β 氧化障碍

一、病史摘要

患儿，男性，5 月龄，因"腹泻、发现肝功能异常 1 日"入院。

1 日前患儿无明显诱因出现腹泻，呈蛋花样大便，每日 6 次，伴食欲下降，无发热、咳嗽、呕吐、烦躁、抽搐等表现，门诊检查发现血清转氨酶增高（ALT 368U/L，AST 719U/L），总胆红素增高（105.4μmol/L），以直接胆红素为主，考虑"婴儿肝炎综合征，婴儿腹泻"收入感染科。

患儿自患病以来精神、食欲欠佳，尿量稍有减少，目前体重 7kg。患儿系孕 1 产 1，足月顺产，母亲妊娠期无特殊，病前发育未见异常。否认药物、毒物接触史。父母非近亲结婚，均身体健康，家族史无特殊。

【病史提问】

对以肝功能异常为主要临床表现的患儿，诊断应如何考虑？

以肝功能异常为主要表现的疾病，主要有以下几方面的可能病因：

1. **感染性疾病**　巨细胞病毒、EB 病毒、肝炎病毒、肠道病毒、肺炎支原体、细菌及真菌感染等，常有感染病史。

2. **胆道畸形**　通常在出生后不久即有明显的黄疸。

3. **自身免疫性疾病**　自身免疫性肝炎、结缔组织疾病、川崎病、噬血细胞综合征等。

4. **药物性肝损伤**　感冒药、抗菌药、抗癫痫药等均可引起。

5. **遗传代谢病**　常在儿童时期发病，婴幼儿发病者较多，种类繁多且复杂，需要结合病史、家族史、临床表现、生化代谢检查等综合分析，必要时需要进行基因分析等检测来确诊。

二、体格检查

生命体征平稳，神志清楚，反应尚可，营养可，无特殊面容，皮肤黄染，浅表淋巴结未扪及肿大；腹软，肝脾未扪及肿大，无压痛，未扪及包块；心、肺及神经系统未查见明显异常体征。

【查体提问】

结合患儿的病史和查体，病因需要考虑什么？还需要进行哪些辅助检查？

本例患儿系 5 月龄婴儿，急性起病，以腹泻、肝功能异常为主要表现，肝脏未扪及肿大，生化检查提示血清转氨酶、总胆红素增高，以直接胆红素为主。从常见病、多发病角度，首先考虑感染，包括病毒感染（TORCH、肝炎病毒、疱疹病毒、EB 病毒、肠道病毒、HIV）、细菌感染（大肠埃希菌、沙门氏菌、厌氧菌）、其他（真菌、梅毒、寄生虫等）等。通过影像学检查排除各种肝内外胆道结构异常性疾病。进而考虑遗传代谢病，多种代谢障碍均可出现肝功能异常，包括：糖代谢障碍（半乳糖血症、果糖不耐受症、糖原贮积症）；氨基酸代谢障碍（酪氨酸血症）；脂代谢障碍（原发性肉碱缺乏症、尼曼 - 皮克病、戈谢病）；其他代谢障碍。

因此，还需要进行血常规、大便常规 + 肠道病毒 + 培养、肝肾功能、血清电解质、血糖、血脂、肌酶、血气分析、凝血功能、免疫指标、嗜肝病毒（TORCH、肝炎病毒、疱疹病毒、EB 病毒、肠道病毒、HIV 等）、甲胎蛋白、铜蓝蛋白、血氨、乳酸、串联质谱、腹部超声及 CT 等辅助检查。

三、辅助检查

1. 血常规、血气分析、血糖、血脂、肌酶、免疫指标、甲胎蛋白、铜蓝蛋白、乳酸、嗜肝病毒均未见异常；大便常规及培养未见异常，轮状病毒阳性；凝血功能：凝血酶原时间（PT）32.6 秒，国际标准化比值（INR）2.73，活化部分凝血活酶时间（APTT）75.8 秒，血纤蛋白原（Fg）0.57g/L，凝血酶时间（TT）33.9 秒，血氨 159μmol/L。

2. 血氨基酸及酰基肉碱谱分析提示甘氨酸稍低（184μmol/L，正常值 200~1 300μmol/L），游离肉碱稍低（6.14μmol/L，正常值 8.5~60.0μmol/L），十六、十八烷酰基肉碱下降。

3. 腹部彩超及 CT 检查未见异常。

【辅助检查提问】

根据目前检查结果，进一步需完善什么检查？

患儿血氨基酸及酰基肉碱谱分析提示游离肉碱降低，十六、十八烷酰基肉碱下降，考虑可能存在原发性肉碱缺乏症，通过第二代测序和 Sanger 测序验证，发现 *SLC22A5*（NM_001308122）基因复合杂合变异

c.832C>T 和 c.51C>G,分别来自其父亲和母亲。

心脏彩超提示左室肥厚:室间隔厚度(interventricular septum,IVS)及左室后壁(left ventricular posterior wall,LVPW)增厚(IVS=12mm,LVPW=9mm);心包少量积液,左室收缩功能正常。

头颅 MRI 提示右侧额部硬膜下积液,脑沟脑裂广泛增宽、加深,侧裂池明显增宽。

四、诊断

1. **定性诊断** 遗传代谢性疾病。
2. **代谢诊断** 脂肪酸 β 氧化代谢病。
3. **疾病诊断** 原发性肉碱缺乏症。

【诊断提问】

1. 原发性肉碱缺乏症的定义及流行病学如何?发病机制是什么?

原发性肉碱缺乏症(primary carnitine deficiency)又称肉碱转运障碍或肉碱摄取障碍,是由于 *SLC22A5* 基因突变引起肉碱转运体(organic cation transporter,OCTN2)蛋白功能缺陷的一种脂肪酸 β 氧化代谢病,属于常染色体隐性遗传病。患儿尿中肉碱流失增加,血液、组织、细胞内肉碱缺乏,引起脂肪酸 β 氧化缺陷,导致心脏、骨骼肌、肝脏等多系统损害。本病患病率为(0.5~2.5)/10 万,患病率具有明显种族差异,不同地区患病率存在差异,美国约为 0.5/10 000,澳大利亚约 0.8/10 000,日本约 2.5/10 000,我国新生儿筛查研究发现原发性肉碱缺乏症患病率为 1/45 000~1/20 000。

肉碱的主要功能是协助长链脂肪酸转运进入线粒体内参与 β 氧化,细胞内肉碱缺乏导致长链脂肪酸不能进入线粒体而在细胞质中蓄积,同时脂肪酸氧化代谢途径生成的能量减少,而且间接影响葡萄糖有氧氧化、糖异生、酮体生成等其他代谢途径,进而出现一系列生化异常及脏器损害。肉碱需通过细胞膜上肉碱转运蛋白的转运进入细胞内,肉碱转运蛋白存在于心肌、骨骼肌、小肠、肾小管、皮肤成纤维细胞及胎盘等组织细胞膜上,其编码基因 *SLC22A5* 突变挥导致肉碱转运蛋白无法定植于细胞膜上,或者功能区不同程度受损,肉碱不能被转运至细胞内。

2. 原发性肉碱缺乏症的核心临床特点有哪些?

原发性肉碱缺乏症临床表现多无特异性,且发病年龄、受累器官及严重程度有明显异质性。婴幼儿期急性代谢紊乱、心肌病、脂肪肝是比较常见的临床表现,成年患者也有轻重不同的表现。

(1)发作性急性代谢紊乱:多在 3 月龄至 2 岁发

病,可因上呼吸道感染、胃肠炎、术前禁食等诱发,表现为喂养困难、呕吐、意识障碍、肝大、低酮症性低血糖、转氨酶增高、高氨血症等。临床上需注意与瑞氏综合征及线粒体病相鉴别。

(2)心肌病:通常 1~4 岁时出现急性或慢性心肌损害,多呈进行性心肌病,在儿童原发性肉碱缺乏症患儿中扩张型心肌病较肥厚型心肌病多见,有部分扩张型心肌病患儿的心肌呈中等程度肥厚,少数严重患儿呈家族扩张型心肌病。

(3)肌病:肌无力或肌张力减弱,可见于任何年龄,肌无力多从近侧肢体开始进展。肌肉活检可见脂质沉积。

(4)肝脏损害:肝大多发生在婴幼儿及儿童期,青少年及成人期较少发生。肝脏超声显示肝大,脂肪变性。

(5)成年表现:成年患者多数无症状或症状轻微,表现为耐力下降,易疲劳,心律失常较心肌病更常见。成年患者即使没有异常症状,仍有发生心源性猝死的风险。

3. 原发性肉碱缺乏症的诊断标准是什么?

(1)新生儿筛查诊断依据

1)血中游离肉碱<10μmol/L(或低于实验室自定低限),同时排除母源性、营养性等继发性肉碱缺乏。

2)*SLC22A5* 基因检测到 2 个致病或疑似致病突变即可明确诊断;若只检测到 1 个突变或未检测到突变,则需要再次检测血液游离肉碱,若连续 3 次检测游离肉碱<10μmol/L(或低于实验室自定低限),排除了继发性肉碱缺乏,可诊断原发性肉碱缺乏症。

(2)临床疑似患儿诊断依据

1)婴儿发作性低酮症性低血糖,伴或不伴肝大、转氨酶增高、高氨血症;儿童智力运动发育落后、无力、肌病,伴或不伴肌酶增高;儿童心肌病、脂肪肝。

2)血液中游离肉碱浓度<10μmol/L。

3)*SLC22A5* 基因检测到 2 个突变;若只检测到 1 个突变或未检测到突变,则需要排除继发性肉碱缺乏症,可完成诊断。

五、治疗经过

病初给予丁二磺酸腺苷蛋氨酸、维生素 C、保肝药、止泻药(蒙脱石散)、调节肠胃药(益生菌)和对症支持治疗;诊断明确后予左卡尼汀,200mg/(kg·d),3 次/d,口服,并长期监测血液游离肉碱和酰基肉碱水平。

【治疗提问】

原发性肉碱缺乏的治疗方法主要有哪些?

治疗原则为避免饥饿及长时间高强度运动。需终身应用左卡尼汀补充治疗,将血液游离肉碱水平维持在正常或接近正常水平。

(1)急症处理:出现急性能量代谢障碍危象时,立即静脉输注足量葡萄糖,维持血糖水平>5mmol/L,并增加左卡尼汀,剂量为100~400mg/(kg·d),静脉或口服给药。若出现急性心力衰竭,在静脉输注左卡尼汀的同时,联合洋地黄、利尿剂等药物对症治疗,并限制钠盐摄入;对有心律失常者,同时给予抗心律失常药物治疗。

(2)长期治疗:根据患儿血液游离肉碱水平及病情变化,进行个体化治疗,主要为口服左卡尼汀,推荐维持剂量为100~200mg/(kg·d),分3~4次服用,需终身补充。若伴有乙酰肉碱降低,可同时补充乙酰肉碱治疗,剂量为50~100mg/(kg·d)。

(3)监测与评估:定期检测血游离肉碱及酰基肉碱,根据血液游离肉碱水平变化调整左卡尼汀剂量。对于伴有心肌病的患儿,监测超声心动图和心电图,当患儿出现心肌损伤时,及时给予治疗。

六、随访及预后

起病后1月余,明确诊断,当时患儿躯体控制能力稍差,余神经系统发育未见明显异常;起病后4年,复查心脏彩超提示左室壁稍增厚(IVS=6.6mm,LVPW=5.5mm),较前好转,体格生长、智力运动发育、肌力、肌张力等神经精神状况未见异常。

【预后提问】

原发性肉碱缺乏症患儿的预后如何?

原发性肉碱缺乏症患儿的预后取决于年龄、脏器损害和诊断时症状的严重程度。如果不及早治疗,代谢危象和心肌病表现可能是致命的。在不可逆的器官损害发生之前,应争取早期诊断、补充左卡尼汀,在补充左卡尼汀后,代谢失代偿、骨骼和心肌功能均有改善,长期预后良好。

(杨艳玲 张佳)

推荐阅读文献

[1] 中华预防医学会出生缺陷预防与控制专业委员会新生儿遗传代谢病筛查学组,中华医学会儿科分会出生缺陷预防与控制专业委员会,中国医师协会医学遗传医师分会临床生化遗传专业委员会,等. 原发性肉碱缺乏症筛查与诊治共识. 中华医学杂志, 2019, 99 (2): 88-92.

[2] MAGOULAS P L, EL-HATTAB A W. Systemic primary carnitine deficiency: an overview of clinical manifestations, diagnosis, and management. Orphanet J Rare Dis, 2012, 7: 68-74.

第二十九节 异戊酸血症

关键词:异戊酸血症;*IVD* 基因;新生儿筛查;串联质谱法

一、病史摘要

患儿,男性,9日龄,因"反应差4日"入院。

患儿4日前(出生后5日)出现反应差,逐渐加重,伴有吃奶差、哭声弱、活动减少、尿少,无发热,无呕吐、腹胀,无抽搐,大便每日1次,为黄色糊状便。

患儿为孕2产2,胎龄39周,顺产娩出,妊娠期无异常,出生体重2 980g,Apgar评分为10-10-10分。母33岁,第一胎4岁,体健。父母非近亲结婚,否认遗传病家族史。

【病史提问】

对以反应差为主要临床表现的新生儿,诊断应如何考虑?

新生儿反应差缺乏特异性意义,但常常有可能是新生儿严重疾病的一种表现,患儿可有昏睡、萎靡不振、哭声弱、吸吮无力、喂养困难、肌张力减低、肢体活动减少等一系列表现。新生儿反应低下病因复杂多样,最常见于中枢神经系统疾病、败血症、低血糖、甲状腺功能减退、遗传代谢病等。

二、体格检查

体温36.7℃,脉搏124次/min,呼吸40次/min,体重2 700g。神志清楚,反应差,皮肤轻度黄染,散发异常体味("汗脚"样体臭)。前囟平软,颈软,双肺呼吸音粗,未闻及干湿啰音。心律齐,无杂音。腹部软,肝肋下2cm,质软,脾肋下未触及。四肢肌张力减低。外生殖器发育正常。觅食反射减弱,拥抱反射、吸吮反射及握持反射存在。

【查体提问】

1. 结合患儿的病史和查体,初步考虑什么诊断?

患儿新生儿,生后早期出现反应差、伴有吃奶差、哭声弱、活动减少、尿少,查体反应差、皮肤轻度黄染,且散发异常体味("汗脚"样体臭),四肢肌张力减低,考虑遗传代谢病的可能性大。

2. 该患儿需要考虑哪些鉴别诊断？还需要进行哪些辅助检查明确诊断？

（1）新生儿败血症：新生儿败血症无特异表现，常以反应差、吃奶差为首发症状，可伴有肌张力减低、原始反射的减弱。临床较常见，应首先排除。本病外周血白细胞增多或减少，杆状核比例增高，常有血小板计数减少，C反应蛋白明显增高，血培养阳性可确诊。

（2）中枢神经系统感染：新生儿期以化脓性脑膜炎最常见，常常是败血症的中枢神经系统受累。临床表现为反应低下、吃奶差、肌张力减低等，严重者可出现惊厥、前囟张力高等。行脑脊液检查可确诊。

（3）颅内出血：病因分为缺氧性、产伤性、脑血管畸形等，根据出血的类型和出血严重程度，临床表现有所不同，轻者可无症状，严重可表现为反应差、吃奶差、肌张力减低、原始反射减弱、颅内压增高等。完善头颅超声或头颅CT可明确。

（4）甲状腺功能减退：新生儿出现反应低下、哭闹减少、喂养困难，同时伴有黄疸、腹胀、脐疝等应考虑甲状腺功能减退可能，需进行甲状腺功能测定以明确诊断。

（5）低血糖：新生儿发生低血糖时，常以反应低下、肌张力减低或者呼吸暂停为首发症状，有时反应低下是唯一症状。原因有进食不足、糖尿病母亲婴儿、早产儿、遗传代谢性疾病等，监测血糖即可明确。

3."汗脚"样体臭的原因有哪些？

某些遗传代谢性疾病因代谢产物的异常堆积，会出现"汗脚"样体臭，如异戊酸血症和戊二酸尿症Ⅱ型。此类病的代谢产物（丁酸、异丁酸、2-甲基丁酸和异戊酸）积聚可有类似"汗脚"样体臭，需进行鉴别诊断。

三、辅助检查

1. 血常规示：白细胞计数2.79×10^9/L，中性粒细胞百分比15.1%，血红蛋白138g/L，血小板计数88×10^9/L；血气分析示：碱剩余7.5mmol/L，血氨52.6μmol/L。尿酮体1.4mmol/L（+）。C反应蛋白、降钙素原、血培养、外周血涂片、肝功能、肾功能、电解质、甲状腺功能、血糖均未见异常。

2. 腰椎穿刺脑脊液检查，未见异常。

3. 头颅超声未见异常。

4. 留取干血滤纸片、尿渗透滤纸片，血串联质谱检测：异戊酰肉碱（isovaleryl carnitine，C5）水平升高，游离肉碱降低；尿气相质谱检测：异戊酰甘氨酸明显升高；尿有机酸分析可见异戊酸、3-羟基异戊酸、异戊酰甘氨酸及其代谢产物明显增高；提示异戊酸血症（isovaleric acidemia，IVA）。

5. 征得患儿监护人知情同意后，行基因检测显示异戊酰辅酶脱氢酶基因（*IVD*）突变。

【辅助检查提问】

IVA患儿只做血串联质谱检测是否可以确诊？

不可以。由于异戊酰肉碱与2-甲基丁酰肉碱及特戊酰肉碱为同分异构体，采用目前的血串联质谱法筛查试剂不能区分出来，仅仅依靠血串联质谱中异戊酰肉碱含量的增高不能确诊IVA，须结合尿有机酸分析进行鉴别诊断。尿异戊酰甘氨酸增多是诊断IVA的特征性指标，患儿急性期可伴3-羟基异戊酸增多。2-甲基丁酰肉碱见于2-甲基丁酰辅酶A脱氢酶缺乏症，尿有机酸分析结果2-甲基丁酰甘氨酸增多；匹氨西林和头孢菌素类抗菌药物及特戊酸酯软膏含特戊酰肉碱，使用这些药物会引起异戊酰基肉碱暂时增多，通过同位素稀释串联质谱法和超高效液相色谱串联质谱法检测干血斑标本中的异戊酰甘氨酸和异戊酰基肉碱可以进行鉴别。但血串联质谱技术可用于新生儿IVA的筛查。

四、诊断

1. **定性诊断**　遗传代谢性疾病。
2. **代谢诊断**　有机酸代谢病。
3. **疾病诊断**　异戊酸血症（IVA）。

【诊断提问】

1. IVA的定义及流行病学如何？发病机制是什么？

异戊酸血症（IVA）又称为异戊酰辅酶A脱氢酶缺乏症，为常染色体隐性遗传病。是一种罕见且严重的遗传代谢性疾病，发病率为1/622 489~1/33 282。

由于亮氨酸分解代谢的第三步，异戊酰辅酶A脱氢酶（其编码基因为*IVD*）缺陷，导致异戊酰辅酶A转化为3-甲基巴豆酰辅酶A途径中断（图4-1-20），从而使其上游物质异戊酰辅酶A及其代谢产物3羟基异戊酸、异戊酰甘氨酸、异戊酰肉碱等异常增高，引起机体损伤，属于有机酸代谢病。本病由Tanaka于1966年首先报道。

2. IVA的遗传学病因是什么？

由于编码异戊酰辅酶A脱氢酶的*IVD*基因变异，异戊酰辅酶A脱氢酶功能缺陷，异戊酰辅酶A及其代谢产物蓄积，从而导致有机酸血症。IVA是由于IVD先天缺陷所致，IVD是线粒体内的一种四聚体黄素蛋白，*IVD*基因位于染色体15q14~15区，长约15kb，由12个外显子组成，共编码394个氨基酸。目前报道的*IVD*基因相关的致病变异有92种（http://www.hgmd.cf.ac.uk）。包括错义突变、剪接变异、移码变异、多态性及内含子变异等。

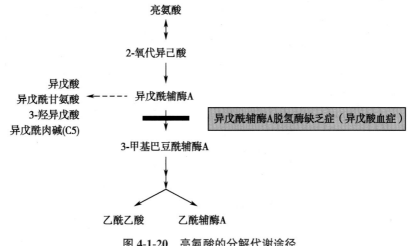

图 4-1-20　亮氨酸的分解代谢途径

IVD 基因所编码的前体蛋白在胞核中转录并运送至胞质,在分子伴侣帮助下保持部分折叠,通过末端信号肽转入线粒体,在线粒体基质中完成剪切、单体折叠,并组合成有活性的四聚体蛋白。每个单体包含 3 个区域:N 端的 1 个 α 螺旋,中间区 1 个 β 片段,C 端第二个 α 螺旋。*IVD* 的活化中心位于 β 片段及 C 端的 α 螺旋上,活化中心上任何一个区域发生突变,均会引起不稳定、无活性的 IVD 蛋白产生,造成机体损伤。

3. IVA 的临床表现和分型如何?

(1)急性型:多在新生儿期 2 周内急性发病,表现为喂养困难、呕吐、嗜睡和惊厥等。患儿可出现低体温、脱水、进行性体重下降,四肢肌张力的降低,嗜睡和惊厥。在急性发作期有特殊的"汗脚"样体臭,这种特殊气味是由于未结合异戊酸所致,患儿汗液和耳耵聍中最易闻到。实验室检查可有阴离子间隙增高所致酸中毒、高氨血症、低或高血糖、酮症及低钙血症。由于骨髓抑制,可有全血细胞、中性粒细胞和血小板计数减少。不及时处理可因脑水肿和出血导致昏迷或死亡。

(2)慢性间歇型:患儿一般在新生儿期以后被诊断,临床表现为慢性间歇发作。发作常由上呼吸道感染或摄入高蛋白饮食诱发,反复发生呕吐、嗜睡,进展为昏迷、酸中毒伴酮尿,由于异戊酸水平过高还可出现"汗脚"样体臭,限制蛋白质饮食并输注葡萄糖时可以缓解发作。急性发作时表现为酸中毒、酮症、昏迷和特殊气味,急性胰腺炎、骨髓增生症、范科尼贫血和心律失常均被报道过。间歇期可有轻度异戊酸的"汗脚"样体臭,或无特殊气味。

急性新生儿型患儿在渡过早期急性期后临床表现与慢性型类似,但容易在其他出现疾病时诱发代谢失代偿,导致疾病的急性发作。在绝大多数有机酸血症患儿中,婴儿期疾病急性发作频率最高,随着年龄增长,感染机会减少、蛋白质摄入减少,这种发作的频率也就随之降低。部分异戊酸血症慢性间歇型患儿精神运动发育正常,但也有一些患儿有发育延迟,以及轻度,甚至是重度的智力低下。许多患儿厌食高蛋白饮食。

(3)无症状型:仅有生化指标异常,无临床症状,不同于典型 IVA。随着 MS/MS 质谱筛查在新生儿中的应用,发现了越来越多无症状患儿。白种人筛查阳性的患儿中约半数新生儿筛查检出 932C>T(A282V)错义突变,只表现为轻度代谢物升高,并无临床症状。

4. IVA 的诊断标准是什么?

以下三个条件中符合两条可诊断为 IVA:

(1)血异戊酰基肉碱超过 $0.40\mu mol/L$、异戊酰基肉碱 / 乙酰基肉碱(C2)、异戊酰基肉碱 / 丙酰基肉碱(C3)比值升高。

(2)尿有机酸分析提示异戊酰甘氨酸超过 0.40mmol/mol 肌酐,可伴有 3- 羟基异戊酸增高。

(3)*IVD* 基因检测杂合突变或纯合突变。

五、治疗经过

1. **饮食治疗**　控制天然蛋白质,减少亮氨酸摄取,补充无亮氨酸的氨基酸营养粉,给予患儿足够的蛋白质等营养素,保证生长发育需要。

2. **药物治疗**　急性期给予左旋肉碱 100~200mg/(kg·d)和甘氨酸 250~600mg/(kg·d)。间歇期或缓解期给予左旋肉碱 50~100mg/(kg·d)和甘氨酸 150~250mg/(kg·d),分为 3~4 次服用。

【治疗提问】

1. IVA 治疗原则是什么?

预防疾病急性发作和维持间歇期治疗。

2. IVA 治疗方案和原理有哪些?

(1)急性期:IVA 患儿在伴有其他疾病时,需要提高热量摄入和减少亮氨酸摄入,可以摄入无亮氨酸酸的氨基酸营养粉。亮氨酸摄入应减少至日常摄入量的 50%。同时给予左旋肉碱 100~200mg/(kg·d)和甘氨酸 250~600mg/(kg·d),补充左旋肉碱及甘氨酸有助于尿液中异戊酰肉碱、异戊酰甘氨酸的排泄。甘氨酸通过甘氨酸 N-酰基转移酶结合异戊酰辅酶 A,肉碱通过肉碱酰基转移酶结合异戊酰肉碱。血浆游离肉碱是监测治疗的有效指标。

(2)间歇期或缓解期

1)饮食疗法:通过饮食控制减少来自亮氨酸及其分解产生的异戊酰辅酶 A 代谢物,总蛋白和热量必须足够保证正常的生长发育,因此必须注意监测体重、身长和头围等发育指标,多数情况下可摄入 1.5g/(kg·d)的天然蛋白。对那些反复发作的患儿必须限制天然蛋白摄入,并同时补充无亮氨酸的氨基酸营养粉。

2)药物治疗:左旋肉碱 50~100mg/(kg·d)和甘氨酸 150~250mg/(kg·d),分为 3~4 次服用。轻者可以酌情减量。

六、随访及预后

患儿目前已经 5 岁,运动、说话与同龄儿无差别,智力测试正常。头颅 MRI 检测结果无异常。

【预后提问】

1. IVA 患儿的预后如何?

IVA 的预后主要取决于诊断和治疗是否及时。临床早期发病的患儿死亡率较高。生后 1 周内确诊并启动治疗可明显降低严重酮症酸中毒的发作频率,改善预后。神经系统受损程度与急性发作的程度和次数无关,而与诊断的早晚密切相关。早期诊断者神经系统受损较少。IVA 患儿确诊后经终身管理和治疗,一般预后良好。随着新生儿的早期筛查和治疗技术的普及,本病预后显著提高。若能及时治疗,多数患儿发育良好,可正常就学就业,成年后结婚生育。新生儿筛查确诊的患儿通常无症状。

2. IVA 如何预防?

(1)患儿的父母及同胞应进行 *IVD* 基因分析、遗传咨询,父母再生育时通过胎儿基因分析可进行产前诊断。

(2)成年患者在生育前应进行遗传咨询,女性患者在妊娠期及哺乳期需密切监测代谢状况,保证营养。

(3)新生儿筛查:通过足跟血氨基酸及酰基肉碱谱分析,可在无症状时期或疾病早期发现异戊酸血症

患儿,早期干预,避免发病。

(秦 炯 侯 林)

推荐阅读文献

[1] MAGNER M, ALMASSY Z, GUCEV Z, et al. Consensus statement on enzyme replacement therapy for mucopolysaccharidosis IVA in central and south-eastern European countries. Orphanet J Rare Dis, 2022, 17 (1): 190.

[2] MUTZE U, HENZE L, GLEICH F, et al. Newborn screening and disease variants predict neurological outcome in isovaleric aciduria. J Inherit Metab Dis, 2021, 44 (4): 857-870.

第三十节 鸟氨酸氨甲酰基转移酶缺乏症

> **关键词**:鸟氨酸氨甲酰基转移酶缺乏症;高氨血症;脑梗死;女性

一、病史摘要

患儿,女性,2 岁 6 月龄,因"烦躁不安 3 日"入院。

入院前 3 日无明显诱因下出现精神亢奋、烦躁不安、步态不稳,伴呕吐 2~3 次,非喷射状,属胃内容物,量不多。入院当日晨起外院心电图显示窦性心动过速,脑电图为轻度异常,头颅 CT 平扫显示右颞顶枕叶片状低密度影,转诊本院后急诊完善肝功能显示 ALT 113U/L,AST 24U/L,血氨 303μmol/L,予扩血管、降颅内压对症治疗后收治入院。病程中无发热、抽搐、腹泻、腹胀、咳嗽、气促,少睡。否认近期药物及毒物接触史,否认近期头颅撞击。

患儿系孕 2 产 2,足月剖宫产,无窒息抢救史,出生体重 3.545kg。3 月龄抬头,6 月龄独坐,14 月龄扶走,自觉认知发育正常。13 月龄时因"发现肝功能异常 5 日"入院,诊断为"EB 病毒感染",在感染科长期随访,ALT 96~236U/L,AST 42~124U/L。否认特殊疾病家族史。

【病史提问】

1. 此患儿目前头颅 CT 显示为脑梗死,定性诊断应如何考虑?

脑梗死定性诊断考虑以下可能:血管内皮细胞损

伤；血流成分改变、血液凝固性增加和/或血液流变学异常；血流动力学异常。其中血管内皮细胞损伤病因中包括感染、创伤、免疫性等；血流状态改变多见于引发血流缓慢或血流产生涡流，包括久卧床、原发血管畸形；血液凝固性增加的病因包括遗传性高凝状态及获得性高凝状态。

2. 此患儿血氨水平升高，是否诊断为高氨血症？高氨血症是什么？血浆氨检测的注意事项有哪些？

高氨血症是指血浆氨水平升高，出现肌张力低下、惊厥等异常神经系统表现的一组疾病。文献对于高氨血症定义值差异较大，一般认为，在1月龄内血浆氨高于80μmol/L，其他年长儿童中血浆氨高于55μmol/L，被称为高氨血症。

检测注意事项：建议应用静脉或动脉血；空腹或者进餐4~6小时后采血，紧急状况除外；避免剧烈运动后进行检测；应用抗凝管采集标本；采血后尽早（30分钟内）分离血浆。

该患儿抽静脉血进行检查，快速检查，且血浆氨水平明显升高，考虑存在高氨血症。

3. 此患儿慢性肝功能异常病史及此次入院发现高氨血症，定性诊断应如何考虑？

患儿入院发现高氨血症，可能原因如下：

（1）先天性疾病：包括尿素循环障碍、其他先天代谢性疾病继发高氨血症、先天代谢性疾病继发性肝硬化。

（2）后天性疾病：肝脏疾病、新生儿一过性高氨血症、特殊药物应用（丙戊酸、大环内酯等）及营养障碍（精氨酸缺乏症）。

在高氨血症的基础上，可结合血气、酮体分析结果：如合并酸中毒且酮体升高，考虑有机酸血症可能；如合并酸中毒且酮体降低，考虑脂肪酸氧化紊乱；如无酸中毒且血氨基酸分析中出现特异性氨基酸升高，考虑瓜氨酸血症、精氨酸琥珀酸尿症、精氨酸血症可能；如无酸中毒、特异氨基酸升高且尿乳清酸增高，考虑鸟氨酸氨甲酰基转移酶缺乏症（ornithine carbamoyl transferase deficiency，OCTD）；如无酸中毒、特异氨基酸升高且尿乳清酸正常，合并瓜氨酸降低，考虑氨甲酰磷酸合成酶缺乏症或N-乙酰谷氨酸合成酶缺乏症；如无酸中毒、特异氨基酸升高且尿乳清酸正常，合并瓜氨酸正常，考虑暂时性高氨血症。

二、体格检查

1. 一般内科查体　皮肤无黄染，无皮疹，心、肺、腹未查见明显异常，浅表淋巴结未扪及肿大。双下肢无水肿，格拉斯哥昏迷量表评分（Glasgow coma scale，GCS）11分。

2. 神经系统查体　精神差，嗜睡，双侧瞳孔等大

等圆，直径1.5mm，直接对光反射稍迟钝。眼球活动检查不合作，面容基本对称。四肢肌力检查不合作，观察到四肢活动基本对称。双侧膝腱反射未引出，Babinski征右侧阳性，左侧阴性。步态不稳，共济运动检查不合作。颈软，Brudzinski征阴性，双克尼格征阴性。

【查体提问】

结合患儿的病史、查体及目前辅助检查，初步考虑什么诊断？需要进行哪些辅助检查明确诊断？

患儿主要表现为高氨血症及脑梗死。

1. 脑梗死　患儿因脑梗死入院，头颅MRI及MRA检查显示不符合大脑血管支配分布特点。

2. 高氨血症　患儿既往存在慢性肝功能异常，并发现存在高血氨，结合入院后血气分析未提示酸中毒，考虑存在代谢性因素所致的脑梗死，尿素循环障碍可能。在征得患儿监护人知情同意下，考虑进一步进行基因检测以明确。

三、辅助检查

1. 血常规、肾功能、血糖、血脂、白蛋白、胆红素、γ-谷氨酰转肽酶、肌酶、自身抗体（ENA及ANA系列）、抗中性粒细胞胞质抗体（ANCA）、EBV-DNA、CMV-DNA、HSV-DNA、甲胎蛋白及脑脊液检查（常规、生化、培养、自身免疫脑炎抗体6项），均未见异常。

2. 肝功能：ALT 56~251U/L，AST 21~295U/L；凝血功能：APTT 39.2~63.6秒，凝血酶原活度34%~66%，纤维蛋白原1.36~1.87g/L，INR 1.34~2.39，D-二聚体0.41~1.3mg/L；血氨85~408μmol/L；血气分析：pH 7.351~7.448；乳酸1.2~2.1mmol/L。

3. 血串联质谱示天冬氨酸偏低，丝氨酸偏高；尿气相示2-酮戊二酸显著升高，柠檬酸明显升高，富马酸少量。

4. 腹部及泌尿系统超声均未见异常；心脏超声未见明显异常。

5. 头颅MRI提示右侧大脑半球广泛性梗死；头颅MRA提示右侧大脑中动脉分支较左侧丰富，略粗；头颅MRV未见明显异常。

6. 基因检测发现*OTC*杂合变异c.421C>T（p. R141X），来源于无症状的母亲，患儿姐姐也携带此杂合变异，患儿父亲为野生型。此变异为无义变异，考虑为致病性。

【辅助检查提问】

1. OCTD的血串联质谱及尿气相分析结果有何特点？

OCTD患儿血串联质谱可表现谷氨酰胺增高伴

瓜氨酸降低及鸟氨酸升高,尿气相分析中可见尿乳清酸、尿嘧啶升高。本例患儿血串联中未检测到明显的鸟氨酸升高及瓜氨酸降低,考虑可能同入院后禁食相关,本院当时采用尿气相分析中并未纳入乳清酸、尿嘧啶的指标。

2. 还有哪些代谢性疾病导致卒中样症状?代谢性疾病导致脑梗死的可能机制是什么?

线粒体疾病、有机酸血症(如甲基丙二酸血症、丙酸血症)可出现代谢性脑卒中。可能机制如下:毒性物质沉积、缺血缺氧损伤、严重的酮血症及谷氨酰胺的沉积。

3. 患儿基因检测发现 *OCT* 杂合变异 c.421C>T(p. R141X),来源于无症状的母亲,同样无症状的姐姐也携带此杂合变异,如何考虑?

女性具有 2 个 X 染色体,在胚胎发育的阶段中存在 X 染色体的随机失活,推测此患儿发生父源性 X 染色体失活,导致基因功能丧失。

四、诊断

1. 定性诊断 遗传代谢性疾病。

2. 代谢诊断 尿素循环障碍疾病。

3. 疾病诊断 鸟氨酸氨甲酰基转移酶缺乏症(OCTD)。

【诊断提问】

1. OCTD 的定义及流行病学如何?发病机制是什么?

鸟氨酸氨甲酰转移酶缺乏症(OCTD),又称高氨血症 II 型,是因鸟氨酸氨甲酰基转移酶(ornithine carbamyl transferase,OCT)缺乏导致的鸟氨酸循环(尿素循环)障碍疾病。OCTD 患病率为 1/14 000~1/77 000,约占所有尿素循环障碍中的 50%。*OCT* 基因(NM_000531.5)位于 Xp11.4,包括 10 个外显子及 9 个内含子,全长 73kb。绝大多数 OCTD 患儿为男性,约 20% 的 *OCT* 基因变异的女性携带者也会表现出 OCTD 症状。

OCT 基因变异可导致 OCT 酶活性降低或缺失,进而导致瓜氨酸合成和鸟氨酸循环受阻,出现氨降解障碍,导致血氨升高。高血氨具有很强的中枢神经系统毒性,会干扰脑细胞能量代谢,造成细胞毒性脑水肿、神经细胞凋亡或萎缩,影响脑内神经递质的产生,引起急性或慢性脑病、神经精神损伤,还可导致大量氨甲酰磷酸蓄积、谷氨酰胺蓄积,同时激活嘧啶代谢途径,导致乳清酸的生成和排泄增多。

2. OCTD 的诊断标准是什么?

对临床表现怀疑 OCTD 的患儿,应结合代谢产物和基因检测进行诊断:

(1)典型的临床表现:早发型(新生儿期)患儿通常出生后数小时到数日内表现为拒奶、呕吐、激惹、昏睡等表现,起病急,进展迅速,出现惊厥、昏迷、呼吸衰竭等症状,死亡率高;迟发型(发病年龄>28 日)患儿发病及临床表现异质性大,可表现渐进性或间歇性,常因感染、发热、禁食、高蛋白饮食、疲劳或特殊药物等因素诱发。

(2)特殊检查:高氨血症、谷氨酰胺增高伴瓜氨酸降低及鸟氨酸升高、尿乳清酸、尿嘧啶升高。

(3)基因检测:*OCT* 基因变异是 OCTD 确诊的重要依据。

五、治疗情况

1. 改善微循环 尼莫地平、低分子右旋糖酐。

2. 抗凝 低分子量肝素。

3. 改善代谢 精氨酸、乳果糖、左卡尼汀、苯甲酸钠。

4. 改善凝血 维生素 K_1、冰冻血浆。

患儿入儿童重症监护室第 7 日烦躁好转,血氨下降,生命体征平稳后转入普通病房;入院第 15 日复查头颅 MRI 病变较前略缩小;入院第 20 日出院,出院时言语流利、口齿清楚、持物稳、步态稳,能独走及小跑,对答切题,情绪稳定。

【治疗提问】

OCTD 的治疗目的如何?

OCTD 治疗目的是减少氨生成,促进氨排泄,稳定血氨水平,尽可能减少高氨血症造成的神经系统损害,同时保证患儿所需的营养。急性期治疗的原则是生命支持、尽快降低血氨水平、稳定内环境、保护重要器官功能;长期治疗目的是实现患儿正常生长发育,预防高氨血症,避免并发症,获得良好生活质量。

六、随访及预后

出院后持续给予饮食指导,控制蛋白摄入量,苯甲酸钠、左卡尼汀口服,监测肝功能、血氨、凝血功能、生长发育,随访中症状稳定,发育正常,5 岁 4 月龄随访头颅 MRI 提示右顶叶萎缩,血浆氨水平再明显升高,进行肝移植,术后病情稳定后出院随访。

【预后提问】

1. OCTD 患儿何时启动肝移植?

标准治疗后未得到有效控制、生活质量差且未合并严重的神经系统受损的重症患儿,可考虑肝移植。肝移植时机:最好在病情稳定时进行;早发型建议在不可逆的神经系统受损前进行。3 月龄以上及体重超过 5kg 的患儿,进行肝移植后通常结局较好。

2. OCTD 患儿的预后如何?

OCTD 患儿的预后与发病年龄、诊治时机、高氨血症的持续时间和峰值有关。早发型病死率高,预后较差,早期治疗可改善预后。迟发型病死率明显低于早发型,但易合并一些认知功能障碍。

(王艺　李文辉)

推荐阅读文献

中国妇幼保健协会儿童疾病和保健分会遗传代谢学组 . 鸟氨酸氨甲酰转移酶缺乏症诊治专家共识 . 浙江大学学报(医学版), 2020, 49 (5): 539-547.

第三十一节　苯丙酮尿症

> 关键词:苯丙酮尿症;智力低下;氨基酸代谢;*PAH* 基因;鼠尿味

一、病史摘要

患儿,女性,1 岁,因"智力运动发育落后,小便特殊气味 6 个月"入院。

6 个月前家属发现患儿小便带些许特殊气味,未予重视,之后发现患儿发育落后于同龄儿,8 月龄独坐不稳,10 月龄不能自主爬行,现 1 岁不能站立,不能无意识或有意识喊"爸爸妈妈",无惊厥发作及意识障碍,无不自主动作及姿势异常。自患病以来,认知、运动发育愈加落后,食欲、睡眠尚可,大便颜色性状正常。

患儿为孕 1 产 1,足月顺产,母亲妊娠期无特殊,6 个月前未发现特殊异常。父亲(32 岁)、母亲(28 岁)均身体健康,否认近亲婚配,否认遗传病家族史。

【病史提问】

1. 对以全面发育迟滞 / 智力低下为主要临床表现的患儿,诊断思路应如何考虑?

以全面发育迟滞 / 智力低下为主要表现的疾病,定位应考虑位于大脑皮质,病因广泛,任何干扰脑部发育及功能的情况都可能引起,包括先天遗传因素和后天环境因素等,按神经疾病"MIDNIGHTS"原则寻找病因,主要包括感染、免疫、遗传、代谢、毒物接触、创伤等,可发生在产前、产时和产后。

2. 对以全面发育迟滞 / 智力低下为核心症状的患儿,查体时应注意哪些特殊的体征缩小定性诊断的范围?

在查体时,临床医师应重视某些特殊的体征:

(1)观察患儿一般情况及注意有无特殊的面容,特殊的面容通常提示染色体病或基因异常的遗传综合征;若有颜面部水肿、毛发稀疏无光泽、嘴唇厚、舌头常伸出口外,则需警惕甲状腺功能减退。

(2)需确认有无头颅畸形(头围过大或过小),头围异常通常提示颅脑发育异常或存在脑积水。

(3)查找皮肤有无异常,如皮肤有色素脱失斑或咖啡牛奶斑,应警惕某些神经皮肤综合征。

(4)在神经系统查体中注意肌力、肌张力、神经反射的检查,对新生儿及小婴儿特别要重视原始反射的检查,肌张力异常伴反射亢进的患儿需警惕锥体束损害或锥体外系病变,如脑性瘫痪等。

(5)四肢及外生殖器检查也应关注,注意肢体有无微小畸形,如脚趾间隙增宽、指 / 趾长度异常、并指畸形等;若存在,需警惕染色体病或染色体微缺失 / 重复等。

二、体格检查

1. 一般内科查体　生命体征平稳,毛发黄,皮肤白皙,散在少许湿疹,心、肺、腹未查见明显异常体征,浅表淋巴结未扪及肿大,四肢无活动障碍。汗液、尿液有鼠尿味。

2. 神经系统查体　神志清楚,反应稍迟钝,头围 42cm,脑神经检查无异常。四肢肌肉无萎缩,肌力正常,四肢肌张力增高。下肢腱反射稍亢进。双侧 Babinski 征阴性。感觉系统检查、共济运动不能配合。自主神经系统未见异常。脑膜刺激征阴性。

【查体提问】

1. 结合患儿的病史和查体,初步考虑什么诊断?

本例患儿起病隐匿,以精神运动发育落后为主要表现,定位诊断应考虑中枢神经系统疾病。患儿呈进展性病程,定性诊断考虑神经系统遗传代谢性疾病的可能。患儿以发黄肤白、汗液和小便有鼠尿味为主要表现,以苯丙酮尿症(phenylketonuria,PKU)可能性大。

2. 该患儿需要考虑哪些鉴别诊断? 还需要进行哪些辅助检查明确诊断?

PKU 需要与其他的导致血苯丙氨酸增高的代谢异常疾病相鉴别,详见表 4-1-19。

表 4-1-19 PKU 的鉴别诊断谱

PKU 的鉴别 诊断谱	鉴别依据
BH4 缺乏病	临床表现与 PKU 类似,除发育落后外,生后早期可表现为角弓反张、吞咽困难和肌张力改变;血苯丙氨酸增高但波动大,采用严格低苯丙氨酸饮食仍有进行性的神经系统症状和生长发育迟缓。尿蝶呤谱分析、DHPR 测定,以及 BH4 负荷试验可与 PKU 鉴别
非 PAH 缺陷高苯丙氨酸血症	临床表现轻重不一,轻者接近正常,重者与苯丙酮尿症相似;体内 PAH 的活性比 PKU 高,血苯丙氨酸浓度多在 0.12~0.96mmol/L(2~16mg/dl)之间,一般不超过 1.2mmol/L(20mg/dl),大多不需要治疗,预后较好
苯丙氨酸转氨酶缺乏性高苯丙氨酸血症	苯丙氨酸转氨酶缺乏所引起。此症不引起苯丙酮尿症,一般情况下血中苯丙氨酸水平正常,只在进食高蛋白饮食时血苯丙氨酸浓度升高,苯丙氨酸代谢产物水平也正常
暂时性高苯丙氨酸血症	此病见于新生儿或早产儿,可能是 PAH 成熟延迟所致,生后数月血苯丙氨酸水平可逐渐恢复正常
非 PKU 轻型苯丙酮尿症	通过基因诊断和测定血中酪氨酸水平或苯丙氨酸负荷试验测定苯丙氨酸和酪氨酸的比值进行鉴别
DHPR 缺乏症	红细胞 DHPR 活性测定可予以鉴别

注:PKU,苯丙酮尿症;BH4,四氢生物蝶呤;DHPR,二氢生物蝶呤还原酶;PAH,苯丙氨酸羟化酶。

因此,还需要完成血常规、血生化、血浆苯丙氨酸及酪氨酸浓度、尿蝶呤图谱分析、四氢叶酸水平、MRI 头部扫描、脑电图检查等辅助检查。在征得患儿监护人知情同意后,可行基因检测,从而进一步明确诊断。

三、辅助检查

1. 血常规、肝功能、肾功能、血糖、血氨、乳酸、丙酮酸、大小便常规均未见异常。

2. 血浆苯丙氨酸浓度:患儿血浆苯丙氨酸高达 7.2mmol/L(120mg/dl);尿蝶呤分析:尿中蝶呤总排出量增高,新蝶呤与生物蝶呤比值正常。

3. MRI 头部扫描,未见明显异常;Gesell 发育商检查:适应行为、大运动行为、精细动作行为、语言行为和个人 - 社交行为均落后;脑电图检查:背景慢波

活动增多,额、中央、顶、枕区偶可见痫样放电(棘波、尖波、棘慢复合波)。

4. 取得患儿监护人同意后,行基因检测,PAH 基因 6 号外显子存在纯合突变,致病性判定为致病。

【辅助检查提问】

PKU 患儿具有哪些血生化表现?

PKU 患儿由于苯丙氨酸羟化酶活性缺乏或降低,导致体内苯丙氨酸不能转化为酪氨酸而在体内聚积,但不同于四氢生物蝶呤(tetrahydrobiopterin,BH4)缺乏病,患儿体内四氢叶酸水平正常,具体如下:

(1)血浆中苯丙氨酸浓度增高,通常大于 20mg/dl。

(2)四氢叶酸水平正常。

(3)尿中苯丙酮酸、苯乙酸和苯乙酰谷氨酰胺浓度增高。

(4)尿蝶呤图谱分析:尿中蝶呤总排出量增高,新蝶呤与生物蝶呤比值正常。

(5)血苯丙氨酸 / 酪氨酸>2(正常<1)。

四、诊断

1. **定性诊断** 遗传代谢性疾病。
2. **代谢诊断** 氨基酸代谢病。
3. **疾病诊断** 苯丙酮尿症(PKU)。

【诊断提问】

1. PKU 的定义及流行病学如何? 发病机制是什么?

PKU 是一种常见的氨基酸代谢病,是由于基因突变致苯丙氨酸羟化酶(PAH)缺陷,使得苯丙氨酸不能转变成为酪氨酸,导致苯丙氨酸蓄积,苯丙氨酸通过代谢旁路转化为苯丙酮酸、苯乙酸和苯乙酰谷氨酰胺。在脑组织中,苯丙氨酸对丙酮酸脱羧酶有抑制作用,导致髓鞘磷脂形成缺陷和智力发育障碍。苯丙酮酸、苯乙酸为鼠尿味,并从尿及汗液中排出。酪氨酸减少导致其下游产物(黑色素、多巴胺、去甲肾上腺素、肾上腺素等)减少,引起皮肤白皙及神经精神症状。

本病遗传方式为常染色体隐性遗传,男女发病概率相等。PKU 的发病率有种族和区域差异,白种人发病率高于黑种人和黄种人。根据我国各地新生儿筛查数据,发病率为 1/10 000~1/11 000,北方,尤其是西北甘肃地区,发病率高于南方。PAH 基因的突变集中于第 3、5、6、7、11 和 12 外显子,占全部突变的 86.9%。其中 c.728G>A 在各地报道中属于频率最高的突变,c.331C>T 多见于我国南方地区。

2. PKU 的诊断标准是什么?

(1)临床诊断:主要依据临床表现和生化改变作

出临床诊断

1)临床表现:鼠尿味;反复皮肤湿疹及色素产生减少;智力障碍、发育落后、癫痫发作,小头畸形,多动、注意力缺陷以及孤独症等。

2)生化表型:血液中苯丙氨酸浓度升高,苯丙氨酸/酪氨酸>2(正常<1),尿中苯乙酸、苯丙酮酸、苯乙酰胺谷氨酰胺增加,有助于PKU的诊断。

(2)基因诊断:通过检测*PAH*基因,如发现点突变或缺失/重复突变,纯合缺失,且患儿存在临床表现及生化表型,即可确诊。

(3)新生儿筛查:对于新生儿足跟血筛查,由于新生儿并没有明显的临床症状,因此如果血浆苯丙氨酸浓度持续>2mg/dl,苯丙氨酸/酪氨酸>2和/或基因检测发现2个*PAH*等位基因存在致病突变,即可诊断。

五、治疗经过

1. 立即予以饮食干预,予无苯丙氨酸特殊奶粉,治疗7日监测血苯丙氨酸浓度接近正常后,逐步添加少量天然乳品及低苯丙氨酸辅食,辅食添加以淀粉、水果、蔬菜等低蛋白食物为主。

2. 适当补充四氢生物蝶呤。

3. 密切观察随访。

【治疗提问】

PKU的治疗手段主要有哪些?

目前已经广泛实施的新生儿PKU筛查对于早期发现及时干预从而避免神经系统后遗症有重要的意义。PKU的治疗目标:达到最佳的神经认知发育和功能;正常的体格生长发育;正常的营养状况水平;良好的生活质量和社会心理健康。目前通过特殊饮食控制苯丙氨酸摄入量仍旧是PKU治疗的首选主要干预措施。

1. **饮食疗法**　通过特殊饮食来降低体内苯丙氨酸浓度,进而减轻患儿神经系统症状。苯丙酮尿症患儿体内PAH酶活性不同,对苯丙氨酸耐受量不同,因此推荐饮食的苯丙氨酸含量也就不同,饮食治疗应个体化实施;同时予以不含苯丙氨酸的蛋白质替代物以及维生素、矿物质及肉碱等;并对饮食方案进行实时监测和调整,保证适量的蛋白质摄入和生长所需的能量。

2. **对症及综合管理**　癫痫发作予以抗发作治疗;发育落后予以康复训练等。

3. **尚在研究中的方法**　糖聚肽疗法、注射苯丙氨酸氨基裂解酶、细胞定向疗法等。

六、随访及预后

每1~4周监测1次血苯丙氨酸浓度,根据苯丙氨酸耐受情况以及血液苯丙氨酸浓度、年龄、生长发育情况和蛋白质、能量需求等,对饮食方案进行实时监测和调整。同时定期监测体格发育和神经发育水平。

【预后提问】

PKU患儿的预后如何?

PKU是一种可早期发现并干预的代谢性疾病,新生儿筛查至关重要,通过筛查发现的苯丙酮尿症患儿,若能早期进行饮食干预,预后通常良好,生长发育可同正常儿童,不受影响;但是没有得到及时发现和干预的患儿,会出现发育迟缓、认知功能障碍、癫痫发作等神经发育障碍,且造成的神经系统损害不能逆转。

（罗　蓉　陈小璐）

推荐阅读文献

[1] 中华医学会医学遗传学分会遗传病临床实践指南撰写组. 苯丙酮尿症的临床实践指南. 中华医学遗传学杂志, 2020, 37 (3): 226-234.

[2] VAN WEGBERG A M J, MACDONALD A, AHRING K, et al. The complete European guidelines on phenylketonuria: diagnosis and treatment. Orphanet J Rare Dis, 2017, 12 (1): 162.

第三十二节　丙酸血症

关键词:丙酸血症;遗传代谢病;质谱分析;丙酰辅酶A羧化酶

一、病史摘要

患儿,男性,2日龄,因"生后食欲缺乏、反应欠佳2日,气促半日"入院。

患儿生后24小时内排胎粪,开奶后食欲缺乏,量少,反应欠佳,母乳喂养后出现拒奶,半日前出现呼吸急促,无腹胀和腹泻,无发热。查血常规:白细胞计数15.06×10^9/L,中性粒细胞百分比80%,血小板计数325×10^9/L,C反应蛋白<8mg/L;血气分析示pH 7.16,二氧化碳分压(PCO_2)19.2mmHg,实际碳酸氢

根（HCO_3^-）10.5mmol/L，血钠（Na^+）150mmol/L，血氯（Cl^-）109mmol/L，乳酸（Lac）1.2mmol/L，碱剩余（BE）−17.9mmol/L，纸片法血糖2.0mmol/L，疑诊"新生儿代谢性酸中毒、新生儿感染和新生儿低血糖"收入院。

患儿为孕2产2，孕40^{+4}周，顺产，出生体重3 700g，Apgar评分10-10-10分，母亲妊娠期无特殊情况发生。患儿父亲（33岁）、母亲（22岁）、哥哥（2岁）均身体健康，否认近亲结婚和遗传病家族史。

【病史提问】

1. 对以生后早期出现嗜睡和呕吐为主要临床表现的新生儿，初步诊断应如何考虑？

对于生后早期起病，以食欲缺乏和反应差为主要表现，血常规白细胞计数和C反应蛋白升高，初步诊断方面应考虑以下原因：新生儿败血症、遗传代谢性疾病、颅内出血、新生儿脑病和原发性肾小管酸中毒。

2. 对以同时存在代谢性酸中毒为核心表现的新生儿，如何进一步分析可能的原因？

代谢性酸中毒主要由HCO_3^-减少引起，pH可显著下降或是略低于正常，通常伴有PCO_2的代偿性下降。临床可以表现为恶心、呕吐、食欲缺乏、反应差、意识障碍，甚至昏迷。代谢性酸中毒时，由于H^+浓度升高，刺激颈动脉体化学感受器反射性兴奋延髓呼吸中枢，使呼吸的深度和频率增加。根据血清中不能测量的阴离子以及Cl^-水平，将代谢性酸中毒分为高阴离子间隙正常氯代谢性酸中毒（病因包括酮体/乳酸/有机酸的蓄积、肾衰竭、药物和毒素的摄取），以及正常阴离子间隙高氯代谢性酸中毒（病因包括HCO_3^-经胃肠道或肾脏丢失过多）。根据阴离子间隙计算公式（血Na^+浓度减去Cl^-和HCO_3^-浓度），该患儿阴离子间隙为150mmol/L−10.5mmol/L−109mmol/L=30.5mmol/L。结合血提示为高阴离子间隙正常氯代谢性酸中毒，可能的原因为遗传代谢性疾病。

二、体格检查

体温37.2℃，脉搏160次/min，呼吸45次/min，头围34.5cm，胸围34cm身长50cm。足月儿貌，神志清楚，反应差，呼吸急促，无呻吟，全身皮肤无明显黄染，弹性尚可，未见皮疹和出血点。头颅和面部无畸形，前囟平软，双眼无凝视，鼻翼无煽动，口唇无发绀，颈软，三凹征弱阳性，双肺呼吸音粗，未见明显啰音，心律齐，心音有力，未闻及杂音。腹软，肝脾未及肿大，四肢末端温，四肢肌张力略低，吸吮、觅食、握持和拥抱等原始反射未引出。

【查体提问】

1. 结合患儿的病史和查体，初步考虑什么诊断？

本例新生儿生后早期急性起病，以食欲缺乏、拒奶和反应差为主要临床特征，查体发现反应差和呼吸急促，虽然上述临床表现缺乏特异性，但结合患儿存在高阴离子间隙正常氯代谢性酸中毒和低血糖，初步考虑诊断为遗传代谢病，有机酸代谢病可能性大。

2. 该患儿需要考虑与哪些在新生儿期起病的有机酸代谢病鉴别诊断？还需要进行哪些辅助检查明确诊断？

需要与在新生儿期起病的有机酸代谢病相鉴别的遗传代谢障碍性疾病，详见表4-1-20。

因此，还需要完善血氨、心肌酶谱、MRI和MRS头部扫描、腹部超声、血串联质谱和尿气相色谱质谱检查等辅助检查。在征得患儿监护人知情同意后，进行基因检测，从而进一步明确诊断。

三、辅助检查

1. 血常规、尿常规、肝功能、肾功能、肌酶、甲状腺功能、腹部及泌尿系统彩超检查，均未见异常。

2. MRI头部扫描查示双侧内囊后肢、丘脑对称异常信号；MRS头部扫描未见明显异常。

3. 血氨：205μmol/L（参考值10~47μmol/L）；血串联质谱检查示：血丙酰肉碱（C3）18.5μmol/L（参考值<5μmol/L），C3/乙酰肉碱（C2）比值1.69（参考值<0.25）；尿气相色谱质谱检查示：3-羟基丙酸（mmol/mmol Cr），甲基枸橼酸（mmol/mmol Cr）和丙酰甘氨酸（mmol/mmol Cr）均高于正常值。

4. 征得患儿监护人知情同意后，行基因检测后发现PCCA基因纯合致病性变异，exon22：c.2002G>A（p. G668R）。

【辅助检查提问】

丙酸血症（PA）患儿血串联质谱和尿气相色谱质谱有哪些特点？

PA患儿，通过串联质谱对血斑进行血酰基肉碱和气相色谱质谱对尿液进行有机酸分析，具体如下：

1. **血串联质谱** C3、C3/C2比值和C3/游离肉碱（C0）比值增高，甲基丙二酸血症患儿也表现出与PA类似的临床表现和血串联质谱特征，因此尿液有机酸分析是诊断和鉴别诊断重要手段。

2. **尿气相色谱质谱** PA患儿尿液3-羟基丙酸特征性增高，而甲基丙二酸血症患儿尿液甲基丙二酸特征性增高。

表 4-1-20 新生儿期起病的有机酸代谢病的鉴别诊断谱

新生儿期起病的有机酸代谢病的鉴别诊断谱	鉴别依据
丙酸血症	酮症、代谢性酸中毒、低血糖、高氨血症；血丙酰肉碱与乙酰肉碱比值、尿甲基枸橼酸，3-羟基丙酸和丙酰甘氨酸增高
甲基丙二酸血症	酮症、代谢性酸中毒、低血糖、高氨血症、乳酸血症；血丙酰肉碱与乙酰肉碱比值、尿甲基丙二酸，甲基枸橼酸和 3-羟基丙酸增高
异戊酸血症	体液和尿液呈现"汗脚"样臭；酮症、代谢性酸中毒、低血糖、高氨血症；血异戊酸肉碱与乙酰肉碱比值和尿异戊酰甘氨酸增高
枫糖尿症	体液和尿液呈现枫糖浆样味；酮症、代谢性酸中毒、高乳酸血症、低血糖、高氨血症；血亮氨酸、异亮氨酸、L-别异亮氨酸、尿 α-酮异戊酸、α-酮-β-甲基戊酸增高
果糖 -1,6-双磷酸酶缺乏	呕吐、嗜睡、癫痫发作、感染和进食不足可诱发；低血糖、高乳酸血症、酮症、代谢性酸中毒；血和尿 3-羟基丁酸、甘油和 3-磷酸甘油增高
甘油酸激酶缺乏症（复合型）	皮肤色素沉着、肝功能不全、代谢性酸中毒、低血糖；血和尿甘油浓度升高
戊二酸血症	肝大、先天发育畸形、体液和尿液呈现"汗脚"样臭；非酮症、代谢性酸中毒、低血糖、高氨血症；血尿戊二酸增高
生物素酶缺乏症	皮疹、脱发；酮症、代谢性酸中毒、低血糖、高氨血症、高乳酸血症；血 3-羟基异戊酰肉碱、丙酰肉碱与乙酰肉碱比值、尿 3-羟基丙酸、3-羟基异戊酸、甲基枸橼酸、甲基巴豆酰甘氨酸增高；血尿生物素水平降低
线粒体氧化磷酸化缺乏	高乳酸血症、酮症、代谢性酸中毒、肌酶增高；头颅 MRI 对称性异常信号和 MRS 高乳酸峰

注：MRI，磁共振成像；MRS，磁共振波谱。

四、诊断

1. **定性诊断** 遗传代谢性疾病。
2. **代谢诊断** 有机酸代谢病。
3. **疾病诊断** 丙酸血症（PA）。

【诊断提问】

1. PA 的流行病学如何？病因和发病机制是什么？

PA 是一种罕见的有机酸血症，属于常染色体隐性遗传代谢病。年发病率为 1/(5 万 ~10 万)，男女发病比例相当，根据发病年龄分成早发型（≤3 月龄）和晚发型（>3 月龄），国内报道 60% 以上为晚发型，而国外报道早发型占 80% 以上。

PA 是由于丙酰辅酶 A 羧化酶（propionyl-CoA carboxylase，PCC）活性缺乏导致，丙氨酸由异亮氨酸、苏氨酸、甲硫氨酸、缬氨酸、脂肪酸和胆固醇的中间代谢产物丙酰辅酶 A 分解产生，正常情况下，丙酰辅酶 A 在 PCC 作用下转化为甲基丙二酰辅酶 A。PCC 缺陷会导致丙酰辅酶 A 转化为甲基丙二酰辅酶 A 受阻，引起丙酰辅酶 A 蓄积，从而激活旁路代谢途径，生成大量的丙酸、3-羟基丙酸和甲基枸橼酸；同时由于

尿素循环中氨甲酰磷酸合成酶 -1 的活性受抑制导致血氨增高，进而出现一系列神经系统损害症状和血尿生化异常。

PCC 位于线粒体内，属于生物素依赖性羧化酶。PCC 是由 α 和 β 的 2 个亚单位组成的 α6β6 多聚体，编码 2 个亚单位的基因分别为位于 13q32.3 的 PCCA 基因和位于 3q22.3 的 PCCB 基因。α 亚单位含有生物素结合和生物素羧化酶结构域，参与三磷酸腺苷水解后羧基生物素的形成，β 亚单位含有丙酰辅酶 A 结合位点和羧基转移酶结构域，参与将羧基转移至丙酰辅酶 A。

2. PA 的临床和头颅影像学有哪些表现？

PA 的临床表现复杂多样，缺乏特异性。早发型 PA 多表现为喂养困难，呕吐、嗜睡、昏迷、气促和肌张力低下等症状；晚发型 PA 则多以精神运动性迟滞、癫痫、运动障碍、扩张性或肥厚型心肌病、心律失常和胰腺炎等为表现，少数会出现骨质疏松和骨髓抑制。

PA 的头颅影像学也缺乏特异性，可表现为基底节异常信号、脑沟裂增宽、髓鞘化异常、白质病变、皮质信号异常和脑室扩张等，其中以基底节对称性异常信号最为常见，而颅内出血、脑干和小脑异常信号相

对少见。

3. PA 的诊断标准是什么?

参考《欧洲甲基丙二酸血症与丙酸血症诊治指南》(第一次修订版)标准,具体如下:

(1) PA 临床表现复杂多样,缺乏特异性,可累及神经、消化和血液等多系统,以及心脏和胰腺等多脏器。

(2) 实验室可存在代谢性酸中毒、乳酸血症、高氨血症和全血细胞减少症。

(3) 血串联质谱分析特征性指标为 C3 和 / 或 C3/C2 比值增高,但串联质谱新生儿筛查这几个指标的特异度不高,结合血 C3/C0 值、甲基丙二酸及甲基枸橼酸检测有助于降低假阳性率,提升筛查性能。

(4) 尿有机酸指标特异度较高:3- 羟基丙酸及甲基枸橼酸增高。

五、治疗经过

1. 给予药物治疗　左旋肉碱促进丙氨酸代谢,剂量为每日 200mg/kg,静脉滴注;精氨酸降血氨,剂量为每日 250mg/kg,静脉滴注;碳酸氢钠纠正代谢性酸中毒,1.4% 碳酸氢钠 ($NaHCO_3$),6~12ml/kg,缓慢静脉滴注,pH 维持在 7.2~7.3。

2. 10% 葡萄糖溶液 120~150ml/kg,补液糖速维持在 6~10mg/(kg·min),溶液中同时给予氯化钠和氯化钾;经静脉给予脂肪乳,剂量为每日 2g/kg。

3. 给予限制异亮氨酸、苏氨酸、甲硫氨酸和缬氨酸特殊奶粉喂养。

4. 监测血 pH、血糖、血乳酸和血氨。

【治疗提问】

PA 的急性期代谢失调管理流程有哪些?

若出现急性代谢失调且临床上怀疑 PA,建议将患儿转诊至专科中心进一步诊治。急性期代谢失调管理流程包括急性期代谢失调治疗和评估血氨水平。

1. 急性期代谢失调治疗

(1) 暂停蛋白摄入(最多 24~48 小时)。

(2) 静脉给予葡萄糖,根据年龄制订合理的糖速(可给予胰岛素避免高血糖)。

(3) 左旋肉碱 200mg/(kg·d),口服或静脉给予。

(4) 不同年龄葡萄糖溶液配比方案见表 4-1-21。

(5) 监测酸碱代谢平衡、血氨和电解质水平。

2. 根据血氨水平制订治疗方案

(1) 血氨 100~250μmol/L:给予苯甲酸钠(首剂 250mg/kg,静脉滴注 90 分钟以上,随后 250mg/kg,静脉滴注 24 小时以上)。

(2) 血氨 250~500μmol/L:药物治疗同上;做好血

液净化的准备,如有明显脑病症状或血氨难以控制,开始血液净化。

(3) 血氨 >500μmol/L:药物治疗同上;开始血液净化。

表 4-1-21　急性代谢失调期不同年龄段
葡萄糖溶液配比方案

年龄 /岁	葡萄糖浓度(碳水化合物)/%	脂肪乳(脂肪[1])/%	能量(碳水化合物和脂肪)/(kcal·100ml^{-1})[2]
0~1	10	3.5	71.5
1~2	15	5.0	105.0
2~9	20	5.0	125.0
>10	25	5.0	145.0

注:葡萄糖溶液应根据不同年龄确定足够的每日液体总量。
① 如预测耐受性良好,可加入脂肪乳剂;② 1kcal=4.186kJ。

六、随访及预后

出院后继续给予特殊奶粉喂养,以及补充左旋肉碱、多种维生素和矿物质,定期在遗传代谢科等专病门诊就诊随访,进行血液生化、生长发育和智力发育评估,以及心电图、心脏超声等检查,随访至 6 岁,生长发育基本在正常范围,有轻度智力发育迟缓。

【预后提问】

1. PA 患儿如何进行长期膳食和药物管理?

持续进行膳食和药物管理,以维持代谢稳定和正常生长为目标。

(1) 保证充足的能量供应,避免长时间禁食。

(2) 限制天然蛋白质摄入来减少甲硫氨酸、苏氨酸、缬氨酸和异亮氨酸的摄入。

(3) 给予充足的维生素、微量矿物质和根据不同年龄给予必需脂肪酸。

(4) 长期口服补充左旋肉碱:100mg/(kg·d)。

2. PA 患儿长期并发症有哪些? 应如何监测?

(1) 随着 PA 患儿生存率的提高,长期并发症如今更为常见,代谢失代偿是 PA 患儿主要的死亡原因,并且可能因长 Q-T 间期综合征或心肌病而导致猝死,长期并发症如下:

1) 神经系统并发症:智力发育障碍、心理行为障碍、癫痫、视神经病变和代谢性脑卒中。

2) 肾功能不全。

3) 心脏病:心肌病和长 Q-T 间期综合征。

4) 血液系统并发症:全血细胞减少、血小板减少症和贫血。

　　5）骨病：低骨密度和骨质疏松症。

　　6）生长缓慢：体重、身高和头围增长不良。

　　7）胰腺炎。

　　（2）监测方案可指导临床进行有效管理，监测方案需个体化，建议定期联系代谢营养师，每次患儿随访时都应进行全面的临床检查，包括代谢水平、营养状况（皮肤、指甲和头发）、生长发育、神经、心脏、血液、骨骼和胰腺，重点关注心血管和神经系统。

（王　艺　周渊峰）

推荐阅读文献

FORNY P, HÖRSTER F, BALLHAUSEN D, et al. Guidelines for the diagnosis and management of methylmalonic acidaemia and propionic acidaemia: first revision. J Inherit Metab Dis, 2021, 44 (3): 566-592.

第三十三节　四氢生物蝶呤缺乏症

关键词：苯丙氨酸；四氢生物蝶呤；精神运动发育迟滞；惊厥

一、病史摘要

　　患儿，女性，2 岁 2 月龄，因"精神运动发育迟滞 22 个月，反复抽搐 16 个月"入院。

　　入院前 22 个月（4 月龄），家属发现患儿发育落后，不能逗笑，不能抬头，以"脑瘫"康复训练无效，并逐渐出现吞咽困难、流涎。入院前 16 个月（10 月龄）出现局灶性癫痫发作，5~10 日发作 1 次，诊断为"症状性癫痫"给予托吡酯治疗，患儿发作减少，但未完全控制。现患儿抬头困难，表情淡漠，哭吵时肢体扭转、角弓反张或手舞足蹈，不能主动取食。自患病以来，易烦躁，睡眠不稳，易惊，大小便正常

　　患儿为孕 2 产 2，孕 40^{+2} 周顺产，母亲妊娠期无异常，出生体重 2.8kg，否认产伤窒息史。3 月龄前患儿发育与同龄儿相同。近 2 年患儿曾因肺炎、肠炎、败血症和颅内感染反复住院治疗。父亲（31 岁）、母亲（29 岁）均身体健康，非近亲结婚，无家族遗传病史。患儿姐姐 8 月龄发现智力运动发育落后，10 月龄诊断难治性癫痫，3 岁死于重症肺炎、多器官功能衰竭。

【病史提问】

　　1. 精神运动发育迟滞的患儿，如何早期识别神经发育的异常警示征象？

　　精神运动发育包括感知、语言、情感、思维、判断、大运动和精细运动等，不同年龄具有不同发育里程碑，通过神经发育某些异常征象可以早期识别神经发育障碍，具体见表 4-1-22。

表 4-1-22　神经发育异常识别征象

年龄	神经发育异常警示
1 月龄	反应差、易激惹
2 月龄	不安运动多
3 月龄	不会社会性微笑
4 月龄	竖头不稳、追视差、无语言发声
6 月龄	不能翻身、头围异常
9 月龄	坐不稳、原始反射持续存在、不能咿呀学语、不能认生或恋母
12 月龄	追声差、无保护性反射
15 月龄	足尖着走、不会说单个字
18 月龄	手优势侧别明显
21 月龄	缺乏社会交往沟通
24 月龄	语言表达不被家里人理解
3 岁	语言表达不清、持续性模仿语言
5 岁	非家庭成员很难理解所说语言

　　2. 精神运动发育迟滞的患儿，病情演变方面最重要的关注点是什么？

　　在询问患儿精神运动发育时，重点询问疾病是静止性过程还是进行性加重。静止性疾病多见于获得性病因，表现为脑瘫、发育迟滞或一过性精神运动发育倒退。进行性加重的疾病多见于神经变性病或遗传代谢因素，表现为获得性技能丧失（发育倒退）或新技能获得困难（发育平台期），较大儿童也可表现为特异性的认知功能障碍，或轻微人格、行为、判断或总体的学习成绩改变。

二、体格检查

　　1. 一般内科查体　生命体征平稳，体型消瘦，皮肤白皙，未闻及异常气味，心、肺、腹、皮肤未查见明显异常体征。

　　2. 神经系统查体　嗜睡，双侧瞳孔 3.5mm，对光反射顺利引出，压眶反射弱，疼痛刺激四肢活动

少,头后仰、扭转痉挛,四肢肌张力低,双侧膝腱反射活跃,脑膜刺激征阴性,右侧 Babinski 征阳性,左侧 Babinski 征可疑。脑神经查体未见异常,脑膜刺激征阴性,自主神经系统未见异常。

【查体提问】

1. 结合患儿的病史和查体,初步诊断考虑什么?

本例患儿婴儿早期起病,进展性病程,反复多系统感染(呼吸道、消化道、血液、中枢神经系统),皮质功能障碍(惊厥、精神运动发育落后),运动协调障碍和肌张力异常(流涎、吞咽困难、扭转痉挛、角弓反张),皮质脊髓束受累(腱反射活跃、病理征阳性),定位诊断考虑中枢神经系统为主。有阳性家族史(姐姐),考虑神经变性病或遗传代谢病可能。患儿皮肤色素异常(皮肤白皙),以高苯丙氨酸血症谱系疾病或四氢生物蝶呤(BH4)缺乏症可能性大。

2. 需要考虑哪些鉴别诊断?还需要进行哪些辅助检查明确诊断?

需要与四氢生物蝶呤缺乏症(tetrahydrobiopterin deficiency,BH4 deficiency)相鉴别的疾病,详见表 4-1-23。

表 4-1-23　四氢生物蝶呤缺乏症的鉴别诊断谱

四氢生物蝶呤缺乏症的鉴别诊断谱	鉴别依据
苯丙酮尿症	PAH 缺陷、生物蝶呤和新蝶呤升高、血苯丙氨酸水平>20mg/dl
高苯丙氨酸血症	PAH 缺陷、生物蝶呤和新蝶呤升高、2mg/dl<血苯丙氨酸水平<20mg/dl
酪氨酸血症Ⅰ型	延胡索酸酶乙酰乙酸水解酶缺陷、肝硬化、肝肿瘤和肾小管功能障碍
酪氨酸血症Ⅱ型(Richner-Hanhart 综合征)	酪氨酸转氨酶缺陷,眼、皮肤损害
酪氨酸血症Ⅱ型	4-羟苯基丙酮酸双加氧酶缺陷
果糖 1,6-双磷酸酶缺乏症	果糖 1,6-双磷酸酶缺乏,果糖饮食或婴儿配方奶诱发低糖血症
遗传性果糖不耐受症	果糖 1-磷酸醛缩酶缺陷,果糖诱发低血糖、肝衰竭、肾小管功能障碍、严重酸中毒,家族遗传趋向
多巴反应性肌张力不全	*TH*(AR 遗传)和 *GTPCH*(AD 遗传)基因突变,血苯丙氨酸正常,智力正常,症状波动性、晨轻暮重

注:PAH,苯丙氨酸羟化酶;TH,酪氨酸羟化酶;MTHFR,5,10-亚甲基四氢叶酸还原酶;CTPCH,三磷酸鸟苷环化水解酶;AR 遗传,常染色体隐性遗传;AD 遗传,常染色体显性遗传。

需要完善尿蝶呤谱分析、肉碱、血苯丙氨酸水平、红细胞二氢生物蝶呤还原酶(dihydropteridine reductase,DHPR)活性测定、四氢生物蝶呤负荷试验、血常规、血沉、抗核抗体、甲状腺功能、肝功能、肝纤维化、甲胎蛋白、血 pH、血糖、血脂、肌酶、肾功能、尿微量蛋白测定、尿 pH、脑影像学检查、脑电图、视觉诱发电位(VEP)、脑干听觉诱发电位(brainstem auditory evoked potential,BAEP)、躯体感觉诱发电位(somatosensory evoked potential,SEP)、肌电图、周围神经电生理、胸部 CT 扫描等辅助检查。在征得患儿监护人知情同意后,完善基因检测,进一步明确诊断。

三、辅助检查

1. 血常规、肝肾功能、血糖、血脂、血气、血氨、血乳酸均未见异常。

2. 周围神经电生理、肌电图和头颅 MRI 均正常;脑电图:清醒及睡眠脑电提示广泛慢波,前额区少许尖波;VEP-P100 潜伏期稍延长,SEP、BAEP 未见明显异常。

3. 血苯丙氨酸 210μmol/L(正常值 20~120μmol/L),酪氨酸及其他氨基酸值正常;游离肉碱(C0)11.8μmol/L(正常值 15~60μmol/L);尿蝶呤谱异常:尿新蝶呤 2.06mmol/mol Cr(正常值 0.13~0.52mmol/mol Cr),尿生物蝶呤 0.05mmol/mol Cr(正常值 0.36~1.52mmol/mol Cr),尿生物蝶呤比例 2.3%(正常值 51.7%~76.4%)。

4. 红细胞 DHPR 活性测定正常。

5. 四氢生物蝶呤负荷试验,给予四氢生物蝶呤 20mg/kg 负荷后 4 小时血苯丙氨酸浓度降至正常。

6. 征得患儿监护人知情同意后,行基因组 DNA 分析提示,*PTS* 基因复合杂合变异,c.317C>T 来自父亲,C.272A>G 来自母亲,符合 6-丙酮酰四氢生物蝶呤合成酶(6-pyruvoyl tetrahydropterin synthase,PTPS)缺乏症。

【辅助检查提问】

1. 四氢生物蝶呤缺乏症尿蝶呤谱有哪些异常改变?

(1)三磷酸鸟苷环化水解酶Ⅰ(GTP cyclohydrolase Ⅰ,GTPCH Ⅰ)缺乏症:新蝶呤和生物蝶呤水平降低,新蝶呤/生物蝶呤正常。

(2)PTPS 缺乏症:新蝶呤水平高而生物蝶呤水平低,新蝶呤/生物蝶呤显著升高。

(3)DHPR 缺乏症:新蝶呤水平在参考范围内或略有升高,而生物蝶呤水平较高,新蝶呤/生物蝶呤可正常范围,催乳素水平可能升高(多巴胺抑制垂体前叶催乳素产生)。

2. 四氢生物蝶呤负荷试验具体操作及判断?

在四氢生物蝶呤(BH4)负荷试验中,口服负荷剂量的 BH4 后 4~8 小时,血液中的苯丙氨酸水平降至参考范围值(20mg/dl)以下。当给予负荷量 BH4 前血液苯丙氨酸水平超过 20mg/dl 时,如果该水平在 4 小时内下降超过 10mg/dl,则测试结果为阳性。在典型苯丙酮尿症(PKU)中,由于苯丙氨酸羟化酶(PAH)缺乏,血液中苯丙氨酸的变化很小。根据不同酶缺乏患儿,可同时给予苯丙氨酸和 BH4 负荷试验。

四、诊断

1. **定性诊断** 遗传代谢性疾病。
2. **代谢诊断** 氨基酸代谢病。
3. **疾病诊断** 四氢生物蝶呤缺乏症。

【诊断提问】

1. 四氢生物蝶呤缺乏症的定义及流行病学如何? 发病机制是什么?

四氢生物蝶呤缺乏症(BH4 deficiency)又称异型苯丙酮尿症,是常染色体隐性遗传代谢病,基因突变导致酶的缺陷影响苯丙氨酸(Phe)体内平衡以及儿茶酚胺(catecholamine,CA)、五羟色胺(5-hydroxytryptamine,5-HT)和一氧化氮(NO)(偶尔)的脑生物合成,进而引起一系列临床症状。四氢生物蝶呤缺乏症是一类异质性疾病,病情轻重程度不等,本病占遗传性高苯丙氨酸血症的 5%~10%,中国南方多于北方。已发现六种酶缺陷与 BH4 合成障碍有关,其中 *GTPCH*、*DHPR*、*PTPS* 基因编码蛋白功能异常最常见。

2. 四氢生物蝶呤缺乏症的核心临床特点有哪些?

不能解释的肌张力异常(增高/降低)、运动障碍(肌张力障碍、眼动危象)、帕金森样症状、自主神经功能障碍和症状的日间波动性。四氢生物蝶呤缺乏症与苯丙氨酸羟化酶缺乏所致高苯丙氨酸血症相比,小婴儿时期更容易出现惊厥、吞咽困难、流涎、肌张力异常,低苯丙氨酸饮食治疗无效。四氢生物蝶呤缺乏影响免疫功能,多数患儿死于重症肺炎或全身感染。

五、治疗经过

1. **补充 BH4** 口服盐酸沙丙蝶呤,2~20mg/(kg·d),实予 50mg/d。
2. **神经递质前体替代** 使用左旋多巴、5-羟色胺。

(1)多巴丝肼:口服,初始剂量 15.625mg/次,2 次/d,1 周后加为 31.25mg/次,2 次/d,2 周后加为 31.25mg/次,3 次/d,观察异动症和其他药物副作用。

(2)5-羟色胺:口服,50mg/次,2 次/d。

3. 控制苯丙氨酸的饮食,避免添加含有阿巴斯甜的饮食和药物。

4. 补充维生素 D,400U/d;左卡尼丁,500mg/d。

【治疗提问】

四氢生物蝶呤缺乏症治疗的目标和措施有哪些?

治疗目标是降低血苯丙氨酸水平,补充单胺类神经递质(左旋多巴、5-羟色胺)。饮食管理与经典的苯丙酮尿症类似,四氢生物蝶呤缺乏症患儿可能有更高的苯丙氨酸耐受值(300~700mg/d)。补充四氢生物蝶呤[2~20mg/(kg·d)]有助于降低血苯丙氨酸水平。对三磷酸鸟苷环化水解酶(GTPCH)和 6-丙酮酰四氢生物蝶呤合成酶(PTPS)缺陷的患儿,仅需要小剂量四氢生物蝶呤[2~5mg/(kg·d)]治疗;而对二氢生物蝶呤还原酶(DHPR)缺陷的患儿,则需要大剂量四氢生物蝶呤[5~20mg/(kg·d)]。左旋多巴和 5-羟色胺,剂量范围 1~10mg/(kg·d)。对于有严重四氢生物蝶呤缺乏症患儿,可选择小剂量卡比多巴(1/10 左旋多巴)减少血液左旋多巴代谢,增加 5-羟色胺的利用率。舞蹈徐动症、肌张力障碍和其他神经精神行为异常者,临床需要辨别是疾病表现还是药物副作用。

六、随访及预后

患儿 2 岁 2 月龄开始治疗后,智力、运动发育明显进步。1 个月后能抬头稳,2 个月后能独坐,对外界反应明显好转,能主动取物,半年后独自站立,1 年后独自步行 2~3 步,能说"爸爸妈妈"和简单语言交流(如"再见"),4 岁能跑,语言表达流利。现 6 岁 3 月龄,韦氏儿童智力表智力评估发育商 76 分。

【预后提问】

四氢生物蝶呤缺乏症远期预后如何?

四氢生物蝶呤缺乏症患儿一旦确诊,应立即开始药物和饮食治疗,以缓解和预防神经系统损害。如果在症状发生前开始治疗,患儿可能获得与正常儿童相似的精神运动发育;而延误治疗的患儿,可能留下智力、语言和运动功能障碍等不可逆神经系统后遗症。

(罗 蓉 王建军)

推荐阅读文献

[1] OPLADEN T, LOPEZ-LASO E, CORTES-SALADEL-

AFONT E, et al. Consensus guideline for the diagnosis and treatment of tetrahydrobiopterin (BH4) deficiencies. Orphanet J Rare Dis, 2020, 15 (1): 126.

[2] XUELIAN Y, JUN Z, HANMIN L, et al. Birth prevalence of tetrahydrobiopterin deficiency in China: data from the national newborn screening program, 2013-2019. J Pediatr Endocrinol Metab, 2021, 34 (7): 835-841.

第三十四节 低碱性磷酸酶血症

关键词：碱性磷酸酶；代谢性骨病；骨矿化障碍

一、病史摘要

患儿，男性，2岁9月龄，因"发现骨质异常2年余"入院。

患儿4月龄时因"肺炎、呼吸衰竭"住院治疗，X线胸片提示双侧肋骨、双侧锁骨、双肩胛骨及左侧肱骨近端骨密度不均匀减低，部分见骨质破坏。进一步完善全身骨骼摄片示脊椎骨、骨盆及双下肢长骨弥漫骨质异常，考虑代谢性骨病。出院后补充钙剂及维生素D治疗。自患病以来，患儿无反复骨折，精神、睡眠可，大小便正常。平时反复呼吸道感染，喂养困难，生长发育迟缓。

患儿为孕1产1，足月顺产，出生体重3 450g；母亲妊娠期无异常，生后母乳喂养，6月龄添加辅食，喂养困难；生长发育落后于正常同龄儿童，11月龄会独坐，目前尚不能独走。父母亲均身体健康，非近亲婚配，否认遗传病家族史。

【病史提问】

对以婴幼儿骨代谢异常为主要临床表现的患儿，病史采集应考虑哪些方面？

现病史方面，对于6月龄内的婴儿，应询问有无夜间啼哭、易惊醒、易激惹、多汗的情况；对6月龄以上的婴幼儿，应询问坐、爬、立、行等运动功能发育情况。既往史方面，询问是否曾患慢性肝、胆、胃肠道疾病，以及是否有长期服用糖皮质激素等药物。个人史方面，询问是否为早产儿、是否及时添加辅食或维生素D制剂、户外活动及日光照射情况。询问母亲妊娠期有无肌肉抽筋，家族中有无骨软化症患儿。

二、体格检查

患儿生命体征平稳，身长84.3cm（$<\bar{x}-2SD$），体重9.5kg（$<\bar{x}-3SD$）；神志清楚，皮肤弹性尚好，双瞳孔等大等圆，对光反射灵敏；气管居中，吸气时无喉鸣音，可见肋外翻、鸡胸、肋膈沟，余心肺腹未查见异常，双下肢X形腿，无颅骨软化、无方颅，无手、足镯；双上肢肌力正常，双下肢肌力4级，肌张力偏低，四肢腱反射正常，余神经查体未见阳性发现。

【查体提问】

1. 结合患儿的病史和查体，初步考虑什么诊断？

本例患儿呈慢性病程，有喂养困难、反复呼吸道感染、生长发育迟缓、不会走路和佝偻病样骨骼改变（肋外翻、鸡胸、肋膈沟、X形腿等），结合既往骨骼摄片提示多发骨质异常，因此诊断考虑代谢性骨病可能性大。

2. 该患儿需要考虑哪些鉴别诊断？还需要进行哪些辅助检查明确诊断？

需要与代谢性骨病相鉴别的疾病，详见表4-1-24。

因此，还需要完善血常规、血生化、血钙、血磷、碱性磷酸酶、维生素D、尿钙、甲状腺激素、甲状旁腺激素、腹部超声协助诊断。在征得患儿家长知情同意后，还可完善基因检测，从而进一步明确诊断。

三、辅助检查

1. 血常规、肝功能、肾功能、血钙、血磷、25-(OH)D₃、尿钙、甲状腺激素、甲状旁腺激素，均未见异常。血清碱性磷酸酶降低至21~30U/L（参考值42~383U/L）。

2. **影像学检查** 患儿X线片示多发骨质稀疏伴骨质形态失常，考虑代谢性骨病（图4-1-21）。

3. 超声检查示双肾锥体内钙盐沉着，余腹部未查见异常，双侧甲状腺及甲状旁腺未见异常。

4. 征得患儿监护人知情同意后，行基因检测示*ALPL*基因复合杂合突变，分别遗传自患儿父亲与母亲。

【辅助检查提问】

低碱性磷酸酶血症（hypophosphatasia, HPP）患儿辅助检查有哪些特征性表现？

1. 患儿血清碱性磷酸酶水平降低。

2. 电解质检查可发现高钙血症或高尿钙。

3. 骨骼X线检查可见广泛脱钙样表现和佝偻病样表现，口腔X线检查示牙釉质正常，髓腔和根管增大，牙槽骨有吸收。

4. 基因检测发现碱性磷酸酶基因突变可作为确诊依据。

表 4-1-24　代谢性骨病的鉴别诊断谱

代谢性骨病的鉴别诊断谱	鉴别依据
维生素 D 缺乏性佝偻病	碱性磷酸酶活性增高；低钙血症、低磷血症；25-(OH)D₃ 与 1,25-(OH)₂D₃ 降低；甲状旁腺激素升高
低血磷性抗维生素 D 佝偻病	多在 1 岁以后发病，2~3 岁后仍有活动性佝偻病表现，血钙大多正常，尿磷增加，血磷明显减低，碱性磷酸酶活性增高，采用常规剂量的维生素 D 治疗无效
维生素 D 依赖性佝偻病	Ⅰ型为肾脏 1α- 羟化酶缺陷，使 25-(OH)D₃ 转变成 1,25-(OH)₂D₃ 发生障碍；Ⅱ型为靶器官 1,25-(OH)₂D₃ 受体缺陷，实验室检查血钙、血磷减低，碱性磷酸酶增高，继发性甲状旁腺功能亢进
远端肾小管酸中毒	尿中大量钠、钾、钙丢失，尿液不能酸化，患儿有骨痛、骨折、佝偻病表现，身材矮小，有代谢性酸中毒、多尿、碱性尿（尿 pH>6），血钙、血钾均降低，血氯增高
肾性骨营养不良	有先天或后天原因所致慢性肾功能不全病史，血钙降低，血磷增高，继发性甲状旁腺功能亢进
原发性甲状旁腺功能亢进症	有骨痛、病理性骨折，血钙增高、血磷降低，甲状旁腺激素水平增高
成骨不全症	反复骨折、四肢骨弯曲，可伴牙齿发育不良，血钙、血磷、碱性磷酸酶水平正常，影像学检查提示骨密度减低、皮质菲薄、多发骨折
低碱性磷酸酶血症	牙齿脱落、佝偻病或骨软化症表现，血清碱性磷酸酶活性明显减低，血钙、血磷、25-(OH)D₃ 正常

四、诊断

1. **定性诊断**　遗传代谢性疾病。
2. **代谢诊断**　骨代谢病。
3. **疾病诊断**　低碱性磷酸酶血症（HPP）。

【诊断提问】

1. HPP 的定义及流行病学如何？发病机制是什么？

HPP 是一种以血清及骨组织碱性磷酸酶活性降低，骨骼和 / 或牙齿矿化不全为主要特征的遗传代谢性疾病。HPP 十分罕见，发病率差异较大，国外研究估计其活产儿发病率为 1/300 000~1/2 500。我国 HPP 的发病率尚不清楚。碱性磷酸酶缺乏是 HPP 患儿代谢异常和骨骼系统损害发病机制中的关键。HPP 主要由 *ALPL* 基因突变引起，呈常染色体显性或隐性遗传。*ALPL* 基因突变导致组织非特异性碱性磷酸酶（tissue nonspecific alkaline phosphatase，TNSALP）减少，其作用底物焦磷酸盐在细胞外堆积，抑制羟基磷灰石形成，这是引起患儿牙齿早发脱落和骨骼矿化异常的主要机制。

2. HPP 分哪几型，核心临床特点有哪些？

HPP 的临床表现和严重程度具有很大的差异。可表现为从宫内或围生期死亡、骨骼矿化异常到单纯牙齿早脱。根据发病年龄和病情严重程度 HPP 分 6 型：产前良性型、围生期型、婴儿型、儿童型、成人型、牙型。国外报道以围生期型和婴儿型为主，其次是成人型、牙型和儿童型。国内已报道的以儿童型和牙型为主，其次是成人型和婴儿型，国内报道围生期型和婴儿型较少可能与临床医师对该病认识不足有关。

（1）产前良性型：在宫内出现骨骼畸形，有围生期低碱性磷酸酶活性，但出生后症状改善，无婴儿型或牙型低碱性磷酸酶血症的相关表现。

（2）围生期型：在宫内即发病，出生时症状明显，几乎均为致死型。患儿常发生周期性呼吸暂停和维生素 B₆ 依赖性癫痫发作，患儿四肢短小、严重骨骼矿化不足，有些患儿还会出现尖叫、易激惹、心动过缓、发热、贫血及颅内出血。宫内超声可发现胎儿存在类似成骨不全和骨骼发育不良表现。

（3）婴儿型：在 6 月龄内发病，病死率达 50%，患儿随月龄增加，逐渐出现喂养困难、生长发育迟缓和佝偻病征象。由于骨骼矿化障碍，患儿会出现高钙血症和高钙尿症，有时会出现肾钙质沉着而导致肾功能损害，进行性的胸廓畸形、肋骨骨折和气管软化可导致患儿反复肺炎。

（4）儿童型：在 6 月龄后发病，症状严重程度不一，症状出现越晚，临床表现越轻，预后越好。乳牙过早脱落、佝偻病样骨骼改变是常见症状。年龄较大的儿童及青少年患儿会诉骨痛。

（5）成人型：多数患儿在中年后出现应力性骨折导致疼痛、骨质疏松、软骨钙质沉着。

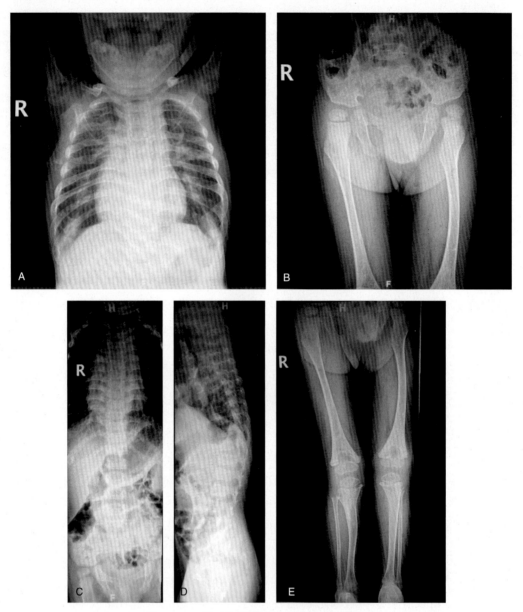

图 4-1-21 低碱性磷酸酶血症患儿影像学图片

A. 患儿 2 岁 9 月龄胸部 X 线片示胸廓诸骨骨质稀疏,诸肋骨头膨大,部分肋骨骨质略扭曲,右侧肩胛骨下缘骨质密度减低,双侧肱骨近段骨质稀疏,两肺纹理显著,右上肺、两下肺见条片状渗出,肺门影浓大,肋膈角不清,心影略增大;B. 骨盆正位片示骨盆骨质稀疏,双股骨头内侧见小凹陷,左侧包容度略欠佳;C、D. 脊柱全长正侧位片所见椎体前后缘基本连续,部分胸椎高度减低,部分腰椎后部略扁,脊柱以 L_{12} 为中心后凸,骶尾椎略后翘;E. 双下肢全长正位片示双侧股骨、胫腓骨骨质稀疏,双侧股骨远端及胫骨近端干骺端见低密度影,干骺端略膨大,右侧胫腓骨、左侧股骨骨干略弯曲,双侧颈干角略大。

(6)牙型:如果仅有牙齿受累表现而无其他特征性临床表现,则为牙型。

3. HPP 的诊断标准是什么?

对于婴幼儿或成年起病,具有明显牙齿脱落、佝偻病或骨软化症表现或 X 线征象,而血清碱性磷酸酶水平降低的患儿,应考虑 HPP。患儿还可有癫痫发作、骨骼疼痛、骨骼畸形、骨折、肌肉乏力、步态异常、身材矮小等一系列表现。

(1)实验室检查:血清碱性磷酸酶活性减低是 HPP 最重要的诊断依据。患儿血钙、血磷、25-(OH)D₃ 水平常是正常的,病情严重者可有高钙血症或高钙尿症。

(2)影像学检查:X 线检查对于评估 HPP 患儿骨骼病变的性质与严重程度具有重要价值,可见颅骨畸形、牙齿脱落、长骨干骺端毛糙、长骨假骨折、四肢弯曲、脊柱侧弯等佝偻病或骨软化症的征象。

（3）基因检测：进一步行 *ALPL* 基因突变检测，有利于 HPP 的分子确诊。

五、治疗经过

1. 予一般治疗，监测钙磷水平，根据血钙、血磷及维生素 D 水平调整维生素 D 用量，使 25-(OH)D$_3$ 维持在正常低限。

2. 给予营养支持、康复训练及综合对症治疗，密切观察随访，定期监测患儿身高、体重等生长发育情况，以及智力发育水平、运动能力、呼吸功能及骨骼影像学表现。定期进行牙科随访和治疗。

3. 患儿 4 岁时下肢骨骼畸形予支具矫形。

【治疗提问】

HPP 的治疗手段主要有哪些？

HPP 患儿的治疗以对症治疗为主。

1. **综合治疗**　对于 HPP 患儿，过度补充钙或维生素 D 可能诱发或加重高钙血症和高钙尿症，应根据患儿年龄和血钙、血磷及维生素 D 水平调整，对高钙血症者可予低钙饮食。牙齿脱落会影响患儿语言发育及营养摄入，可给予口腔护理和牙齿矫正。镇痛药可用于缓解骨骼疼痛。对于病情严重的患儿（胸廓发育畸形、肋骨骨折、气管软化致呼吸衰竭），予机械辅助通气。惊厥发作者可予维生素 B$_6$ 治疗。

2. **特异性治疗**　特异性酶替代治疗是目前 HPP 最为有效的治疗方法。有研究报道早期接受酶替代治疗可明显提高围生期型和婴儿型 HPP 患儿生存率。对于儿童期 HPP 患儿，酶替代治疗可改善患儿生长发育、认知和运动能力，并减轻骨骼疼痛。因此如果患儿生长发育正常，无或仅有轻微症状或体征，可保守治疗，定期随访评估；对有明显功能障碍和体征的患儿，建议尽早进行酶替代治疗。

六、随访及预后

患儿 5.5 岁时，身高 103cm（<$\bar{x}$-2*SD*），体重 13kg（<$\bar{x}$-3*SD*），门牙脱落 2 年未萌出，予义齿修复。随访血常规、肝功能、肾功能、血钙、血磷、25-(OH)D$_3$、甲状旁腺激素均正常范围。骨骼摄片示脊柱、四肢长骨仍见多发骨质异常，脊柱后凸程度较前改善。

【预后提问】

HPP 患儿的预后如何？

HPP 是一种罕见疾病，预后与发病时间有关，发病越早，预后越差。围生期型在宫内即发病，出生时症状明显，几乎均为致死型。婴儿型在 6 月龄内发病，病死率达 50%。重症患儿若未进行酶替代治疗，

预后较差。症状出现越晚，临床表现越轻，预后越好。

（王　艺　张赟健）

推荐阅读文献

［1］MICHIGAMI T, OHATA Y, FUJIWARA M, et al. Clinical practice guidelines for hypophosphatasia. ClinPediatr Endocrinol, 2020, 29 (1): 9-24.

［2］TOURNIS S, YAVROPOULOU M P, POLYZOS S A, et al. Hypophosphatasia. J Clin Med, 2021, 10 (23): 5676.

第三十五节　原发性酪氨酸血症

> **关键词：酪氨酸血症；黄疸；肝衰竭；精神发育迟缓**

一、病史摘要

患儿，男性，3 月龄，因"反复皮肤黄染 3 个月，肝脾大 1 个月"入院。

患儿生后第 2 日出现皮肤黄染，经光疗治疗，黄疸消退。出院 4 日后无明显诱因再度出现皮肤黄染且伴贫血，经输注浓缩红细胞，光疗治疗后，黄疸较前好转，但仍有反复，3 个月来多次住院光疗及保肝治疗。1 个月前患儿出现肝脾大，有轻微臭黄油味。病程中患儿激惹，反复腹泻、呕吐，大便黄色，尿色清，无发热、抽搐，体重增长缓慢，生长发育落后于正常同龄儿。

患儿为孕 1 产 1，孕 39 周足月顺产，出生体重 2 300g。否认毒物、药物误服或接触史。父亲（29 岁）、母亲（27 岁）非近亲婚配，均身体健康。家中不饲养宠物。否认家族性、遗传性疾病史。

【病史提问】

对以黄疸、肝脾大为主要临床表现的小婴儿，定位诊断应如何考虑？

首先应区分直接胆红素浓度升高还是间接胆红素浓度升高，而定位于肝前性、肝细胞性或肝后性疾病：间接胆红素升高提示肝前性，直接胆红素升高提示肝细胞性及肝后性。结合患儿肝脾大，无陶土样大便，无茶色尿，考虑肝细胞性黄疸可能性大，待查血胆红素、肝功能等进一步明确。

二、体格检查

1. **一般内科查体** 生命体征平稳。体重 4.9kg（$<\bar{x}-2SD$），头围 38.5cm（$<\bar{x}-2SD$）。有轻微臭黄油味。皮肤中度黄染，无皮疹，肝脏右肋下 4cm，质软。脾脏左肋下 3cm，质软。心、肺未查见明显异常体征。

2. **神经系统查体** 神志清楚，精神偏软。俯卧位不能抬头，抱坐时竖头不稳，不能对别人微笑，两只眼睛不能跟随移动的物体，不能转头找到发出声音的来源。前囟平软，颈软。四肢肌力 5 级，肌张力偏高。双侧 Babinski 征阳性。痛觉、触觉正常对称。脑膜刺激征阴性。

【查体提问】

1. 结合患儿的病史和查体,初步考虑什么诊断?

本例患儿反复直接胆红素升高,起病年龄早,呈进展性病程,伴有肝功能损害及生长发育落后,遗传代谢性疾病可能性大,结合患儿有轻微臭黄油味,首先考虑酪氨酸血症 I 型。

2. 该患儿需要考虑哪些鉴别诊断? 还需要进行哪些辅助检查明确诊断?

酪氨酸血症 I 型需要鉴别的疾病见表 4-1-25。

表 4-1-25 酪氨酸血症 I 型的鉴别诊断谱

酪氨酸血症 I 型的鉴别诊断谱	鉴别依据
婴儿肝炎	最为常见。多由病毒引起宫内感染所致,如乙肝病毒、巨细胞病毒、EB 病毒、单纯疱疹病毒、风疹病毒、肠道病毒等,肝功能检查转氨酶升高,检测特异性抗原、抗体可确诊
新生儿溶血病	黄疸常发生于生后 24h 内,且进展快,并伴有贫血肝脾大,重者可伴有水肿和心力衰竭。国内以 ABO 溶血病多见,母血型为 O 型,父与子女血型常为 B 或 A 型。Rh 溶血病发生率虽少,但病情严重,多见于第 2 胎,测定血清特异性抗体,即可确诊
先天性甲状腺功能减退症	常表现黄疸程度重,消退延迟,同时可伴腹胀便秘反应低下、声音嘶哑、舌大脐疝等症状。血 T_3、T_4 降低,TSH 增高
药物性黄疸	某些药物(如维生素 K_3、磺胺等)具有强氧化作用,可诱发新生儿溶血。孕母分娩前静脉滴注大剂量催产素或未加电解质的葡萄糖液,使胎儿处于低渗状态,易导致其红细胞通透性及脆性增加致溶血。有相应的用药史可资鉴别
胆管阻塞	见于先天性胆道闭锁、先天性胆总管囊肿、胆汁黏稠综合征及肝胆肿瘤等,均可导致肝内和肝外胆管阻塞,直接胆红素排泄障碍。临床表现为黄疸进行性加重,尿色黄,大便呈白陶土色,肝脾进行性增大,最后形成肝硬化伴腹水。腹部超声、CT、MRI 或核同位素扫描等可明确诊断
酪氨酸血症 II 型	痛性角膜损害(流泪、畏光、瘢痕),角化(脚掌、手掌),轻度智力损害;血浆酪氨酸、苯丙氨酸升高,尿液 4-羟基苯丙酮酸、4-羟基苯乳酸、4-羟基苯乙酸升高;酪氨酸氨基转移酶缺陷,*TAT* 基因突变
黑酸尿症	尿在碱性 pH 下变成黑色/棕色/红色,关节炎,心脏瓣膜病;尿中尿黑酸升高;*HGD* 基因突变
导致早期急性肝损害的其他遗传代谢病,如 citrin 蛋白缺乏所致的新生儿肝内胆汁淤积症、半乳糖血症、遗传性果糖不耐受症、线粒体病等	生后早期出现肝功能损害、生长发育落后、凝血功能障碍、低血糖等,可有血甲硫氨酸、酪氨酸水平升高,尿中 4-羟基苯复合物水平升高。血尿琥珀酰丙酮不高,典型病例可有血瓜氨酸、甲硫氨酸、苏氨酸、赖氨酸、精氨酸等多种氨基酸升高,而缬氨酸、亮氨酸和异亮氨酸水平下降,伴长链酰基肉碱水平升高

注:T_3,三碘甲腺原氨酸;T_4,甲状腺素;TSH,促甲状腺素。

因此,还需要完善血常规(包括网织红细胞)、血生化、甲状腺功能、血气分析、血氨、血乳酸、甲胎蛋白、TORCH 检测、血培养、凝血功能、葡萄糖 -6- 磷酸脱氢酶(G6PD)活性测定、病毒性肝炎全套、人类免疫缺陷病毒 IgG、血串联质谱、尿液有机酸气相色谱 - 质谱(gas chromatography-mass spectrometry,GC-MS) 分 析、头 颅 MRI、腹部超声等辅助检查。在征得患儿监护人知情同意后,还可完善基因检测,从而进一步明确诊断。

三、辅助检查

1. 血常规：白细胞计数 $11.3 \times 10^9/L$，中性粒细胞百分比 68%，血红蛋白 82g/L，血小板计数 $238 \times 10^9/L$。血生化：血清总胆红素 259.7μmol/L（正常值 1.7~17μmol/L），直接胆红素 121.0μmol/L（正常值 0~3.4μmol/L），ALT 46U/L（正常值 1~32U/L），AST 80U/L（正常值 8~40U/L），甲胎蛋白 412.8μg/L（正常值 0~20μg/L）。肾功能、血糖、血脂、肌酶、甲状腺功能、TORCH、病毒性肝炎全套、人类免疫缺陷病毒 IgG、凝血功能、G6PD均未见异常。

2. 血串联质谱发分析：酪氨酸升高、甲硫氨酸升高；尿液有机酸 GC-MS 分析：尿中检出大量 4- 羟基苯乙酸、4- 羟基苯丙酮酸和 4- 羟基苯乳酸。

3. 腹部超声提示肝大，未见纤维块。

4. 头颅 MRI 未见明显异常；腰椎穿刺脑脊液检查，未见异常。

5. 征得患儿监护人知情同意后，行基因检测后未见异常。

【辅助检查提问】

酪氨酸血症 I 型的血串联质谱和尿液 GC-MS分析呈现什么样的结果？

酪氨酸血症 I 型血串联质谱提示酪氨酸升高、甲硫氨酸升高；尿液有机酸 GC-MS 分析提示尿中 4-羟基苯乙酸、4- 羟基苯丙酮酸和 4- 羟基苯乳酸明显升高。

四、诊断

1. **定性诊断**　遗传代谢性疾病。
2. **代谢诊断**　有机酸代谢病。
3. **疾病诊断**　酪氨酸血症 I 型。

【诊断提问】

1. 酪氨酸血症 I 型的定义及流行病学如何？发病机制是什么？

酪氨酸血症（tyrosinemia）是由于酪氨酸分解代谢途径中酶的缺陷，所导致的血浆酪氨酸明显增高。根据酶缺陷的种类不同，分为三型：

（1）酪氨酸血症 I 型（tyrosinemia type I, HT- I, OMIM 276700）：又称为肝 - 肾型酪氨酸血症，是由于延胡索酰乙酰乙酸水解酶（fumarylacetoacetate hydrolase, FAH）缺陷，导致延胡索酰乙酰乙酸不能分解为延胡索酸和乙酰乙酸，从而引起以肝、肾和周围神经病变为特征的代谢性。I 型的全球发病率为 1/（100 000~120 000），发病率有明显的种族和地区差异，加拿大魁北克省 Saguenay-Lac-St-Jean 地区的加拿大法语人群、芬兰博腾区的芬兰人群及英国伯明翰市的巴基斯坦移民人群高发，其中以 Saguenay-Lac-St-Jean 地区发病率最高，达 1/1 846。

（2）酪氨酸血症 II 型：又称眼 - 皮肤型酪氨酸血症，是由于酪氨酸氨基转移酶（tyrosine aminotransferase, TAT）缺陷所导致的以角膜增厚、掌跖角化、发育落后为特征的代谢性疾病。

（3）酪氨酸血症 III 型：是由于 4- 羟基苯丙酮酸双加氧酶（4-Hydroxyphenylpyruvate dioxygenase, 4-HPPD）缺陷所导致的以神经精神症状为主要表现的临床综合征，轻者可无临床症状，重者可表现为严重的精神发育迟缓等神经系统遗传。

2. 酪氨酸血症 I 型的核心临床特点有哪些？

酪氨酸血症 I 型多于新生儿期及婴儿期起病，以进行性肝功能损害、肾小管功能障碍及急性间歇性卟啉症样神经精神系统症状为主要临床表现。依据发病年龄及临床表现，本病分为急性型、亚急性型和慢性型。急性型患儿多在出生后 2 个月内发病，以急性肝衰竭为主要表现，典型临床表现包括凝血功能异常、黄疸、贫血、低血糖、腹水、肝脾大及肝硬化等，部分患儿可伴有高胰岛素血症，病情进展快。亚急性型患儿于出生后 2~6 个月发病，临床表现与急性型相似，同时可有生长发育落后、低磷性佝偻病等，病情进展较快。慢性型患儿于 6 月龄后起病，病情进展相对较慢，可有不同程度的肝功能损害、肝硬化，肾小管功能障碍及神经精神症状较其他两型更为显著。

3. 酪氨酸血症 I 型的诊断标准是什么？

酪氨酸血症 I 型的诊断主要依据临床表现、生化检测和基因突变分析等结果进行综合分析。通常依据典型的生化改变（血、尿琥珀酰丙酮水平升高，伴血酪氨酸、甲硫氨酸和苯丙氨酸水平升高）可明确诊断，其中血液和 / 或尿液琥珀酰丙酮水平升高是最重要的生化诊断依据。但目前已相继出现无琥珀酰丙酮升高的酪氨酸血症 I 型病例，以及由于马来酰乙酰乙酸异构酶缺乏症（*GSTZ1* 基因突变，而非 *FAH* 基因突变）导致持续琥珀酰丙酮水平升高而不伴有酪氨酸血症 I 型样临床症状的病例报道。分子遗传学检测 *FAH* 存在双等位基因突变可作为诊断的"金标准"。

五、治疗经过

（一）饮食治疗

饮食治疗原则为通过限制天然蛋白的摄入维持血氨基酸水平处于适宜范围，同时补充无酪氨酸和无苯丙氨酸特殊医学用途的配方食品，以满足患儿生长发育和机体代谢需要。

血酪氨酸的理想控制范围为 200~400μmol/L 或 200~600μmol/L，血苯丙氨酸应维持在正常范围。

患儿总蛋白质需求量根据年龄和体重计算，75%~80% 蛋白质应来源于特殊医学用途配方食品中的游离氨基酸。因游离氨基酸生物利用率低，故每日蛋白质摄入量应比同年龄膳食营养素参考摄入量高 25%。2 岁以下儿童的天然蛋白耐受量为 2~6g/d；2~9 岁儿童的天然蛋白耐受量为 5~10g/d；10~14 岁青少年的天然蛋白耐受量为 9~10g/d；15 岁以上的患儿天然蛋白耐受量为 11~25g/d。此外，能量、维生素和矿物质摄入须满足同年龄膳食营养素参考摄入量，以防止低蛋白饮食导致的维生素和矿物质缺乏。

（二）磷酸盐合剂及维生素 D_3 补充剂

未接受治疗的酪氨酸血症 I 型患儿多有不同程度的低磷血症，低磷性佝偻病很大程度上影响患儿生活质量及预后。对于存在低磷血症者，特别是没有条件使用尼替西农治疗的患儿，口服复方磷酸盐合剂及维生素 D_3 补充剂可使血磷水平正常化，使佝偻病症状缓解、骨痛减少，改善其生活质量。

（三）肝移植

尽管尼替西农为酪氨酸血症 I 型的治疗带来了革命性的成果，使绝大多数患儿不必进行肝移植也能长期存活，但是也有一部分患儿疗效不佳，特别是 2 岁以上的患儿。肝移植仍是有效的治疗手段。

【治疗提问】

1. 酪氨酸血症 I 型何时需要考虑肝移植治疗？
一般出现以下情况时需考虑肝移植：
（1）已经确诊患有肝细胞瘤的患儿。
（2）暴发性肝衰竭患儿。
（3）饮食控制及尼替西农治疗失败时，表现包括凝血功能异常无法纠正、肾小管功能不能改善、甲胎蛋白持续增高、血或尿液检测有毒代谢产物持续存在等。低白蛋白血症、年幼、男性患儿是肝移植失败的危险因素。

2. 酪氨酸血症 I 型 4- 羟基苯丙酮酸双加氧酶（4-HPPD）抑制剂的治疗进展有哪些？
尼替西农是一种 4-HPPD 抑制剂，通过抑制 4- 羟基苯丙酮酸向尿黑酸转化，减少异常中间代谢产物（如琥珀酰丙酮 A、琥珀酰丙酮）的产生，进而发挥治疗作用。酪氨酸血症 I 型诊断一旦成立，应立即给予尼替西农治疗。对急性型患儿，其肝、肾及神经系统症状常在数日内即可明显改善，尿琥珀酰丙酮消失，凝血功能常在 1 周内恢复正常；对已经并发肝硬化的慢性或亚急性患儿，肝功亦可趋于稳定。常见的不良反应有皮疹及一过性的粒细胞及血小板减少等。目前推荐的初始剂量为 1mg/（kg·d），分 2~3 次服用。目标血药浓度是使尼替西农能维持在 40~60μmol/L，能使 99% 的 4-HPPD 被有效抑制。由于 4-HPPD 被抑制，酪氨酸水平会增高，长期随访显示可能导致神经心理受损（如学习困难等），还可能导致眼科并发症（如角膜混浊）。因此，在使用尼替西农期间应定期检测血浆酪氨酸水平，使其稳定在 400~500μmol/L 为宜。

六、随访及预后

患儿在 5 月龄开始饮食治疗，黄疸、肝功能好转，但家长饮食治疗的依从性不佳；患儿在 11 月龄出现呼吸道感染，黄疸加重，凝血功能障碍，死于急性肝衰竭。

【预后提问】

酪氨酸血症 I 型患儿的预后如何？
酪氨酸血症 I 型是一种进展性遗传代谢病，未治疗儿童通常在 10 岁之前死亡，通常死于肝衰竭、神经危象或肝细胞癌。2 月龄前起病未经治疗的婴儿的 2 年存活率为 29%；2~6 月龄起病未经治疗患儿 2 年生存率为 74%，5 年存活率下降到 30%；6 月龄后起病未经治疗患儿的 2 年生存率为 96%，5 年存活率下降到 60%。

（王　艺　丁一峰）

推荐阅读文献

CHINSKY J M, SINGH R, FICICIOGLU C, et al. Diagnosis and treatment of tyrosinemia type I: a US and Canadian consensus group review and recommendations. Genet Med, 2017, 19 (12).

第三十六节　极长链酰基辅酶 A 脱氢酶缺乏

关键词：极长链酰基辅酶 A 脱氢酶缺乏；低血糖；肌无力；横纹肌溶解

一、病史摘要

患儿，男性，3 月龄，因 "呕吐、腹泻 2 日，嗜睡半日，呼吸心跳骤停" 入院。

2 日前患儿无明显诱因出现呕吐、腹泻，呕吐为胃内容物，非喷射性，具体次数不详，未见胆汁及咖啡渣样物质，大便为黄色稀水样便，量不大，未见黏液及血丝，每日 7~8 次，食欲减退，吃奶量下降至平时的一半，无发热、咳嗽、气促、发绀、抽搐等，至当地诊所就诊，考虑诊断"急性胃肠炎"，予补液、止泻等对症治疗，未见好转。入院前半日，患儿出现嗜睡，精神反应差，伴呻吟，于就诊过程中突然面色青紫，呼之不应，四肢松软，急诊医生查看发现患儿呼吸心跳骤停，立即予心肺复苏治疗，患儿呼吸心跳恢复，其间查血糖低至 0.25mmol/L，立即予 10% 葡萄糖静脉推注，随后由急诊 120 转入本院。

患儿为孕 2 产 2，足月顺产，母亲妊娠期无特殊，病前发育未见异常。父亲（27 岁）、母亲（24 岁）均身体健康，有一哥哥，出生后第 3 日不明原因死亡。

【病史提问】

对急性起病、感染后出现严重低血糖、呼吸心跳骤停的患儿，诊断应如何考虑？

首先应警惕严重感染，如脓毒症、脓毒症休克，其次需要警惕某些潜在的遗传代谢性疾病。

二、体格检查

体温 36.4℃，脉搏 135 次/min，呼吸 25 次/min，血压 82/55mmHg，血氧饱和度 98%。精神萎靡，全身皮肤稍苍白，未见皮疹、皮下出血及花斑，浅表淋巴结未扪及肿大，双侧瞳孔等大等圆，直径约 2.5mm，对光反射稍迟钝，颈软，双肺呼吸音粗，未闻及干湿啰音，心律齐，心音尚有力，各瓣膜听诊区未闻及病理性杂音，腹软，肝脏右肋下 3.5cm 可触及，质软，脾脏肋下未触及，肠鸣音活跃，神经系统病理征均阴性，毛细血管再充盈时间 2 秒。

【查体提问】

1. 结合患儿的病史和查体，初步考虑什么诊断？

患儿为 3 月龄婴儿，起病急，病程短，以急性胃肠道感染后出现嗜睡、严重低血糖、呼吸心跳骤停为主要表现，查体示精神反应差、肝大（肋下 3.5cm）。综上，患儿存在多器官功能障碍，首先应警惕脓毒症，但患儿病程中无发热、无组织低灌注表现，诊断依据暂不足；患儿存在严重低血糖表现，其哥哥在新生儿早期不明原因死亡，故需警惕遗传代谢病，一些线粒体能量代谢障碍疾病可因感染诱发代谢危象而危及生命，结合肝大，应高度怀疑肉碱与线粒体脂肪酸代谢障碍相关疾病，包括原发性肉碱缺乏症、极长链酰基辅酶 A 脱氢酶（very long chain acyl-CoA

dehydrogenase，VLCAD）缺乏症、中链酰基辅酶 A 脱氢酶缺乏症、多种酰基辅酶 A 脱氢酶缺乏症、肉碱酰基肉碱移位酶缺乏症、肉碱棕榈酰基转移酶缺乏症等。因此，初步诊断考虑遗传代谢病可能性大，脓毒症待排。

2. 对该患儿还需要进行哪些检查以明确诊断？

首先应除外感染，需检查血常规、C 反应蛋白、降钙素原、大小便常规、血液细菌培养、大便细菌培养、脑脊液检查、胸腹部 X 线片等检查。

其次，为除外心脏性、神经源性因素导致的呼吸心跳骤停，应检测血清心肌酶谱、心脏彩超、心电图、脑电图、头颅 MRI 等。

为明确有无遗传代谢病，排查低血糖原因，应检查肝肾功能、血清电解质、血氨、血乳酸、氨基酸及酰基肉碱谱、C 肽、胰岛素、甲状腺功能、肾上腺皮质功能等。

在征得监护人知情同意后，还应进行基因检测，争取及早明确病因诊断。

三、辅助检查

1. 血红蛋白 92g/L，白细胞、血小板均正常；C 反应蛋白、降钙素原、大小便常规均正常，血培养、大便培养阴性；血清 C 肽、胰岛素、甲状腺功能、肾上腺皮质功能均正常。

2. 血谷丙转氨酶（ALT）382U/L，谷草转氨酶（AST）468U/L，低蛋白血症（白蛋白 26.9g/L）；肾功能正常；血糖明显降低（2.3mmol/L）；血清肌酶显著升高，肌酸激酶（CK）345U/L，肌酸激酶同工酶（CK-MB）60U/L。

3. 血氨增高（92μmol/L），血乳酸升高（3.8mmol/L）；血液酰基肉碱谱分析显示十四碳烯酰肉碱明显升高（1.95μmol/L，参考值 0.02~0.29μmol/L）。

4. 心脏彩超显示左室壁增厚，卵圆孔未闭，房水平左向右分流，二、三尖瓣轻度反流，左室收缩功能正常。心电图未见明显异常。肝脏彩色超声显示密度弥漫性减低，呈"重度脂肪肝"表现。

5. 脑脊液检查、脑电图、头颅 MRI 均未见明显异常。

6. 基因检测显示患儿 ACADVL 基因复合杂合突变，符合极长链酰基辅酶 A 脱氢酶（VLCAD）缺乏症诊断。

【辅助检查提问】

1. 血液氨基酸及酰基肉碱谱中哪些指标异常提示 VLCAD 缺乏症？

VLCAD 缺乏症患儿可有多种长链酰基肉碱水

平及其比值升高,其中以肉豆蔻烯酰基肉碱升高最明显。虽然健康人体在禁食后也会产生对脂肪分解的生理反应,导致肉豆蔻烯酰基肉碱升高,但升高幅度有限,几乎不会大于 1μmol/L,若肉豆蔻烯酰基肉碱>1μmol/L,则高度提示 VLCAD 缺乏症可能,需进一步行基因检测确诊是否为 VLCAD 缺乏症。

2. VLCAD 缺乏症的鉴别诊断有哪些?

VLCAD 缺乏症临床表现无明显特异性,与其他肉碱与线粒体脂肪酸代谢障碍相关疾病相似,鉴别诊断主要依靠生化检查和基因检测。

需要与 VLCAD 缺乏症相鉴别的疾病,详见表 4-1-26。

表 4-1-26 极长链酰基辅酶 A 脱氢酶(VLCAD)缺乏症的鉴别诊断谱

临床分型	需鉴别的疾病	生化特点	基因缺陷
严重早发型(心肌病型)	原发性肉碱缺乏症	血游离肉碱及多种酰基肉碱水平降低	*SLC22A5*
	肉碱棕榈酰基转移酶(CPT)缺乏症		
	CPT I	血游离肉碱水平明显增高	*CTP1A*
	CPT II	血游离肉碱水平明显降低	*CPT2*
	长链 3-羟基酰基辅酶 A 脱氢酶/线粒体三功能蛋白缺乏症	酰基肉碱谱异常,C14-OH、C16-OH、C18-OH 及 C18:1-OH 升高	*HADHA*
	肉碱酰基肉碱移位酶缺乏症	酰基肉碱谱异常,C16、C18:1 显著增高,C0/(C16+C18)减低	*SLC25A20*
	多种酰基辅酶 A 脱氢酶缺乏症	多种酰基肉碱(C4~C18)增高	*ETFDH*、*ETFA* 或 *ETFB*
低酮症性低血糖型(肝病型)	中链酰基辅酶 A 脱氢酶缺乏症	中链酰基肉碱(C6~C10)增高,C8 显著升高	*ACADM*
迟发型(肌病型)	McArdle 病(糖原贮积症 V 型)	血液酰基肉碱谱正常	*PYGM*
	原发性横纹肌溶解	血液酰基肉碱谱正常	多种基因

四、诊断

1. **定性诊断** 遗传代谢性疾病。
2. **代谢诊断** 肉碱与线粒体脂肪酸代谢障碍。
3. **疾病诊断** 极长链酰基辅酶 A 脱氢酶缺乏症(VLCAD 缺乏症)。

【诊断提问】

1. VLCAD 缺乏症的定义及流行病学如何?发病机制是什么?

VLCAD 缺乏症是一种罕见的常染色体隐性遗传病,是由于 *ACADVL* 基因突变引起的线粒体脂肪酸氧化障碍。新生儿筛查显示此病在各国的发生率有所差异,澳大利亚为 1/31 500,英国为 1/42 500,德国为 1/125 000,我国则为 1/236 655~1/70 424。VLCAD 为线粒体脂肪酸 β 氧化过程第一步的关键酶,VLCAD 缺陷会导致体内长链脂肪酸代谢障碍,造成乙酰辅酶 A 水平降低,不能参与三羧酸循环进行氧化供能,也无法在肝脏形成酮体供能。同时,毒性长链酰基肉碱在体内蓄积,对心肌、肝脏、骨骼肌细胞等产生毒性作用,从而导致一系列疾病。

2. VLCAD 缺乏症的临床表现有哪些?

VLCAD 缺乏症的临床表现有明显的异质性,根据起病年龄和临床表现可分为 3 个类型:

(1)严重早发型(心肌病型):常于新生儿期至婴儿期起病,病情最重,病死率极高,可导致严重的心肌病、肝病和多脏器功能衰竭,包括肥厚型或扩张型心肌病、心律失常、喂养困难、呼吸困难、体温过低、低血糖脑病、黄疸、癫痫发作等,常因心肌病和心律失常导致心脏性猝死。

(2)低酮症性低血糖型(肝病型):常于婴儿晚期或幼儿期起病,由于感染或长时间饥饿而诱发低酮症性低血糖,常伴有肝功能异常,一些患儿表现为肝性脑病、瑞氏综合征。

(3)迟发型(肌病型):常于青少年或成人起病,预后最好,多于剧烈运动、感染、饥饿、疲劳、药物(阿司匹林、大环内酯类抗生素)、饮酒、高脂肪饮食等诱因引发骨骼肌病变,出现运动不耐受、肌痛、肌无力、横纹肌溶解、肌红蛋白尿等。

3. VLCAD 缺乏症的诊断流程如何?

VLCAD 缺乏症诊断主要依靠临床表现、生化代谢检查和基因检测。首先,要提高警惕,对上述疑似患儿及早检查,检测血氨基酸及酰基肉碱谱,若肉豆蔻烯酰基肉碱>1mmol/L,则强烈提示 VLCAD 缺乏症,随后进行基因检测,若检出 2 个 *ACADVL* 等位基因致病突变可确诊,若只检出 1 个 *ACADVL* 基因致病突变,则可继续进行脂肪酸 β 氧化分析、VLCAD 酶活性分析、VLCAD 蛋白表达的免疫反应抗原分析等生化检查以确诊。另外,对于新生儿筛查异常的患儿,应检测血酰基肉碱谱和 *ACADVL* 基因,争取早期确诊。

五、治疗经过

给予防治感染、补液、纠正低血糖、改善代谢、保护肝脏及心脏功能、降血氨及营养支持等对症治疗。住院期间患儿反复出现心率、呼吸骤停,意识不能恢复,拟予气管插管、有创呼吸机辅助通气,家长拒绝抢救,放弃治疗。

【治疗提问】

VLCAD 缺乏症治疗原则有哪些?

治疗原则包括避免长时间饥饿、高糖低脂饮食、严格限制长链脂肪酸的摄入、补充中链甘油三酯、小剂量左卡尼汀,改善脂肪酸代谢,急性期静脉注射葡萄糖以纠正低血糖,对症处理,并积极预防和治疗并发症。

六、随访及预后

家长签字放弃治疗后死亡。

【预后提问】

VLCAD 缺乏症患儿的预后如何?

不同临床分型的患儿预后不同,严重早发型(心肌病型)起病急,病情凶险,病死率高,容易发生新生儿猝死;低酮症性低血糖型(肝病型)和迟发型(肌病型)预后相对较好,但也存在潜在的致死性,反复发作的低酮症性低血糖、肝病、代谢危象、心肌病及严重心律失常是致死的常见原因。总体来说,VLCAD 缺乏症是一种可治可防的遗传代谢病,积极开展新生儿筛查,早期诊断、规范治疗可明显改善患儿预后,降低死亡率及致残率。

(杨艳玲 陈 俊)

推荐阅读文献

[1] 中华医学会医学遗传学分会生化与代谢学组,中国妇幼保健协会儿童疾病与保健分会遗传代谢学组.极长链酰基辅酶 A 脱氢酶缺乏症筛诊治专家共识.浙江大学学报(医学版),2022, 51 (1): 122-128.

[2] VAN CALCAR S C, SOWA M, ROHR F, et al. Nutrition management guideline for very-long chain acyl-CoA dehydrogenase deficiency (VLCAD): an evidence-and consensus-based approach. Mol Genet Metab, 2020, 131 (1-2): 23-37.

第三十七节 多种酰基辅酶 A 脱氢酶缺乏症

关键词:多种酰基辅酶 A 脱氢酶缺乏症;酰基肉碱;有机酸;代谢性酸中毒

一、病史摘要

患儿,女性,5 月龄,因"拒食伴呕吐 3 日"入院。

患儿 3 日前出现无明显诱因的拒食,伴频繁呕吐,呕吐物为胃内容物,无力,嗜睡,精神萎靡,呼吸深大,有"汗脚"样体臭。无发热、腹泻、咳嗽等。

患儿为孕 1 产 1,足月顺产,母亲妊娠期产检无异常,出生体重 3 160g,身长 49cm,Apgar 评分均为 10-10-10 分。运动发育落后,能竖颈,尚不能翻身,平时偶有发作性呕吐。患儿父母健康,非近亲婚配,否认遗传病家族史。

【病史提问】

1. 对于反复呕吐、嗜睡、喂养困难伴呼吸困难的婴幼儿,在查体及辅助检查时要注意什么?

对于婴幼儿期反复呕吐、嗜睡、喂养困难伴呼吸困难的患儿,应考虑其内环境代谢紊乱。应注意患儿是否存在脱水及程度、是否有电解质失衡、是否脏器受累等。

2. 对于有"汗脚"样体臭的患儿,应考虑哪些疾病?

若出现"汗脚"样体臭,提示有异戊酸及其代谢产物蓄积。造成异戊酸及其代谢产物蓄积的代谢性疾病,包括异戊酸血症及多种酰基辅酶 A 脱氢酶缺乏症(multiple acyl-CoA dehydrogenase deficiency, MADD)。

二、体格检查

体温 37.5℃,脉搏 135 次/min,呼吸 62 次/min,血压 98/50mmHg。身长 62cm,体重 5.5kg,头围

42.5cm。

囟门平软，皮肤欠红润、无皮疹、无瘀点、无瘀斑。眼窝无凹陷，哭时泪少，唇黏膜干燥，颈软，吸气时胸骨上窝、锁骨上窝凹陷，双肺呼吸音粗，不伴干湿啰音及哮鸣音。心音有力，律齐，未闻及杂音。腹软不胀，未触及包块，全腹无压痛、反跳痛及肌紧张，肝脏右肋下约4cm，质软，边缘锐，脾肋下未触及。肢端暖和，四肢肌张力低下，膝腱反射正常，双侧 Babinski 征阴性。

【查体提问】

需要进行哪些辅助检查明确患儿诊断？

患儿肝大，除中度脱水、呼吸困难、肌张力低下外，查体未见特殊异常。需警惕内环境代谢紊乱问题，血气分析有助于判断代谢状况并及时纠正。对于高度怀疑遗传代谢病的患儿，血氨基酸、酰基肉碱谱及尿有机酸谱分析对于疾病诊断、鉴别诊断及后续治疗手段的选择意义重大。在征得患儿家属知情同意后，进行基因检测有助于明确病因诊断。

三、辅助检查

1. 血糖降低（1.9mmol/L），血氨增高（225μmol/L）。血气分析提示代谢性酸中毒，pH 7.22，$PaCO_2$ 30mmHg，PO_2 80mmHg，SO_2 97%，碱剩余 –10mmol/L，乳酸 5.5mmol/L。血清转氨酶、肌酸肌酶增高，血常规、凝血功能、肾功能、尿常规未见明显异常。

2. 腹部超声检查提示肝脏稍增大，泌尿系统超声、超声心动图、心电图均无异常。

3. **代谢分析**　血液氨基酸正常，游离肉碱降低，丁酰肉碱、己酰肉碱、辛酰肉碱、癸酰肉碱、十二烷酰肉碱、十四烯酰肉碱、十六烯酰肉碱增高。尿有机酸检测见大量有机酸排出，戊二酸、乙基丙二酸、3-羟基异戊酸、异戊酰甘氨酸、中链和长链二羧酸浓度增高。

4. **家系全外显子检测**　患儿 ETFA 存在复合杂合致病变异，c.797C>T（p. T266M）来自母亲，c.365G>A（p.R122K）来自父亲。

【辅助检查提问】

MADD 患儿具有哪些代谢谱改变？

血液中不同长度的多种酰基肉碱升高，同时尿液中多种有机酸排泄增加，高度提示 MADD。

（1）尿有机酸分析：通常尿液中有大量有机酸排出，如异戊酸、戊二酸、乙基丙二酸、异戊酸甘氨酸、辛二酸等。部分间歇性发作的病例，仅在发作期见尿有机酸分析异常。

（2）血肉碱谱：血中短、中、长链酰基肉碱（C4~

C18）增高，游离肉碱可正常或降低。

四、诊断

1. **定性诊断**　遗传代谢性疾病。
2. **代谢诊断**　肉碱及线粒体脂肪酸代谢障碍。
3. **疾病诊断**　多种酰基辅酶 A 脱氢酶缺乏症（MADD）。

【诊断提问】

1. MADD 的定义及发病机制是什么？流行病学如何？

MADD 又称为戊二酸尿症 II 型或戊二酸血症 II 型，是由于线粒体电子转运黄素蛋白（electron transfer flavoprotein，ETF）或电子转移黄素蛋白脱氢酶（electron transfer flavoprotein dehydrogenase，ETFDH）功能缺陷，导致多种酰基辅酶 A 脱氢酶功能障碍，氧化磷酸化受阻，引起线粒体脂肪酸 β 氧化障碍及部分氨基酸分解代谢紊乱，ATP 合成下降，有机酸代谢产物沉积。患儿缺乏特异性症状和体征，但部分患儿血、尿代谢分析可见特征性异常，血液中短链至长链的多种酰基肉碱升高，尿液中多种有机酸排泄增加，急性期明显。主要病理改变为肝细胞、肾小管上皮细胞、心肌细胞和骨骼肌脂肪变性。

MADD 为常染色体隐性遗传病，至少有 ETFA、ETFB 和 ETFDH 这 3 种不同基因的变异可导致 MADD。

（1）ETFA（OMIM608053）：位于 15q24.2~24.3，编码电子转运黄素蛋白（ETF）的 α 亚基。

（2）ETFB（OMIM130410）：位于 19q13.41，编码 ETF 的 β 亚基。ETF 的 α 亚基及 β 亚基共同组成 ETF 二聚体。

（3）ETFDH（OMIM231675）：位于 4q32.1，编码电子转移黄素蛋白脱氢酶（ETFDH）。ETFDH p. Y257C 与 p. L409F 可能为我国北方地区的热点变异位点。

目前尚无 MADD 发病率的明确研究报道。

2. MADD 如何进行分类？

根据表型，MADD 可分为 3 型，I 型为新生儿发病伴先天畸形，II 型为新生儿发病不伴先天畸形，III 型为迟发型。

I 型或 II 型 MADD 患儿通常在新生儿期出现严重代谢性酸中毒，可能伴有非酮症性低血糖和高氨血症，其他特征包括无力、肌张力低下、肝大、排泄大量脂肪酸和氨基酸衍生代谢产物、"汗脚"样体臭、昏迷等。尽管早期明确诊断并进行针对性代谢治疗，多数个体仍会在新生儿期死亡。

III 型 MADD 为最常见的类型，可从婴儿期到成年期发病,个体差异很大。常见临床表现为间歇发作性呕吐、低血糖、酸中毒、肌无力、运动不耐受和/或肌肉疼痛。Ⅲ型 MADD 患儿的其他继发表现通常由脂质沉积、肉碱缺乏引起,如脂质沉积性肌病、心肌病、脂肪肝、高尿酸血症等。急性失代偿发作可由感染、发热、疲劳、饮酒、妊娠等应激诱发。Ⅲ型的致病变异多为错义突变,且通常没有影响酶活性中心。

3. MADD 的诊断线索有哪些?

MADD 临床表现的非特异性给诊断带来了困难。对于非酮症性低血糖、阴离子间隙增高型代谢性酸中毒、高氨血症患儿,需重视 MADD 等遗传代谢病的可能性。其他表现包括血清肌酸激酶升高、转氨酶升高、凝血功能异常等。

多数 MADD 患儿血氨基酸谱正常,游离肉碱正常或降低,短链、中链和长链酰基肉碱增高。尿中大量有机酸排出。典型患儿可通过新生儿筛查检出,部分不典型 MADD 患儿平素无明显代谢物改变,在急性期才出现有机酸尿症及血酰基肉碱增高,应重视在急性发作期重复检测。

通过影像学检查,部分患儿可能有心脏扩大、肥厚型心肌病、肝大、肾囊肿,头颅 MRI 提示脑室旁白质脱髓鞘性脑白质病变。肝脏活检提示脂肪变性,肌肉活检提示脂肪沉积,心脏、肾小管上皮细胞活检提示脂质沉积。对于 MADD 的诊断,影像学检查、组织活检并非必要。

基因检测是确诊的关键,若检出 *ETFA*、*ETFB*、*ETFDH* 的纯合或复合杂合的致病变异,对于 MADD 有确诊意义。

五、治疗经过

1. 静脉滴注含 10% 葡萄糖的电解质溶液及碳酸氢钠,纠正酸中毒,维持内环境稳定。给予止吐等对症治疗。

2. 口服维生素 B_2(100mg/d),静脉滴注左卡尼汀(500mg/d)。

3. 少食多餐,避免饥饿,低脂饮食。

【治疗提问】

MADD 的主要治疗手段主要有哪些?

1. **急性期治疗** 争取在短时间内纠正内环境紊乱,静脉输注葡萄糖抑制脂肪分解代谢,促进合成代谢,减少酸性代谢产物累积,酌情输注碳酸氢钠纠正酸中毒。并需针对发热、呕吐等对症治疗。

2. **药物治疗** 大剂量维生素 B_2 有助于稳定 ETF/ETFDH 复合体,推荐剂量为 100~300mg/d,无论基因检测结果为何,均推荐对所有诊断 MADD 的

患儿使用维生素 B_2 治疗;合并肉碱缺乏的患儿需补充左卡尼汀 50~100mg/(kg·d),分 3 次服用;合并辅酶 Q10 缺乏者,需补充辅酶 Q10 60~240mg/d,分 2 次服用。

3. **饮食管理** MADD 患儿应避免长时间饥饿,根据病情状况限制脂肪和蛋白质的摄入。

六、随访及预后

该患儿治疗后逐渐好转,符合核黄素有效型 MADD,入院 10 日后康复出院,出院后予以长期规范治疗及生活方式干预。长期监测尿有机酸、血肉碱谱稳定,心电图、超声心动图正常,体格发育、智力运动发育均良好。

【预后提问】

1. MADD 的随访应注意哪些要点?

每次随访应进行尿有机酸分析、血肉碱谱检测。对于婴幼儿,应注意头围变化及其他生长发育的情况。重度患儿应监测心电图、超声心动图,轻度患儿每年应进行一次心电图、超声心动图检测。

对患儿父母及其他监护人进行科普教育,以便能减少患儿分解代谢应激源的接触或预防。注意避免心脏受累、肝脏受累、横纹肌溶解、继发脑病和昏迷的发生,若发生继发合并症,需专科医师介入共同拟定治疗方案。

2. MADD 患儿预后如何?

新生儿期发病者预后不良,多在新生儿期或婴儿期内死亡。晚发型经过规范诊治通常预后较好。新生儿筛查可发现部分患儿,在无症状期或发病早期启动干预,可改善患儿生存质量,减少本病导致的残障及死亡。若患儿父母有再生育需求,强调在先证者明确的基因诊断基础上,对父母给予遗传咨询及再生育指导。患儿母亲可借助于胚胎植入前产前诊断受孕,或者在妊娠后采集胎盘绒毛或羊水细胞,进行胎儿基因诊断。

(杨艳玲　刘希婧)

推荐阅读文献

[1] 陆妹,杨艳玲. 多种酰基辅酶 A 脱氢酶缺乏症的诊疗进展. 中国实用儿科杂志, 2019, 34 (1): 19-22.

[2] 中国妇幼保健协会儿童疾病与保健分会遗传代谢病学组,陈晓红,孙云,等. 多种酰基辅酶 A 脱氢酶缺乏症的筛查与诊治共识. 中华医学遗传学杂志, 2021, 38 (5): 414-418.

第三十八节　中链酰基辅酶A脱氢酶缺乏症

关键词:中链酰基辅酶A脱氢酶缺乏症;血辛酰肉碱;线粒体脂肪酸代谢障碍;饮食管理

一、病史摘要

患儿,男性,3月龄,因"呕吐伴嗜睡2日,加重3小时"入院。

2日前,患儿母亲因"急性乳腺炎"暂停母乳喂养,患儿进食量明显减少,伴轻度嗜睡、呕吐。3小时前,患儿饥饿哭闹,随后呕吐,呕吐物为少量胃内容物,精神萎靡,嗜睡,伴全身无力,不伴发热、抽搐、腹泻及其他不适。近2日来患儿体重稍减轻。急诊生化检测提示低血糖(2.1mmol/L)、肝功能损害(ALT 165U/L、AST 102U/L),尿酮体阴性,血气分析提示代谢性酸中毒。血氨基酸及酰基肉碱谱检测提示游离肉碱降低(9.2μmol/L),中链酰基肉碱增高,辛酰肉碱6.3μmol/L。

患儿为孕1产0,足月顺产,出生身长49cm,体重2 950g,Apgar评分为10-10-10分。纯母乳喂养。常规儿童保健未见异常。否认药物、毒物接触史。父亲、母亲身体健康,非近亲婚配,否认其他遗传病家族史。

血常规、凝血功能检查未提示明确异常。

【病史提问】

1. 对以呕吐、嗜睡为主要临床表现的婴幼儿,如何询问病史?

对既往进食正常,出现呕吐伴嗜睡的婴幼儿,应注意询问有无诱发因素,如饥饿、寒冷、疫苗接种、感染、疲劳及受外伤情况等,仔细采集有无发热、腹泻等伴随症状,以及既往病史和家族史。回顾该患儿病史,存在饥饿、劳累的诱发因素,既往病史及家族史无特殊。

2. 初步诊断应考虑哪类疾病?如何通过辅助检查缩小诊断范围?

该患儿饥饿、劳累后出现呕吐、嗜睡,实验室检查提示低酮症性低血糖、肝功能受损及代谢性酸中毒,血中链酰基肉碱增高,提示中链脂肪酸代谢障碍的可能。为进一步鉴别诊断,需检测血氨基酸谱、尿有机酸谱、铜蓝蛋白、17-羟孕酮等生化代谢物的特异性检测,以缩小诊断范围。

二、体格检查

体温36.5℃,血压95/65mmHg,精神萎靡,嗜睡,全身皮肤轻度黄染,心、肺部查体无明确异常体征,腹部触诊肝脏肋下可触及,浅表淋巴结未扪及肿大,双下肢无水肿,四肢肌张力低。

【查体提问】

1. 结合患儿的病史和查体,初步考虑什么诊断?

本例患儿饥饿后发病,以呕吐、嗜睡和肌张力低下为主要表现,全身皮肤黄染,肝大;血游离肉碱降低,辛酰肉碱显著升高。初步考虑诊断为遗传代谢性疾病,考虑中链酰基辅酶A脱氢酶(medium chain acyl-CoA dehydrogenase,MCAD)缺乏症可能性大。

2. 对该患儿需要考虑哪些鉴别诊断?还需要进行哪些辅助检查明确诊断?

需要与MCAD缺乏症相鉴别的疾病详见表4-1-27。

表4-1-27　中链酰基辅酶A脱氢酶(MCAD)缺乏症的鉴别诊断谱

MCAD缺乏症的鉴别诊断	鉴别依据
戊二酸血症Ⅱ型	除血液中链酰基肉碱增高外,还有短链及长链等多种酰基肉碱水平升高,血酰基肉碱谱、尿有机酸谱和基因分析有助于鉴别诊断
极长链酰基辅酶A脱氢酶缺乏症	血肉豆蔻烯酰肉碱浓度显著增高,ACADVL基因纯合或复合杂合变异

还需要检测血氨基酸谱、尿有机酸谱、血铜蓝蛋白、17-羟孕酮等生化代谢物,同时进行基因检测,进一步明确诊断和鉴别诊断。

三、辅助检查

1. **常规实验室检查**　低血糖、转氨酶升高;代谢性酸中毒;尿酮体阴性;血常规、肾功能、血脂、甲状腺功能及抗体等未见明确异常。

2. 血辛酰肉碱显著升高,游离肉碱降低,尿双羧酸增高;血氨基酸谱、铜蓝蛋白、血17-羟孕酮均未见明确异常。

3. 腹部超声提示患儿脂肪肝,肝大,弥漫性改变,余未见明确异常。

4. 患儿血细胞中MCAD酶活性显著降低。

5. 患儿 *ACADM* 基因复合杂合变异,分别来源于父亲及患儿母亲。

【辅助检查提问】

哪些特殊检查有助于 MCAD 缺乏症诊断?

MCAD 缺乏症是因为编码 MCAD 的 *ACADM* 基因突变,导致中链脂肪酸代谢障碍,建议检查及其可能的结果如下:

1. 低酮症性低血糖、代谢性酸中毒。
2. 血游离肉碱降低,辛酰肉碱谱增高,提示游离肉碱降低、酰基肉碱 C8 显著升高。
3. 尿二羧酸(己二酸、辛二酸、癸二酸等)、有机酸升高。
4. 血 MCAD 酶活性降低。
5. *ACADM* 基因存在纯合变异或复合杂合变异。

四、诊断

1. **定性诊断** 遗传代谢性疾病。
2. **代谢诊断** 肉碱与线粒体脂肪酸代谢障碍。
3. **疾病诊断** 中链酰基辅酶 A 脱氢酶(MCAD)缺乏症。

【诊断提问】

1. MCAD 缺乏症的定义及流行病学如何? 发病机制是什么?

MCAD 缺乏症为常染色体隐性遗传病。MCAD 功能缺陷多由编码该蛋白的 *ACADM* 基因突变所致,MCAD 表达减少或无效表达,与底物亲和力降低,与配体结合稳定性降低,热敏感性增加或蛋白水解敏感性增加,导致酶活性降低或完全缺失。MCAD 缺乏导致线粒体中链脂肪酸氧化缺陷,不同国家 MCAD 缺乏症的发病率差异较大,为 1/15 000~1/20 000。由于中链脂肪酸代谢受阻,MCAD 缺乏症患儿体内会发生以下代谢紊乱:

(1)毒性代谢产物(线粒体内中链酰基辅酶 A、辛酸、葵烯酸、顺式 -4- 辛酸)堆积,引起大脑皮质氧化应激、脂质过氧化和蛋白氧化损伤等病理损害,削弱非酶组织抗氧化系统功能,导致代谢性脑病;同时引起肝病、心肌病及骨骼肌脂肪变性等多组织器官损伤。

(2)能量生成(乙酰辅酶 A、ATP 及酮体)障碍,机体酰基辅酶 A/ 游离辅酶 A 比值增大,抑制丙酮酸脱氢酶复合体及 α- 酮戊二酸脱氢酶复合体活性,影响丙酮酸和 α- 酮戊二酸转化为乙酰辅酶 A 和琥珀酰辅酶 A,并影响糖氧化和三羧酸循环,共同导致 ATP 释放减少;能量缺乏导致糖酵解加速,机体大量消耗

葡萄糖和糖原,但糖异生被抑制,在饥饿、劳累等诱因下,容易发生低血糖,急性发病。

2. MCAD 缺乏症的核心临床特点有哪些?

儿童期发病的 MCAD 缺乏症多以无力、呕吐、嗜睡、昏迷为首发症状,急性发病期有低血糖、尿酮体阴性,可伴有抽搐、窒息等,如果未及时治疗,将迅速进展为昏迷,甚至死亡,近半数患儿出现肝大,部分患儿伴脑水肿。

成人期发病的 MCAD 缺乏症临床表现形式多样,首发症状以无力、呕吐最为常见,多数患儿急性期有非炎症性脑病,可合并多系统损伤,包括脂肪累积性肌病、肝病、心肌病、心律失常及神经精神异常等。MCAD 缺乏症患儿急性发病前多存在诱发因素,包括长时间饥饿、劳累、感染、药物(退热剂、大环内酯类抗生素)、接种疫苗或外伤等。

3. MCAD 缺乏症的诊断标准是什么?

生化代谢检查是诊断 MCAD 缺乏症的关键,急性期一般化验常见非酮症性低血糖,血酰基肉碱谱中辛酰肉碱显著增高($>0.6\mu mol/L$)是诊断的关键。血游离肉碱降低、乙酰肉碱、癸酰肉碱升高、尿中二羧基酸(己二酸、辛二酸、癸二酸、乙酰甘氨酸、辛酰甘氨酸、癸酰甘氨酸)浓度升高等异常均有助于辅助诊断。白细胞或皮肤成纤维细胞 MACD 酶学分析活性降低、*ACADM* 基因突变可进一步明确诊断。

五、治疗经过

1. **对症治疗** 立即静脉滴注含葡萄糖的电解质溶液纠正低血糖;对于频繁呕吐者予以止吐药物;积极纠正代谢性酸中毒;保肝治疗。

2. **改善肉碱缺乏** 静脉输注或口服左卡尼汀,将血游离肉碱水平维持在 $30\sim60\mu mol/L$,以保证线粒体脂肪酸氧化效率。

3. **饮食管理及支持治疗** 规律进食,保持高碳水化合物低脂饮食,避免长时间饥饿。

【治疗提问】

MCAD 缺乏症的治疗手段主要有哪些?

MCAD 缺乏症急性发作期以对症治疗为主,包括静脉补充葡萄糖缓解低血糖、纠正代谢性酸中毒、止吐等对症治疗等。因患儿中链脂肪酸氧化障碍,能量供给不足,需口服补充左卡尼汀改善肉碱缺乏,并保证脂肪酸氧化效率。MCAD 缺乏症患儿应进行长期饮食管理,限制高脂肪食物,婴幼儿期定时喂养,避免长时间饥饿、劳累、感染等诱发因素导致的疾病急性发作。

六、随访、预后及新生儿筛查

早期诊断和治疗是改善 MCAD 缺乏症预后的关键,经早期积极治疗者预后良好,仅少数患儿存在语言发育迟缓、肌无力、注意力缺陷等后遗症。血辛酰肉碱水平是 MCAD 缺乏症患儿随访监测的重要指标,尿有机酸检测适用于病情发作时的监测。通过血酰基肉碱谱检测或基因检测可早期筛查 MCAD 缺乏症,在无症状时发现患儿并早期积极干预,可以改善患儿预后。

对于已生育过 MCAD 缺乏症患儿的夫妇,再生育前建议进行遗传咨询,评估后代的再发风险。在先证者基因诊断明确的基础上,可进行下一胎产前诊断。

(杨艳玲 周 凡)

推荐阅读文献

[1] 陆妹,杨艳玲.线粒体脂肪酸氧化代谢病与猝死.中国实用儿科杂志,2019, 34 (7): 551-555.

[2] AHRENS-NICKLAS R C, PYLE L C, FICICIOGLU C. Morbidity and mortality among exclusively breastfed neonates with medium-chain acyl-CoA dehydrogenase deficiency. Genet Med, 2016, 18 (12): 1315-1319.

第三十九节 精氨酸酶缺乏症

关键词:精氨酸酶缺乏症;高精氨酸血症;尿素循环障碍;高氨血症

一、病史摘要

患儿,男性,10 岁,学生,因"步态异常 1 年"入院。

1 年前患儿无明显诱因出现双侧膝关节紧绷僵硬、弯曲受限费力,并逐渐加重,出现步态异常,现走路及跑步时容易摔倒,不能跳跃。

患儿为孕 2 产 1,36^{+4} 周早产,出生体重 2 500g,生后因一过性低血糖住院治疗。1 岁前生长发育同正常同龄儿,1 岁后出现发育迟缓,1 岁 6 月龄开始走路。3 岁 7 月龄时因身材矮小及消瘦就诊,并诊断为生长激素缺乏症,但治疗效果不明显。目前正读小学三年级,学习成绩较差。饮食偏好碳水化合物,对动物蛋白反感,并且易出现呕吐。8 岁时头部外伤接受

破伤风抗毒素治疗后出现惊厥发作。父亲、母亲、妹妹均身体健康,否认遗传病家族史,否认严重儿童疾病、死亡或发育迟缓家族史。

【病史提问】

1. 对以步态异常为主要临床表现的患儿,定位诊断应如何考虑?

步态异常定位诊断见表 4-1-28。

表 4-1-28 步态异常的病变部位

步态异常的分类	病变部位
痉挛性偏瘫步态	一侧锥体束病变
痉挛性剪刀步态	脊髓横贯性损害或双侧大脑半球病变
蹒跚步态	小脑、前庭或深感觉传导通路病变
慌张步态	帕金森病
肌病步态	肌营养不良症
跨阈步态	腓总神经病变

2. 对以步态异常为核心症状的患儿,如何通过神经系统查体缩小定位诊断的范围?

对患儿进行详细的神经系统查体,有助于判定步态异常的病变部位。因此,神经查体时应重点关注肌萎缩、肌束震颤、肌张力、腱反射、病理反射、共济运动等情况,从而缩小定位诊断的范围。

二、体格检查

1. 一般内科查体 身高 116cm,体重 20.1kg(身高及体重均低于同年龄、同性别参照人群的第 3 百分位数)。发育落后,营养较差,生命体征平稳,心、肺、腹未查见明显异常体征,浅表淋巴结未扪及肿大,双下肢无水肿。

2. 神经系统查体 神志清楚,对答切题。下肢肌力 4 级,远端肌张力高于正常水平,四肢腱反射亢进,双侧 Babinski 征阴性,脑膜刺激征阴性。余查体未见明显异常。

【查体提问】

1. 结合患儿的病史和查体,初步考虑什么诊断?

本例患儿查体下肢痉挛状态,肌力、肌张力及步态异常,提示有运动神经系统损害,定位诊断考虑锥体束病变;婴儿期后期出现生长发育迟缓,有惊厥病史,饮食有特殊偏好,对动物蛋白可能存在不耐受,定性诊断考虑遗传代谢病的可能,高氨血症可能性大。可查血氨以明确,并行进一步检查明确精氨酸酶缺

症的诊断。

2. 该患儿需要考虑哪些鉴别诊断？还需要进行哪些辅助检查明确诊断？

需要与精氨酸酶缺乏症相鉴别的疾病见表 4-1-29。

表 4-1-29 精氨酸酶缺乏症的鉴别诊断谱

精氨酸酶缺乏症的 鉴别诊断谱	鉴别依据
脑性瘫痪	非进行性脑损伤,表现为运动发育和姿势异常,运动功能受限,常伴有智力、感觉及行为异常,精氨酸水平正常
遗传性痉挛性截瘫	双下肢进行性肌张力增高,行动困难和剪刀步态,为常染色体显性遗传、常染色体显性遗传、X 连锁隐性遗传
肾上腺脑白质营养不良	X 连锁隐性遗传病,主要累及肾上腺和脑白质,进行性精神运动障碍
其他尿素循环障碍疾病	无精氨酸酶缺乏症,高氨血症明显

因此,还需要完善血生化、肌酸激酶、血氨、血氨基酸、头颅 MRI 扫描、脑电图、周围神经检查、智力水平等辅助检查。在征得患儿及家属知情同意后,还可行肌肉活检、基因检测,从而进一步明确诊断。

三、辅助检查

1. 转氨酶及胆红素轻度升高,肌酸激酶正常范围,血氨轻度升高。

2. 血精氨酸浓度明显升高,但瓜氨酸、谷氨酰胺、谷氨酸及丙氨酸浓度正常。

3. 头颅 MRI 及脑电图,均未见明显异常。

4. **周围神经检查** 右侧腓神经和双侧胫神经复合肌肉动作电位降低,右侧腓神经远端潜伏期延长。

5. 智商低于正常水平(IQ 80)。

6. **肌肉活检** 肌纤维轻度变性,局灶性肌纤维再生,无淋巴细胞浸润,肌肉纤维组织无增生迹象,提示神经源性病变。

7. **基因检测** 精氨酸酶 1 基因的复合纯合子突变(c.32T > C)。

【辅助检查提问】

精氨酸酶缺乏症患儿可具有哪些头颅影像学表现?

可有轻度至重度大脑和小脑萎缩,后壳核和岛叶皮质的信号变化,扩散张量成像上的皮质脊髓束改变,全脑水肿,T_2 和弥散加权成像上有缺血性变化,基底节受累继发髓鞘延迟和囊性病变等。约 2/3 接受头颅 MRI 检查的患儿可无异常表现。

四、诊断

1. **定性诊断** 遗传代谢性疾病。
2. **代谢诊断** 尿素循环障碍。
3. **疾病诊断** 精氨酸酶缺乏症。

【诊断提问】

1. 精氨酸酶缺乏症的定义及流行病学如何? 发病机制是什么?

精氨酸酶缺乏症又称高精氨酸血症,是一种罕见的尿素循环障碍导致的疾病,由 6 号染色体(6q23.2)上精氨酸酶 1 基因突变引起,为常染色体隐性遗传,患病率约为 1/110 万,症状通常出现在 2~4 岁之间。精氨酸酶 1 基因编码精氨酸酶,可催化精氨酸转化为鸟氨酸和尿素,精氨酸酶缺乏症会影响尿素循环。患儿可表现为高精氨酸水平伴痉挛性截瘫,进行性神经和智力障碍,持续生长发育迟缓等。该疾病的病理生理机制尚不明确,过量的精氨酸及其代谢产物可通过干扰脱髓鞘等引起神经损伤。

2. 精氨酸酶缺乏症的临床特点有哪些?

精氨酸酶缺乏症儿童在出生和儿童早期的表现是正常的,之后会出现儿童发育里程碑延迟及神经系统的慢性表现,包括痉挛性四肢瘫痪、认知功能恶化和癫痫等。在所有表现中,痉挛性截瘫是最为典型的。该疾病的早期症状(如发育迟缓)是非特异性的,需要详细的临床检查和长期随访才能诊断;疾病晚期会出现进行性神经功能障碍,超过一半的患儿发生癫痫发作,有些会出现周围神经损伤。

与其他尿素循环障碍患儿相比,精氨酸酶缺乏症患儿的血氨通常不会显著升高,因此很少出现高氨血症性脑病;有些患儿表现出不同程度的发作性高氨血症,但很少达到危及生命的程度。肝损伤是精氨酸酶缺乏症的常见并发症,包括黄疸、胆汁淤积、肝大、肝硬化和肝细胞癌等。

3. 精氨酸酶缺乏症的诊断标准是什么?

精氨酸酶缺乏症的诊断基于符合条件的临床特征并伴有实验室特征,包括以下至少一项:

(1)精氨酸水平升高。

(2)红细胞精氨酸酶活性降低。

(3)精氨酸酶 1 基因中双等位基因致病变异。

另外,如果家族中有精氨酸酶缺乏症患儿,可应用羊膜穿刺液进行产前基因诊断。

五、治疗经过

1. 低蛋白饮食 [0.8g/(kg·d)]，降低血精氨酸水平。

2. 服用瓜氨酸 [150~200mg/(kg·d)] 治疗。

3. 物理治疗及康复治疗。

【治疗提问】

精氨酸酶缺乏症的治疗手段主要有哪些？

1. **饮食管理**　目前主要是严格限制蛋白质摄入和补充必需氨基酸。

2. **氨清除剂**　如苯甲酸钠、谷氨酸钠等。

3. **康复训练**　定期理疗、肌腱挛缩松解术等，以保持良好的运动功能。

4. **肝移植**　可逆转生化异常，恢复精氨酸代谢，并改善患儿的生存质量，也可避免发展为神经发育障碍，但不能逆转神经损伤。

5. **酶替代疗法**　目前正处于临床试验阶段。

六、随访及预后

治疗 3 个月后，患儿的精神状态和呕吐症状明显改善。转氨酶及胆红素降至正常范围。治疗 9 个月后，患儿的身高达 121cm，体重达 22kg，但痉挛性瘫痪症状并没有改善。

【预后提问】

精氨酸酶缺乏症患儿的预后如何？

疾病的早期诊断和有效管理与更好的神经发育有关，如果延误诊断和治疗，可能会出现不可逆的神经损伤。饮食依从性差或必需氨基酸补充不足会导致慢性分解代谢状态，从而导致生长不良。由于神经毒性代谢产物的累积，许多精氨酸缺乏症患儿在保守治疗过程中可能会出现越来越严重的痉挛、癫痫发作或其他中枢神经系统损伤表现，肝移植是预防神经功能恶化的有效方法。下肢痉挛或挛缩是精氨酸酶缺乏症患儿常见的远期并发症，即使在肝移植后也是如此，因此需定期评估步态。

（秦　炯　邵树铭）

推荐阅读文献

[1] DORUM S, HAVALI C. Case series of arginase 1 deficiency: expanding the spectrum in hyperargininemia. Pediatr Int, 2022, 64 (1): e14945.

[2] KESHAVAN N, WOOD M, ALDERSON LM, et al. Clinical status, biochemical profile and management of a single cohort of patients with arginase deficiency. JIMD Rep, 2022, 63 (2): 123-130.

第四十节　戊二酸血症 I 型

关键词：戊二酸血症 I 型；大头畸形；戊二酰辅酶 A 脱氢酶；*GCDH* 基因

一、病史摘要

患儿，女性，7 月龄，生后 4 个月发现发育落后于同龄儿，6 月龄竖头仍不稳，追视差，不会翻身、独坐，头围增大较快（具体数值不详），现双手握物可，能逗笑但不出声。1 个月前就诊于当地医院，考虑缺钙，予对症治疗无明显改善。5 天前患儿受凉后出现咳嗽，伴喂养困难、嗜睡，无发热、喘息等，头颅 MRI 示：双侧额颞顶部脑外间隙明显增宽，蛛网膜下腔增宽，双侧苍白球对称性高信号，为进一步诊治入院。

患儿为孕 2 产 2，足月顺产，母亲妊娠期健康。2 月龄会注视、追视、有逗笑反应；3 月龄时发现患儿会尝试伸手抓物但不会竖头。有一个哥哥，4 岁，健康；父母体健，非近亲结婚，否认遗传代谢病家族史。

【病史提问】

对以大头畸形为主要临床表现的患儿，应考虑哪些病因？

大头畸形是指枕额径（occipitofrontal circumference, OFC）超过同年龄、同性别平均值 2 个标准差（SD）以上（即 ≥ 第 97 百分位数），可由头颅任何成分（脑、脑脊液、血液或骨）的体积增大所致，也可由颅内压增高所致（表 4-1-30）。大头畸形最常见的原因随发病年龄不同而异。

二、体格检查

1. **一般内科查体**　生命体征平稳，头围 46cm，身长 70cm，体重 7.5kg，前囟平软，大小约 1.5cm × 1.5cm，后囟已闭。颈软，双肺呼吸音粗，未闻及干湿啰音。心、腹无异常。

2. **神经系统查体**　哭闹时肌张力增加，安静时四肢肌张力稍减低，双下肢呈蛙状体位。四肢腱反射对称减弱，足背屈角 110°，脑膜刺激征阴性，双侧 Babinski 征阳性。

表 4-1-30　儿童大头畸形的常见原因

类别	原因
脑实质增加（巨脑畸形）	解剖性：家族性巨脑畸形、神经皮肤疾病（如神经纤维瘤病、结节性硬化、线性皮脂腺痣综合征、Sturge-Weber 综合征、Klippel-Trenaunay-Weber 综合征、基底细胞痣综合征）、孤独症谱系障碍、软骨发育不全、脑性巨人症（Sotos 综合征）、脆性 X 综合征、*PTEN* 相关错构瘤综合征（如 Cowden 综合征、Bannayan-Riley-Ruvalcaba 综合征）
	代谢性：脑白质营养不良（如亚历山大病、海绵状白质脑病、巨脑白质脑病）、溶酶体贮积症（如 Tay-Sachs 病、黏多糖贮积症、神经节苷脂贮积症）、有机酸代谢障碍（如戊二酸血症）
脑脊液增多	脑积水、良性蛛网膜下腔增宽、脑水肿、脉络丛乳头状瘤
血液增加	出血（脑室内、硬膜下、硬膜外、蛛网膜下腔）、动静脉畸形
骨增加	骨髓扩张（如重型地中海贫血）、原发性骨疾病（骨骼和颅骨发育不良，如软骨发育不全、成骨不全、锁骨颅骨发育不全、干骺端发育不良、骨硬化症、高磷酸盐血症）
颅内压升高	特发性（假性脑瘤）、感染或炎症（如脑膜炎）、毒素（如铅）、代谢异常（如维生素 A 缺乏或过量、半乳糖血症）
肿块病变	颅内囊肿、颅内肿瘤、颅内脓肿

【查体提问】

结合患儿的病史和查体，初步考虑什么诊断？还需要进行哪些辅助检查？

本例患儿为小婴儿，起病隐匿，呈进展性病程，主要表现为精神运动发育迟滞、大头畸形，在呼吸道感染后出现喂养困难、呕吐、嗜睡、肌张力障碍等急性脑病危象表现，结合头颅 MRI 所见，考虑遗传代谢性疾病可能性大。需要与其他原因引起的脑积水及海绵状白质脑病（卡纳万病）等引起的头围增大相鉴别，进一步需要完善血尿常规、血生化、肌酶、血气分析及血乳酸、血氨、胸部 X 线、脑电图、腰椎穿刺脑脊液检查、血串联质谱检测、尿有机酸分析等辅助检查。在征得患儿监护人知情同意后，还应完善基因检测，从而进一步明确诊断。

三、辅助检查

1. 血常规：白细胞计数 13.0×10^9/L，中性粒细胞百分比 33.4%，C 反应蛋白 8mg/L；血生化：ALT 125U/L，AST 137U/L，肾功能、血糖、血脂、心肌酶正常；血乳酸 1.4mmol/L，正常；血氨 14.1μmol/L，正常；血气分析正常；尿常规未见异常。

2. 胸部 X 线未见异常。

3. 视频脑电图检查示睡眠期背景以 4~5Hz 慢波活动为主，可见睡眠纺锤波，未见明显癫痫样波形。

4. 腰椎穿刺脑脊液检查未见异常。

5. 血串联质谱仪检测酰基肉碱示血中戊二酰肉碱（glutarylcarnitine，C5DC）升高，C5DC/C8（capryloylcarnitine，辛酰基肉碱）水平升高。

6. 气相色谱质谱仪检测示尿中戊二酸、3- 羟基戊二酸的水平升高。

7. 基因检测示 *GCDH* 基因 IVS10-2A>C 纯合突变。

【辅助检查提问】

戊二酸血症Ⅰ型（glutaric acidemia type Ⅰ，GA1）患儿头颅 MRI 具有哪些表现？

GA1 患儿头颅 MRI 表现多样，典型表现为额颞叶脑实质萎缩，双侧大脑侧裂和颞前极蛛网膜下腔增宽及囊肿，被称为"蝶翼状改变"，灰质结构中最常见的受累部位为苍白球。20%~30% 的 GA1 患儿可出现硬膜下血肿。晚发型 GA1 患儿表现为额颞部发育不全及脑白质营养不良。

四、诊断

1. **定性诊断**　遗传代谢性疾病。
2. **代谢诊断**　有机酸代谢障碍。
3. **疾病诊断**　戊二酸血症Ⅰ型（GA1）。

【诊断提问】

1. GA1 的定义及流行病学如何？发病机制是什么？
戊二酸血症Ⅰ型（GA1）是一种常染色体隐性遗传病，又称戊二酸尿症Ⅰ型，是由于戊二酰辅酶 A 脱氢酶（glutaryl-CoA dehydrogenase，GCDH）活性降低或缺失，导致赖氨酸、羟赖氨酸及色氨酸分解代谢受阻，代谢产物戊二酰肉碱（C5DC）、戊二酸及 3- 羟基戊二酸等在体内异常蓄积，引起代谢紊乱，主要导致神经系统受损。脑组织中过量的戊二酸及 3- 羟基戊二酸与兴奋性神经递质谷氨酸结构相似，通过神经递质介导谷氨酸受体过度激活，抑制 γ- 氨基丁酸合成，导致抑制性神经递质减少，同时可引起氧化应激反应，造成神经元脱髓鞘、神经元损伤及神经胶质增生;另外,戊二酸及 3- 羟基戊二酸可抑制神经元 α 酮戊二酸脱氢酶活性,导致能量障碍和神经元损伤。GA1 的患病率各地差异较大,国外报道为 1/492 000~1/69 165,中国为 1/310 200~1/52 078。

GCDH 基因位于染色体 19p13.2,含 11 个外显子,编码 438 个氨基酸。已报道的突变达 200 多种(http://www. hgmd. cf. ac. uk)。*GCDH* 基因变异具有遗传异质性,不同种族和地区常见变异不同,中国人常见变异为 IVS10-2A>C 及 c.148T>C(p. W50R)。GA1 的基因变异类型与生化表型之间存在一定的联系,*W50R*、*E64D*、*S119L*、*R128Q*、*S139L* 和 *R402W* 变异与严重型有关。

2. GA1 的临床表现有哪些?

大多数 GA1 患儿于婴幼儿期发病,表现多样。发病越早,症状越重,预后越差。大部分患儿生后 1 年内表现相对正常,约 75% 的患儿最早出现的体征是头大,多数患儿出生时头围较同龄儿大或生后不久头围迅速增大,可伴轻微的非特异性症状,包括易激惹、喂养困难和呕吐等。患儿通常于生后 3~36 月龄发病,在发热、感染、手术或预防接种等诱因后出现酮症、呕吐、肝大和急性脑病危象表现,包括肌张力低下、意识丧失和惊厥发作等,对症治疗后症状可缓解,但不能完全恢复。如果急性脑病危象反复发生,神经系统损伤将进行性加重,可有发育倒退现象,最终可出现认知功能障碍。部分患儿在生后数年逐渐出现运动延缓、肌张力异常和随意运动障碍,但智力发育基本正常。患儿常在 10 岁内死于伴发疾病或 Reye 综合征(脑病合并内脏脂肪变性综合征)样发作,随年龄增长发作减少。极少数患儿于青春期,甚至成年时期发病,首次发病之前可无症状。

3. GA1 的诊断标准是什么?

GA1 的确诊依据:

(1)临床症状:智力、运动及语言发育落后,头围增大。新生儿筛查确诊患儿可无临床表现。

(2)C5DC、C5DC/C8 和 / 或 C5DC/C3 增高。

(3)尿戊二酸增高,伴或不伴尿 3- 羟基戊二酸增高。

(4)*GCDH* 基因检测到复合杂合变异或纯合变异。

具备(1)、(2)、(3)及(4),或(2)、(3)及(4)即可确诊;具备(1)、(2)及(3)或(2)及(3),可临床诊断,但需做 *GCDH* 基因检测。

五、治疗经过

1. 监测生命体征、意识、血气、血糖及电解质等,维持正常的水、电解质及酸碱平衡。

2. 给予头孢美唑静脉滴注抗感染及对症止咳药物,多烯磷脂酰胆碱静脉滴注保肝。

3. 限制蛋白饮食,调整蛋白摄入量[0.8~1.0g/(kg·d)],采用不含赖氨酸、低色氨酸的特殊氨基酸配方奶粉喂养。

4. 补充左卡尼汀[200~300mg/(kg·d)],降低戊二酸水平,补充肉碱缺乏;补充维生素 B_2 150mg/d。

【治疗提问】

1. GA1 稳定期的治疗主要包括哪些?

稳定期治疗包括饮食治疗和药物治疗,基本原则是保证患儿正常的生长发育,合理控制代谢产物水平,减轻其对神经系统的毒性。

(1)饮食治疗:限制饮食中赖氨酸及色氨酸的摄入,并适当补充不含赖氨酸、低色氨酸的氨基酸粉及各种微量元素。

1)赖氨酸的需要量:0~6 月龄,100mg/(kg·d);7~12 月龄,90mg/(kg·d);1~3 岁,60~80mg/(kg·d);4~6 岁,50~60mg/(kg·d)。

2)特殊氨基酸粉(蛋白质)需要量:0~6 月龄,0.8~1.3g/(kg·d);7~12 月龄,0.8~1.0g/(kg·d);1~3 岁,0.8g/(kg·d);4~6 岁,0.8g/(kg·d)。

对于 6 岁以上的患儿,各项摄入量可根据个体情况适当放宽。

(2)药物治疗

1)左卡尼汀:左卡尼汀的作用主要是与戊二酰辅酶 A 结合为 C5DC,降低戊二酸水平,补充因肉碱消耗导致的肉碱缺乏,降低戊二酸引起的氧化应激反应。具体剂量:0~3 岁,100~200mg/(kg·d);4~6 岁,50~200mg/(kg·d);6 岁以上,50~100mg/(kg·d)。需终身治疗。

2)其他药物:少部分患儿使用维生素 B_2(150mg/d)有效。精氨酸可以与色氨酸及赖氨酸竞争性通过血脑屏障,减少戊二酸对脑组织的损伤,剂量 1~2g/d,长期效果尚不明确。

六、随访及预后

经上述治疗,患儿症状明显缓解,复查生化提示转氨酶降至正常。

出院后半年随访,患儿头围较前无明显增加,生长发育仍落后于正常同龄儿(13 月龄,竖头稳,会翻身、独坐,不会爬,不能进行撕碎纸片等精细运动),头颅 MRI 示双侧额颞顶部脑外间隙较前缩小,双侧苍白球异常信号较前变化不显著。

【预后提问】

1. GA1 患儿如何进行随访监测?

建议多学科团队参与随访监测,包括遗传代谢科医师、普通儿科医师、儿童神经科医师、营养师、心理学家、康复师以及社会工作者。监测指标包括疾病情况、体格检查、运动及听力发育情况,蛋白质、脂肪及能量摄入量、生化指标(游离肉碱、酰基肉碱、尿戊二酸、氨基酸、血常规、肝肾功能及微量元素)等,1岁内每3个月1次,1~6岁每6个月1次,6岁以后每年1次;头颅 MRI 可每年检查1次;智力、运动及语言功能每年评估1次。

2. GA1 患儿的预后如何?

GA1 患儿的预后与首次发病年龄、诊断时间和开始治疗的时间相关。经新生儿疾病筛查,在发病前开始治疗的患儿,智商评分可达到平均水平或以上,但精细运动和语言功能仍会受到一定程度的影响。对 GA1 患儿应开展早期神经心理和语言评估,并给予必要的干预。

(秦 炯 张智晓)

推荐阅读文献

[1] 中国医师协会儿科分会内分泌遗传代谢学组,中华预防医学会出生缺陷预防与控制专业委员会新生儿筛查学组,中华医学会儿科学分会出生缺陷预防和控制专业委员会,等. 戊二酸血症1型诊治专家共识. 中华医学遗传学杂志, 2021, 38 (1): 1-6.

[2] BOY N, MÜHLHAUSEN C, MAIER E M, et al. Proposed recommendations for diagnosing and managing individuals with glutaric aciduria type I: second revision. J Inherit Metab Dis, 2017, 40 (1): 75-101.

第四十一节 长链-3-羟酰基辅酶A脱氢酶缺乏症

关键词:长链-3-羟酰基辅酶A脱氢酶缺乏症;横纹肌溶解

一、病史摘要

患儿,男性,10岁,学生,因"全身肌痛伴肉眼血尿2日"入院。

2日前患儿跑步600m后出现双下肢肌肉疼痛,逐渐蔓延至全身肌肉,行走困难,伴浓茶色肉眼血尿,尿量减少,无尿频、尿急、尿痛,就诊于门诊,查尿常规:潜血(+++)、蛋白(++)。血清肌酶及生化检查示谷

丙转氨酶(ALT)、谷草转氨酶(AST)、肌酸激酶(CK)、肌酸激酶同工酶(CKMB)、血肌红蛋白(myoglobin, Mb)均明显升高,拟诊"横纹肌溶解"收入病房。患儿病程中无发热、咳嗽,无皮疹、关节肿痛、感觉异常、光过敏、口腔溃疡,无心悸、胸闷,无抽搐,无恶心、呕吐及腹泻,食欲、睡眠及大便正常。既往史:生后1日因"低血糖、心肌酶增高"于当地医院新生儿科治疗痊愈后出院。4年前因视力下降佩戴近视矫正镜,未行规范检查及随访,现仍诉视物不清。1年前因"运动后肉眼血尿"于当地医院诊断为"横纹肌溶解",予对症治疗好转出院。自出生至今共出现5次运动(非剧烈运动)后全身肌痛症状,休息后可好转,未予特殊诊疗。

患儿为孕2产2,孕39^{+5}周顺产,出生体重2 650g,无围生期缺氧窒息史,生长发育里程碑与同龄儿大致相同。否认药物、毒物接触史。否认过敏史。父母非近亲婚配,父母及姐姐(13岁)均体健,否认遗传病家族史。

【病史提问】

1. 引起儿童 CK 明显增高的常见病因有哪些?

儿童 CK 增高的常见病因分为肌病性 CK 增高和非肌病性 CK 增高(表4-1-31)。

表4-1-31 儿童肌酸激酶(CK)增高的常见病因

肌病性 CK 增高	非肌病性 CK 增高
肌营养不良	心肌损伤
代谢性肌病	进行性脊髓性肌萎缩症
先天性肌病	少数周围神经病(如吉兰-巴雷综合征)
内分泌性肌病	脑损伤和脑炎
炎症性肌病	急性横纹肌溶解
离子通道病	特发性高 CK 血症
	剧烈运动、创伤、感染、肿瘤等

2. 该患儿目前临床表现高度疑诊横纹肌溶解,病因应如何考虑?

横纹肌溶解的病因主要分为物理因素和非物理因素,前者较少见。非物理因素包括感染、内分泌疾病、自身免疫性疾病、药物及毒素,以及电解质紊乱和遗传代谢病等(表4-1-32)。

3. 如何通过对本例患儿的病史采集及提取进一步缩小诊断病因的范围?

本例患儿多于非剧烈运动后出现肌痛,且无明显创伤挤压史,基本可排除物理因素。非物理因素方

面,首先可除外药物及毒素原因;其次,患儿病程中无发热、腹泻、咳嗽、皮疹、关节肿痛等伴随症状,考虑感染及自身免疫性疾病可能性不大;综合患儿反复出现运动不耐受症状,既往曾有低血糖、血清肌酶增高、视力下降等可疑多系统受累表现,应重点考虑内分泌或遗传代谢病的可能。

表 4-1-32 横纹肌溶解的常见病因

分类	病因
物理因素	
创伤及挤压	挤压综合征、长期制动
过度使用	剧烈运动,癫痫
肌肉缺氧	动脉闭塞、血栓、术中血管夹持
体温改变	恶性高热、中暑、低体温
非物理因素	
感染	流感病毒、柯萨奇病毒、EB 病毒、疱疹病毒、链球菌等
内分泌疾病	甲状腺功能减退症、糖尿病酮症酸中毒、醛固酮增多症
自身免疫性疾病	皮肌炎等
电解质紊乱	低钾血症、低磷血症、低/高钠血症、非酮症高渗状态
药物及毒素	抗组胺类药物、抗神经类药物等
遗传代谢病	糖酵解或糖原分解障碍、脂质代谢紊乱、线粒体呼吸链紊乱等

二、体格检查

体温 37.0℃,脉搏 90 次/min,呼吸 22 次/min,血压 100/55mmHg,身高 160cm,体重 32kg,神志清楚,反应可,发育正常,全身皮肤无黄染、出血点及皮疹,全身浅表淋巴结不大,巩膜无黄染,双侧瞳孔等大等圆,对光反射灵敏,心、肺、腹部未查见异常,双侧肾区叩击痛,双下肢肿胀,压痛阳性,肌张力正常,肌力 4 级,腱反射减弱,病理征阴性,余神经系统查体未见异常。

【查体提问】

本例患儿的查体应注意哪些方面?

除一般体格发育外,还要关注皮肤、肌肉、骨骼、肝、脾、心脏、神经系统的查体。此外,还需特别注意眼科情况,确认有无白内障、角膜色素沉着、虹膜缺损,眼底检查注意有无黄斑色素沉着、视神经萎缩等。

三、辅助检查

1. 血常规、肾功能、C 反应蛋白、降钙素原、凝血常规、血气分析、血糖、电解质、甲状腺功能、溶血检测、抗核抗体系列、自身抗体系列、特发性炎性肌病谱、常见病毒筛查、肺炎支原体及结核检测、泌尿系统超声、心脏彩超、心电图均未见异常。

2. **尿常规** 深棕色,潜血(+++),蛋白(++),尿比重 1.045,白细胞计数 30 个/μl。

3. **肝功能 + 心肌酶** ALT 250U/L,AST 1 300U/L,CK 14 800U/L,CK-MB 1 130U/L,Mb 980μg/L,余未见明显异常。

4. **双下肢肌肉 MRI** 双侧大腿皮下脂肪层及肌间隙内有广泛不规则的长 T_2 信号影,边界模糊。

5. **双下肢肌电图** 肌源性损害。

【辅助检查提问】

结合目前各项辅助检查,初步考虑什么诊断,还建议完善哪些检查?

学龄期男童,急性病程,运动后出现肌痛,血尿症状,CK>5 倍正常值上限,Mb 明显升高,肌肉 MRI 提示炎性病变,肌电图提示肌源性损害,并可除外心肌病变、慢性肌肉相关疾病及原发性肾脏疾病,初步考虑诊断横纹肌溶解;但鉴于该患儿反复运动后出现横纹肌溶解,且均非剧烈运动,排除中毒、感染、外伤、内分泌及自身免疫病等诱因,需高度怀疑遗传代谢病的可能,建议完善血尿代谢筛查及必要的基因检测;又因患儿存在难以矫正的视力下降问题,同时建议完善眼科检查。

【辅助检查补充】

1. **血串联质谱检测** 豆蔻羟酰基肉碱(C14-OH)、棕榈羟酰基肉碱(C16-OH)、棕榈羟烯酰基肉碱(C16:1-OH)、油酸羟酰基肉碱(C18:OH)和油酸羟烯酰基肉碱(C18:1-OH)升高。

2. **尿有机酸气相质谱检测** 3-羟基二羧酸水平升高。

3. **征得患儿家长知情同意后,行患儿基因检测** HADHA 基因存在纯合突变 c.1528G>C(p.E510Q)。

4. **眼底检测** 可见双侧中央凹有均匀、对称的色素沉着,中央凹周围色素减退,周围视网膜可见色素聚集。

四、诊断

1. **定性诊断** 遗传代谢性疾病。

2. **代谢诊断** 线粒体脂肪酸代谢障碍。

3. 疾病诊断 长链 -3- 羟酰基辅酶 A 脱氢酶缺乏症（long-chain 3-hydroxy acyl CoA dehydrogenase deficiency，LCHADD）。

【诊断提问】

1. LCHADD 的定义、发病机制和流行病学特点如何？

LCHADD 是由于编码长链 3- 羟酰基辅酶 A 脱氢酶（LCHAD）的基因（*HADHA*）突变所导致的一种常染色体隐性遗传病，是一种脂肪氧化缺陷的线粒体疾病。LCHAD 是组成线粒体三功能蛋白酶复合体（mitochondrial trifunctional protein，MTP）的 3 种酶之一，特异性代谢 C12~C16 链长的脂肪酸复合物。LCHAD 缺乏会导致体内长链脂肪酸代谢出现障碍，在机体长期饥饿或运动后需脂肪酸供能的情况下，长链脂肪酸无法氧化供能，同时 β 氧化中间代谢产物蓄积，在心肌、骨骼肌和肝脏等器官的细胞内产生毒性作用，进而引起脂肪酸代谢障碍的一系列临床表现。该病的发病率存在明显的地区差异，根据澳大利亚、德国和美国的新生儿筛查数据显示，该病的发病率为 1：250 000，我国尚无此病的发病率报道。

2. LCHADD 的临床表现有哪些？

临床上，LCHADD 根据酶活性损害程度，起病年龄和病情严重程度可分为 3 类：早发严重型、肝型和肌型。

（1）早发严重型：一般生后即可发病，多器官受累，常见临床表现有低酮性低血糖、心肌病、心律失常、肌酸激酶升高、严重宫内心肌病、肝性脑病、急性呼吸窘迫综合征等，病死率高。

（2）肝型：幼儿期或学龄期发病，常见临床表现有低酮性低血糖、脂肪肝、运动耐力差、视网膜色素性沉着等，病情较轻。

（3）肌型：青少年或成年发病，常见临床表现有肌无力或肌痛、反复性横纹肌溶解伴肌酸激酶明显升高，以及不可逆的视网膜病变。

3. LCHADD 的诊断及鉴别诊断如何？

LCHADD 的特征性诊断依据是渐进性发展且不可逆的视网膜病变和外周神经病变，但最终的确诊需要依靠一系列特异性实验室检测来完成。血串联质谱检查可发现长链脂肪酸代谢中间产物，C14-OH、C16-OH、C16：1-OH、C18：OH 和 C18：1-OH 升高，其中 C18-OH、C18：1-OH、C16-OH 及 C16：1-OH 增高是 LCHADD 诊断的重要指标。酶学检查可发现患儿白细胞、成纤维细胞内的 LCHAD 酶活性降低，基因检测可发现 *HADHA* 基因突变。以上项目均可协助确诊本病。

鉴别诊断方面，由于临床表现的多样性，LCHADD 很难与总的 MTP 缺乏症及其他脂肪酸氧化代谢病相区分，需通过串联质谱和基因检测进行鉴别。

五、治疗经过

1. 给予注射用还原型谷胱甘肽（1.2g）、复方甘草酸苷注射液（40mg）保护肝功能、注射用磷酸肌酸钠（1g）营养心肌、碳酸氢钠碱化尿液、果糖双磷酸钠，以及辅酶 Q10、维生素 C 等改善能量代谢，对症支持治疗。

2. 补充中链脂肪酸（中链甘油三酯）、必需脂肪酸（核桃油、亚麻籽油或二十二碳六烯酸），以及肉碱（左卡尼汀）。

3. 嘱患儿避免空腹饥饿及剧烈运动（可在夜间或紧张活动时食用少量生玉米淀粉以加强对空腹的耐受），保持低脂饮食，减少不饱和脂肪酸摄入（推荐每日膳食热量分布：10%~20% 的热量来自蛋白质；45%~65% 来自碳水化合物；35% 来自脂肪，其中 10% 来自天然脂肪，25% 来自中链甘油三酯）。

【治疗提问】

LCHADD 患儿补充中链脂肪酸的作用机制是什么？

中链脂肪酸的代谢不需要依赖 MTP 的催化，可以直接穿过线粒体膜进行脂肪酸 β 氧化生成乙酰辅酶 A 和酮体，为机体供能。

六、随访及预后

入院第 3 日肉眼血尿消失，全身肌痛缓解，1 个月后复查肝功能及各项肌酶均恢复正常。诊断后 1 年，运动后再次出现肌红蛋白尿和肾衰竭，并出现室性心动过速，经检查确诊心肌病，后动态随访并定期监测患儿各脏器功能。患者现年 18 岁，生长及精神、心理发育正常，心功能及视网膜病变维持稳定，其他脏器功能良好。

【预后提问】

LCHADD 患儿的预后如何？

幼年期发病的 LCHADD 患儿如果不能得到及时有效的治疗，病死率很高，尤其是新生儿期的患儿，正因如此，许多国家已将 LCHAD 和 MTP 缺乏症纳入新生儿筛查项目。能安全度过疾病急性发作期，并且接受长期规范治疗及随访的患儿大多可获得正常的生长发育，但约有 50% 的患儿会出现长期并发症，如心肌病、肝病、视网膜病变和多发性神经病变。

（秦 炯 薛玉娟）

推荐阅读文献

[1] DE BIASE I, VIAU K S, LIU A, et al. Diagnosis, treatment, and clinical outcome of patients with mitochondrial trifunctional protein/long-chain 3-hydroxy acyl-CoA dehydrogenase deficiency. JIMD Rep, 2017, 31: 63-71.

[2] RUCKLOVA K, HRUBA E, PAVLIKOVA M, et al. Impact of newborn screening and early dietary management on clinical outcome of patients with long chain 3-hydroxyacyl-CoA dehydrogenase deficiency and medium chain acyl-CoA dehydrogenase deficiency-a retrospective nationwide study. Nutrients, 2021, 13 (9): 2925.

第四十二节 溶酶体酸性脂肪酶缺乏症

> 关键词：Wolman 病；胆固醇酯贮积病；肝脾大；肝功能异常；酶替代治疗

一、病史摘要

病例 1：患儿，女性，生后 16 日，因"呕吐、腹泻、腹胀、体重不增 10 日"，怀疑肠梗阻收入新生儿外科。

患儿为孕 4 产 2，足月顺产，出生体重 3.5kg，出生时未见异常。生后 1 周出现呕吐、腹胀，大便为黄色稀便，体重不增。家族史：同胞哥哥有类似病史，表现为腹胀、呕吐、肠梗阻、肝脾大，生后 2 个月死亡。父母均汉族，非近亲结婚，身体健康。母亲自然流产和人工流产各 1 次。

病例 2：患儿，男性，7 岁 1 月龄，因"肝功能异常 4 年"入院。患儿 3 岁幼儿入园体检时发现转氨酶升高，无其他不适，对症治疗效果不佳，转氨酶仍波动不稳定。为进一步明确病因就诊。无特殊用药史。否认病毒性肝炎接触史。患儿为孕 1 产 1，出生史无特殊，父母非近亲婚配，否认遗传性疾病及肿瘤性疾病家族史。

【病史提问】

对以"反复呕吐、喂养困难和 / 或生长迟滞"为表现的患儿，需考虑什么疾病？

首先应注意排除先天性胃肠道结构异常，如幽门狭窄、先天性巨结肠等。在排除常见先天性结构异常的基础上，症状反复出现者应注意遗传代谢内分泌疾病的可能。异常酶或其辅助因子的缺乏或异常会导致代谢障碍，从而造成特定代谢产物的蓄积或缺乏，患儿常在新生儿期因呕吐和显著脱水导致急性代谢失代偿而就诊。遗传代谢病的临床表现可能涉及几乎所有系统，其中胃肠道表现包括反复发作的呕吐或脱水、喂养困难、生长迟滞、肝大或肝脾大、黄疸等。

二、体格检查

1. **病例 1** 体重 3.1kg，皮肤轻度黄染，皮下脂肪少，心肺查体无异常，腹胀，肝右肋下 4cm，质中，脾左肋下 3cm，质中，肠鸣音存在，四肢活动自如，肌张力正常，神经查体无特殊。

2. **病例 2** 皮肤巩膜无黄染，腹部膨隆，肝右肋下 5cm，质韧，脾左肋下 2cm。余未见明显阳性体征。

【查体提问】

1. **肝和 / 或脾大需考虑哪些遗传代谢病？**

遗传代谢病可见器官巨大症，常见于以下情况：糖原贮积症、溶酶体贮积症、半乳糖血症、过氧化物酶体疾病、酪氨酸血症 I 型、溶酶体酸性脂肪酶缺乏症（lysosomal acid lipase deficiency，LALD）（Wolman 病 / 胆固醇酯贮积病）。其中，肝脾大和孤立性脾大主要见于溶酶体贮积症。

2. **结合患儿的病史及查体，初步考虑什么诊断？**

病例 1：患儿于生后 1 周内起病，以反复呕吐、腹泻、腹胀等胃肠道症状为首发症状，伴肝脾大和生长发育迟缓，需考虑遗传代谢病可能，初步诊断：遗传代谢病，怀疑脂质代谢障碍。

病例 2：患儿学龄前起病，以肝脾大、转氨酶升高为表现，无其他表现，初步诊断：遗传性肝病，怀疑非酒精性脂肪性肝病、脂质代谢障碍。

3. **需要考虑哪些鉴别诊断？主要的鉴别方法？**

溶酶体酸性脂肪酶缺乏症（LALD）应与其他脂质贮积性疾病相鉴别，如尼曼 - 皮克病、戈谢病。主要的鉴别方法如下：

（1）组织病理学检查：尼曼 - 皮克病骨髓涂片可见泡沫细胞，肝穿刺电镜下可找到特征性的尼曼 - 皮克小体。戈谢病骨髓涂片、肝穿刺可找到戈谢细胞。

（2）基因测序可以直接提供分子诊断依据。

（3）酶活性测定：在基因结果的基础上，进行相关酶活性测定，如尼曼 - 皮克病为鞘磷脂酶活性缺陷，戈谢病为 β 葡萄糖苷酶活性缺陷。

三、辅助检查

(一)病例1

1. 血常规、外周血涂片、尿常规未见异常。

2. **大便常规** 脂肪球(+++)。

3. **生化** ALT升高;总胆固醇3.03mmol/L,高密度脂蛋白胆固醇0.45mmol/L,低密度脂蛋白胆固醇1.82mmol/L,甘油三酯1.44mmol/L,载脂蛋白A_1 390mg/L,载脂蛋白B 620mg/L,载脂蛋白E 95mg/L。

4. 血气分析提示代谢性酸中毒。

5. 血浆促肾上腺皮质激素5.79pmol/L,血清皮质醇632nmol/L。

6. 血浆酰基肉碱谱分析、尿有机酸气相色谱-质谱(GC-MS)分析均未见异常。

7. 腹部X线片示肾上腺钙化影及肠功能紊乱。

8. 腹部CT示双侧肾上腺肿大、皮质钙化,肝大,密度普遍减低,提示肝脏脂肪浸润,增强扫描示部分肠管积液增多,肠壁增厚。

9. **病理检查** 组织活检镜下示肝细胞肿大,胞质内含有数量不等、大小不一的脂质空泡,包浆呈泡沫样变,肝窦内见多量吞噬脂质的组织细胞,又称泡沫细胞浸润;淋巴结活检镜下示淋巴结皮质区淋巴滤泡广泛增生,淋巴窦及副皮质区见多量泡沫细胞散在或灶性分布,镜下改变符合先天性脂质代谢性疾病所致的内脏器官黄色瘤性改变。

10. **酶学分析** 术后第2日取外周血进行溶酶体贮积症相关酶学分析,患儿白细胞溶酶体酸性酯酶缺乏,患儿父、母亲白细胞溶酶体酸性酯酶活性分别为80.3mol/(mg·h)和50.9mol/(mg·h)。

11. **基因分析** 患儿第4外显子编码区(溶酶体酸性脂肪酶基因编码区)第106位密码子产生一新的移码突变:c.318insT,p. Phe106fsX4。其父母均为该突变的杂合子。

(二)病例2

1. **血生化** ALT升高(117U/L),AST升高(68U/L)。

2. 各种病原学检查、自身免疫性肝炎抗体、甲胎蛋白、铜蓝蛋白、血氨、血糖等代谢指标均无异常。

3. 超声示肝下界位于右锁骨中线肋缘下5.6cm,实质光点分布尚均匀,肝内未见局限性异常回声。

4. **肝穿刺组织病理学检查** 光镜下见肝细胞明显水肿,小叶内及界板处散在点灶状坏死,汇管区慢性炎性细胞浸润伴纤维化,可见纤维间隔及假小叶形成。电镜下可见胞质内粗面内质网减少,滑面内质网轻度增生扩张,小脂滴明显增多,肝细胞之间及窦周隙(Disse腔)内较多束状胶原纤维沉积。

5. **基因检测** 溶酶体酸性脂肪酶基因(lysosomal acid lipase gene,*LIPA*)编码区存在复合杂合突变:c.860G>A(p. G287E)和c.796G>T(p. G266*),分别来源于父亲和母亲。

6. **酶学分析** 溶酶体酸性脂肪酶(lysosomal acid lipase,LAL)活性检测(外周血)2.2nmol/(mg·h)[参考值35.5~105.0nmol/(mg·h)],提示活性显著降低。

【辅助检查提问】

LALD患儿应进行哪些辅助检查?

对于疑诊LALD的患儿,应完善以下检查:

1. **血生化** 血清转氨酶升高;血脂异常:总胆固醇、甘油三酯、低密度脂蛋白胆固醇、脂蛋白B升高,高密度脂蛋白胆固醇降低。

2. **腹部CT** 双侧肾上腺皮质钙化为LALD特征性表现。

3. **LAL酶活性检测** 外周血白细胞、成纤维细胞中LAL酶活性显著降低有确诊意义。酶活性降低程度与临床表现的严重程度相关。LALD患儿的酶活性丧失或严重下降,而在胆固醇酯贮积病患儿,酶活性水平介于正常和丧失之间。

4. **肝活检** LALD患儿肝脏活检病理改变无特异性,常见大量酯化的胆固醇及甘油三酯在肝、脾、肾上腺积聚,可见脂肪变性,有些合并纤维化。

5. **基因检测** *LIPA*基因检出2个等位基因致病变异有确诊意义。

四、诊断

1. **定性诊断** 遗传代谢性疾病。
2. **代谢诊断** 溶酶体酸性脂肪酶缺乏症(LALD)。
3. **疾病诊断** 病例1:溶酶体酸性脂肪酶缺乏症(LALD)(Wolman病)。

病例2:迟发型胆固醇酯贮积病(*LIPA*基因突变)。

【诊断提问】

1. LALD的定义及病因是什么?有几种分型?流行病学如何?

LALD为常染色体隐性遗传病,是由位于10q23.2~23.3的*LIPA*基因突变致全身组织器官LAL活性低下,导致胆固醇酯和甘油三酯在肝脏、肾上腺皮质、肠道和单核巨噬系统细胞中堆积从而出现相关症状。根据酶活性缺陷程度的差异,LALD有2种临床表型,根据发病年龄和临床表现不同,分为婴儿期起病的Wolman病(Wolman disease,WD)和儿童及成人期起病的胆固醇酯贮积病(cholesterol ester storage disease,CESD)。1956年,Wolman病首次被描述;1963年,CESD首次被报道。目前由于Wolman病的罕见性和对该病的认识不足,Wolman 病的发病率尚不明确,估计发病率 1/300 000~1/40 000。德国人群研究表明,Wolman 病的发病率约为 1/350 000;CESD 的发病率约为 1/50 000,由于 CESD 的临床症状较轻,实际发病率可能高于统计。在美国洛杉矶地区的伊朗裔犹太人中,同种族内 CESD 的发病率高达 1/4 200。

2. LALD 的临床表现是什么?

Wolman 病常于生后 1 周起病,以反复呕吐、腹泻、腹胀等胃肠道症状为首发症状,伴肝脾大和生长发育迟缓、贫血及肾上腺皮质钙化。肾上腺皮质钙化被认为是本病的特征性表现。典型 Wolman 病如未及时行造血干细胞移植,存活期一般不超过 1 年,平均死亡年龄为 3.7 月龄;进行造血干细胞或肝移植后,平均存活期延长至 8.6 月龄。

迟发型 CESD 起病于出生后数年至成年期,由于 LAL 残余部分活性,故其症状不如 Wolman 病严重。多数患儿有肝病表现,转氨酶升高伴或不伴黄疸,肝大伴或不伴脾大。还可以表现有血脂异常、脂肪肝、血管病变(如动脉粥样硬化)、慢性腹泻、腹痛等。肝硬化时可致食管下段胃底静脉曲张和脾功能亢进,增加出血风险且可危及生命等。晚期患儿会出现肝衰竭及继发于肝硬化的肝细胞癌,严重者出现肾上腺增大伴钙化。少见表现为严重高总胆固醇和低密度脂蛋白血症伴肝大,而无其他症状。轻症 CESD 患儿可有正常寿命。

3. LALD 如何诊断?

应根据临床表现、实验室检查综合分析拟诊,LAL 酶活性检测和 *LIPA* 基因检测可以确诊。

婴儿呕吐、腹泻、肝大伴营养不良,如果有肾上腺钙化,高度提示 Wolman 病。其他年龄的高胆固醇血症伴肝脏增大的患儿,尤其影像学检查显示双侧肾上腺增大伴钙化时,鉴别诊断应该包括此病。*LIPA* 基因突变分析或外周血白细胞等溶酶体酸性脂肪酶活性检测有确诊意义。

五、治疗经过

1. 病例 1 入院第 2 日行剖腹探查术,术中发现患儿肝、脾、淋巴结明显肿大,质地硬,表面可见黄色沉积物,肠管充血肿胀、僵硬,腹膜后触及硬性包块。术中取肝、淋巴结组织进行病理活检。

2. 病例 2 以护肝降酶对症支持治疗为主,限于国内药物供应条件,无法给予酶替代治疗。继续临床随访,定期监测肝功能、血脂及肝脏大小、质地等。

【治疗提问】

LALD 的疾病治疗手段有哪些?

LALD 是一种多系统受累的疾病,存在多种代谢

紊乱,需要多学科团队参与治疗。涉及病因治疗和对症治疗。病因治疗包括造血干细胞移植和酶替代治疗。对症支持治疗包括低脂饮食、胃肠外营养、糖皮质激素和盐皮质激素替代等。

1. 低脂饮食及营养支持 血脂异常是 LALD 的突出特点,故推荐低脂饮食;对于 Wolman 病,营养支持尤为重要,应给予低脂配方奶或者补充中链甘油三酯。

2. 降脂药物 他汀类药物通常用于降低高脂血症患儿心血管病风险,对于 LALD 是单药还是联合用药,目前在效果上仍有争议。

3. 酶替代治疗 2015 年 12 月 8 日,美国食品药品监管局(FDA)批准 "sebelipase alfa"(商品名为 "Kanuma")为首个 LALD 酶替代药物。sebelipase alfa 是重组人溶酶体酸性脂肪酶,能够改善血脂异常、肝功能异常,减轻肝脏组织学变化,改善胃肠道症状,改善生长发育,延长生存时间。对于急性 LAL 缺乏的 6 月龄以下婴儿,推荐起始剂量为 1mg/kg,每周 1 次静脉输注,根据临床症状情况,剂量可以增加至 3mg/kg。对 LAL 缺乏的儿童和成人,根据病情和体重推荐剂量(1~3mg/kg),每隔 1 周静脉输注 1 次。Wolman 病患儿平均生存期可提高至 1 年以上,CESD 肝纤维化、心血管事件减少。

4. 造血干细胞移植 异体造血干细胞移植可延长生存期,是一种可选择的治愈方法。但异体造血干细胞移植风险大,Wolman 病异体造血干细胞移植病死率>50%,多数死于治疗相关的并发症。

5. 肝移植 CESD 肝移植有少量报道,多数为儿童患儿,长期随访资料有限,但单纯的肝移植治疗 LALD 并不能组织疾病的进展,且移植相关病死率较高。

六、随访与预后

病例 1:术后仍呕吐、腹胀,肝脾进行性肿大,黄疸消退,术后 10 日患儿父母要求自动出院,放弃治疗,于生后 1 月余死亡。

病例 2:起病 5 年,随访患儿无皮肤巩膜黄染及出血倾向,一般情况良好,体格检查:肝脏右肋下 2.0~2.5cm,质地韧。复查肝功能 ALT 稍升高(63U/L),AST 稍升高(83U/L),总胆固醇正常(4.96mmol/L),甘油三酯正常(1.4mmol/L),高密度脂蛋白降低(0.9mmol/L),低密度脂蛋白升高(3.74mmol/L)。现继续密切随访和监测中。

【预后提问】

LALD 患儿的预后如何?

由于酶缺乏程度不同,LALD 预后差异明显。

Wolman 病预后不良,多于 1 岁内死亡,而迟发型 CESD 预后取决于疾病表现严重程度,轻症患儿可能不影响寿命。造血干细胞移植、酶替代治疗有望改善 LALD 预后。对于迟发型 CESD 患儿,需要密切的临床随访和监测,警惕心血管并发症、门静脉高压性胃肠病及肝细胞癌的风险。

(秦　炯　付　洁)

推荐阅读文献

［1］EZGÜ F. Safety of sebelipase alfa for the treatment of lysosomal acid lipase deficiency. Expert Opin Drug Saf, 2022, 21 (2): 149-155.

［2］WITECK C D R, SCHMITZ A C, DE OLIVEIRA J M D, et al. Lysosomal acid lipase deficiency in pediatric patients: a scoping review. J Pediatr (Rio J), 2022, 98 (1): 4-14.

第二章

免疫系统罕见病

第一节　罕见骨与关节病

SAPHO 综合征

关键词：SAPHO 综合征；无菌性骨炎 / 骨髓炎；掌跖脓疱病；聚合性痤疮；获得性骨肥厚症

一、病史摘要

患者，女性，31 岁，因"前胸壁、腰骶部疼痛 18 个月，皮疹 12 个月"入院。

患者 18 个月前无明显诱因出现前胸壁、腰骶部疼痛，伴左侧锁骨及肩部疼痛，活动受限，无关节红肿，疼痛可自行缓解。12 个月前出现双手脓疱疹、脱屑，伴指 / 趾甲增厚，并逐渐加重。

自患病以来，患者精神、食欲、睡眠尚可，大便及小便正常，体重无明显改变。既往史无特殊。无吸烟、饮酒史，无药物、毒物接触史。父母患高血压，妹妹身体健康，否认遗传病家族史。

【病史提问】

对于临床表现涉及多系统的患者，应该怎样进行临床信息收集？

患者为青年女性，慢性病程，主要症状涉及皮肤和骨骼系统，在进行临床信息收集时需持有整体观，考虑存在多系统受累，关注患者一般非特异性症状及各系统受累证据，区分感染性、肿瘤性及免疫性等

多脏器受累的疾病。关注患者关节痛和皮疹的鉴别诊断。

二、体格检查

1. **一般内科查体**　生命体征平稳，神志清楚，发育正常，浅表淋巴结未扪及肿大，心肺腹查体未见异常。

2. **专科查体**　双手较多脓疱疹、脱屑，伴指 / 趾甲增厚，双足散在脓疱疹伴脱屑。胸骨处压痛阳性。耳壁距 9cm，颈椎旋转左侧 70°、右侧 80°，腰椎活动度 2cm，腰椎侧弯右侧 2cm、左侧 2cm，踝间距 80cm，指地距 30cm。

【查体提问】

1. **结合患者的病史和查体，初步考虑什么诊断？**

本例患者为青年女性，有典型皮疹及指甲改变，骨痛以前胸壁处疼痛为主，伴有腰骶部疼痛和外周肩关节处疼痛，查体示颈椎及腰椎活动受限。初步诊断：滑膜炎、痤疮、脓疱病、骨肥厚和骨髓炎（synovitis，acne，pustulosis，hyperostosis，osteomyelitis，SAPHO）综合征可能性大。

2. **该患者需要考虑哪些鉴别诊断？还需要进行哪些辅助检查明确诊断？**

需要与 SAPHO 相鉴别的疾病，详见表 4-2-1。

因此，还需要完善血常规、尿便常规、肝肾功能、红细胞沉降率、C 反应蛋白、补体、肿瘤标志物、骨代谢指标、自身抗体谱、类风湿因子、抗 CCP 抗体、HLA-B27、免疫球蛋白、全身骨扫描、X 线、CT、MRI 和关节超声检查等，如果怀疑肿瘤性疾病，可行 PET-CT，如果诊断仍有困难，可以考虑骨关节活检。针对皮肤病变可考虑皮肤镜检查及活检。

表 4-2-1　SAPHO 综合征的鉴别诊断谱

SAPHO 的鉴别诊断谱	鉴别依据
类风湿关节炎	表现为对称性小关节侵蚀性关节炎，类风湿因子、抗 CCP 抗体常阳性
银屑病关节炎	表现为银屑病样皮疹、腊肠指等，以远指关节受累多见
强直性脊柱炎	主要表现为炎性腰背痛，多 HLA-B27 阳性，有典型骶髂关节 CT 表现
寻常性银屑病	典型的有鳞屑的红斑或斑块样皮疹，少有关节受累，皮肤活检可鉴别
掌跖脓疱病	主要表现为手掌和 / 或脚底出现无菌性脓疱，可伴不同类型的关节炎或关节痛
连续性肢端皮炎	一种慢性、复发性、无菌性脓疱性皮肤病，病理检查可见特征性的 Kogoj 微脓疡

注：CCP，环瓜氨酸肽；HLA-B27，人类白细胞抗原 B27。

三、辅助检查

1. **炎症指标**　红细胞沉降率 51mm/h、超敏 C 反应蛋白 25.4mg/L（升高）；破骨标志物：β- 环磷酰胺（β-CTX）0.524μg/L（升高）；自身抗体谱、类风湿因子、抗 CCP 抗体、HLA-B27 均阴性。

2. **骨扫描**　可见典型的"牛头征"；全脊柱 CT 平扫发现多处关节骨质增生、硬化；骶髂关节和脊柱 MRI 提示多发性骨髓水肿。

【辅助检查提问】

1. 目前体格检查及辅助检查中，哪些证据提示 SAPHO 综合征？

本例以皮疹和多发骨关节疼痛为主要表现，前胸壁、肩关节及骶髂关节均有受累，皮疹表现为掌跖脓疱病，伴指 / 趾甲改变；化验检查提示炎性指标升高；骨代谢标志物提示破骨细胞活性增强；骨扫描提示典型"牛头征"表现；CT 提示多发的骨质增生、硬化；MRI 提示多发骨髓水肿；以上均提示 SAPHO 综合征。

2. SAPHO 综合征患者影像学检查有哪些表现？

（1）X 线：传统 X 线及 CT 在检查骨肥厚和骨炎上明显优于其他影像学检查。具体表现为骨骼形态不规则、骨皮质增厚、骨髓腔密度增高，伴或不伴病变区域内的低密度骨质破坏区。但是疾病早期病变检出率仅为 13%，可能会延误诊断。

（2）CT：可发现 X 线未能显示的骨关节病变，明确骨质增生和骨化程度及范围，早期显示肋锁韧带附着点处的骨质增生和骨桥形成。全脊柱 CT 三维重建可以很好地显示胸锁关节、脊柱及骶髂关节，发现骨侵蚀和骨硬化。

（3）MRI：在评估早期病变和活动性病变方面更具优势，可用于指导临床治疗和随访。MRI 上的水肿信号提示病变处于活动状态。

（4）骨扫描：典型的"牛头征"对于诊断有很高的特异性，即"胸 - 肋 - 锁"关节及胸骨角区域示踪剂的高摄取。全身骨扫描可以一次性显示多灶性的骨关节损害，发现临床上隐匿的病灶。但无法判断病灶的活动情况，活动性和慢性病灶均表现为示踪剂的高摄取。

（5）PET/CT：可显示骨关节的炎症部位，多用于鉴别肿瘤骨转移。

四、诊断

SAPHO 综合征

【诊断提问】

1. SAPHO 综合征的定义及流行病学如何？发病机制是什么？

SAPHO 是以骨和皮肤受累为特征的一组特殊临床症候群。目前认为 SAPHO 综合征的核心是无菌性骨炎和骨髓炎造成的骨肥厚，伴或不伴皮肤受累，所以慢性复发性多灶性骨髓炎、慢性非细菌性骨髓炎、下颌骨硬化性骨髓炎也属本病范畴。本病临床上属罕见病范畴（ORPHA 编号 793）。目前关于 SAPHO 综合征的流行病学数据有限。该病在全球范围内均有分布，我国流行病学数据尚缺乏，高加索人群中年患病率低于 0.01%，日本的年患病率为 0.001 44/100 000。

SAPHO 综合征的发病机制尚不清楚，目前主要认为是一种自身炎症性疾病。病因及发病相关因素包括遗传、环境（如感染）和免疫失调等。

（1）遗传：有研究称 SAPHO 综合征与人类白细胞抗原的 HLA-A26、HLA-B27、HLA-B39 和 HLA-B61 之间存在联系。1 号与 18 号染色体上的 *LPIN2*、*PSTPIP2* 和 *NOD2* 基因也被发现与类似 SAPHO 综合征的症状有关，但未发现直接的致病关系。

（2）感染：部分患者病变的骨样本中可分离出细菌病原体，包括痤疮丙酸杆菌、金黄色葡萄球菌、副流感嗜血杆菌、放线菌属等。

（3）免疫失调：SAPHO 综合征具有自身炎症性疾病的特点，表现为多种促炎细胞因子的升高，包括肿

瘤坏死因子 α（TNF-α）、白细胞介素 -1（IL-1）、IL-8、IL-18、IL17 及 IL-23 等。也有研究认为辅助性 T 细胞 17（Th17）可能参与了发病。

2. SAPHO 综合征的临床特点有哪些？

SAPHO 综合征临床特征主要包括皮肤损害和骨关节损害两部分。

（1）皮肤表现：皮肤表现可出现在病程的任何阶段，甚至可以缺失，常见类型为掌跖脓疱病和重度痤疮。多数文献认为 2 年内出现皮肤和骨关节受累的比例可达到 70%。

（2）骨关节受累：以前胸壁最常见，其次为中轴骨（包括骶髂关节和脊柱）、四肢长骨、扁骨（下颌骨等）和外周关节等。65%~90% 的患者有前胸壁受累，是 SAPHO 综合征的典型特征。前胸壁常见受累部位包括胸肋和胸锁关节以及肋锁骨韧带，这些区域周围的软组织也可出现红肿疼痛。32%~52% 的患者可出现中轴骨受累，表现为脊柱或臀区疼痛，这部分患者临床表现通常较重，需要更积极的治疗。四肢骨和扁骨受累常见于儿童，以慢性非细菌性骨髓炎和下颌骨硬化性骨髓炎多见。少数患者可出现周围关节受累。

（3）其他：合并炎症性肠病、肺部受累、静脉血栓（最常累及锁骨下静脉）、肥厚性硬脑膜炎、葡萄膜炎等少见。

3. SAPHO 综合征的诊断标准是什么？

（1）1988 年由 Benhamou 等提出，满足以下 4 个条件之一即可确诊 SAPHO 综合征。

1）骨关节表现 + 聚合性痤疮和暴发性痤疮或化脓性汗腺炎。

2）骨关节表现 + 掌跖脓疱病。

3）骨肥厚（上胸壁、肢端骨、脊柱）伴或不伴皮肤损害。

4）慢性多灶性复发性骨髓炎，累及中轴或外周骨，伴或不伴皮肤损害。

（2）1994 年 Kahn 和 Khan 提出了基于病理的 SAPHO 综合征诊断标准，包括骨、关节或皮肤表现，其中 3 条标准满足 1 条即可诊断。

1）多灶性骨髓炎，伴或不伴有皮肤表现。

2）急、慢性无菌性关节炎，伴有脓疱性银屑病、掌跖脓疱病或痤疮。

3）无菌性骨炎伴有一种特征性的皮肤损害。

（3）2003 年，Kahn 对 1994 年的标准进行了修订，提出了 4 条诊断标准，符合其中任意 1 条即可诊断。这一诊断标准再次强调临床表现，避免了不必要的有创检查，也是目前应用最广泛的诊断标准。

1）骨和 / 或关节病伴有掌跖脓疱病。

2）骨和 / 或关节病伴有严重型痤疮。

3）成人孤立的无菌性骨肥厚或骨炎（痤疮丙酸杆菌除外）。

4）儿童慢性复发性多灶性骨髓炎。

五、治疗经过

1. 初始给予泼尼松，20mg/ 次，每日 1 次；沙利度胺，75mg/ 次，每晚 1 次；洛索洛芬钠，60mg/ 次，每 12 小时 1 次。关节痛较前减轻，皮疹无改善。

2. 治疗 1 个月后，停用激素、沙利度胺。予重组人 II 型肿瘤坏死因子受体 - 抗体融合蛋白（强克），25mg/ 次，每周 2 次，皮下注射；甲氨蝶呤，15mg/ 次，每周 1 次；柳氮黄吡啶，0.75g/ 次，每日 3 次。1 个月后疼痛缓解。

【治疗提问】

SAPHO 综合征的治疗手段主要有哪些？

目前对 SAPHO 综合征主要为经验性治疗，多数研究者认为治疗上可以参照血清阴性脊柱关节病的治疗方案。治疗原则包括：改善临床症状，如骨关节疼痛和皮疹；防止活动功能的下降，避免残疾。

1. 非甾体抗炎药　作为 SAPHO 综合征的一线治疗选择，主要用于缓解疼痛，但对于一些病例无效。

2. 改善病情抗风湿药　通常作为二线治疗。甲氨蝶呤适合治疗外周关节炎和无中轴脊柱关节受累的患者，对于骨炎、骨髓炎和附着点炎的疗效尚不确定。成人常用剂量是 10~25mg/ 周。柳氮磺吡啶、来氟米特、沙利度胺、秋水仙碱等药物多为个例报道，疗效不一。

3. 糖皮质激素　肌内注射或口服糖皮质激素对于大多数患者有效，但长期应用会引起潜在的并发症，减量或停药后易复发。

4. 雷公藤　可以改善骨骼疼痛和皮疹，推荐用量为 1.0~1.5mg/（kg·d），主要副作用包括肝功能异常、性腺抑制、血液系统改变、色素沉着。

5. 抗生素　如米诺环素，用于伴有中度至重度痤疮的患者。

6. 双膦酸盐类药物　目前多主张静脉给药，可以快速缓解疼痛症状，抑制炎症和改善骨髓水肿。

7. 生物制剂及小分子靶向药物　TNF-α 抑制剂可显著改善骨关节症状，但少数患者可能出现反常性皮疹。有研究表明，IL-1、IL-17、IL-23 单抗对患者骨关节和皮肤的病变亦有不同程度的疗效。目前亦有 JAK 激酶（Janus kinase，JAK）抑制剂和磷酸二酯酶 4 型（PDE-4）抑制剂改善 SAPHO 综合征病例报道。

六、随访及预后

治疗 6 个月后患者因劳累复发,予托法替布治疗 3 年,症状逐渐改善。随访 4 年间,骨髓水肿逐渐改善,但腰椎骨桥形成,腰椎活动轻度受限。

【预后提问】

SAPHO 综合征患者的预后如何?

通常认为本病预后相对良好、进展缓慢,大多数患者表现为复发 - 缓解交替的慢性病程,但也有致残性及严重的并发症的病例报道。

(李 忱)

推荐阅读文献

[1] LI C, ZUO Y, WU N, et al. Synovitis, acne, pustulosis, hyperostosis and osteitis syndrome: a single centre study of a cohort of164 patients. Rheumatology (Oxford), 2016, 55 (6): 1023-1030.

[2] LIU S, TANG M, LI C. Synovitis, acne, pustulosis, hyperostosis and osteitis syndrome: review and update. Ther Adv Musculoskelet Dis, 2020, 12: 1759720X20912865.

大骨节病

关键词:大骨节病;关节痛;关节畸形

一、病史摘要

患者,男,24 岁,藏族农民,因"多关节疼痛、畸形 10 年"入院。

患者 10 年前无明显诱因出现双踝关节的疼痛,无关节肿胀,后逐渐出现双手小关节、双膝、双肘、双腕的疼痛,8 年前逐渐出现上述关节畸形、伸曲受限,并伴有四肢肌肉萎缩。起病以来,身高发育迟缓,精神、食欲、睡眠尚可,大小便正常。既往史无特殊。无吸烟、饮酒史,无药物、毒物接触史。家族史:父亲(48 岁)身高 150cm,有类似病史 30 年;母亲(45 岁)身高 160cm,长期生活在四川甘孜藏族自治州壤塘,以青稞、玉米为主食,所在村村民身材矮小及关节变形多见。

【病史提问】

对以关节痛起病的患者,诊断应如何考虑?

对以关节痛起病的患者,需要从发病年龄、诱因、起病方式、累及部位、伴随症状、流行病学等方面进行初步评估。该患者为青年男性,病程长,缓慢起病逐渐累及四肢多关节,父有相似病史,居住处有类似患者聚集趋势,初步从遗传病、地方病方面进行考虑。

二、体格检查

1. **一般内科查体** 患者生命体征平稳,浅表淋巴结未扪及肿大,心肺腹及神经系统未见异常。

2. **专科查体** 身高 140cm,双手、双肘、双膝、双踝关节对称性粗大,屈曲及伸直均不到位,关节无明显肿胀压痛及皮温升高,双膝关节膝内翻,被动屈伸运动可扪及骨擦感。四肢肌肉轻度萎缩,肌力正常,无肌肉压痛。

【查体提问】

1. 结合患者的病史和查体,初步诊断考虑什么?

该患者来自藏区,以青稞面、玉米为主食,幼年发病,身材矮小,其父亲有类似表现,居住地有聚集发病趋向,主要累及四肢大关节,初步考虑大骨节病(Kashin-Beck disease,KBD)可能。

2. 该患者需要考虑哪些鉴别诊断? 还需要进行哪些辅助检查明确诊断?

患者关节受累首先需鉴别关节痛和关节炎,病史缺乏关节红、肿、热等典型炎症表现,需进一步进行 C 反应蛋白、红细胞沉降率、关节彩超、X 线片或 MRI 进一步明确关节损伤性质。

(1)关节炎伴畸形需鉴别疾病

1)全身性疾病关节炎表现:自身炎性关节炎,如幼年特发性关节炎、类风湿关节炎、骨关节炎、脊柱关节病等,这类疾病往往自身炎症症状突出,常伴有自身抗体产生;系统性疾病关节炎表现,如系统性红斑狼疮、干燥综合征、混合型结缔组织病、感染性心内膜炎等,常在关节炎表现外还存在多器官、多系统损伤证据。

2)局部关节炎:直接感染致关节炎、感染后反应性关节炎、创伤性关节炎、痛风性关节炎、脊柱关节病外周型等;病史往往可以协助有效鉴别。

(2)不含关节炎的关节痛伴畸形常常需要的鉴别

1)代谢性关节病:如低磷骨软化、佝偻病、肢端肥大症、佩吉特病(Paget disease)、克汀病等,通过激素水平、骨代谢指标、微量元素检测、骨扫描及骨活检等检查可明确诊断。

2)遗传性疾病:如软骨营养不良、软骨发育不全、黏多糖贮积症、骨发育不良、先天性成骨不全等,通过家族史收集及基因检测可明确诊断。因此,患者还需完善自身抗体、微量元素、基因筛查检查。

三、辅助检查

1. 血常规、肝肾功能、肌酶、甲状腺功能、类风湿因子、抗 CCP 抗体、ENA 抗体谱、肿瘤标志物、胸部 CT、腹部彩超均未见异常。

2. 血清硒 15μg/L（参考值 60~200μg/L）。

3. **双手 X 线**　关节间隙狭窄，关节面毛糙不整，指骨干骺端膨大，凹陷缺损，部分骨端破坏，软骨下骨硬化、骨赘形成，伴有囊样变或钙化灶；关节彩超未见滑膜炎改变。

4. 基因筛查未见异常。

【辅助检查提问】

1. X 线检查对 KBD 诊断的意义有哪些？

X 线检查对于 KBD 诊断具有重要意义。KBD 的 X 线诊断，首先选择手部 X 线片，必要时拍踝关节侧位及足正位片。X 线片检查出手指、腕关节骨关节面、干骺端临时钙化带和骺核的多发对称性凹陷、硬化及变形具有诊断价值，特别是指骨远端多发对称改变为本病特征性改变，同时 X 线片也能对 KBD 进行分型。

（1）干骺型：以干骺端改变为主，常见临时钙化带变薄、模糊、中断、消失，干骺端出现凹陷、硬化等；常见于学龄前及学龄儿童，代表 KBD 早期的损害。

（2）干骺骨骺型：除干骺端变化外，骨骺常呈锥状或其他变形，嵌入凹陷的干骺端等；多发生于学龄及青春期。

（3）骨端型：以骨端改变为主，包括骨性关节面模糊不整、变薄、中断、凹陷变形、硬化，甚至碎裂等改变。多发生于学龄儿童至青春期以后年龄段。

（4）骨关节型：见于骺线闭合、骺板软骨消失之后，包括骨关节面的严重破坏、凹凸不平、增生硬化、骨刺形成、骨质碎裂、囊性变、骨端粗大畸形等改变。常累及多关节，X 线所见类似退行性（增生性）关节病，是本病的晚期表现。

2. KBD 患者的血清硒检测意义是什么？

中国 KBD 分布与低硒土壤地带大体上一致，大部分病区土壤硒总量在 0.15mg/kg 以下，粮食硒含量多低于 0.020mg/kg，患者血硒显著低于非病区，对该病诊断有重要提示意义。

四、诊断

大骨节病（KBD）Ⅲ度

【诊断提问】

1. KBD 的定义及流行病学如何？发病机制是什么？

KBD 为儿童和少年发生的地方性、变形性骨关节病。其原发病变主要是骨发育期中髓软骨、骺板软骨和关节软骨的多发对称性变性、坏死，以及继发性退行性骨关节病。该病在国外主要分布于西伯利亚地区东部和朝鲜北部地区，在我国分布于由东北斜向西南的宽带状地域，包括黑龙江、吉林、辽宁、内蒙古、山西、河北、北京、河南、山东、陕西、甘肃、青海、四川、西藏自治区共 14 个省市。

发病机制假说包括生物地球化学说、饮水中有机物中毒学说、粮食真菌毒素中毒说，以及低硒条件下病毒感染学说。

2. KBD 的临床特点有哪些？

KBD 起病隐匿，起病初可有乏力、四肢酸痛、麻木感等表现。根据发病年龄不同，临床表现不同。

（1）儿童期发病：由于骨骺板提前骨化，使发育出现障碍，表现为侏儒型。患者体型矮小，关节粗大，伴有疼痛与活动受限，以踝关节发病最早，依次为双手、膝、肘、腕、跖趾关节和髋关节。因骺板融合速度不一致，下肢常出现膝内翻，膝外翻或髋内翻畸形。发病年龄越轻，畸形越重。

（2）青春后期发病：主要表现为骨关节炎症状，关节肿胀、积液，活动时有摩擦感，下肢发病多见。该类患者畸形不明显。

3. KBD 的诊断标准是什么？

目前我国使用的是《大骨节病诊断》（WS/T 207—2010）。诊断根据 6 个月以上病区接触史，有多发性、对称性手指关节增粗或短指 / 趾畸形等体征并排除其他相关疾病诊断为 KBD 病的临床病例；结合典型的 X 线检查结果即可确诊，并按照症状轻重进行分度。

（1）Ⅰ度：出现多发性、对称性手指关节增粗，有其他四肢关节增粗、屈伸活动受限、疼痛、肌肉轻度萎缩。

（2）Ⅱ度：在Ⅰ度基础上，症状、体征加重，出现短指 / 趾畸形。

（3）Ⅲ度：在Ⅱ度基础上，症状、体征加重，出现短肢和矮小畸形。

五、治疗经过

1. 外购非流行病区米面食用。给予亚硒酸钠，2mg/ 次，每周 1 次；维生素 E，10mg/ 次，每日 1 次。

2. 加用非甾体抗炎药及改善软骨分泌药物对症治疗。

3. 由于膝关节间隙狭窄明显，行双膝关节置换术。

【治疗提问】

KBD 的治疗措施主要有哪些？

1. **生活措施改变**　注意饮食卫生，不吃发霉食物,主食多样化,补硒或吃富含硒的食物,与非流行病学区交换粮食,调整农作物种植结构、移民搬迁或易地育人等。同时广泛开展KBD防治知识宣传,全民动员起来,改革不适宜、不卫生的生产生活习惯。

2. 药物治疗

(1)缓解疼痛:阿司匹林、对乙酰氨基酚等消炎镇痛药物;严禁使用激素类药物。

(2)改善病情药物:包括氨基葡萄糖和硫酸软骨素。

(3)改善缺硒:亚硒酸钠和维生素E,注意补硒前先测定患者体内硒含量,防止出现硒中毒。

(4)局部治疗:可对膝关节腔行玻璃酸钠注射以缓解临床症状;还可采用针灸、理疗等可对症缓解症状。

3. 手术治疗 对严重关节畸形、关节挛缩或有

关节交锁的Ⅱ、Ⅲ度患者可给予外科干预,改善关节功能。

六、随访及预后

出院后半年,患者疼痛改善。手部X线检查提示干骺端凹陷变浅,硬化增宽变窄,密度减低。血清硒102μg/L(正常)。

出院后5年,患者无明显疼痛,活动改善,手部X线提示干骺端原凹陷、硬化增宽的征象消失,仅留有部分生长障碍线,且有新的平整的先期钙化带出现。血清硒115μg/L(正常)。

【预后提问】

1. 如何判定KBD的治疗效果?

《大骨节病治疗效果判定》(WS/T 79—2011)规定了KBD临床治疗效果的判定标准,详见表4-2-2。

表4-2-2 影像学判断大骨节病(KBD)治疗效果标准

影像学评估	治疗效果判定
骨骺与干骺闭合前患者根据治疗前后掌指骨X线征象的变化判定治疗效果	治愈:具备下列①和②项者,判定为治愈 ①干骺端原凹陷、硬化增宽的征象消失,仅留有部分生长障碍线,且有新的平整的先期钙化带出现;②骨端原病变X线征象消失,骨性关节面变为光滑平整
	有效:具备下列①或②项者,判定为有效 ①干骺端凹陷变浅,或硬化增宽变窄,密度减低。②骨端原模糊不整处出现硬化;或骨端原凹陷变小、变浅、密度减低;或骨端原缺损处出现致密阴影;或骨端原囊样变缩小或囊的大小不变而周围明显硬化,囊中出现致密影
	无效:具备下列①、②和③项之一者,可判定为无效 ①干骺端原凹陷加深加宽,或原硬化增宽,密度增高;治疗1年后持续存在。②原正常骨端在治疗2年后出现凹陷、硬化不整,或骨端原凹陷、硬化不整在治疗2年后继续加深加宽。③干骺端改变治疗1年后和/或骨端改变治疗2年后仍无变化
骨骺与干骺闭合后临床Ⅰ度及以上患者使用关节功能障碍指数评分判定	显效:关节功能障碍指数综合评分改善率[①②]≥70%
	有效:关节功能障碍指数综合评分改善率[①②]>30%且<70%
	无效:关节功能障碍指数综合评分改善率[①②]≤30%

注:①关节功能障碍指数综合评分之和计算方法(可根据下列公式计算关节功能障碍指数综合评分之和):关节功能障碍指数综合评分之和 = 关节休息痛得分 + 关节运动痛得分 + 晨僵得分 + 大步行距离得分 + 下肢活动能力得分。

②改善率计算应于治疗前、后分别对患者进行关节功能障碍指数综合评分(按照下列公式计算改善率):改善率 =(治疗前关节功能障碍指数综合评分之和 – 治疗后关节功能障碍指数综合评分之和)/ 治疗前关节功能障碍指数综合评分之和 ×100%。

2. 本病预后如何?

只要脱离可能的致病因素就有可能完全恢复正常,但如果出现骨骺、指骨骨端、腕骨病变者,容易致残,预后不佳。

(刘 毅 李思吟)

推荐阅读文献

[1]丁冉,郭万首.大骨节病发病机制的研究进展.医学综述,2010,16(6):901-903.

[2]孙殿军,刘运起.大骨节病X线诊断学.北京:人民卫生出版社,2017.

[3] 张旭丰, 刘运起, 于钧. 我国大骨节病防控历程与经验总结. 中华地方病学杂志, 2019, 38 (8): 603-606.

肥大性骨关节病

> **关键词：肥大性骨关节病；杵状指；关节炎；骨膜增生**

一、病史摘要

患者，男，20 岁，因"双膝关节肿痛 2 年，肢端膨大 6 个月"入院。

2 年前无明显诱因出现双膝关节肿胀，疼痛，伴蹲起困难及活动受限，无晨僵，无晨轻暮重现象；逐渐出现双膝关节肿，活动时疼痛，面部皮肤粗糙，面颊部及额头痤疮，鼻唇沟加深，手足皮肤变厚、多汗；6 个月前出现四肢末端无痛性粗大。自患病以来，精神、食欲正常，睡眠稍差，大便及小便正常。既往有胃溃疡病史。无吸烟、饮酒史，无药物、毒物接触史。父母体健，否认遗传病家族史。

【病史提问】

以对称性膝关节肿痛为主要临床表现的患者，应首先考虑哪些诊断？

常见的对称性膝关节受累的疾病，需考虑骨关节炎、类风湿关节炎、痛风、肿瘤、感染性疾病、代谢性骨病、药物诱发骨膜炎等情况；本例患者合并头面部及肢端病变，需进一步排查肢端肥大症、甲状腺性肢端肥厚、骨内膜性骨肥厚症、心肺疾病、维生素 A 过多症、进行性干骺端发育不良等。

二、体格检查

1. **一般内科查体** 生命体征平稳，神志清楚，慢性病容，自主体位，步态正常。面部皮肤粗糙，额纹深，面颊部及额头散在痤疮。全身浅表淋巴结未扪及肿大。

2. **专科查体** 手足皮肤变厚，四肢末端粗大，杵状指样改变，指甲触诊"摆动感"。肌力正常，无肌肉压痛。双膝关节肿胀、压痛，伸直及屈曲活动受限。阴毛女性样分布，双下肢无水肿。

【查体提问】

1. 结合患者的病史和查体，初步考虑什么诊断？

本例患者男性，青春期起病，以双膝关节受累、杵状指、皮肤增厚及皮肤腺体功能障碍为主要临床

症状，初步诊断考虑肥大性骨关节病（hypertrophic osteoarthropathy，HOA）可能性大。

2. 该患者需要考虑哪些鉴别诊断？还需要进行哪些辅助检查明确诊断？

需要与 HOA 相鉴别的疾病详见表 4-2-3。

表 4-2-3 肥大性骨关节病（HOA）的鉴别诊断谱

HOA 的鉴别诊断谱	鉴别依据
继发性肥大性骨关节病	又称肥大性肺性骨关节病，多继发于肺或胸膜疾病及心血管疾病
肢端肥大症	多为垂体生长激素腺瘤导致生长激素过度分泌引起
甲状腺性肢端肥厚	一种罕见的甲状腺功能亢进并发症，通常伴有甲状腺功能紊乱
骨内膜性骨肥厚症	主要表现为骨内膜增生，骨皮质增厚和髓腔狭窄，无杵状指和皮肤变化
类风湿关节炎	以对称性、侵蚀性关节炎为主要特征，主要受累关节为腕关节、掌指关节、近端指间关节，表现为晨僵、肿胀、压痛，可致关节畸形
强直性脊柱炎	起病缓慢且隐匿，早期表现为炎性腰背痛，影像学表现为骶髂关节炎
痛风	高尿酸血症导致尿酸盐结晶在关节沉积，从而引发关节肿痛
骨关节炎	好发于中老年人，表现为关节疼痛、僵硬及活动受限，好发于膝、髋等负重关节

因此，还需要完善血常规、肝肾功能、血尿酸、生长激素（GH）、IGF-1、甲状腺功能及抗体、肿瘤标志物、C 反应蛋白、类风湿因子、HLA-B27、双手正位 X 线、双膝 X 线、双膝关节彩超、骨扫描、胸部 CT、心脏彩超检查等辅助检查。

三、辅助检查

1. 血常规、肝肾功能、GH、IGF-1、甲状腺功能及抗体、肿瘤标志物、C 反应蛋白、类风湿因子、HLA-B27、胸部 CT、心脏彩色超声检查均未见明显异常。

2. 红细胞沉降率 36mm/h。

3. **影像学检查** 双膝 X 线片提示：双侧胫骨中部皮质增厚；双膝关节彩超提示：关节腔积液；^{99m}Tc-MDP 骨扫描提示：四肢远端骨骼对称性骨盐代谢增强。

【辅助检查提问】

HOA 患者具有哪些影像学表现？

由于缺乏可靠的血清学监测指标,影像学评估在 HOA 的诊断中起核心作用。骨膜增生是 HOA 的主要影像学标志。HOA 的骨膜增生影像学表现分为三个阶段,取决于受影响骨骼的数量、骨骼内的受累部位以及簇状过度生长的骨膜反应形状(表 4-2-4)。

表 4-2-4　肥大性骨关节病(HOA)骨膜增生分级

分级依据	轻度	中度	晚期
受累骨骼数量	很少(常为胫骨和腓骨)	多个骨骼受累	累及所有管状骨
骨骼内受累部位	局限于骨干	延伸至干骺端	累及干骺端和骨骺
增生的骨膜形状	呈线性单层结构不改变骨形状	层状或多层的	形态不规则

1. **四肢 X 线片**　评估 HOA 骨骼改变的首选成像方式,即使对无症状患者也可能发现异常。主要表现为软组织缺损,包括远端手指的球状畸形、指甲弯曲异常和软组织肿胀,还可表现为肢端骨质溶解、韧带和骨间膜钙化等。

2. **关节彩超**　可见关节腔积液和软骨回声增强。

3. **关节 MRI**　骨膜增生通常在 T_1 加权像上呈现出低到中等的信号强度,在 T_2 加权像上表现出低信号强度,表现为简单的骨膜抬高、层压或洋葱皮样骨膜反应。疾病后期可出现韧带或肌腱附着点处的骨赘增生和骨间膜磨损。关节周围肿胀的患者骨旁软组织内 T_2 加权像上呈现高信号。此外,MRI 也有助于排除潜在的原发性骨感染或恶性肿瘤。

4. **骨扫描**　较 X 线更敏感地评估 HOA 的疾病程度。典型表现为沿着长管状骨的骨干和干骺端的皮质边缘,以线性方式在骨膜处对称性示踪剂摄取增加,被称为"电车线"或"双轨征"。

5. **计算机正电子发射断层扫描(PET-CT)**　^{18}F-FDG PET-CT 可显示沿着长管状骨皮质的对称性高代谢活动,尤其是下肢。

四、诊断

原发性肥大性骨关节病

【诊断提问】

1. HOA 的定义及流行病学如何？发病机制是什么？

1868 年 Friedrich 首次报道了一种"全身骨骼骨肥厚"的疾病,1935 年 Touraine 等将其归类为无明确病因的肥大性骨关节病。1991 年 Matucci-Cerinic 等人提出了杵状指、骨膜增生和皮肤肥厚可作为 HOA 的三条主要诊断标准。

原发性肥厚性骨关节病(primary hypertrophic osteoarthropathy,PHO)是一种罕见的遗传性疾病,遗传方式通常为常染色体隐性遗传,部分为不显性的常染色体显性遗传,尤其是与 *HPGD* 基因和 *SLCO2A1* 基因突变有关。常在儿童期或青春期早发,发病高峰年龄为初生和 15 岁左右,确切的患病率目前尚不清楚,男女比例为 7∶1,男性症状较严重。继发性 HOA 比 PHO 更常见,占所有病例的 95%~97%,并且与广谱的骨外疾病相关。

2. HOA 的核心临床特点有哪些？

HOA 是一种以四肢远端皮肤异常增长和长骨骨膜增生为特征的综合征,典型临床表现为杵状指/趾、骨膜骨赘形成和面部皮肤增厚。以骨周围软组织增厚,广泛性骨膜新骨形成为主要病理表现。

3. HOA 的诊断标准是什么？

目前尚无统一的诊断标准,HOA 的诊断主要根据临床症状及 X 线表现进行诊断。Matucci-Cerinic 提出下述诊断标准,并将 HOA 分为完全型、不完全型和轻型(表 4-2-5)。

表 4-2-5　肥大性骨关节病(HOA)的诊断标准

主要标准	次要标准
①杵状指/趾	①皮脂溢出
②皮肤增厚	②毛囊炎
③骨膜增生	③多汗
	④关节炎/关节痛
	⑤指/趾端骨质溶解
	⑥胃溃疡和/或胃炎
	自主神经综合征
	肥厚性胃病
	头皮回状改变

(1)完全型:3 条主要标准 + 数条次要标准。

(2)不完全型:2 条主要标准 + 数条次要标准。

(3)轻型:1 条主要标准 + 数条次要标准。

五、治疗经过

给予塞来昔布胶囊,200mg/次,每日 2 次,口服,膝关节疼痛及多汗改善。

【治疗提问】

HOA 的治疗手段主要有哪些？

本病目前尚无标准治疗方案，主要采取对症治疗。非甾体抗炎药可以改善皮肤增厚、关节肿痛、掌跖多汗。多汗者可使用 β 受体阻滞剂或交感神经切除术治疗。异维 A 酸可改善痤疮。若面部皮肤增生影响了容貌或功能，可采取局部注射肉毒毒素或进行整形手术治疗。有病例报道使用帕米膦酸钠或唑来膦酸等双膦酸盐可治疗增生性骨关节病症状。

【预后提问】

HOA 的预后如何？

HOA 属于自限性疾病，少年和青春期病情活跃，成年后进入稳定期，症状通常在起病 30~40 年后稳定甚至消退；如患者是继发性 HOA 或出现明显的合并症，由原发疾病和合并症决定预后。

（赵　毅　程瑞娟）

推荐阅读文献

［1］GHOSN S, UTHMAN I, DAHDAH M, et al. Treatment of pachydermoperiostosis pachydermia with botulinum toxin type A. J Am Acad Dermatol, 2010, 63 (6): 1036-1041.

［2］MATUCCI-CERINIC M, LOTTI T, JAJIC I, et al. The clinical spectrum of pachydermoperiostosis (primary hypertrophic osteoarthropathy). Medicine (Baltimore), 1991, 70 (3): 208-214.

［3］YAP F Y, SKALSKI M R, PATEL D B, et al. Hypertrophic osteoarthropathy: Clinical and imaging features. Radiographics, 2017, 37 (1), 157-195.

第二节　罕见结缔组织病

复发性多软骨炎

关键词：复发性多软骨炎；结缔组织病；软骨炎

一、病史摘要

患者，女性，46 岁，因"反复咳嗽咳痰 7 个月，声嘶伴耳肿 4 个月，发热 2 个月"入院。

患者 7 个月前无明显诱因出现咳嗽、咳白色泡沫痰，伴咽痛、胸闷、胸痛、呼吸困难。4 个月前出现声嘶，平卧时气喘加重，说话困难；伴双侧耳部红肿伴触痛，耳鼻喉镜检查提示慢性咽喉炎，CT 提示气管下段及支气管管壁弥散性增厚。2 个月前受凉后出现发热，最高 39℃，伴耳部红肿伴咳嗽加重，伴双眼红。自患病以来，患者精神、饮食正常，睡眠差，二便正常，体重未见明显变化。既往史、家族史无特殊，否认肝炎、结核或其他传染病史。

【病史提问】

对以咳嗽、咳痰、声嘶、耳部肿痛、眼炎为主要临床表现的患者，临床诊断应如何考虑？

咳嗽、咳痰，声嘶合并耳部肿痛、眼炎，需考虑为多系统炎症性病变，需排查呼吸道疾病、感染、自身免疫病、肿瘤等系统性疾病；若伴有眼耳病变，还需进一步排查血管炎、致死性中线肉芽肿、淋巴瘤、梅毒、结核、耳郭囊性骨软化等易累及眼耳的系统性疾病。

二、体格检查

1. **一般内科检查**　生命体征平稳，神志清楚，急性热病容，双眼巩膜充血，双侧腹股沟可触及黄豆大小淋巴结数个，质地韧，界清，活动度可，触痛不明显。双中上肺呼吸音稍增粗，无明显干湿啰音，心腹查体未见异常。

2. **专科查体**　双侧鼻翼压痛，双耳郭红、明显增厚伴皮温升高，触痛明显；双足及双手的近、远端指间关节可见色素沉着，四肢关节未见肿胀、压痛。

【查体提问】

1. **结合患者的病史和查体，初步考虑什么诊断？**

患者为中年女性，主要表现为呼吸道受累、耳郭炎症、眼炎及发热。查体提示鼻翼压痛，检查提示气管下段及支气管管壁弥散性增厚。主要累及的是软骨组织，初步诊断复发性多软骨炎（relapsing polychondritis，RP）可能性大。

2. **该患者需要考虑哪些鉴别诊断？还需要进行哪些辅助检查明确诊断？**

需要与 RP 相鉴别的疾病详见表 4-2-6。

因此，还需要完善血常规、尿常规、生化、ANA、ENA、抗 CCP 抗体、ANCA、补体、肿瘤标志物、痰涂片培养、肺功能、胸部 CT、颈部 CT、淋巴结彩超、纤维支气管镜等辅助检查。必要时进行受累部位活组织检查，从而进一步明确诊断。

表 4-2-6　复发性多软骨炎（RP）的鉴别诊断谱

RP 的鉴别诊断谱	鉴别依据
支气管哮喘	发作时双肺可闻及哮鸣音，呼气相延长。还可通过肺功能、支气管激发试验、支气管舒张试验进行鉴别
会厌炎	起病急，表现为剧烈咽喉痛、吞咽和呼吸困难，属于急性炎症性病变，完善喉镜检查可鉴别
慢性咽喉炎	患者既往耳鼻喉镜提示此诊断，但少以引起高烧、四肢肿胀等，继续完善相关检查，予以鉴别
肉芽肿性多血管炎	属于系统性血管炎中的小血管炎，细胞质抗中性粒细胞胞质抗体（C-ANCA）/ 蛋白酶 3（PR3）阳性，典型的三联征为上呼吸道、肺和肾脏病变
卡斯尔曼病（Castleman disease）	原因不明的反应性淋巴结病，病理特征为淋巴滤泡、血管及浆细胞显著增生，临床表现为深部或浅表淋巴结明显肿大

三、辅助检查

1. **血常规**　血红蛋白 103g/L，血小板计数 456×10^9/L；C 反应蛋白 77.90mg/L，红细胞沉降率 >120.0mm/h。

2. **彩超**　部分掌指关节、指间关节及跖趾关节滑膜炎。

3. **颈部及胸部 CT 检查**　甲状软骨、环状软骨及双侧杓状软骨形态失常，明显肥大并多发钙化；气管壁均匀增厚强化致管腔狭窄（图 4-2-1）。双肺散在少量炎症。

4. **肺功能**　患者存在重度混合性通气功能障碍，中度肺气肿，通气储备功能中度下降，肺功能重度受损。

5. **骨扫描**　全身多处肋 - 肋软骨交界区、全身多关节骨代谢增高灶，倾向良性改变。

6. 因患者气管狭窄，未完成纤维支气管镜和活组织检查。

【辅助检查提问】

RP 具有哪些支气管镜表现？

支气管镜检查可直接观察受累的气道，可发现气管、支气管普遍或局灶性狭窄，黏膜改变，有助于进一步明确诊断和判断疾病进程。

支气管镜下表现可分为三期：

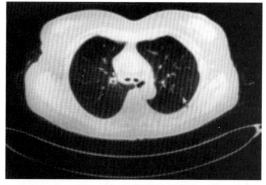
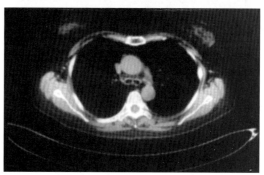

图 4-2-1　肺高分辨率 CT（HRCT）结果
气管壁均匀增厚强化致管腔狭窄。

1. **急性期**　表现为黏膜充血、水肿、肥厚、软骨环模糊不清，隆突和分嵴增宽，以声门、声门下、支气管明显。

2. **慢性期**　气管黏膜下基底膜纵行纤维减少，气管、支气管软骨断裂，表现为软骨塌陷，尤其在呼气期明显，表现为气道动态萎陷，管腔狭窄明显。

3. **终末期**　除黏膜肥厚、软骨塌陷外，尚表现为气道僵硬，管腔极度狭窄，病变弥漫累及双侧叶支气管，患者表现为极度呼吸窘迫，呼吸衰竭。

四、诊断

复发性多软骨炎（RP）

【诊断提问】

1. RP 的定义及流行病学如何？发病机制是什么？

RP 是一种罕见的、病因不明的自身免疫性疾病，主要累及软骨和全身结缔组织，以复发性软骨炎症和进行性损坏为主要临床表现。RP 发病无种族差异，且无家族聚集性。RP 发病高峰年龄为 40~60 岁，发病率性别差异不明显，女性患病率稍高于男性。病因和发病机制尚不明确，目前认为自身免疫的因素参与了 RP 的发病，RP 患者的 *HLA-DR4* 基因阳性率明显高于正常人，遗传易感个体在环境因素作用下（链球菌、毒素或结核感染）产生了 Ⅱ 型、Ⅸ 型及 Ⅺ 型胶原抗体及调控单核细胞及巨噬细胞的促炎趋化因子，导致了 RP 的发病。

2. RP 的主要临床表现有哪些?

RP 主要累及软骨和其他全身结缔组织,以耳郭受累最为常见,喉及气管、关节、鼻、眼部、关节、心脏等器官均可受累。由于没有特征性的实验室指标,RP 的诊断主要是依据临床表现。20%~50% 的 RP 患者可累及气道,若出现喉、气管和支气管的复合性狭窄,预后较差。RP 首发症状多样,临床表现复杂,应重视该病的早期诊断和及时治疗。

3. RP 的诊断标准是什么?

(1)1975 年 McAdam 等提出下述 RP 诊断标准,满足以下 3 条及以上可诊断:

1)对称性耳软骨炎。

2)非侵蚀性、血清阴性多关节炎。

3)鼻软骨炎。

4)眼炎,包括结膜炎、角膜炎、巩膜炎、巩膜外层炎及葡萄膜炎等。

5)累及喉和 / 或气管软骨的呼吸道软骨炎。

6)耳蜗和 / 或前庭功能障碍,表现为感觉神经性听力丧失、耳鸣和 / 或眩晕。

(2)1979 年 Damiani 和 Levine 提出了 RP 改良标准,满足以下 1 条标准可诊断:

1)至少符合 3 条 McAdam 诊断标准。

2)符合 1 条或多条 McAdam 诊断标准 + 组织学结果符合 RP。

3)存在 2 处以上的软骨炎 + 糖皮质激素治疗有效。

(3)1986 年 Michet 提出了 RP 诊断标准,满足以下 2 项主要标准或 1 项主要标准 +2 项次要标准可诊断 RP:

1)主要标准:明确的发作性耳软骨炎;明确的发作性鼻软骨炎;明确的发作性喉、气管软骨炎。

2)次要标准:眼炎;听力下降;前庭功能障碍;血清阴性关节炎。

五、治疗经过

予甲泼尼龙,40mg/ 次,每日 1 次,静脉滴注;环磷酰胺,50mg/ 次,每日 1 次,口服;沙美特罗替卡松气雾剂,50μg/100μg,每日 2 次,吸入治疗。

【治疗提问】

RP 的治疗手段主要有哪些?

目前尚无理想的治疗方案,主要使用糖皮质激素及免疫抑制剂治疗。

1. 一般治疗 急性发作期应卧床休息,予流质或半流质饮食。注意保持呼吸道通畅,预防窒息。烦躁不安者可适当用镇静剂,保持充足的睡眠。

2. 药物治疗

(1)非甾体抗炎药:吲哚美辛,25mg/ 次,每日 1 次;或双氯芬酸钠,75~150mg/ 次,每日 1 次;或选用其他非甾体抗炎药。秋水仙碱对耳郭软骨炎有效。

(2)糖皮质激素:糖皮质激素是急性发作期基本治疗用药,常用的为泼尼松,0.5~1.0mg/(kg·d)。重度急性发作的病例(如喉、气管、支气管、眼及内耳受累时)可酌情增加剂量,甚至行激素冲击治疗(甲泼尼龙 500~1 000mg/ 次,每日 1 次,连用 3~5 日后减至常规剂量)。糖皮质激素应逐渐减量至最小有效剂量,病情稳定后可使用低剂量泼尼松(<7.5mg/ 次,每日 1 次)维持治疗,病情稳定至少 3 个月后考虑减停。

(3)免疫抑制剂:联合使用免疫抑制剂可更好地控制病情,协助糖皮质激素减量。可使用甲氨蝶呤、环磷酰胺、吗替麦考酚酯、来氟米特、硫唑嘌呤、环孢素 A 等。在使用免疫抑制剂时,应定期查血常规、尿常规、肝肾功能。

(4)生物制剂:对难治性或反复发作的 RP 患者,有报道可使用 TNF-α 抑制剂、IL-6 受体单克隆抗体、IL-1 受体拮抗剂、T 细胞共刺激因子抑制剂、JAK 激酶抑制剂等生物制剂进行治疗。

3. 对症治疗

(1)眼部症状可局部用泼尼松眼膏,或用氢化可的松滴眼液点眼。当出现继发性白内障或青光眼时,可给予针对性治疗。

(2)对气管软骨塌陷引起重度呼吸困难的患者,应立即行气管切开术,必要时用人工呼吸机辅助通气。有报道软骨炎所致的局限性气管狭窄可行外科重建。应积极预防和治疗肺部炎症。

(3)RP 患者因心瓣膜病变引起难治性心功能不全时,应使用强心剂和减轻心脏负荷的药物。有条件者可行瓣膜修补术、瓣膜成形术,以及主动脉瘤外科或介入手术治疗。

六、随访及预后

患者耳郭红肿及鼻翼压痛明显改善,眼炎消失,但仍有咳嗽,较就医时明显减少;激素规律减量,治疗半年后,环磷酰胺改为硫唑嘌呤(50mg/ 次,每日 1 次,口服)维持至今,未复发。

【预后提问】

RP 患者的预后如何?

RP 患者如能早期诊断,及时治疗,可延长患者的存活期,降低病死率。RP 常见的致死原因是感染、气管受累和血管炎,如系统性血管炎、血管瘤破裂或喉和气管软骨结构塌陷。确诊年龄大、贫血、喉气管等呼吸道受累、鞍鼻畸形、镜下血尿、伴有血管炎和对口服激素反应差的患者预后不良。

（赵 毅 程瑞娟）

推荐阅读文献

[1] MCADAM L P, O'HANLAN M A, BLUESTONE R, et al. Relapsing Polychondritis: Prospective study of 23 patients and a review of the literature. Medicine, 1976, 55 (3): 193-215.

[2] PUÉCHAL X, TERRIER B, MOUTHON L, et al. Relapsing polychondritis. Joint Bone Spine, 2014, 81 (2): 118-124.

系统性硬化症

关键词：系统性硬化症；自身免疫病；间质性肺疾病

一、病史摘要

患者，女性，59 岁，无业，因"双手雷诺现象及皮肤变硬 3 年，指端溃疡 3 个月"入院。

患者 3 年前无明显诱因出现双手手指肿胀发硬，遇冷后发白发紫，后双手皮肤硬化逐渐从手指末端向上蔓延至双手前臂、上臂、颜面部、颈背部及腹部，伴皮肤瘙痒，双手各关节硬化挛缩、活动受限伴关节痛。1 年前出现反复咳嗽，干咳为主，偶有白痰，剧烈活动后有胸闷气促等不适，休息后可缓解，伴反酸、乏力。3 个月前出现双侧手指末端多发皮肤破溃，难以愈合；遂至我科就诊。自患病以来，精神、食欲、睡眠及二便正常，体重减轻 5kg。否认遗传病家族史。

【病史提问】

皮肤硬化需要考虑哪些疾病？

皮肤硬化的主要原因是皮下组织胶原纤维过度增生和沉积。弥漫的皮肤硬化需要考虑系统性硬化症（systemic sclerosis，SSc）、成人硬肿病、硬化性黏液性水肿、嗜酸性筋膜炎等疾病；指 / 趾端出现的皮肤硬化则应与糖尿病性肢端硬化、淀粉样变、糖尿病引起的硬手综合征等鉴别。

二、体格检查

1. 一般内科查体 生命体征平稳，心脏查体未见异常，双肺底可闻及 Velcro 啰音，腹壁弥漫性硬化，

双侧腋窝可触及 1~2 个黄豆大小淋巴结，质软，活动度可，无压痛，双下肢无水肿。

2. 专科查体 双手指端多发溃疡，双手遇冷可见雷诺现象发生，双手指间关节硬化挛缩，活动受限，局部轻压痛。双手指尖至双上臂皮肤增厚变硬，不易捏起，面部额纹消失，呈"面具样"改变；硬化部位皮肤呈现蜡样光泽伴局部毛发脱落，前额及后颈部皮肤增厚，可见局部色素沉着与缺失，呈"椒盐征"样皮疹，硬化部位皮肤干燥；其余部位皮肤及关节未见明显异常。

【查体提问】

1. 结合病史和查体，初步诊断是什么？

该患者有典型雷诺现象，皮肤硬化由远端肢体向近心端进展，前额及后颈部可见"椒盐征"样皮疹，病程中有反酸、干咳，听诊肺底可闻及 Velcro 啰音，双侧手指末端多发溃疡。基于此初步考虑 SSc、SSc 相关的间质性肺疾病（interstitial lung disease，ILD）可能。

2. SSc 需与哪些疾病鉴别？

需要与 SSc 相鉴别的疾病，详见表 4-2-7。

表 4-2-7 SSc 鉴别诊断

疾病名称	临床表现鉴别要点	病理鉴别要点
局灶性硬皮病	单纯皮肤受累，不累及内脏器官，可呈斑状、带状或点滴状损害	真皮内胶原增殖，与 SSc 相似
混合性结缔组织病	同时有多种结缔组织病临床特征；存在高滴度的抗 U1RNP 自身抗体	皮肤组织内可有淋巴细胞浸润
成人硬肿病	主要累及颈、肩、背和腰部，一般不累及手足	黏蛋白沉积
硬化性黏液水肿	主要累及手和腕部，受累皮肤上可见泛发的对称性的苔藓样丘疹，常呈线性分布	黏蛋白沉积于真皮层
嗜酸性筋膜炎	对称性的肢体和躯干变硬，较少累及面部和手指；可见"沟槽征"；80% 患者外周血嗜酸性粒细胞升高	筋膜增厚、纤维化，炎细胞浸润
慢性移植物抗宿主病	主要累及躯干和四肢（而非从双手受累起始），有骨髓移植病史更支持该诊断	表皮萎缩、角化过度、浅层胶原均质化，伴淋巴细胞、组织细胞和嗜酸性粒细胞浸润

3. 临床常用评估 SSc 患者皮肤病变的量表是什么?

目前,最常用的是改良的 Rodnan 皮肤评分(the modified Rodnan skin score,mRSS)。患者目前 MRSS 评分为 37 分。

三、辅助检查

1. 血常规、生化、血尿轻链、血尿免疫固定电泳等未见明显异常。

2. 红细胞沉降率 68mm/h,C 反应蛋白 27mg/L,涎液化糖链抗原 726U/ml(参考值<500U/ml)。

3. **自身抗体**　ANA(+)1∶3 200 着丝点型,抗 Scl-70 抗体(++),抗 SSA 抗体(++),抗 nRNP 抗体(+),抗 RO-52 抗体(+++)。

4. 心电图正常;心脏彩超未见明显异常;肺动脉收缩压估测 18mmHg。

5. **肺部 CT**　双肺下叶间质性炎症改变,局部可见蜂窝状表现及磨玻璃影样表现,可见片状渗出影。

6. **肺功能**　轻度限制性通气功能障碍,肺弥散功能中度减退。

7. **皮肤活检**　真皮内胶原增殖、均质化,浅深丛细血管炎,附属器明显减少或消失。

【辅助检查提问】

SSc 特异性的自身抗体有哪些? 有什么临床意义?

SSc 特异性抗硬皮病 70 抗体(anti-Scl-70 antibody)、抗着丝点抗体(anti-centromere antibody,ACA)、抗 RNA 聚合酶Ⅲ(RNA polymerase Ⅲ,RNAP Ⅲ)抗体、抗纤维蛋白原抗体(anti-fibrillarin antibody,又称为抗 U3-RNP 抗体)和抗 Th/To 抗体等。

抗 Scl-70 抗体可见于 20%~30% 的 SSc 患者,主要见于弥漫性皮肤型系统性硬化症(diffuse cutaneous SSc,dcSSc),与肺间质病变相关,是预后不良的标志。ACA 可见于 20%~40% 的 SSc 患者,主要见于局限性皮肤型系统性硬化症(limited cutaneous SSc,lcSSc);抗 RNA 聚合酶Ⅲ抗体几乎仅见于 dcSSc,皮肤硬化迅速进展,较少发生严重间质性肺疾病(ILD),但硬皮病肾危象风险最高;抗 U3-RNP 抗体阳性常有严重的器官受累(如 ILD、肺动脉高压、心肌病和肾危象等),是肺动脉高压的一个独立危险因素;而抗 Th/To 抗体多见于 lcSSc 患者。

四、诊断

1. 系统性硬化症。
2. 系统性硬化症相关性肺间质病变。

【诊断提问】

1. SSc 的定义及分类,以及病因及发病机制有哪些?

SSc 是一种累及皮肤和内脏的多系统结缔组织病,以皮肤增厚硬化为主要临床表现,常伴有内脏器官的结构功能异常。目前 SSc 分以下 5 种亚型:①弥漫性皮肤系统硬化症(dcSSc);②局限性皮肤系统硬化症(lcSSc)(包括 CREST 综合征);③无皮肤表现的系统性硬化症;④重叠综合征;⑤未分化结缔组织病。

目前病因尚不明确,可能涉及遗传、感染、环境、药物及微嵌合状态等因素;发病机制主要包括免疫异常、血管内皮细胞激活和/或损伤及成纤维细胞过度活化。

2. SSc 的临床特点有哪些?

SSc 的临床特点包括雷诺现象、皮肤改变(肿胀、硬化和萎缩)、消化道表现(胃食管反流、胃窦静脉扩张、假性肠梗阻等)、肺部表现(ILD、肺动脉高压),以及肾脏表现(高血压、少尿、急性肾功能不全)等。

3. SSc 的分类标准是什么?

目前主要依据 2013 年美国风湿病学会(American College of Rheumatology,ACR)/欧洲抗风湿病联盟(European League Against Rheumatism,EULAR)的分类标准。包括:

1 个充分条件:双手手指皮肤增厚并延伸至邻近的掌指关节近端。

2 个排他性的标准:不适用于无明显手指皮肤增厚,或临床表现能被 SSc 样疾病解释(如肾硬化性纤维化、硬斑病、嗜酸性粒细胞筋膜炎等)的患者。

通过评估 7 个指标并累计得分,患者评分≥9 分时被分类为 SSc(表 4-2-8)。

五、治疗经过

1. **免疫抑制**　醋酸泼尼松,0.5mg/(kg·d);吗替麦考酚酯(MMF)免疫抑制治疗。

2. **受累靶脏器特异性治疗**　尼布 150mg/次,每日 2 次,口服;西地那非,50mg/次,每日 1 次,口服;给予扩血管药物。

3. **积极心理支持及综合对症治疗**　后 1~3 个月,每月随访,缓慢减量激素,治疗 3 个月后复查肺 CT 评估 ILD 的变化及 mRSS 评分,及时调整治疗药物。

表 4-2-8 2013 年 ACR/EULAR 系统性硬化症分类标准

指标	子指标	权重得分
双手手指皮肤增厚并延伸至邻近的掌指关节近端（充分条件）	—	9
手指皮肤增厚（只计数较高的分值）	手指肿胀	2
	指端硬化（离掌指关节较远，但离指间关节较近）	4
指尖病变（只计数较高的分值）	指尖溃疡	2
	指尖点状瘢痕	3
毛细血管扩张	—	2
甲皱毛细血管异常	—	2
肺动脉高压和/或间质性肺疾病（ILD）（最高分值2分）	肺动脉高压	2
	ILD	2
雷诺现象	—	3
SSc 相关的自身抗体（最高分值3分）	抗着丝点抗体（ACA）	3
	抗 Scl-70 抗体	3
	抗 RNA 聚合酶Ⅲ（RNAP Ⅲ）抗体	3

【治疗提问】

1. 目前 SSc 的治疗推荐有哪些？

本病尚无有效的治疗药物，目前治疗以改善病情为主。治疗目标包括：预防内脏器官受累；阻止或减慢已受累器官功能的恶化；改善已受累器官的功能。

（1）一般治疗：戒烟、保暖、避免情绪激动、积极的皮肤护理及注重对患者病情的教育，给予积极的心理支持和鼓励。

（2）药物治疗：药物治疗包括抗炎和免疫调节治疗、针对血管病变的治疗，以及抗纤维化治疗三个方面。

1）抗炎和免疫调节治疗

①非甾体抗炎药：用于缓解关节疼痛和肌肉疼痛。

②糖皮质激素：改善早期关节痛、肌痛、皮肤水肿及硬化等症状，对 ILD 以及心肌病变亦有一定疗效。但晚期伴肾功能不全及抗 RNA 聚合酶Ⅲ阳性的患者应慎用，可能导致肾危象发生。

③免疫抑制剂：常用的有甲氨蝶呤（MTX）、环磷酰胺（CTX）和吗替麦考酚酯（MMF）等。MTX 对

改善早期皮肤的硬化有效，但对肺功能无明显改善；CTX 和 MMF 主要用于合并 ILD 的治疗。

2）血管病变的治疗

雷诺现象：硝苯地平为治疗雷诺现象的首选用药，5-羟色胺再摄取抑制剂氟西汀，以及局部硝酸甘油类贴片药物 MQX-503 等均可用于雷诺现象的治疗。严重雷诺现象可静脉应用伊洛前列腺素或其他前列环素及其类似物。对弥漫型患者的指/趾端溃疡，钙通道阻滞剂和类前列腺素治疗无效者，可考虑用磷酸二酯酶 5 型抑制剂（phosphodiesterase type 5 inhibitor，PDE-5I）如西地那非或内皮素受体拮抗剂（endothelin receptor antagonist，ERA）如安立生坦、马昔腾坦等治疗。对于病情严重且顽固的患者，可考虑手指（手掌）交感神经切除术（可联合肉毒杆菌注射）。

肺动脉高压：治疗药物包括 ERA、PDE-5I、静脉前列腺素类似物及利奥西呱等，前列环素受体（IP 受体）激动剂司来帕格亦可显著降低肺动脉高压患者等临床进展及死亡等复合终点事件的风险；近期研究表明在 SSc-肺动脉高压中，PDE-5I 和 ERA 的联合治疗比单独使用疗效更好。此外，抗凝药物仅用于有明确血栓事件者。

SSc 相关肾危象：肾危象是 SSc 的危重症，研究表明长期使用激素（≥15mg/d 的醋酸泼尼松或等效物）可能导致该情况发生，危险因素包括早期弥漫性硬皮病、抗 RNA 聚合酶Ⅲ抗体阳性以及血压升高。治疗主要使用血管紧张素转化酶抑制剂类药物，次选血管紧张素受体拮抗剂、短期钙通道阻滞剂，以及多沙唑嗪等；若患者收缩压＞180mmHg 或舒张压＞110mmHg，需强化治疗，可使用上述口服药物及静脉途径（静脉硝酸盐类药物/或持续低剂量伊洛前列素）的联合治疗。

3）抗纤维化的治疗：纤维化是 SSc 发病的关键环节。近年来研究表明吡非尼酮，以及尼达尼布等抗纤维化药物可以通过多靶点阻断纤维化的活化信号通路，用于治疗 SSc 的皮肤硬化及 SSc-ILD。

2. 目前有无治疗 SSc 的新型药物？

除外激素和免疫抑制剂，近年来生物制剂（如利妥昔单抗、托珠单抗）对 SSc 皮肤硬化、肺功能及 ILD 的改善具有一定的疗效，但缺乏大规模随机对照试验研究；新型 JAK 抑制剂也有临床个案报道。此外，自体造血干细胞移植是治疗 SSc 有前景的方法之一。

3. SSc 患者何时需要调整治疗？

随访过程中，原有治疗药物维持 3 个月以上时，若 mRSS 评分及 ILD 进展或相关炎症指标明显升高，在除外感染及肿瘤等因素后，需考虑治疗方案的调整，必要时可联合应用免疫抑制剂和/或生物制剂。

六、随访及预后

治疗 1 个月后，患者指端溃疡明显好转，醋酸泼尼松逐渐减量至 0.3mg/(kg·d)，余药物继续维持。

治疗 3 个月后，指端溃疡痊愈，停用西地那非；皮肤硬化较前稍好转（mRSS 32 分），肺 HRCT 提示双下肺间质性肺炎较入院时好转。

治疗 6 个月后，停用激素，维持吗替麦考酚酯及尼达尼布治疗，皮肤硬化较前好转（mRSS 27 分），肺 HRCT 提示双下肺间质性肺炎继续改善。

【预后提问】

SSc 患者的预后如何？

SSc 是一种慢性进行性的系统性疾病，目前缺乏确实有效的治疗药物，因此疾病早期诊断及早期治疗尤其重要；同时，由于患者多系统受累，临床表现多样，长期使用激素及免疫抑制剂后易合并感染发生，整体长期预后不佳。

（邹和建　杨　雪）

推荐阅读文献

[1] 王吉耀，葛均波，邹和建. 实用内科学. 16 版. 北京：人民卫生出版社，2022.

[2] HOCHBERG M C, GRAVALLESE E M, SILMAN A J, et al. Rheumatology. 7th ed. Amsterdam: Elsevier, 2018.

第三节　罕见免疫缺陷病

普通变异型免疫缺陷病

> 关键词：普通变异型免疫缺陷病；低丙种球蛋白血症；迟发性免疫球蛋白缺乏症

一、病史摘要

患者，男性，22 岁，学生，未婚未育，因"腹泻 1 年，咳嗽咳痰、发热伴皮肤瘀斑 1 个月"入院。

1 年前无明显诱因出现反复腹泻，每日 6~7 次，为黄色水样便，伴上腹隐痛，腹泻后疼痛稍缓解，无黏液、脓血，无黑便、发热；1 个月前无明显诱因出现咳嗽，咯黄脓痰，伴发热，最高体温 40℃，伴畏寒、寒战，

伴四肢皮肤散在瘀斑瘀点，无口鼻腔黏膜出血表现。血培养见革兰氏阳性杆菌，胸部 CT 提示支气管扩张伴感染。实验室检查提示血白细胞计数 $15 \times 10^9/L$，血小板计数 $23 \times 10^{12}/L$。自患病以来，精神、饮食、睡眠差，小便正常，体重近 1 个月减轻 5kg。自幼"易感冒"，表现为反复发热、咳嗽、咳痰，抗感染及对症治疗后可好转。无吸烟、饮酒史，无特殊药物及有毒化学试剂接触史、传染病史。父母均体健，否认家族遗传病史及父母近亲结婚史。

【病史提问】

对以反复感染为主要临床表现的患者，临床初步诊断应如何考虑？

导致反复感染的原因包括非免疫因素（如皮肤黏膜屏障损伤）和免疫性因素（如先天性免疫缺陷、获得性免疫缺陷、长期服用糖皮质激素或免疫抑制剂增加易感风险等），应根据其发病的年龄、感染的部位及类型进行综合考虑。对于长病程，反复感染的患者，应进行全面体格检查及实验室检查，对易感状态进行归纳总结，明确是否存在先天性免疫缺陷或继发性因素。

二、体格检查

体温 38℃，脉搏 113 次/min，呼吸 27 次/min，血压 120/78mmHg，心率 113 次/min。神志清楚，轻度贫血貌，消瘦，前胸及下肢皮肤可见散在瘀斑、瘀点，浅表淋巴结未扪及明显肿大。呼吸急促，双肺呼吸音粗，可闻及散在细湿啰音，未闻及胸膜摩擦音。心脏及腹部未查见阳性体征。四肢关节、肌力未见异常，双下肢中度水肿，病理征阴性。

【查体提问】

1. 结合患者的病史和查体，初步考虑是什么诊断？

本例患者为青年男性，成年起病，呈慢性、进展性病程，有反复呼吸、消化系统感染性表现。既往无特殊药物使用经历，无特殊疾病及家族病史。初步判断该患者存在免疫缺陷，考虑为普通变异型免疫缺陷病（common variable immunodeficiency，CVID）可能。

2. 该患者需要考虑哪些鉴别诊断？还需要进行哪些辅助检查明确诊断？

需要与 CVID 相鉴别的疾病，详见表 4-2-9。

先进行一般实验室检查：血常规、肝肾功能、凝血常规等。

再进一步完善如下检查：

(1) 免疫检查：免疫球蛋白及自身免疫抗体、血淋巴细胞绝对计数，以及 NK 细胞、T 细胞、B 细胞绝对计数。

表 4-2-9　原发性免疫缺陷病（PID）的鉴别诊断

分类	具体因素	常见疾病
原发性因素	原发性抗体缺陷	普通变异型免疫缺陷病
	无丙种球蛋白血症	X 连锁无丙种球蛋白血症
	单基因和其他缺陷	共济失调毛细血管扩张症 高 IgM 综合征 转钴胺素 II 缺乏症 低丙种球蛋白血症
	染色体异常	X 染色体：*CD40L* 常染色体隐性遗传形式：*CD40*、*AID*、*UNG*
	联合免疫缺陷	严重联合免疫缺陷的亚型变异 其他形式的联合免疫缺陷
继发性因素	恶性肿瘤	慢性淋巴性白血病 免疫缺陷和胸腺瘤（Good综合征） 恶性淋巴瘤
	蛋白质损失	免疫球蛋白丢失（如肾脏或胃肠道蛋白质丢失、严重烧伤） 免疫球蛋白过度分解代谢（如 1 型和 2 型强直性肌营养不良）
	药物诱导	抗惊厥药 柳氮磺吡啶 金制剂 糖皮质激素 硫唑嘌呤 青霉胺 抗疟药（罕见） 甲氨蝶呤（罕见） 烷化剂（环磷酰胺、苯丁酸氮芥） 利妥昔单抗
	传染性疾病	先天性巨细胞病毒 风疹或弓形虫感染 新生儿人类免疫缺陷病毒（HIV）感染 EB 病毒感染

（2）感染相关：病原学相关指标（真菌、细菌、TORCH、巨细胞病毒、EB 病毒、结核分枝杆菌、肝炎标志物、梅毒螺旋体、寄生虫、HIV 等）、痰培养、大小便培养、纤维支气管镜肺泡灌洗液检查及第二代测序、胸腹部 HRCT 等。

（3）肿瘤相关：肿瘤标志物、血清蛋白电泳及免疫固定电泳，骨髓穿刺活检及流式细胞学检查等。

（4）基因背景：征得患者知情同意后，可进一步完善基因检测（如全基因组、全外显子或者基因试剂盒等），明确有无遗传异常。

三、辅助检查

1. **血常规**　白细胞计数 $12.19 \times 10^9/L$，血红蛋白 94g/L，血小板计数 $30 \times 10^9/L$，肝肾功能正常。

2. **免疫检查**　ANA 1:100 均质型，ENA 阴性，IgG 1.49g/L，IgA 105mg/L，IgM 314mg/L，CD_4^+ T 细胞 2cell/μl（参考值 471~1 220cell/μl）、CD_8^+ T 细胞 300cell/μl（参考值 303~1 033cell/μl）。

3. **胸部 CT**　提示支气管扩张伴感染，双肺底可见散在磨玻璃影、斑片渗出影。

4. **肺泡灌洗液送高通量测序**　提示马尔尼菲篮状菌。

5. **骨髓活检**　提示骨髓造血活跃，以粒系和红系为主。

6. **征得患者知情同意后，行基因检测**　提示 *TNFRSF13B*［c.251G>C（p. R84T）］新生杂合错义突变。

【辅助检查提问】

1. CVID 患者有哪些特异性的实验室检查可选择？

CVID 的实验室检查缺乏特异性，主要表现为免疫球蛋白水平明显下降，以 IgG 为主，伴 IgA 或 IgM 下降，血清抗体效价降低，特异抗体反应缺乏。部分患者还会出现血小板减少、血红蛋白下降等。

2. CVID 患者的淋巴细胞特点是什么？

40%~50% 的 CVID 患者可出现 B 细胞数量下降，主要是记忆转换 B 细胞。T 细胞数量可下降或正常。在儿童患者中可表现出 B 细胞总数和记忆 B 细胞、CD_4^+ T 细胞数量减少，而 CD_8^+ T 细胞数量增加。

3. CVID 患者还可有哪些辅助检查异常？

CVID 患者常反复发生呼吸系统或消化道感染，胸部 CT 可表现支气管扩张、磨玻璃影等炎症表现；彩超可以出现肝脾大、淋巴结增生肿大等，而消化道内镜也可以表现为炎性增生改变。因此受累脏器的影像学评估也很重要。

四、诊断

原发性免疫缺陷病（primary immunodeficiency disease, PID）：普通变异型免疫缺陷病（CVID）。

【诊断提问】

1. CVID 的定义及流行病学如何? 发病机制是什么?

CVID 是原发性体液免疫缺陷中十分常见的形式之一。其发病机制不明,儿童和老年时期均可发病,流行病学中无性别差异,发病率为 1/100 000~1/10 000,有地区差异,北美人群发病率最高(占所有 PID 患者的 40%),而中东与亚非地区最低(仅 1.3%~2.6%)。

2. CVID 的临床特点有哪些?

CVID 的主要特征包括反复感染,主要是呼吸系统和消化系统的细菌和病毒感染。95% 的患者可能出现以下一项或多项:支气管炎、鼻窦炎和肺炎。47% 的患者可出现慢性或间歇性腹泻。17%~50% 的患者可合并自身免疫性疾病,以免疫性血小板减少性紫癜和自身免疫性溶血性贫血最常见,其次是炎症性关节炎,其他还包括炎症性肠病、血管炎、系统性红斑狼疮等。10% 左右的患者还可合并淋巴组织增生性疾病,可表现为脾大、淋巴结病,甚至淋巴瘤。

3. CVID 的诊断标准是什么?

鉴于 CVID 的临床表现和实验室指标的非特异性,诊断仍然是以排除性为主,尤其是排除继发性免疫缺陷。国际上缺乏统一的 CVID 诊断标准,目前临床常用的标准是根据 1999 年欧洲免疫缺陷协会和泛美免疫缺陷组织的提议所制定。

IgG 显著降低(至少比年龄平均值低 2*SD*)和至少一种 IgM 或 IgA 同种型显著降低,并满足以下所有标准:

(1)大于 2 岁时出现免疫缺陷。

(2)缺乏异种血凝素和 / 或对疫苗的反应差。

(3)排除了低丙种球蛋白血症的明确病因 / 继发因素(表 4-2-9)。

当患者满足以上条件时考虑可能存在 CVID。

五、治疗经过

1. 静脉注射免疫球蛋白(IVIg)治疗 连续 3 日予以丙种球蛋白 0.4g/(kg·d),静脉滴注。

2. 免疫调节治疗 环孢素,50mg/ 次,每日 2 次,口服。

3. 抗感染治疗 根据药敏试验选择敏感抗生素有效控制感染。

4. 营养及其他支持治疗 补充白蛋白、营养支持、维持水电解质平衡及内环境稳定。

5. 其他 治疗过程中应密切观察患者肺部病灶、氧合指数、呼吸功能等变化情况、新发出血倾向、各项感染相关指标及免疫水平,必要时可以给予呼吸机支持治疗;给予健康教育及心理支持。

【治疗提问】

CVID 的治疗手段主要有哪些?

IVIg 是 CVID 治疗中最重要的部分。目前推荐剂量在每个月 0.4~0.5g/kg,通常每隔 3~4 周可使用 1 次。

合并感染患者可以预防性或治疗性的使用抗生素,及时接种疫苗。但需注意的是,如疑诊 CVID,只能接种灭活疫苗,减毒疫苗会增加患者感染的风险。另外,由于丙种球蛋白的使用可能导致接种疫苗无效。

当合并自身免疫病等非感染性并发症时,还需考虑进行免疫调节治疗,如使用糖皮质激素、甲氨蝶呤、环孢素、硫唑嘌呤等药物,也可根据基因检测结果选择靶向药物;如存在 *CTLA-4*、*LRBA* 突变或 PI3K 信号缺陷的患者,可以使用阿巴西普、英夫利西单抗、利妥昔单抗或哺乳动物雷帕霉素靶蛋白(mTOR)抑制剂来治疗自身免疫病。对于显著脾大者,可以考虑外科手术治疗。

造血干细胞移植(HSCT)是 CVID 的一种潜在治疗方法,但目前相关经验有限,治疗过程中存在移植物抗宿主反应的风险。

六、随访及预后

该患者经过治疗后感染得以控制、病情稳定后出院,每个月使用 IVIg(0.5g/kg),规律服用糖皮质激素和环孢素 50mg/ 次,每日 2 次,每个月门诊规律随访,并监测血常规、肝肾功、凝血功能、免疫球蛋白水平、T 细胞及 B 细胞绝对计数,激素逐渐减停。

起病后 1.5 年,病情控制稳定,血小板及血红蛋白恢复正常水平,IgG 6.5g/L,IgA 714mg/L,IgM 925mg/L,随后患者因经济原因,停用 IVIg。

起病后 2.5 年,患者再次因高热、呼吸困难、意识障碍入院。痰培养出结核分枝杆菌,最后因感染性休克死亡。

【预后提问】

1. CVID 患者何时启动治疗?

CVID 由于其罕见性和高度异质性的临床表现,诊断往往延迟。低丙种球蛋白血症是 CVID 的标志,因此当临床怀疑存在 CVID 时,应尽早开始定期、足量补充免疫球蛋白进行替代治疗,维持 IgG>7.0g/L;对于感染患者或高风险患者,应积极予以治疗性或预防性抗生素使用。同时根据是否存在非感染性合并症决定是否使用糖皮质激素及免疫抑制剂。

2. CVID 患者的预后如何?

早期时代 CVID 诊断后 12 年存活率仅 30%,但随着认识加深,特别是 20 世纪以来,由于 IVIg 的出现,使 CVID 诊断后 45 年的预期存活率达到 58%。但个体的预后情况还与其临床表型相关,例如,合并炎症肠病、慢性肺病、多克隆淋巴组织增生或血细胞减少的患者生存率会明显降低。

(刘　毅　刘智慧)

推荐阅读文献

[1] BONILLA F, BARLAN I, CHAPEL H, et al. International consensus document (icon): common variable immunodeficiency disorders. J Allergy Clin Immunol Pract, 2016, 4 (1): 38-59.

[2] SALZER U, WARNATZ K, PETER H H. Common variable immunodeficiency: An update. Arthritis Res Ther, 2012, 14 (5): 223.

[3] YAZDANI R, HABIBI S, SHARIFI L, et al. Common variable immunodeficiency: Epidemiology, pathogenesis, clinical manifestations, diagnosis, classification, and management. J Investig Allergol Clin Immunol, 2020, 30 (1): 14-34.

威斯科特 - 奥尔德里奇综合征

关键词:威斯科特 - 奥尔德里奇综合征;血小板减少;湿疹;免疫缺陷

一、病史摘要

患儿,男,3 月龄 15 日。以"反复皮肤黏膜感染伴头面部皮疹,血便 3 月余"为主要表现。

3 月前(患儿生后 14 日),出现口腔黏膜感染,渐伴头部皮肤感染及头面部湿疹样皮疹,腹泻,每日 7~10 次,大便带血丝。反复查见血小板计数(23~61)× 10^9/L,血红蛋白 90~100g/L,IgA 4 300~5 700mg/L,IgE 178~253U/ml,B 淋巴细胞 10~17cell/μl。

患儿为足月顺产,母亲妊娠期无感染史,无类似疾病家族史。

【病史提问】

1. 结合患儿反复感染的临床表现,需考虑什么诊断?

反复感染的定义:1 年内发生 2 次或以上严重感染,1 年内发生 3 次或以上呼吸道感染(如鼻窦炎、耳炎、支气管炎),或 1 年需使用抗生素 2 个月。

儿童反复感染的原因多种多样,30% 患儿存在特应性疾病(如慢性变态反应性气道疾病),可以发生持续上呼吸道感染;10% 患儿存在免疫缺陷,可以为原发性或继发性,原发性免疫缺陷常在 1 岁前出现;10% 患儿存在除特应性疾病或免疫缺陷以外的慢性病,如皮肤或窦道 / 瘘、扁桃体 / 腺样体肥大、心血管结构问题等。

本例患儿仅 3 月龄,对于出生后到 6 月龄反复感染的患儿,需追溯是否存在持续时间较长的胎膜早破、先天性感染、产程中感染暴露、早产等,还需考虑原发性免疫缺陷病。患儿反复感染基础上出现反复皮疹,伴血小板、血红蛋白及免疫球蛋白减少,因此考虑原发性免疫缺陷可能性大,综合反复感染、湿疹、血小板减少三大主要临床特点,初步诊断考虑威斯科特 - 奥尔德里奇综合征(Wiskott-Aldrich syndrome,WAS)。

2. WAS 常见的临床表现有哪些?

典型病例具有血小板减少、湿疹、反复感染表现,但仅有约 25% 的病例同时具有三联征表现。

(1)感染: 由于 T 细胞、B 细胞、单核 / 巨噬细胞、树突状细胞和粒细胞功能缺陷,WAS 患儿易患各种感染。小年龄 WAS 患儿免疫缺陷程度相对较轻,多以上呼吸道感染为主,随年龄增大感染加重。

(2)湿疹:超过 80% 患者有异位湿疹表现,轻重不一,可以表现为典型急性或者慢性湿疹,可为一过性也可能为持久性。X 连锁血小板减少症(X-linked thrombocytopenia,XLT)患者仅有轻微湿疹或者一过性湿疹表现。

(3)出血倾向:超过 80% 的 WAS 和 XLT 患儿在新生儿期即可出现早发出血倾向,尤其是血丝便,可伴瘀点瘀斑、血尿、咯血等,严重者可出现威胁生命的消化道大出血、颅内出血。循环血小板数量减少伴体积减小是该病的特征。

(4)自身免疫:WAS 自身免疫主要发生于血液系统,可表现为溶血性贫血、血管炎、肾脏疾病、过敏性紫癜样表现及炎症性肠病。IgM 升高是 WAS 及 XLT 患者发生自身免疫性疾病的危险因素,WAS 患儿移植后仍有发生自身免疫性疾病的可能。

(5)肿瘤:恶性肿瘤的患病率高达 13%~22%。淋巴瘤是最常被诊断的恶性肿瘤,神经胶质瘤及睾丸瘤等也有报道。WAS 肿瘤发生率随着年龄增长而增加,恶性肿瘤平均发病年龄为 9.5 岁,已有自身免疫性疾病患者的发病风险增加。

(6)其他:WAS 的 Cell Division cycle 42(Cdc-42)结合位点突变导致 X 连锁中性粒细胞减少症,患儿可具有完全正常的血小板水平,但中性粒细胞持续或反复减少。

3. WAS 分为几型,分别有什么临床特征?

WAS 基因突变导致的临床疾病包括典型 WAS、X 连锁血小板减少症(XLT)、间歇性 X 连锁血小板减少症(intermittent X-linked thrombocytopenia,IXLT)和 X 连锁粒细胞减少症(X-linked neutrapenia,XLN),详见表 4-2-10。

表 4-2-10 WAS 突变的不同临床疾病谱系

疾病	突变类型	WASp 表达	临床特征
典型 WAS	无义、缺失/插入、剪切位点突变等	缺如	血小板数量减少、体积减小,湿疹,反复感染,自身免疫
XLT	错义或剪切位点突变,1~3 号外显子	存在并减少	血小板减少、体积减小,轻症湿疹及感染
XLN	GBD 结构域错义突变	存在	中性粒细胞减少

注:WAS,威斯科特-奥尔德里奇综合征;WASp,WAS 蛋白;XLT,X 连锁血小板减少症;XLN,X 连锁粒细胞减少症;GBD,糖原结合域。

二、体格检查

生命体征平稳,颜面部可见暗红色丘疹和脓疱,部分结痂,躯干、四肢及肛周红斑、丘疹。双舌面及上颚可见瘢痕,咽部充血,未扪及浅表淋巴结。双肺呼吸音粗,未闻及干湿啰音。心律齐。腹软,肝脾查体不合作,全腹按压无哭吵加剧。双下肢无水肿。

【查体提问】

1. 结合患者的病史和查体,初步考虑什么诊断?

本例患儿起病早,病情重,临床表现为头面部湿疹、口腔黏膜感染、血便等,血常规提示血小板数量偏低,血小板体积小,IgM 水平降低,IgA 和 IgE 水平升高,符合典型 WAS 表现。

2. 该患者需要考虑与什么疾病鉴别?

免疫性血小板减少性紫癜:该病可发生于各年龄段,无顽固湿疹;血小板体积正常,部分可检测到抗血小板抗体。本病对激素和大剂量静脉注射免疫球蛋白治疗大多应答良好。

3. 为明确诊断,需要进一步完善哪些检查?

WAS 蛋白表达分析及基因序列检测。

三、辅助检查

1. 血常规 血红蛋白 100g/L,血小板计数 51×10⁹/L,C 反应蛋白 <8ng/L。

2. 免疫球蛋白 IgA 4.5g/L,IgE 283U/ml,IgM 0.06g/L。

3. 尿常规 红细胞 73cell/μl,大便隐血阳性。

4. 骨髓涂片 红系减少,粒细胞增生伴部分粒细胞形态异常,血小板散在减少。

5. 基因分析 拼接位点突变,ChrX intron C559+1G>C,母亲为致病基因携带者。

【辅助检查提问】

WAS 患者辅助检查有哪些特点?

(1)血常规:血小板数量减少及体积减小是 WAS 的重要表现,部分错义突变者血小板数量减少可呈间歇性,血小板体积持续减小。Cdc-42 结合域突变患者可表现为 X 连锁中性粒细胞减少症,并无血小板减少表现,贫血常见。

(2)组织病理:淋巴结及胸腺组织减少,部分呈现胸腺发育不全,淋巴结、脾脏 T 细胞区小淋巴细胞减少,生发中心缺失。脾脏白髓区域缺失,边缘带缺失,外周淋巴细胞表面微绒毛缺失。

(3)免疫功能:WAS 患儿血清 IgG 水平可正常或升高,大部分患儿血清 IgM 水平降低,而 IgA 和 IgE 水平升高,湿疹严重者 IgE 水平尤高。外周血 B 细胞水平正常。随年龄增长逐渐出现淋巴细胞减少症,年幼时数量可正常。

(4)蛋白分析:通过流式细胞术、免疫印迹分析外周血单个核细胞胞质内 WAS 蛋白(WASp)表达,有确诊价值。如 WASp 完全缺失,患儿临床表现通常为典型 WAS,预后较差,需要尽早接受造血干细胞移植。XLT 患儿 WASp 可有表达,但表达水平较正常同龄儿低。单纯携带者 WASp 表达正常。

(5)*WAS* 基因序列检测:为确诊依据,目前全球已报道 300 余种 *WAS* 基因突变,错义突变是最常见的突变类型,其次为拼接位点突变、缺失突变、无义突变、插入突变和复合突变。

四、诊断

典型 WAS

【诊断提问】

1. WAS 的定义及流行病学如何? 发病机制是什么?

WAS 是一种罕见的 X 连锁隐性遗传疾病,由

WAS 基因突变引起 WASp 表达缺失、减少或者功能缺陷导致。典型临床表现包括血小板减少、湿疹、免疫缺陷，以及易患自身免疫性疾病和淋巴瘤。发病率为(1~10)/100 万新生儿，如不经造血干细胞移植，WASp 表达阴性患儿生存期仅约 15 年。

该病主要为细胞免疫缺陷，其致病基因为 *WAS* 基因。WAS 免疫异常还包括体液免疫障碍，NK 细胞功能及树突细胞(dendritic cell，DC)迁移障碍也逐渐被发现。该病为固有免疫及适应性免疫均受损的联合免疫缺陷病。

WAS 基因定位于 X 染色体(Xp11.22~p11.23)，广泛表达于淋巴造血系统。WASp 主要通过 VCA 结构域与 Arp2/3 形成复合物而活化，参与肌动蛋白多聚化和细胞骨架重构，当 WASp 的 PRD 及糖原结合域(GBD)结构域结合时则为失活状态。GBD 区域部分点突变后使 WASp 不能形成 C 末端与 GBD 形成自身抑制性的环状结构而呈持续活化状态，造成髓系细胞的过度凋亡而引起粒细胞减少症，称为 X 连锁中性细胞减少症。

2. WAS 的核心临床特点有哪些?

WAS 患儿发病年龄小，典型临床表现包括血小板减少、湿疹、免疫缺陷，以及易患自身免疫性疾病和淋巴瘤。

3. WAS 的诊断标准是什么?

男性，先天性血小板较少，血小板体积小，并具备以下至少 1 项。

(1)*WAS* 基因突变。

(2)Northern 杂交证实淋巴细胞 WASp mRNA 缺失。

(3)淋巴细胞不表达 WASp。

(4)母系表亲具有血小板较少及血小板体积小。

五、治疗经过

予以丙种球蛋白支持治疗，复方磺胺甲噁唑预防感染、止血等对症支持治疗。

【治疗提问】

WAS 的疾病治疗手段主要有哪些?

1. 一般治疗 积极营养支持。可接种灭活疫苗，所使用的任何血液制品均应经过辐照。

2. 湿疹治疗 轻微湿疹不需治疗。严重湿疹需局部使用激素或短期全身激素治疗，伴感染需局部使用抗生素制剂。

3. IVIg 替代治疗 典型 WAS 患儿通常具有对多糖抗原的抗体产生缺陷、免疫记忆、抗体亲和力异常，以上均提示体液免疫缺陷，且 IgG 抗体的代谢速度可高于正常同龄儿。应对典型 WAS 患儿给予足量 IVIg 静脉滴注，每次 300~600mg/kg，每 3~4 周输注 1 次。规律足量使用 IVIg 替代治疗可显著延长了 WAS 患儿生存期，减少器官损害，使其获得造血干细胞移植的机会。

4. 感染防治 WAS 患儿对致病微生物广泛易感，对细菌、真菌、病毒、卡氏肺孢子虫等病原体易感性均增高，可使用复方复方磺胺甲噁唑预防感染。对于因血小板水平难以维持，出血倾向明显而行脾切除的患儿，应终身使用抗生素预防感染。感染发生时，应根据病原体使用敏感杀菌剂。严重水痘感染病例需使用阿昔洛韦、高剂量 IVIg 或水痘特异性球蛋白输注治疗。

5. 血小板输注 因可产生血小板自身抗体，血小板输注应尽量避免，仅在有颅内出血、消化道大出血等严重出血情况时或手术前使用，不应以血小板水平作为判断是否进行血小板输注的指标。对于等待造血干细胞移植或基因治疗的严重难治性血小板减少症病例，血小板生成素受体激动剂可用于增加血小板数量。

6. 造血干细胞移植 为本病的根治方法，婴儿期或儿童期进行造血干细胞移植成功率可高达 85%~90%。骨髓或脐带血干细胞均可采用，人类白细胞抗原(HLA)全相合同胞供体移植效果最佳。预处理方案一般采用环磷酰胺、白消胺及抗胸腺细胞球蛋白。HLA 同型无关供体移植后 5 年存活率也可达 71%~81%。

7. 基因治疗 基因治疗目前已在 2 例 WAS 患者取得成功，但安全性还有待进一步提高。以自灭活型病毒载体介导的二代基因治疗正在进行临床试验，有望大幅度提高基因治疗的安全性。

六、随访及预后

患儿治疗后无肉眼血便血尿，颜面部见暗红色丘疹，部分结痂，躯干、四肢及肛周皮疹较前减少。每月定期随访及输注丙种球蛋白。

【预后提问】

WAS 患者的预后如何?

WAS 的预后根据临床严重程度，*WAS* 基因突变和 WASp 的表达情况而异。典型 WAS 患儿如未行根治治疗，最终多死于感染、出血和恶性肿瘤等并发症。

(安云飞 唐雪梅)

推荐阅读文献

［1］DE NORONHA S, HARDY S, SINCLAIR J, et al. Impaired dendritic-cell homing in vivo in the absence of Wiskott-Aldrich syndrome protein. Blood, 2005, 105 (4): 1590-1597.

［2］HACEIN-BEY ABINA S, GASPAR H B, BLONDEAU J, et al. Outcomes following gene therapy in patients with severe Wiskott-Aldrich syndrome. JAMA, 2015, 313 (15): 1550-1563.

［3］MASSAAD M J, RAMESH N, GEHA R S. Wiskott-Aldrich syndrome: A comprehensive review. Ann N Y Acad Sci, 2013, 1285: 26-43.

X 连锁无丙种球蛋白血症

关键词:X 连锁无丙种球蛋白血症;布鲁顿病;布鲁顿酪氨酸激酶

一、病史摘要

患儿,男,2 岁,因"间断发热伴咳嗽 1 月余"入院。

患儿 1 月余前无明显诱因出现间断发热,体温波动在 38~40℃,伴咳嗽、咳黄色脓痰,于当地医院予以抗生素治疗,效果欠佳。自患病以来,精神食欲欠佳,大小便正常。既往曾先后 3 次患肺炎,2 次患化脓性中耳炎,在当地医院治疗(具体不详)。

患儿为孕 3 产 3,足月剖宫产,出生体重 3.5kg,有 1 兄 1 姐,其兄生后 5 个月开始反复出现皮肤疖肿,后因肺炎合并脓胸于 10 月龄时死亡,其姐尚健康。该患儿尚未进行预防接种。母亲家族中 2 个舅舅因反复感染幼年时夭折。

【病史提问】

1. 对以反复感染为主要临床表现的患者,应如何采集病史?

对于反复患感染性疾病的患者,病史应考虑重点询问如下几点:孕母有无感染暴露史、有无早产、低体重及脐带脱落延迟等新生儿问题、喂养食物不耐受、生长发育史、起病时间、感染病原种类、感染累及部位、以往治疗措施与效果、疫苗接种史、家族史及生活环境。

2. 对有反复感染家族史的患者,体格检查关注重点是什么?

具有家族史的反复患感染性疾病的患者,体格

检查关注重点如下:生长发育及营养状况、皮肤、淋巴结、扁桃体、肝脾及心肺体检。耳道流液和鼓膜穿孔、口腔溃疡、牙龈炎、黏膜假丝酵母菌病和牙列不良、淋巴组织过多或缺乏常提示免疫缺陷;不伴贫血的苍白、黑眼圈、结膜炎、横向鼻褶、鼻甲充血、清亮鼻分泌物、特应性皮炎(湿疹)、抓挠引起的皮肤破损和皮肤划痕症常提示变态反应性疾病;脓性鼻分泌物、鼻后滴漏、咽反射减弱、咽部鹅卵石样病变可见于变态反应性鼻炎或慢性鼻窦炎。反复呼吸道感染伴扁桃体和颈淋巴结缩小或缺失提示抗体缺陷。

二、体格检查

体温 38.6℃,心率 140 次/min,呼吸 40 次/min,血压 85/50mmHg,体重 11.0kg,身长 85cm。神志清楚,反应欠佳,呈热性病容,无皮疹,无皮肤化脓病灶,浅表淋巴结未触及。头颅无畸形,唇红,干燥,唇周无发绀,口腔黏膜光滑,咽部充血,双侧扁桃体缺如。双肺呼吸音粗糙,可闻及较多粗湿啰音,心音有力,律齐无杂音。腹软,肝脾未触及,肠鸣音 4 次/min。双下肢无水肿,关节活动无受限,神经系统无异常发现。

【查体提问】

1. 结合患者的病史和查体,初步考虑什么诊断?

患儿为男性,病程长,以反复较严重感染细菌为核心症状,主要累及呼吸道,抗生素治疗效果不佳,查体示双侧扁桃体缺如,其兄长及母系家族中的男性具有类似疾病。因此,初步诊断为免疫缺陷病:X 连锁无丙种球蛋白血症(X-linked agammaglobulinemia, XLA)可能性大。

2. 该患者需要考虑哪些鉴别诊断? 还需要进行哪些辅助检查明确诊断?

XLA 需与其他可导致无丙种球蛋白血症或低丙种球蛋白血症的疾病相鉴别,如药物、基因异常、染色体异常、感染、恶性肿瘤及系统性疾病等。

因此,还需要完善血清免疫球蛋白及其亚类计数、淋巴细胞计数、免疫接种抗体应答、骨髓细胞学检查等,根据临床表现和实验室结果不难对 XLA 作出临床拟诊。征得患者知情同意后,可完善布鲁顿酪氨酸激酶(Bruton tyrosine kinase, *BTK*)基因与蛋白检测,进一步明确诊断。

三、辅助检查

1. 血常规、肝肾功能未见明显异常。

2. 血清总免疫球蛋白水平显著减低,血清 IgG<2g/L,IgM、IgA<200mg/L。

3. 外周血 CD19$^+$ B 淋巴细胞<2%。

4. 骨髓穿刺未发现浆细胞。

5. 鼻咽侧位 X 线片未见腺样体组织。

6. 胸部 CT 显示点片状高密度影。

7. 痰培养检出铜绿假单胞菌,血培养示无细菌生长。

8. 征得患者知情同意后,行基因检测,提示 *BTK* 基因突变。

【辅助检查提问】

XLA 患者的免疫球蛋白亚类计数会出现哪些结果?

总免疫球蛋白及各亚类显著降低,血清 IgG、IgA 与 IgM 水平通常低于 100mg/dl;少数 IgG 水平可高至 200~300mg/dl;极个别可接近正常,此时需检测抗体应答。XLA 患者抗原(如同族红细胞凝集素)特异性抗体,以及疫苗接种(如脊髓灰质炎、破伤风、白喉)抗体应答显著降低。

四、诊断

1. **疾病诊断** 肺炎。

2. **病因诊断** X 连锁免疫缺陷病:X 连锁无丙种球蛋白血症(XLA)。

【诊断提问】

1. XLA 的定义及流行病学如何? 发病机制是什么?

XLA 由 Bruton 于 1952 年首次报道,是人类 *BTK* 基因突变,使 B 细胞发育出现障碍,从而导致血清免疫球蛋白水平降低或缺失,感染易感性增加的一种原发性体液免疫缺陷病。该病在人群中发病率因人种不同而在 1/200 000~1/100 000 到之间,我国目前尚没有其发病率的相关数据。*BTK* 基因位于 Xq21.3~q22.0,长度为 37kb,包括 19 个外显子,编码 PH、TH、SH2、SH3 和 TK 5 个功能区,影响布鲁顿酪氨酸激酶活性,其活化是 B 细胞成熟所必需的条件。正常情况下 B 细胞按特定步骤从原始 B 细胞变为前 B 细胞,再到不成熟 B 细胞,最后到成熟 B 细胞,成熟 B 细胞离开骨髓进入外周血;*BTK* 基因突变会导致骨髓中 B 细胞的发育停止在原始 B 细胞到前 B 细胞的阶段。因此,XLA 患者外周血中 B 细胞极少,从而导致各类免疫球蛋白水平极低。

2. XLA 的临床表现有哪些?

XLA 几乎全部见于男孩。患儿因具有胎盘传递的母体 IgG,生后数月内可不出现任何症状,一般随着抗体逐渐减少在生后 3~4 个月开始出现感染症状。唯一的特征性体征是扁桃体基本缺如,部分患者不能扪及淋巴组织,但是外周淋巴结因 T 细胞区域增生可能看似正常。

XLA 最突出的临床表现是反复严重的细菌感染,主要由荚膜化脓性细菌所致,如肺炎球菌、流感嗜血杆菌、金黄色葡萄球菌和假单胞菌属。受累部位常表现为呼吸道感染、败血症、骨髓炎、化脓性关节炎及中枢神经系统感染等。上呼吸道感染以中耳炎最为常见,多次肺炎是诊断 XLA 的常见特征性病史;败血症最常见的病原为假单胞菌属,其次为流感嗜血杆菌、肺炎球菌;胃肠道感染也较为常见,蓝氏贾第鞭毛虫难以根除,可导致慢性腹泻和吸收不良。除此之外,空肠弯曲菌和沙门菌也是肠道感染病原菌。

XLA 患者对肠道病毒包括埃可病毒、柯萨奇病毒,以及脊髓灰质炎病毒易感,可导致慢性脑膜脑炎、慢性肝炎,甚至表现为皮肌炎。在接种脊髓灰质炎活疫苗或者接触接种脊髓灰质炎活疫苗的个体后,可以发生死亡率高的疫苗相关性脊髓灰质炎。

部分 XLA 患者可能发生关节炎,与类风湿关节炎相似,表现为活动受限、疼痛、关节腔积液等,可能与肠道病毒或支原体感染有关。

一些患者在疾病诊断时发现伴有中性粒细胞低下,可出现假单胞菌属感染所致的脓疱。其他罕见临床表现包括膜性肾病、肾小球肾炎、淀粉样变性、皮肤肉芽肿性血管炎、胃腺癌、皮肤 T 细胞淋巴瘤等。

3. XLA 的诊断标准是什么?

(1)XLA 临床诊断依据

1)男性。

2)反复较严重细菌感染(呼吸道、胃肠道、皮肤及其他深部感染),抗生素治疗效果不佳。

3)伴或不伴有自身免疫性疾病。

4)伴或不伴有母系家族中类似疾病表现的男性患者。

(2)XLA 的实验室诊断标准:目前采用的是 1999 年泛美免疫缺陷工作组和欧洲免疫学会制定的标准,详见表 4-2-11。

表 4-2-11　泛美免疫缺陷工作组和欧洲免疫学会制定的实验室诊断标准

诊断级别	实验室指标
明确诊断	男性患儿 CD19$^+$ B 淋巴细胞<2%,并符合以下至少 1 项: BTK 基因突变 检测中性粒细胞或单核细胞发现缺乏 BTK mRNA 单核细胞或血小板缺乏 BTK 蛋白 母系的表兄、舅舅或侄子 CD19$^+$ B 淋巴细胞<2%
疑似诊断	男性患儿 CD19$^+$ B 淋巴细胞<2%,并符合以下全部标准: 出生 5 年内表现为反复细菌感染 血清 IgG、IgA 及 IgM 水平低于相应年龄正常值 2SD 缺乏同族血凝素和 / 或对疫苗应答反应差 排除其他可导致低丙种球蛋白血症的原因
可能诊断	男性患儿 CD19$^+$ B 淋巴细胞<2%,排除其他可导致低丙种球蛋白血症的原因,并符合以下至少 1 项: 出生 5 年内表现为反复细菌感染 血清 IgG、IgA 及 IgM 水平低于相应年龄正常值 2SD 缺乏同族血凝素

五、治疗经过

1. 给予免疫球蛋白 400mg/(kg·d),静脉滴注,连用 3 日的替代治疗。

2. 给予退热、美罗培南抗感染、营养支持及综合对症治疗。

【治疗提问】

XLA 的治疗手段主要有哪些?

1. 免疫球蛋白替代治疗　免疫球蛋白(Ig)替代治疗能显著减少感染与住院治疗的次数。治疗宜早开始,5 岁前最有益,方式包括静脉注射免疫球蛋白(IVIg)和皮下注射免疫球蛋白(subcutaneous injection of immunoglobulin, SCIG)。

IVIg 使用剂量主要是根据患者体重、免疫球蛋白波谷浓度,以及临床应答等决定。目前普遍推荐每 3~4 周给予 400mg/kg 的 IVIg,维持>500mg/dl 的免疫球蛋白波谷浓度。然而,长期随访研究发现在部分患者该波谷浓度不能提供足够的保护,可能需更高剂量。因此,免疫球蛋白替代治疗需要个体化。

SCIG 因良好的耐受性和有效性非常具有前景,适用于对 IVIg 有较强副反应的患者,可提供更好的生活质量。

免疫球蛋白替代治疗具有局限性。目前的免疫球蛋白制剂无法补充 IgA 与 IgM,而且仅能提供针对普通病原体的保护,无针对非常见微生物的高滴度抗体。

2. 感染治疗与预防　一旦有感染发生,应立即使用抗生素。需注意抗生素可能使用频繁且时间较长,无法根除感染病原体。规律替代治疗期间,可预防性使用降低感染风险。

3. 异基因造血干细胞移植和基因治疗　目前普遍认为异基因造血干细胞移植治疗的风险大于收益。此外,XLA 的基因缺陷使基因治疗成为可能,既往报道有重症联合免疫缺陷患者接受基因治疗后继发白血病,故安全性还有待讨论。但近年该领域研究进展迅猛,将来可能会成为 XLA 的根治手段。

4. 辅助治疗　改善营养、生活及卫生条件,适当进行体育锻炼,保持良好心理状态,防治各种并发症等。

5. 疫苗接种　XLA 患者禁忌接种活疫苗,因其对疫苗不能产生有效抗体应答,一般推荐接种灭活疫苗,以期能产生 T 细胞介导的免疫应答,可能提供一定的免疫保护。

六、随访及预后

1. 确诊后 1 年,患儿感染次数明显减少。

2. 确诊后 2.5 年,患儿未规律接受 IVIg 治疗,再次以重症肺炎住院治疗。

【预后提问】

1. 如何早期识别 XLA 患者?

早诊断及早治疗至关重要,一定程度上预防感染,减少不可逆器官损害。K- 删除重组切除环(kappa-deleting recombination excision circle, KREC)在 B 细胞成熟过程中形成,XLA 患者由于 B 细胞成熟缺陷不能产生 KREC,因此可通过荧光定量聚合酶链反应(PCR)技术检测 KREC,从而早期筛查 XLA。

2. XLA 患者的预后如何?

目前 XLA 平均诊断年龄明显下降,规律替代治疗和抗生素的使用显著改善了患者预后,生活质量显著提高。

肺部并发症或慢性肺病成为 XLA 患者死亡的重要原因之一,主要由于免疫球蛋白替代治疗无法补充

IgA，不能产生黏膜保护作用。此外，肿瘤性疾病的发生也会影响预后。

（安云飞 唐雪梅）

推荐阅读文献

［1］江载芳，申昆玲，沈颖．诸福棠实用儿科学．8版．北京：人民卫生出版社，2015：648.

［2］殷勇，袁姝华．儿童X-连锁无丙种球蛋白血症．中华实用儿科临床杂志，2018，33（4）：288-291.

［3］CONLEY M E, NOTARANGELO L D, ETZIONI A. Diagnostic criteria for primary immunodeficiencies. Representing PAGID (Pan-American Group for Immunodeficiency) and ESID (European Society for Immunodeficiencies). Clin Immunol, 1999, 93 (3): 190-197.

［4］O'TOOLE D, GROTH D, WRIGHT H, et al. X-linked agammaglobulinemia: infection frequency and infection-related mortality in the USIDNET registry. J Clin Immunol, 2022, 42 (4): 827-836.

X 连锁严重联合免疫缺陷病

> **关键词：X 连锁严重联合免疫缺陷病；感染；造血干细胞移植**

一、病史摘要

患儿，男性，3 月龄 25 日。因"腹泻 2 个月，间断发热伴咳嗽半个月"入院。

2 个月前（生后 1 个月）患儿无明显诱因出现腹泻，稀水样便，伴大量血丝及黏液，近半个月间断发热，中高热，伴咳嗽，偶有气促及面色发绀。个人史与既往史：足月顺产，无特殊。父母体健，非近亲婚配。有一哥哥，10 岁，体健。母亲妊娠期体健。患儿大舅 1 月龄时因"白血病"夭折；二舅反复鹅口疮，存活；三舅体健，存活。

【病史提问】

出现哪些临床表现提示考虑 X 连锁重症联合免疫缺陷病？

（1）感染：X 连锁重症联合免疫缺陷病（X-linked severe combined immunodeficiency，X-SCID）发病时间早，常在 3~6 月龄出现严重反复感染，特点是感染机会致病菌、广谱病原菌，且有难治性。感染部位及病原体多样，包括念珠菌病、慢性腹泻、中耳炎，以及呼吸道各种细菌和真菌感染、持续病毒感染等。

（2）生长发育落后：属于 X-SCID 的显著特征，与反复感染、腹泻和相应基因缺陷有关。

（3）疫苗病：疫苗病是 SCID 诊断的重要线索。我国规定 1 岁内婴儿必须完成卡介苗、脊髓灰质炎、百白破、麻疹减毒疫苗和乙肝疫苗 5 种疫苗接种，但接种可能造成 SCID 患儿发生严重播散性感染，治疗难度大，脏器损害重。

（4）移植物抗宿主病（graft versus-host disease，GVHD）：X-SCID 患儿可发生 GVHD，主要见于接受母体来源的淋巴细胞和输血。急性 GVHD 症状是发热、剥脱性皮炎、高胆红素血症的肝炎、腹痛、腹泻、血细胞减少、硬化性胆管炎等。

（5）X-SCID 患儿根据突变位点不同可引起不典型的免疫表型，包括 $T^-B^+NK^+$、$T^+B^+NK^+$、$T^+B^{low}NK^+$、$T^+B^+NK^-$、$T^{low}B^+NK^-$、$T^{low}B^{low}NK^{low}$ 等，临床表现不尽相同。

二、体格检查

患儿生命体征平稳，面色发绀，反应差。体重 5kg，不会抬头。双侧口腔黏膜见较多白色膜状物附着，难以拭去，无口腔溃疡。未扪及淋巴结。双肺呼吸音粗，可闻及中量粗湿啰音。心脏查体未见异常。腹部膨隆，肝脏肋下 5cm，剑突下 4cm，脾未扪及。双下肢轻度浮肿。肛周皮肤发红，部分破溃。脊柱四肢未见畸形。

【查体提问】

1. 结合患者的病史和查体，初步考虑什么诊断？

本例患儿起病早，病程进展快，表现为严重腹泻和反复感染，出现肺部感染、皮肤感染和肠道感染。T 细胞数量接近于 0，B 细胞数量虽在正常范围内，但免疫球蛋白、补体均有降低，提示 B 细胞功能存在异常，符合 SCID 特点。结合患儿有生长发育迟缓，母系家族男性幼年夭折家族史，考虑 X-SCID 可能性大。

2. 该患者需要考虑哪些鉴别诊断？

需鉴别不同基因所致的 SCID。根据 T、B、NK 细胞的数目和功能可以分为不同的表型，其临床表现不尽相同。如 DNA 修复缺陷可有小头畸形、发育落后；腺苷脱氨酶（adenosine deaminase，ADA）的基因缺陷可有肋骨异常，以及网状组织发育不良可合并耳聋等。

3. 为明确诊断，需要进一步完善哪些检查？

基因检测（征得患者或其监护人知情同意后）。

三、辅助检查

1. **血常规**　白细胞计数 15×10^9/L，红细胞计数 3.8×10^{12}/L，血红蛋白 95g/L，血小板计数 400×10^9/L，中性粒细胞百分比 94.5%，淋巴细胞百分比 40.7%。血小板压积 0.18μg/L。甲胎蛋白 707.2ng/ml。凝血功能、心肌标志物等均无明显异常。

2. **病原学**　痰培养：肺炎克雷伯菌；大便常规：少量真菌孢子，轮状病毒（−）；血培养、大便培养、结核筛查、脑脊液常规及生化未见异常。

3. **免疫学**　淋巴细胞分类：CD3 0.5%，CD4 0.1%，CD8 0%，CD19 93%，CD16+ 56 5%；IgG 1.5g/L，IgA<0.06g/L，IgM 0.09g/L，IgE 0，C3 0.1g/L，C4 0.4g/L。

4. **影像学**　胸片：支气管肺炎；胸部 CT：双肺炎症，双肺透光度稍低，胸腺影较同龄儿小；腹部超声：肝大（肋下 30mm）。

5. **基因分析**　基因诊断 *IL2RG* 半合子错义变异所致 X-SCID，c.812G>A，p.（Gly271Glu）。

【辅助检查提问】

X-SCID 免疫学检查有什么特点？

1. **淋巴细胞计数**　绝大部分患儿外周血淋巴细胞减少，绝对计数<2.5×10^9/L，甚至<1.5×10^9/L。少数由于母体淋巴细胞植入，淋巴细胞水平可正常。

2. **淋巴细胞分类**　典型 X-SCID 患者 T 细胞、NK 细胞数量比例显著减少，甚至缺乏，B 细胞数量正常，比例显著上升，但存在功能异常，呈经典 T⁻B⁺NK⁻免疫表型。*IL2RG* 根据基因突变位点不同，可出现非典型免疫分型 T⁻B⁺NK⁺ SCID。

3. **免疫球蛋白**　患儿免疫球蛋白全面低下，由于母源性免疫球蛋白存在，出生时 IgG 可正常，3 月龄后逐渐下降。评估时需除外丙种球蛋白输注的影响。

4. **细胞/体液免疫功能**　若 T 细胞对植物凝集素（phytohemagglutinin，PHA）等丝裂原或抗 CD3 抗体增殖反应异常，提示细胞免疫缺陷。若疫苗和感染原的特异性抗体反应严重受损或缺乏，提示体液免疫缺陷。

5. **T 细胞受体重排删除环**（T cell receptor rearrangement excision circle，TREC）　TREC 是 T 细胞在胸腺发育过程中形成的 DNA 环，反映 T 细胞的胸腺输出功能，SCID 患儿的 TREC 显著降低，通过定量 PCR 的方法进行 TREC 检测，可早期发现 SCID。该手段已用于新生儿筛查。

6. **母源性细胞植入**　X-SCID 患儿常存在母源性淋巴细胞植入，对诊断有较大意义。通过人类白细胞抗原（HLA）分型、DNA 多态性标记检测到 XX 核型，可确定母源性细胞植入。

7. **γc 基因 mRNA 及蛋白表达**　X-SCID 患儿的 γc 基因 mRNA 及蛋白表达可显著降低，但部分患儿发生错义突变时，其 mRNA 表达无变化。外显子 7 和外显子 8 突变引起胞内段异常时，若针对胞外段检测抗体，可能仍正常结合 γc 蛋白而呈现正常表达，因此该蛋白阳性并不能完全除外诊断，仍需要进行基因分析。

8. ***IL2RG* 基因分析**　*IL2RG* 基因突变是 X-SCID 确诊依据。各外显子均有突变报道，其中 690C>T、691G>A、684C>T、879C>T、868G>A 等突变频率最高。

9. **其他**　X-SCID 患者胸腺明显缩小，淋巴结和扁桃体发育不良。病理学检查提示胸腺基质存在但分化不良，胸腺树突状细胞及上皮细胞异常。胸部 CT/X 线片可发现胸腺影减小或缺如。

四、诊断

基因诊断：基因分析 *IL2RG* 半合子错义变异所致 X-SCID，c.812G>A，p.（Gly271Glu）。此变异遗传自表型正常的母亲。哥哥、外公、外婆、大舅、二舅为该位点野生型。

【诊断提问】

1. X-SCID 的定义及流行病学如何？发病机制是什么？

联合免疫缺陷病（combined immunodeficiency disease，CID）是一组以 T/B 细胞缺陷为主，同时伴有不同程度其他细胞缺陷的异质性疾病。CID 发病率为 1/（50 000~100 000）活产婴。SCID 是 CID 中最严重类型，常引起 T 细胞数量显著降低，B 细胞和 NK 细胞不同程度降低。患儿 2~5 月龄出现反复感染，常规治疗效果不佳，病情迁延不愈，绝大部分患儿于 2 岁内死亡。依据 2015 年国际免疫学联合会发表的原发性免疫缺陷病（PID）分类，引起 SCID 的 16 种疾病中，以 *IL2RG* 缺陷所致的 X-SCID 最为常见，占所有 SCID 的 50%~60%，发病率在 1/（150 000~200 000）活产婴。

1993 年，*IL2RG* 基因已被证实为 X-SCID 的致病基因，位于 Xq13.1，其编码的蛋白 γc 是 IL-2、IL-4、IL-7、IL-9、IL-15 和 IL-21 等细胞因子受体的共同组分。*IL2RG* 基因含 4 500 个核苷酸，由 8 个外显子组成，编码 389 个氨基酸构成的 γc 蛋白。γc 蛋白组成性表达于 T、B、NK 和髓红系祖细胞表面。

IL-2 与 T 细胞的发育和活化有关, IL-4 与 B 细胞的类别转换和辅助性 T 细胞 2(Th2)的分化密切相关, IL-7 与早期淋巴细胞系的发育有关, IL-15 和 IL-21 与 NK 细胞的发育有关。一旦 γc 与上述细胞因子结合, 将通过下游的 Jak3-STAT5 向细胞核传递活化信号, 从而改变相关基因的转录程序, 控制免疫细胞的发育、活化和功能发挥。因此 *IL2RG* 基因突变将导致 T 细胞和 NK 细胞发育障碍、B 细胞功能障碍等免疫异常。

2. X-SCID 核心临床特点有哪些?

X-SCID 患儿发病时间早, 2~5 月龄即可出现严重反复感染, 典型表现包括体重不增、长期念珠菌感染和慢性腹泻, 以及常出现条件致病菌感染、易并发病毒感染。婴儿期会出现类似于湿疹的皮疹或因金黄色葡萄球菌等导致皮肤感染。生后短时间内反复、多系统和难治的感染提示免疫功能存在缺陷, 家族史也可为诊断提供重要线索。

3. X-SCID 的诊断标准是什么?

(1)诊断标准:若临床考虑 SCID 的男性患儿, 须首先考虑 X-SCID。X 连锁的阳性家族史更有助于诊断, 但无家族史不能除外 X-SCID。

1)早发(通常于生后 2~5 个月内)严重致死性感染。

2)生长发育迟缓甚至停滞。

3)母系男性幼年夭折家族史。

4)外周血淋巴细胞绝对计数 <1 500/mm^3。

5)淋巴细胞亚群示 T 细胞和 NK 细胞数量明显减少。

6) 如外周血中 T 细胞数量接近正常但仍怀疑 X-SCID 诊断者, 应细致分析 T 细胞表型和遗传学特点, 明确是否为母源性。

7) *IL2RG* 等基因分析发现致病突变。

(2)产前诊断:若先证者或携带者基因型已明确, 可于孕 10~12 周进行绒毛采样或者孕 18 周进行羊膜腔穿刺获得胎儿细胞进行染色体检测。若为男性, 可直接采用胎儿 DNA 进行基因检测。若致病基因未明确, 可于孕 17 周左右经皮脐静脉采血进行产前诊断。若存在总淋巴细胞和 T 淋巴细胞减少、T 淋巴细胞增殖反应低下, 同样支持诊断。对致病突变明确的家族, 可进行着床前胚胎遗传学诊断。产前诊断可能混有母亲血液成分, 因此有一定的误诊率。

五、治疗经过

1. 给予保肝、抗感染、营养支持、补液等治疗。

2. 入院第 5 日出现发热、抽搐, 加用头孢曲松抗感染, 人免疫球蛋白抗体治疗, 体温好转, 仍腹泻、精神差。

【治疗提问】

X-SCID 的疾病治疗手段主要有哪些?

SCID 治疗的根本是免疫重建、造血干细胞移植(HSCT)和基因治疗。治疗重点在于结合病原学合理运用抗生素, 隔离患儿于相对无病原环境, 给予丙种球蛋白替代治疗, 尽量延长生命, 保护脏器, 至接受造血干细胞移植。

1. 一般情况　X-SCID 是儿科急症。一旦确诊, 应迅速完成评估, 包括详细病史、生长发育状况、感染情况等, 患者宜严格隔离、限制不必要外出, 避免发生交叉感染。

2. 支持治疗　积极给予 IVIg 替代治疗、复方磺胺甲噁唑预防卡氏肺孢子虫, 使用强有力杀菌剂清除感染。

3. 疫苗　禁止接种一切减毒活疫苗, 输注的血液制品应经过辐照清除具有增殖能力的细胞。

4. HSCT　1968 年首例骨髓移植成功, 并成为标准的免疫重建手段。采用同胞兄妹遗传背景完全相同的供者, HSCT 成功率可高达 90% 以上。X-SCID 进行 HSCT 通常不需要清髓性预处理, 有时可不用免疫抑制药物, 移植后虽然可能仅为嵌合状态, 但可保全患儿生命。

5. 基因治疗　基因治疗能显著改善 X-SCID 患儿的免疫功能, 但会增加白血病及淋巴瘤的风险, 尚处于临床试验阶段。

六、随访及预后

患儿住院治疗期间咳嗽较前好转, 但仍有反复腹泻、间断发热, 精神差, 家长要求出院, 出院后第 15 日死亡(具体不详)。

【预后提问】

X-SCID 患者的预后如何?

SCID 是最为严重的 PID, 如不经严格隔离、造血干细胞移植或基因治疗, SCID 患儿几乎均于 2 岁内死亡。

(安云飞　唐雪梅)

推荐阅读文献

[1] DELMONTE O M, CASTAGNOLI R, YU J, et al. Poor T-cell receptor beta repertoire diversity early

posttransplant for severe combined immunodeficiency predicts failure of immune reconstitution. J Allergy Clin Immunol, 2022, 149 (3): 1113-1119.

［2］LANKESTER A C, NEVEN B, MAHLAOUI N, et al. Hematopoietic cell transplantation in severe combined immunodeficiency: The SCETIDE 2006—2014 European cohort. J Allergy Clin Immunol, 2022, 149 (5): 1744-1754.

［3］MARON G, KASTE S, BAHRAMI A, et al. Successful SCID gene therapy in infant with disseminated BCG. J Allergy Clin Immunol Pract, 2021, 9 (2): 993-995.

［4］STEPENSKY P, KELLER B, SHAMRIZ O, et al. T (+) NK (+) IL-2 receptor gamma chain mutation: a challenging diagnosis of atypical severe combined immunodeficiency. J Clin Immunol, 2018, 38 (4): 527-536.

第四节　罕见血管炎疾病

白塞病

关键词：口腔溃疡；外阴溃疡；血管炎

一、病史摘要

患者，女性，20 岁，未婚，因"反复腹痛 1 周，加重 2 日"入院。

患者 1 周前无明显诱因出现右下腹阵发性胀痛，伴恶心，无呕吐，无明显缓解因素；2 日后腹痛加重，为右下腹持续性胀痛，放射至右侧腰背部，伴头晕头痛，胸闷，进食后恶心呕吐，呕吐物为胃内容物。追问病史，5 年前反复出现口腔溃疡（每月 1~3 次），伴外阴溃疡（每年 1 次），近 2 年有反复头晕，不伴黑矇晕厥、胸痛心悸等。自患病以来，患者精神、食欲、睡眠差，体重下降 2kg。既往史无特殊，个人史及家族史无特殊。

【病史提问】

对以血管受累为主要表现的患者，应该如何进行诊断？

本例患者为青年女性，以多发的血管受累为主，考虑炎症的可能性大。血管炎的临床表现取决于受累血管的定位、范围，以及性质。血管炎可以为原发性，也可以继发于其他疾病。继发性血管炎的主要原因考虑见表 4-2-12。

表 4-2-12　继发性血管炎的原因

分类	项目	
外来抗原	微生物抗原	细菌感染	链球菌、葡萄球菌、分枝杆菌、梅毒螺旋体等
		病毒	乙型 / 丙型肝炎病毒、人类免疫缺陷病毒、巨细胞病毒、EB 病毒等
		原虫	疟原虫
	非微生物抗原	异源蛋白、过敏原、药物、肿瘤抗原等	
自身抗原	核抗原	抗核抗体	
	免疫球蛋白 G	类风湿因子、冷球蛋白	

二、体格检查

1. **一般内科查体**　体温 36.5℃，脉搏 96 次 /min，呼吸 23 次 /min，血压 149/87mmHg（右上肢）、140/80mmHg（左上肢）、160/100mmHg（右下肢）、170/102mmHg（左下肢）。心肺查体未见明显异常。腹部饱满，全腹肌紧张，右下腹压痛明显，反跳痛，腹部未触及包块，肝脾脏肋下未触及。双肾未触及，右侧腰背部压痛，叩击痛。双下肢无水肿。

2. **专科查体**　口腔内右侧颊黏膜可见 2 个直径约 0.3cm 的溃疡，外阴无溃疡，全身未见明显皮疹。右侧颈动脉闻及收缩期杂音，右下足背动脉搏动减弱。关节肌肉无明显压痛。

【查体提问】

1. 结合患者的病史和查体，初步考虑什么诊断？

本例患者存在多发大中小血管、动静脉受累，表现为动静脉血栓、血管腔狭窄、动脉瘤。结合患者黏膜（口腔及外阴）受累病史，初步诊断为系统性血管炎，白塞病（Behçet disease，BD）可能性大。

2. 该患者需要考虑哪些鉴别诊断？还需要进行哪些辅助检查明确诊断？

（1）炎性肠病（inflammatory bowel disease，IBD）：临床表现与 BD 类似，包括口腔溃疡、肠道溃疡、关节炎、眼炎。但 IBD 通常合并前葡萄膜炎，较少出现外阴溃疡，肠道受累者还可通过肠镜鉴别。

（2）强直性脊柱炎（ankylosing spondylitis，AS）：与 BD 均属于 MHC Ⅰ类疾病。AS 可出现口腔、肠道溃

疡及眼炎,但更常见的是中轴及外周关节受累,特征性的病理表现是附着点炎。

(3)感染和肿瘤:结核、EB病毒感染、淋巴瘤均可出现类似BD的临床表现。因此,还需完善血常规、肝肾功能、肌酶、免疫、感染相关指标、肿瘤标志物、四肢血管彩超、颈部血管彩超、胸部血管CTA等进行鉴别。

三、辅助检查

1. **尿常规** 尿蛋白0.3g/L(+),红细胞6cell/HP;AST和ALT轻度升高;D-二聚体1.74mg/L FEU,C反应蛋白88.30mg/L,IL-6 200.60pg/ml,红细胞沉降率88.0mm/h。自身抗体谱、肿瘤标志物、EB-DNA、CMV-DNA、结核干扰素释放试验,以及真菌G、GM试验等未见异常。

2. **血管彩超** 右侧髂外动脉管壁不均匀增厚伴管腔狭窄,远端动脉缺血性改变。双侧胫后静脉血栓,左侧胫后动脉管腔节段性瘤样扩张。双侧颈内动脉管壁不均匀增厚伴管腔狭窄。右侧椎动脉阻力指数较左侧偏低。

3. **全腹部增强(图4-2-2A)** 提示右肾动脉内壁增厚,管腔明显狭窄。左肾动脉下部分支内血栓形成可能。

4. **头颈部增强CTA(图4-2-2B、C)** 双侧颈内动脉C_1段附壁血栓,管腔重度狭窄。左侧椎动脉起始处见结节状突起,多系动脉瘤;左侧椎动脉V_3~V_4段交界处轻度狭窄。

5. **肺增强CTA** 肺动脉主干及分支血管未见确切充盈缺损征象。双肺下叶少许炎症。右侧胸腔少量积液。

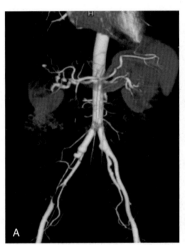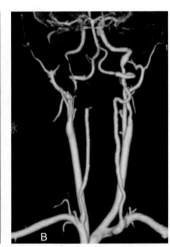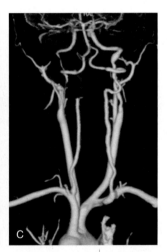

图4-2-2 增强CTA
A为全腹部增强CTA;B、C分别为头颈部增强CTA的左侧颈内动脉和右侧颈内动脉图。

【辅助检查提问】

BD患者的实验室检查会有什么异常?

BD没有特异性的标志物,可以出现红细胞沉降率、C反应蛋白等炎性指标升高,自身抗体均为阴性。

四、诊断

白塞病(BD)

【诊断提问】

1. BD的定义及流行病学如何?发病机制是什么?

BD又称为白塞综合征(Behçet syndrome,BS),由土耳其医生Behçet于1937年首次提出,是一种罕见的、病因不明的系统性血管炎,2012年修订的"CHCC 2012"血管炎命名法将BD定义为"变异性血管炎"。BD起病隐匿,25~30岁是发病高峰期,男女发病率相近,但男性患者预后较差。土耳其和中东的其他地区患病率较高,约1/250,中国BD的患病率约1/1 000。该病高发于从日本到地中海东沿岸和旧时的土耳其奥斯曼帝国领域的古丝绸之路,因此也称"丝绸之路病"。

BD的病因尚不清楚,目前认为是遗传背景和环境因素之间相互作用所致。研究发现,人类白细胞抗原*HLA-B51/B5*基因携带者BD的发病率明显升高。中性粒细胞、天然免疫介导的炎症,以及微生物热休克蛋白等因素在 BD 的发病过程中也扮演着重要的角色。

2. BD 的临床特点有哪些?

BD 的临床特征主要包括反复口腔溃疡、生殖器溃疡、眼部病变,以及皮肤病变,还可出现心血管、胃肠道和神经系统受累。BD 以血管炎为基础病理改变,广泛累及动脉、静脉及各级大小血管,具有复发和缓解交替出现的特征。BD 的预后取决于受累的部位和程度。7.7%~43.0% 的患者会出现血管受累,表现为静脉血栓,以及动脉狭窄、闭塞、扩张或动脉瘤,是预后不良的主要原因。

3. BD 的诊断标准是什么?

目前 BD 没有公认的"金标准"及特异性的血清标志物,诊断主要依靠病史和典型的临床表现。目前以 1990 年 BD 国际研究小组提出的国际学习小组(international study group,ISG)分类标准应用最为广泛(表 4-2-13)。在标准中,如果患者存在复发性口腔溃疡且仅合并 1 项次要标准,则考虑不全性 BD。ISG 标准的特异度为 96%,灵敏度为 91%。

表 4-2-13　BD 国际分类标准 -ISG(1990)

主要标准	临床特征
复发性口腔溃疡	医生或者患者观察到:小阿弗他溃疡、大阿弗他溃疡或者疱疹样溃疡,1 年之内反复发作至少 3 次
加上以下次要标准中的 2 项可考虑 BD	
复发性生殖器溃疡	医生或者患者观察到:阿弗他溃疡或者瘢痕形成
眼部病变	眼科医生证实:前葡萄膜炎、全葡萄膜炎或裂隙灯检查发现玻璃体内有细胞或者视网膜血管炎
皮肤损害	医生或者患者观察到:结节红斑、假性毛囊炎或者丘疹脓疱性损害、痤疮样皮疹(非激素使用的青壮年患者)
针刺反应	医生观察到:在针刺后 24~48 小时出现皮肤反应

注:在排除其他可解释的上述症状的临床情况后,这些条目才适用。

2014 年国际 BD 分类标准修订小组提出了新的 BD 国际分类标准(international criteria for BD,ICBD),该标准灵敏度为 94.8%,特异度为 90.5%,见表 4-2-14。

表 4-2-14　BD 国际分类标准(2014 国际标准)

临床表现	具体描述	分值
口腔溃疡	—	2
生殖器溃疡	—	2
眼部病变	前葡萄膜炎、后葡萄膜炎、视网膜血管炎	1
皮肤损害	假性毛囊炎、皮肤溃疡、结节性红斑	1
神经病变		1
血管病变	动脉血栓、大静脉血栓、静脉炎或者表浅静脉炎	1
针刺反应阳性	增加标准	1

注:总分≥4 分考虑诊断 BD。

五、治疗经过

1. 予地塞米松,15mg/ 次,每日 1 次,静脉滴注;后改为泼尼松,40mg/ 次,每日 1 次,口服,根据病情逐渐减量。

2. 予环磷酰胺,200mg/ 次,隔日 1 次,静脉滴注,共 4 次,后每月环磷酰胺 1.0g 冲击治疗 1 次。

3. 予阿达木单抗,40mg/ 次,皮下注射 1 次,后每 2 周注射 1 次。

4. 予低分子量肝素,0.4ml/ 次,每日 2 次,皮下注射;阿司匹林肠溶片,0.1g/ 次,每日 1 次,口服;并给予控制血压等对症支持治疗。

【治疗提问】

BD 的治疗策略主要有哪些?

BD 的临床表现各异,尚缺乏统一的治疗标准。目前主要推荐分层达标的治疗策略,根据不同的脏器受累制订个体化治疗方案。

1. **黏膜病变**　轻症者口腔及外阴溃疡使用糖皮质激素局部处理,或可尝试秋水仙碱;严重者可加用硫唑嘌呤、沙利度胺,以及 TNF-a、IL-1 或 IL-17 抑制剂等。

2. **眼部受累**　前葡萄膜炎可局部应用糖皮质激素,也可加用免疫抑制剂。后段眼炎患者应使用全身糖皮质激素联合硫唑嘌呤、环孢素、干扰素或 TNF-α 抑制剂。

3. **血管受累**　深静脉血栓给予糖皮质激素联合环磷酰胺、硫唑嘌呤、TNF-α 抑制剂等;动脉受累给予大剂量糖皮质激素和环磷酰胺；难治性患者建议使用TNF-α 抑制剂。

4. 胃肠道受累　建议糖皮质激素联合柳氮磺吡啶、硫唑嘌呤、沙利度胺、TNF-α 抑制剂等。

5. 神经系统受累　建议大剂量糖皮质激素联合硫唑嘌呤，严重者可联合环磷酰胺或者 TNF-α 抑制剂。

6. 关节受累　建议首选秋水仙碱，急性期可考虑糖皮质激素，反复发作者可给予硫唑嘌呤、TNF-α 抑制剂。

六、随访及预后

患者出院后头晕、腹痛症状明显缓解，3 个月后随访未再出现口腔溃疡及外阴溃疡，红细胞沉降率、C 反应蛋白、IL-6 恢复正常。嘱患者治疗同前，规律随访。

【预后提问】

BD 患者的预后如何？

BD 是一类反复迁延的慢性疾病，其预后与受累脏器和程度密切相关，主要的致残和死亡原因包括大血管疾病和中枢神经系统受累，其死亡风险通常来自动脉瘤破裂或血栓形成引起的大血管炎。因此，早期识别、早期诊断和早期治疗可改善疾病的预后，降低致残率和病死率。

（田新平　唐鸿鹄）

推荐阅读文献

［1］ Criteria for diagnosis of Behcet's disease. International study group for Behcet's disease. Lancet, 1990, 335 (8697): 1078-1080.

［2］ International Team for the Revision of the International Criteria for Behcet's Disease. The international criteria for Behcet's disease (ICBD): a collaborative study of 27 countries on the sensitivity and specificity of the new criteria. J Eur Acad Dermatol Venereol, 2014, 28 (3): 338-347.

［3］ JENNETTE J C, FALK R J, BACON P A, et al. 2012 revised international chapel hill consensus conference nomenclature of vasculitides. Arthritis Rheum, 2013, 65 (1): 1-11.

［4］ KALLENBERG C G. The last classification of vasculitis. Clin Rev Allergy Immunol, 2008, 35 (1-2): 5-10.

Cogan 综合征

关键词：Cogan 综合征；自身免疫性疾病；血管炎；感觉神经性耳聋；非梅毒性间质性角膜炎

一、病史摘要

患者，男性，27 岁，学生，未婚，因"反复耳鸣 1 个月，加重伴头晕、畏光 20 日"入院。

1 个月前患者无明显诱因出现双侧波动性耳鸣，伴听力下降，症状逐渐加重；20 日前出现发作性位置性眩晕伴恶心，平卧后约十分钟可缓解，症状逐渐加重，持续时间逐渐延长至 2 小时；伴畏光，眼充血、流泪、眼痛，逐渐出现视力下降，偶有手关节疼痛，无明显关节肿胀，伴乏力。自患病以来，精神欠佳、食欲、睡眠尚可，大便及小便正常，体重减轻 1kg。既往史无特殊。无吸烟、饮酒史，无药物、毒物接触史。父母体健，否认遗传病家族史。

【病史提问】

对于患者的主要临床表现，应该怎样进行临床信息收集？

患者主要症状涉及耳、眼、前庭神经及运动系统，属于多器官受累，在进行临床信息收集时需持有整体观，关注患者一般非特异性症状及各系统受累证据，以区分感染性、肿瘤性及免疫性等多脏器受累的疾病。

二、体格检查

1. 一般内科查体　体温 37.5℃，心率 98 次 /min，呼吸 25 次 /min，血压 123/66mmHg。神情合作，精神欠佳，双眼巩膜充血，无复视、眼震，双侧听力下降，双侧颈前区可扪及直径 0.5cm 大小、质软、活动好、无压痛淋巴结 3 枚，主动脉瓣第二听诊区可闻及舒张期 2/6 级柔和吹风样杂音，肺、腹未查见明显异常体征。

2. 专科查体　体位改变诱发眩晕，双侧指鼻试验阳性，四肢感觉未见异常，病理征及脑膜刺激征阴性。右手第 3、4、5 近端指间关节及左手第 2、3、4 近端指间关节压痛，无皮温升高及肿胀。四肢肌肉无压痛，肌力和肌张力正常。

【查体提问】

1. 结合患者的病史和查体,初步考虑什么诊断及鉴别诊断?

患者为青年男性,亚急性起病,病程较短,除了在病史资料中总结到存在耳、眼、前庭神经及运动系统损伤外,查体发现患者还存在低热、浅表淋巴结稍增大及心脏杂音;初步诊断仍需从多脏器受累系统疾病考虑,患者感染中毒症状不突出,但需要进一步搜索感染,特别是特殊病原学感染的证据;肿瘤性疾病证据不足,需进一步排查;弥漫性结缔组织病需警惕,特别是系统性血管炎既可以引起非特异性临床症状也可导致特异性靶器官病变,有待进一步检查提供证据。

2. 该患者还需要进行哪些辅助检查以明确诊断?

(1)常规检查:肝肾功能、三大常规、红细胞沉降率、C反应蛋白、输血前全套、肿瘤标志物、病原学筛查;腹部彩超及胸部CT。

(2)针对靶系统检查

1)眼:视力检查、裂隙灯检查、眼底检查。

2)耳-前庭神经检查:耳镜、听力测试、前庭神经功能检查。

3)心:心电图、心脏彩超、头颅MRI,必要时CTA。

4)免疫系统:自身抗体:抗核抗体(ANA)、抗可提取性核抗原(ENA)、抗中性粒细胞胞质抗体(ANCA)、抗着丝点抗体(ACA)、狼疮抗凝物、类风湿因子、抗环瓜氨酸肽(CCP)抗体;关节超声。

三、辅助检查

1. 肝肾功能、血糖、血脂、肌酶、肿瘤标志物、病毒、衣原体支原体、二便常规、输血前全套(含梅毒、乙肝、丙肝、HIV)、胸部CT、腹部彩超检查均未见异常。

2. **血常规** 白细胞计数 10.5×10^9/L,嗜酸性粒细胞计数 0.97×10^9/L;红细胞沉降率 67mm/h,C反应蛋白 27mg/dl。

3. **眼科检查** 眼底正常;视力左眼(OD)0.4,右眼(OS)0.6;裂隙灯下可见双眼巩膜及结膜充血伴水肿,角膜基质炎。

4. **耳-前庭神经检查** 双耳中度感觉神经性听力损失;头颅MRI未见异常。

5. **心脏彩超** 主动脉瓣轻度关闭不全。

6. **手关节超声** 右手第3、4近端指间关节及左手第2近端指间关节滑膜炎,血流评级0。

7. **自身抗体检查** ANA、ENA、ANCA、ACA、狼疮抗凝物、类风湿因子、抗CCP抗体均阴性。

【辅助检查提问】

1. 出现哪些情况需警惕系统性血管炎?

(1)临床表现:多系统损伤证据,包括非特异性症状,如低热、倦怠、乏力、消瘦;皮肤损伤,如结节、网状青斑、溃疡等;眼耳鼻损伤,如视力下降、眼炎、视网膜出血、中耳炎、听力下降、鞍鼻、鼻窦炎等;神经系统损伤,如指端麻木、头痛、晕厥、癫痫发作、脑血管意外等;肾脏损伤,如肾性血尿、蛋白尿、肾功不全、肾性高血压等;肺损伤,如弥漫性肺泡出血、肺间质病变、胸腔积液等;心血管损伤,如杂音、心包炎、心功能不全等。

(2)实验室证据:不明原因炎症指标升高,包括CRP、红细胞沉降率、IL-6等;自身抗体阳性,如ANCA,AECA(抗内皮细胞抗体)等。

2. 眼-耳-前庭神经综合征可见于哪些血管病变?

(1)原发性血管炎:Cogan 综合征(Cogan syndrome, CS)、福格特-小柳-原田综合征(Vogt-Koyanagi-Harada syndrome)、ANCA相关性血管炎、白塞病、结节性多动脉炎等。

(2)继发性血管炎:先天性梅毒、结核、莱姆病、EB病毒感染等。

(3)血管病:Susac综合征(视网膜耳蜗脑血管病变)等。

四、诊断

Cogan 综合征(CS)

【诊断提问】

1. CS的定义及流行病学如何?发病机制是什么?

CS是一种罕见的,主要累及眼、耳-前庭神经,导致听力和视力下降,甚至出现多脏器损伤的系统性自身免疫性血管炎,目前被归类于原发性变应性血管炎。目前全球仅报道300多例,3~50岁均有报道,好发人群为年轻人,80%的病例为14~47岁,目前未发现种族和性别的差异,非典型CS男性稍多于女性。目前CS的病因和发病机制尚不清楚,近40年来多种针对角膜、内耳及内皮的自身抗体被发现,证实了本病的自身免疫理论;随着角膜、耳蜗组织病理检查发现淋巴细胞、浆细胞浸润,也提示其有细胞介导免疫反应。

2. CS的核心临床特点有哪些?

1934年,Morgan 和 Baumgartner 首次在文献中描述了CS的症状是梅尼埃病和间质性角膜炎。尽管作为一种特殊类型的系统性血管炎会产生各种脏器受累的表现，但随着对 CS 的认识增加，其最核心的症状是非梅毒性间质性角膜炎（41% 首发）和耳 - 前庭症状（43% 首发）。CS 在临床上分为典型 CS 和不典型 CS。

典型 CS 包括：眼部累及非梅毒性间质性角膜炎，可伴有虹膜炎、结膜炎或结膜出血；耳受累类似于梅尼埃病，1~2 个月内逐渐丧失听力至耳聋；眼和耳 - 前庭表现的间隔时间小于 2 年。

不典型 CS 包括：间质性角膜炎以外的，或者替代间质性角膜炎的显著眼部炎症病变，如巩膜炎、巩膜炎、视网膜动脉阻塞、脉络膜炎、视网膜出血、视神经乳头水肿、眼球突出等，无间质性角膜炎的结膜炎、虹膜炎或结膜下出血也归为不典型 CS；典型的眼部受累与耳前庭症状有关，这些症状与梅尼埃病不相似，或在眼部症状出现前后 2 年以上出现。

3. CS 的诊断标准是什么？

目前尚无 CS 的明确诊断标准，其诊断主要依靠前庭功能障碍、眼部炎症及全身受累的临床症状、体格检查，结合实验室梅毒血清阴性及炎症证据和影像学血管损伤证据（如超声心动图、多普勒检查和怀疑系统性血管炎时的血管造影），并排除其他疾病综合而定。该综合征诊断有赖于眼科、耳鼻喉和风湿免疫科多学科会诊协同诊断。

主要临床证据包括：

（1）眼部受累：最常见临床症状是眼部充血（74%），畏光流泪（50%），眼痛（50%）和视力短暂下降（42%）；最常见的病变类型是间质性角膜炎，也可见巩膜炎、视网膜血管疾病、葡萄膜炎、虹膜炎、结膜炎、乳头水肿、眼球突出、肌腱炎等；裂隙灯检查可见睫状体虹膜炎，角膜基质深处有离散状混浊，特别是在角膜后缘附近。早起角膜病变类似于病毒性角膜结膜炎，但位于角膜周围，直径为 0.5~1.0mm，角膜炎症消退后可出现上皮下瘢痕或上皮糜烂。继发性新生血管是常见的。

（2）耳 - 前庭受累：常为本病首发症状，耳前庭症状与复发性梅尼埃病非常相似，包括眩晕、恶心、不稳、呕吐和耳鸣，有几日至数周的周期发作；易伴进行性听力损失乃至耳聋，通常双侧发病。体格检查可见共济失调和自发性眼球震颤。辅助检查可见感觉神经性听力损失；70% 患者出现感觉神经性耳聋；CT 和 MRI 可见半规管、前庭或耳蜗梗阻或钙化。

（3）系统病变：2/3 患者涉及一个及以上的器官，心血管、胃肠道和神经系统最常见。15% 患者存在主动脉关闭不全；还可存在冠状动脉炎、冠状动脉

狭窄、心包炎、心律失常、二尖瓣关闭不全、心肌坏死和心肌炎等。可表现为上下肢间歇性跛行、腹痛、手脚缺血性坏死、栓塞事件或雷诺现象；动脉造影提示血管狭窄、血栓形成；病理示全层主动脉炎，伴巨大上皮样细胞和纤维蛋白样坏死灶。1/4 患者出现腹泻、腹痛、消化道出血，伴肠系膜动脉炎、消化道溃疡。神经表现非特异性，脑血管意外或失语症引起的偏瘫或偏瘫最常见，还可见小脑综合征、锥体综合征、癫痫、脊髓疾病、脑膜综合征、脑炎、面瘫、周围神经病变。还可有肌痛、关节炎、结节红斑、胸痛、胸膜炎、淋巴结病等。

五、治疗经过

1. 予泼尼松，50mg/ 次，每日 1 次；环磷酰胺，50mg/ 次，每日 1 次。

2. 予 1% 醋酸泼尼松龙滴眼液滴双眼，每日 4 次，持续 2~3 周。

3. 经过 1 周治疗，患者无发热、眩晕、耳鸣及眼炎症状明显缓解。

【治疗提问】

CS 的治疗原则及方案选择如何？

治疗原则是缓解病情，保护视力及听力，保护和 / 或改善脏器功能，治疗强度取决于受累部位及严重程度。耳前庭受累需尽早全身使用糖皮质激素［泼尼松，1~2mg/（kg·d）］，症状改善后 2~6 个月后逐渐减少剂量；间质性角膜炎可能对皮质类固醇滴眼液或局部阿托品反应好。当激素治疗的反应不佳时，联合免疫抑制剂（包括环磷酰胺、硫唑嘌呤、环孢素 A 和甲氨蝶呤等）可协同诱导缓解，也可在维持缓解期一方面稳定病情，一方面协助激素减量。近期有文献提出 TNF-α 抑制剂（如依那西普、英夫利西单抗），以及 B 细胞清除（如利妥昔单抗）可能对疾病诱导缓解有效。

六、随访及预后

本病早期识别诊断及治疗，无全身受累者预后较好。反之，则可引起永久性失明、失聪、重要靶脏器功能不全，乃至威胁生命；重症血管炎患者会因并发症而使死亡风险增加。

【预后提问】

CS 患者何时启动激素治疗？

早期诊断非常关键，若患者眼部异常紧随或者先于耳 - 前庭症状出现时，应高度警惕本病诊断；一经排除其他疾病，须及时给予糖皮质激素治疗，有助于听力和视力恢复。有心血管等重要脏器受累时，也应

及时给予激素联合免疫抑制剂治疗。

（谭淳予　卿平英）

推荐阅读文献

[1] ESPINOZA G M, WHEELER J, TEMPRANO K K, et al. Cogan's Syndrome: Clinical Presentations and Update on Treatment. Curr Allergy Asthma Rep, 2020, 20 (9): 46.

[2] ILIESCU D A, TIMARU C M, BATRAS M, et al. COGAN'S SYNDROME. Rom J Ophthalmol, 2015, 59 (1): 6-13.

结节性多动脉炎

关键词：结节性多动脉炎；坏死性血管炎；神经炎；乙型肝炎

一、病史摘要

患者，男性，29岁，职员，未婚，因"反复头痛1个月，腹痛、发热伴睾丸疼痛3日"入院。

1个月前患者无明显诱因出现阵发性头痛，为枕部搏动性胀痛，休息可稍缓解，症状反复；3日前无明显诱因出现下腹部阵发性疼痛，伴纳差、恶心，无呕吐；伴柏油色稀便，每日3~5次，伴间断发热，体温最高38.3℃，可自行退热；伴睾丸疼痛，触痛明显，无小便异常。自患病以来，精神欠佳，食欲下降，睡眠尚可，大便及小便正常，体重减轻5kg。既往史无特殊，无吸烟、饮酒史，无外伤史，无药物、毒物接触史。父体健，母亲有乙肝病史，否认遗传病家族史。

【病史提问】

对于患者主要临床表现，应该怎样进行临床信息收集？

患者青年男性，亚急性起病，主要症状涉及神经、消化、生殖系统，属于多器官受累；需按照各系统损伤进行详尽询问；综合多系统损伤了解患者整体情况；根据家庭共患病情况搜索有无相关传染性疾病证据。

二、体格检查

体温38.2℃，心率77次/min，呼吸22次/min，血压166/96mmHg。查体合作，精神欠佳，轻度贫血貌，双下肢可见网状青斑，浅表淋巴结未扪及肿大，心

肺查体未见异常。腹软，左下腹及剑突下轻压痛，无肌紧张及反跳痛，移动性浊音阴性。左侧阴囊睾丸肿胀，皮温稍升高，触痛明显。双下肢肌力Ⅳ级，肌张力正常，病理征及脑膜刺激征阴性。

【查体提问】

1. 结合患者的病史和查体，初步考虑诊断方向是什么？

患者为青年男性，亚急性起病，病程短，主要表现为中枢神经症状、消化道症状、发热及睾丸疼痛，伴有血压升高、体重下降；有乙肝接触史。初步印象为多系统、多脏器损伤的炎症性疾病表现，应该从感染，尤其是特殊病原学、免疫方面进行下一步排查，也需要警惕家族共患病或遗传病。

2. 该患者还需要进行哪些辅助检查明确诊断？

（1）常规检查：肝肾功能、电解质、三大常规、红细胞沉降率、C反应蛋白、输血前全套（含梅毒、HIV、乙肝两对半、丙肝）、降钙素原、肿瘤标志物，病原学筛查；腹部彩超、胸部CT。

（2）针对受累系统检查：头颅MRI，颈部血管彩超，必要时腰椎穿刺完善脑脊液检查。

（3）消化系统：HBV-DNA、消化内镜检查、肠道菌群、腹部增强CT。

（4）睾丸疼痛：男性泌尿生殖系统彩超。

（5）高血压：24小时动态血压；肾上腺及肾血管彩超等。

（6）多系统受累：自身抗体检测。

三、辅助检查

1. 肝肾功能、血糖、血脂、肌酶、肿瘤标志物、EB病毒、TORCH-IgM、小便常规、脑脊液检查、胸部CT、腹部彩超检查均未见异常。

2. **血常规**：白细胞计数 11.2×10^9/L，血红蛋白92g/L，红细胞沉降率102mm/h，C反应蛋白84mg/dl；大便隐血阳性；乙肝表面抗原及核心抗体阳性；HBV-DNA 6.34×10^4copis；降钙素原0.04μg/L。

3. **头颅MRI** 双大脑皮质及皮质下散在少许缺血灶。

4. **腹部检查** 肠镜示：结肠散在溃疡；全腹增强CT示：肠系膜上动脉串珠样改变，左肾动脉瘤形成；腹腔少许积液。

5. **泌尿生殖系彩超** 双侧睾丸炎，左侧为重，伴鞘内积液。

6. **自身抗体** ANA、ENA、ANCA、ACA、狼疮抗凝物、类风湿因子、抗CCP抗体均阴性。

【辅助检查提问】

1. 目前体格检查及辅助检查中,哪些证据提示系统性血管炎?

(1)体格检查:①非特异性症状,如中度发热、乏力、体重明显下降;②多器官损伤表现,如皮肤损伤:网状青斑;③中枢神经系统,如下肢肌力下降;④消化系统,如消化道出血、腹痛。

(2)辅助检查证据:①不明原因炎症指标明显升高,如 CRP、红细胞沉降率、白细胞计数;② MRI 提示颅内散在缺血灶;③消化道损伤,如结肠散在溃疡;④消化腺损伤,如乙肝感染状态;⑤血管损伤,如肠系膜上动脉串珠样变、左肾动脉瘤形成;⑥泌尿生殖系损伤,双侧睾丸炎。

(3)患者为青年男性,有明显血管受累、乙肝感染、网状青斑、血压升高及全身炎症状态表现,目前无相关证据提示感染、肿瘤,应高度警惕系统性血管炎,由于血管受累表现形式,需考虑结节性多动脉炎(polyarteritis nodosa,PAN)。

2. PAN 的影像学和病理特点是什么?

(1)影像学特点:可见受累中小动脉微动脉瘤形成,血管狭窄或闭塞。微动脉瘤常见于肾动脉和内脏动脉分支(尤其是肝动脉和肠系膜动脉)。血管造影是识别血管异常的最佳方式,灵敏度和特异度约为 90%。计算机体层血管成像(CTA)和磁共振血管成像(MRA)也可以用于发现炎症性动脉病变。影像学既可用于确定病变范围,也可用于观察疾病的过程、评价治疗效果。

(2)病理学特点:中小动脉可见阶段性坏死性跨壁炎症,小血管(如小动脉、毛细血管、小静脉和肾小球)通常不受累。活动性病变中可见淋巴细胞、巨噬细胞,以及数量不等的嗜中性粒细胞和嗜酸性粒细胞浸润;中性粒细胞多见于纤维样坏死的血管中;肉芽肿不常见。损伤晚期,可见血管内膜增生和血管壁纤维化。严重的血管壁损伤可导致微动脉瘤的形成。

四、诊断

结节性多动脉炎(PAN)

【诊断提问】

1. PAN 的定义及流行病学如何?发病机制是什么?

PAN 是一种罕见的疾病,患病率约为 31/100万,在欧洲国家每年发病率为(0~9)/100 万。该疾病在男性中较女性多见,男女比为(1.5~4.0):1;可发生于任何年龄,40 岁以上多见。7%~36% 的患者乙型肝炎病毒表面抗原(HbsAg)阳性,随着输血传播感染减少和乙肝疫苗接种的普及,发达国家乙肝相关 PAN 的发生率已从 30%~50% 下降到 5% 以下。本病包括全身性特发性泛发性 PAN、皮肤型 PAN(cPAN)和乙肝病毒相关 PAN(HBV-PAN)。发病机制尚不清楚,乙肝病毒感染与 PAN 发生有关,其他如丙肝病毒、HIV、细小病毒 B19、巨细胞病毒、EB 病毒及链球菌感染也可能有关。米诺环素是被报道得最多的和本病发生有关的药物。常染色体隐性突变导致腺苷脱氨酶 2(ADA2)缺乏,可表现为 PAN 的中血管炎改变。

2. PAN 的临床特点有哪些?

PAN 几乎可累及任何器官,肺部受累少见。非特异性症状常见发热、体重下降、肌痛、关节疼痛。脏器损伤最常见的是周围神经系统和皮肤。皮肤特征包括网状青斑、皮肤梗死和皮肤溃疡、结节红斑等。多发性单神经炎是最常见的神经系统表现,其次是对称性多神经病变,特发性全身性 PAN 很少累及中枢神经系统。中枢神经系统受累可表现为头痛、痫性发作、缺血性脑卒中、脑出血等。1/3 患者存在消化道炎症和缺血,常表现为急腹症,是 PAN 最严重的表现之一。肾脏损伤常见,表现为轻到中度蛋白尿、继发性高血压、肾功能不全。心血管受累常表现为于冠状动脉炎、心包炎、心肌炎、雷诺现象、肢体末端坏疽。1/4 男性患者有睾丸疼痛和睾丸炎,是 PAN 的特征性症状之一。约 10% 患者累及眼部,从轻度结膜炎、巩膜炎、角膜炎、葡萄膜炎到严重视网膜血管炎都可发生。

3. PAN 的诊断标准是什么?

该病诊断基于临床特征、影像(血管造影)和组织病理学检查结果作出诊断。临床上有明显全身症状,以及皮肤、神经系统、肾脏和胃肠道等多器官受累的急性患者需高度警惕本病发生,诊断流程见图4-2-3。

1990 年美国风湿病学会(ACR)对包括 PAN 在内的 7 种不同类型的血管炎赋予了诊断分类标准,PAN 的分类标准考虑了临床、实验室、影像学和组织学特征。当年的分类标准没有纳入 ANCA,因此 PAN 和显微镜下多血管炎(microscopic polyangitis,MPA)并不能很好地区分开来。1994 年 CHCC 会议上,强调了 MPA 和 ANCA 的关系,将 MPA 定义为一种累及小血管的少免疫坏死性血管炎,伴或不伴中型动脉病变,这样使二者有了一定区分。随着对诊断标准的验证和更新,1990 年 ACR 分类标准的灵敏度有一定下降,2020 年日本研究组也提出了目前灵敏度和特异度相对较高的新诊断标准(表4-2-15)。

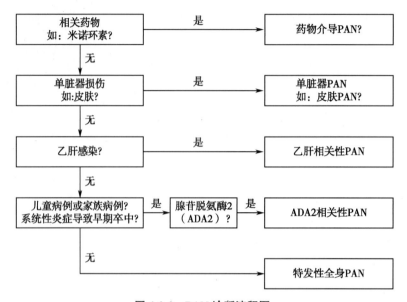

中、小动脉坏死性动脉炎，无肾小球肾炎或小动脉、毛细血管或小静脉血管炎，ANCA阴性

图 4-2-3　PAN 诊断流程图

ANCA，抗中性粒细胞胞质抗体；PAN，结节性多动脉炎。

表 4-2-15　1990 年 ACR 分类标准和 2020 年日本研究组分类标准

1990 ACR 分类标准	2020 日本研究组分类标准
体重减轻 ≥4kg	发热 ≥1 周或体重减轻 ≥4kg
网状青斑	胃肠道受累
睾丸痛和/或压痛	尿蛋白 <(++)
肌痛、乏力、腿痛	多发性单神经炎
多发性单神经炎或多神经炎	MPO 或 P-ANCA 阴性
舒张压 ≥90mmHg	血管造影/CTA/MRA 异常
血尿素氮或肌酐升高	中、小动脉壁中性粒细胞或混合白细胞浸润
血清乙型肝炎病标记(HbsAg 或 HBsAb)阳性	
动脉造影见动脉瘤或血管闭塞	
中小动脉壁活检见中性粒细胞和单核细胞浸润	
诊断	
≥3 项,可诊断	≥4 项,可诊断
灵敏度 82.2%,特异度 86.6%	灵敏度 92.3%,特异度 91.7%

注:ACR,美国风湿病学会;MPO,髓过氧化物酶;P-ANCA,抗中性粒细胞核周抗体;CTA,计算机体层血管成像;MRA,磁共振血管成像。

五、治疗经过

1. 予甲泼尼龙,80mg/次,每日1次,静脉滴注;拉米夫定,100mg/次,每日1次,控制乙肝病毒。

2. 复查乙肝病毒复制载量下降后,给予环磷酰胺,100mg/次,每日1次,抑制免疫。

3. 给予营养支持、神经营养药物、心理支持及对症治疗。

【治疗提问】

PAN 的疾病治疗药物主要有哪些?如何选择?

按照脏器损伤范围及程度评价患者,常使用五因子评分法(five-factor score,FFS)评分:胃肠受累、肾功能不全伴血清肌酐>140μmol/L、蛋白尿>1g/d、心脏受累、中枢神经系统损伤,每个计1分。当FFS=0,属于轻型,可单用泼尼松 1mg/(kg·d)治疗;FFS≥1,建议激素和环磷酰胺[2mg/(kg·d)口服,或者 600mg/m² 每月1次静脉滴注]联合治疗。

症状诱导缓解后可用硫唑嘌呤或甲氨蝶呤替换环磷酰胺。对于难治性 PAN,有文献报道 TNF-α 抑制剂、托珠单抗和利妥昔单抗治疗有效。乙肝相关PAN 者,建议联合血浆交换清除免疫复合物(每周4次,持续 3~4 周,6 周内逐渐减少至停用),并使用抗病毒药物(如干扰素 -α 或拉米夫定)抑制病毒复制。诱导缓解方案慎重选择环磷酰胺、霉酚酸酯。ADA2 缺乏相关 PAN 的首选药物为 TNF-α 抑制剂,糖皮质激素和经典的免疫抑制剂通常治疗反应有限。

六、随访及预后

治疗1个月,患者症状消失,复查 HBV-DNA、C反应蛋白、红细胞沉降率转阴。

治疗9个月,激素减至5mg/d,环磷酰胺改为硫唑嘌呤 50mg/d,症状无复发。

治疗12个月,停用激素,硫唑嘌呤 50mg/d,症状稳定无复发。

【预后提问】

PAN 患者的预后如何?

PAN 患者自然5年生存率<15%,预后不良因素包括上文 FFS 评价涉及的脏器;若能及时给予治疗,5年生存率>80%,但对于伴有乙肝的患者生存率可能更低。如果疾病在诊断后的18个月内达到缓解,则预后较好。与其他血管炎性疾病相比,复发比较少见。

(谭淳予 卿平英)

推荐阅读文献

[1] BILGINER Y, OZEN S. Polyarteritis nodosa. Curr Opin Pediatr, 2022, 34 (2): 229-233.

[2] HOčEVAR A, TOMšIč M. Clinical approach to diagnosis and therapy of polyarteritis nodosa. Current Rheumatology Reports, 2021, 23 (3): 14.

第五节 ANCA 相关性血管炎

嗜酸性肉芽肿性多血管炎

> 关键词:ANCA 相关性血管炎;Churg-Strauss综合征;EGPA;嗜酸性粒细胞

一、病史摘要

患者,女性,59岁,务农,已婚,因"左下肢麻木无力14日,双手麻木2日"入院。

患者14日前无明显诱因出现左足背麻木,次日出现左小腿、左足底放射性触电样麻木,伴胀痛,无明显缓解因素;症状逐渐加重伴左下肢乏力,远端为著,足背不能抬起,行走困难,无皮肤颜色改变、发热、饮水呛咳、吞咽困难、肢体抽搐及意识障碍等。2日前出现双手小指、无名指及前臂内侧持续性触电样麻木,伴疼痛。既往史:支气管哮喘病史5年,长期吸入"信必可都保"(布地奈德福莫特罗吸入粉雾剂),否认家族史。

【病史提问】

1. 对以肢体麻木、乏力为核心症状的患者,诊断应如何考虑?

肢体远端麻木、乏力是神经系统受累常见体征,本患者定位在周围神经系统,主要表现为运动功能受累的单神经病变,浅感觉受损的多发感觉神经病;临床上需考虑神经系统疾病和系统疾病的神经系统表现,包括:①脑梗死或脑出血;②急性多发性神经根神经炎,肢体对称麻木可伴有肌无力,肌电图和腰椎穿刺可进一步明确;③脱髓鞘病变;④营养缺乏和代谢障碍性肢体麻木,比如糖尿病,长期乙醇过量摄入导致体内 B 族维生素严重缺乏而引起麻木；⑤颅内肿瘤或转移瘤；⑥脊髓压迫症，如椎间盘突出、脊髓肿瘤等压迫神经根可出现肢体麻木。

2. 对以肢体麻木、乏力为核心症状的患者，如何通过详细的询问病史及体格检查缩小定位诊断的范围？

详细的神经系统体格检查，有助于判定中枢神经受损或是周围神经受损。神经查体时应重点关注肌萎缩、肌束震颤、肌张力、腱反射、病理反射的情况，从而缩小定位诊断的范围。乏力患者应详细询问乏力的部位，有无晨轻暮重、乏力是否对称、有无弥漫性结缔组织病常见临床表现（发热、皮疹、雷诺现象、肌痛、饮水呛咳、吞咽困难、关节炎、口腔溃疡、脱发等）。

二、体格检查

1. 一般内科查体　生命体征平稳，浅表淋巴结未扪及肿大，心、肺、腹未查见明显异常体征，双下肢无水肿。

2. 专科查体　神志清楚，吐词清晰，高级神经功能未见明显异常。双侧瞳孔等大等圆，直径约3.0mm，对光反射灵敏，各向运动到位，双侧额纹及鼻唇沟对称存在，伸舌居中，余脑神经（–）。四肢肌张力正常，双上肢近、远端肌力5级，双下肢远端5级，背屈0级，跖屈4级，四肢腱反射（–），双侧踝阵挛阴性。左足背及小腿外侧皮肤痛觉减退。双侧指鼻试验阴性，双侧跟膝胫试验不合作，闭目难立征阴性。双侧病理征阴性，脑膜刺激征阴性。

【查体提问】

1. 结合患者的病史和查体，初步考虑什么诊断？

患者为中年女性，病程短，起病急，周围神经运动及感觉功能异常为主要临床表现，既往有过敏性呼吸道疾病病史，初步诊断考虑为血管炎，嗜酸性肉芽肿性多血管炎（eosinophilic granulomatosis with polyangiitis，EGPA）可能。

2. 还需要进行哪些辅助检查明确诊断？

需要完善血常规、肝肾功、肌酶、甲状腺功能及抗体、免疫相关抗体（ANA、ENA、补体、免疫球蛋白、ANCA等）、血清蛋白电泳、免疫固定电泳、肿瘤标志物、头颅MRI、腰椎MRI、胸部CT、腹部彩超及泌尿系彩超、肌电图等辅助检查。

三、辅助检查

1. 白蛋白36.3g/L，乳酸脱氢酶309U/L，羟丁酸脱氢酶209U/L；肌酸激酶正常；游离三碘甲状腺原氨酸3.37pmol/L，抗甲状腺过氧化物酶抗体149.00U/ml。

2. 血常规：白细胞计数20.27×10^9/L，中性分叶核粒细胞百分比36.8%，嗜酸细胞绝对值10.18×10^9/L。

3. C反应蛋白23.60mg/L；红细胞沉降率44.0mm/h；血培养阴性；结核菌素试验阴性。

4. 输血前全套、前利尿钠肽、心肌标志物、糖化血红蛋白、肿瘤标志物、凝血常规、大小便常规、维生素B_{12}及叶酸均未见明显异常。

5. **免疫**　IgE 415.00U/ml；IgG、IgA、IgM、ANA、ENA、dsDNA、AKA、类风湿因子、抗CCP抗体均阴性；血清蛋白电泳、免疫固定电泳及尿轻链均未见单克隆球蛋白；免疫提示ANCA（+）1:10，P-ANCA，抗髓过氧化物酶（myeloperoxidase，MPO）抗体276.00AU/ml。

6. **常规超声心动图及腹部彩超**　未见明显异常。

7. **骨髓涂片细胞学检查**　骨髓增生活跃，嗜酸性粒细胞增多占36.0%。

8. **肌电图**　双侧胫骨前肌、左侧腓肠肌呈神经源性损害的表现，余检神经传导、肌肉未见异常。

9. **胸部CT（图4-2-4）**　双肺散在炎症，右肺上叶尖段磨玻璃影，双肺多发小结节，双侧胸腔少量积液。

10. **头颅MRI**未见明显异常；脑脊液检查未见异常。

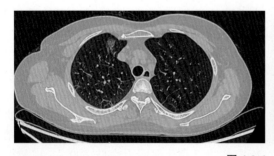 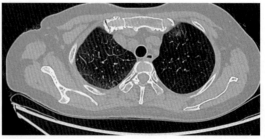

图4-2-4　胸部CT

【辅助检查提问】

1. 嗜酸性粒细胞增多可见于哪些情况？

（1）过敏性疾病：过敏性疾病（如哮喘等）可致外周血嗜酸性粒细胞增高。

（2）感染因素：寄生虫感染是引起嗜酸性粒细胞增高的最常见原因之一。肺部烟曲霉菌也可引起特异性 IgE 水平增高，出现过敏表现。

（3）肿瘤：肿瘤可导致嗜酸性粒细胞趋化应答增强，髓系和淋巴系血液恶性肿瘤可引起嗜酸性粒细胞增多。

（4）免疫：EGPA，主要表现为哮喘和嗜酸性粒细胞显著增高。

（5）药物因素：药物因素亦是导致嗜酸性粒细胞增高的常见原因之一，常常易被忽视。

（6）其他疾病：内分泌疾病（肾上腺皮质功能减退）、系统性肥大细胞增多症、遗传性高嗜酸性粒细胞增多症、原发性高嗜酸性粒细胞增多症等亦可出现外周血嗜酸性粒细胞增高。

2. ANCA 在 EGPA 中的诊断价值

约 40% 的 EGPA 患者可检测到 MPO 阳性，与 ANCA 阴性的 EGPA 患者相比，MPO 阳性的 EGPA 患者具有更多的血管炎临床特点，如肾小球肾炎、周围神经病变及皮肤表现。但 MPO-ANCA 既不灵敏也不特异，其阳性高度提示 EGPA，但阴性亦不能排除诊断。故 MPO-ANCA 非诊断所必需的条件，应充分结合患者病史、查体及辅助检查进行综合判断。

四、诊断

嗜酸性肉芽肿性多血管炎（EGPA）

【诊断提问】

1. EGPA 的定义及流行病学如何？发病机制是什么？

EGPA 既往被称为 Churg-Strauss 综合征（Churg-Strauss syndrome，CSS），1951 年 Churg 和 Strauss 首次将其描述为一种罕见疾病，特征是播散性坏死性血管炎伴血管外肉芽肿；2012 年更名为 EGPA。本病发病年龄为 38~54 岁，总患病率为（10.7~13.0）/100 万，年发病率为（0.5~6.8）/100 万。典型的病理表现为肉芽肿和坏死性病变，坏死灶内可见嗜酸性粒细胞、嗜酸性坏死碎片或夏科 - 莱登结晶，周围有类上皮细胞和多核巨细胞形成的肉芽肿。

免疫遗传因素可能导致 EGPA 的易感性，据报道，*HLADRB1*04* 和 *HLADRB1*07* 等位基因，以及相关的 *HLA DRB4* 基因与发生 EGPA 的风险增加相关。嗜酸性粒细胞浸润和 ANCA 诱导的内皮损伤可能是其发病最重要的机制。EGPA 被认为是辅助性 T 细胞 2（Th2）介导的经典性疾病的代表，近期研究提示 B 细胞和体液反应亦参与其发病。

2. EGPA 的临床表现有哪些？

EGPA 的发病机制主要为 ANCA 介导的血管壁损伤和嗜酸性粒细胞浸润。临床症状基于此，主要分为以下 3 期，但临床症状分期常无明显界限。

（1）前驱期：可持续数月至数年，可出现关节痛、肌痛、发热、全身乏力、体重减轻等。大多数患者出现上呼吸道症状，哮喘是前驱期的主要表现。

（2）组织嗜酸性粒细胞浸润期：典型表现是外周嗜酸性粒细胞增多和器官受累，肺部、心脏和胃肠道受累最为常见。外周血嗜酸性细胞比例常高于 10%，是 EGPA 诊断的重要依据之一。肺部影像学可见磨玻璃影、结节影、支气管壁增厚和支气管扩张等改变。但需警惕 EGPA 患者中观察到肺部影像学变化非特异性的改变，需要与其他肺部疾病进行鉴别。EGPA 累及心脏时，可发生心律失常、心包炎和心脏瓣膜病变，是导致死亡和长期预后不良的主要原因。胃肠道受累也往往是由于胃肠黏膜嗜酸性粒细胞浸润，易累及小肠，出现原因不明的腹痛、消化道出血、肠穿孔等。

（3）血管炎期：往往发生在哮喘症状发生后 3~9 年。周围神经病变是这一阶段的主要特征，可表现为多发性单神经炎或混合性感觉运动性周围神经病。腕部或足部下垂是多发性单神经炎的典型表现。少部分患者可累及中枢神经系统，出现脑梗死和脑出血，虽然中枢神经系统受累并不常见，但其亦是 EGPA 患者死亡的常见原因之一。肾脏受累的频率和严重程度较低，以肾小球肾炎表现为主。紫癜及皮下结节是最常见的皮肤表现，通常分布于四肢和头皮。

3. EGPA 的诊断标准是什么？

（1）1990 年 ACR 分类标准：以下 6 项临床标准中满足 4 项可考虑诊断（需排除其他因素）。

1）哮喘样症状。

2）嗜酸性粒细胞增多 >10%。

3）单发神经病或多发神经病变。

4）肺部浸润灶。

5）鼻窦炎。

6）病理组织活检提示血管外嗜酸性粒细胞浸润。

（2）2022 年的 ACR/EULAR 新版 EGPA 分类标准见表 4-2-16。

表 4-2-16　EGPA 分类标准（ACR/EULAR，2022）

标准	临床特征	得分
临床标准	阻塞性气道疾病	+3
	鼻息肉	+3
	多发性单神经炎	+1
实验室及病理活检标准	嗜酸性粒细胞计数≥1×10⁹/L	+5
	病理示血管外嗜酸性粒细胞为主的炎症	+2
	C-ANCA/抗 PR3 抗体阳性	−3
	镜下血尿	−1
排除其他因素后，总分≥6分，可考虑 EGPA 诊断		

注：应用该分类标准时需注意，当患者确诊小或者中血管炎时，使用该分类标准明确 EGPA；在应用本分类标准之前，应排除其他模仿血管炎的诊断。C-ANCA. 抗中性粒细胞胞质抗体；PR3，蛋白酶3。

五、治疗经过

1. 予甲泼尼龙，500mg/ 次，每日 1 次，静脉滴注，持续 3 日；后减量为 80mg/ 次，每日 1 次，持续 5 日；后改为泼尼松，1mg/（kg·d），口服。环磷酰胺，100mg/ 次，每日 1 次，口服。

2. 给予营养神经等对症支持治疗，康复介入指导肢体功能训练。

【治疗提问】

EGPA 治疗方案有哪些？

EGPA 的治疗取决于疾病活动及严重程度以及受累的器官，可使用五因子评分法（FFS）进行评估（参见本章第五节中"结节性多动脉炎"相应内容）。

1. **糖皮质激素**　是治疗 EGPA 的一线药物，通常推荐泼尼松 1mg/（kg·d），病情缓解后逐渐减量至小剂量长期维持。有危及生命的脏器受累时，采用甲泼尼龙冲击疗法（500~1 000mg/d，静脉注射，连续 3 日）。对于无危及生命且无严重器官受累表现者，可考虑激素单药治疗。

2. **免疫抑制剂**　FFS≥1分或等有严重器官受累（如严重心脏病、胃肠道、中枢神经系统、严重周围神经病、肺泡出血、肾小球肾炎、严重眼部病变）应联合免疫抑制剂进行诱导。常用诱导方案为激素联合环磷酰胺，2mg/（kg·d），口服；静脉冲击治疗可能同样有效。诱导后维持缓解方案建议使用硫唑嘌呤（2mg/kg）或甲

氨蝶呤（10~20mg/ 周）。

3. **靶向治疗药物**　IL-5 受体拮抗剂美泊利单抗可在有效降低外周血嗜酸性粒细胞的同时，显著降低激素治疗剂量。CD20 单克隆抗体（利妥昔单抗），对 ANCA 阳性、有肾脏受累或难治性的病例可考虑使用。重组人源化抗 IgE 单克隆抗体奥马珠单抗，可与血清中的游离 IgE 特异性结合，剂量依赖性降低游离 IgE 水平，减少 EGPA 患者喘息和 / 或鼻窦相关症状，减少激素的剂量。靶向治疗药物对于 EGPA 的疗效目前仅有小样本的临床研究数据支持。

4. **局部治疗**　呼吸道表现和哮喘相似，可按需给予局部吸入激素或支气管舒张剂等缓解喘息症状，改善肺通气功能。

六、随访及预后

治疗后 1 周嗜酸性粒细胞绝对值降至正常范围，左下肢麻木及乏力较前明显好转，仍有垂足。

治疗半年后，症状稳定，ANCA 抗髓过氧化物酶抗体转阴。

【预后提问】

EGPA 患者的预后如何？

EGPA 预后与重要脏器受累密切相关。早诊断、早治疗可改善预后，提高患者的生存质量。激素和或免疫抑制剂的合理应用，可明显改善 EGPA 患者的预后。EGPA 的 5 年生存率为 68%~100%，10 年生存率约为 79.4%。死亡原因的首位是心力衰竭或心肌梗死，其次是肾功能衰竭和中枢神经系统病变。年龄>65 岁、哮喘频繁发作、全身血管炎进展迅速、心肌受累、P-ANCA 阳性、周围神经病变均为本病预后不良及复发因素。

（谭淳予　卿平英）

推荐阅读文献

[1] 嗜酸性肉芽肿性多血管炎诊治规范多学科专家共识编写组 . 嗜酸性肉芽肿性多血管炎诊治规范多学科专家共识 . 中华结核和呼吸杂志，2018，41 (7): 514-521.

[2] GRECO A, RIZZO M I, DE VIRGILIO A, et al. Churg-Strauss syndrome. Autoimmun Rev, 2015, 14 (4): 341-348.

[3] KITCHING A R, ANDERS H, BASU N, et al. ANCA-associated vasculitis. Nat Rev Dis Primers, 2020, 6 (1): 71-98.

显微镜下多血管炎

关键词：抗中性粒细胞胞质抗体；小血管炎；肺间质纤维化；蛋白尿

一、病史摘要

患者，男性，74岁，退休职工，已婚，因"反复咳嗽1年余，加重伴双足麻木疼痛5个月"入院。

患者1年余前无明显诱因出现咳嗽咳痰，为白色泡沫痰，CT提示"肺间质纤维化"服"吡非尼酮""乙酰半胱氨酸片"症状好转。5个月前无明显诱因出现双足麻木，伴足底针刺样疼痛，左侧为重，双侧下肢水肿，随后逐渐出现右手拇指、食指、中指麻木感，症状逐渐加重，再次出现咳嗽咳痰，为黄白色黏痰，急诊查上下肢血管彩超未见明显异常，小便常规：尿蛋白（++++），ANCA（+）1∶10 P-ANCA。自发病以来，精神食欲尚可，睡眠差，大小便无明显异常，体重降低约7kg。

【病史提问】

以肺间质病变为首发表现的患者，应当如何考虑诊断？

老年男性以肺间质病变为首发及主要表现，合并有周围神经病变及肾脏病变，并伴有自身抗体的阳性，因此多系统损伤的特点提示需要考虑结缔组织病相关的肺间质病变。

二、体格检查

1. **一般内科查体**　体温37.5℃，脉搏108次/min，呼吸25次/min，血压116/60mmHg，心率108次/min。全身皮肤黏膜未见黄染，浅表淋巴结未扪及，心律齐，各瓣膜区未闻及病理性杂音，双肺散在湿啰音。腹软，无压痛和反跳痛，肝脾脏肋下未触及，双肾未触及，双下肢轻度凹陷下水肿。

2. **专科查体**　右手第1、3、4指及左手指腹见散在皮肤梗死灶，双侧大腿可见广泛网状青斑。

【查体提问】

结合患者的病史和查体，初步考虑什么诊断？

该患者为老年男性，病程长，起病缓，多系统受累，包括下呼吸道、皮肤小血管、肾脏、周围神经，血管彩超已排除中大血管受累，因此初步诊断系统性小血管炎，结合P-ANCA阳性，考虑显微镜下多血管炎

（MPA）可能性大。

三、辅助检查

1. **血常规**　血红蛋白106g/L。

2. **血生化**　谷丙转氨酶ALT 44U/L，AST 105U/L，白蛋白28g/L，肌酐156μmol/L。乙肝表面抗体阳性。

3. **小便常规**　尿蛋白定性（++++），红细胞30cell/HP，24小时尿蛋白定量8.23g。

4. **免疫**　抗中性粒细胞胞质抗体（ANCA）1∶10，抗髓过氧化物酶抗体（MPO）120AU/ml，抗蛋白酶3（PR3）抗体<2.00；抗核抗体（ANA）可疑（±），抗可提取性核抗原（ENA）（−）；类风湿因子22.30U/ml，抗环瓜氨酸肽（CCP）抗体阴性；直接抗人球蛋白试验（−）。

5. **红细胞沉降率**　66.0mm/h，降钙素原0.05μg/L，C反应蛋白87.80mg/L。痰涂片真菌荧光染色：查见真菌孢子及菌丝（假菌丝）。真菌1,3-β-D葡聚糖206pg/ml、EB-DNA、CMV-DNA、曲霉菌半乳糖甘露聚糖、血培养、结核干扰素释放试验未见异常。

6. **常规超声心动图**　左房增大，室间隔基底段增厚。

7. **肌电图**　双下肢呈周围神经源性损害，运动纤维、感觉纤维均受累；上肢所检神经传导未见异常。

8. **胸部CT**　双肺肺间质纤维化伴感染。

【辅助检查提问】

MPA患者的实验室检查会有什么异常？

病情活跃期可出现红细胞沉降率、C反应蛋白等炎性指标的升高，以及贫血、白细胞和血小板升高；有肾脏受累者可以出现尿检异常，包括尿红细胞、管型及蛋白尿，严重者可出现血肌酐水平升高；自身抗体检查中可出现P-ANCA阳性，以MPO-ANCA阳性为主（55%~65%），少数可出现PR3-ANCA阳性（20%~30%）；部分患者可以出现免疫球蛋白升高。MPA的主要病理改变为小血管壁的炎症与坏死，表现为各种炎症细胞浸润，包括中性粒细胞、淋巴细胞、巨噬细胞，以及血管壁的纤维素样坏死。

四、诊断

显微镜下多血管炎（MPA）

【诊断提问】

1. **MPA的定义及流行病学如何？发病机制是什么？**

MPA和肉芽肿性多血管炎（granulomatosis with polyangiitis，GPA）、嗜酸性肉芽肿性多血管炎（EGPA），

因为相似的组织学特征和治疗,以及抗中性粒细胞质抗体(ANCA)在发病机制中的重要作用,均归属于经典的抗中性粒细胞胞质抗体相关性血管炎(ANCA-associated vasculitis,AAV)。其中 MPA 以无肉芽肿性炎症的血管炎为组织学特征,常见的临床表现包括快速进展的寡免疫性肾小球肾炎和肺泡出血,在早期被认为是结节性多动脉炎的一种亚型,直至 1985 年 Savage 等才将其正式命名为 MPA。

MPA 的年发病率在(0.5~24.0)/100 万,患病率在(9~94)/100 万,发病高峰在 55~75 岁之间,无明显性别倾向。

MPA 的发病机制尚不明确,可能与遗传背景和免疫因素相关。目前的研究显示 AAV 的特点是微血管内皮炎症导致血管外炎症、进行性损伤、组织破坏、纤维化和功能丧失。其发病可能是由于 T 细胞和 B 细胞对两种中性粒细胞蛋白(PR3 或 MPO)之一的免疫耐受性丧失,进而激活中性粒细胞的自身抗体。ANCA 激活的中性粒细胞定位于脆弱的微血管床,它们在那里诱发损伤并释放自身抗原,由抗原呈递细胞(如树突状细胞)呈递,使抗原被有效的 T 细胞识别,从而介导进一步损伤。对损伤的反应,包括组织破坏和/或纤维化的程度,可能是持续的,取决于受影响组织的特点和局部血管炎症的强度和慢性程度。

2. MPA 的临床特点有哪些?

(1)全身症状:发热、乏力、食欲减退、体重减轻、关节痛、肌痛。

(2)皮肤黏膜:30%~60% 的患者可出现皮肤受累,可出现口腔溃疡、充血性斑丘疹、网状青斑、紫癜、皮肤梗死、肢端溃疡、坏疽、荨麻疹。

(3)肾脏受累:肾脏是 MPA 最常累及的脏器,占 90% 以上,大部分患者可出现镜下血尿、蛋白尿、管型尿、血压升高,严重者可出现血肌酐升高。

(4)呼吸道受累:耳鼻喉受累极少,多为下呼吸道表现,可以出现咳嗽、咳痰、咯血、呼吸困难等。肺间质病变是 MPA 最常见的肺部病变。

(5)神经系统受累:约 57% 的患者合并神经系统受累,可出现多发性单神经炎、多发性神经病等周围神经病变,中枢神经系统受累相对少见。

(6)其他系统受累:消化系统、心血管系统等。

3. MPA 的诊断标准是什么?

1990 年 ACR 制定的血管炎的分类标准中并没有专门针对 MPA 的,因此,既往 MPA 的诊断采用排除诊断:

(1)如果患者的临床表现和组织病理学改变符合

系统性小血管炎,但并没有 GPA 的临床特征,也不符合 EGPA 的分类标准,可考虑诊断 MPA。

(2)患者临床表现符合系统性小血管炎,无病理学证据,无 GPA 的临床特征,不符合 EGPA 的分类标准,但肾脏活检符合肾脏血管炎表现,且抗 PR3-ANCA 或者抗 MPO-ANCA 阳性者,可考虑诊断 MPA。

2022 年 ACR/EULAR 发布了 MPA 的新分类标准(灵敏度 91%,特异度 94%)(表 4-2-17)。

表 4-2-17　MPA 的分类标准(ACR/EULAR,2022)
(按规范修订表)

标准	得分
临床标准	
鼻部受累:鼻腔出血、溃疡、结痂、充血、堵塞或者鼻中隔缺损/穿孔	-3
实验室检查、影像和活检标准	
P-ANCA 或者抗 MPO-ANCA 阳性	+6
胸部影像学显示纤维化或间质性肺病	+3
肾脏活检可见寡免疫复合物肾小球肾炎	+3
C-ANCA 或者抗 PR3-ANCA 阳性	-1
血嗜酸性粒细胞计数 ≥1×10⁹/L	-4
累积积分 ≥5 分可归类为 MPA	

注:应用该分类标准时需注意,当患者确诊小或者中血管炎时,使用该分类标准明确 MPA;在应用本分类标准之前,应排除其他模仿血管炎的诊断。MPA,显微镜下多血管炎;MPO,髓过氧化物酶;P-ANCA,抗中性粒细胞核周抗体;PR3,抗蛋白酶 3;C-ANCA,抗中性粒细胞胞质抗体。

五、治疗经过

1. 予甲泼尼龙,40mg/次,每日 1 次,静脉滴注;环磷酰胺,200mg/次,隔日 1 次,静脉推注(累计 0.8g)。

2. 予哌拉西林他唑巴坦、复方磺胺甲噁唑、卡泊芬净抗感染及对症支持治疗。

【治疗提问】

MPA 的治疗和处理流程是什么?

(1)MPA 的治疗首先需要评估患者病情的严重程度(表 4-2-18)。

表 4-2-18　ANCA 相关血管炎的管理指南
（ACR/ 血管炎基金会,2021）

名称	定义
疾病活动	与 GPA、MPA、或 EGPA 相关的新发、持续、恶化的临床症状 / 体征,且与既往损害无关
重症	伴有危及生命或者脏器受损表现的血管炎（如肺泡出血、肾小球肾炎、中枢神经系统血管炎、多发性单神经炎、心血管受累、肠系膜缺血、肢体 / 四肢缺血）
非重症	不伴有危及生命或者脏器受损表现的血管炎（如鼻窦炎、哮喘、轻度的系统症状、无并发症的皮肤受累、轻度的关节炎）

注:GPA,肉芽肿性多血管炎;MPA,显微镜下多血管炎;EGPA,嗜酸性肉芽肿性多血管炎。

（2）本例患者合并皮肤受累、肺间质纤维化及肾脏受累,属于重症活动期,处理流程见图 4-2-5。

六、随访及预后

1. 患者好转出院后,每月随访 1 次,行环磷酰胺冲击治疗,0.8g/ 次,总共 5 次,累计剂量 4.0g;后改为硫唑嘌呤,100mg/ 次,隔日 1 次,口服;同时将激素逐渐减量至泼尼松,7.5mg/ 次,每日 1 次,口服。

2. 起病后 1 年,患者未再发热,仍有干咳,四肢麻木疼痛及双下肢水肿均好转。复查红细胞沉降率、C 反应蛋白正常,ANCA 可疑（±）,MPO 8.55AU/ml;小便常规:尿蛋白（+）,24 小时尿蛋白 0.57g。

【预后提问】

MPA 患者的预后如何?

抗中性粒细胞胞质抗体相关性血管炎（AAV）患者的预后取决于受累脏器与严重程度,尤其是肾脏和肺部受累,如果没有得到及时的治疗预后极差。20 世纪 70 年代以来,激素和免疫抑制剂的使用让 AAV 的预后得到了改善,5 年生存率逐渐上升至 70%~80%。目前常用于 AAV 预后评估的工具有 3 种,分别是伯明翰系统性血管炎活动评分（disease activity was assessed with the Birmingham vasculitis activity score, BVAS）、FFS 及血管炎损伤指数（the vasculitis damage index, VDI）。有研究显示,与 AAV 患者病死率相关的因素包括高龄、严重的肾功能异常、肺泡出血及 BVAS 评分。而 FFS 评分工具中,高龄、肾功能不全、心脏受累,以及胃肠道受累 4 个因素与预后不良相关,耳鼻喉受累则与预后较好相关。另外影响生存的因素还包括感染负担、1 年内首次复发和 VDI 指数,其中 VDI 包括疾病和治疗相关的损害,但也存在较

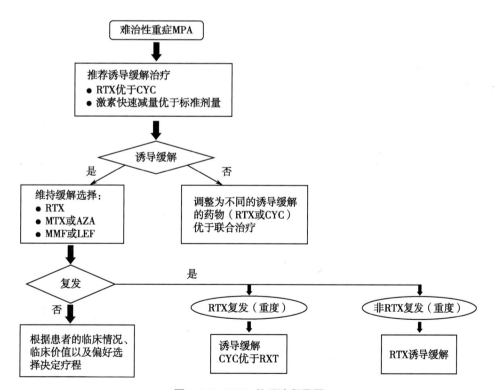

图 4-2-5　MPA 处理流程见图

RTX,利妥昔单抗;CYC,环磷酰胺;AZA,硫唑嘌呤;MMF,霉酚酸酯;LEF,来氟米特;MTX,甲氨蝶呤。

高的复发风险,在 3 种 AAV 中,GPA 的复发率最高,其次是 GPA,复发率最低的是 MPA。

(谭淳予　唐鸿鹄)

推荐阅读文献

［1］ ANCA-ASSOCIATED VASCULITIS. Nat Rev Dis Primers, 2020, 6 (1): 72.

［2］ CHUNG S A, LANGFORD C A, MAZ M, et al. 2021 American College of Rheumatology/Vasculitis Foundation guideline for the management of antineutrophil cytoplasmic antibody-associated vasculitis. Arthritis Rheumatol, 2021, 73 (8): 1366-1383.

［3］ FISCHER A, DU BOIS R. Interstitial lung disease in connective tissue disorders. Lancet, 2012, 380 (9842): 689-698.

［4］ JEANETTE J C, FALK R J, BACON P A, et al. 2012 revised international chapel hill consensus conference nomenclature of vasculitides. Arthritis Rheum, 2013, 65 (1): 1-11.

肉芽肿性多血管炎

> **关键词:** 肉芽肿性多血管炎;血管炎;ANCA 相关性血管炎

一、病史摘要

患者,男性,61 岁,工人,因"反复鼻出血 3 年,突眼 1 年,鼻梁塌陷 3 个月"入院。

3 年前无明显诱因出现反复鼻出血,伴脓涕、嗅觉减退,鼻内窥镜示"左侧下鼻甲近外侧壁息肉样新生物",予抗炎治疗症状改善不佳;1 年前无诱因出现双侧眼球突出,右眼为甚,伴右眼视力下降,行"右眼眶内肿物摘除术",术后病理示:"纤维成分,间质透明变性,伴较多炎细胞浸润,灶性肉芽肿性坏死";予口服泼尼松(50mg/ 次,每日 1 次)后好转,但激素减量后双眼包块复发加重;3 个月前无诱因出现鼻梁塌陷呈鞍鼻畸形,伴阵发性呛咳,无发热、咳嗽、肌痛、回吸涕中带血,听力下降及耳郭肿痛等。自患病以来,精神欠佳,食欲及睡眠正常,二便无异常,体重下降约 8kg。既往史无特殊,否认家族遗传病史。

【病史提问】

对以鼻出血、突眼及鼻梁塌陷为主要表现者,需考虑哪些疾病?

该患者为老年男性,慢性起病,病程长,主要临床表现为鼻出血、突眼及鼻梁塌陷,需要考虑鼻腔及眼底肿瘤、肿瘤样疾病(如 IgG4 相关性疾病),以及眼底或前颅窝的感染(尤其是低毒力感染)等。病理诊断未提示肿瘤性疾病及感染性疾病。结合病理肉芽肿性坏死及对激素治疗依赖的特点,需考虑血管炎,肉芽肿性多血管炎(GPA)可能性大。

二、体格检查

体温 36.3℃,脉搏 86 次 /min,呼吸 20 次 /min,血压 155/106mmHg;右眼上睑下垂,右眼球突出,视力 10cm 数指,左眼及眼睑外观正常,视力 1m 数指。双耳外观无畸形,听力无下降。鞍鼻畸形。全身皮肤黏膜无异常,浅表淋巴结未扪及肿大,心肺腹部查体未见异常,双下肢无水肿,四肢关节无异常。神经系统:双上肢肌力 5 级,双下肢肌力 4 级,肌张力正常,病理征及脑膜刺激征阴性。

【查体提问】

GPA 有哪些临床表现,应该从哪些方面收集信息?

GPA 是一种系统型血管炎,表现复杂,通常分为全身和系统症状。

1. **全身症状**　常有发热、乏力、疲劳、体重减轻等。

2. **系统症状**　可累及多个器官系统,最常见的为呼吸系统及肾脏,部分 GPA 可局限于呼吸道,称为局限型 GPA。

(1)呼吸系统:可累及上下呼吸道。上呼吸道受累最常见,发生率 70%~90%,可表现包括鼻黏膜肿胀及溃疡、副鼻窦炎、鼻出血、鼻中隔软骨部分坍塌及所致的鞍鼻、声门下狭窄等;下呼吸道受累表现为咳嗽、咯血、间质性肺炎或胸膜炎等,部分患者可能仅通过影像学检查发现病变,最常见的影像学异常是肺部浸润和结节。

(2)泌尿系统:主要累及肾脏,表现为蛋白尿、血尿、管型尿、肾性高血压、肾病综合征等,可出现肾功能衰竭;下尿道受累少见,表现为膀胱坏死性血管炎、坏死性尿道炎、睾丸炎或附睾炎等。

(3)骨骼肌肉系统:关节痛、关节炎、滑膜炎、肌痛肌无力等。

(4)神经系统:外周及中枢神经系统均可受累。外周神经系统受累可见多发性单神经炎或远端对称性多神经病等。中枢神经系统受累少见,可发生慢性硬脑膜炎、颅内出血和血栓等,发生颅内血管炎时可能导致不良预后。

(5)皮肤黏膜:紫癜、结节红斑、多形红斑、皮肤溃疡或坏死等。

(6)眼部:可累及眼部任何区域,表现为角结膜炎、巩膜炎、葡萄膜炎、球后肉芽肿性疾病伴随突眼、视神经炎等,发生突眼和视神经炎患者易失明。

(7)心血管系统:少见,主要为冠状动脉炎所致心绞痛、心肌梗死等。

(8)消化系统:少见,可出现腹痛、出血、腹泻、肠穿孔等,可能是疾病本身所致,也可能是治疗药物不良反应所致。

三、辅助检查

1. 三大常规、肝肾功能未见异常。

2. 红细胞沉降率、C反应蛋白升高。自身抗体:抗核抗体及ENA抗体谱阴性;ANCA检查提示:抗中性粒细胞胞质抗体(C-ANCA)(+)1∶10(阳性),抗蛋白酶3抗体(PR3)8.1(正常值<1)。

3. **胸部CT** 右肺中叶、左肺下叶背段软组织团块影。

4. **纤维支气管镜** 右中叶外侧段菜花样新生物阻塞管腔。

5. **病理检查** 支气管黏膜重度慢性炎,肉芽组织增生。

6. **经皮肺穿病理检查** 灶区坏死伴肉芽肿性炎。

7. **鼻咽部肿物病理检查** 淋巴组织增生性病变伴肉芽肿性炎症,小灶见血管炎;所有病理检查中,六胺银染色、过碘酸希夫反应(periodic acid-Schiff reaction,PAS)染色、抗酸染色均阴性。

8. **肌电图** 下肢检肌呈周围神经源性改变。

【辅助检查提问】

GPA的病理特征是什么?

GPA的病理表现包括肉芽肿、坏死及血管炎。由于取材部位不同,并非所有的病理标本都可见到特征性的病理改变。另外,病理检查并非GPA诊断的"金标准"。

四、诊断

肉芽肿性多血管炎(GPA)

【诊断提问】

1. GPA的流行病学特点是什么?

GPA旧称韦格纳肉芽肿病(wegener granulomatosis,WG),常合并纤维素样坏死性血管炎。因其存在针对中性粒细胞胞质抗原的自身抗体,因此被归类为ANCA相关性血管炎。本病男性略多于女性,从儿童到老年均可发病,40~50岁是本病的高发年龄,平均年龄为41岁。各种人种均可发病,美国GPA的患病率为1/(30 000~50 000),其中97%的患者是高加索人种,2%为黑色人种,1%为其他种族。我国尚缺乏相关流调数据。

2. GPA的诊断标准是什么?

GPA的诊断依赖于临床表现以及影像学检查、实验室检测、血清学标志物及组织病理学检查结果进行综合考量。

1990年,美国风湿病学会(ACR)发布了7种血管炎的分类标准,其中包括GPA的分类标准:

(1)鼻腔或口腔炎症,痛性或无痛性口腔溃疡,脓性或血性鼻腔分泌物。

(2)胸部放射性异常:结节、空洞或固定浸润病灶。

(3)尿沉渣异常:红细胞管型或镜下血尿(红细胞>5cell/HP)。

(4)病理检查:肉芽肿性炎性改变,动脉壁或动脉周围,或血管外(动脉或微动脉)外区域有中性粒细胞浸润形成或肉芽肿性炎改变。

以上4条标准中存在2条或以上,可诊断GPA。该标准诊断灵敏度88.2%,特异度92%。

随着ANCA常规检测的逐渐推广,以及对不同类型血管炎认识的提高,2022年3月,美国风湿病学会(ACR)和欧洲风湿病联盟(EULAR)联合发布了GPA的新分类标准(表4-2-19),其诊断灵敏度93%,特异度94%。

表4-2-19 肉芽肿性血管炎分类标准(ACR/EULAR,2022)

标准	临床特征	得分
临床标准	鼻腔出血、溃疡、结痂、充血或堵塞,或鼻中隔缺损/穿孔	+3
	软骨受累(耳或鼻软骨炎症、声音嘶哑或喘鸣、支气管受累或鞍鼻畸形)	+2
	传导性或感觉神经性听力受损	+1
实验室、影像和活检标准	抗中性粒细胞胞质抗体(C-ANCA)或蛋白酶3(PR3)阳性	+5
	胸部影像学检查示:肺结节、包块或空洞	+2
	活检可见肉芽肿、血管外肉芽肿性炎症或巨细胞	+2
	影像学检查示:鼻腔/鼻窦炎症、实变或积液,或者乳突炎	+1
	活检可见寡免疫复合物肾小球肾炎	+1
	抗中性粒细胞核周抗体(P-ANCA)或抗髓过氧化物酶(MPO)抗体阳性	-1
	血清嗜酸性粒细胞计数≥1×10⁹/L	-4

确诊标准:1项条目,得分≥5分可诊断为肉芽肿性多血管炎(GPA)

注:应用该分类标准时需注意,当确诊为小或中血管血管炎时,采用这一分类标准用于确诊GPA;在确诊前,应先排除类似血管炎的其他诊断。

相关鉴别诊断应考虑以下几类疾病：①感染性疾病，如肺结核、梅毒、隐球菌感染等；②自身免疫性疾病，如IgG4相关疾病、白塞病、视神经脊髓炎、Cogan综合征等；③肿瘤，如淋巴瘤、脑膜瘤、星形细胞瘤等；④化学性因素，如可卡因、滑石粉或铍中毒；⑤其他，如结节病、脑白质营养不良、甲状腺眼病、淀粉样变性等。

五、治疗经过

1. 予甲泼尼龙，500mg/次，每日1次，静脉滴注，持续3日；后调整为泼尼松，1mg/(kg·d)，口服，每2周减量5mg，至5mg/次，每日1次维持；环磷酰胺，1g/次，每月1次，持续6个月；6个月后诱导达到缓解后，改为硫唑嘌呤，100mg/次，每日1次维持。

2. 激素治疗期间给予补钙预防骨质疏松等对症支持治疗，予慢病管理。

【治疗提问】

怎样确定GPA的治疗方案？

未经治疗的GPA，其自然病程多呈快速进展趋势，当确定GPA诊断之后，需先进行疾病评估，后对不同的患者实施标准化、个体化的分层治疗，以减少药物使用剂量和降低不良反应。

目前推荐用于GPA的病情评估方法包括BVAS和VDI，可分别评估疾病活动性和不可逆的慢性损伤；根据临床和组织学特征，评估全身脏器的活动性和损伤程度。

另外，尿沉渣、急性期反应物（包括红细胞沉降率和C反应蛋白等）可作为炎症活动的佐证，但缺乏特异性。以C-ANCA和PR3水平评估GPA活动性或疾病复发的方法目前仍有争议。

根据评估结果判断患者是否属于活动期或重症；本病治疗包括诱导缓解、维持治疗和复发治疗。

对于活动期的重症患者，推荐激素冲击或大剂量激素口服作为初始治疗，联合环磷酰胺或利妥昔单抗进行诱导缓解；对于活动期非重症患者，推荐首选标准剂量激素联合甲氨蝶呤诱导缓解，对甲氨蝶呤不耐受者，可使用硫唑嘌呤、吗替麦考酚酯。

重症患者取得疾病缓解后，推荐激素快速减量至泼尼松7.5~10.0mg/d（3个月内），并使用利妥昔单抗，或甲氨蝶呤，或硫唑嘌呤维持治疗。

六、随访及预后

该患者经激素联合环磷酰胺缓解后，长期泼尼松

7.5mg/次，每日1次，联合甲氨蝶呤维持治疗。

1年后，患者"感冒"后出现左眼胀痛，伴视力进行性下降，复查眼眶增强MRI示：与1年前对比，左侧眶脂体肿胀强化更明显，左侧视神经轮廓模糊。考虑GPA复发，再次予甲泼尼龙（500mg/次，每日1次，静脉滴注）3日后改为泼尼松（60mg/次，每日1次，口服），联合利妥昔单抗治疗。病情逐渐稳定。

【预后提问】

1. 复发的GPA怎样选择治疗方案？

约50%的ANCA相关性血管炎患者会在病程5年内复发。复发的预测因素包括抗PR3抗体阳性、肺和上呼吸道受累、年龄、鼻部金黄色葡萄球菌感染、肾脏受累等。

对复发的GPA患者，ACR/EULAR指南（2021）推荐利妥昔单抗而非环磷酰胺再次诱导缓解，并推荐定期利妥昔单抗维持治疗。对前期利妥昔单抗诱导缓解但仍复发的难治性GPA患者，推荐换用环磷酰胺而非利妥昔单抗再次诱导缓解，但不推荐上述两种药物联合使用；对诱导缓解无效者，可考虑静脉滴注丙种球蛋白治疗。

2. GPA的预后？

经诱导缓解治疗，包括GPA在内的85%的AAV患者可获得缓解，据报道，治疗后5年生存率为45%~91%，10年生存率为75%~88%。若不进行有效干预，2年的病死率为80%。

（曾小峰　刘　艺）

推荐阅读文献

[1] 菲尔斯坦，拉尔夫，巴德谢尔，等. 凯利风湿病学. 9版. 栗占国，译. 北京：北京大学医学出版社，2015.

[2] CHUNG S A, LANGFORD C A, MAZ M, et al. 2021 American College of Rheumatology/Vasculitis Foundation Guideline for the management of antineutrophil cytoplasmic antibody-associated vasculitis. Arthritis Rheumatol, 2021, 73 (8): 1366-1383.

[3] ROBSON J C, GRAYSON P C, PONTE C, et al. 2022 American College of Rheumatology/European Alliance of Associations for Rheumatology classification criteria for granulomatosis with polyangiitis. Arthritis Rheumatol, 2022, 74 (3): 393-399.

第六节　IgG4 相关性疾病

关键词:IgG4 相关性疾病;IgG4 ;自身免疫性胰腺炎;IgG4 相关性硬化性胆管炎

一、病史摘要

患者,男性,65 岁,因"发现双侧颌下肿块半年,皮肤巩膜黄染半个月"入院。

年前无明显诱因出现双侧颌下无痛性肿块,伴轻度口干,无发热、乏力、脱发、眼干、关节痛等;半个月前,出现皮肤及巩膜黄染并逐渐加重,伴恶心、上腹部隐痛,食欲下降,无呕吐、腹泻、便秘等,超声示"胰腺肿胀,怀疑胰腺炎;未见占位病变",IgG4 7 600mg/L。1 个月减轻 5kg。过敏性鼻炎 10 余年。无吸烟、饮酒史,无药物、毒物接触史、家族遗传病史。

【病史提问】

以颌下腺肿大、黄疸、腹痛为主要表现,需考虑哪些疾病?

老年男性,起病缓,病程较长,以颌下腺肿大、黄疸、腹痛为主要临床表现,累及系统为淋巴腺体及消化系统、黄疸呈现梗阻性黄疸特点,并伴有过敏史,需进一步搜索恶性实体肿瘤、淋巴增殖性疾病、慢性感染、组织细胞增多症及免疫性疾病的线索。结合超声提示胰腺肿胀,未见占位病变和 IgG4 7 600mg/L,初步诊断需考虑 IgG4 相关性疾病(IgG4 related disease,IgG4-RD)。

二、体格检查

生命体征平稳,全身皮肤及巩膜黄染,双侧颌下可触及鹌鹑蛋大小结节,质韧,活动度可,浅表淋巴结未扪及肿大,心、肺未查见明显异常体征,上腹部轻压痛,无反跳痛及肌紧张,肝脾肋下未扪及,移动性浊音阴性,双下肢无水肿。

【查体提问】

IgG4-RD 有哪些临床信息? 应该从哪些方面收集?

IgG4-RD 是 2000 年来逐渐被认识的一种由免疫紊乱所介导的慢性炎症伴器官纤维化和硬化的疾病。IgG4-RD 好发于中老年男性,男女比例为(2~3):1,常为多器官受累,少数为单器官受累;起病隐匿,呈慢性进行性发展,随着受累组织炎症和纤维化的进展。临床上常表现为受累器官或组织增生、肿大,可累及泪腺、唾液腺、胰腺、淋巴结、腹膜后组织、胆管、肺、肾脏、前列腺、硬脑膜、乳腺等多个器官或组织,临床可表现为米库利兹综合征、自身免疫性胰腺炎、腹膜后纤维化、硬化性胆管炎、硬化性脑膜炎等。男性以胆胰受累最常见,女性多累及涎腺和泪腺。本病常合并过敏性疾病,如过敏性鼻炎、哮喘、荨麻疹等。

常见受累部位临床特点如下:

(1)淋巴结、腺体:常呈对称性肿大,质较硬、压迫组织引起症状。

(2)胆道:梗阻性黄疸常见,常与 I 型自身免疫性胰腺炎 (autoimmune pancreatitis,AIP)共存,单独的下段胆管 ISC(不合并胰腺炎)罕见。主要累及较大的胆管,约 30% 可累及小的分支胆管。

(3)胰腺:常表现为腹痛、消化不良等,超声 /CT/MRI 可见胰腺弥漫性或局限性肿大,典型"胶囊样"改变对本病诊断具有提示意义。

(4)肾脏:间质性肾病表现常见,影像学检查双肾多发性低密度损害最多见,其次分别为双侧弥漫性肾脏肿大、单发肾脏肿瘤、弥漫性肾盂壁肥厚等。

(5)肺:不具有特异性,可表现为结节、肿块、间质性肺病、硬化性纵隔炎、胸膜增厚、胸腔积液等。

(6)腹膜后器官:临床症状较少,可有不典型腹痛,常通过影像学发现。腹膜后纤维化、主动脉炎是常见类型。

三、辅助检查

1. 实验室检查

(1)常规检查:尿胆红素(+++);球蛋白 42.2g/L,ALT 118U/L,AST 96U/L,γ- 谷氨酰转肽酶 348U/L,碱性磷酸 278U/L,总胆红素 150.6μmol/L,直接胆红素 124.1μmol/L,胰淀粉酶 103U/L,脂肪酶 16U/L;糖化血红蛋白 8.6%;血常规、粪常规 + 隐血试验、肾功能、血脂、肌酶、甲状腺功能、肿瘤标志物均未见异常。

(2)感染及炎症指标:降钙素原、输血全套、病毒、结核筛查、红细胞沉降率、C 反应蛋白、铁蛋白均未见异常。

(3)免疫指标:IgE 2 500U/mL,IgG 19.96g/L,IgG4 9 800mg/L,IgA、IgM、补体、抗核抗体谱、ANCA、抗磷脂抗体谱未见异常。

2. 影像学检查

(1)CT:双侧上颌窦、筛窦、额窦及左侧蝶窦炎;胰腺弥漫性肿胀,呈"腊肠"样改变,胰尾为著;胆总管胰腺段均匀增厚,胆总管中下段狭窄,肝总管及肝内外胆管明显扩张,胆囊增大。

(2)颌下腺 MRI:双侧颌下腺肿胀,T_2 信号稍增高,信号欠均。

3. 颌下腺病理 镜下见涎腺小叶结构,部分区域腺泡萎缩,涎腺小叶被增生的纤维组织分隔,可见大量淋巴细胞和浆细胞浸润及淋巴滤泡形成;免疫组化热点区 lgG4+ 浆细胞计数约 105cell/HP,lgG4+lgG+ 浆细胞比例>40%。

【辅助检查提问】

1. 血清 IgG4 水平对于诊断 IgG4-RD 的临床意义如何?

血清 IgG4 升高见于大多数 IgG4-RD 患者,是 IgG4-RD 诊断和病情评估的重要指标,但诊断特异度不高,也可见于如肿瘤、系统性血管炎、慢性感染、过敏等疾病,少部分 IgG4-RD 患者可正常。当血清 IgG4 升高与临床表现、影像学检查及病理检查结果等相一致时,其对诊断仍具有较高的价值,且血清 IgG4 水平升高较正常范围的倍数越大,其诊断的特异度旧相对越高。血清 IgG4 水平还能反映疾病严重程度,基线期血清 IgG4 水平升高明显,往往提示多器官受累,病情活动性和严重性也更突出。经激素和免疫抑制剂治疗后,绝大多数患者的血清 IgG4 下降,在一定程度也可用来评估治疗效果。

2. IgG4-RD 的典型病理学特征?

病理学检查是本病诊断最重要的依据,特征性表现如下。

(1)致密淋巴细胞、浆细胞浸润:淋巴细胞弥漫分布于病变部位,其间散在浆细胞浸润。

(2)席纹状纤维化:成纤维细胞或肌成纤维细胞由中心向四周呈放射状排列。

(3)闭塞性静脉炎:由于大量淋巴细胞和浆细胞浸润致静脉管腔闭塞。当组织学具备 ≥2 个主要标准,且组织中浸润的 IgG4+ 浆细胞与 IgG+ 浆细胞比值>40%,每高倍镜视野下 IgG4+ 浆细胞>10 个时,高度提示 IgG4-RD,但还需在排除其他模拟 IgG4-RD 的疾病后诊断。

四、诊断

该患者存在颌下腺、胰腺、胆道受累,伴鼻窦炎,血清 IgG4 水平显著升高,颌下腺病理符合 IgG4-RD 病理特点,根据 2011 年日本提出的 IgG4-RD 的综合诊断标准,确诊为 IgG4-RD。根据 2019 年由 ACR/EULAR 发布的新的 IgG4-RD 分类标准,该患者经加权后总分>20 分,亦符合 IgG4-RD 的分类标准。

【诊断提问】

1. IgG4-RD 的诊断标准是什么?

2011 年日本 IgG4-RD 的综合诊断标准:

(1)临床检查显示:一个或多个器官存在典型的弥漫性 / 局限性肿大或团块,或存在脏器损伤证据。

(2)血清学检查显示:血清 IgG4 水平增高(≥1 350mg/L)。

(3)组织病理学检查显示:①显著的淋巴细胞和浆细胞浸润及纤维化;② IgG4+ 浆细胞浸润:IgG4(+)/IgG(+) 浆细胞比例>40% 并且>10 个 IgG4(+)浆细胞 /HPF。

确诊:符合上述(1)+(2)+(3);很可能:符合(1)+(3);可能:符合(1)+(2)。对于"很可能"和"可能"的患者,如果满足器官特异性诊断标准,亦可诊断 IgG4-RD。

2019 年 ACR/EULAR 发布了 IgG4-RD 新的分类标准,旨在防止没有罹患 IgG4-RD 的患者被误诊为 IgG4-RD,同时尽可能减少漏诊。该分类标准经大规模队列研究验证具有很高的灵敏度和特异度,有利于流行病学和临床研究。

2. 本病患者存在胰腺受累及黄疸,需考虑哪些鉴别诊断?

(1)胰腺癌:临床表现鉴别具有难度,自身免疫性胰腺炎常伴胰腺外表现,如硬化性胆管炎、涎腺炎、泪腺炎等;部分胰腺癌患者会出现血清 IgG4 水平升高,通常不超过正常上限的 2 倍;影像学上,1 型自身免疫性胰腺炎(AIP)的胰腺多为弥漫性肿大,呈"腊肠"样改变;胰腺癌轮廓常不规则,动态增强显示不均匀、低强化肿块。组织活检是鉴别二者的"金标准"。如活检困难,短程糖皮质激素治疗后出现临床和影像学改善可支持 1 型 AIP 的诊断。

(2)胆管细胞癌:更易出现梗阻性黄疸,血清胆红素和 CA19-9 水平明显升高,影像学可见肝门或胆管完全梗阻;通过病理可确诊。

(3)原发性硬化性胆管炎:原发胆汁性胆管炎胆道受累明确,常伴抗 AMA-M2、gp210、sp100 等自身抗体阳性;少有胆管外表现。

3. 同为自身免疫性胰腺炎,1 型和 2 型 AIP 该如何区别?

根据 AIP 的临床特点、血清 IgG4 水平及组织病理学特征的不同,临床上将其分为 1 型 AIP 和 2 型 AIP 两种类型。在组织学上,1 型 AIP 定义为淋巴浆细胞性硬化性胰腺炎,又称为 IgG4 相关性胰腺炎;2 型 AIP 则被定义为特发性导管中心性胰腺炎。二者临床特点详见表 4-2-20。

表 4-2-20 1、2 型自身免疫性胰腺炎（AIP）间的比较

鉴别要点	1 型 AIP	2 型 AIP
平均发病年龄	60 岁左右	50 岁左右
性别	男性多见	无性别差异
临床表现	约 75% 患者可见梗阻性黄疸	约 50% 患者可出现梗阻性黄疸
血清 IgG4	多升高	一般不升高
影像学	弥漫性增大或局灶性肿块，主胰管不规则狭窄，肝内胆管狭窄，硬化性胆管炎	局灶性肿块或弥漫性狭窄，主胰管不规则狭窄
胰腺病理	淋巴浆细胞浸润，席纹状纤维化，闭塞性静脉炎，IgG4 浆细胞浸润	粒细胞性上皮损伤，导管破坏
胰腺外受累	常见	一般无
炎症性肠病	少见	常见
激素效果	有效	有效
长期预后	复发常见	一般不复发

五、治疗经过

1. 予泼尼松，40mg/ 次，每日 1 次；然后每 2 周减 5mg/ 次，减至 20mg/ 次，每日 1 次；最后每 2 周减 2.5mg，减至 5mg/ 次，每日 1 次维持。吗替麦考酚酯 1.5g/ 次，每日 1 次。

2. 糖尿病饮食，监测血糖及等对症支持治疗。

【治疗提问】

IgG4-RD 的治疗原则如何？治疗药物包括哪些？

本病强调全面评估后个体化治疗。早期干预可防止病变进展至慢性和不可逆的纤维化阶段；重要脏器受累需积极治疗，避免造成器官功能障碍。对于无症状性淋巴结病或轻度颌下腺增大者，可观察，一旦进展则启动治疗。当出现器官功能障碍且药物不能迅速缓解时，应给予外科手术或介入干预，为药物治疗创造条件。存在长期、严重、不可逆转的器官纤维化者，药物治疗效果不佳时可考虑手术治疗。

确诊 IgG4-RD 的患者应根据疾病活动度及严重程度，使用 IgG4-RD RI 工具综合评估，治疗分诱导缓解和维持治疗两个阶段。

（1）糖皮质激素：是诱导缓解治疗的一线药物，推荐初始用量为泼尼松，30~40mg/ 次，每日 1 次 [0.5~0.6mg/（kg·d）]，病情严重可增加剂量；初始剂量维持 2~4 周后，逐渐递减至小剂量维持数年。绝大多数患者对激素反应良好。

（2）免疫抑制剂：当患者存在单独使用激素治疗不能充分控制病情，或者疾病持续而糖皮质激素不能减量，或者激素减量过程中疾病复发，以及糖皮质激素副作用明显时，可将激素和免疫抑制剂联合使用。常用的传统免疫抑制剂包括吗替麦考酚酯、硫唑嘌呤、环磷酰胺、来氟米特、甲氨蝶呤、环孢素、他克莫司、艾拉莫德等。

（3）生物靶向治疗：抗 CD20 单克隆抗体利妥昔单抗可以通过清除 B 细胞，控制 IgG4-RD 疾病进展、降低血清 IgG4 水平，以及减轻受累器官损伤，有显著疗效，对于传统治疗失败，激素减量复发，存在激素抵抗者，可作为二线治疗选择。

（4）外科治疗：IgG4-RD 患者特殊部位受压导致器官功能障碍时，如药物不能快速控制，可考虑外科手术及介入治疗缓解症状，争取药物起效时间。

六、随访及预后

1. 治疗 1 周，患者颌下腺明显缩小，皮肤及巩膜黄疸消退，腹痛缓解。复查血常规、肝肾功能均恢复正常，血清 IgG、IgG4 和总 IgE 指标较前下降。

2. 治疗 1 个月，复查腹部 MRI 提示胰腺肿胀较前缓解。

3. 治疗 2 年，泼尼松减至 5mg/ 次，每日 1 次，吗替麦考酚酯减至 0.5g/ 次，每日 1 次，维持半年后自行全部停药。

4. 治疗 3 年，全身皮肤及巩膜黄染复发伴双侧颌下腺肿大，重启诱导后缓解。

【预后提问】

IgG4-RD 的预后如何？

IgG4-RD 的自然病程和预后尚不明确。极少数患者可自发改善，绝大部分患者对糖皮质激素反应良好。复发常见，男性、年轻、过敏史、基线高血清 IgG4 水平、维持激素剂量低都是复发危险因素。多次复发易导致受累脏器出现不可逆性损伤。因此需根据患者的病情变化及时调整治疗方案和随访时间，大多数复发的患者可以通过再次使用初始治疗剂量的激素诱导疾病缓解，必要时可通过增加激素的剂量或延长治疗疗程从而更好地控制病情；联合免疫抑制剂或生物制剂也可降低复发率。

（董凌莉 陈 雨）

推荐阅读文献

[1] CARRUTHERS M N, KHOSROSHAHI A, AUGUSTIN T, et al. The diagnostic utility of serum IgG4 concentrations in IgG4-related disease. Ann Rheum Dis, 2015, 74 (1): 14-18.

[2] DESHPANDE V, ZEN Y, CHAN J K, et al. Consensus statement on the pathology of IgG4-related disease. Mod Pathol, 2012. 25 (9): 1181-1192.

[3] KHOSROSHAHI A, WALLACE Z S, CROWE J L, et al. International consensus guidance statement on the management and treatment of IgG4-related disease. Arthritis Rheumatol, 2015. 67 (7): 1688-1699.

[4] SHIMOSEGAWA T, CHARI S T, FRULLONI L, et al. International consensus diagnostic criteria for autoimmune pancreatitis: guidelines of the International Association of Pancreatology. Pancreas, 2011, 40 (3): 352-358.

第七节　炎症小体相关自身炎症性疾病：家族性地中海热

关键词：家族性地中海热；自身炎症性疾病；*MEFV* 基因；秋水仙碱

一、病史摘要

患者，男性，14 岁，学生，未婚，因"反复发热、右膝关节肿痛 1 个月"入院。

11 个月前患者无明显诱因出现发热，体温波动在 38.5~39.5℃，发热无明显规律，持续 1~3 日，体温可自行降至正常，其间反复发热（发作次数>5 次），伴右膝关节肿痛，否认寒战、咳嗽、咯痰、呼吸困难、恶心、呕吐、腹痛、腹泻、尿频、尿急、皮疹、脱发、口腔溃疡、肌痛、肌无力、雷诺现象等，在当地医院予以抗感染治疗，效果不佳，体温仍反复波动，右膝关节肿痛明显。既往史、家族史无特殊。

【病史提问】

对以反复发热为主要表现的患者，询问病史时应注意询问哪些病史？

对反复发热的患者应注意询问的事项：发热有无诱因、热型、持续时间、伴随症状、缓解方式、诊疗经过；同时应详细询问职业、籍贯、有无地方病、旅游史及冶游史等。

二、体格检查

1. **一般内科查体**　体温 38.9℃，脉搏 106 次/min，呼吸 34 次/min，血压 128/76mmHg，全身浅表淋巴结未扪及肿大，咽部稍充血，双侧扁桃体未见肿大，心、肺、腹未查见明显异常体征，双下肢无水肿。双侧病理征阴性，脑膜刺激征阴性。

2. **专科查体**　右膝关节肿痛，局部皮温升高，浮髌征阳性，四肢肌力正常，肌张力正常。

【查体提问】

1. 发热、单关节炎常见于哪些疾病？

发热及单关节炎常见于以下疾病：

（1）感染性关节炎：可出现发热，单关节炎（多为负重关节），如膝关节、髋关节等。

（2）自身免疫性疾病：如系统性红斑狼疮、幼年特发性关节炎等，均可出现发热、关节炎，同时可累及其他系统（皮肤黏膜、血液系统、呼吸系统、泌尿系统及神经系统等）。

（3）自身炎症性疾病（autoinflammatory diseases，AIDs）：如家族性地中海热（familial Mediterranean fever，FMF）、肿瘤坏死因子受体相关周期性发热综合征（tumor necrosis factor receptor-associated periodic syndrome，TRAPS）、高免疫球蛋白 D 综合征（hyperimmunoglobulin D syndrome，HIDS）等。

（4）肿瘤性疾病：血液系统肿瘤及骨母细胞瘤、骨肉瘤等均可出现发热、关节炎等。

自身免疫性疾病与自身炎症性疾病具有一定的相同点，都是免疫异常所致的系统性疾病，常见的临床表现都可出现发热、关节炎、浆膜炎、皮疹等，但两者亦存在一定的差别，其与自身免疫性疾病的鉴别点见表 4-2-21。

表 4-2-21　自身炎症性疾病和自身免疫性疾病鉴别点

鉴别点	自身炎症性疾病	自身免疫性疾病
病因	多为单基因突变致病	多因素致病
免疫失衡类型	固有免疫	适应性免疫
主要细胞类型	单核细胞、巨噬细胞、中性粒细胞	T 细胞、B 细胞
脏器损伤机制	中性粒细胞和巨噬细胞介导	自身抗体或自身抗原特异性 T 细胞介导
辅助检查	无特异性抗体	可出现特异性抗体

续表

鉴别点	自身炎症性疾病	自身免疫性疾病
诊断	主要依赖临床表现及基因检测	主要依赖临床表现及自身抗体
治疗靶点	TNF、IFNαβ、L-1、IL-2、IL-12、IL-23、IL-18	IFNγ、TNFα、IL-1、IL-2、IL-4、IL-6、IL-5、L-9、IL-10、IL-12、IL-13、IL-17、IL-22、IL-23

2. 需要进行哪些辅助检查?

血常规、肝肾功能、大小便常规、红细胞沉降率、C反应蛋白、降钙素原、结核γ干扰素释放试验、凝血常规、免疫相关检查(ANA、ENA 谱、补体、免疫球蛋白、ANCA)、血清蛋白电泳、免疫固定电泳、肿瘤标志物、膝关节液送病原学培养、胸部 CT 等检查。必要时完善直肠活检、骨髓穿刺及活检、膝关节滑膜活检及基因检测等检查。

三、辅助检查

1. **血常规**　白细胞计数 $14.27 \times 10^9/L$,中性分叶核粒细胞绝对值 $7.8 \times 10^9/L$。

2. 输血前全套、前利尿钠肽、心肌标志物、肝肾功、肿瘤标志物、弥散性血管内凝血常规、TORCH-IgM、结核菌素试验、结核γ干扰素释放试验及大小便常规均未见明显异常。

3. **炎性指标**　C 反应蛋白 30.80mg/L,红细胞沉降率 52.0mm/h,降钙素原 0.12μg/L。

4. 血培养(3 次)阴性。

5. **免疫相关指标**　HLA-B27、ANA、ENA、dsDNA、补体、免疫球蛋白、AKA、抗 CCP 抗体、ANCA 均阴性;血清蛋白电泳、免疫固定电泳及尿轻链均未见单克隆球蛋白。

6. **影像学检查**　常规超声心动图:心脏结构及血流未见明显异常,左室收缩功能测值正常;右膝关节彩超:右膝关节滑膜炎,右膝关节腔积液;胸部CT:心肺未见异常。

7. **右膝关节液培养**　阴性。

8. **基因筛查**　提示 *MEFV* 基因突变。

【辅助检查提问】

1. 关节彩超提示滑膜炎,常见哪些病因?

(1)创伤性因素:包括创伤、剧烈撞击、骨折、手术损伤等可导致滑膜炎症。

(2)感染性因素:包括急/慢性化脓性滑膜炎,结核性滑膜炎等。

(3)免疫性因素:系统性红斑狼疮、干燥综合征、特发性炎性肌病、成人 Still 病、幼年特发性关节炎、脊柱关节炎。

(4)自身炎症性疾病:家族性地中海热(FMF)、肿瘤坏死因子受体相关周期性发热综合征(TRAPS)、高免疫球蛋白 D 综合征(HIDS)等。

(5)代谢性因素:包括假性痛风、痛风性关节炎。

(6)出血性因素:色素沉着绒毛结节性滑膜炎、血友病性滑膜炎。

(7)退行性改变:骨关节炎。

(8)罕见病:SAPHO 综合征,肥大性骨关节病。

(9)其他:肿瘤。

2. 基因检测在 FMF 中的诊断价值

检测有无 *MEFV* 基因突变及突变的类型,有助于诊断。但并非所有患者都能发现该基因的突变。基因检测可以帮助明确诊断,但未发现基因突变的患者亦不能除外诊断。

四、诊断

家族性地中海热(FMF)

【诊断提问】

1. FMF 的定义及流行病学如何?　发病机制是什么?

FMF 是最常见的自身炎症性疾病,为常染色体隐性遗传性疾病,主要影响地中海沿岸地区人群,因此得名。患病率为 1/1 000~1/400,国内报道较少,缺乏大规模的流行病学调查数据。目前,FMF 的确切发病机制尚不明确,1997 年,国际 FMF 学会确定了染色体 16p 上 *MEFV* 基因的突变是导致该疾病的原因之一。该基因突变导致其编码的蛋白 Pyrin 数量减少或 Pyrin 蛋白抑制 NALP3- 炎症复合体的作用减弱,从而使 NALP3- 炎症复合体过度活化,产生相应的一系列临床表现,如反复发作的炎性反应及浆膜炎。

2. FMF 的临床特点有哪些?

FMF 的常见临床表现见表 4-2-22。

表 4-2-22　家族性地中海热(FMF)的常见临床表现

临床表现	具体特点
发热	在急性发作期间,几乎所有的病例都会出现发热,多具有反复发作特点
腹膜炎	发生率>95%
胸膜炎	30%~40% 可出现
心包炎	较其他浆膜炎少见,约 0.7% 的患者中可出现

续表

临床表现	具体特点
关节炎	约 75% 的患者可出现,多为非对称、非破坏性关节炎
丹毒样皮肤病变	发生率 12%~40%
急性阴囊炎	在浆膜炎发作期间发生,多在 12~24 小时内消失
血管炎	以过敏性紫癜和结节性多动脉炎为主要表现
肾脏及其他脏器 AA 型淀粉样变	淀粉样变是 FMF 的主要并发症,约 8.6% 的患者存在淀粉样变

3. FMF 的诊断标准是什么?

FMF 的诊断需结合家族史、临床表现、对秋水仙碱的治疗反应及基因检测进行综合判断。成人患者常使用简易的 Tel Hashomer 标准进行诊断(表 4-2-23),满足至少 1 个主要标准或满足至少 2 个次要标准,同时排除其他疾病可能,方可诊断 FMF,该标准灵敏度及特异度均 >95%。

表 4-2-23 FMF 的简易 Tel Hashomer 诊断标准

主要标准	次要标准
①~④典型发作	①、②涉及以下一个或多个部位的不典型发作
①反复发热	
②腹膜炎	①胸部
③胸膜炎(单侧)或心包炎	②关节
④单关节炎(髋、膝、踝)	③劳累性腿痛
⑤不典型腹痛发作	④对秋水仙碱反应良好

注:典型发作定义为反复发作(≥3 相同类型)、发热(直肠温度为 38℃ 或更高)和持续时间短(持续 12 小时至 3 日)。不典型发作被定义为疼痛性和反复发作与典型发作特征不同:①体温正常或 <38℃;②持续时间长于或短于指定的时间(但不限于)(短于 6 小时或长于 1 周);③腹痛但无腹膜炎证据;④腹痛呈局限性;⑤关节炎累及规定以外的关节。

儿童患者常用 Yalçinkaya 标准(2009):符合以下 5 项标准中的 2 项,排除其他疾病,可诊断 FMF。①发热,腋下体温 >38℃;②腹痛;③咽痛;④滑膜炎;⑤FMF 家族史。其中①~④需满足持续 6~72 小时,发作 3 次以上。

中国非 FMF 好发地区,如患者临床症状不典型,且家族史阴性,常常给诊断带来巨大的挑战。对于临床诊断困难但高度怀疑的患者,应进行充分的鉴别诊断,并进行基因检测或尝试性给予秋水仙碱治疗以协助诊断。

4. FMF 主要应与哪些疾病进行鉴别诊断?

(1)感染性关节炎:可出现发热、单关节炎(多为负重关节)如膝关节、髋关节等。但一般不出现浆膜炎、腹痛、皮疹等表现;病原学检测有助于鉴别诊断。

(2)自身免疫性疾病:如系统性红斑狼疮可出现发热、关节炎、皮疹、浆膜炎、蛋白尿等多系统受累;自身抗体检测有助于鉴别;幼年特发性关节炎亦可出现发热、关节炎等,可出现骨质破坏及关节畸形,但 FMF 的关节炎多为非侵蚀性,一般不出现骨质破坏及关节畸形,结合关节影像学检查(X 线平片或 CT 或 MRI)有助于鉴别。

(3)自身炎症性疾病:如 TRAPS、HIDS 等,需充分结合病史及基因检测进行鉴别诊断。

(4)肿瘤性疾病:血液系统肿瘤及骨母细胞瘤、骨肉瘤等骨肿瘤均可出现发热、关节炎,影像学及病变处病理活检有助于鉴别诊断。

五、治疗经过

1. 予秋水仙碱,0.5mg/ 次,每日 2 次,口服。

2. 建议使用 3~6 个月观察疗效,如关节炎仍持续存在,可考虑联用柳氮磺吡啶或生物制剂(IL-1 受体阻滞剂)。

【治疗提问】

FMF 治疗方案有哪些?

FMF 的治疗原则为积极控制发作和亚临床的炎性反应,预防并发症,改善生活质量及预后。

秋水仙碱是目前 FMF 患者的主要治疗方法,可减少疾病发作,提高生活质量,预防淀粉样变,一旦临床诊断确定,应立即开始使用。最大推荐日剂量:儿童 2mg,成人 3mg。全天剂量可根据耐受性和依从性,选择一次服用或分开服用。合并有慢性关节炎的患者可在秋水仙碱治疗的基础上加用改善病情的抗风湿药。

5%~10% 的患者会对秋水仙碱出现耐药性。阿那白滞素及卡那单抗在控制炎症、减少发作频率及安全性等方面均具有较好的表现。故针对秋水仙碱耐药或合并有淀粉样变的 FMF 患者,建议使用秋水仙碱联合 IL-1 受体阻滞剂强化治疗。

六、随访及预后

在治疗过程中,需每 3~6 个月随诊,评估疗效及安全性。包括血常规、尿常规、肝肾功、炎性指标(红细胞沉降率、C 反应蛋白、IL-1)等。对于秋水仙碱最大耐受剂量仍无效者,可考虑联用使用生物制剂,如IL-1 受体阻滞剂;针对合并有慢性关节炎的患者,亦可使用柳氮磺吡啶、非甾体抗炎药等。肾功能衰竭患者需行透析治疗或肾移植。病情平稳 5 年以上且无急性期蛋白升高,可在医生指导及密切监测下考虑减量。

【预后提问】

大部分 FMF 预后良好,但如果出现淀粉样变,多脏器受累,如肾脏、心脏、胃肠道及肝脏等,需尽早积极治疗。如出现终末期肾病,常需要透析或肾移植等治疗,预后不良。FMF 的诊断仍是众多风湿免疫科医生面临的难题,多学科团队协作(儿科、风湿免疫科、医学遗传科等)有助于早期诊断、规范化治疗及改善患者预后。

（刘　毅　卿平英）

推荐阅读文献

［1］ALGHAMDI M. Familial Mediterranean fever, review of the literature. Clin Rheumatol, 2017, 36 (8): 1707-1713.

［2］KRAINER J, SIEBENHANDL S, WEINHÄUSEL A. Systemic autoinflammatory diseases. J Autoimmunity, 2020, 109: 102421.

［3］LIVNEH A, LANGEVITZ P, ZEMER D, et al. Criteria for the diagnosis of familial Mediterranean fever. Arthritis Rheum, 1997, 40 (10): 1879-1885.

［4］OZEN S, DEMIRKAYA E, ERER B, et al. EULAR recommendations for the management of familial Mediter-ranean fever. Ann Rheum Dis, 2016, 75 (4): 644-651.

［5］YALCINKAYA F, OZEN S, OZCAKAR Z B, et al. A new set of criteria for the diagnosis of familial Mediterranean-feverin childhood. Rheumatology (Oxford), 2009, 48 (4): 395-398.

第三章

皮肤罕见病

第一节　遗传性大疱性表皮松解症

关键词：遗传性大疱性表皮松解症

一、病史摘要

患者，女性，24岁，学生，因"反复双下肢及躯干水疱、糜烂24年，尿频尿急6年"入院。

24年前，患者出生数日后无明显诱因双下肢及躯干出现散在大小不一的水疱，疱壁松弛，疱液澄清，水疱破溃后形成糜烂面，局部换药数周后愈合。其后类似的水疱糜烂反复出现，以受压摩擦部位为重，夏重冬轻，予碘伏等外用药物治疗后皮损可愈合，遗留色素沉着，不伴瘢痕形成。儿童期后皮损偶感瘙痒，渐出现了指/趾甲萎缩、变薄，牙齿稀疏、牙釉质发育不良，毛发减少，未予重视，未系统用药。6年前患者出现尿频、尿急伴排尿时会阴部疼痛，多次于泌尿外科就诊，诊断"腺性膀胱炎"行"膀胱镜检及电切活检术"，术后患者泌尿症状无明显改善，躯干、四肢出现多发新发水疱，遂就诊于皮肤科门诊。病程中未出现掌跖角化，不伴发热、呼吸困难、声音嘶哑、进食障碍、四肢骨骼畸形等。自患病以来，患者体型消瘦，精神尚可，睡眠欠佳，小便偶有血性絮状物排出，无呕吐、进食困难等消化道症状，大便正常。既往史无特殊。无吸烟、饮酒史，无药物、毒物接触史。父亲（55岁）、母亲（48岁）均身体健康，否认家族中存在类似患者

或其他遗传病家族史。

【病史提问】

1. 对以先天性或婴幼儿期始全身皮肤反复出现水疱、糜烂为主要临床表现的患者，诊断时应如何考虑？

临床遇到先天性或婴幼儿期始全身皮肤脆性增加，受压摩擦部位易出现水疱、糜烂的患者，排除感染、自身免疫性疱病前提下，应高度怀疑遗传性疾病，在诊断时需考虑到以下内容：遗传模式、好发季节、皮损分布、水疱特点、其他器官系统受累情况（消化系统、泌尿系统）等。

2. 对以先天性或婴幼儿期始全身皮肤出现水疱、糜烂，逐渐出现其他上皮覆盖器官（如泌尿系统）受累为核心症状的患者，如何通过进一步病史询问缩小诊断的范围？

对此类患者，临床医生需进行详细的病史询问，锁定皮肤外累及的系统、脏器范围，详细了解患者不同脏器受累的初发表现和进展情况、自觉症状和伴随症状等。重点关注皮损分布及同胚层发育器官累及情况，如指/趾甲有无损害，毛发、牙齿发育状态，合并其他系统受累表现是否属于相应器官上皮累及表现，如消化道因口腔食管糜烂溃疡出现的吞咽困难、泌尿系统因膀胱上皮脱落引发的排尿困难等症状。家族史询问时注意关注亲属中是否存在类似患者等。通过以上措施可缩小诊断范围。

二、体格检查

1. 一般内科查体　生命体征平稳，一般情况可，浅表淋巴结未扪及肿大，心、肺、腹、神经系统查体未见明显异常，双下肢无水肿。

2. 皮肤专科查体 患者双下肢、肩部、足部散在绿豆至鹌鹑蛋大小的红斑、水疱、血疱、糜烂面，以及多处陈旧性淡红色斑片，部分糜烂面上覆血痂；双足趾甲毁损（图4-3-1）。

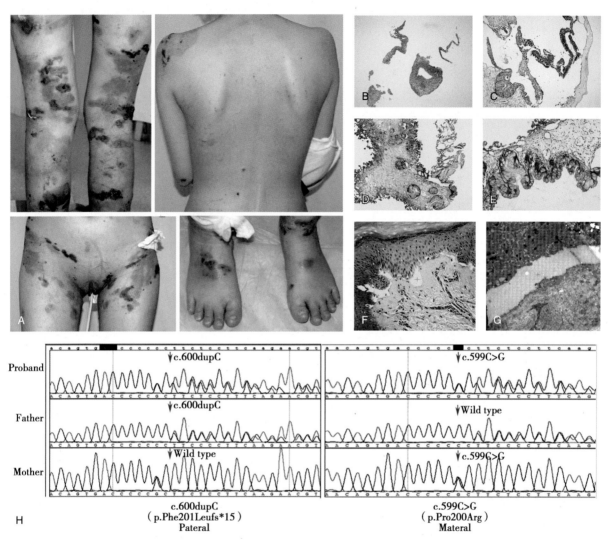

图 4-3-1 皮肤专科查体

A. 患者双下肢、肩部、足部散在绿豆至鹌鹑蛋大小红斑、水疱、血疱、糜烂面，以及多处陈旧性淡红色斑片，部分糜烂面上覆血痂；双足趾甲毁损。B. 膀胱肿物组织病理提示：可疑低分化尿路上皮癌（HE×40）。C~E. 膀胱黏膜组织病理提示：腺性膀胱炎（C，HE×40）伴肠上皮化生（D、E，HE×100）。F. 左小腿皮肤组织病理提示：表皮角化亢进、萎缩，上皮脚减少或消失，表皮下水疱形成（星标处），真皮小血管扩张，局灶见中性粒细胞浸润，皮下组织未见异常（HE×100）。G. 左小腿皮肤透射电镜提示：基底膜带透明板处裂隙形成（见星标处），致密板结构正常，未见锚原纤维断裂、结构破坏。H. EB Panel测序提示：*ITGB4*基因复合杂合突变，c.600dupC（p.Phe201Leufs*15）和c.599C>G（p.Pro200Arg），家系验证分析提示患者的2个突变分别来源于其表型正常的父亲和母亲。

【查体提问】

1. 结合患者的病史和查体，初步考虑什么诊断？

患者出生数日后即发病，皮损表现为全身多发机械性水疱、糜烂，以受压摩擦部位为甚，夏季加重，全身无鳞屑、角化过度等皮损表现，伴趾甲发育不良，随年龄增长逐渐出现尿频、尿急、尿痛等泌尿系统症状，病程中不伴发热。因此，考虑诊断遗传性大疱性表皮松解症（epidermolysis bullosa，EB）。基于皮肤和泌尿系统临床表型初步诊断：交界型大疱性表皮松解症（junctional epidermolysis bullosa，JEB）可能性大。

2. 该患者需要考虑哪些鉴别诊断？还需要进行哪些辅助检查明确诊断？

需要与其他表皮松解为主要表现的疾病相鉴别（表4-3-1）。

表 4-3-1 大疱性表皮松解症(EB)的鉴别诊断谱

EB 的鉴别诊断谱	鉴别依据
表皮松解性鱼鳞病	AR 遗传。*KRT1*、*KRT10* 基因突变所致。典型临床表现为患儿出生时全身皮肤弥漫性潮红,多发松弛性水疱,后期出现角化过度
	XD 遗传。*IKBKG/NEMO* 基因突变所致。主要见于女性,典型临床表现为患儿出生不久后躯干两侧出现荨麻疹样、水疱样、疣状皮炎改变,后期继发色素性斑疹
先天性皮肤发育不全	临床特点为患儿出生时即有局灶性或广泛性皮肤缺失,好发于头皮、四肢,多对称分布,皮损呈边界清楚的红色湿润的创面,愈合缓慢
局灶性真皮发育不良	XD 遗传。主要见于女性,主要特征是中、外胚层来源的皮肤黏膜、骨骼、眼等异常。皮肤多见线状排列的皮下脂肪疝、褐色斑
先天性红细胞生成性卟啉病	AR 遗传。典型临床表现为患儿手面部等日光暴露区皮肤脆性增加,出现浮肿性红斑、水疱、血疱等
皮肤剥脱综合征	AR 遗传。主要分为肢端型及系统型,多数肢端型患者存在 *TGM5* 基因突变,典型临床表现为手足背侧、手掌、足底皮肤剥脱、水疱,常伴显著红斑;系统型皮损可累及全身皮肤
内瑟顿综合征(Netherton syndrome)	AR 遗传。*SPINK5* 基因突变所致。典型临床表现为先天性鱼鳞病样红皮症、套叠性脆发症(竹节发)和特应性体质三联征
外胚层发育不良 - 皮肤脆性综合征	AR 遗传。*PKP1* 基因突变所致。患儿通常出生即出现皮肤脆性增加、掌跖角化、毛发减少或缺失、甲营养不良等
葡萄球菌烫伤样皮肤综合征	凝固酶阳性的噬菌体 Ⅱ 组金黄色葡萄球菌所致。临床表现为红斑基础上的松弛性水疱,似烫伤样外观,有典型口周放射纹
大疱性肥大细胞增生症	*c-KIT* 基因突变所致。可发生于头皮、躯干、四肢,皮损为散在或成群分布的水疱,散在色素沉着,Darier 征常阳性
新生儿天疱疮	新生儿天疱疮临床表现为正常皮肤或黏膜上出现松弛性水疱,3~4 周内缓解。组织病理见表皮内水疱,免疫荧光见上皮细胞间 IgG 及 C3 网状沉积,血清抗 Dsg1/3 抗体(+)
儿童大疱性类天疱疮	罕见婴幼儿发病。典型临床表现为红斑基础上张力性大疱,瘙痒剧烈。组织病理见表皮下水疱,免疫荧光见基底膜带 IgG 及 C3 线状沉积,血清抗 BP180 抗体(+)
获得性大疱性表皮松解症	成人发病。典型临床表现为摩擦部位的水疱、大疱,组织病理见表皮下水疱,免疫荧光见基底膜带 IgG 线状沉积,血清抗 COL7 抗体(+)

注:AD,常染色体显性遗传;AR,常染色体隐性遗传;XD,X 连锁显性遗传。

在辅助检查方面,需要建议患者完善基因检测(Trio 模式>先证者模式,全外显子>Panel>Sanger),在征得患者及其家属知情同意后,可进一步完善皮损部位取材行普通组织病理、免疫病理及透射电镜检查辅助诊断;完善泌尿系统,包括影像学在内的相关检查,评估损伤严重程度。

三、辅助检查

1. **EB Panel 测序** *ITGB4* 基因复合杂合突变,c.600dupC(p.Phe201Leufs*15)和 c.599C>G(p.Pro200Arg);家系验证分析提示患者的 2 个突变分别来源于其表型诉正常的父亲和母亲(图 4-3-1)。

2. **左小腿皮肤组织病理** 表皮角化亢进、萎缩,上皮脚减少或消失;表皮下水疱形成,真皮小血管扩张,局灶见中性粒细胞浸润,皮下组织未见异常(图 4-3-1)。

3. **左小腿皮肤透射电镜** 基底膜带透明板处裂隙形成,致密板结构正常,未见锚原纤维断裂、结构破坏(图 4-3-1)。

【辅助检查提问】

1. **EB 患者除基因检测和组织病理外,还可完善哪些辅助检查?**

目前,通过基因检测和透射电镜检查可确诊 EB,建议完善血、尿、粪常规,肝肾功能等;若伴有其他系统受累症状,还需要进行相应检测。

2. EB 患者需要进行系统检查吗？

EB 患者除外皮肤，上皮覆盖部位如消化、泌尿系统等均可受累，因此基因检测明确诊断后，通常还需进行系统检查。

四、诊断

交界型大疱性表皮松解症（JEB）

【诊断提问】

1. EB 的定义及流行病学如何？发病机制是什么？

EB 是一组罕见的具有异质性的单基因遗传性皮肤病，发病原因是维持皮肤表、真皮连接处稳定性的结构蛋白基因突变所致。EB 目前主要分为 4 型，包括单纯型 EB（epidermolysis bullosa simplex，EBS）、交界型 EB（JEB）、营养不良型 EB（dystrophic epidermolysis bullosa，DEB），以及 Kindler EB（KEB）。美国报道的 EB 总患病率为 11.1/100 万，发病率为 19.6/100 万活产。我国目前尚无流行病学数据报告。

2. EB 的核心临床特点有哪些？

（1）EB 的临床特点与其分型相关。透射电镜检查在 20 世纪曾是帮助鉴别 EB 亚型最有力的方法，而随着基因检测技术的不断完善和当下良好的可及性，基因检测目前已成为 EB 诊断和分型依赖的标准。

（2）EBS 是最常见的 EB 类型，临床上患者常在手掌、肘部和足跖部位起疱，透射电镜下特征性改变为以表皮基底细胞层为主形成的裂隙或水疱。75% 的 EBS 患者存在 KRT5 和 KRT14 基因突变。

（3）JEB 在透射电镜下表现为基底膜带透明板出现裂隙或水疱。该组织解剖部位的相应结构蛋白的基因突变除临床上出现的摩擦性水疱外，还各具特点。

1）XVII 胶原缺乏型 JEB 表现为皮肤萎缩、脱色、脱发、癌变；

2）整合素 $\alpha_6\beta_4$ 缺陷型 JEB 患者皮损常出现过度肉芽生长、甲营养不良、幽门闭锁；

3）层粘连蛋白 332 缺陷型 JEB 除外皮肤/黏膜黏附缺陷外，常伴皮肤外脏器受累。

本病例属于 ITGB4 复合杂合突变致泌尿系统症状为主的 JEB。

（4）DEB 为 COl7A1 基因突变所导致，透射电镜下表现为基底膜带致密板下方裂隙或水疱，锚原纤维异常，甚至消失。

1）显性 DEB 患者通常皮损较轻，皮损多见于四肢关节伸侧。

2）隐性 DEB 皮损较重，患儿出生后不久皮肤即可出现水疱、糜烂，后期形成瘢痕，口腔、食管、生殖器等均可受累；慢性病程者可在中青年期发生皮肤鳞状细胞癌并转移，这也是该型主要死亡原因之一。

（5）KEB 呈 AR 遗传，由 FERMT1 基因突变导致。KEB 患儿主要临床特征包括婴儿和儿童时期反复肢端水疱、大疱，光敏感，大多随年龄增长可缓解，伴皮肤异色症表现。

3. EB 的诊断标准是什么？

基因检测为 EB 诊断的"金标准"，2020 年最新的 EB 国际专家共识报道了至少 21 个不同基因的突变与 EB 这组疾病相关。组织及免疫病理学检查可帮助排除自身免疫性疱病，透射电镜通过明确水疱或裂隙位置可为 EB 的诊断提供最基本的信息。

五、治疗经过

1. 患者及家属教育 告知 EB 相关知识及生活护理注意事项；帮助患者找到 EB 病友互助组织以获得日常交流和精神互助；嘱患者婚育时需完善产前诊断等。

2. 局部治疗 嘱患者加强皮肤护理，新发水疱可用无菌针头刺破排出疱液，疱皮保留；糜烂面可用碘伏清洁，外涂抗生素软膏，避免感染。

3. 泌尿外科、皮肤科门诊定期随访。

【治疗提问】

EB 的主要治疗手段有哪些？

目前 EB 的治疗仍以预防感染、促进伤口愈合等对症支持治疗为主。基因治疗、干细胞治疗等还需进行大样本量的临床研究验证。

1. 局部治疗 嘱患者加强皮肤护理，避免感染；注意指趾间保护，避免发生粘连和功能丧失。

2. 系统治疗 患者通常夏季病情加重，影响日常生活时需要对症用药或给予系统抗炎治疗缓解症状。抗组胺药、局部润肤剂和皮质类固醇等常对 EB 相关瘙痒疗效不佳，可选择神经性疼痛药物（如普瑞巴林、加巴喷丁或阿米替林），严重者可使用沙利度胺、环孢素等。对于伴发疼痛者，需根据患儿年龄、疼痛程度等综合评估，短暂轻微疼痛可口服非甾体抗炎药；若疼痛剧烈，必要时可服用阿片类药物。研究者曾用托法替布（5mg，口服，每日 2 次）治疗 1 例隐性 DEB 患者，有效改善了患者瘙痒及吞咽困难症状。

3. 手术治疗 挛缩性瘢痕导致关节畸形或出现食管挛缩、幽门闭锁等影响重要脏器功能；伴发鳞状细胞癌时同样需要进行外科手术干预。

4. 定期随访 对皮损和已发生的系统损害进行

定期监测和评估,尽量避免因基础疾病带来的营养发育不良和功能障碍,警惕因慢性病变导致肿瘤发生。

5. 产前诊断　对家系内有生育要求的患者或携带者进行产前诊断,降低出现先天性疾病患儿的概率。

六、随访及预后

首次就诊后于皮肤科及泌尿外科随访 7 年,目前患者皮损较前无明显加重,常伴尿频、尿急、尿痛等症状。

【预后提问】

EB 患者的预后如何?

不同 EB 亚型患者预后差异较大,主要取决于突变基因编码的结构蛋白在各组织器官的分布及作用。轻型 EB 随年龄增加症状改善,病情严重的 EB 患者因反复瘢痕形成后期可出现肢体毁损、器官功能障碍,甚至继发鳞状细胞癌。致死型 EB 者常在婴幼儿期死亡。

(李　薇　周兴丽)

推荐阅读文献

[1] HAS C, BAUER J W, BODEMER C, et al. Consensus reclassification of inherited epidermolysis bullosa and other disorders with skin fragility. Br J Dermatol, 2020, 183 (4): 614-627.

[2] HAS C, NYSTROM A, SAEIDIAN AH, et al. Epidermolysis bullosa: Molecular pathology of connective tissue components in the cutaneous basement membrane zone. Matrix Biol, 2018, 71-72: 313-329.

第二节　遗传性血管性水肿

> 关键词:遗传性血管性水肿;C1 酯酶抑制物

一、病史摘要

患者,女性,57 岁,布依族,因"反复四肢、颜面部皮肤水肿 40 年"就诊于皮肤科。

40 年前,患者四肢、颜面部皮肤水肿,1~2 个月 1 次,呈急性发作,多于情绪压力或碰撞后出现,2~3 日自行缓解,未重视。30 年前,患者出现四肢、颜面部皮肤水肿伴腹胀、腹痛、恶心、呕吐,不伴呼吸困难、发热等。当地医院诊断为"腹膜炎",对症治疗(具体不详)后好转,此后仍反复发作。18 年前,因腹痛、腹胀行"剖腹探查术"。2 年前,发病频率增加,每 1~2 周 1 次,未治疗。1 年前,患者再次出现上述症状伴呼吸困难,当地医院予解痉等治疗后病情好转。自患病以来,精神、食欲、睡眠尚可,大小便正常,体重无明显变化。既往史及手术史:30 年前于当地医院诊断"胆结石",21 年前行"胆囊部分切除术",18 年前行"胆囊全切术"。无吸烟、饮酒史,无药物、毒物接触史。家族史:母亲和姐姐偶有皮肤瘙痒,弟弟无特殊。育有 1 女性,体健,无特殊。

【病史提问】

1. 对以反复皮肤水肿为表现的患者,诊断时应如何考虑?

临床上遇到反复皮肤水肿,尤以肢端和面部为主的患者,诊断时应考虑到以下内容:①皮肤源性水肿;②其他脏器或系统原因(如甲状腺、肾脏、心脏、自身免疫性、消化系统等)所致水肿。若为前者,可能原因是什么?比如过敏性因素、感染性因素、肿瘤等。

2. 对以反复全身水肿伴有消化道症状、呼吸困难为主要临床表现的患者,如何通过进一步病史询问缩小诊断的范围?

重点询问患者出现水肿的部位,确认是否对称,有无瘙痒,有无凹陷,是否发作时有毁容性。尽可能寻找诱因(包括精神心理因素、外伤、服用药物等),了解持续时间,系统使用抗组胺药或者系统糖皮质激素是否可缓解,询问既往有无类似发作,家族中有无类似发作。通过以上问诊可缩小诊断范围。

二、体格检查

1. 一般内科查体　生命体征平稳,浅表淋巴结未扪及肿大,心、肺、腹、神经系统未见明显异常体征。

2. 皮肤科查体　下面部及唇部肿胀,右侧为重(图 4-3-2A),压之无凹陷。

【查体提问】

1. 结合患者的病史和查体,初步考虑什么诊断?

初步诊断考虑血管性水肿,具体类型需进一步检查确定。同时出现皮肤水肿、胃肠道症状、呼吸困难的疾病是需要关注的诊断点及鉴别点。

2. 该患者需要考虑哪些鉴别诊断?

血管性水肿的类型很多,鉴别诊断见表 4-3-2。

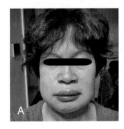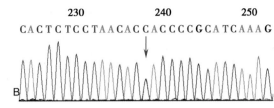

图 4-3-2　皮肤科查体及全外显子组测序

A. 发作时下面部及唇部肿胀,右侧为重;B. 全外显子组测序示 *SERPING1* 基因错义突变(c.1193T>C p.Leu398Pro)。

表 4-3-2　血管性水肿的鉴别诊断谱

鉴别诊断谱	鉴别依据
C1 酯酶抑制物缺乏型遗传性血管性水肿	AD 遗传。致病基因为 *SERPING1*,分为 HAE1 和 HAE2 两型。表现为反复发作的皮肤和黏膜水肿,抗组胺药、糖皮质激素和肾上腺素均无效。实验室检查见表 4-3-3
非 C1 酯酶抑制物缺乏型遗传性血管性水肿	AD 遗传。致病基因可能为 *FX Ⅱ*、*ANGPT1*、*PLG*、*KNG1* 等。临床表现和 HAE1/2 型相似,实验室检查见表 4-3-3
特发性非组胺血管性水肿	诱因不明。好发于 30~40 岁,面部和眶周为主,实验室检查 C1q、C1-INH 水平和功能均正常
获得性 C1 酯酶抑制物缺陷	好发于 40 岁后,临床表现和 HAE1/2 型相似,无家族史,主要见于淋巴瘤和良性单克隆免疫球蛋白病。实验室检查 C1-INH 水平和功能均低于正常,C1q 水平常低于正常。如果检测到肿瘤或 C1-INH 自身抗体,则强烈支持诊断
血管紧张素转换酶抑制剂(ACEI)导致的血管水肿	水肿好发于面部、口唇和舌部,较少累及胃肠道和四肢。有明确 ACEI 用药史。实验室检查 C1-INH 水平和功能、C4 和 C1q 水平正常
肥大细胞介导的血管性水肿	多伴有风团,有明确过敏史,实验室检查 C1-INH 水平和功能、C4 和 C1q 水平正常,抗组胺药和糖皮质激素多有效
特发性血管性水肿	除外已知原因的血管性水肿

注:AD,常染色体显性遗传;HAE,遗传性血管性水肿;C1-INH,C1 抑制物。

三、辅助检查

1. **补体 C4**　0.073g/L(参考值 0.145-0.360g/L)。

2. **C1 抑制物**(C1 inhibitor,C1-INH)　浓度 0.06g/L(参考值 0.21~0.39g/L)。

3. **全外显子组测序**　*SERPING1*c.1193T>C p.Leu398Pro,该变异为错义突变(预计可导致所编码的蛋白质第 398 位氨基酸残基由 Leu 变为 Pro)(图 4-3-2B)。患者父亲、母亲均未携带该变异。

【辅助检查提问】

1. 有诊断意义的实验室检查有哪些? 有何意义?

有诊断意义的实验室检查及意义见表 4-3-3。

表 4-3-3　HAE 实验室检查及意义

HAE 分型	C1-INH 功能	C1-INH 水平	C4 蛋白水平
HAE-C1-INH 1 型(HAE1)	降低	降低	降低
HAE-C1-INH 2 型(HAE2)	降低	正常 / 升高	降低
HAE-nC1-INH	正常	正常	正常

注:1 岁以下婴幼儿,需在满 1 岁后重复检查。

2. 基因检测的意义是什么?

可行 HAE-C1-INH 的基因诊断。

四、诊断

遗传性血管性水肿(hereditary angioedema,HAE)

【诊断提问】

1. HAE 的定义及流行病学如何？

19 世纪 80 年代，HAE 首次被报道，由于体内缺乏 C1-INH 或其功能存在缺陷而导致的疾病，患病率约为 1/50 000，是一种罕见的常染色体显性遗传病。然而，我国目前仍缺乏流行病学数据。

2. HAE 发病机制是什么？

HAE 的发病机制如下：

（1）HAE-C1-INH 的发病机制：HAE-C1-INH 由编码 C1-INH 的 *SERPING1* 基因突变引起。C1-INH 数量缺乏或功能不足会导致 C1 分子不受控地自身活化，启动补体经典激活途径。另一方面，C1-INH 功能不足会导致内皮细胞表面接触系统的激活，缓激肽生成增加，进而结合并激活缓激肽 β_2 受体，释放舒血管因子，破坏内皮细胞钙黏蛋白，使血管通透性增加，血浆进入细胞外组织间隙，导致水肿形成。

（2）HAE-nC1-INH 的发病机制：HAE-nC1-INH 的基因突变主要包括 *FXⅡ*、*ANGPT1*、*PLG*、*KNG1* 等。然而，许多 HAE-nC1-INH 发病机制仍不明确，有待探索。

3. HAE 的临床特点有哪些？

HAE 通常 30 岁前起病，青春期加重，常为急性发作。

1）皮肤水肿：所有患者都会发生皮肤水肿，具有非对称性、非凹陷性、非瘙痒性、边界不清晰特点，常发生在面部、四肢和生殖器，一般不伴疼痛，无风团，24 小时内加重，水肿 3~5 日可自然缓解。

2）腹部症状：93% 的 HAE 会发生腹部症状，为剧烈腹痛。由于伴有呕吐或腹泻，常被误诊为急腹症，导致不必要的腹部手术。

3）喉部水肿：喉部水肿是 HAE 最危险的症状，可能造成窒息，甚至死亡，死亡概率高达 40%，是 HAE 的主要死因。北京协和医院研究表明，58.86% 的 HAE 患者会发生喉头水肿。

4. HAE 如何诊断？

有复发性血管性水肿发作史的患者且有以下任何或所有情况时，应怀疑 HAE。

（1）阳性家族史（25% 的患者可能不存在）。

（2）儿童期/青春期出现症状。

（3）腹痛反复发作。

（4）上呼吸道水肿。

（5）抗组胺药、糖皮质激素或肾上腺素等无效。

（6）肿胀前有前驱症状或体征。

（7）无荨麻疹（风团）。

补体 C4、C1-INH 浓度和功能检测，必要时需进行基因检测，以进一步确诊。

五、治疗经过

1. 患者教育 告知患者及家属 HAE 相关知识、治疗方法及预后等，帮助其正确认识该病，减少不良情绪；告知发作的可能诱因及危害性。

2. 急性发作治疗 醋酸艾替班特注射液 30mg，即刻，皮下注射。

3. 预防性治疗 拉那利尤单抗注射液 300mg，皮下注射，每 2 周 1 次。

4. 密切随访

【治疗提问】

HAE 的治疗手段主要有哪些？

1. 避免可能诱因 外伤、手术、心理压力、疲劳等，含雌激素的口服避孕药和雌激素替代疗法可能会引发发作，应避免使用。ACE 抑制剂可能会增加发作频率或加速其发作，应严格避免。

2. 药物治疗 药物治疗分为急性发作治疗和预防性治疗。

（1）急性发作治疗：目的是缩短发作时间和严重程度，降低相关并发症和潜在死亡风险。治疗药物包括血浆来源的 C1 抑制剂、重组人 C1 抑制剂、重组血浆激肽释放酶抑制剂和缓激肽 β_2 受体抑制剂 4 类。我国传统上急性发作治疗主要使用冻干新鲜血浆，目前可选择缓激肽受体拮抗剂，如醋酸艾替班特。

（2）预防性治疗：非急性发作时，可进行预防性治疗，分为短期预防性治疗和长期预防性治疗。

1）短期预防性治疗：患者暴露于已知刺激前，或者有预知的情绪应激及过度疲劳时，可通过短期预防性治疗预防 HAE 急性发作。首选药物是 C1 抑制剂，在手术前 1~12 小时，最好在 2 小时内使用；如无 C1 抑制剂，可使用新鲜冰冻血浆或达那唑等。国内推荐出现诱发因素前 5 日给予达那唑，至诱发因素终止后 2 日，国外指南不推荐在预防性治疗时使用氨甲环酸。

2）长期预防性治疗：目的是降低 HAE 的发作频率和严重程度，使患者尽量过上正常生活。治疗药物包括达那唑、氨甲环酸，以及静脉注射血浆来源的 C1 抑制剂、皮下注射 C1 抑制剂、血浆激肽释放酶抑制剂（拉那利尤单抗）等新的治疗方法。

六、随访及预后

患者急性发作时使用醋酸艾替班特注射液 20 分钟后症状明显缓解，4 日后水肿消失。目前予拉那利尤单抗注射液进行长期预防治疗,治疗期间未出现 HAE 相关症状。

【预后提问】

HAE 患者的预后如何?

预后取决于是否有上呼吸道血管性黏膜水肿(upper airway angioedema,UAE),无 UAE 者预后相对较好,存在 UAE 者可因迅速发生喉头水肿而导致呼吸困难或窒息,如抢救不及时可窒息死亡,预后差。

（李　薇　李萌萌）

推荐阅读文献

［1］BUSSE P J, CHRISTIANSEN S C. Hereditary Angio-edema. N Engl J Med, 2020, 382 (12): 1136-1148.

［2］MAURER M, MAGERL M, BETSCHEL S, et al. The international WAO/EAACI guideline for the management of hereditary angioedema-The 2021 revision and update. Allergy, 2022, 77 (7): 1961-1990.

［3］LIU S, XU Q, XU Y, et al. Current status of the management of hereditary angioedema in China: a patient-based, cross-sectional survey. Eur J Dermatol, 2020, 30 (2): 169-176.

第三节　麦丘恩 - 奥尔布赖特综合征

> 关键词:咖啡斑;骨纤维结构发育不良;性早熟

一、病史摘要

患儿,男,8 岁,因"腰臀部咖啡斑一块 8 年余"入院。

患儿出生后左下背部及臀部即发现一块深色咖啡斑,大小 20cm×20cm,形状不规则,边缘呈锯齿状,皮损无痛痒,随年龄增长无明显变化。8 年间患儿左股骨曾发生 4 次骨折,入院骨科治疗后好转。

【病史提问】

对以节段型咖啡斑为主要临床表现的患者,诊断及鉴别诊断时应如何考虑?

咖啡斑分为生理性咖啡斑和病理性咖啡斑,病理性节段型咖啡斑多见于镶嵌型 1 型神经纤维瘤病、麦丘恩 - 奥尔布赖特综合征(McCune-Albright syndrome,MAS)、节段型 Legius 综合征、贝克痣(色素性毛表皮痣)等。具有不规则海岸线状边界的节段性褐色咖啡斑往往提示 MAS,该综合征导致的咖啡斑通常没有色素沉着背景,另外,患者往往伴随内分泌系统或骨骼的异常。

二、体格检查

1. **一般情况查体**　患儿一般状况尚好,生命体征平稳,发育正常,营养良好。浅表淋巴结未扪及肿大,心、肺、腹、神经系统未查见明显异常体征,双下肢无水肿。

2. **皮肤科查体**　患儿左侧下背部、臀部可见一块深咖啡色斑片,20cm×20cm 大小,与皮面平齐,边缘不规则如缅因州海岸线状(图 4-3-3),无色素沉着背景,皮损处毛发生长正常,全身余部位未见类似皮损。

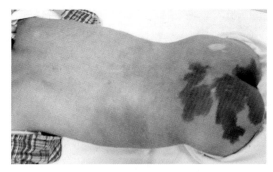

图 4-3-3　患者腰臀部深色咖啡斑

【查体提问】

1. **结合患者的病史和查体,初步考虑什么诊断?**

本例患儿咖啡斑呈深咖啡色、边缘不规则,具有沿左侧躯体分布的特点,且斑片上无其他异常色素沉着、多毛等症状。另外,患儿有多次骨折病史。因此,初步诊断 MAS 可能性大。

2. **该患者需要考虑哪些鉴别诊断?还需要进行哪些辅助检查明确诊断?**

需要与 MAS 相鉴别的疾病,详见表 4-3-4。

表 4-3-4　MAS 的鉴别诊断谱

MAS 的鉴别诊断谱	鉴别依据
皮肤	
1 型神经纤维瘤病	AD 遗传。致病基因为 *NF1* 基因,表现为皮肤咖啡斑边缘光滑("加利福尼亚州海岸"状),可有神经纤维瘤、虹膜错构瘤
卡尼综合征(Carney syndrome)	AD 遗传。致病基因为 *PRKAR1A* 基因,皮肤色素沉着常见于黏膜,常有内分泌肿瘤
Leopard 综合征	AD 遗传。致病基因为 *PTPN11* 基因,皮肤表现为多发性黑子,随年龄增长数目加多,颜色加深,该病突出表现为心电图异常、宽眼距、肺动脉狭窄、生殖器异常、生长迟缓、耳聋等
骨骼	
佩吉特病(Paget disease)	AD 遗传。致病基因有 *SQSTM1* 基因等,X 线特征表现为外板骨质疏松,内板硬化象
进行性骨化性纤维结构不良	AD 遗传。致病基因为 *ACVR1* 基因,累及肌肉骨骼,通常会出现肿胀、疼痛、活动受限等
进行性异位骨化	正常情况下不具有骨化性质的组织中出现骨形成,X 线可鉴别
内分泌	
波伊茨 - 耶格综合征(Peutz-Jeghers syndrome)	AD 遗传。致病基因为 *STK11* 基因,主要表现为黏膜皮肤色素沉着、消化道息肉瘤、性索瘤等,可出现不完全性性早熟
甲状腺功能减退	患者可出现性早熟,无阴毛,多无皮肤、骨骼症状
特发性性早熟	多有家族史,阴毛随外生殖器发育而出现

注:AD,常染色体显性遗传。

因此,还需要完善血常规、尿常规、肝肾功能及黄体生成素、促卵泡激素、雌二醇、睾酮、促肾上腺皮质激素、皮质醇、生长激素、血磷、甲状腺功能及抗体、睾丸超声检查、左股骨正侧位 X 线等辅助检查。在征得患儿监护人知情同意后,还可完善基因检测,从而进一步明确诊断。

三、辅助检查

1. 血常规、尿常规、肝肾功能及黄体生成素、促卵泡激素、雌二醇、睾酮、促肾上腺皮质激素、皮质醇、生长激素、血磷、甲状腺功能及抗体无明显异常。

2. 睾丸超声检查提示无明显异常。

3. X 线显示左股骨条纹状特征。

4. 征得患儿监护人知情同意后,取外周血进行基因检测后发现 *GNAS* 基因突变:R201H。

【辅助检查提问】

MAS 患者可能有哪些皮肤外表现?

MAS 患者除皮肤表现外,病变还可累及多系统,导致表型多样性,最常见累及骨骼和 / 或内分泌系统。

1. **纤维结构不良**(fibrous dysplasia,FD)　临床表现因受累骨的位置和数量而异,骨骼的任何部分都可能涉及,最常见于颅底和股骨近端。普通 X 线或 CT 可发现骨骼特征性改变。

2. **内分泌症状**　自主性卵巢激活是 MAS 女性最常见的内分泌疾病,血清雌二醇水平通常随着抑制激素水平的升高而升高,盆腔超声检查显示单侧或双侧卵巢囊肿,大小可能不同,简单或复杂,常伴有子宫扩大。未经治疗的外周性早熟可能导致骨龄提前,成年身高受损,并发展为继发性中枢性早熟。睾丸受累影响约 85% 的 MAS 男性患者,可以表现为各种睾丸超声异常。约 2/3 的 MAS 患者出现甲状腺受累。

四、诊断

McCune-Albright 综合征(MAS)

【诊断提问】

1. MAS 的定义及流行病学如何?发病机制是什么?

MAS 是一种复杂的罕见疾病,预计患病率为 (1~10)/100 万。它源于 *GNAS* 基因(位于染色体 20q13.3)的体细胞功能获得性突变,导致嵌合 Gαs 激活和细胞内腺苷一磷酸(adenosine monophosphate,AMP)的生成异常。该位点具有高度复杂的印记表达模式,具有多个交替启动子,产生母系、父系和双等位基因表达的转录本。与 MAS 相关的突变通常发生在 8 号外显子,其中 201 位精氨酸转化为组氨酸(R201H)或半胱氨酸(R201C),很少会发生其他突变。该综合征具有非遗传性的特点。

2. MAS 的核心临床特征有哪些?

MAS 的临床特征具有独特的广谱性,临床表型在很大程度上取决于受累组织的位置和受累程度,以及这些组织中 Gαs 激活的病理生理效应。皮肤表现累及约 2/3 的患者,主要为出生时或出生后不久的深褐色咖啡斑,往往遵循胚胎细胞迁移模式的特征分布,通常沿身体中线分布,边缘呈锯齿状,偶尔有黏膜色素沉着发生;在骨骼中,Gαs 激活会导致骨骼干细胞分化受损,易发生骨折、畸形和疼痛的离散性骨骼病变;也可发生内分泌系统的功能亢进,女性婴儿期和儿童期的典型表现包括青春期前女孩的雌激素暴露迹象,如乳房快速发育、生长加速、阴道分泌物、卵巢囊肿等,男性可表现为睾丸异常,多数患者也可能出现甲状腺功能异常,少数出现垂体疾病、肾上腺疾病等。因此,对于 MAS 患者,应完善辅助检查,监测相关系统疾病。

3. MAS 的诊断标准是什么?

大多数情况下,对皮肤黏膜、骨骼、内分泌表现进行完整评估后,具有上述 2 个或以上特征表现者可以在临床上诊断 MAS。如仅有 1 个表现,因具有广泛的鉴别诊断和诊断的不确定性,通常需要组织学证实。某些情况下,当临床、放射学和组织学分析无法确认 MAS 的诊断时,需要对受累组织进行分子诊断。

五、治疗

患者完善检查,如专科视野筛查、听力筛查、同位素骨扫描、甲状腺超声等;未予特殊用药,嘱随访,拟定期复查。

【治疗提问】

临床医生应如何对 MAS 患者进行管理?

MAS 尚无治愈和获得批准的标准治疗方法。后续管理以持续随访监测和支持治疗为主。应告知患者及其家人疾病的非遗传性,且病变几乎都是良性的。

应对患者进行全面的评估,包括皮肤、骨骼系统、内分泌系统(卵巢、睾丸、甲状腺、垂体、肾上腺等),同时可进行生活质量评估,包括焦虑和抑郁量表等心理评估。

对于具有明显骨骼及内分泌症状的患者,应进行多学科诊疗。对于骨痛应进行药物治疗,部分骨折、畸形进行手术治疗;另外,干细胞治疗是潜在的治疗策略;如果患儿骨龄提前或经常发生阴道出血,应用药物控制性早熟等症状,一线疗法为来曲唑,二线疗法为他莫昔芬、氟维司坦、佐剂。由于 MAS 的致病突变几乎完全发生在 R201 位置,因此靶向突变的 Gαs 蛋白是一种治疗策略。

六、预后

【预后提问】

MAS 患者的预后如何?

由于 MAS 是一种广泛性的多系统疾病,其临床表现具有复杂性和异质性。预后取决于突变所累及的系统广泛性,病变几乎都是良性的。其生活质量的保证需要密切的随访评估和积极的治疗。

(李 明)

推荐阅读文献

[1] BOYCE A M, COLLINS M T. Fibrous dysplasia/McCune-Albright syndrome: A rare, mosaic disease of Gαs activation. Endocr Rev, 2020, 41 (2): 345-370.

[2] JAVAID M K, BOYCE A, APPELMAN-DIJKSTRA N, et al. Best practice management guidelines for fibrous dysplasia/McCune-Albright syndrome: A consensus statement from the FD/MAS international consortium. Orphanet J Rare Dis, 2019, 14 (1): 139.

第四节　生物素酶缺乏症

关键词:生物素酶缺乏症;*BTD* 基因;生物素酶活性

一、病史摘要

患儿,女性,9 月龄,因"因全身皮疹 4 月余"入院。

患儿 4 个月前无明显诱因出现泛发性湿疹,口周、肛周及四肢可见明显的湿疹样皮疹和鳞片状红斑、斑块,同时伴有掌跖角化和弥漫性脱发,外用激素皮疹未见明显好转。1 个月前无明显诱因出现抽搐,表现为双眼凝视、意识丧失、四肢僵直抖动,伴口吐泡沫、口唇发绀,持续 10 余秒缓解,无大小便失禁,每日发作 1~2 次。患病以来,精神、运动、发育水平落后于同龄儿,目前不能抬头,不能注视,不能抓取物品。患儿无癫痫家族史,父母非近亲婚配,预防接种史无特殊。

【病史提问】

对以难治性湿疹为主要临床表现的患者,应如何考虑?

1. **特应性皮炎**　特应性皮炎是最常见的炎症性皮肤病之一,儿童发病率高达 15%~20%。特应性皮炎的发病机制复杂,涉及遗传和环境因素、表皮屏障功能障碍、免疫失调和微生物失衡之间的相互作用。特应性皮炎的特征是慢性、反复性和瘙痒性皮疹,通常具有季节性波动。皮肤损伤可表现为红斑、丘疹、糜烂、结痂、鳞屑、色素沉着和 / 或色素减退。相关临床症状表现为皮肤干燥、鱼鳞病和苔藓样皮疹等。过敏的其他表现,如食物过敏、哮喘和过敏性鼻、结膜炎也可能发生。

2. **遗传性疾病**　湿疹不仅是特应性皮炎的典型特征,也是各种遗传性皮肤病的典型特征,如高免疫球蛋白 E 综合征、WAS、多发性内分泌疾病、X 连锁综合征、STAT5B 缺乏症、非典型完全性迪格奥尔格综合征;肠病性肢端皮炎、多羧化酶缺乏、脯氨酸酶缺乏;严重皮炎、多发性过敏和代谢性消耗综合征、内瑟顿综合征和脱皮综合征。

二、体格检查

1. **一般内科查体**　体温 36.5℃,脉搏 123 次 /min,呼吸 28 次 /min,体重 5kg,身长 55cm。生命体征平稳,神志清楚,精神反应可,全身无皮疹、咖啡牛奶斑及浅色素斑,前囟平软,大小约 1.5cm×1.5cm,瞳孔等大等圆,对光反射灵敏,颈软无抵抗,双侧肢体肌力 4 级左右,肌张力低下,布鲁津斯基征、克尼格征均阴性。

2. **皮肤专科检查**　全身泛发性湿疹样皮疹,伴有掌跖角化症和弥漫性脱发,皮损以口周、肛周区域最为严重,可见脂溢性皮炎样皮疹,其余部位可见继发性病变,如糜烂、结痂等(图 4-3-4)。

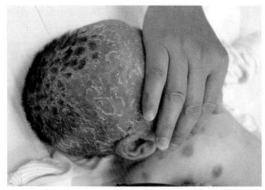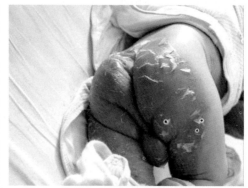

图 4-3-4　患者头面部、肛周皮疹

三、辅助检查

1. **实验室检查示血气及电解质**　血乳酸 7.6mmol/L(参考值 0.5~2.5mmol/L),全血碱剩余 –6.5mmol/L(参考值 –3~3mmol/L),标准碳酸氢根 18.7mmol/L(参考值 21.3~24.8mmol/L)、血液 pH 7.31(参考值 7.34~7.45)。血常规、凝血常规、肝肾功能、微量元素、体液免疫、血氨、甲状腺功能、尿常规、粪常规未见明显异常。

2. **头颅 MRI**　两侧外侧裂、额颞极脑外间隙增宽。

3. **血尿遗传代谢筛查**

(1)血串联质谱:3- 羟基异戊酰肉碱增高,伴丙酰肉碱增高,提示多种羧化酶缺乏。

(2)尿有机酸气相色谱:乳酸、2- 羟基丁酸、3- 羟基丙酸、丙酮酸、3- 羟基丁酸、2- 羟基异戊酸、3- 羟基异戊酸、3- 甲基巴豆酰甘氨酸及甲基枸橼酸、4- 羟基苯乳酸增高、尿 3- 甲基巴豆酰甘氨酸、甲基枸橼酸增高。

4. **征得患者知情同意后,行基因检测**　患儿携带 *BTD* 基因复合杂合变异:c.511G>A 和 c.1330G>C,经家系验证构成复合杂合突变,该双杂合突变分别来自父母。

【辅助检查提问】

1. **生物素酶缺乏症**(biotinidase deficiency,BTD)患者具有哪些血气及代谢异常?

代谢性酸中毒及丙酰辅酶 A 羧化酶(PCC)、3- 甲基巴豆酰辅酶 A 羧化酶(MCC)、丙酮酸羧化酶(PC)

和乙酰辅酶 A 羧化酶（ACC）异常。

2. 遗传性代谢性疾病中还需要鉴别哪些疾病? BTD 的鉴别诊断谱见表 4-3-5。

表 4-3-5　生物素酶缺乏症（BTD）的鉴别诊断谱

鉴别诊断谱	主要临床表现	基因缺陷
生物素酶缺乏症	有机酸中毒	*BTD*
全羧化酶合成酶缺乏症	有机酸中毒	*HLCS*
肠病性肢端皮炎	皮炎、腹泻、脱发	*SLC39A4*
脯氨酸酶缺乏症	难治性溃疡	*PEPD*

四、诊断

生物素酶缺乏症（BTD）

【诊断提问】

1. BTD 的定义及流行病学如何? 发病机制是什么?

BTD 是由 *BTD* 基因突变导致的常染色体隐性遗传病,其发病率为 1/6 万。主要临床表现为口周皮疹伴代谢性酸中毒。迄今为止,已发现有 284 种 *BTD* 基因变异改变了其编码蛋白生物素酶的活性。已观察到所有类型的变体包括错义 / 无义、剪接、调节、小插入 / 删除 / 插入、总缺失和复杂重排。其中有 6 种最严重和最常见的 *BTD* 致病性等位基因变体: ① c.98_104delinsTCC; ② c.511G>A; ③ c.1330G>c;

④ c.1612C>T; ⑤ c.1368A>C; ⑥ c.1330G>C。

生物素是一种水溶性维生素,是羧化酶激活所必需的,对葡萄糖、氨基酸和脂肪酸代谢至关重要。自 20 世纪初以来,生物素一直被认为是一种必需的营养素。生物素需通过饮食、生物素的内源性再利用和肠道菌群捕获产生。游离生物素可以直接进入生物素池,用于将四种羧化酶从非活性形式转化为活性形式,如丙酰辅酶 A 羧化酶（PCC）、3- 甲基巴豆酰辅酶 A 羧化酶（MCC）、丙酮酸羧化酶（PC）和乙酰辅酶 A 羧化酶（ACC）。生物素缺乏会导致这些羧化酶活性降低,并导致多种羧化酶缺乏。

由全羧化酶和生物素酶紊乱引起 2 种生物素减少的代谢综合征被称为多羧化酶缺乏症。通常,发病年龄可用于区分全羧化酶合成酶（HLCS）缺乏和生物素酶（BT）缺乏。HLCS 缺乏通常在出生数小时至数周内发生,而 BT 缺乏通常在 3 个月后出现。

2. BTD 的诊断标准是什么?

(1) 典型的有机酸中毒现象。

(2) 致病性 *BTD* 基因缺陷。

(3) 生物素酶活性下降。

(4) 血清生物素水平降低。

五、治疗经过

1. 予生物素,10mg/ 次,每日 1 次,口服治疗,补充生物素。

2. 予营养神经、心理支持及综合对症治疗。

3. 密切观察随访（图 4-3-5）。

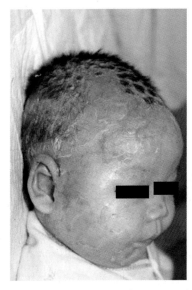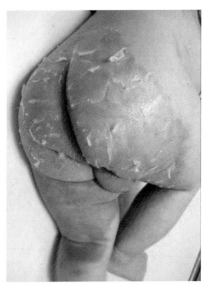

图 4-3-5　患者治疗 5 日皮损状态

【治疗提问】

BTD 的疾病治疗手段主要有哪些？如何预防？

该病经早期口服生物素可以获得较好的治疗效果，推荐起始剂量为 5~40mg/d，并根据不同个体的临床表现及实验室检查结果调整用药剂量。一般数日后尿异常代谢产物消失，全身症状能够显著改善。对于急性期患儿，尚应适当控制蛋白摄入、静脉滴注葡萄糖、纠正酸中毒，为防止蛋白异化分解，应保证高热量供给。

通过新生儿筛查确定生物素酶缺乏症的儿童，经过早期生物素治疗并持续用药，可终生无症状。

六、随访及预后

口服生物素 1 个月，患者皮疹改善度>75%，复查尿异常代谢物消失，血气分析正常。

口服生物素 1 年，患者生长发育良好。

口服生物素 3 年，患者生长状态良好。

【预后提问】

BTD 患者的预后如何？

如果没有早期诊断和适当治疗，BTD 的发病率和病死率都很高。然而，及时补充生物素与疾病消退和良好的临床结果高度相关。口服生物素是有效的治疗方法，剂量范围为 5~200mg/d。代谢紊乱可在 2~14 日内纠正，持续口服生物素治疗对改善预后至关重要。

（李　明）

推荐阅读文献：

［1］ WOLF B. Biotinidase deficiency and our champagne legacy. Gene, 2016, 589 (2): 142-150.

［2］ WOLF B. Biotinidase deficiency: "If you have to have an inherited metabolic disease, this is the one to have". Genet Med, 2012, 14 (6): 565-575.

［3］ WOLF B. Clinical issues and frequent questions about biotinidase deficiency. Mol Genet Metab, 2010, 100 (1): 6-13.

第五节　全羧化酶合成酶缺乏症

> **关键词：全羧化酶合成酶缺乏症；HLCS 基因**

一、病史摘要

患儿，男性，2 月龄又 29 日，因"全身红斑、鳞屑伴渗出 2 月余，加重 20 日"入院。

患儿 2 个月前无明显诱因于眉心处出现粟粒大小红斑，后播散至头面，随后迅速出现脱屑、结痂，伴瘙痒。20 日前皮疹突然加重，累及全身，红斑融合成片，伴大量脱屑。腹股沟、耳后、颈部等皱褶部位糜烂渗液，头皮散在脓疱。近 1 周患儿有气促、流涕，偶有吐奶，有腹泻，大便稀糊状，每日 7~8 次，含黏液，无脓血，小便未见明显异常，无发热、咳嗽、激惹、昏迷、惊厥等。病后患儿先后在当地多家医院就诊，考虑"湿疹？肠病性肢端皮炎？"，予以对症处理后无明显好转。患病以来，患儿精神食欲尚可，无明显喂养困难。

患儿为孕 3 产 2，足月顺产，出生体重 3 100g，有新生儿肺炎史，生后人工喂养 1 个月，后母乳喂养至今，无药物过敏史。父母非近亲结婚，有 1 姐，6 岁，体健，否认特应性体质史及家族性遗传病史。

【病史提问】

对以红皮病为主要临床表现的儿童患者，诊断应如何考虑？

儿童红皮病需考虑下述疾病可能，包括：

1. **感染性疾病**　葡萄球菌烫伤样皮肤综合征、先天性皮肤念珠菌病、先天梅毒等。

2. **炎症性疾病**　特应性皮炎、脂溢性皮炎等。

3. **遗传性鱼鳞病**　先天性非大疱性鱼鳞病样红皮症、内瑟顿综合征等。

4. **遗传代谢病**　生物素代谢性疾病，如全羧化酶合成酶缺乏症（HCSD）、生物素酶缺乏症（BTD）等。

5. **原发免疫缺陷病**　奥梅恩综合征、WAS、高 IgE 综合征等。

二、体格检查

1. **一般内科查体**　生长发育良好，呼吸 45 次/min，余生命体征平稳，浅表淋巴结未扪及肿大，心、肺、腹及神经系统查体未见明显异常。

2. **皮肤专科查体**　全身弥漫性潮红斑，超过体表面积 90%，头皮、面部红斑表面附着大片鳞屑、脂痂，眼周、口周明显，躯干四肢红斑基础上大片叶状脱屑，肛周、颈部、腋下等皱褶部位可见渗液（图 4-3-6）。

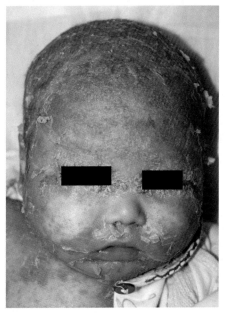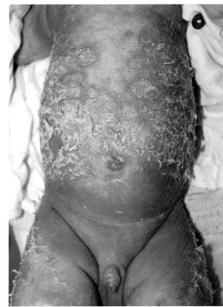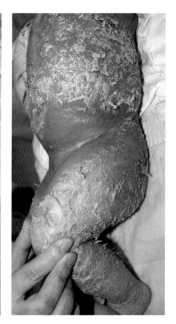

图 4-3-6 患儿皮损表现

【查体提问】

1. 结合患者的病史和查体,初步考虑什么诊断?

本例患儿起病早,全身广泛红斑鳞屑伴呼吸、消化等多系统受累,故初步诊断为脱屑性红皮病,原发性免疫缺陷病或遗传代谢性疾病可能性大,仍需进一步检查缩小诊断范围。

2. 以红皮病为表现的疾病之间该如何鉴别? 还需哪些辅助检查明确诊断?

以红皮病为表现的疾病间的鉴别,详见表 4-3-6。

表 4-3-6 儿童红皮病的鉴别诊断谱

红皮病的鉴别诊断谱	鉴别依据
遗传代谢性疾病	
全羧化酶合成酶缺乏症	*HLCS* 基因突变。表现为神经系统及皮肤受累、难治性酸中毒,血肉碱及尿有机酸增高
生物素酶缺乏症	*BTD* 基因突变。表现为神经系统及皮肤受累、酸中毒,血 BTD 的酶活性降低
肠病性肢端皮炎	血清锌水平低下。表现为腹泻、脱发、皮炎
遗传性鱼鳞病	
先天性非大疱性鱼鳞病样红皮症	出生时为"火棉胶"婴儿,伴睑外翻,生后 2~3 周出现泛发红斑,持续性脱屑
内瑟顿综合征	*PINK5* 基因突变。表现为鱼鳞病样红皮症,伴竹节样发、特应性体质
Sjögren Larsson 综合征	*ALDH3A2* 基因突变。表现为鱼鳞病样红皮症、痉挛性双瘫或四肢瘫、智力障碍、眼部异常
KID 综合征	*GJB* 基因突变。表现为鱼鳞病样红皮症,可伴耳聋及角膜炎

续表

红皮病的鉴别诊断谱	鉴别依据
原发性免疫缺陷病	
奥梅恩综合征	*RAG1/RAG2* 基因突变。表现为脱屑性红皮病、肝脾淋巴结肿大、慢性迁延性腹泻和生长迟滞，嗜酸性粒细胞增多、低丙种球蛋白血症
IgE 综合征	血清 IgE 明显升高，皮疹、皮肤和肺部反复感染 *WASp*
WAS 综合征	*WASp* 基因突变。表现为弥漫性湿疹样皮炎、血小板减少、反复感染
炎症性皮肤病	
特应性皮炎	瘙痒剧烈，常有特应性家族史，血嗜酸性粒细胞及 IgE 水平多增高头面或皮肤褶皱部位出现油腻的鳞屑性斑片，严重时可出现红皮病样表现
脂溢性皮炎	头面或皮肤褶皱部位出现油腻的鳞屑性斑片，严重时可出现红皮病样表现
感染性皮肤病	
葡萄球菌烫伤样皮肤综合征	噬菌体 Ⅱ 组 71 型金葡菌感染所致，出现弥漫红斑、表皮剥脱、手足"手套、袜套"样脱屑，口周放射性皲裂，尼科利斯基征（Nikolsky sign）阳性
先天性皮肤念珠菌病	生后几日内出现泛发的红斑、丘疹、脓疱，常伴甲沟炎，通常不累及口腔及尿布区域，真菌检查可明确
药物反应	有明确的用药史，停用可疑药物后，皮损可逐渐缓解［药物反应伴嗜酸性粒细胞增多和系统症状（DRESS）除外］

因此，还需完善三大常规、血生化、肠道病毒、呼吸道病毒、体液免疫、淋巴细胞分类、尿液有机酸、血串联质谱、血气、血氨、血糖、血脂、血乳酸、微量元素、皮肤分泌物涂片及培养、毛发镜检、心电图、胸部 X 线片、腹部超声等辅助检查。在征得患儿家属知情同意后，还可完善基因检测或皮肤活检，从而进一步明确诊断。

三、辅助检查

1. **血常规**　白细胞计数 $17.9×10^9$/L ［参考值 $(4~10)×10^9$/L］；C 反应蛋白 44mg/L（参考值 <8mg/L），白蛋白 28.6g/L（参考值 35~55g/L）；血乳酸 8.7mmol/L（参考值 0.7~2.1mmol/L）；尿酮体（+）；大便常规：轮状病毒抗原（+），还原糖（+++）；呼吸道病原体：合胞病毒（++）。

2. **血气、血氨、血糖、血脂、微量元素、嗜酸性粒细胞、淋巴细胞分类、IgG、IgE、IgA、IgM、补体等指标均未见异常；胸部 X 线片及腹部超声未见明显异常；显微镜下未见竹节样头发。

3. **尿气相色谱质谱**　3- 羟基 - 异戊酸（3-OHIV）31.1μmol/L（参考值 0~2.3μmol/L），3- 羟基 - 丙酸（3-OHP）8.9μmol/L（参考值 0~1.1μmol/L），3- 甲基巴豆酰甘氨酸 -1（3-MCG-1）6.5μmol/L（参考值 0），3- 甲基巴豆酰甘氨酸 -2（3-MCG-2）78.5μmol/L（参考值 0），

乳酸 5.8μmol/L（参考值 0~4.7μmol/L）。

4. **干血串联质谱**　3- 羟基异戊酰肉碱（C_5-OH）9.84μmol/L（参考值 0.06~0.60μmol/L）。

5. **基因检测**　外周血一代测序未发现生物素酶（*BTD*）基因外显子突变。

【辅助检查提问】

结合现有实验室检查结果，目前考虑什么诊断？

患儿有红皮病、气促，伴血乳酸升高，尿酮体阳性，尿液有机酸及干血肉碱明显升高，考虑生物素代谢性疾病；外周血一代测序未发现 *BTD* 基因突变（患儿父母拒绝外送 *HLCS* 二代基因测序），结合患儿起病早，病情重，考虑诊断全羧化酶合成酶缺乏症（HCSD）。

根据实验室检查结果，患儿同时存在低蛋白血症、上呼吸道感染、轮状病毒型肠炎。

四、诊断

全羧化酶合成酶缺乏症（HCSD）

【诊断提问】

1. **HCSD 的定义是什么？**

HCSD 是一种少见的与生物素代谢相关的常染色体隐性遗传病，全球患病率为 (1.0~2.3)/20 万，致病

基因为 *HLCS*，该基因突变导致脂肪酸、糖原及氨基酸分解代谢过程紊乱，引起以神经系统损害及皮肤受累为主要临床表现的有机酸尿症。

2. HCSD 的发病机制是什么？

正常情况下，机体内的游离生物素与生物素依赖的 4 种脱辅基羧化酶在 HLCS 的催化下，共价结合生成有活性的全羧化酶，参与脂肪酸合成、糖异生及氨基酸的分解代谢过程。随后有活性的全羧化酶被水解为生物胞素，而 BTD 则分解生物胞素生成游离生物素，从而使生物素得以循环利用。上述 2 种基因突变会引起四种羧化酶功能障碍，导致乳酸、3-OHIV、3-MCG 等代谢物在体内异常蓄积，出现神经系统损害、难治性皮肤损害及代谢性酸中毒等临床症状。

3. HCSD 与 BTD 如何鉴别？

HCSD 与 BTD 均属于生物素代谢性疾病，其临床表现有一定重叠性，具体鉴别点见表 4-3-7。

表 4-3-7 HCSD 与 BTD 的鉴别

鉴别点	HCSD	BTD
致病基因	*HLCS*	*BTD*
起病年龄	早发型，新生儿期或婴儿早期	迟发型，生后 3~6 个月，也有迟至 2 岁以后
神经系统损害	嗜睡、昏迷等意识障碍，惊厥、肌张力异常、肌无力	惊厥、共济失调、智力及运动发育落后或倒退，晚期易并发神经性耳聋和视神经萎缩等
皮肤、毛发损害	形式多样，可表现为红皮病样、湿疹样、脂溢性皮炎、鱼鳞病样、肠病性肢端皮炎、脓疱型银屑病样皮损；毛发变细、脱落，严重者可全秃，发色减退	表现类似 HCSD
其他表现	生长滞缓、呕吐、喂养困难、易合并感染等	表现类似 HCSD
代谢异常	难治性乳酸酸中毒、高氨血症，易致昏迷或死亡	酸中毒程度较轻
实验室检查	血 C_5-OH 升高和/或 C_3 升高尿 3-MCG、3-OHIV、3-OHP 等升高	血清 BTD 酶活性降低；血肉碱及尿有机酸升高

注：C_5-OH，3-羟基异戊酰肉碱；C_3，丙酰肉碱；3-MCG，3-甲基巴豆酰甘氨酸；3-OHIV，3-羟基异戊酸；3-OHP，3-羟基丙酸。

五、治疗经过

1. 口服生物素，10mg/d，持续 3 日，随后调整为 20mg/d，长期口服。

2. 给予抗感染治疗，营养支持，补充白蛋白、血浆，维持水、电解质、酸碱平衡；修复皮肤屏障。

【治疗提问】

HCSD 目前的治疗手段主要有哪些？

该病的治疗主要通过外源性补充生物素，早期补充生物素是改善患者预后的关键。生物素推荐剂量为 5~20mg/d，多数患儿在治疗 2 周内临床症状明显改善，血乳酸、血氨快速下降，尿液有机酸多在治疗 1~4 周后恢复至正常水平，血 C5-OH 水平一般在治疗 3~6 个月后逐渐下降至正常。

此外，心理支持、营养支持、综合对症等多学科治疗，也非常重要。

六、随访及预后

本例患儿在生物素治疗 1 周后，皮损明显减轻，复查尿液有机酸明显下降，患儿出院后仍以 20mg/d 的剂量口服，一直随访至治疗后 6 周，皮损完全好转，后患者失访。

【随访及预后提问】

HCSD 患者如何进行随访？

HCSD 患者需终身治疗、定期随访及监测。婴幼儿及重症患者每 1~3 个月随访 1 次，较大患儿及轻症患者可 6~12 个月随访 1 次。随访内容包括：①体格测量及生长发育评估；②用药及饮食指导；③复查尿有机酸及血肉碱谱指标；④评估神经心理发育及头颅影像学监测。

（罗晓燕 陈安薇）

推荐阅读文献

［1］赵辨. 中国临床皮肤病学. 南京：江苏科学技术出版社，2013：1449-1450.

［2］中华医学会医学遗传学分会生化与代谢学组，中国妇幼保健协会儿童疾病与保健分会遗传代谢学组，北京医学会罕见病分会遗传代谢病学组. 多羧化酶缺乏症筛诊治专家共识. 浙江大学学报（医学版），2022，51（01）：129-135.

［3］BLAU N, DURAN M, GIBSON K M, et al. Physician's guide to the diagnosis, treatment, and follow-up of inherited metabolic diseases. Heidelberg: Springer Berlin Heidelberg, 2014: 219-225.

第六节 鱼鳞病

关键词：鱼鳞病；表皮松解性鱼鳞病；KRT10

一、病史摘要

患者，女性，25岁，未婚，因"全身皮肤潮红伴水疱25年，角化过度22年"入院。

25年前患者出生时，家属即发现其全身皮肤弥漫性潮红，多发松弛性水疱，易破溃，形成糜烂面。水疱未经治疗可自行消退，不遗留瘢痕。随年龄增长，患者逐渐出现皮肤干燥、脱屑、褐色疣状角化过度斑块覆盖全身，以褶皱部位及关节伸侧为重，自觉偶有疼痛、瘙痒。皮损冬重夏轻，伴中度异味，无毛发、指/趾甲、口腔黏膜及牙齿异常，无眼睑外翻及唇外翻，无耳、鼻软骨发育异常，无掌跖部异常角化。自患病以来，患者精神、食欲、睡眠欠佳，大、小便正常。既往史无特殊。无吸烟、饮酒史，无药物、毒物接触史。父亲（59岁）、母亲（50岁）均身体健康，否认遗传病家族史及家族中存在类似患者。

【病史提问】

1. 对以先天性红皮病伴水疱、进行性皮肤角化过度为主要临床表现的患者，诊断时应如何考虑？

临床遇到先天性红皮病伴水疱、进行性皮肤角化过度的患者，在诊断时应考虑到以下内容：遗传性疾病、遗传模式、表皮松解、感染情况、皮肤附属器或其他外胚层发育情况、其他器官系统受累（听力、眼部）等。

2. 对以先天性红皮病伴水疱、进行性皮肤角化过度为核心症状的患者，如何通过进一步病史询问、体格检查缩小诊断的范围？

对于先天性红皮病伴水疱、进行性皮肤角化过度为核心症状的患者，临床医生须进行详细的病史询问及体格检查，快速锁定可疑疾病。病史询问应详细了解患者的皮损初发表现，进展情况等；家族史询问时注意关注家族中是否存在近亲结婚、亲属中有无类似患者、患者所生活地区有无类似患者等。查体时应重点关注皮损形态、分布范围，是否合并其他皮肤附属器的受累，是否合并五官及其他脏器受累。另外需要注意，若父母双方均为健康表型时，应考虑到是否存在"表皮松解性角化过度痣"的可能，并进行相关查体。通过以上措施可缩小诊断范围。

二、体格检查

1. 一般内科查体 患者生命体征平稳，浅表淋巴结未扪及肿大，心、肺、腹及神经系统未查见异常体征，听力、口腔、鼻软骨发育无异常，双下肢无水肿。

2. 皮肤专科查体 患者全身皮肤干燥，可见褐色疣状角化过度，其上附有棕褐色污秽痂壳及鳞屑，如"铠甲"样覆盖全身，皮损以褶皱部位及肢体关节处为重，可闻及中度异味。未见毛发、指/趾甲等皮肤附属器异常，未见眼睑及唇外翻，不伴掌跖部异常角化等（图4-3-7）。

【查体提问】

1. 结合患者的病史和查体，初步考虑什么诊断？

本例患者出生时即发病，最初表现为全身皮肤弥漫性潮红伴松弛性水疱，疱壁破溃后形成糜烂

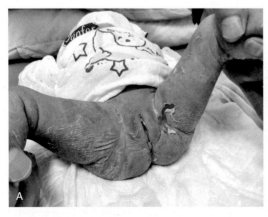
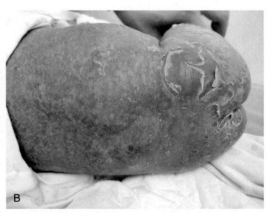

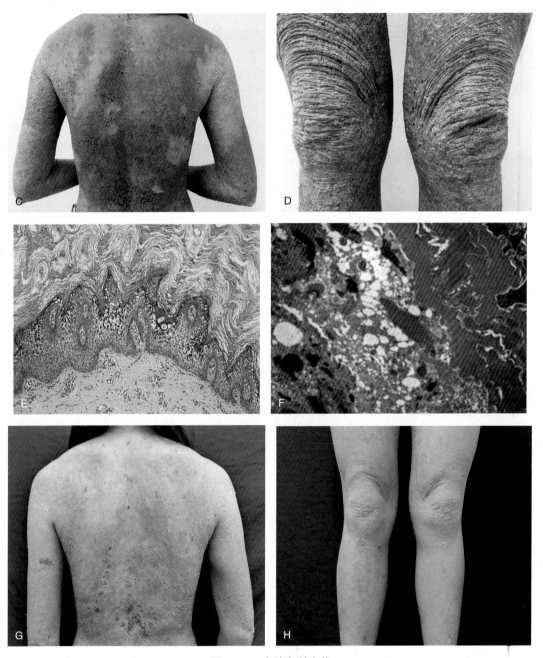

图 4-3-7　皮肤专科查体

A、B. 出生时全身皮肤弥漫性潮红，水疱破溃后形成糜烂面（患者家属提供）。C、D. 成人期全身皮肤疣状角化过度，上附棕褐色污秽痂壳及鳞屑，以关节伸侧及皮肤皱褶处为重。E. 组织病理（HE×100）提示表皮松解性角化过度，颗粒层显著增厚变性，可见大量不规则透明角质颗粒，真皮全层小血管周围少量淋巴细胞浸润。F. 透射电镜可见角质层排列松散，角化包膜电子密度增高，部分角质层出现高密度团块，角蛋白丝结构紊乱成撕裂状。棘层上部和颗粒层细胞核周围角蛋白张力微丝聚集；颗粒层细胞内可见高密度异常形态及大小的透明角质颗粒，呈团块状聚集。G、H. 阿维 A 治疗后患者症状明显缓解。

面，无"火棉胶"样膜包裹。随年龄增长逐渐出现皮肤干燥、褐色疣状增生，褶皱部位及关节部位明显，冬重夏轻，伴明显异味，毛发、指 / 趾甲及牙齿无异常，因此考虑诊断为鱼鳞病。初步诊断：表皮松解性鱼鳞病（epidermolytic ichthyosis，EI）可能性大。

2. 该患者需要考虑哪些鉴别诊断？还需要进行哪些辅助检查明确诊断？

鱼鳞病包含一大类疾病，多种重型鱼鳞病间存在大量重叠表型，同时鱼鳞病皮肤表现又可作为其他疾病的表型之一，部分红斑角化性疾病也可与之高度相似。须与 EI 相鉴别的疾病见表 4-3-8。

表 4-3-8 EI 的鉴别诊断谱

EI 的鉴别诊断谱	鉴别依据
先天性鱼鳞病样红皮症	主要为 AR 遗传。致病基因包括 *ABCA12*、*ALOX12B*、*ALOXE3*、*CERS3*、*CYP4F22*、*LIPN*、*NIPAL4/ICHTHYIN*、*PNPLA1*、*TGM1*。表现为患儿出生时全身包裹"火棉胶"样膜,随后出现泛发性红皮病和白色细小鳞屑,常伴重度掌跖角化、甲营养不良,无水疱期
片层状鱼鳞病	主要为 AR 遗传。致病基因包括 *ABCA12*、*ALOXE3*、*ALOX12B*、*CERS3*、*CYP4F22*、*NIPAL4/ICHTHYIN*、*PNPLA1*、*TGM1*。表现为患儿出生时全身包裹"火棉胶"样膜,之后进展为呈树皮或镶嵌状分布的褐色鳞屑,伴眼睑、唇外翻,鼻部及耳郭软骨发育不良,可见掌跖角化、甲营养不良,无水疱期
X 连锁鱼鳞病	XR 遗传。致病基因为 *STS*,仅男性发病,女性为携带者。表现为全身皮肤干燥伴多角形深褐色鳞屑,耳前和颈部受累呈"脏颈征",可伴隐睾、角膜混浊等
Curth-Macklin 型豪猪状鱼鳞病	AD 遗传。主要由 *KRT1* 的 *V2* 尾部区域突变所致。表现为皮损广泛伴有硬刺样角化过度,常见断指征、指节垫、指趾屈曲挛缩、掌跖角化等,无水疱期
大疱性表皮松解症(EB)	需与 EI 婴儿期表现相鉴别。EB 表现为水疱、大疱、皮肤脆性增加,多伴指甲、口腔黏膜损害,可形成瘢痕,无全身潮红、"铠甲"状角质鳞屑、疣状增生
先天性鱼鳞病样综合征伴耳聋及角膜炎(KID 综合征)	AD 遗传。由 *GJB2* 突变所致。KID 综合征表现为鱼鳞病、先天性感觉神经性耳聋及血管化角膜炎的三联征。皮损异质性强,婴儿期可见红皮病,随年龄增长可出现疣状角化过度性/银屑病样斑块,口周见特异放射状斑块,可伴毛囊炎、毛囊闭锁三联征、口角炎、反复感染等
脱屑性红皮病	需与 EI 婴儿期表现鉴别。脱屑性红皮病者出生时正常,发病时全身皮肤弥漫性潮红,覆盖细小糠状鳞屑,常伴腹泻、营养不良、消瘦、细菌/念珠菌感染等严重系统症状,无水疱及"铠甲"状角化过度
葡萄球菌烫伤样皮肤综合征	由凝固酶阳性的噬菌体 II 组 71 型金黄色葡萄球菌引起。出生时正常,发病时全身皮肤迅速出现弥漫性潮红、表皮剥脱和疼痛,有典型口周放射状皲裂纹,眼鼻周围糜烂结痂,无"铠甲"状角化过度。治疗后恢复正常

注:AD,常染色体显性遗传;AR,常染色体隐性遗传;XR,X 连锁隐性遗传。

在辅助检查方面,需要建议患者完善基因检测(Trio 模式>先证者模式,全外显子>Panel>Sanger);在征得患者及家属知情同意后,进一步完善皮损部位组织病理活检明确诊断。

三、辅助检查

1. **全外显子组测序** 患者 *KRT10* 基因 1 号外显子检测到一个杂合变异,c.466C>G(p.Arg156Gly)。根据美国医学遗传学和基因组学学会(ACMG)的变异分类标准,判定为"可能致病性变异"。

2. 左上臂皮肤组织病理显示表皮松解性角化过度,颗粒层显著增厚变性,可见大量不规则透明角质颗粒,真皮全层小血管周围少量淋巴细胞浸润(图 4-3-7)。

3. 透射电镜显示角质层排列松散,可见电子密度增高的角化包膜,部分角质层出现高密度团块,角蛋白丝结构紊乱呈撕裂状。棘层上部和颗粒层细胞核周围角蛋白张力微丝聚集。颗粒层细胞内可见高密度异常形态及大小的透明角质颗粒,呈团块状聚集(图 4-3-7F)。

【辅助检查提问】

EI 患者除基因检测和组织病理外,还可完善哪些辅助检查?

目前,通过基因检测和组织病理检查,通常已足以确诊 EI。为了后期治疗安全,可完善血常规、肝肾功能、血脂等检查;若为儿童,还需要进行生长发育评估。

四、诊断

表皮松解性鱼鳞病(EI)

【诊断提问】

1. **EI 的定义及流行病学如何? 发病机制是什么?**

EI 又称先天性大疱性鱼鳞病样红皮症(bullous congenital ichthyosiform erythroderma,BCIE)、

表皮松解性角化过度（epidermolytic hyperkeratosis, EHK），是一种罕见的角化异常性遗传病，主要由 *KRT1* 或 *KRT10* 杂合突变所致，发病率约 1/20 万。*KRT1*、*KRT10* 大部分突变位点位于角蛋白高度保守的 α 螺旋的 1A 和 2B 区，可致角质形成细胞内的张力丝排列异常，使角蛋白聚集成块，细胞内水肿，导致表皮松解而出现临床表型。

2. EI 的核心临床特点有哪些？

EI 核心临床特点主要包括：出生时全身皮肤弥漫性潮红，多发松弛性水疱，易破溃，并形成糜烂面，水疱未经治疗可自行愈合；随后，皮肤逐渐角化过度，呈褐色疣状增生，如"铠甲"样覆盖全身，以褶皱及关节部位为重，可伴掌跖过度角化（常为 *KRT1* 突变）。疣状增厚通常于 3~4 岁时出现并持续至成年。

3. EI 的诊断标准是什么？

目前 EI 尚无国际共识的诊断标准，临床诊断主要基于核心临床表现、病史、基因检测及皮肤病理活检。另外需要注意，绝大部分 EI 患者无家族史，为自身新发突变。

五、治疗经过

1. 患者教育 向患者及其家属告知 EI 相关知识、治疗方法及预后等，帮助其正确认识该病，减少不良情绪的产生；向患者告知生活护理注意事项，穿着柔软衣物，避免皮肤创伤及感染；嘱患者将来婚育时做好相关产前诊断。

2. 局部治疗 嘱患者加强皮肤保湿，并予复方乳酸软膏外用，每日 2 次。

3. 系统治疗 患者已成年，暂无婚育打算，肝肾功能、血脂、心理健康评估等未见异常，予阿维 A 10mg/d，持续 2 个月，加量至 15mg/d，持续 2 个月，加量至 20mg/d，持续至今。

经以上治疗后，患者症状明显缓解（图 4-3-7G、H）。

【治疗提问】

EI 的主要治疗手段有哪些？

目前，临床上对 EI 主要为对症处理。婴儿期予以支持治疗，减少感染；疣状增生期减少皮肤角化过度并软化角质。可用治疗手段如下：

1. 婴儿期 加强营养支持及维持水电解质平衡，加强皮肤局部护理及创面保护，合理应用抗生素，必要时静脉给予白蛋白、丙种球蛋白等。

2. 疣状增生期

（1）局部治疗：原则为水合、滋润和轻度剥离，保湿基础上可选用水杨酸软膏、维 A 酸乳膏、尿素软膏等治疗。

（2）系统治疗：可选用维 A 酸类药物，如阿维 A 或异维 A 酸。推荐口服阿维 A，常用量 10~25mg/d，因大剂量阿维 A 可加重表皮剥脱及糜烂，故一般用量不超过 0.5mg/（kg·d）。有研究者认为维 A 酸类药物可能会促进长骨骨骺过早闭合，从而影响患儿生长发育，因此用药期间应密切检测不良反应及儿童生长情况。

六、随访及预后

用药 4 个月后，患者皮损较前明显好转，未见明显副作用。继续予阿维 A 20mg/d 维持治疗并密切随访，嘱其注意避孕。

【预后提问】

EI 患者的预后如何？

目前尚无可靠证据支持 EI 患者预期寿命低于健康人。但应注意，EI 在婴儿期可能引起严重感染进而导致死亡；而在疣状角化逐渐形成后，可能严重阻碍患者正常社交，影响生活及工作，产生不良预后。

（汪 盛 陈玉沙）

推荐阅读文献

［1］ KUROSAWA M, TAKAGI A, TAMAKOSHI A, et al. Epidemiology and clinical characteristics of bullous congenital ichthyosiform erythroderma (keratinolytic ichthyosis) in Japan: results from a nationwide survey. J Am Acad Dermatol, 2013, 68 (2): 278-283.

［2］ MAZEREEUW-HAUTIER J, VAHLQUIST A, TRAUPE H, et al. Management of congenital ichthyoses: European guidelines of care, part one. Br J Dermatol, 2019, 180 (2): 272-281.

［3］ TAKEICHI T, AKIYAMA M. Inherited ichthyosis: Non-syndromic forms. J Dermatol, 2016, 43 (3): 242-251.

第七节 掌跖角皮症

关键词：掌跖角皮症；长岛型掌跖角化症；红斑角化；*SERPINB7*

一、病史摘要

患者，男性，15 岁，学生，因"掌跖部红斑、角化增厚 15 年"入院。

15年前患者出生时,家属即发现其掌跖部位皮肤发红,随后红斑加重并出现掌跖角化过度伴脱屑。随年龄增长,皮损逐渐越过掌跖侧缘边界,延伸至手足背侧、腕内侧、踝及跟腱,肘、膝关节伸侧也逐渐出现类似红斑。患者手足多汗伴明显异味,并诉手掌浸水5分钟以上即肿胀变白,呈"海绵"状外观。皮损部位无明显疼痛、瘙痒等感觉异常,症状轻重无明显季节差异。自患病以来,患者精神、食欲、睡眠尚可,大便及小便正常。既往史无特殊。无吸烟、饮酒史,无药物、毒物接触史。父亲(45岁)、母亲(43岁)均身体健康,否认遗传病家族史及家族中存在类似患者。

【病史提问】

1. 对以先天性掌跖部皮肤红斑角化为主要临床表现的患者,诊断时应如何考虑?

先天性掌跖部皮肤红斑角化,诊断时应考虑到以下情况:遗传性疾病类型、遗传模式、皮损分布、皮肤附属器及其他外胚层发育情况、越界现象(皮损越过掌跖侧缘边界)、残毁情况、其他器官或系统受累(听力、眼部)等。

2. 对以先天性掌跖部皮肤红斑,逐渐出现角化过度、肘膝关节伸侧受累为核心症状的患者,如何通过进一步检查缩小诊断的范围?

对于先天性掌跖部皮肤红斑,逐渐出现角化过度、肘膝关节伸侧受累的患者,须进行详细查体,以帮助快速锁定可疑的疾病。因此,专科查体时应重点关注皮损分布、形态、是否越界、是否残毁、是否合并其他器官或系统受累的情况,从而缩小诊断的范围。

二、体格检查

1. **一般内科查体**　生命体征平稳,浅表淋巴结未扪及肿大,心、肺、腹及神经系统未查见明显异常体征,听力无异常,无缺牙或牙发育不良,双下肢无水肿。

2. **皮肤专科查体**　患者掌跖部皮肤可见弥漫性分布红斑、角化过度,皮损越过掌跖侧缘边界,累及手足背侧、腕内侧、踝及跟腱,肘、膝关节亦受累。红斑角化基础上可见脱屑,皮损触之湿润,可闻及明显异味(图4-3-8)。

【查体提问】

1. 结合患者的病史和查体,初步考虑什么诊断?

本例患者出生时即发病,临床表现为掌跖部皮肤为主的弥漫性红斑、角化过度及脱屑,皮损延伸至手足背侧、腕内侧、踝及跟腱,累及肘膝,症状轻重无明显季节差异,浸水5分钟以上红斑区域肿胀发

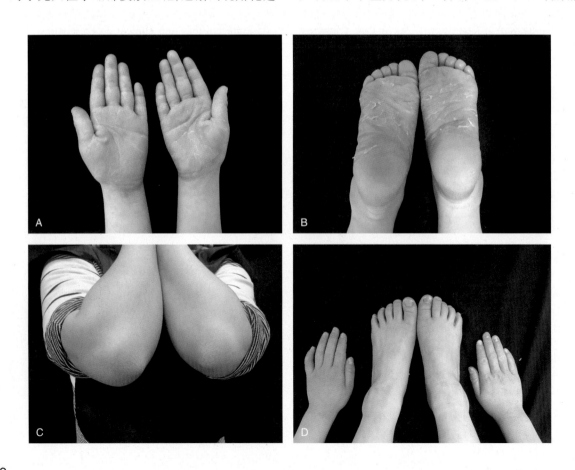

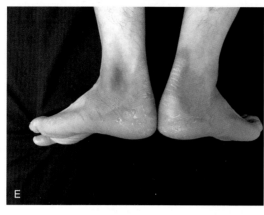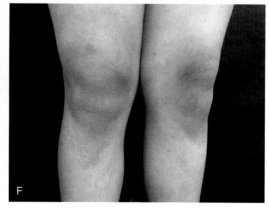

图 4-3-8　皮肤专科查体
患者掌跖红斑、角化过度伴脱屑,皮损越界,累及手足背、腕、踝及跟腱,肘膝亦受累。

白,呈海绵状外观,伴手足多汗和异味;患者家属否认遗传病家族史及家族中存在类似患者,因此定性诊断为掌跖角皮病。初步诊断为长岛型掌跖角化症(Nagashima-type palmoplantar keratosis,NPPK)可能性大。

2. 该患者需要考虑哪些鉴别诊断? 还需要进行哪些辅助检查明确诊断?

掌跖角皮病包含一大类疾病,或可作为其他综合征的表型之一,其中与 NPPK 重叠表型较多且需要与之相鉴别的角皮病见表 4-3-9。

表 4-3-9　长岛型掌跖角化症(NPPK)的鉴别诊断谱

NPPK 的鉴别诊断谱	鉴别依据
弥漫性 PPK	
Vörner-Unna-Thost 型 PPK	AD 遗传。*KRT1*、*KRT9* 基因突变。掌跖部蜡状较厚的黄色角化过度,明显红色边界。病理表现为表皮松解性角化过度
Mal de Meleda 病	AR 遗传。*SLURP1* 基因突变。掌跖部弥漫性红斑角化,越界至背侧,呈"手/袜套"样分布,浸水后皮损不发白。其他症状包括口周、眼周红斑,锥形指、短指、假性阿洪现象、指甲肥厚畸形等
Greither 型 PPK	AD 遗传。*KRT1* 基因突变。掌跖部红斑角化,浸水后不发白,呈进行性发展,皮损可累及肘膝伸侧及身体屈侧
Bothnian 型 PPK	AD 遗传。*AQP5* 基因突变。浸水后变白,呈现海绵状外观,但皮损不越界,可呈"丘疹"样边界
弥漫性 PPK 合并其他损害	
Vohwinkel 型 PPK	AD 遗传。*GJB2* 基因突变所致,又称残毁性 PPK。掌跖蜂窝状角化,锥形指、假性阿洪、手足关节背侧呈"海星"样角化过度,伴听力损害
掌跖角化牙周病综合征(Papillon-Lefèvre syndrome)	AD 遗传。*CTSC* 基因突变所致。掌跖部境界清楚的红斑性角化过度,皮损越界,发展至手足背,肘、膝部也可受累,伴牙周病(牙龈充血肿胀、牙周溢脓、牙槽骨吸收)
Olmsted 综合征	AD 或 XR 遗传。致病基因包括 *TRPV3*、*MBTPS2*、*PERP*。掌跖部弥漫性红斑及角化过度,严重且进展迅速。手指挛缩及缩窄环形成,最终手指离断。口腔部位红斑、疣状角化过度。还常出现脱发,甲营养不良等
红斑角化症	
进行性对称性红斑角化症	AD 遗传多见。致病基因包括 *GJB3*、*GJB4*、*GJA1*、*KRT83*、*KDSR*、*TRPM4* 等。双侧对称性分布的红斑伴有角化斑块,伴有轻中度鳞屑,边界清晰。通常分布于四肢、臀部、面部(尤其是颊部)。约 50% 患者伴掌跖角化过度
可变性红斑角化症	AD 遗传多见。致病基因包括 *GJB3*、*GJB4*、*GJA1*。临床表现与进行性对称性红斑角化症类似,但红斑迁移多变,可以在几日内,甚至几分钟内形状或部位发生改变。
获得性	
水源性 PPK	女性多见,20 岁左右发病。平素正常,手部浸水 3 分钟以内出现"鹅卵石"样改变

注:AD,常染色体显性遗传;AR,常染色体隐性遗传;XR,X 连锁隐性遗传;PPK,掌跖角化症。

在辅助检查方面,需要建议患者进行基因检测(Trio 模式>先证者模式,全外显子>Panel>Sanger)、手足部真菌检查等。在征得患者及家属知情同意后,还可完善皮损部位活检。

三、辅助检查

1. **全外显子组测序**　患者 *SERPINB7* 基因检测到 1 个纯合变异,c.796C>T(p.R266X)。根据美国医学遗传学和基因组学学会(ACMG)指南,该变异初步判定为"致病性变异",经家系验证分析,患者父母亲该位点均为杂合变异。

2. 掌跖部皮屑真菌检查(+),指/趾甲真菌检查(+)。

3. 组织病理显示表皮角化过度、角化不全,颗粒层和棘层肥厚,无表皮松解现象,真皮浅层少量淋巴细胞浸润,真皮-皮下交界处外泌汗腺腺样部分明显增多。

【辅助检查提问】

1. NPPK 患者皮肤屏障可以有哪些检测手段?

NPPK 患者可以完善经皮失水(trans-epidermal water loss,TEWL)分析。TEWL 无创、操作性强,可作为皮肤屏障功能评估的可靠指标。NPPK 皮损处的 TEWL 平均值在浸水前后均高于 NPPK 患者非患处皮肤或健康人相应皮肤区域。

2. NPPK 患者需要进行系统检查吗?

NPPK 一般无系统受累,因此通过基因检测明确诊断后,通常不需要进行系统检查。

四、诊断

长岛型掌跖角化症(NPPK)

【诊断提问】

1. NPPK 的定义及流行病学如何? 发病机制是什么?

NPPK 是一种常染色体隐性遗传的弥漫性非残毁型掌跖角化症,亚洲人群常见,中国和日本患病率分别约为 3.1/10 000、1.2/10 000,韩国、芬兰有散发报道。NPPK 发病机制尚不明确,目前已明确 NPPK 的致病基因为编码丝氨酸蛋白酶抑制剂 B7 的 *SERPINB7*,但其靶蛋白酶不清,蛋白功能不明确,在表皮发挥的致病作用未知,同时皮肤屏障功能的具体改变也尚未阐明,加上 NPPK 皮损以掌跖部位为主,并可累及肘、膝关节等易摩擦部位,故机械应力可能在发病中起到一定影响作用。目前已发现的 *SERPINB7* 基因致病突变,均为功能缺失性突变。

2. NPPK 的核心临床特点有哪些?

NPPK 的特征是非进行性对称性的掌跖部位为主的境界清楚的红斑,伴弥漫性角化过度。通常婴幼儿期起病,随年龄增长可逐渐扩展。发病无明显季节差异,男女发病概率均等。皮损常延伸至手足背侧、腕内侧、踝及跟腱部位,可累及肘膝,甚至偶有报道累及腰部、耳部。浸水 5~10 分钟后红斑区域可肿胀发白,呈"海绵"状外观,常伴手足多汗(约 90%)、异味,以及真菌感染。因中国人具有较高的 *SERPINB7* 突变携带率,NPPK 可呈假显性遗传。目前该病尚无其他外胚层及器官系统受累的报道。对疑似 NPPK 的患者,应尽量完善基因检测,排除其他类型的掌跖角皮症。

3. NPPK 的诊断标准是什么?

目前 NPPK 尚无明确的诊断标准,临床诊断主要基于典型病史、临床表现及基因检测。因皮肤活检会造成一定创伤,组织病理可作为临床表现与基因检测结果不符时的补充检查。

五、治疗经过

1. **患方教育**　向患者及其家属告知此病相关知识、治疗方法及预后等,帮助他们正确认识该病,减少不良情绪的产生;向患者告知该病生活护理注意事项;嘱患者将来婚育时做好相关产前诊断。

2. **局部治疗**　因患者处于青少年,考虑以外用药为主,予 0.1% 维 A 酸乳膏每晚 1 次适量外擦并用保鲜膜封包。

3. **抗真菌治疗**　因患者合并真菌感染、异味明显,嘱患者加强局部清洁,予系统抗真菌治疗,选用伊曲康唑,200mg/d,服用 1 周;同时,予特比奈芬软膏外擦,每日 1 次,疗程 3~4 周。

【治疗提问】

NPPK 的主要治疗手段主要有哪些?

目前临床上对 NPPK 主要为对症处理,以局部治疗为主,可用手段如下。

1. **局部剥脱**　可局部外用维生素 D_3 制剂和/或角质剥脱剂(如水杨酸、尿素、阿达帕林等)。

2. **免疫抑制剂**　部分个案报道外用 0.1% 他克莫司软膏有较好效果。

3. **局部注射治疗多汗症**　有报道局部应用肉毒毒素注射治疗手足多汗的水源性掌跖角化症取得较好疗效,或许可应用于缓解 NPPK 的手足多汗症状。

4. **庆大霉素软膏外用**　庆大霉素干扰 mRNA 校对的能力已被用于治疗由于密码子提前终止而引起的遗传病。近年来研究发现,该方法在用庆大霉素干预来源于 NPPK 患者角质形成细胞的体外实验,以及制成 0.1% 庆大霉素软膏以进行局部治疗的人体试验中,均取得了一定的效果,但需注意庆大霉素在儿童中的耳肾毒性。

5. **其他** 如合并真菌感染,给予抗真菌治疗。

六、随访及预后

首次就诊后随访 3 年,患者皮损较前未明显加重,未出现其他系统受累表现。

【预后提问】

NPPK 患者的预后如何?

NPPK 是一种非进行性的弥漫性非残毁型掌跖角化症,预后好于其他残毁型和 / 或合并其他多器官系统受累的掌跖角皮症,目前未见影响患者生存期的报道,故一般认为患者寿命与健康人无明显差异。但应注意,既往各有 10 余例 NPPK 患者合并恶性黑色素瘤或特应性皮炎的报道,其背后的发病机制尚不明确,有待进一步研究。

（汪 盛 陈玉沙）

推荐阅读文献

［1］黄昕, 陈志明, 宋忠亚, 等. 长岛型掌跖角化症发病机制及治疗研究进展. 皮肤科学通报, 2020, 37 (1): 5-9.

［2］KUBO A, SHIOHAMA A, SASAKI T, et al. Mutations in *SERPINB7*, encoding a member of the serine protease inhibitor superfamily, cause Nagashima-type palmoplantar keratosis. Am J Hum Genet, 2013, 93 (5): 945-956.

［3］YONEDA K, KUBO A, NOMURA T, et al. Japanese guidelines for the management of palmoplantar keratoderma. J Dermatol, 2021, 48 (8): e353-e367.

第四章
心血管系统罕见病

第一节 马方综合征

关键词：马方综合征；原纤维蛋白-1；主动脉瘤；主动脉夹层

一、病史摘要

患者，女性，44岁，因"活动后心累、气促2年余，加重1月余"入院。

2年余前患者无明显诱因出现活动后心累、气促，休息后可稍缓解。1月余前患者自诉"感冒"后心累症状明显加重，伴咳嗽、咳白色黏液痰，夜间不能平卧。患病以来，精神、睡眠欠佳，纳差，大、小便正常，体重无明显变化。既往史无特殊。无吸烟、饮酒史，无药物、毒物接触史。父亲因主动脉夹层已去世，母亲（62岁）、哥哥（45岁）均体健。

【病史提问】

对以心功能不全为主要临床表现的患者，如何通过体格检查缩小诊断范围？

首先通过一般内科查体评估者除心功能不全相关体征外有无其他特殊体征。其次，心血管专科查体着重关注心尖位置、心界、心率、心律、心脏杂音、周围血管征等。

二、体格检查

1. **一般内科查体** 心率92次/min，呼吸24次/min，血压110/60mmHg，身高1.82m，体重55kg。高度近视，四肢细长，蜘蛛脚样指/趾，浅表淋巴结未扪及肿大，双下肢轻度水肿。

2. **心血管专科查体** 心尖位于左侧第五肋间锁骨中线外0.5cm，心界向左侧扩大，心率92次/min，律齐，主动脉瓣第二听诊区可闻及舒张期叹气样杂音，周围血管征（+）。

【查体提问】

1. 结合患者的病史及查体，初步考虑什么诊断？

结合患者病史，不排除遗传病家族史可能。查体发现具备马方综合征（Marfan syndrome，MFS）特点：高度近视、体格瘦长、四肢细长、蜘蛛脚样指/趾，同时存在主动脉瓣膜病变特点：左室增大、主动脉第二听诊区舒张期叹气样杂音、周围血管征（+）。综上初步诊断：① MFS伴主动脉瓣关闭不全？②慢性心功能不全急性加重。

2. 该患者需要考虑哪些鉴别诊断？还需进行哪些辅助检查明确诊断？

需与MFS相鉴别的疾病详见表4-4-1。

还需要完善血常规、肝肾功能、血电解质、心肌标志物、甲状腺功能及抗体、血免疫学指标、裂隙灯检查、心电图、超声心动图、CT等检查。征得患者知情同意后，可完善基因检测。

表 4-4-1 MFS 的鉴别诊断

MFS 的鉴别诊断谱	相同特点	鉴别特点	缺陷基因
先天性挛缩性细长指	细长指 脊柱侧凸(罕见) 主动脉扩张	先天性手指、肘部和膝盖挛缩 耳部皱缩	FBN2
勒斯-迪茨综合征(Loeys-Dietz syndrome)	主动脉根部瘤 主动脉夹层 关节松弛 二尖瓣脱垂 MFS 样骨骼特点	其余节段动脉瘤和夹层 双裂(分裂或分叉)悬雍垂 颅顶早闭、眼距增宽 蓝色巩膜 瘦弱 淤青 皮肤呈半透明状,有清晰可见的静脉	TGFBR1 TGFBR2 SMAD3 TGFB2 TGFB3
血管性埃勒斯-当洛综合征(Ehlers-Danlos syndrome)	升主动脉瘤 主动脉夹层 关节松弛	其余节段动脉瘤和夹层 瘦弱 易产生淤青 皮肤呈半透明状,有清晰可见的静脉 蓝色巩膜 上眼睑下垂 自发性肠破裂 妊娠子宫	COL3A1
性腺发育不全(Turner 综合征)	主动脉扩张 主动脉夹层	身材矮小 原发性闭经 二叶式主动脉瓣畸形 主动脉缩窄 蹼状颈,耳位过低,发际线过低,胸廓宽大	45 号及 X 染色体缺陷
遗传性胸主动脉疾病①	主动脉扩张 主动脉夹层	不具备 MFS 相关全身症状	FBN1 TGFBR1 TGFBR2 SMAD3 TGFB2 COL3A1 LOX ACTA2 MYH11 PRKG1 MYLK

注:① FBN1、TGFBR1、TGFBR2、SMAD3 和 TGFB2 的病理性突变可在缺乏 MFS 全身症状的情况下导致遗传性胸主动脉疾病。

三、辅助检查

1. 血常规、肝肾功能、血电解质、心肌标志物、甲状腺功能及抗体、血免疫学指标、心电图等检查均未见异常。

2. **裂隙灯检查** 晶状体半脱位。

3. **超声心动图** 主动脉根部直径 54mm,升主动脉直径 49mm,主动脉瓣反流(重度)。

4. **胸部增强 CT** 升主动脉及主动脉弓前份瘤样扩张。

5. 征得患者知情同意后,行基因检测发现 FBN1 突变。

【辅助检查提问】

哪些辅助检查有助于明确 MFS 诊断？分别具有哪些阳性表现？

1. **心电图**　无特异性改变,可合并各种心律失常。

2. **X 线**　左心室扩大或心影呈对称性扩大。升主动脉增宽,主动脉结增大,主动脉弓突出,肺动脉段相对凹陷,肺血增多。四肢长骨细长,骨质疏松,骨皮质变薄,脊柱侧凸或后凸,硬脊膜膨出等。

3. **超声心动图**　主动脉瘤样扩张伴或不伴主动脉瓣反流,二尖瓣脱垂伴或不伴二尖瓣反流。

4. **心脏 CT、MRI 及心血管造影**　部分患者可发现左室扩大、升主动脉瘤、主动脉夹层以及腹主动脉瘤等。

5. **裂隙灯检查**　可见晶状体脱位或半脱位。

6. **基因检测**　*FBN1* 突变。

四、诊断

MFS：主动脉瓣关闭不全(重度),升主动脉瘤；

窦性心律；慢性心功能不全急性加重,心功能Ⅲ级(NYHA 分级)；晶状体半脱位。

【诊断提问】

1. **MFS 的定义是什么？**

MFS 是一种常染色体显性遗传的、随年龄进展的结缔组织病,以骨骼、眼及心血管三大系统病变为主。

2. **MFS 的病因及流行病学情况如何？**

尽管绝大多数 MFS 患者具有家族史,但近 25% 的患者系自身基因突变所致,这种自发突变率约为 1/20 000。MFS 系编码原纤维蛋白 -1 的 *FBN1* 突变所致。原纤维蛋白 -1 是形成全身结缔组织弹性纤维的基础,缺少由其提供的结构支持将会导致动脉瘤样扩张、主动脉夹层以及全身中胚层组织广泛发育不良而产生的多系统损害。

根据 Ghent Ⅱ 诊断标准,目前 MFS 发病率为 6.5/10 万。MFS 无性别倾向,其突变率亦无地域差别,但 MFS 男性患者出现升主动脉瘤样扩张及相关心血管事件的风险比 MFS 女性患者高近 40%。

3. **MFS 具有哪些核心临床特点？**

MFS 患者的核心临床特点详见图 4-4-1。

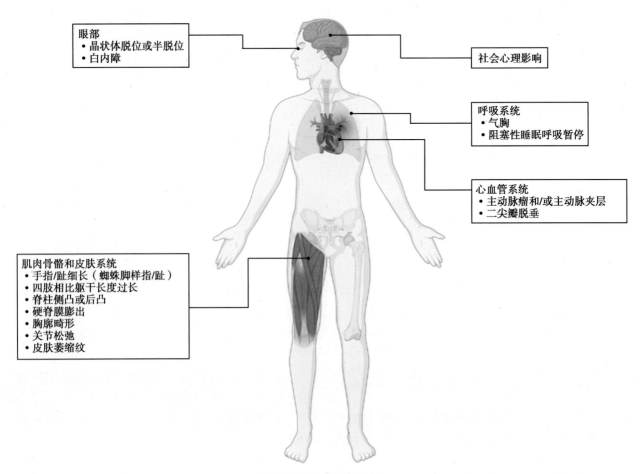

图 4-4-1　患者临床特点

4. MFS 的诊断标准是什么?

当前多采用 Ghent Ⅱ标准。详见表 4-4-2。

表 4-4-2　Ghent Ⅱ诊断标准

项目	标准
全身症状的评分系统	蜘蛛脚样指 / 趾,伴拇指征和指腕征阳性,3 分(拇指征或指腕征阳性,1 分)
	胸廓畸形(鸡胸,2 分;漏斗胸,1 分;胸廓不对称,1 分)
	足跟外翻,2 分(扁平足不伴足跟外翻,1 分)
	气胸,2 分
	硬脊膜膨出,2 分
	髋臼内陷,2 分
	上 / 下部测量比值减低,且臂长 / 身高比值增加 1 分[①]
	脊柱侧凸或胸腰椎后凸,1 分
	肘关节伸展度降低(<170°),1 分
	至少 3 项特殊面容(长头畸形、眼球内陷、睑裂下斜、颧骨发育不全、下颌后缩),1 分
	皮肤萎缩纹(非怀孕或肥胖引起),1 分
	近视>300°,1 分
	二尖瓣脱垂(所有类型),1 分
诊断 MFS 要求	主动脉根部扩张同时合并晶状体异位
	主动脉根部扩张同时合并 *FBN1* 突变
	主动脉根部扩张同时评分≥7 分
	晶状体异位同时合并 *FBN1* 突变(此突变是引起升主动脉扩张的原因)
	具有 MFS 家族史同时合并晶状体异位
	具有 MFS 家族史同时评分≥7 分
	具有 MFS 家族史同时合并主动脉根部扩张

注:①上 / 下部测量比值减低:成年白种人< 0.85,成年黑种人< 0.78,成年亚洲人目前无相关数据);臂长 / 身高比值增加:国外标准为 > 1.05,亚洲目前无相关数据。

五、治疗经过

口服药物调整心功能:呋塞米每次 20mg,每日 2 次;螺内酯每次 20mg,每日 2 次;地高辛每次 0.125mg,每日 1 次;氯化钾缓释片每次 1 000mg,每日 2 次。

完善术前准备后在全麻下行主动脉根部及升主动脉置换 + 主动脉瓣机械瓣置换 + 冠状动脉重建术(Bentall 手术)。

术后予以强心、利尿、呼吸机辅助呼吸、预防感染、华法林抗凝、营养支持及综合对症治疗。

术后 7 天,患者顺利出院,嘱规律抗凝治疗,门诊随诊,定期复查超声心动图及胸部增强 CT。若出现机械瓣功能障碍或主动脉夹层等情况,应尽快入院评估再次手术指征。

【治疗提问】

MFS 的治疗手段主要有哪些?

因近 95%MFS 患者死于心血管系统疾病(如主动脉夹层、主动脉瘤破裂、心力衰竭等),故治疗策略着重于对 MFS 患者主动脉病变的治疗。

1. 一般治疗

(1)定期随访监测:MFS 患者在首次确诊后半年应再次复查超声心动图,以确定主动脉根部及升主动脉内径变化情况,此后的随访周期根据主动脉根部及升主动脉内径变化及增长速率来决定。

(2)避免接触性及高强度运动:大多数 MFS 患者可参加低强度有氧锻炼,避免参加接触性及高强度锻炼,尤其应避免需要进行瓦尔萨尔瓦(Valsalva)动作的等长运动(如举重)。

2. 药物治疗

(1)β 肾上腺素受体拮抗剂:排除禁忌证后,推荐 MFS 患者规律服用 β 受体阻滞剂,以减缓主动脉内径扩大速度。

(2)血管紧张素Ⅱ受体阻滞剂:可在接受 β 受体阻滞剂的基础上,根据耐受程度加用血管紧张素Ⅱ受体阻滞剂联合治疗,以减缓 MFS 患者主动脉内径扩大速度。

3. 外科治疗　主动脉内径是影响 MFS 患者手术策略的关键因素。当 MFS 患者主动脉内径≥50mm 时,应对主动脉瘤实施择期主动脉根部置换手术。对主动脉内径<50mm 但≥45mm 的 MFS 患者,手术适应证包括:有在直径<50mm 时发生主动脉夹层的家族史、主动脉扩张迅速(>3mm/ 年,使用同一种影像学方法测量)、主动脉重度反流、需行二尖瓣手术、具有主动脉夹层病史、有妊娠意愿及病人或医生意愿(特别是考虑行保留主动脉瓣的主动脉根部置换术)。患者年龄、性别、体型和身高也是决定主动脉根部置换时机的重要因素。当主动脉根部最大横截面积(cm²)/ 患者身高(m)>10 时,应手术。

4. 其他　MFS 患者应每年定期眼科随访,可行近视矫正、对视网膜撕裂和 / 或脱落行光凝治疗,必要时手术摘除晶状体。可通过支具治疗脊柱侧凸,但当脊柱弯曲超过 40° 时应考虑通过手术进行矫正。对于严重的胸廓畸形(如肺活量减少、心血管结构受压)、复发性气胸及关节松弛导致的关节病也应考虑手术治疗。

六、随访及预后

患者术后定期于门诊随访。规律华法林抗凝治疗（目标 INR 值：1.5~2.0），无抗凝相关并发症。复查超声心动图及胸部增强 CT 均未见明显异常。

【预后提问】

MFS 患者的预后情况如何？

在现代心血管外科技术和药物出现之前，MFS 患者的预后欠佳。MFS 患者人均寿命相较正常人群减少至少 1/3，许多患者在 30 岁以内即因心血管疾病去世。今天，MFS 患者的心血管病变仍是诊断和治疗中最重要的问题，定期随访监测和适当的预防性治疗可使患者的寿命接近正常水平。

（郭应强　沈嘉渝）

推荐阅读文献

［1］GROTH K A, HOVE H, KYHL K, et al. Prevalence, incidence, and age at diagnosis in Marfan syndrome. Orphanet J Rare Dis, 2015, 10: 153.

［2］HIRATZKA L F, BAKRIS G L, BECKMAN J A, et al. 2010 ACCF/AHA/AATS/ACR/ASA/SCA/SCAI/SIR/STS/SVM guidelines for the diagnosis and management of patients with thoracic aortic disease: a report of the American College of Cardiology Foundation/American Heart Association Task Force on Practice Guidelines, American Association for Thoracic Surgery, American College of Radiology, American Stroke Association, Society of Cardiovascular Anesthesiologists, Society for Cardiovascular Angiography and Interventions, Society of Interventional Radiology, Society of Thoracic Surgeons, and Society for Vascular Medicine. Circulation, 2010, 121 (13): e266-369.

［3］MILEWICZ D M, BRAVERMAN A C, DE BACKER J, et al. Marfan syndrome. Nature Reviews Disease Primers, 2021, 7 (1): 64.

第二节　威廉姆斯综合征

关键词：威廉姆斯综合征；瓣上型主动脉狭窄；周围型肺动脉狭窄；基因杂合微缺失

一、病史摘要

患儿，女性，4 岁，因"体检发现心脏杂音 3 年"入院。

3 年前患儿体检时发现心脏杂音，伴喂养困难、易吐奶，体型、运动、智力等发育均晚于同龄儿。注意力不易集中，不能安静独处，好动。情绪不稳定，易怒。患病以来，患儿精神可，食欲欠佳，睡眠浅，易惊醒。伴慢性腹痛，偶有便秘，常有遗尿。无药物、毒物接触史。父亲（34 岁）、母亲（30 岁）均体健，否认遗传病家族史。

【病史提问】

对在体检时发现心脏杂音的患儿，如何通过体格检查缩小诊断范围？

因患儿发育迟缓，不能排除存在遗传性疾病可能，故可先通过一般内科查体评估患儿有无遗传性疾病相关体征。其次，因患儿存在心脏杂音，可通过心血管专科查体，评估心尖位置、心界、心率、心律、心脏杂音、周围血管征等情况。

二、体格检查

1. 一般内科查体　患儿生命体征平稳，身高 84cm，体重 12kg。前额宽阔、眶周丰满、扁鼻梁、脸颊丰满、长人中、小下颌，呈"小精灵"样面容。斜视，牙釉质发育不良伴咬合错位，关节较为松弛。双下肢无水肿。

2. 心血管系统专科查体　心尖位于左侧第五肋间锁骨中线内 0.5cm，心界正常，心率 115 次/min，律齐，主动脉瓣听诊区可闻及 2/3 级收缩期杂音，P2 稍增强。

【查体提问】

1. 结合患者的病史及查体，初步考虑什么诊断？

本例患儿体检发现心脏杂音，且存在发育迟缓、认知功能障碍，结合查体具备威廉姆斯综合征（Williams syndrome, WS）特殊面容和主动脉瓣听诊区杂音，综上初步考虑诊断：①主动脉狭窄？②WS？

2. 该患者需要考虑哪些鉴别诊断？还需要进行哪些辅助检查明确诊断？

WS 患者应与其他以发育迟缓、注意力缺陷、多动障碍、特殊面容和/或先天性心脏病为特征的综合征进行鉴别，详见表 4-4-3。

表 4-4-3 WS 的鉴别诊断

疾病鉴别	致病基因或微缺失	相似点	不同点
努南（Noonan）综合征	*PTPN11*、*SOS1*、*RAF1*、*RIT1*、*KRAS*、*NRAS*、*BRAF*、*MAP2K1*、*MAP2K2*、*LZTR1*、*SOS2*、*MRAS*、*PPP1CB*、*SHOC2*、*HRAS*	肺动脉狭窄 矮小 精神发育迟滞	特殊面容：眶距增宽、眼角下斜、上睑下垂、耳位低、颈蹼 漏斗胸、隐睾、出血体质和淋巴性水肿
歌舞伎面谱（Kabuki）综合征	*KMT2D*、*KDMA6*	发育迟缓、轻至中度智力障碍、主动脉狭窄	特殊面容：睑裂向外侧延长、眼内眦赘皮、下眼睑外侧 1/3 外翻、弓形眉伴外侧 1/3 眉毛稀疏等 严重喂养困难
22q11.2 缺失综合征（DiGeorge syndrome）	22q11.2 杂合微缺失	心脏圆锥动脉干畸形	胸腺发育不良、低钙血症、颚异常（颚咽不全、黏膜下腭裂、悬雍垂裂、腭裂）
史密斯-马盖尼斯（Smith-Magenis）综合征	17p11.2 杂合微缺失、*RAI1*	声嘶、精神运动和生长迟缓、睡眠问题、行为异常	短头畸形、面中部发育不全、下颌前突、肌张力低

还需完善血常规、肝肾功能、血电解质、心肌标志物、甲状腺功能及抗体、血免疫学指标、心电图、超声心动图、CT 等辅助检查。在征得患者知情同意后，可完善基因检测。

三、辅助检查

1. **甲状腺功能五项** TSH 10.6mU/L，T_3、T_4、FT_3、FT_4 等指标无异常；血清钙 2.59mmol/L；余心电图、血常规、肝肾功能、血电解质、心肌标志物、血免疫学指标等检查未见异常。

2. **超声心动图** 主动脉窦管交界处内径变窄约 7mm，升主动脉近段内径约 12mm，右肺动脉干起始部稍窄，内径约 5mm。

3. **胸部增强 CT** 主动脉窦管交界处管径约 7.5mm。肺动脉主干增宽，约 15mm。右肺动脉干起始部稍窄，宽约 5mm。右肺动脉主干管径约 8mm。

4. 征得患者及家属知情同意后，行染色体基因检测提示 WS。

【辅助检查提问】

哪些辅助检查有助于明确 WS 诊断？分别具有哪些阳性表现？

1. **生化指标及内分泌检查** 可见血清钙或离子钙浓度升高，尿钙/肌酐比升高，甲状腺功能减退等。

2. **心电图** 可见各种心律失常。

3. **超声心动图** 可见瓣上型主动脉狭窄、周围型肺动脉狭窄、二尖瓣脱垂和主动脉瓣关闭不全、冠状动脉瘤等。

4. **血管超声检查** 可见肾动脉狭窄、腹主动脉狭窄、肠系膜动脉狭窄等。

5. **眼科检查** 可见远视和斜视等。

6. **听力检查** 可发现中度听力损失，多为进行性感音神经性听力损失。

7. **多导睡眠监测** 可发现慢波睡眠增加、呼吸相关的觉醒增加等。

8. **基因检测** 可见染色体 7q11.23 区域 1.5~1.8Mb 杂合微缺失。

四、诊断

先天性心脏病：瓣上型主动脉狭窄，右肺动脉起始部狭窄；WS；窦性心律；心功能 Ⅱ 级（NYHA 分级）。

【诊断提问】

1. **WS 的定义是什么？**

WS 是一种因 7q11.23 区域 1.5~1.8Mb 基因杂合微缺失所致的多系统异常综合征。临床以心血管、中枢神经、胃肠道和内分泌等系统的病变为主。

2. **WS 的病因及流行病学情况如何？**

WS 是由染色体 7q11.23 区域内的相邻基因杂合微缺失所致。因该区域两侧均为低拷贝重复序列，故易发生非等位基因同源重组，进而致 7q11.23 区域基因杂合微缺失。该区域中的 *ELN* 基因所编码的弹性蛋白是各器官结缔组织中的弹性纤维的重要成分，也是血管壁结构的主要成分，该基因缺失会导致结缔组织异常、弹性蛋白动脉病等。

WS 患病率约为 1/7 500。患 WS 的人群无明显性别差异,但男性患严重心脏病的可能性更大。无证据显示 WS 患病率随父母年龄变化而改变。WS 患者猝死发生率为 1/1 000,常与心脏手术时使用麻醉药物有关,这一比例是同龄普通人群的 25~100 倍。75%~80% 患者存在弹性蛋白动脉病,可累及多处动脉(主动脉、肺动脉、肾动脉、冠状动脉、肠系膜动脉等)。瓣上型主动脉狭窄较为常见(35%~65%),且患者心功能常因左心后负荷增加而在 5 岁前恶化。周围型肺动脉狭窄(37%~61%)在婴儿期较为常见,但随年龄增长可有改善。若 WS 患者合并肺动脉狭窄和主动脉狭窄,其出现心律失常和猝死的风险将大大提高。WS 患者高血压患病率为 40%~50%,可出现在所有年龄段,部分可能与肾动脉狭窄相关。

3. WS 具有哪些核心临床特点?

WS 患者的核心临床特点详见图 4-4-2。

4. 如何对 WS 进行诊断?

(1)临床诊断:患者具有典型"小精灵"面容、心脏结构性病变(瓣上型主动脉狭窄、周围型肺动脉狭窄),应考虑 WS 可能。

(2)美国儿科学会诊断评分法:≥3 分应高度怀疑 WS,并建议行基因诊断。

(3)基因诊断:检出染色体 7q11.23 区域 1.5~1.8Mb 杂合微缺失可确诊 WS。

5. 有哪些针对 WS 的基因诊断方法? 优劣如何?

针对 WS 的基因诊断方法详见表 4-4-4。

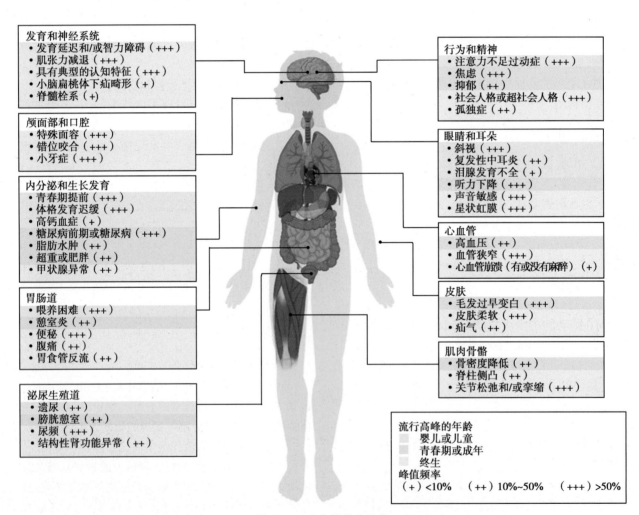

发育和神经系统
- 发育迟缓和/或智力障碍(+++)
- 肌张力减退(+++)
- 具有典型的认知特征(+++)
- 小脑扁桃体下疝畸形(+)
- 脊髓栓系(+)

颅面部和口腔
- 特殊面容(+++)
- 错位咬合(+++)
- 小牙症(+++)

内分泌和生长发育
- 青春期提前(+++)
- 体格发育迟缓(+++)
- 高钙血症(+)
- 糖尿病前期或糖尿病(+++)
- 脂肪水肿(++)
- 超重或肥胖(++)
- 甲状腺异常(++)

胃肠道
- 喂养困难(+++)
- 憩室炎(++)
- 便秘(+++)
- 腹痛(++)
- 胃食管反流(++)

泌尿生殖道
- 遗尿(++)
- 膀胱憩室(++)
- 尿频(+++)
- 结构性肾功能异常(++)

行为和精神
- 注意力不足过动症(+++)
- 焦虑(+++)
- 抑郁(++)
- 社会人格或超社会人格(+++)
- 孤独症(++)

眼睛和耳朵
- 斜视(+)
- 复发性中耳炎(++)
- 泪腺发育不全(+)
- 听力下降(+++)
- 声音敏感(+++)
- 星状虹膜(+++)

心血管
- 高血压(++)
- 血管狭窄(+++)
- 心血管崩溃(有或没有麻醉)(+)

皮肤
- 毛发过早变白(+++)
- 皮肤柔软(+++)
- 疝气(++)

肌肉骨骼
- 骨密度降低(++)
- 脊柱侧凸(++)
- 关节松弛和/或挛缩(+++)

流行高峰的年龄
　婴儿或儿童
　青春期或成年
　终生
峰值频率
(+)<10%　　(++)10%~50%　　(+++)>50%

图 4-4-2　患者的临床特点

表 4-4-4　WS 的诊断方法

方法	优点	缺点
微卫星标记技术	费用低廉	可能存在信息不全 需要三份样本
多重连接依赖式探针扩增技术	费用低廉 高效 可能检测到其他基因微缺失或重复(由探头覆盖范围确定)	需针对威廉姆斯综合征这一特定病症来定制探针
荧光原位杂交技术	敏感度高 可能检测到异位染色体(由探头覆盖范围确定)	费用高昂 检测较小基因缺失存在假阴性 无法确定基因缺失的大小情况 需要针对 WS 这一特定病症来定制相应的探针
染色体芯片分析技术	阳性率高 能够确定基因缺失的大小 能够确定基因组中其他位置的拷贝数变异情况 不再需要针对 WS 这一特定疾病来定制相应的探针	目前最为昂贵的检测方法 不能检测平衡异位或反转
非侵入性产前检测	可对非整倍体和大的基因缺失或重复进行产前诊断	分辨率低(仅能检测>3Mb 的基因缺失)
全外显子组测序	在研究条件下进行基因缺失的检测	临床用于单核苷酸变异 费用高昂 对基因缺失检测准确度低
全基因组测序	在研究条件下进行单核苷酸变异和拷贝变异数或结构变异的联合检测	费用高昂 耗时较长

五、治疗经过

完善术前准备后在全麻下行瓣上型主动脉狭窄矫治 + 右肺动脉成形术。术后予以强心、利尿、呼吸机辅助呼吸、预防感染、营养支持及综合对症治疗。

术后 7 天患者顺利出院,嘱定期门诊随访。建议家属携患儿于精神科门诊就诊,进一步评估精神认知功能。

【治疗提问】

WS 的治疗手段主要有哪些?

1. **心血管系统**　通过手术治疗主动脉瓣上狭窄、肺动脉狭窄、肾动脉狭窄等。目前对 WS 相关高血压的最佳药物治疗尚无专家共识,但可谨慎使用钙通道阻滞剂。怀疑肾动脉狭窄引起高血压,应避免使用血管紧张素转化酶抑制剂(ACEI)/ 血管紧张素 Ⅱ 受体阻滞剂(ARB)类降压药物。

2. **精神、心理与发育**　应通过早期干预、特殊教育来解决精神发育障碍问题,鼓励学习掌握日常的生活技能。由精神科专业医师指导个体治疗。

3. **高钙血症**　减少钙摄入量,增加液体摄入量;避免使用含维生素 D 制剂;可口服类固醇类药物治疗。

4. **内分泌**　甲状腺功能减退者应口服甲状腺素治疗。青春期提前可使用促性腺激素释放激素拮抗剂治疗。

5. **胃肠道**　制定个体化治疗方案应对胃食管反流、食管裂孔疝和 / 或憩室炎、便秘等胃肠道问题。

6. **遗传咨询**　大多数 WS 患者的染色体微缺失为新发缺失,偶可见由父母遗传给子女的情况。当父母携带 7q11.23 微缺失时,再次生育再发风险为50%;若患者父母不是 WS 患者,再次生育再发风险<1%。应对所有患者及其家庭成员提供必要遗传咨询,对高风险胎儿进行产前诊断。

六、随访及预后

患儿术后定期于门诊随诊,复查超声心动图及胸部增强 CT 均未见明显异常。

【预后提问】

WS 患者的预后情况如何?

WS 可累及全身多个系统,预后取决于受累系统各器官的功能情况。若器官损害较轻,预后相对较好;若器官损害严重,则预后较差,可因心力衰竭而夭折。高血压等并发症也可在成年后加速心血管疾病的发生,影响预后。

(郭应强　沈嘉渝)

推荐阅读文献

[1] KOZEL B A, BARAK B, KIM C A, et al. Williams syndrome. Nature Reviews Disease Primers, 2021, 7 (1): 42.

[2] STRØMME P, BJøRNSTAD P G, RAMSTAD K. Prevalence estimation of Williams syndrome. J Child Neurol, 2002, 17 (4): 269-271.

[3] WESSEL A, GRAVENHORST V, BUCHHORN R, et al. Risk of sudden death in the Williams-Beuren syndrome. Am J Medl Genet A, 2004, 127A (3): 234-237.

第三节　特发性心肌病

特发性或家族性扩张型心肌病

关键词:特发性扩张型心肌病;家族性扩张型心肌病;心力衰竭

一、病史摘要

患者,女性,52 岁,农民,已婚,因"劳力性呼吸困难 5 年,加重 1 个月"入院。

5 年前患者无明显诱因出现劳力性呼吸困难,于当地医院诊断为"心力衰竭"。此后间断服用依那普利、琥珀酸美托洛尔、呋塞米,近 3 年反复因上述症状加重住院治疗。1 个月前,上述症状于受凉感冒后复发加重,伴夜间阵发性呼吸困难,伴咳嗽、咳白色黏液痰,伴心悸、双下肢水肿,无发热、咯血,无胸闷、胸痛、

黑矇、晕厥,无腹痛腹泻。自患病以来,精神、食欲、睡眠差,大便正常,小便量减少,约 1 000ml/d,体重近 1 个月增加 2.5kg。无高血压、冠心病、糖尿病、慢性肾脏疾病等慢性病史。既往史无特殊。无吸烟、饮酒史,无药物、毒物接触史。母亲、姐姐和哥哥均在 50 多岁时死于不明原因的终末期心力衰竭。

二、体格检查

体温 36.7℃,心率 102 次 /min,呼吸 23 次 /min,血压 99/65mmHg。神志清楚,精神差。颈静脉怒张,肝颈静脉回流征阳性。心尖搏动范围弥散,可触及抬举样心尖搏动。叩诊心浊音界两侧扩大。听诊心音低钝,可闻及奔马律,心尖区闻及 3/6 级收缩期吹风样杂音,无传导。双肺听诊呼吸音增粗,可闻及散在湿啰音。肝脏肋下 2cm 可及,质中,轻度压痛。双下肢中度凹陷性水肿。

【病史和查体提问】

病史信息中最具价值的病因诊断线索是什么?下一步检查该如何做?

患者有 3 名一级亲属在 50 多岁时死于不明病因的心力衰竭,具有明显的家族聚集倾向。推测病因为家族性心脏病,或可累及心脏的遗传性系统性疾病可能性大。

结合反复慢性心力衰竭急性加重病史和提示心力衰竭的体征(包括心界扩大,心音低钝,体、肺循环淤血等),下一步检查应遵循心力衰竭诊断流程。首先结合心电图、胸部 X 线、利钠肽检测和超声心动图明确心力衰竭诊断;再根据临床线索相应地筛查冠心病、自身免疫性疾病、甲状腺疾病、内分泌系统疾病等,以明确心力衰竭病因和诱因。部分考虑有特殊病因的患者,还需完善心肌活检、基因检测等特殊检查;最后,明确是否存在并发症及合并症,综合评估心力衰竭严重程度和预后。

三、辅助检查

1. **血液检查**　血常规白细胞总数(11.2×10⁹/L)和中性粒细胞百分比(83%)升高。肝、肾功能、血糖、血脂、血清铁蛋白与转铁蛋白、饱和度、肌酸激酶、甲状腺功能、自身免疫抗体、肌钙蛋白均未见异常。

2. **N 末端脑钠肽前体明显升高**(8 891ng/L)。

3. **12 导联心电图**　窦性心律,心率 100 次 /min,肢导联低电压,ST-T 改变。

4. **24 小时动态心电图**　平均心率 85 次 /min,室性期前收缩 4 328 次 /24h。

5. **超声心动图**　左室增大,左室舒张末期内

径（left ventricular end-diastolic dimension，LVEDD）60mm，左房增大，右心房室大小正常。室间隔及左室后壁厚度正常。左室射血分数（left ventricular ejection fraction，LVEF）减低（36%）。各瓣膜形态结构正常，二尖瓣中度反流。

6. **胸部 CT** 双肺散在渗出性病变，心影增大。

7. **冠状动脉 CT** 冠脉各分支血管未见狭窄。

8. **心脏磁共振**（cardiac magnetic resonance，CMR） 左心增大，LVEF 39%。右心大小正常，右室射血分数 60%。左室中段至心尖，在室间隔和左室游离壁可见心肌中层钆延迟强化（late gadolinium enhancement，LGE）（图 4-4-3）。

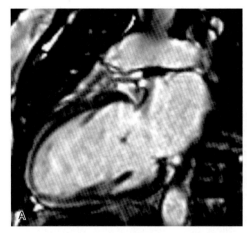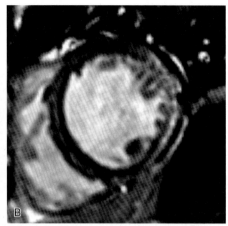

图 4-4-3 CMR 左室 2 腔心（A）和短轴乳头肌水平切面（B）显示心肌中层钆延迟强化

9. **基因检测** 受磷蛋白编码基因 *PLN* 在 6q22 位点非移码缺失（*PLN* R14del）。

10. **家系筛查** 本例患者的所有一级亲属中有 4 名经超声心动图检出左室增大，其中 1 名伴 LVEF 减低且达到扩张型心肌病（dilated cardiomyopathy，DCM）诊断标准。基因检测证实他们均携带 *PLN* R14del。

【辅助检查提问】

1. 该类患者还可能出现哪些超声心动图表现？

该患者左室增大和 LVEF 减低程度满足 DCM 影像诊断标准，即：① LVEDD＞50mm（女性）或＞55mm（男性），且：② LVEF＜45%，左室缩短分数＜25%。DCM 在超声心动图上还可能出现右心室增大、全心增大、合并二尖瓣和三尖瓣反流、肺动脉高压、附壁血栓等表现。

2. CMR 检查在此类患者中的应用价值是什么？

CMR 是目前测量心室容积、射血分数、心肌质量的金标准。它更重要的价值是帮助心肌病病因诊断。其 LGE 成像技术通过识别心肌瘢痕的位置和范围，帮助鉴别缺血性或非缺血性病因。缺血性心肌病的特征是与冠脉供血范围一致的心内膜下或透壁性 LGE，而如本例患者的心肌中层或心外膜下 LGE 则强烈提示非缺血性心肌病。T_1 mapping、T_2 mapping、T_2^* mapping 技术，则能定性、定量分析心肌纤维化、水

肿、出血、异常物质沉积等心肌组织学特征。

四、诊断

家族性扩张型心肌病（*PLN* R14del 突变）；射血分数减低型心力衰竭；慢性心力衰竭急性加重；肺部感染。

【诊断提问】

1. 扩张型心肌病（dilated cardiomyopathy，DCM）的定义和流行病学是什么？

DCM 是以左室或双心室扩张且伴有左室收缩功能障碍为特征的一类心肌病，其诊断还需排除足以引起心室收缩功能受损的负荷异常（如高血压、心脏瓣膜病）以及冠状动脉疾病，心肌纤维化是其主要病理改变。我国在 2002 年报道的 DCM 患病率约 19/10 万，它是最常见的心肌病类型，也是心力衰竭和心脏移植的主要原因之一。

2. 特发性 DCM 和家族性 DCM 的诊断如何确定？

特发性 DCM 是指临床排除了如下已知病因的 DCM，包括感染（细菌、病毒、寄生虫、真菌等）、心肌毒性药物使用（蒽环类抗肿瘤药物、氯喹、羟氯喹等）、异常物质沉积（淀粉样物质、含铁血黄素）、成瘾物质滥用（酒精、可卡因、安非他命等）、内分泌代谢异常（甲状腺功能亢进、库欣病、嗜铬细胞瘤、肢端肥大症等）、

营养不良(硒缺乏症、硫胺素缺乏症等)、自身免疫性疾病(韦格纳肉芽肿病、系统性红斑狼疮,结节病等)、线粒体病、神经肌肉疾病等。约50%的DCM会被诊断为特发性DCM,但特发性DCM显然是有某种病因的,只是尚未被认识到。

特发性DCM患者经家系筛查,若满足以下任一条件:①一个家系中包括先证者在内有≥2例特发性DCM;②一级亲属中有尸检证实的DCM,或有不明原因的35岁以下的猝死者,则诊断为家族性DCM。他们约占特发性DCM的20%~35%。

3. 特发性或家族性DCM的遗传学特征是什么?

约半数家族性DCM病例可被检出基因突变。目前已发现数十种可能的DCM致病基因突变,包括编码心肌细胞肌节、细胞骨架、肌膜和细胞核的基因等。遗传方式多为常染色体显性遗传,少见有X连锁、常染色体隐性以及线粒体遗传。而部分散发的特发性DCM也可能被检出上述突变基因。

DCM基因型和临床表型之间通常无特定关联。携带同一基因突变的同一家系成员,他们的发病年龄、起病方式、心脏形态功能特征、甚至预后都可能完全不同,甚至可能无DCM表现。但是,也有少数基因有特征性临床表型,如携带 *LMNA* 和 *SCN5A* 基因突变的DCM患者合并传导异常、室性心律失常的风险增加。此外,基因突变背景可能增加个体在感染或妊娠等场景下的DCM患病风险。

4. 哪些患者需要进行全面的DCM家系筛查?筛查的内容包括哪些?

对新诊断的特发性DCM,都应详细采集3代及以上家族史,并对一级亲属行临床筛查,包括病史和症状评估、体格检查、心电图和超声心动图检查。必要时还需筛查遗传性神经肌肉疾病。建议所有新诊断的特发性DCM患者进行基因检测,建议家族成员进行遗传咨询。

五、治疗经过

1. 哌拉西林舒巴坦1.5g,静脉滴注,每12小时1次。

2. 呋塞米40mg,静脉注射,每日2次;10%氯化钾口服液10ml,口服,每日3次。

3. 调整指南指导的心力衰竭药物治疗方案为琥珀酸美托洛尔47.5mg,口服,每日1次;螺内酯20mg,口服,每日1次;沙库巴曲缬沙坦钠25mg,口服,每日2次;达格列净10mg,口服,每日1次。

4. 进行患者教育,加强自我管理、用药和随访依从性。

【治疗提问】

家族性或特发性DCM的治疗方案是什么?

家族性和特发性DCM没有已知的病因,无须病因治疗,基因治疗也尚在研究阶段。它们的治疗方案主要遵循射血分数减低性心力衰竭(heart failure with reduced ejection fraction,HFrEF)的治疗原则,包括:①所有无禁忌患者都应积极使用能降低死亡率的药物,包括血管紧张素受体脑啡肽酶抑制剂/血管紧张素转换酶抑制剂/血管紧张素Ⅱ受体阻滞剂、β受体阻滞剂、醛固酮受体拮抗剂和钠-葡萄糖协同转运蛋白2抑制剂(Ⅰ类推荐);②给予有容量超负荷客观证据的患者利尿治疗(Ⅰ类推荐);③建议优化药物治疗3个月后仍有心力衰竭症状、LVEF≤35%且预期寿命超过1年的患者予以植入型心律转复除颤器(implantable cardioverter defibrillator,ICD)(Ⅰ类推荐);建议优化药物治疗3个月后仍有心力衰竭症状、LVEF≤35%、窦性心律、左束支传导阻滞、QRS间期≥150毫秒的患者植入再同步化治疗设备(Ⅰ类推荐);④终末期心力衰竭患者可考虑机械循环支持、心脏移植。其他治疗还包括针对心房颤动、贫血、铁缺乏、血栓栓塞等合并症或并发症处理。

六、随访及预后

1. 先证者此次出院后3年内,反复因心力衰竭加重住院3次。此次出院后3.5年(起病后8.5年)因难治性心力衰竭行心脏移植。

2. 初筛阳性的一级亲属,在此后3年随访期内,临床症状、超声心动图和实验室检查均无明显变化。

【预后提问】

DCM患者预后怎样?

我国2014年研究报道的DCM 52个月病死率为42%,但随着心力衰竭药物和器械治疗的进展,DCM患者生存率有所提高。有关家族性和散发DCM病例间预后差异的研究并未发现阳性结果。但携带 *LMNA* 基因突变的患者发生心源性猝死、室性心动过速或心室颤动的风险显著增加,因此建议即使LVEF>35%但有心源性猝死家族史者,积极给予ICD植入可能有助于猝死预防。

(张 庆 亢 玉)

推荐阅读文献

[1]杨杰孚,廖玉华,袁璟,等.中国扩张型心肌病诊断和

治疗指南 . 临床心血管病杂志 , 2018, 34 (5): 14.

［2］ BOZKURT B, COLVIN M, COOK J, et al. Current diagnostic and treatment strategies for specific dilated cardiomyopathies: a scientific statement from the American Heart Association. Circulation, 2016, 134 (23): e579-e646.

［3］ MC DONAGH T A, METRA M, ADAMO M, et al. 2021 ESC Guidelines for the diagnosis and treatment of acute and chronic heart failure. Eur J Heart Fail, 2022, 24 (1): 4-131.

致心律失常型右心室心肌病

关键词：室性心律失常；右心室长大；ICD

一、病史摘要

患者，男，27 岁，因"反复晕厥 8 年，腹胀伴呼吸困难 6 个月"入院。

患者 8 年前无明显诱因于快走时突发心悸、恶心、全身冷汗，随即出现黑矇、晕厥倒地，约 1 分钟后清醒，不伴抽搐、大小便失禁、肢体偏瘫、胸痛、腹痛、呼吸困难等。3 年前再有类似发作 2 次，均未重视，未到医院诊治。6 个月前无诱因出现腹胀，劳力性呼吸困难，伴咳嗽，痰中带血，不伴寒战、发热。

自患病以来，饮食、睡眠正常，大小便正常，体重无明显降低。既往史无特殊。无吸烟、饮酒史，无药物、毒物接触史。父母均身体健康，无晕厥、猝死及遗传病的家族史。

二、体格检查

体温 36.3 ℃，血压 115/70mmHg，心率 70 次 /min，脉搏 16 次 /min。发育正常，静息时无呼吸困难。颈静脉充盈，未见颈静脉搏动。双肺叩诊呈清音，听诊呼吸音正常，未闻及干湿啰音。心界明显增大，心律不齐，可闻及期前收缩，三尖瓣听诊区可闻及收缩期 3/6 级吹风样杂音。全腹无压痛及反跳痛，肝脏肋下 2cm 可扪及，质软，无触痛，肝 - 颈静脉回流征（+）。双下肢无水肿。

【病史及查体提问】

1. 患者以晕厥为主诉时，诊断应该如何进行？

接诊医生对病史的仔细询问非常重要，应请患者与现场目击者尽量还原发作时的情况，包括对诱因、场景、前驱症状、意识状况、持续时间、缓解方式、后遗症等的详细描述，然后作出初步判断：①晕厥的诊断是否成立？晕厥是指一过性全脑血液低灌注导致的短暂性意识丧失，特点为发生迅速、一过性、自限性并能够完全恢复。晕厥应与癫痫、发作性睡病、猝倒、意外跌倒、眩晕、癔症等鉴别。②晕厥的类型及可能病因是什么？晕厥主要分为三大类，包括心源性晕厥，即心律失常、结构性心脏病或心肺疾病所致晕厥；神经介导反射性晕厥；直立性低血压晕厥。

2. 初步考虑是什么原因导致晕厥？

患者为青年男性，多次在活动时发生晕厥，晕厥前感心悸，无体位的突然改变。查体发现心界扩大，期前收缩，三尖瓣反流。因此，初步考虑为心源性晕厥，而听诊上初步排除了主动脉瓣狭窄、梗阻性肥厚型心肌病等导致晕厥的常见结构性心脏病，以心律失常所致晕厥可能性大。

三、辅助检查

1. 12 导联心电图 胸导联 T 波倒置，V1~V3 见 Epsilon 波，肢导联低电压（图 4-4-4A、B）。

2. 24 小时动态心电图 平均心率 65 次 /min，24 小时室性期前收缩 1 200 次，可见非持续性室性心动过速（nonsustained ventricular tachycardia，NSVT）。

3. 胸部 CT 心影明显增大，以右房室为主，双肺未见渗出、实变。

4. 超声心动图 右心明显增大［右心室（RV）49mm，右心房（RA）63mm］，三尖瓣重度反流，右室收缩功能明显减低［右室面积变化分数（FAC）20%，三尖瓣环收缩期位移（TAPSE）7mm］，左室收缩功能降低（LVEF39%）（图 4-4-4C）。

5. NT-proBNP 1 840ng/L（0~100ng/L），肌钙蛋白 T 29ng/L（0~14ng/L）。

6. CMR 右房室明显增大，左右心室壁及室间隔见片状延迟强化（LGE）（图 4-4-4D）。

7. 遗传性心肌病基因检测 阴性。

【辅助检查提问】

1. 什么是心电图上的 Epsilon 波？

Epsilon 波是 V1~V3 导联中位于 QRS 波群末端与 T 波起始处之间的独立低振幅信号（表现为小的正向波或切迹），对致心律失常型右心室心肌病（arrhythmogenic right ventricular cardio-myopathy，ARVC）的诊断特异性很高，但敏感性较低，也存在较大的观察者间差异。

2. 对 ARVC 有诊断价值的辅助检查是什么？

心电图、超声心动图、CMR 均提示患者右心明显受累，动态心电图提示频发室性期前收缩，故考虑ARVC。肢体导联低电压提示左室受累。

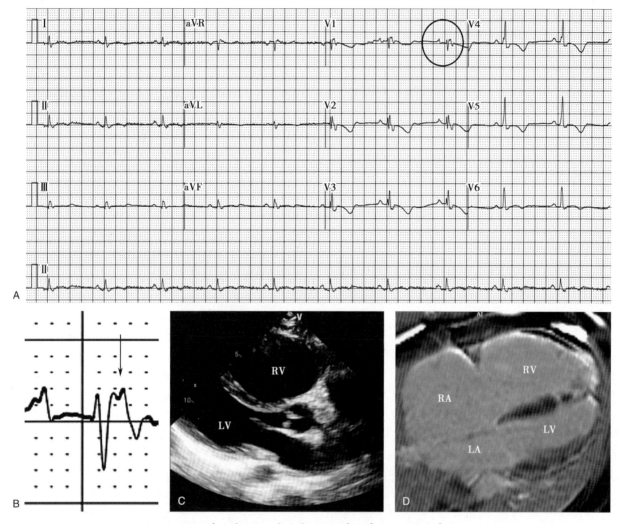

RV—右心室;LV—左心室;RA—右心房;LA—左心房。

图 4-4-4 患者检查结果

A. 心电图提示 QRS 波低电压,V_1~V_3 导联可见 Epsilon 波(圆圈处);B.V_1 导联 QRS 波放大显示 Epsilon 波(箭头处);C. 超声心动图胸骨旁左心室长轴切面显示显著增大的右室和受压变小的左室;D. 心脏核磁共振 LGE 序列在四腔心切面显示右室游离壁基底段至心尖段透壁 LGE,室间隔中段及心尖段斑片状 LGE,左室游离壁中层 LGE。

四、诊断

致心律失常型右心室心肌病:窦性心律;心功能 Ⅱ 级(NYHA 分级);心源性晕厥。

【诊断提问】

1. ARVC 的发病机制是什么?

ARVC 是一种遗传性心肌病,其特点是正常的右室心肌组织被纤维脂肪组织替代,好发于右室流入道、流出道和左室后侧壁构成的"发育不良三角区"。这一过程从心外膜向心内膜发展,由最初的节段性室壁运动异常和室壁瘤形成,逐渐引起整个右心室扩张。左心室部分区域也可出现纤维脂肪替代心肌,导致左室受累。ARVC 的分子病理生理学尚不完全明了,最可能是有基因缺陷的桥粒蛋白存在功能障碍,

导致细胞间连接和黏附蛋白异常,心肌细胞分离和死亡,受损的心肌细胞最终被纤维脂肪组织取代。

2. ARVC 的流行病学与遗传学特征有哪些?

ARVC 的人群发病率在(2~5)/万,是成人心源性猝死(sudden cardiac death,SCD)的重要原因,约占总体 SCD 的 11%。本病的好发年龄为 20~40 岁,10 岁前未见发病者。大约 50% 的患者有阳性家族史,以常染色体显性遗传的方式遗传,也有罕见的常染色体隐性遗传,目前发现与 ARVC 相关的基因共 15 个,包括 5 个桥粒蛋白基因和 10 个非桥粒蛋白基因。运动作为非常重要的环境刺激因素,在 ARVC 的发生发展过程中起到了相当关键的作用,从事剧烈运动或竞技运动的人更容易受到该病的影响。因为性激素对本病的影响和运动强度的差异,ARVC 在男性中的恶性程度要高于女性。

3. ARVC 的诊断标准是什么?

ARVC 临床上主要表现为室性心律失常、SCD、心力衰竭相关的症状,晕厥较为常见。目前仍沿用 2010 年的诊断标准(表 4-4-5),包含 6 个类别的多个指标。ARVC 的确诊:需满足来自不同类别的两个主要指标,或一个主要指标 + 两个次要指标,或四个次要指标;临界诊断:需满足来自不同类别的一个主要指标 + 一个次要指标,或三个次要指标;疑似诊断:需满足一个主要指标,或来自不同类别的两个次要指标。本例患者符合两个主要指标(右心室运动障碍伴 FAC ≤ 33%;V_1~V_3 导联有 Epsilon 波),两个次要指标(完全性右束支传导阻滞伴 V_1~V_4 出现 T 波倒置;24 小时室性期前收缩多于 500 个),故可以确诊。此外,随着 CMR 技术的发展,结合局部室壁运动评估和组织学定性对 ARVC 的诊断价值明显提高,心肌活检已不作为 ARVC 的常规检查,只是用于与慢性心肌炎、结节病等的鉴别。已满足 ARVC 临床诊断标准的先证者中,建议基因检测以确定致病突变,并筛选家族成员中的突变基因携带者,尽早识别处于临床前期的患者。

表 4-4-5 ARCV 诊断标准

项目	主要指标	次要指标
整体或局部运动障碍和结构改变	超声心动图 　右心室局部运动消失、运动减弱或室壁瘤,伴以下表现之一 　(1)胸骨旁长轴切面 RVOT ≥ 32mm[体表面积矫正后(RVOT/BSA)≥ 19mm/m²] 　(2)胸骨旁短轴切面 RVOT ≥ 36mm[体表面积矫正后(RVOT/BSA)≥ 21mm/m²] 　(3)面积变化分数 ≤ 33% CMR 　右心室局部运动消失、运动减弱或收缩不协调,伴以下表现之一 　(1)RVEDV/BSA ≥ 110ml/m²(男)或 ≥ 100ml/m²(女) 　(2)RVEF ≤ 40% 右心室造影 　右心室局部运动消失,运动减弱或室壁瘤	超声心动图 　右心室局部运动消失、运动减弱或室壁瘤,伴以下表现之一 　(1)胸骨旁长轴切面 RVOT 29~32mm[体表面积矫正后(RVOT/BSA)16~19mm/m²] 　(2)胸骨旁短轴切面 RVOT 32~36mm[体表面积矫正后(RVOT/BSA)18~21mm/m²] 　(3)面积变化分数 33%~40% CMR 　右心室局部运动消失、运动减弱或收缩不协调,伴以下表现之一 　(1)RVEDV/BSA 100~110ml/m²(男)或 90~100ml/m²(女) 　(2)RVEF 40%~45%
心肌组织学	至少 1 份活检标本的形态学分析显示残余心肌细胞<60%(或估计<50%),伴右心室游离壁心肌组织被纤维组织取代,伴或不伴被脂肪组织取代	至少 1 份活检标本的形态学分析显示残余心肌细胞为 60%~75%(或估计为 50%~65%),伴右心室游离壁心肌组织被纤维组织取代,伴或不伴被脂肪组织取代
复极异常	在 14 岁以上(不伴有完全性右束支阻滞 QRS ≥ 120ms)的患者中右胸导联(V_1,V_2,V_3)或更多导联 T 波倒置	(1)在 14 岁以上(不伴有完全性右束支阻滞 QRS ≥ 120ms)的患者中 V_1 或 V_2 导联 T 波倒置 (2)V_1,V_2,V_3 和 V_4 导联 T 波倒置(14 岁以上,伴有完全性右束支传导阻滞)
除极/传导异常	右胸导联(V_1~V_3)有 Epsilon 波(QRS 终末到 T 波开始之间的重复的低振幅的波)	1. 在标准心电图没有 QRS ≥ 100ms 的情况下,平均信号心电图显示出晚电位阳性(符合以下三条标准之一) 　(1)信号平均 QRS 时程 ≥ 114ms 　(2)电压<40μV 的 QRS 终末部分时程 ≥ 38ms 　(3)QRS 终末 40ms 的平方根 RMS 电压 ≤ 20μV 2. QRS 波终末激动时间 ≥ 55ms,测量方法是从 S 波的最低点开始到 QRS 波群的结束。在没有完全性右束支传导阻滞的情况下,包含 V_1,V_2 或 V_3 导联的 R' 波

续表

项目	主要指标	次要指标
心律失常	非持续性或持续性左束支传导阻滞图形的室性心动过速,伴电轴向上(及Ⅱ、Ⅲ、avF 导联 QRS 主波向下,avL QRS 主波向上)	1. 非持续性或持续性右室流出道型室性心动过速,或起源的图形。左束支传导阻滞图形伴电轴向下或电轴不确定 2. Holter 显示频繁室性期前收缩(>500 个/24h)
家族史	(1)一级亲属中有符合目前诊断标准的 ARVC 患者 (2)一级亲属中有尸检或手术病理确诊为 ARVC 患者 (3)患者存在可能或很可能与 ARVC 有关的致病基因突变	(1)一级亲属中有疑似 ARVC 患者,但无法确定其是否符合目前诊断标准 (2)一级亲属中有早年猝死者(<35 岁,疑似 ARVC 所致) (3)二级亲属中有病理证实或符合目前诊断标准的 ARVC 患者

五、治疗经过

1. **药物治疗**　比索洛尔 5mg,每日 1 次;呋塞米 20mg,每日 1 次;氯化钾缓释片 1 000mg,每日 1 次;培哚普利 4mg,每日 1 次;螺内酯 20mg,每日 1 次。

2. 植入型心律转复除颤器(ICD)。

【治疗提问】

1. ARVC 的主要治疗手段有哪些?

(1)ICD 植入:ICD 是唯一能改善 ARVC 患者预后、降低死亡率的方法。治疗适应证包括:心脏停搏幸存者、血流动力学不稳定的室性心动过速(SCD 的二级预防,Ⅰ类指征),血流动力学稳定的室性心动过速、疑似因室性心律失常所致的晕厥(SCD 的一级预防,Ⅱa 类指征,本例患者)。若有左室受累,LVEF<35%、NYHA 心功能Ⅱ~Ⅲ级且预期生存超过 1 年,也应植入 ICD 作为 SCD 的一级预防(同 HFrEF)。

(2)药物治疗:针对 ARVC 心力衰竭与其他病因所致心力衰竭的治疗方案相同。若不伴有左室受累,药物治疗以袢利尿剂、补钾剂为主,而本例患者因左室受累伴 HFrEF,还使用了 β 受体阻滞剂、ACEI、盐皮质激素受体拮抗剂(MRA)。抗心律失常药物可选择 β 受体阻滞剂(Ⅰ类指征)、胺碘酮、索他洛尔(Ⅱb 类指征)用于减少心律失常相关症状或 ICD 放电。

(3)射频消融:射频消融术降低室性心律失常发作,可减轻症状、改善生活质量、减少 ICD 放电,但远期复发率较高。

(4)心脏移植:如果 ARVC 患者在接受了最佳药物治疗、ICD 及其他辅助治疗后,仍出现心力衰竭进展或难治性心律失常,应考虑进行心脏移植,其受体存活表现优于缺血性心肌病。

2. ARVC 患者需要调整生活方式吗?

ARVC 患者应限制体力活动,避免耐力运动和竞技性运动,而改为低强度的静态和动态运动,如瑜珈和散步。竞技体育活动可明显增加心室的室壁应力,导致疾病进展,使得 ARVC 青少年患者的猝死风险增加 5 倍。

六、随访及预后

患者出院后 2 年中出现过 1 次 ICD 放电,证实为室性心动过速,坚持用药,未因心力衰竭再入院,NYHA 心功能稳定在Ⅱ级。

【预后提问】

ARVC 患者的预后如何?

由于纳入患者、医疗中心的差别,既往各项研究得出的 ARVC 年病死率从 0.08% 到 3.6% 不等,而接受规范治疗患者的年病死率<1%。ICD 用于 SCD 以及致命性室性心动过速的预防,是目前唯一能降低患者病死率的手段。

(张　庆　亢　玉)

推荐阅读文献

[1] BOSMAN L P, TE RIELE A S J M. Arrhythmogenic right ventricular cardiomyopathy: a focused update on diagnosis and risk stratification. Heart (British Cardiac Society), 2022, 108 (2): 90-97.

[2] CORRADO D, LINK M S, CALKINS H. Arrhythmogenic right ventricular cardiomyopathy. N Engl J Med, 2017, 376 (1): 61-72.

[3] GANDJBAKHCH E, REDHEUIL A, POUSSET F, et al. Clinical Diagnosis, Imaging, and Genetics of Arrhythmogenic Right Ventricular Cardiomyopathy/

Dysplasia: JACC State-of-the-Art Review. J Am College Cardiol, 2018, 72 (7): 784-804.

特发性限制型心肌病

一、病史摘要

患者,男,42 岁,农民,已婚,因"反复呼吸困难伴心悸 2 年,复发加重 1 个月"入院。

2 年前患者于受凉后出现乏力、心悸、平路行走 500m 左右即感呼吸困难,休息后可缓解,伴双下肢轻度水肿,否认胸闷、胸痛、咳嗽、恶心、腹痛、晕厥、夜间阵发性呼吸困难等不适,遂于当地医院就诊,行胸部 X 线检查提示"心影增大",自诉给予利尿剂等治疗后好转出院(具体不详)。此后患者活动后呼吸困难、乏力等症状间断发作,发作时自行服用呋塞米、螺内酯后可缓解。1 个月前患者上述症状明显加重,并出现夜间阵发性呼吸困难、双下肢水肿及腹胀不适,自行服药后症状缓解不明显,遂于我院进一步诊治。患者自患病以来,精神、食欲、睡眠尚可,大便正常,小便较前减少,体重较前增加 2kg。既往史无特殊。无吸烟、饮酒史,无药物、毒物接触史,无传染病史,无慢性病史,父亲(64 岁)、母亲(62 岁)、姐姐(44 岁)均身体健康,否认遗传病家族史。

二、体格检查

体温 36℃,脉搏 86 次/min,呼吸 20 次/min,血压 105/75mmHg,心率 98 次/min。神志清楚,对答切题,慢性病容,皮肤巩膜无黄染,浅表淋巴结未扪及肿大。颈静脉怒张,肝 - 颈静脉回流征阳性。双肺叩诊呈清音,双肺呼吸音清,双下肺可闻及散在细湿啰音。心浊音界叩诊向两侧扩大,心律不齐,第一心音强弱不等,可闻及第三心音奔马律,各瓣膜听诊区未闻及病理性杂音。腹软,右上腹轻压痛,无反跳痛,移动性浊音阳性,肝脏肋下 6cm,剑突下 7cm,质软,表面光滑,脾脏、肾脏未触及。双下肢中度水肿。

【查体提问】

1. 结合患者的病史和查体,初步考虑什么诊断?

本例患者症状呈进行性加重的特点,既具有左心衰竭肺循环淤血(乏力、劳力性呼吸困难、夜间阵发性呼吸困难),又具有右心衰竭体循环淤血的特点(腹胀、双下肢水肿)。结合患者胸部 X 线提示心影增大,考虑患者全心衰竭可能性大。

2. 该患者还需要进行哪些辅助检查明确诊断?

患者还需要完善 NT-proBNP、心电图、超声心动

图明确心力衰竭诊断,及血常规、血生化、小便常规、胸部 CT 扫描、心脏增强 MRI 等辅助检查进一步评估全身器官功能。在征得患者知情同意后,还可完成基因检测及心内膜下心肌活检,从而进一步明确诊断。

三、辅助检查

1. **血常规**　血红蛋白 121g/L,血细胞比容 0.25L/L。

2. **血生化**　肌酐 137.0μmol/L,葡萄糖 6.82mmol/L,估算肾小球滤过率 54.42ml/(min·1.73m^2),钠 129.4mmol/L,氯 90.9mmol/L,钾 3.72mmol/L。

3. **心肌标志物**　NT-proBNP 4 308ng/L,肌钙蛋白 T 28.3ng/L。

4. **心电图**　心房颤动,左前分支传导阻滞。

5. **超声心动图**

(1)双房增大,右室稍大[左心室(LV)38mm,左心房(LA)62mm × 84mm,右心房(RA)63mm × 86mm,右心室(RV)27mm]。

(2)双心室壁厚度正常,右室游离壁 4mm,室间隔(IVS)11mm,左心室后壁(LVPW)11mm。

(3)舒张功能评估指标　二尖瓣舒张早期血流速度峰值(E 峰)1.3m/s,舒张晚期血流速度峰值(A 峰)0.5m/s,舒张早期和晚期充盈速度的比值(E/A)2.6,二尖瓣环间隔侧运动速度峰值(e')0.8cm/s,E/e' 16。

(4)二尖瓣反流(中度),三尖瓣反流(重度)。

(5)左室收缩功能正常[射血分数(EF)62%],舒张功能降低,右室收缩功能降低(TAPSE 11mm)。

6. **心脏磁共振**(图 4-4-5)

(1)心脏增大,左右心房为主,左右心室相对稍小。

(2)心脏电影示心肌搏动幅度明显减弱,左右心室腔舒张受限。

(3)首过灌注未见灌注缺损,延迟扫描,室间隔及左心室下壁可见心外膜下、透壁延迟强化。

7. **右心导管检查**　上腔静脉平均压 24mmHg,肺动脉收缩压/平均压/舒张压 79/50/36mmHg,肺毛细血管楔压 34mmHg,右心室平均压 34mmHg,体循环血流量(Qs)5.86L/min,Qsl 3.35L/(min·m^2),肺血管阻力(PVR)1.97Wood 单位,体循环阻力(SVR)8.02Wood 单位。

8. **心肌活检**　可见散在的间皮细胞及纤维化心肌组织。

9. **基因检测**　MYH7 基因 c.2770G>A 杂合变异。

【辅助检查提问】

限制型心肌病有哪些超声心动图表现?

限制型心肌病超声心动图表现具体如下。

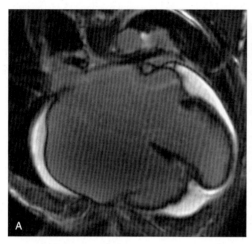 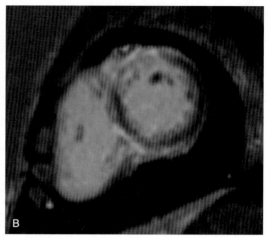

图 4-4-5　患者心脏磁共振

A.心脏磁共振示心尖 4 腔心切面显示显著增大的双心房和相对小的双心室;B.延迟扫描,室间隔及左
心室下壁可见心外膜下、透壁延迟强化。

1. 心脏结构改变

(1)左室腔容积正常或减小（<40ml/m²）,双心房扩大,扩大的心房内可见附壁血栓。

(2)左心室壁厚度正常或增厚,心内膜病变可出现心内膜回声增强;若累及室壁,心肌运动幅度可减低,心室壁舒张受限。

(3)部分患者房室瓣可增厚、变形、运动幅度减弱,伴瓣膜反流。

(4)心腔内可见附壁血栓,亦可出现心包积液、下腔静脉扩张等心力衰竭表现。

2. 舒张功能改变

早期限制型心肌病左室舒张功能不全由室壁松弛受损、充盈压正常（Ⅰ级）转为假性正常,充盈压升高（Ⅱ级）;随疾病进展,左室松弛障碍合并左室充盈压显著增高,左室舒张功能不全（Ⅲ级）。限制型心肌病进展期呈现特征性限制性改变,即左室压力在舒张早期下降的过程中出现平台期,二尖瓣血流 E/A 比值>2.5,E 峰的下降速度（DT）<150毫秒,等容舒张时间（IVRT）<50 毫秒,室间隔和侧壁 e'速度下降,以及左房容积指数增大。

四、诊断

特发性限制型心肌病（*MYH7* 基因 c.2770G>A杂合变异）。

【诊断提问】

1. 特发性限制型心肌病的定义及流行病学如何? 发病机制是什么?

限制型心肌病是一种以心肌僵硬度升高导致以舒张功能严重受损为主要特征的心肌病。患者心脏的收缩功能大多正常或仅有轻度受损,而舒张功能多表现为限制性舒张功能障碍,而家族性限制型心肌病常以常染色体显性遗传为特征。特发性限制型心肌病较为罕见,具有上述典型形态学和生理学改变,但无明确病因,且目前发病率尚不确定。

相关心肌肌节和细胞骨架基因检测表明,特发性限制型心肌病主要是遗传性疾病,目前已经确定了多种致病突变。其中包括 *TNNI3*、*TNNT2*、*TPN1*、*MYH7*、*DES*、*MYBPC3*、*LMNA*、*FLNCHE*、*LAMP2*;目前还有研究提示特发性限制型心肌病的另一病因是结蛋白病,即结蛋白（肌间线蛋白）或结蛋白的分子伴侣（α、β 晶状体蛋白）突变引起的骨骼肌及心肌病。

2. 特发性限制型心肌病的诊断标准是什么?

目前特发性限制型心肌病尚无统一的诊断标准。临床主要依据病史、症状、体征和辅助检查（包括血液检查、心电图、胸部 X 线、超声心动图、心脏 MRI、心肌活检、心导管检查等）作出诊断,因此,辅助检查在特发性限制型心肌病诊断与鉴别诊断中起重要作用。而诊断特发性限制型心肌病还需进行心内膜心肌活检或其他心脏病理检查结果,排除继发性因素后才能诊断为特发性限制型心肌病。

3. 限制型心肌病与缩窄性心包炎的鉴别诊断要点是什么?

缩窄性心包炎指心脏被致密增厚的纤维化或钙化的心包所包裹,导致心室舒张期充盈受限而产生一系列循环障碍的疾病。限制型心肌病和缩窄性心包炎血流动力学和临床症状极其相似,但是两种疾病的治疗方案和预后却有很大差异,因此准确诊断对于指导临床治疗有重要的意义。具体鉴别要点见表 4-4-6。

表 4-4-6　限制性心肌病与缩窄性心包炎鉴别点

鉴别点	限制性心肌病	缩窄性心包炎
病史	特发性或遗传性,或由全身疾病引发	活动性心包炎、心包积液病史
体征	心包叩击音,奇脉,心尖搏动消失	可闻及 S_3、S_4,奔马律,可扪及心尖搏动
心电图	QRS 低电压,ST-T 段改变	QRS 低电压,T 波低平或倒置
超声心动图	心内膜增厚、回声增强 心房显著增大 室间隔运动不明显 二尖瓣血流呼吸相改变不明显 二尖瓣环平均 e'<8.0cm/s 肝静脉多普勒呼气时舒张期末期反向血流速度/前向血流速度≥0.8 侧壁二尖瓣环 e' 高于室间隔二尖瓣环 e'	心包增厚、钙化 心房轻度增大 室间隔随呼吸周期性移位,二尖瓣血流呼吸相改变明显(吸气时 E 峰速度降低>25%) 二尖瓣环平均 e'>8.0cm/s 静脉多普勒吸气时反向血流速度增快 侧壁二尖瓣环 e' 低于室间隔二尖瓣环 e'
胸部 X 线	心房扩大导致轻度心脏扩大,可见心包积液,胸腔积液,肺淤血	可见心包钙化
心脏磁共振	可见心包无增厚,心肌内 LGE	心包增厚>4mm,可伴心包钆延迟增强
心导管检查	左右心室舒张压相差超过 5mmHg 右心室收缩压>50mmHg 呼吸时左右心室压力曲线变化呈一致性 右心室舒张压<收缩压的 1/3	左右心室舒张压相等 呼吸时左右心室压力曲线变化呈矛盾性 右心室舒张压>收缩压的 1/3
心内膜活检	特定病理表现对心肌淀粉样变和高嗜酸细胞综合征有诊断价值	正常

五、治疗经过

1. 休息、吸氧、监测患者生命体征、低盐饮食、适当控制水的摄入。

2. 给予患者呋塞米 40mg,每日 2 次;托伐普坦 7.5mg,每日 1 次。

3. 心房颤动管理　给予患者利伐沙班 15mg,每日 1 次抗凝治疗,倍他乐克 47.5mg,每日 1 次控制心室率。

4. 对患者进行健康教育,教会患者正确监测血压、心率、出入量及体重变化。

5. 密切观察随访,注意患者水钠潴留症状发生并及时调整药物,随访过程中若心力衰竭进一步恶化达到心脏移植指征则启动移植前评估。

【治疗提问】

特发性限制型心肌病的治疗手段主要有哪些?

特发性限制型心肌病没有特异性治疗,但对于继发性限制型心肌病患者可针对病因特异性治疗。

特发性限制型心肌病患者的心力衰竭治疗以经验性治疗为主,目的主要为减轻肺循环和体循环淤血。治疗原则主要为降低静脉压、控制心率以延长充盈时间(同时应避免心动过缓)、维持心房收缩、纠正房室传导障碍,以及避免贫血、营养缺乏、钙超载和电解质紊乱。

(1)低至中等剂量袢利尿剂可减轻体循环和肺静脉淤血,但限制型心肌病患者需要较高充盈压以维持心排血量。

(2)降低心率的钙通道阻滞剂(如维拉帕米)可通过控制心率延长充盈时间,改善舒张功能,具有一定的治疗作用。

(3)β 受体阻滞剂可通过控制心率从而增加充盈时间和改善心室舒张,抑制代偿性交感神经刺激对心肌细胞功能的长期有害影响。

(4)心房颤动患者应抗凝、控制心率;对于收缩功能保留的患者可用钙通道阻滞剂或 β 受体阻滞剂来控制心率。

(5)对于难治性心力衰竭患者应考虑心脏移植。左心室辅助装置可替代心脏移植或作为移植前的过渡治疗。

六、随访及预后

此次住院后急性心力衰竭纠正,后每月定期门诊随诊。

起病后 3 年,患者心力衰竭进一步加重,需每月住院输注血管活性药物及静脉利尿剂缓解心力衰竭症状;心力衰竭进入终末期,进行心脏移植前评估。

起病后 3.5 年于我院行心脏移植术,术后心脏外科及心脏内科规律随访,目前病情平稳。

【预后提问】

特发性限制型心肌病患者的预后如何?

特发性限制型心肌病患者预后通常较差。且目前对其预后的研究较少,来自梅奥诊所一项研究发现,病例组的生存率显著下降,其 5 年与 10 年的总体生存率分别为 64% 和 37%。

(张　庆　陈晓婧)

推荐阅读文献

[1] GIUSEPPE LIMONGELLI, RACHELE ADORISIO, CHIARA BAGGIO, et al. Diagnosis and management of rare cardiomyopathies in adult and paediatric patients. A Position Paper of the Italian Society of Cardiology (SIC) and Italian Society of Paediatric Cardiology (SICP). Int J Cardiol, 2022, 357: 55-71.

[2] PEREIRA N L, GROGAN M, DEC G W. Spectrum of Restrictive and Infiltrative Cardiomyopathies: Part 1 of a 2-Part Series. J Am Coll Cardiol, 201871 (10): 1130-1148.

[3] MUCHTAR E, BLAUWET LA, GERTZ MA. Restrictive cardiomyopathy: genetics, pathogenesis, clinical manifestations, diagnosis, and therapy. Circ Res, 2017, 121 (7): 819-837.

左室致密化不全

> 关键词:左室致密化不全;心律失常

一、病史摘要

患者,女,37 岁,公务员,已婚,因"反复心悸 1 年"就诊。

1 年前患者无明显诱因出现心悸反复发作,呈阵发性,每日发作数次,发作时自觉心跳不规则、常"漏跳一拍",持续约数秒。发作时无乏力、头晕、晕厥、黑矇,无胸闷、胸痛、呼吸困难,无恶心、呕吐、肢体活动障碍等。自患病以来,患者精神、食欲正常,睡眠较差,大便及小便正常,体重无变化。既往史无特殊。

无吸烟、饮酒史,无药物、毒物接触史。父亲(58 岁)、母亲(57 岁)均身体健康,否认遗传病家族史。

二、体格检查

体温 36.7℃,心率 102 次 /min,呼吸 23 次 /min,血压 99/65mmHg。心、肺、腹未查见明显异常体征,浅表淋巴结未扪及肿大,双下肢无水肿。

【病史查体提问】

结合病史和查体,需要进行哪些检查明确诊断?

本例患者为年轻女性,结合心悸发作特点,心律失常的类型判断为期前收缩可能性大。但病史、查体无异常发现,心律失常病因不能明确。需要完善心电图、动态心电图明确心律失常类型和严重程度,完善超声心动图明确有无心脏结构功能异常以排除器质性心脏病。还需要排查诱发心悸的心脏外病因,如贫血、感染、甲状腺功能亢进等。

三、辅助检查

1. 血常规、肝功能、肾功能、凝血功能、血糖、血脂、肌酶、甲状腺功能、胸部 X 线、腹部彩超均未见异常。

2. **12 导联心电图**　窦性心律,室性期前收缩,胸导联 V_1~V_6 T 波倒置。

3. **24 小时动态心电图**　窦性心律,平均心率 69 次 /min。房性期前收缩 208 次 /d,室性期前收缩 4 995 次 /d。ST-T 改变。心率变异性正常。

4. **超声心动图**　心脏各房室大小正常,左室收缩功能测值正常;各瓣膜无结构功能异常。图像质量差,左室心尖部显示欠佳,疑似肌小梁增多。

5. **CMR**　心脏未见增大,左右室收缩功能正常。左、右室壁内面肌小梁增多,呈网状改变,左室游离壁致密化心肌变薄,非致密心肌层与致密层心肌厚度比值最大为 3.1(图 4-4-6)。未见钆延迟增强(late gadolinium enhancement,LGE)。

6. **家系筛查**　筛查 3 代及以上家族史无异常发现。所有一级亲属完善病史采集、体格检查、12 导联心电图和超声心动图筛查,均未见异常。

7. **基因检测**　未查见异常基因突变。

【辅助检查提问】

1. 以上哪项异常检查结果能提供诊断线索?

超声心动图检出的左室心尖部疑似肌小梁增多,提示左室致密化不全(left ventricular non-compaction,LVNC)可能。进一步完善 CMR,明确左、右室壁内面肌小梁增多且呈网状改变,并发现左室游离壁致密化

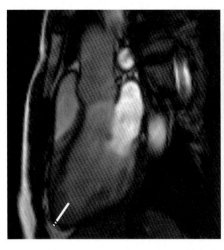 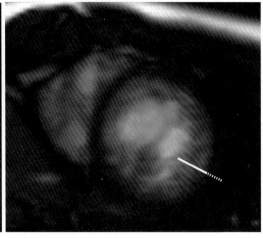

图 4-4-6　患者检查结果

CMR 左室长轴心尖 3 腔心切面(左)和短轴切面心尖段(右),于心室舒张末期显示左、右室壁内
增多的肌小梁及小梁间隐窝。白色实线表示非致密层心肌,白色虚线表示致密层心肌。

心肌变薄,测得非致密心肌层与致密层心肌厚度比值为 3.1,达到 LVNC 形态学诊断标准。

2. LVNC 的影像学诊断方法和标准是什么?

LVNC 是一种罕见心肌病,在心肌病分类中被归为未定型心肌病。其特征是在心室壁改变,在心脏影像学上呈两层结构,即一层厚的非致密、网状心肌层(又称肌小梁)和一层薄的致密心肌层。少数患者的右室壁也可呈上述改变。任何心脏影像学检查发现有显著增多的肌小梁时均应怀疑 LVNC,但是 LVNC 的明确诊断目前还没有公认的诊断金标准。见表 4-4-7 所示,现有的多种心脏影像学方法和诊断标准,在测量切面、时相(收缩/舒张末期)、诊断截止值上均存在差异。目前较常用超声心动图的 Jenni 标准和心脏核磁共振的 Petersen 标准。但是需要注意的是,对于孤立性的 LVNC 诊断标准需严格掌握,避免过度诊断。

表 4-4-7　不同心脏影像学 LVNC 诊断标准的主要测量方法和定义

诊断标准	诊断切面、时相和截止值	手段
Jenni 标准	胸骨旁短轴切;收缩末期;NC:C 厚度比值>2	超声心动图
Chin 标准	剑突下长轴或心尖四腔切面;舒张末期;X/Y ≤ 0.5	超声心动图
Stöllberger 标准	心尖四腔心切面;舒张末期;NC:C 厚度比值 ≥ 2:1 或从心尖水平到乳头肌水平的单个平面中,可见 3 条以上突出的肌小梁	超声心动图
Petersen 标准	心尖长轴切面;舒张末期;NC:C 厚度比值>2.3	CMR
Jacquier 标准	短轴切面;舒张末期;NC:整体心肌质量比值>20%	CMR
Stacey 标准	短轴切面;收缩末期;NC:C 厚度>2	CMR

注:X,心外膜与小梁隐窝底部的距离;Y,心外膜与小梁顶端的距离;CMR,cardiac magnetic resonance,心脏磁共振;C,compacted myocardium,致密层心肌;NC,non-compacted myocardium,非致密层心肌。

四、诊断

左室致密化不全(LVNC);房性期前收缩;室性期前收缩。

【诊断提问】

1. LVNC 的流行病学是怎样的?

在对 LVNC 认识不足阶段,报道的患病率很低,约 0.014%。随着影像学技术的发展,以及对 LVNC 的认识和重视程度加深,被诊断的 LVNC 患者数量逐年增长。近年报道的利用经胸超声心动图筛查 LVNC 的检出率可达 1.3%,而 CMR 的 LVNC 检出率更高,约为 14.8%。

2. LVNC 的发病机制是什么?

至目前,LVNC 的发病机制尚无定论。多认为是胚胎发育时期心肌致密化过程停滞的结果。大约在胚胎发育 4 周时,心室壁是一松散的网状肌小梁结构,增加与血液的接触面积能抵抗缺血。在此后的胚胎发育至胎儿阶段,这些网状小梁从心外膜到内膜、心底到心尖逐渐压缩致密化,小梁间隐窝则压缩成为毛细血管。任何原因引起此阶段致密化停滞,将导致出生后心脏 LVNC 表现。LVNC 也可能伴有其他先天缺陷或神经肌肉疾病。

约 12%~50% 的 LVNC 患者有家族史,遗传方式以常染色体显性遗传居多,也可是常隐或 X 连锁遗传。已发现数十个潜在 LVNC 致病基因,主要位于肌节蛋白、细胞骨架蛋白、Z 带蛋白和线粒体蛋白的编码基因内。基因突变可能是上述胚胎发育心肌致密化停滞的原因之一。MYH7,MYBPC3 和 TTN 基因突变是目前在 LVNC 患者中检出最多的类型,它们也是其他类型心肌病的已知致病基因,如扩张型、肥厚型和限制型心肌病。临床也可在这些心肌病患者中见到显著的肌小梁增多,呈现不同的 LVNC 表型。因此,LVNC 是一种独立的疾病,还是其他心肌病类型的一种表现,仍有争论。

有研究报道在运动员、妊娠妇女、心力衰竭或血液系统疾病(如 β 地中海贫血)患者群体中,发现有新出现的左室肌小梁、或原来即存在但变得更加显著的肌小梁,因此认为 LVNC 表型也可能是应对心排血量增加、左室负荷增加、或妊娠相关生理变化的适应性表现;也可能是遗传和环境因素的共同作用,即他们可能存在潜在基因突变,在心脏负荷发生变化时出现异常改变。

因此,在 LVNC 形态学标准确立后,还需综合评估确定是否合并有其他类型的心肌病,是否负荷异常状态伴发的肌小梁增多,并建议患者完善基因检测。此外,肌小梁增多可能与神经肌肉疾病存在关联,符合 LVNC 标准者,还需筛查神经肌肉疾病。

3. LVNC 还可能出现哪些临床和影像学异常表现?

LVNC 的临床表现也有较大异质性,可能无任何症状体征、也可能表现为心力衰竭、各种类型心律失常、血栓栓塞、甚至心源性猝死。即使是单纯左室肌小梁增多且无症状的患者,随时间推移可能进展呈左室扩大伴收缩功能减退,出现上述表现。心电图可有 ST 异常、Q-T 间期延长、束支传导阻滞、分支阻滞、各种类型的期前收缩等表现。在超声心动图上,心室大小和功能可能正常,也可能呈心室扩张、整体收缩功能下降、舒张功能障碍等,可能跟心内膜下微血管异常导致灌注不足有关。也可能查见心室内血栓,可能跟肌小梁隐窝间血液淤滞有关。此外,CMR 通过 LGE 或 T_1 mapping 技术可显示心肌局部或弥漫性纤维化,它们对判断疾病走向、预后有一定价值。

4. LVNC 的鉴别诊断有哪些?

主要鉴别与 LVNC 形态相似疾病,包括心内膜纤维化、心内膜血栓、异常腱索、纤维瘤、心肌内血肿、心脏肿瘤转移、心肌内脓肿等。刺激血管增生的心脏肿瘤,如血管瘤,也可能出现 LVNC 特征性的小梁。

五、治疗经过

1. 琥珀酸美托洛尔 23.75mg,口服,每日 1 次,控制期前收缩。

2. 制定随访计划,嘱每年常规进行临床评估、12 导联心电图、动态心电图、超声心动图。如有症状加重或新发症状,及时复查。

【治疗提问】

LVNC 的治疗原则是什么?

目前没有专门针对 LVNC 的治疗手段,无症状且心室功能正常的 LVNC 患者仅需要定期随访,治疗仅针对射血分数减低型心力衰竭、心律失常和血栓栓塞等并发症,遵循相应的治疗原则。由于淤滞在肌小梁间的血液可能增加血栓栓塞风险,对合并心房颤动的 LVNC 患者可考虑直接启动抗凝治疗而无须进行 CHA_2DS_2-VASc 评分。而对于合并有左心室收缩功能减低的患者是否需要抗凝尚有争议。对有左室内血栓的患者,同样建议给予抗凝治疗。

鉴于 LVNC 的遗传倾向,所有 LVNC 先证者需要详细采集 3 代及以上家族史,一级亲属完成临床和影像学筛查。建议先证者及其家系成员进行遗传咨询。

六、预后

初诊后 3 年,患者症状无明显变化,动态心电图仍提示房性和室性期前收缩,负荷量未见明显增加。超声心动图显示左室扩大,左室舒张末期内径由初诊时 45mm 增大至 54mm,左室射血分数正常(61%),较初诊时无变化。

【预后提问】

LVNC 患者预后如何?哪些特征可以提示预后不良?

总体来说,单纯性 LVNC 患者预后良好,但是对于合并有心功能不全以及影像学提示有心肌病变者远期预后不良。对于左室收缩功能障碍发生风险,有基因突变的患者高于无突变者,合并 TTN 突变的患者最高。而合并左室收缩功能降低、血流动力学不稳定的室性心动过速或血栓栓塞事件,是患者死亡风险增加的独立危险因素。

推荐阅读文献

[1] D'SILVA A, JENSEN B. Left ventricular non-compaction cardiomyopathy: how many needles in the haystack? Heart, 2021, 107 (16): 1344-1352.

[2] TOWBIN J A, LORTS A, JEFFERIES J L. Left ventricular non-compaction cardiomyopathy. The Lancet, 2015, 386 (9995): 813-825.

[3] VAN WANING J I, CALISKAN K, Hoedemaekers Y M, et al. Genetics, clinical features, and long-term outcome of noncompaction cardiomyopathy. J Am Coll Cardiol, 2018, 71 (7): 711-722.

（张 庆 亢 玉）

遗传型转甲状腺素蛋白心肌淀粉样变

关键词：转甲状腺素蛋白；心肌淀粉样变；氯苯唑酸

一、病史摘要

患者，女性，26岁，已婚，因"眼部胀痛3年，晕厥2年，呕吐、呼吸困难6个月"入院。

入院3年前，患者出现左眼胀痛，伴视力下降、头痛，于我院眼科诊断为"①左眼玻璃体淀粉样变；②青光眼"，行"左眼玻璃体切割手术"。2年前开始频繁出现黑朦、晕厥，多于体位改变时发生（即卧位、坐位突然变为直立位），于外院心内科、神经内科就诊，超声心动图发现"左室肥厚"，考虑晕厥因直立性低血压所致可能性大，未予药物治疗，嘱其勿突然变换体位。6个月前，出现腹胀、恶心、呕吐，6~10次/d，腹胀于呕吐后稍有缓解，伴腹泻与便秘交替。同时，出现劳力性呼吸困难，伴胸闷、乏力，逐渐加重至无法完成平路行走200m，不伴咳嗽、咳痰及双下肢水肿，以"慢性心力衰竭"收入心内科进一步诊治。自患病以来，精神、食欲、睡眠差，体重明显下降10kg，小便正常，曾发生几次不明原因的尿失禁。既往史与个人史无特殊。母亲40岁时去世，外婆50岁时去世（两人与患者有相似的症状，死因均为"心脏病"，具体不详）。

二、体格检查

体温36℃，脉搏124次/min，呼吸20次/min，血压110/70mmHg，神志清楚，消瘦，左眼人工眼。未见舌体肥大。颈静脉充盈，头颈部未见瘀斑。双肺呼吸音清晰，未闻及干湿啰音。心界正常，心率124次/min，心律齐，心音正常，各瓣膜区未闻及杂音。腹软，剑突下2cm可触及肝脏，肝-颈静脉回流征（+），全腹无压痛、反跳痛及肌紧张，肠鸣音正常。双下肢不肿。

【病史及查体提问】

病史及查体的特点？

青年起病，多系统受累（眼部、心脏、消化系统、自主神经系统），有家族史，这些特点提示患者可能存在遗传性的系统性疾病。接下来的辅助检查应围绕系统性疾病的心脏受累以及左室肥厚的鉴别诊断来进行。

三、辅助检查

1. **心电图** 窦性心动过速，心率120次/min，无QRS高电压。

2. **超声心动图** 左室对称性肥厚（IVS 14mm，LVPW14mm），无左室流出道梗阻，左室收缩功能正常（LVEF60%），限制性舒张功能障碍，提示心肌淀粉样变。（图4-4-7A）

3. NT-proBNP 5 038ng/L（<100ng/L），肌钙蛋白T 125ng/L（0~14ng/L）。

4. **CMR** 左室肥厚，内膜下环形钆延迟强化（LGE）（图4-4-7B），考虑心肌淀粉样变。

5. **单克隆免疫球蛋白检测** 阴性。

6. SPECT心肌核素PYP显像3级阳性（图4-4-7C）。

7. **组织学** 左眼玻璃体抽液涂片及液基病理查见蛋白样物，刚果红染色（+）；腹壁脂肪刚果红染色（+）。

8. **基因检测** TTR（+），c.191T>C（p.F64S）。患者父亲TTR（-），妹妹TTR（+）。

【辅助检查提问】

1. 什么是心肌淀粉样变？

淀粉样变是一类疾病的总称，指多种前体蛋白的低分子量亚单位组成高度有序的淀粉样纤维在细胞外组织沉积，临床表现及预后取决于沉积物的类型、沉积部位和沉积量，心脏受累称为心肌淀粉样变。其中，轻链（AL）心肌淀粉样变和遗传性转甲状腺素蛋白心肌淀粉样变（Transthyretin amyloid cardiomyopathy，ATTR）心肌淀粉样变占患病人群的95%以上。前者主要与克隆性浆细胞异常增殖有关，单克隆免疫球蛋白的轻链错误折叠形成淀粉样纤维。后者的甲状腺素转运蛋白（TTR）主要由肝脏产

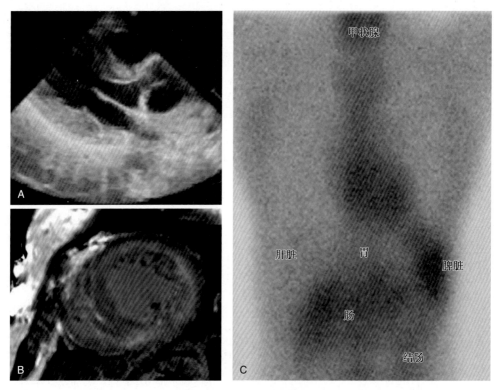

图 4-4-7 患者影像学检查

超声心动图胸骨旁长轴切面：对称性增厚的室间隔和左室后壁（图 A）；CMR 短轴切面：内膜下环形 LGE（图 B）；SPECT 心肌核素 PYP 显像：心肌摄取与肋骨比较，大于肋骨（3 级），心平均像素 / 右胸平均像素 =2.61（图 C）。

生，由 127 个氨基酸组成，负责转运甲状腺素和维生素 A，为可溶性四聚体。当 *TTR* 基因发生突变（遗传型 ATTR，ATTRm）或衰老（野生型 ATTR，ATTRwt）时，四聚体状态的 TTR 解离为单体，随后错误折叠为淀粉样纤维沉积于组织中。ATTRm 多呈常染色体显性遗传，目前已发现 130 多种相关的 *TTR* 突变，以 Val30Met 突变最为常见，其次为 *Val122Ile*。ATTRm 心肌淀粉样变患者的年龄多在 60 岁以上，70% 为男性，而 ATTRwt 患者的确诊年龄多在 75 岁以上，80%~90% 为男性。临床上，心脏表现主要为心力衰竭和心律失常（包括心房颤动和传导阻滞）；心脏外表现多样，可出现周围神经病变、自主神经病变、椎管狭窄、腕管综合征、肾脏病等。

2. 疑诊心肌淀粉样变时，应完善哪些检查？

第一步，确定是否心肌淀粉样变

1）心电图：最具特征性的表现为 QRS 低电压（或无高电压），与影像学发现的左室肥厚不匹配，且心房颤动、传导阻滞常见。

2）心肌标志物和脑钠肽：持续低浓度增高的肌钙蛋白、异常升高的 BNP/NT-proBNP 常见，与疾病的预后相关。

3）超声心动图：左室肥厚，亦可见右室、瓣膜、房

间隔增厚，LVEF 正常或轻度降低，双心房明显扩大，限制型舒张功能障碍，常并发肺动脉高压、心包积液。左室整体纵向应变下降而心尖相对保留是心肌淀粉样变的早期特征性表现，可用于肥厚表型心肌病的鉴别诊断。本例患者有左室对称性肥厚、舒张功能减退，而心电图没有左室高电压的表现。

4）CMR：LGE 具有高度特征性表现，即最初为弥漫性心内膜下环形 LGE，后期会出现透壁性 LGE。此外，T_1 定量成像（T_1 maping）升高也很有诊断价值，而细胞外容积（extracellular volume，ECV）升高更敏感，可早于左室肥厚、LGE 或血清生物标志物升高之前检测到，并与疾病活动度和预后相关。

第二步，确定心肌淀粉样变的分型

1）单光子发射计算机体层摄影（SPECT）心肌核素显像：骨示踪剂心脏闪烁成像（可采用 $^{99}Tc^m$-DPD、$^{99}Tc^m$-PYP 或 $^{99}Tc^m$-HMDP）是诊断 ATTR 心肌淀粉样变的关键检查。对 3 小时平面图像进行单纯的视觉评分，0 级为阴性（无心脏摄取），1~3 级为心脏摄取逐渐增加、骨摄取逐渐减少。ATTR 心肌淀粉样变对骨示踪剂的摄取特别高，若存在 2 或 3 级阳性，且无单克隆 M 蛋白的证据，则无须进行组织活检即可确诊。而在 AL 心肌淀粉样变中，没有摄取或仅有 1 级摄取

（约 40% 的患者）。

2）单克隆免疫球蛋白检测：如果存在单克隆免疫球蛋白并符合心肌淀粉样变的影像学表现，则提示 AL 心肌淀粉样变，但也可能是由 ATTR 心肌淀粉样变（或更罕见的心肌淀粉样变病因）伴不相关的意义未明单克隆丙种球蛋白血症（monoclonal gammopathy of undetermined significance，MGUS）引起。因此，仍需要鉴别具体病因。

3）心肌活检：部分患者需要进行受累器官的组织活检（腹壁脂肪、直肠黏膜、肾脏、心脏等），当所获证据不足以诊断和分型时，则应进行心肌活检。组织学检查可见细胞外间隙的无定形透明沉积物，刚果红染

色后在偏振光显微镜下呈典型苹果绿双折射，以及电子显微镜下的独特交叉 β 折叠片。进一步通过免疫组化、免疫荧光法或免疫电镜区分淀粉样原纤维的类型，而激光显微切割术联合质谱分析是识别前体蛋白和淀粉样变类型的金标准。

四、诊断

遗传型转甲状腺素蛋白心肌淀粉样变（ATTRm）

【诊断提问】

ATTRm 心肌淀粉样变的诊断流程？

具体流程见图 4-4-8。

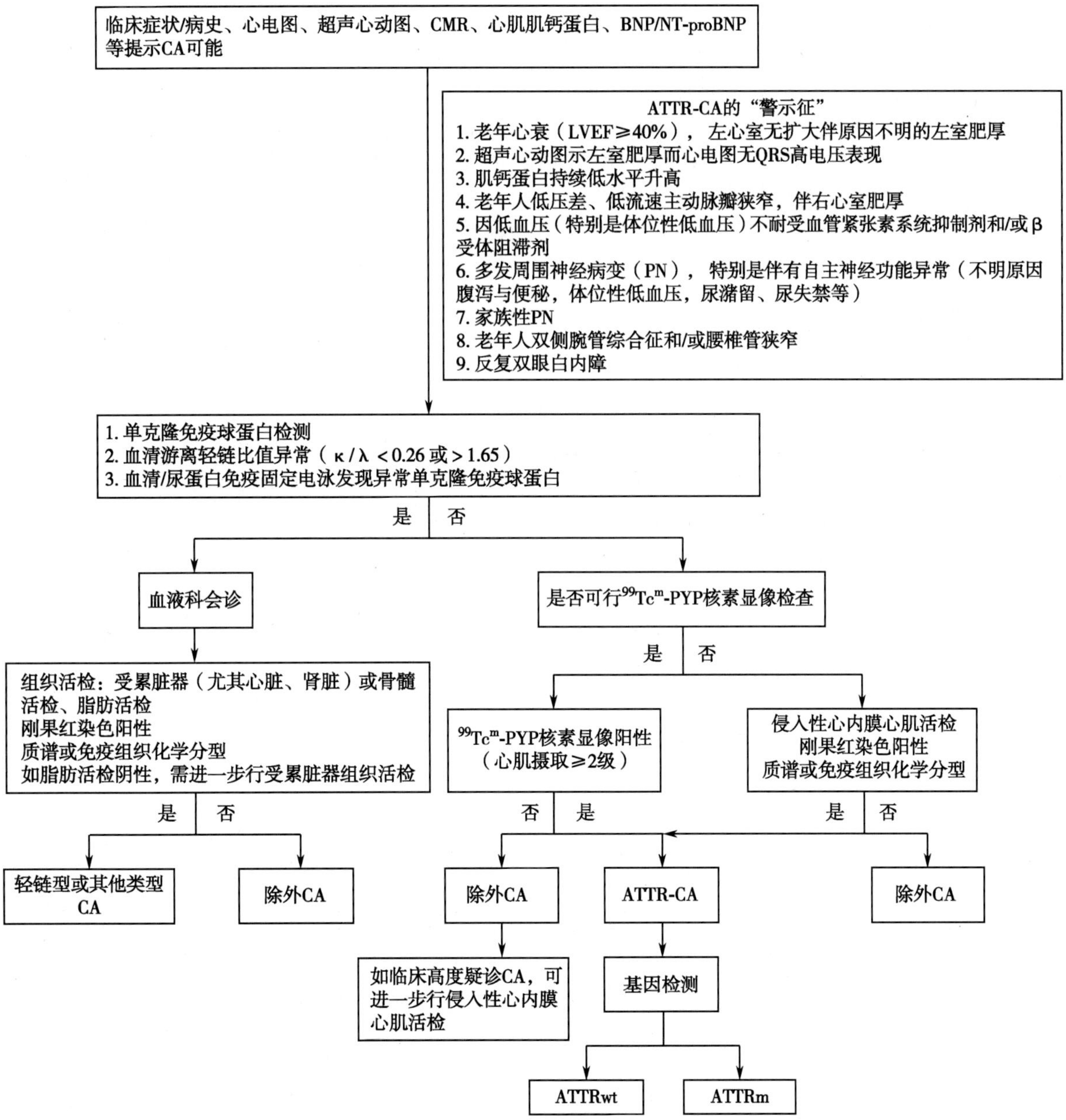

图 4-4-8 ATTRm 心肌淀粉样变诊断流程

CMR：心脏磁共振，BNP：脑钠肽，NT-proBNP：N 末端脑钠肽前体，CA：心脏淀粉样变，$^{99}Tc^m$-PYP：$^{99}Tc^m$-焦磷酸盐，ATTR-CA：转甲状腺素蛋白心脏淀粉样变，ATTRwt：野生型转甲状腺素蛋白淀粉样变，ATTRm：突变型转甲状腺素蛋白淀粉样变。

五、治疗经过

入院后给予对症支持治疗,包括利尿、改善胃肠道症状、维持电解质平衡等。出院带药:呋塞米片20mg,每日1次;氯化钾缓释片1 000mg,每日2次;艾司奥美拉唑40mg,每日1次;枸橼酸莫沙必利片5mg,每日3次。

【治疗提问】

ATTRm 心肌淀粉样变的治疗方法?

(1)对症治疗

1)心力衰竭治疗:利尿剂是主要的治疗手段,但强度要合适,避免低血压。血管紧张素受体脑啡肽酶抑制剂(ARNI)/血管紧张素转化酶抑制剂(ACEI)/血管紧张素Ⅱ受体阻滞剂(ARB),以及β受体阻滞剂对心肌淀粉样变患者的有效性不明确,但患者对上述药物的耐受性很差,容易导致低血压。心肌淀粉样变患者的每搏输出量低,机体往往代偿性地通过增加心率来维持一定的心排血量(本例患者有窦性心动过速),所以要慎用减慢心率的药物。

2)心房颤动治疗:心肌淀粉样变合并心房颤动均应抗凝,无须 CHA$_2$DS$_2$-VASc 评分。若心房颤动伴快心室率,可谨慎使用小剂量β受体阻滞剂,而禁用地高辛、非二氢吡啶类钙通道阻滞剂,这些药物可与淀粉样纤维结合,促使其在组织中沉积。维持窦性心律通常效果不好,可考虑使用胺碘酮,其耐受性良好,无淀粉样变相关的特殊副作用。导管消融治疗的经验很有限。

3)器械治疗:ATTR 心肌淀粉样变患者容易发生传导阻滞,心脏永久起搏器适用于符合植入指征者。ICD 可考虑用于 SCD 后的二级预防或持续性室性心动过速且预期生存>1年者。植入 ICD 进行 SCD 的一级预防及心脏再同步化治疗(CRT)治疗尚无证据和推荐,并不能延长患者生存期,有研究显示心肌淀粉样变患者死亡的主要原因是电机械分离。

(2)针对病因的特异性治疗

1)药物治疗:对于 NYHA 心功能Ⅰ~Ⅲ级的患者,推荐使用氯苯唑酸。氯苯唑酸可稳定 TTR 四聚体,从而减少淀粉样纤维的形成。多中心随机试验甲状腺素蛋白心脏淀粉样变显示氯苯唑酸可降低这类患者的死亡率和心血管相关住院率,并减缓心功能和生存质量的下降程度。美国食品药品管理局(FDA)和中国国家食品药品监督管理总局(CFDA)均批准氯苯唑酸软胶囊 61mg/粒(每日1次)用于治疗 ATTR 心肌淀粉样变。遗憾的是,本例患者确诊时,氯苯唑酸尚未在中国上市。此外,还有一些稳定 TTR 或抑制 TTR 基因表达的药物也显示出一定的临床疗效。

2)肝-心脏联合移植:由于 ATTR 淀粉样变中的前体蛋白来源于肝脏,肝移植可除去 ATTRm 中形成淀粉样蛋白的突变 TTR,但出现心脏受累后,则应考虑行肝-心脏联合移植。

六、随访及预后

起病后4年,患者直立性低血压、恶心、呕吐症状加重,反复于当地医院住院治疗。起病后4.5年,患者死于多器官功能衰竭。

【预后提问】

ATTRm 心肌淀粉样变的自然病程和预后如何?

ATTR 心肌淀粉样变的预后取决于疾病的分期,临床上常用的是美国 Mayo 诊所分期系统,即通过血液中 NT-proBNP 和肌钙蛋白浓度,将病程划分为3个期。Ⅰ期:NT-proBNP ≤ 3 000ng/L(3 000pg/ml),且肌钙蛋白 T ≤ 0.05μg/L(50ng/L);Ⅲ期:NT-proBNP>3 000ng/L,且肌钙蛋白 T>0.05μg/L;Ⅱ期:介于Ⅰ期和Ⅲ期之间。Ⅰ、Ⅱ、Ⅲ期的中位生存时间分别为66个月、40个月、20个月,4年生存率分别为57%、42%、18%。本例患者在确诊时,已属于预后最差的Ⅲ期。

(张 庆 陈晓婧)

推荐阅读文献

[1] 中华医学会心血管病学分会心力衰竭学组,中华心血管病杂志编辑委员会.转甲状腺素蛋白心脏淀粉样变诊断与治疗中国专家共识.中华心血管病杂志,2021,49(4):324-332.

[2] KITTLESON M M, MAURER M S, AMBARDEKAR A V, et al. Cardiac amyloidosis: evolving diagnosis and management: a scientific statement from the American Heart Association. Circulation, 2020, 142 (1): e7-e22.

[3] MAURER M S, ELLIOTT P, COMENZO R, et al. Addressing common questions encountered in the diagnosis and management of cardiac amyloidosis. Circulation, 2017, 135 (14): 1357-1377.

第四节　心脏离子通道病

长 Q-T 间期综合征

> **关键词**：长 Q-T 间期综合征；室性心动过速；离子通道病

一、病史摘要

患者，女性，65 岁，因"反复心悸 2 月余，突发意识丧失 1 周"入院。

2 月余前，患者开始出现反复心悸，心悸发作时自测心率 190 余次 /min，伴黑矇及头晕，数分钟后自行缓解。1 周前，患者在当地医院就诊，以"心悸待诊"收住院。入院后，患者突发心悸随后意识丧失，心电图提示室性心动过速（图 4-4-9），立即予以胸外心脏按压，经电复律后恢复窦性心律，患者意识恢复。此后床旁监护及 Holter 提示频发室性期前收缩、短阵室性心动过速。为进一步诊治转我院。患者患病以来，食欲可，睡眠较差，大小便正常。既往体健，无车祸、外伤史，无吸烟、饮酒及毒物接触史。52 岁绝经，22 岁结婚，丈夫身体健康，育有一子一女性，均身体健康。父亲 75 岁时因"脑梗死"去世，母亲 86 岁健在，姐姐、弟弟均身体健康。无特殊疾病家族史，近亲中无猝死、早亡及类似症状者。

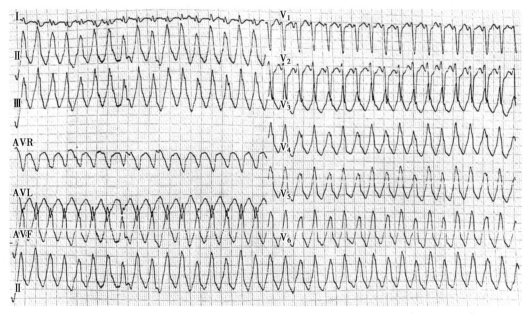

图 4-4-9　患者突发晕厥时记录到的床旁 12 导联心电图

【病史提问】

哪些原因可引起患者突发晕厥？

引起患者突发晕厥可能的因素包括：心源性、神经源性、血管 - 迷走性等。心源性因素包括：急性冠脉综合征、主动脉夹层、病态窦房结综合征等缓慢性心律失常、室性心动过速等快速性心律失常及机械梗阻如肥厚梗阻性心肌病等；而神经源性的因素包括：脑血管疾病、癫痫等。本例病例发作晕厥时心电图记录到心动过速，因此是快速性心律失常导致其晕厥。

二、体格检查

心率 80 次 /min，血压 112/68mmHg，神志清楚，浅表淋巴结未扪及肿大，双肺无特殊发现，心前区无异常隆起及搏动。心尖搏动范围约 2cm，搏动有力，未扪及震颤等。患者心界不大。心律齐，各瓣膜区未闻及杂音。腹部未查见明显异常体征，双下肢无水肿。

【查体提问】

1. 结合患者的病史和查体，初步考虑什么诊断？

本例患者反复心悸、突发晕厥，心悸时测得心率 190 余次 /min，且晕厥时床旁心电图提示宽 QRS 心动过速，且存在房室分离，考虑室性心动过速。此后反复心电监测有频发室性期前收缩及短阵室性心动过速。因此考虑患者为室性心动过速导致的心源性晕厥。

2. 宽 QRS 心动过速一定是室性心动过速吗？

宽 QRS 心动过速是指 QRS 波宽度≥120ms 的心动过速。绝大部分（约80%）宽 QRS 心动过速为室性心动过速，但室上性心动过速伴束支传导阻滞、室上性心动过速伴差异性传导、心房颤动伴心室预激等也可表现为宽 QRS 心动过速。目前有多种方法进行鉴别，如临床较为常用的 Brugada 四步法，但所有方法都存在一定的误诊比例。一般认为心电图中存在房室分离、窦性夺获、室性融合波等特征提示室性心动过速的可能性很大。而本例患者，宽 QRS 心动过速时可见房室分离现象，因此考虑室性心动过速。

3. 什么原因导致患者发生室性心动过速？还需要进行哪些辅助检查明确病因？

对于室性心动过速的患者首先要区分是特发性室性心动过速还是器质性心脏病所致室性心动过速。两者的预后及治疗上存在差异。特发性室性心动过速是指无明显器质性心脏病的患者发生的室性心动过速，较常见的是分支室性心动过速、流出道室性心动过速等。而器质性心脏病包括冠心病、心肌病、心肌炎、瓣膜性心脏病、全身性疾病累及心脏等。

在此需要强调的是：①在一些心肌疾病的早期阶段，可发生室性心动过速，常规的辅助检查方法未发现明确的心脏结构、功能改变，往往误以为是特发性室性心动过速；②编码心肌细胞膜离子通道的基因突变所致的离子通道病是导致室性心动过速的重要病因，患者常表现为心脏结构和功能正常，可出现心电图特异性或非特异性的改变，也有患者心电图改变不显著。也易误诊为特发性室性心动过速。

因此对于常规检查提示心脏结构和功能无异常的室性心动过速患者，不能轻易地下特发性室性心动过速的诊断，应考虑行心脏增强磁共振等进一步的检查。早期心肌病可在心脏结构和功能异常前出现心电图的改变，离子通道病患者也常有心电图异常，因此对于室性心动过速患者，窦性心律时心电图十分重要，哪怕是一些非特异性改变，如 Q-T 间期轻微延长、ST 段上抬或下移及 T 波的倒置等都不应被忽视。

因此本例患者应安排 12 导联心电图、24 小时动态心电图、超声心动图、心脏增强磁共振、冠状动脉造影、血生化、甲状腺功能、心肌标志物、NT-proBNP 等辅助检查。

三、辅助检查

1. 血常规、肝功能、肾功能、血清电解质、小便常规、甲状腺功能及抗体、心肌标志物及 NT-proBNP 均未见异常。

2. 心电图为窦性心律，心率 83 次/min，偶发室性期前收缩。可见 Q-T 间期为 454 毫秒稍延长，但校正后的 Q-T 间期（QTc）为 500 毫秒，显著延长。

3. 动态心电图示窦性心律，平均心率 79 次/min（最快心率 98 次/min，最慢心率 66 次/min）；最长 R-R 间期 1.03 秒；房性期前收缩 10 次/24h；多源室性期前收缩 2 154 次/24h；ST-T 无异常改变；Q-T 间期延长。

4. 超声心动图提示静息状态下心脏结构及左室收缩功能正常，舒张功能降低。

5. **心脏增强磁共振** 心脏形态、大小未见异常。左右心室收缩功能正常。延迟扫描心室壁未见异常强化。

6. 冠状动脉造影提示患者左右冠未见明显狭窄。

7. **基因检测** 发现 *KCNQ1* 基因有 1 个杂合突变，c.421G>A（p.V141M）。

【辅助检查提问】

1. 正常心电图 Q-T 间期的范围？

2011 年美国心脏协会/美国心脏病学会（American Heart Association/American College of Cardiology，AHA/ACC）的科学声明推荐，超过第 99 百分位数的 QTc 应视为异常延长。即男性和青春期前女性 QTc>470ms，青春期后女性 QTc>480ms。QTc>500ms 对男性和女性而言均为严重异常。因此本例患者 Q-T 间期明显延长。

2. 患者心电图 Q-T 间期延长的原因？

心电图 Q-T 间期延长的原因可分为先天性和获得性，具体如下：

1）基因突变：有研究已经证明，*KCNQ1*、*KCNH2*、*HERG* 等多个基因的突变，会引发先天性长 Q-T 间期综合征（long QT syndrome，LQTS）。

2）药物因素：比如抗心律失常药物、大环内酯类抗生素、三环类抗抑郁药等精神药物和胃动力药物，均可能会延长 Q-T 间期。

3）疾病因素：比如有心脏疾病、缓慢性心律失常或是中枢神经系统疾病的患者，可能会引起 Q-T 间期延长。

4）内环境状态：若人体处于低钾、低镁、低钙的状态也可引起 Q-T 间期延长，或加重原有的 Q-T 间期延长。

排除药物、疾病及内环境等因素后，本例患者考虑为先天性 LQTS 可能性较大。这也是导致患者发生室性心动过速、晕厥的病因。

3. 对于怀疑先天性 LQTS 的患者需安排基因检测吗？

对初始评估后怀疑为先天性 LQTS 的患者，应计算 Schwartz 评分以更好地估计诊断为先天性 LQTS 的临床概率。

Schwartz 评分为高度可能(即 ≥3.5 分)时，LQTS 基因检测阳性的可能性约为 80%。Schwartz 评分结果为中等可能性时，并不能诊断先天性 LQTS，需要进一步评估先天性 LQTS 可能性(即对患者进行基因检测以及对其亲属进行心电图检查)。应注意，如果 Schwartz 评分低(<1 分)，不应进行基因检测。

而本例患者评分为 4 分，因此先天性 LQTS 可能性极高，应进行基因检测。

四、诊断

诊断：先天性长 Q-T 间期综合征(LQTS)；室性心动过速；心律失常性晕厥。

【诊断提问】

先天性 LQTS 的致病基因有哪些？

迄今为止，已在先天性 LQTS 患者中发现了至少 17 个基因的突变。3 个经典相关基因的突变病例占所有 LQTS 病例的至少 75%~80%，分别为 *KCNQ1*(LQT1 型,35%~40%)、*KCNH2*(LQT2 型,25%~30%)和 *SCN5A*(LQT3 型,5%~10%)，而次要 LQTS 易感基因的突变相关病例仅占另外 5%。其余 15%~20% 临床诊断为先天性 LQTS 的患者未发现基因突变，称为遗传学不明 LQTS 或基因型阴性 LQTS。

五、治疗经过

1. 给予琥珀酸美托洛尔 95mg，口服，每日 1 次治疗。
2. 行植入型心律转复除颤器(ICD)的安置。
3. 密切观察随访，注意 ICD 放电情况，如 ICD 频繁放电可考虑加用美西律或行心脏交感神经节消融术、左侧心脏交感神经切除术等进行干预。

【治疗提问】

先天性 LQTS 的治疗手段主要有哪些？

β 受体阻滞剂，对所有存在晕厥、室性心动过速发作或经心肺复苏的先天性 LQTS 患者推荐使用。一般认为使用普萘洛尔或纳多洛尔疗效更佳，可减少晕厥和心源性猝死，改善患者预后。

对于最大耐受剂量 β 受体阻滞剂治疗后仍存在复发性心律失常事件的患者或出现不可接受相关副作用的患者，可通过合并用药、和/或植入 ICD 进行强化治疗。

美西律不仅能缩短 LQT3 型患者的 Q-T 间期，还有显著保护作用。普萘洛尔和美西律联合治疗越来越多地用于 LQT3 型患者。对于其他高风险 LQTS 患者也可考虑联用 β 受体阻滞剂与美西律治疗。

ICD 是先天性 LQTS 患者的重要治疗内容，特别是发生过心肺复苏或反复发生晕厥、室性心动过速等事件的患者。先天性 LQTS 患者 ICD 植入的标准为：①对于大多数初始表现为恶性心律失常、心搏骤停、晕厥且未发现可逆性病因的患者；②对于依从 β 受体阻滞剂治疗期间仍出现 LQTS 相关事件(如晕厥、室性心动过速等)患者。以及无法耐受或不愿使用足量 β 受体阻滞剂的患者。

六、随访及预后

患者出院后，术后半年内偶有 ICD 放电，经增加琥珀酸美托洛尔剂量后，患者未再发生 ICD 放电。

【预后提问】

LQTS 患者的自然病程是怎样的？

先天性 LQTS 患者临床过程是多变的，受年龄、基因型、性别、环境因素等影响。至少 37% 的 LQT1 型、54% 的 LQT2 型和 82%LQT3 型患者没有任何症状。

心源性猝死是先天性 LQTS 患者的第一大死因。各种基因型的患者从出生到 40 岁，心源性猝死的致死率约为 4%。每年心源性猝死发生率约为 1.9%，晕厥是心源性猝死的强烈预测因子，发生过晕厥的患者心源性猝死的年发生率约为 5%。而基因型也与患者预后相关，LQT1 型和 LQT2 型发生心脏事件的概率高于 LQT3 型，但 LQT3 型因心脏事件致死的风险要高于另外两型。

（陈　石　李为昊）

推荐阅读文献

[1] AL-KHATIB S M, STEVENSON W G, ACKERMAN M J, et al. 2017 AHA/ACC/HRS Guideline for management of patients with ventricular arrhythmias and the prevention of sudden cardiac death: a report of the American College of Cardiology/American Heart Association Task Force on Clinical Practice Guidelines and the Heart Rhythm Society. J Am Coll Cardiol, 2018, 72 (14): e91-e220.

[2] MURAKOSHI N, AONUMA K. Catheter ablation for ventricular tachyarrhythmia in patients with channelopathies. J Arrhythm, 2016, 32 (5): 404-410.

[3] WILDE A A M, AMIN A S, POSTEMA P G. Diagnosis, management and therapeutic strategies for congenital long QT syndrome. Heart, 2022, 108 (5): 332-338.

短 Q-T 综合征

关键词: 短 Q-T 综合征; 婴儿猝死综合征; 离子通道病

一、病史摘要

患者,男,15 岁,学生,因"倒地、呼之不应 1 小时"入院。

入院 1 小时前,患者于打篮球时突发倒地、呼之不应,目击者证实患者倒地时面色苍白伴短暂四肢抖动,动脉搏动无法触及,即予徒手胸外心脏按压并呼叫急救,院前急救人员到达后除颤仪提示"心室颤动",电除颤两次后患者恢复自主心律,送入急诊。既往曾发现"心电图异常",未特殊处理。活动耐力、发育、平素健康状况接近同龄者,家族史无特殊。

【病史提问】

何谓心源性猝死? 心源性猝死常见的病因有哪些?

心搏骤停(sudden cardiac arrest, SCA)是指心脏活动的突发停止,表现为患者无反应、无脉搏搏动、喘息样呼吸或没有呼吸运动。如干预及时、得当,SCA 存在一定可逆性,但复苏失败的即进入生物学死亡结局。

心源性猝死(sudden cardiac death, SCD)是指因心脏性原因导致的,在急性症状出现后 1 小时内发生的自然死亡,其主要特点为是自然性、骤然性、快速和难以预期性。

导致 SCD 的病因较多,其中最常见的是冠状动脉疾病;心力衰竭作为心脏疾病晚期和严重的阶段,心源性猝死是其主要死亡原因之一;心肌疾病和其他结构性心脏疾病也可造成心源性猝死;遗传性心律失常综合征,虽然较为罕见,但在心源性猝死发生中占有重要地位;药物、毒物、电解质和酸碱平衡紊乱、机械性刺激等也可能造成心源性猝死。

二、体格检查

患者浅昏迷,心率 93 次 /min,血压 105/73mmHg,血氧饱和度 98%,呼吸 26 次 /min,口唇未见发绀,颈静脉无怒张,双肺查体无特殊,心前区无异常隆起及搏动,心尖搏动范围约 2cm,搏动有力,未扪及震颤。心界大小正常,律齐,各瓣膜区未闻及杂音。腹部未查见明显异常体征,双下肢无水肿。

【查体提问】

心搏骤停患者病史和查体应重点收集哪些资料?

心搏骤停是严重的心血管事件,应当全面收集各种可及的资料以帮助明确病因、对因治疗、和预防再发。

病史方面,应全面了解患者病史,包括心律失常发作相关症状 / 体征(心悸、胸闷、乏力、头晕、晕厥、呼吸困难)、可能潜在疾病相关症状 / 体征(胸痛、活动耐力下降、发绀、水肿、蹲踞、发育落后、反复上感等)、病因 / 诱因(环境因素、发作场景、药物、毒物)、合并症和相关危险因素(结构性心脏病、冠心病、高血压、糖尿病等)、相关家族史(猝死、心搏骤停、不明原因死亡、心血管病、神经肌肉系统疾病、癫痫等)。

体格检查,应重点关注患者生命体征(心率、血压、呼吸等)、心血管疾病相关体征(心律、颈静脉压、心前区隆起、发绀、水肿、心脏杂音等)、合并疾病及相关治疗相关依据(手术瘢痕、注射痕迹等)。

三、辅助检查

1. 血常规、肝功能、肾功能、血清电解质未见异常,床旁心肌标志物示肌钙蛋白 I 显著升高(256pg/ml,参考值 <19.8pg/ml)。

2. **12 导联心电图** 窦性心律,Q-T 间期明显缩短(QTc=300 毫秒)。

3. **超声心动图** 心脏结构功能未见明显异常,冠脉造影未见明显狭窄。

4. **动态心电图** 窦性心律,最快心率 164 次 /min,最慢心率 40 次 /min;房性心动过速 1 阵,持续 60 秒;偶发室性期前收缩;Q-T 间期缩短,波动于 300~330 毫秒。

5. **基因检测** 该患者携带 *KCNH2*(C1853T,p.T618I)突变,既往文献已报道该突变与 SQT 1 型相关。

【辅助检查提问】

Q-T 间期如何测量?

Q-T 间期从 QRS 波群起始一直到 T 波终末,代表心室肌除极和复极的总时长,并且对应于心室肌动作电位的持续时间。在同一张心电图中不同导联的 Q-T 间期差异可高达 50 毫秒。在自动测量中,Q-T 间期通常是从最早起始的 QRS 波开始,测量到的最晚终止的 T 波结束。在单导联测量中,常选择 Q-T 间期最长的导联进行测量(通常为 V_2、V_3 导联)。

心率在 60~100 次 /min 时,Q-T 间期正常范围为 320~440 毫秒。由于 Q-T 间期的绝对长度受心率影响很大,随心率的增加,Q-T 间期显著地缩短,故需计算根据心率进行校正的 Q-T 间期,即 QTc。目前常用的 Q-T 间期校正公式有多个,如 Bazett 公式为 $QTc=\dfrac{QT}{\sqrt{RR}}$,Fridericia 公式为 $QTc=\dfrac{QT}{\sqrt[3]{RR}}$。通常认为,Bazett 公式在高心率时校正过度、在低心率时校正不足,Fridericia 法在高心率下校正相对可靠。为减少这类问题,AHA/ACC 联合委员会建议使用线性或幂函数回归方程进行校正,如 Hodges 公式 QTc=QT+1.75(HR-60),但现阶段临床应用相对较少。

Q-T 间期影响因素、正常值范围等详见本节"长 Q-T 间期综合征"部分。

四、诊断

短 Q-T 综合征;心室颤动。

【诊断提问】

1. 短 Q-T 综合征的定义及流行病学如何?发病机制是什么?

短 Q-T 综合征(short QT syndrome,SQTS)是由 Gussak 等在 2000 年首次描述的一种与 12 导联心电图(ECG)上 Q-T 间期显著缩短相关的遗传性心律失常综合征。本病患者可伴有阵发性心房颤动、晕厥、心源性猝死,但通常心脏结构与收缩功能并无明显异常。

由于本病相当罕见,确切流行病学数据难以获得。据估计,QTc 小于 340 毫秒者约占人群的 0.4%~0.5%,且男性更常见;QTc 小于 320 毫秒的则为 0.1%;但孤立的短 Q-T 间期可能与心律失常风险的增加无关,不应全部视为本病患者。

本病同编码复极相关的钾离子通道的 *KCNH2*、*KCNQ1*、*KCNJ2* 基因,或 L 型钙离子通道的 *CACNA1C*、*CACNB2*、*CACNA2D1* 基因突变有关。多数情况下,钾离子通道的功能获得突变增加了 I_{Kr}、I_{Ks}、I_{K1} 等复极相关电流,导致复极加快、动作电位总时程缩短,并可能造成 T 波形态异常;而 L 型钙离子通道基因突变减少了 I_{CaL} 等电流,同样加快了复极过程、缩短了动作电位总时程,亦可改变 T 波形态,并导致 Q-T 间期的心率依赖性降低。值得注意的是,钙离子通道功能的异常还可导致患者具有与其他离子通道病类似的表型,即部分患者可能同时具有短 Q-T 间期及 Brugada 心电图波形。此外,编码 $Cl^--HCO_3^-$ 阴离子交换体的 *SLC4A3* 基因突变也在本病的家系中得到鉴定,其致病可能与 pH、电导率等的改变有关,但详细机制有待进一步研究确认。

基于上述离子通道改变,心肌动作电位持续时间不均匀缩短,复极的跨壁离散程度增大,易发生功能

性折返,并使房室易受期前收缩等刺激的影响导致心房颤动和心室颤动发生。

2. 短 Q-T 综合征的常见临床表现和诊断标准?

短 Q-T 综合征临床表现多变,症状多样,但心律失常事件多发生于 40 岁前;可能出现在各种场景,如睡眠期间、休息时、日常活动时或劳累时。约 40% 患者发生心源性猝死。SCD 或 SCA 常常是本病的首发症状,且常发生在休息或睡眠期间;如在婴儿期发生猝死亦可被认为是婴儿猝死综合征(sudden infant death syndrome,SIDS)的罕见病因之一。1/4 的患者有晕厥史,近 30% 的患者有猝死家族史,约 1/4 至 1/3 的患者同时患有心房颤动,因此对于有猝死、晕厥病史的家族性心房颤动患者也应当警惕本病。

根据《2020 室性心律失常中国专家共识》,短 Q-T 综合征诊断建议如下:

1)QTc ≤340 毫秒可诊断为短 Q-T 综合征。

2)QTc ≤360 毫秒伴有以下至少 1 个条件可诊断为短 Q-T 综合征:存在致病基因突变;有短 Q-T 综合征家族史;有年龄<40 岁猝死的家族史;发生在无心脏病的室性心动过速/心室颤动幸存者。诊断时应明确排除导致 Q-T 间期缩短的继发性因素,如高热、高钾/高钙血症、酸中毒、交感神经兴奋、洋地黄中毒等因素。

五、治疗经过

患者接受 ICD 植入,并予奎尼丁 300mg,每日 3 次口服预防心律失常,并监测 Q-T 间期。

【治疗提问】

短 Q-T 综合征患者的治疗?

本病由于相当罕见,尚无确切的有效的治疗方法。奎尼丁能使患者 Q-T 间期、T 波形态和心室有效不应期正常化,并能增加心室颤动的诱发阈值,因此,对于部分患者,奎尼丁药物治疗可考虑作为 ICD 植入的替代方案。对于反复电风暴的短 Q-T 综合征患者,异丙肾上腺素可能有效。

ICD 植入是预防心源性猝死的唯一有效治疗。目前已知的本病患者心律失常事件的主要预测因素是心脏停搏史,发生此类事件的患者应考虑植入 ICD。

六、随访及预后

患者出院后,定期随访,半年随访健在。

【预后提问】

短 Q-T 综合征患者的预后?

影响短 Q-T 综合征患者预后的因素尚存争议。

目前患者心源性猝死风险评估因素主要包括 QTc、多形性室性心动过速或心室颤动、不明原因晕厥、尸检阴性的心源性猝死或婴儿猝死综合征家族史，以及基因型检测阳性。

无症状的短 Q-T 综合征患者（QTc ≤ 320 毫秒）应该进行常规监测和随访，但无须预防性治疗。

（陈 石 李为昊）

推荐阅读文献

[1] 中华医学会心电生理和起搏分会, 中国医师协会心律学专业委员会. 2020 室性心律失常中国专家共识 (2016 共识升级版). 中华心律失常学杂志, 2020, 24 (3): 188-258.

[2] 中国医药生物技术协会心电学分会, 中国老年学会老年医学委员会心电专家委员会. 心电图测量技术专家共识. 临床心电学杂志, 2019, 28 (2): 81-90.

[3] GIUSTETTO C, SCHIMPF R, MAZZANTI A, et al. Long-term follow-up of patients with short QT syndrome. J Am Coll Cardiol, 2011, 58 (6): 587-595.

Brugada 综合征

关键词:Brugada 综合征;离子通道病;心源性猝死;植入式心脏复律除颤仪

一、病史摘要

患者，男性，37 岁，职工，已婚，因"突发意识丧失 2 天"入院。

2 天前，患者晨起上厕所时突然倒地，家属述患者当时全身抽搐，双眼向上凝视，10 余分钟后意识逐渐恢复。患者自述跌倒前无明显腹痛、心悸、胸闷等。意识恢复后无明显肢体活动障碍，随后到附近医院就诊。入院后心电图提示窦性心律，心率 70 次/min，未示心律失常，无特异性 ST-T 改变。完善头、胸、腹部 CT 未见明显异常。当天中午，患者再次出现突发意识丧失、跌倒，情况同前，数分钟后意识恢复。未记录到意识丧失时心电图。遂转本院诊治。患者既往身体健康，每日坚持跑步 3~5km，近 1 周出现反复头晕、四肢酸痛症状，自认为"感冒"，未重视。10 余年前，患者久蹲后起身时出现头晕、眼花并倒地，无意识丧失，未进一步诊治。此后无类似情况发生。无车祸、外伤史，无吸烟、饮酒及毒物接触史。28 岁结婚，妻子身体健康，育有一子身体健康。父母均健在，身体健康。无特殊疾病家族史，近亲中无猝死、早亡及类似症状者。

【病史提问】

引起患者突发晕厥的原因是什么？

引起患者突发晕厥可能的因素包括：心源性、神经源性、血管-迷走性等。患者此次发病时出现全身抽搐及双眼向上凝视，应考虑神经源性因素的可能，但患者意识迅速恢复，且无明显残留的肢体运动障碍及神经系统症状，不太支持。此外，若心律失常导致全脑供血中断引起阿斯发作，也可能出现抽搐和双眼凝视的表现。另外，患者此次是上厕所时出现的晕厥，还应考虑直立性低血压及血管迷走性晕厥可能。

二、体格检查

一般内科查体：患者脉搏 70 次/min，血压 110/62mmHg。心、肺、腹未查见明显异常体征。浅表淋巴结未扪及肿大，双下肢无水肿。卧位血压 108/64mmHg，脉搏 68 次/min，迅速起身 3 分钟后血压 96/60mmHg，脉搏 82 次/min。心前区无异常隆起及搏动。心尖搏动范围约 2cm，搏动有力，未扪及震颤等。患者心界不大。心率 68 次/min，律齐，各瓣膜区未闻及杂音。

【查体提问】

1. 卧立位血压的测量及意义是什么？

卧立位血压可以用于比较不同体位的血压变化，卧位血压应在平躺状态，保证在放松的情况下测量。在卧位测量血压后使受检者站起 1~3 分钟再测血压，观察卧立位血压的变化。正常人的收缩压，立位血压比卧位血压下降的幅度不超过 10~20mmHg。如果站立血压比卧位血压收缩压下降超过 20mmHg，称为直立性低血压。部分老年人、糖尿病病人的自主神经调节机制出现障碍，可能在由卧位转到立位时出现血压明显下降，导致脑供血不足，可能出现低血压症状，甚至是头晕、黑矇、晕厥。因此，卧立位血压的测量主要是评价有无直立性低血压。本例患者根据卧立位血压检测结果，可排除直立性低血压。

2. 该患者需要考虑哪些鉴别诊断？还需要进行哪些辅助检查明确诊断？

目前该患者考虑心源性晕厥的可能性较大，心源性晕厥包括急性冠脉综合征、缓慢性及快速性心律失常、梗阻性疾病等，根据现有资料，考虑缓慢性及快速性心律失常可能性较大。此外，如前所述患者晕厥还应考虑痫性发作、脑血管病、血管迷走性晕厥等。

因此，本例患者应安排 12 导联心电图、24 小时动态心电图、超声心动图、心脏增强磁共振、冠状动脉造影、血常规、小便常规、血生化、甲状腺功能及抗体、心肌标志物、NT-proBNP、脑电图、头部 MRI 及脑血管 CTA、直立倾斜试验。

三、辅助检查

1. 血常规、肝功能、肾功能、血清电解质、小便常规、甲状腺功能及抗体、心肌标志物及 NT-proBNP 均未见异常。

2. 脑电图、头部 MRI 及脑血管 CTA 均无异常。

3. **12 导联心电图** 窦性心律,不完全性右束支传导阻滞,V_2 导联 ST 段呈马鞍状抬高。此后复查心电图,未示不完全性右束支传导阻滞,且 V_2 导联 ST 段马鞍状上抬不明显。住院期间再次出现意识丧失,立即行床旁心电图提示为心室颤动。将胸导联上移动 1 肋间,行 V_1、V_2、V_3、V_{3R}、V_4、V_{4R},可见胸导联 ST 段呈穹窿型、水平型或马鞍状抬高。见图 4-4-10。

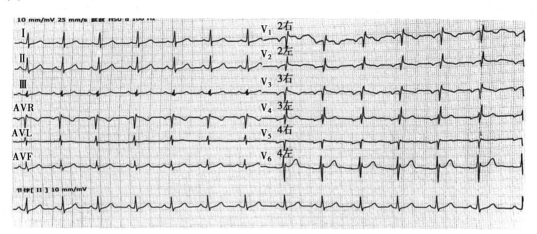

图 4-4-10　Brugada 患者胸导联上移一肋间心电图

4. **动态心电图** 窦性心律,平均心率 73 次 /min(最快心率 118 次 /min,最慢心率 47 次 /min);最长 R-R 间期 1.36 秒;房性期前收缩 3 次 /24h;V_1、V_2 导联可见 J 点上移,请结合临床。

5. **超声心动图** 静息状态下心脏结构及左室收缩功能正常,舒张功能降低。

6. **心脏增强磁共振** 心脏形态、大小未见异常。左右心室收缩功能正常。延迟扫描心室壁未见异常强化。

7. **冠状动脉造影** 患者左右冠状动脉未见明显狭窄。

【辅助检查提问】

1. 患者的心电图改变有何提示?

该患者心电图改变,可见不完全性右束支传导阻滞,V_1~V_2 导联 ST 段呈“马鞍”状抬高。该心电图要考虑 Brugada 模式心电图。结合患者有反复晕厥发生,且记录到晕厥时有心室颤动,考虑 Brugada 综合征。

对于怀疑 Brugada 综合征的患者,可将右胸导联放置在更高的位置(上移 1~2 肋间)增加检出 Brugada 模式心电图的概率。在一些患者中 Brugada 模式的典型心电图改变是一过性的表现或会随时间

的推移而变化。

2. 怎样看待 Brugada 综合征患者基因检测的意义?

基因检测可用于有临床表现的 Brugada 综合征患者。虽然具体的突变不能为判断患者的预后和治疗提供指导,但可以发现致病基因突变,对于在患者家族中识别无临床症状或心电图正常的高风险人群提供帮助。需指出,基因检测结果为阴性并不能排除 Brugada 综合征,而先证者家族中发现携带 Brugada 综合征致病基因突变者也不一定会患 Brugada 综合征,有研究发现 Brugada 综合征致病基因的平均外显率仅为 16%。

四、诊断

Brugada 综合征;心室颤动;心肺复苏术后。

【诊断提问】

1. Brugada 综合征的定义及流行病学如何?发病机制是什么?

Brugada 综合征是一种外显率不定的常染色体显性遗传病,特征为体表心电图异常,伴快速性室性心律失常和心源性猝死的发生风险增高。心电图表现通常包括假性右束支阻滞和 V_1~V_2 导联 ST 段持

续性抬高,但个别病例在心电图下壁导联中也有类似表现。

对不同人群评估了无症状 Brugada 心电图模式的患病率,介于 0.1%~1%,具体数值取决于所研究的人群。症状性 Brugada 综合征的患病率显著低于 Brugada 模式。尚无充分确切的 Brugada 综合征患病率。在人群方面,该病大多数患者为亚裔,东南亚人群的患病率最高。男性患病率显著高于女性。多数患者的 Brugada 模式心电图或 Brugada 综合征多在成年阶段获得诊断。有研究中 Brugada 综合征患者平均年龄为 41 岁。

Brugada 综合征致病性突变发生在编码心肌细胞钠通道亚基的 SCN 基因(SCN5A 和 SCN10A)。钠通道的缺陷会减少钠离子内流,从而缩短正常动作电位的持续时间。室性心律失常可能是由右心室心肌不应期的异质性所致。这种异质性的原因包括同一组织同时存在正常和异常的钠离子通道,以及内、中、外层心肌中钠离子流的不同影响。

2. Brugada 模式心电图的如何分型?

早年,提出了 3 种不同的 ST 段抬高模式并被用于临床实践多年,但后来的认为只有 2 种不同的 ST 段抬高模式,见表 4-4-8。

表 4-4-8　Brugada 模式心电图分型

心电图特点	1 型	2 型
J 点上抬幅度	≥2mm	≥2mm
T 波	倒立	直立或正负双向
ST-T 形态	向上突起,呈"穹窿"状	"马鞍"状抬起
ST 段终末部分	逐渐下降	始终抬高

3. Brugada 综合征的诊断标准是什么?

Brugada 综合征的诊断主要是基于临床诊断标准。右胸导联出现 1 型 ST 段抬高,并具有以下情况之一的可以诊断为 Brugada 综合征:①已证实的心室颤动;②多形性室性心动过速;③年龄<45 岁的心源性猝死家族史;④家族成员中有穹窿形心电图改变;⑤程序电刺激可诱发室性心动过速;⑥晕厥;⑦夜间濒死呼吸。基础条件下超过一个右胸导联为"马鞍"状 ST 段抬高,用钠通道阻滞剂行激发试验后转变为 ST 段"穹窿"状抬高,可同上述诊断。

五、治疗经过

行植入型心律转复除颤器(ICD)治疗。

【治疗提问】

Brugada 综合征的治疗手段主要有哪些?

目前,植入 ICD 是唯一被证明能有效改善 Brugada 综合征患者预后的治疗措施。对于发生心源性猝死经心肺复苏后存活的 Brugada 综合征患者或由快速性室性心律失常所引起晕厥的 Brugada 综合征患者推荐植入 ICD。

对于不愿意植入 ICD 或预期寿命十分有限、基础情况差不宜植入 ICD,或 ICD 植入后反复放电的患者可考虑使用抗心律失常药物。可选择的抗心律失常药物包括奎尼丁、胺碘酮。目前缺乏证据支持这两种药物可减少 Brugada 综合征患者室性心律失常的发生或改善预后。

对于频发室性心律失常的 Brugada 综合征患者,经导管射频消融术可有效减少室性心律失常负荷。消融靶点可以是右室流出道或希浦系统起源并触发室性心动过速的室性期前收缩,也可以是右室流出道或游离壁的大片碎裂电位区域,该处可能是致心律失常的基质。

六、随访及预后

患者出院后,定期随访。术后至今患者未发生 ICD 放电。

【预后提问】

Brugada 综合征患者的预后如何?

Brugada 综合征患者是快速多形性室性心动过速和心室颤动、猝死的高危人群。Brugada 综合征占所有心源性猝死患者的 4%~12%。尽管如此,大多数 Brugada 综合征患者没有发生威胁生命的心脏事件。一项研究发现,心电图为 Brugada 模式的患者随访 2.5 年,心源性猝死、晕厥或 ICD 放电等事件的发生率为 10%,平均年发生率为 3.8%。对于 Brugada 综合征患者影响预后最重要的因素是既往有引起晕厥的快速室性心律失常发作史。男性、心源性猝死家族史、下壁导联心电图改变也可作为 Brugada 模式心电图患者风险增加的因素。

(陈 石　李为昊)

推荐阅读文献

[1] AL-KHATIB S M, STEVENSON W G, ACKERMAN M J, et al. 2017 AHA/ACC/HRS Guideline for management of patients with ventricular rrrhythmias

and the prevention of sudden cardiac death: a report of the American College of Cardiology/American Heart Association Task Force on Clinical Practice Guidelines and the Heart Rhythm Society. J Am Coll Cardiol, 2018, 72 (14): e91-e220.

［2］BRUGADA J, CAMPUZANO O, ARBELO E, et al. Present status of Brugada syndrome: JACC State-of-the-Art Review. J Am Coll Cardiol 2018, 72: 1046-1059.

［3］NADEMANEE K. Radiofrequency ablation in Brugada syndrome. Heart Rhythm, 2021, 18 (10): 1805-1806.

儿茶酚胺敏感型多形性室性心动过速

关键词：多形性室性心动过速；儿茶酚胺敏感

一、病史摘要

患者，女性，21 岁，学生，因"反复活动后心悸、偶伴发作性意识丧失 10 年，再发 2 天"入院。

10 年前反复于剧烈运动、情绪激动时感心跳加快、伴四肢麻木，并感眼前发黑，其间发生倒地并呼之不应 2 次，皆于数分钟后自行恢复，无明显后遗症状。其间于多家医院行动态心电图、超声心动图、心肌标志物、视频脑电监测、头部及心脏核磁共振等检查，均未见明显异常，曾诊断为"惊恐发作""癔症""呼吸性碱中毒"等。2 天前，患者因琐事与他人争吵时突发意识丧失并倒地。约 1~2 分钟后醒转，意识清楚，对答正常，自述发作前感心悸、胸闷、继而头晕、视物模糊、四肢无力，而后不能回忆。

既往史无特殊。无吸烟、饮酒史，无药物、毒物接触史。父体健，述其母曾于体力劳动时因"低血糖"晕倒，有一哥哥，为业余游泳运动员，10 余年前游泳时溺水身亡，殁年 16 岁，否认其他家族病史。

【病史提问】

对以晕厥为核心症状的患者，哪些病史有助于帮助明确诊断？需要与哪些其他情况进行鉴别？其主要区别何在？

诱发因素、前驱症状、发作时情况、发作后症状、生命体征、合并症病史和用药、家族史等信息，结合患者基本情况，可能对明确诊断有益。详细病史及诊断要点请参见本章第三节特发性心肌病"致心律失常型右心室心肌病"部分。

有一些非晕厥的其他情况在发作过程上与晕厥具有一定的相似性，但其诊断与疾病预后与晕厥差别较大，因此需要进行仔细地鉴别，见表 4-4-9。

表 4-4-9　需要与晕厥鉴别的常见病因及鉴别点

病因	区别于晕厥的特征
跌倒	通常意识清醒，可完整回忆跌倒过程，并有失去平衡感等
猝倒	跌倒时伴有弛缓性麻痹，可有呼之不应，但通常可回忆发作过程
昏迷	持续时间长
猝死	持续时间长，通常不会自发恢复
脑卒中	伴神经系统症状体征 出血性脑卒中常伴随剧烈头痛，意识水平常逐渐渐下降，而非即刻丧失 缺血性脑卒中或短暂性脑缺血发作以神经系统症状体征为主，如有意识丧失通常时间较长
癫痫发作	诱因少见，如有常为闪光等特异性诱因 先兆也常有特异性、重复性 肢体抖动时间较长且多与意识丧失同步发作 可有清晰持久的自动动作(如咀嚼样动作等)，持续时间一般为数分钟，且伴记忆丧失
中毒、代谢紊乱、酸碱平衡紊乱(低血糖、缺氧、过度换气等)	持续时间长 意识水平下降更常见，意识完全丧失相对较少
心因性假性晕厥或假性昏迷(分离转换障碍/癔症)	持续时间长(可长达数分钟至数小时)、发作频繁(可达一日数次)、易受暗示等影响

二、体格检查

血压 120/78mmHg，心率 73 次/min。口唇无发绀，颈静脉充盈正常。下肺少量湿啰音。心界大小正常，心律整齐，心脏听诊未闻及杂音。腹平软，无明显压痛反跳痛。双下肢无水肿。

【查体提问】

1. 结合患者的病史和查体，初步考虑什么诊断？

患者反复于情绪激动、剧烈运动时发生意识丧失，持续时间较短，而后自行恢复，先兆伴有心悸胸闷不适，近亲属有类似症状发作及意外事件死亡病史，应高度警惕心源性晕厥，特别是遗传性心律失常相关疾病引起心源性晕厥的可能性,因其危险性较高且需积极干预,应予较全面的筛查。

2. 该患者还需要进行哪些辅助检查明确诊断?

本例患者应安排 12 导联心电图检查;血生化以排查有无电解质紊乱、酸碱平衡紊乱、代谢异常等;心肌标志物及 NT-proBNP 检查以排除有无心肌损伤和心力衰竭;超声心动图筛查心脏结构及功能;动态心电图筛查有无心律失常;冠状动脉造影或冠脉 CT 筛查冠脉病变;行心脏增强磁共振进一步评估潜在心肌病理改变。

此外,脑电图、头部 MRI 及脑血管 CTA/MRA、直立倾斜试验等检查可能对于明确诊断也有较大帮助。因患者症状可与运动有明显相关性,应考虑在严密监护下行心血管负荷试验,如平板运动试验。

三、辅助检查

1. 血常规及生化,二便常规、甲状腺功能、心肌标志物及 NT-proBNP 均未见明显异常。

2. 脑电图、头部 MRI 及脑血管 CTA 均无异常。

3. **12 导联心电图**　窦性心律,正常心电图。

4. **动态心电图**　窦性心律,平均心率 83 次 /min,最慢心率 45 次 /min,发生于凌晨 3 :53,最快心率 125 次 /min,发生于上午 9 :12,最长 R-R 间期 1.6 秒,为期前收缩后代偿间期,偶发室性期前收缩 320 次,偶发房性期前收缩 13 次。

5. **超声心动图**　心脏结构功能未见明显异常。

6. **冠脉 CT**　冠脉未见明显异常。

7. **心脏磁共振检查**　心脏形态、大小未见异常。左右心室收缩功能正常。心肌未见异常延迟强化。

8. 脑电图、头部 MRI 及脑血管 CTA/MRA 均未见明显异常。

9. 平板运动试验结果见图 4-4-11。

10. 基因检测提示该患者携带 *RYR2*(c.C13489>T,p.Arg4497Cys)致病性突变。

【辅助检查提问】

导致患者发生心悸、晕厥为何种原因?

该患者心脏结构功能、冠脉及心肌未见明显异常,脑电图及头部影像学未见明显异常,但运动负荷

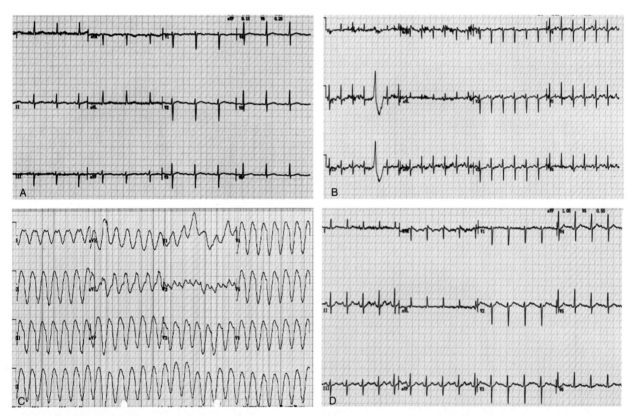

图 4-4-11　患者检查结果

A. 静息心电图:窦性心律大致正常心电图;B. 随运动负荷增加可见偶发室性期前收缩,血压 175/83mmHg;C. 运动至约 12.5 分钟,患者感明显心悸、乏力,但无头晕、黑矇等,心电图示室性心动过速,心率约 181 次 /min,血压计报测量错误,即予中止运动并做抢救准备;D. 终止运动后,患者感心悸缓解,心电图显示恢复窦性心律,心率逐渐下降,约 2 分钟后测血压 138/77mmHg,心率 115 次 /min。

试验诱发室性心动过速发作，发作时心悸、乏力症状与患者平素晕厥发作前症状一致，应高度怀疑该患者既往症状与运动诱发室性心动过速具有较强相关性。

四、诊断

儿茶酚胺敏感性多形性室性心动过速（catechol-aminergic polymorphic ventricular tachycardia，CPVT）；心源性晕厥。

【诊断提问】

1. 何谓 CPVT？

儿茶酚胺敏感性多形性室性心动过速（CPVT）是一种遗传性心律失常综合征。其主要临床表现为运动、情绪激动等事件引起的晕厥乃至猝死发生。一些文献报告其在人群中发病率可达万分之一，且成家族聚集性，但临床发现的典型患者较为罕见。我国关于 CPVT 的文献报道较少，且多为儿科病例。

2. CPVT 发病机制如何？

目前较为公认的 CPVT 发病机制为离子通道基因突变引起的心脏电活动异常，心肌内钙诱导钙释放机制的紊乱是 CPVT 的致病基础。

编码雷诺丁受体 2 的 *RyR2* 基因功能获得突变是最常见的病因，约占 CPVT 患者的 60%，且呈常染色体显性遗传。它导致过多钙离子释放进入细胞质，进而引发迟后去极化。运动或情绪激动时，肾上腺素分泌增加，激动 β_1 受体，激活相应信号通路增加钙离子进入细胞和肌质网，形成钙超载，进一步加重钙释放异常而增加迟后去极化，由此引起室性心律失常。由于 *RyR2* 基因较大，突变非常多样，致病性各不相同，在不同家系中常具有独特性，这也为本病的诊断带来了一定的困难。

此外，尚有一些与 *RyR2* 相互作用并调节其功能的蛋白与 CPVT 相关，如集钙蛋白（calsequestrin），钙调蛋白（calmodulin），三合蛋白（triadin）等。据报道，*CASQ2* 和 *TRDN* 与 CPVT 的常染色体隐性遗传形式相关，而 *CALM1* 等基因突变可能与常染色体显性遗传形式相关。目前，*CASQ2* 在 CPVT 发病过程中的作用较为公认，其致病性突变亦可作为本病的诊断依据，但所占比例较 *RyR2* 少。

3. CPVT 如何诊断？

此病在患者静息时较难诊断，常规检查通常无阳性发现。

《2020 室性心律失常中国专家共识》提出本病诊断标准为：①40 岁以下、心脏结构无异常、静息心电图无异常、不能用其他原因解释的、由运动\情绪激动\儿茶酚胺诱发的、双向室性心动过速或多形性室性心动过速；②携带 *RyR2* 或 *CASQ2* 基因的致病性突变。符合任何一条即可诊断。

五、治疗

1. 予琥珀酸美托洛尔 47.5mg，口服，每日 1 次，监测心率调整用药。

2. 考虑植入型心律转复除颤器（ICD）治疗。

【治疗提问】

CPVT 的治疗手段主要有哪些？

所有 CPVT 患者均推荐使用 β 受体阻滞剂作为基础治疗，最高耐受剂量的 β 受体阻滞剂作为 CPVT 的首选治疗方法，可以显著降低心律失常的发生。基因型阳性表型阴性个体也应考虑使用 β 受体阻滞剂。不同种类 β 受体阻滞剂间的优劣比较尚无确切证据，但初步研究显示纳多洛尔可能较优。

另有小规模研究显示，CPVT 患者接受非二氢吡啶钙通道阻滞剂治疗可能获益，维拉帕米或普罗帕酮可能有助于 CPVT 患者缓解难治性室性心律失常，氟卡尼联合 β 受体阻滞剂对于减少心律失常可能有用。

如单纯药物治疗不能控制心律失常，可以考虑左心去交感神经术（left cardiac sympathetic denervation，LCSD），该手术目的在于去除左星状神经节下部三分之二和胸神经节（$T_2 \sim T_4$），从而抑制心脏中去甲肾上腺素的释放，术后多数患者生活质量良好，但此术可能导致偏侧汗液分泌异常、皮肤外观异常等问题。

有心搏骤停病史或进行最佳药物治疗后仍有心律失常的难治性或高危 CPVT 患者需要考虑 ICD 植入。

由于运动和情绪激动是本病患者发生心律失常事件的重要诱因，目前认为应当建议所有 CPVT 患者避免竞技性体育运动和剧烈体力活动。此外，社会心理支持对此类患者十分必要。

一旦患者发生心律失常，特别是在心搏骤停复苏时，识别本病并避免使用肾上腺素可能至关重要。

六、随访及预后

患者出院后遵医嘱长期服药，但拒绝 ICD 植入。定期随访，未再发生晕厥。

【预后提问】

CPVT 患者的预后？

CPVT 的自然病程多样，可以表现为婴儿期、儿童期和青年期的猝死,以及无症状的致病性突变的携带者等。有研究认为,与 *RYR2* 突变相比,大多数 *CASQ2* 突变相关的患者似乎表型较严重;在 *RYR2* 突变的患者中,C 端通道形成域突变的患者与 N 端突变的相比心律失常风险更高;而发病年龄较小和具有心搏骤停病史的患者可能预后较差。

对于 CPVT 患者近亲属进行基因筛查可能有助于早期发现携带者和患者。

(陈 石 李为昊)

推荐阅读文献

[1] 中华医学会心电生理和起搏分会, 中国医师协会心律学专业委员会. 2020 室性心律失常中国专家共识 (2016 共识升级版). 中华心律失常学杂志, 2020, 24 (3): 188-258.

[2] SCHWARTZ P J, ACKERMAN M J. Cardiac sympathetic denervation in the prevention of genetically mediated life-threatening ventricular arrhythmias. Eur Heart J, 2022, 43 (22): 2096-2102.

第五节 糖原贮积症

蓬佩病

> 关键词:糖原贮积症 II 型(又称蓬佩病);溶酶体贮积病

一、病史摘要

患者,男性,59 岁,公司职员,已婚,因 "四肢肌肉无力 3 年,胸闷、气促 3 个月" 入院。

入院前 3 年,患者无明显诱因出现四肢肌肉无力,主要为四肢近端肌肉无力,表现为爬楼梯困难,易疲劳,偶有肌肉酸痛,无心悸、胸闷、气促、头晕不适,自行服用中药治疗(具体不详)后感症状稍改善。入院前 3 个月,患者无明显诱因出现胸闷、气促,活动后症状明显,伴四肢无力,无头晕、心悸、胸痛等不适,为进一步治疗,就诊于我院急诊。自患病以来,患者精神一般,食欲、睡眠欠佳,大小便正常,近期体重未见明显增减。既往 30 年吸烟史,平均 10 支 /d,未戒烟。无饮酒史,无药物、毒物接触史。否认遗传病家族史。

二、体格检查

1. **内科查体** 体温 36.6℃,脉搏 116 次 /min,呼吸 20 次 /min,血压 123/78mmHg。神志清楚,皮肤巩膜无黄染,浅表淋巴结未扪及肿大,双下肢无水肿。颈静脉正常。心界不大,心律齐,心尖搏动未见异常,位于左侧第五肋间锁骨中线内 0.5cm,心前区无异常隆起及凹陷。各心脏瓣膜区未闻及杂音。胸廓扩张度减弱,双下肺叩诊呈浊音。双肺呼吸音粗,双肺下叶可闻及湿啰音。腹部查体未见明显异常。

2. **神经系统查体** 脊柱轻度侧弯,肌张力正常,四肢近端肌力 4 级,远端肌力 5 级。双侧指鼻、跟膝胫骨试验稳定准确;脑膜刺激征和病理征阴性。感觉系统、共济运动和自主神经系统未见异常。

【病史及查体提问】

1. 结合患者的病史和查体,需要考虑什么疾病? 下一步需要完善什么辅助检查以明确诊断?

对于以 "四肢肌无力" 为主要症状的患者,需考虑神经系统相关疾病,对于肌无力的定位诊断详见本篇第一章第一节,该患者主要表现为慢性、缓慢进展的四肢对称性近端肌力下降,需鉴别肌肉、神经肌肉接头和周围神经病变。此外,患者病程中出现 "气促" 症状以及肺部阳性体征提示合并呼吸系统疾病,也需要考虑累及骨骼肌、呼吸肌等的多系统性疾病,如糖原贮积症 [蓬佩病(Pompe disease)、科利病(Cori-Forbes disease)等]。对于该患者下一步需完善的辅助检查,肌酸激酶的检查往往是第一步,神经传导和肌电图检查可帮助鉴别神经源性和肌源性损害。此外,心电图、超声心动图、胸部 CT、头部 CT 或 MRI、免疫生化指标以及必要时肌肉活检等辅助检查也需要完善以明确病因。

2. 蓬佩病临床表现有哪些?

不同类型蓬佩病常有不同的临床表现,不同蓬佩病患者间的临床症状差异也较大,且缺乏特异性的临床症状。总体而言,婴儿型和非经典婴儿型蓬佩病的临床症状常较重,疾病进展快,死亡率高,而晚发型蓬佩病通常在儿童期或以后以不同的方式表现出症状,通常表现为近端肌肉无力,进展较慢。其具体临床表现见表 4-4-10 所述。

表 4-4-10　蓬佩病特征性临床表现

临床表现	婴儿型	非经典婴儿型	晚发型
发病年龄	常在出生后第 1 个月发病	常于出生 1 年内发病	多于 1 岁后发病,可晚至 60 岁发病
心脏受累	心电图可见高 QRS 波和短 PR 间期,常规超声心动图多见肥厚型心肌病改变,多于 1 岁内死于心脏衰竭	心肌受累一般较轻	心肌受累较轻或少见
四肢肌肉	血肌酸激酶可见不同程度升高,常表现为全身肌无力,运动发育迟缓	肌无力,运动发育落后,常伴骨量减少和骨质疏松	早期多表现乏力、易疲劳,逐渐表现为慢性进行性近端肌力下降,少数合并肌肉痉挛、肌痛、对称或非对称性眼睑下垂
肺受累	多于 1 岁内死于呼吸衰竭	多于幼儿期死于呼吸衰竭	疾病后期可表现为呼吸困难,肺动脉高压,呼吸衰竭为常见死因
其他	可见肝大,巨舌症	可有肝大	少部分患者可出现动脉病变

三、辅助检查

1. 血常规、肝肾功能、血糖、血脂、甲状腺功能及抗体、血免疫指标、肿瘤标志物、腹部及泌尿系彩超、头部 CT 检查,均未见明显异常。

2. 肌酸激酶 458U/L(正常范围:19~226U/L),乳酸脱氢酶 259U/L(正常范围:120~250U/L)。心肌标志物:N 末端脑钠肽前体 2 647ng/L(正常范围:0~227ng/L);肌钙蛋白 T 40.4ng/L(正常范围:0~14ng/L)。

3. 血气分析　pH 为 7.057(正常范围:7.35~7.45),PCO_2 水平升高至 18.9kPa(正常范围:4.26~5.99kPa)。

4. 12 导联心电图　窦性心动过速,短 PR 间期。

5. 超声心动图　心脏未见明显增大,主动脉增宽,室间隔增厚,室间隔最大厚度为 13mm,左室后壁为 14mm,左室收缩功能测值正常,LVEF 62%。

6. MRI 心脏功能增强扫描　左室肌壁稍厚,舒张末期室间隔最厚处约 14mm。首过灌注未见明显异常,钆延迟扫描未见异常强化信号。心脏功能参数如下,左室:LVEF 57%,每搏输出量 148.4ml,舒张末期容积 64.5ml,收缩末期容积 84ml;右室:RVEF 60%,每搏输出量 136.3ml,舒张末期容积 19.3ml,收缩末期容积 81.7ml。

7. 胸部 CT 平扫显示双侧胸腔积液和肺部炎症。

8. 神经传导和肌电图提示肌源性损害,可见肌强直放电,运动单位电位时限缩短;神经传导检测正常。

9. 征得患者知情同意后,完善全外显子基因测序及一代基因测序,发现该患者携带 GAA(c.1958C>A,

p.T653N)和(c.2296T>C,p.Y766H)致病性突变。

10. GAA 酶活性为 0.31μmol/(L·h)[正常范围:1.46~20.34μmol/(L·h)]。

【辅助检查提问】

1. 结合患者的病史、查体以及典型辅助检查改变,考虑什么诊断? 还可以完善哪些辅助检查以帮助诊断? 其鉴别诊断有哪些?

该患者以"四肢肌无力、气促"为主要临床表现,辅助检查可见肌酸激酶升高,心脏影像提示左室心肌轻度肥厚,肌电图提示肌源性损害,神经传导正常,GAA 酶活性降低,基因检测提示该患者携带两个复合杂合 GAA 突变,故考虑患者为蓬佩病,因该患者拒绝行肌肉活检,故未能完善肌肉活检病理检查。临床上,对于成人蓬佩病的诊断,肌肉活检病理检查往往是有必要的且具有诊断价值。蓬佩病常见的鉴别诊断如表 4-4-11 所述。

2. 蓬佩病典型的辅助检查改变有哪些?

蓬佩病患者可有如下典型的辅助检查改变:①血清肌酸激酶轻 - 中度升高。②肌电图:多为肌源性损害,可出现纤颤电位、复合性重复放电、肌强直放电,运动单位电位时限缩短、波幅降低等。神经传导检测多为正常。③GAA 酶活性明显降低。④肌肉活检:病理可见肌纤维空泡样改变,过碘酸 - 希夫染色(periodic acid Schiff stain,PAS stain)可见糖原聚集,苏丹黑 B(sudan black B,SBB)染色脂滴成分正常,溶酶体酸性磷酸酶染色呈强阳性。⑤基因检测:检出 2 个 GAA 等位基因致病突变。

表 4-4-11 蓬佩病的鉴别诊断

蓬佩病分型	鉴别疾病	鉴别点
婴儿型蓬佩病	脊髓性肌萎缩Ⅰ型、心内膜弹力纤维增生症、糖原贮积症(GSD)Ⅲ型和Ⅳ型、先天性肌病、先天性肌营养不良、先天性甲状腺功能减退症、原发性肉碱缺乏症	都以"松软婴儿"(肌无力)为主要临床表现,GAA 酶活性降低和携带 GAA 致病基因可帮助鉴别诊断。
晚发型蓬佩病	糖原贮积症Ⅱ型(又称 Danon 病)	相较蓬佩病,Danon 病多以心肌受累为主要表现,骨骼肌、呼吸功能较少受累。Danon 病肌肉病理与蓬佩病常有相似处,但 Danon 病患者肌肉活检病理通常显示酸性麦芽糖酶水平正常;此外,GAA 酶活性检测和基因检测结果也可帮助鉴别
	线粒体肌病和脂质沉积性疾病	线粒体肌病肌肉病理可见破碎红纤维或破碎蓝纤维;mtDNA 可检出异常突变。肌肉活检典型病理改变、GAA 酶活性和基因检测可帮助鉴别
	GSD(Ⅲ型、Ⅳ型、Ⅴ型)	相较蓬佩病,GSD Ⅲ型、Ⅳ型、Ⅴ型患者肌无力和肌萎缩表现相对较轻,较少累及呼吸功能,可通过有无低血糖发作、乳酸运动试验异常、胰高血糖素和肾上腺素试验以帮助鉴别
	肌营养不良	都可表现为"四肢肌无力",常通过肌肉活检组织病理、GAA 酶活性检测和基因检测可帮助鉴别

四、诊断

蓬佩病(糖原贮积症Ⅱ型)

【诊断提问】

1. 蓬佩病的定义、发病机制以及流行病学是什么?

蓬佩病(Pompe disease)为糖原贮积症Ⅱ型(glycogen storage disease type Ⅱ,GSD Ⅱ)疾病,也称为酸性麦芽糖酶缺乏症(acid maltase deficiency),是一种常染色体隐性遗传的溶酶体贮积病。导致蓬佩病发生的 GAA 基因位于染色体 17q25.2-q25.3,包含 20 个外显子,GAA 基因致病性突变导致 α-1,4- 葡糖苷酶缺陷,使糖原不能被降解而沉积在骨骼肌、呼吸肌和心肌等组织,进而导致心、肝、肾等脏器损害。目前,已报道了 500 多个可导致蓬佩病的 GAA 基因致病性突变位点(数据库:http://www.pompevariantdatabase.nl.)。根据患者发病年龄、受累器官和疾病严重程度,蓬佩病可分为婴儿型(infantile-onset Pompe disease,IOPD)和晚发型(late-onset Pompe disease,LOPD)蓬佩病。蓬佩病的发病率存在种族及地区差异,为 1/(0.4 万 ~10 万),高加索人群约为 1/0.4 万,中国台湾约为 1/5 万,其中 LOPD 全球发病率估计为 1/5.7 万,中国台湾一项研究报道的 LOPD 发病率为 1/2.6 万,大陆暂无流行病学数据,但已有病例报道。

2. 临床上对于蓬佩病的诊断思路是什么?蓬佩病的诊断标准有哪些?

蓬佩病常用的临床诊断流程见图 4-4-12 所示。蓬佩病的诊断需要结合临床表现、实验室检查及基因检测结果综合评估。其诊断依据主要包括以下标准。①临床特征:对于 1 岁前起病,表现为肌无力、心脏扩大或心肌肥厚的患儿,应怀疑婴儿型蓬佩病。所有 1 岁以后发病的儿童或成人,表现为肌无力,四肢近端肌肉无力萎缩的患者均应考虑非经典婴儿型或晚发型蓬佩病的可能。②血清肌酸激酶轻 - 中度升高,少数患者也可正常。③肌电图多为肌源性损害,神经传导检测多为正常。④ GAA 酶活性明显降低,外周血或组织检测 GAA 酶活性,如在正常 10% 以下可支持诊断蓬佩病,如 GAA 酶活性降低在正常的 10% 以上,则需要结合其他病理、基因检测结果综合评估。⑤肌肉活检病理可发现糖原聚集改变,少数患者肌肉活检无典型病理改变,需结合 GAA 酶活性检测和基因检测等综合诊断。⑥基因检测:检出 2 个 GAA 等位基因致病突变有确诊价值。

五、治疗经过

该患者住院期间主要以对症支持治疗为主,包括平喘、利尿、强心、抗感染治疗,以及呼吸机辅助支持治疗,因患者经济原因无法获取酶替代治疗,且考虑到患者需要长期使用呼吸机,住院期间对患者行永久

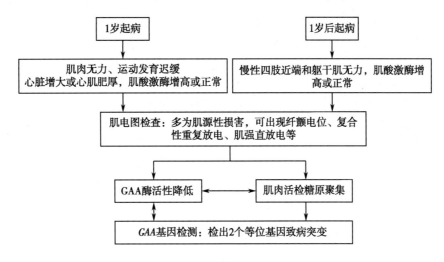

图 4-4-12　蓬佩病临床诊断流程

性气管切开术,后患者在家庭呼吸机的支持下出院。

【治疗提问】

蓬佩病目前的治疗方案有哪些?

1. **对症支持治疗**　心脏受累患者如出现左室流出道梗阻,避免使用增加心肌收缩力的药物和降低后负荷的药物,如出现心力衰竭给予纠正心力衰竭治疗;物理治疗可使肌肉无力表现患者获益,避免发生骨盆带挛缩,晚发型患者常需要言语和吞咽治疗;呼吸系统受累需积极预防和治疗呼吸道感染,根据病情给予间断或持续气道正压通气(CPAP)、双相或双水平气道正压通气(BiPAP)等治疗,必要时给予机械通气治疗;此外,需给予营养支持,高蛋白、低碳水化合物饮食,适当运动,避免剧烈运动等。

2. **酶替代疗法**(enzyme replacement therapy, ERT)　目前可使用 α- 重组阿葡糖苷酶(Lumizyme, rhGAA)治疗,通常治疗剂量为 20~40mg/kg,每 2 周 1次。婴儿型患者建议要尽早使用酶替代治疗。交叉反应性免疫物质(cross-reactive immunologic material, CRIM)是检测天然 GAA 产生的一种测量方法,也是影响患者对 ERT 反应的重要因素,常需要在 ERT 首次给药之前或期间完成检测,能产生一些天然 GAA 的患者被归类为 CRIM 阳性(+),而不产生任何天然 GAA 的患者被归类为 CRIM 阴性(-)。CRIM(+)的患者通常能很好地耐受 ERT,CRIM(-)患者由于对药物的免疫反应产生替代酶抗体,其 ERT 治疗效果会显著降低,研究表明可使用抗组胺药、类固醇和其他免疫调节剂来帮助减少这种免疫反应。此外,国内第一个针对婴儿型蓬佩病的酶替代治疗的临床试验也证实 rhGAA 治疗具有良好的疗效和安全性(ClinicalTrials.gov number,NCT03687333)。晚发型患者一旦出现肌无力和 / 或呼吸功能减退或肌酸激酶升高,应尽早开始酶替代治疗,早期开始酶替代治疗可不同程度改善心肌、骨骼肌和呼吸功能,延长患者生存期。

3. **遗传咨询**　蓬佩病为常染色体隐性遗传病,患者父母再次生育遗传概率为 25%,建议对蓬佩病家庭提供遗传咨询,包括提供产前诊断和家系筛查。

六、随访及预后

该患者诊断蓬佩病后 1 年,在家庭呼吸机支持下可走平路 10 分钟,可自行穿衣、洗澡等简单起居生活。

【预后提问】

蓬佩病的预后怎样?

婴儿型多于出生后 1 年内死亡,非经典婴儿型多在幼儿期死于呼吸衰竭,成人晚发型蓬佩病目前还没有相关预后数据。

(陈玉成　王 杰)

科利病

> **关键词:** 糖原贮积症Ⅲ型(又称科利病); 低血糖

一、病史摘要

患者,男性,28 岁,个体经商,已婚,因“反复心悸、胸闷 5 年”入院。

入院前 5 年,患者无明显诱因反复出现活动后心悸、胸闷,休息后可缓解,无头晕、出汗、胸痛、恶心、呕吐、晕厥、下肢水肿。此后上述症状反复发生,休息数分钟后均可缓解,就诊当地医院,12 导联心电图提示窦性心律,预激综合征;超声心动图提示"肥厚型心肌病";予以"琥珀酸美托洛尔 47.5mg、每日 1 次"治疗后上述症状稍缓解,但仍反复发作。为进一步诊疗,患者于我院门诊就诊,门诊以"肥厚型心肌病、预激综合征"收入院。起病以来,患者精神一般,食欲、睡眠尚可,大小便正常,近期体重未见明显增减。既往病史:患者述幼时常因"低血糖"晕厥,可自行苏醒,伴肌肉无力,有肝脾长大病史,反复就诊当地医院,均诊断不清,后随着年龄增长,上述症状自行缓解。有 3 年吸烟史,平均 15 支 /d,已戒烟 1 年。无饮酒史,无药物、毒物接触史。患者父亲(54 岁)、母亲(48 岁)目前身体健康。

二、体格检查

体温 36.5℃,脉搏 82 次 /min,呼吸 19 次 /min,血压 119/77mmHg。神志清楚,皮肤巩膜无黄染,浅表淋巴结未扪及肿大,双下肢无水肿。颈静脉正常。心界不大,心律齐,心尖搏动未见异常,位于左侧第五肋间锁骨中线内 0.5cm,无异常隆起及凹陷。主动脉区及心尖区可闻及收缩期杂音。胸廓未见异常,双肺叩诊呈清音。双肺呼吸音清,未闻及干湿啰音。腹部、脊柱四肢查体未见明显异常。

【病史及查体提问】

如何通过病史和临床表现寻找科利病的诊断线索?其典型临床表现特征有哪些?

该患者以"肥厚型心肌病"改变为主要临床表现,对于显著室壁增厚(左室舒张期室壁最大厚度>30mm)或合并预激综合征的肥厚型心肌病(HCM)需要注意与拟表型肥厚型心肌病相鉴别,如糖原贮积症。此外,根据患者提供的幼年期反复就医病史:幼时常因低血糖晕厥,伴肌肉无力,有肝脾长大病史,后随年龄增长而症状缓解,需考虑科利病诊断。成人科利病的诊断线索,往往需要追踪婴儿及儿童期病史。科利病常见临床表现特征见表 4-4-12。

表 4-4-12　科利病常见临床表现特征

年龄	临床特征
婴儿期	反复低血糖表现:易饥饿,低血糖严重时可发生抽搐和意识障碍 重症:心脏增大,肝大,肌张力低,多于 4 岁内死亡
儿童期	低血糖和肝病表现:饥饿易诱发低血糖,严重时可发生抽搐,常见肝功能异常和肝大 轻度肌病表现:乏力,易疲劳,肌张力低,运动发育迟缓,心脏症状表现轻或无症状
成人期	肌病症状可表现为两类:①幼年出现低血糖和肝功能损害,成年期低血糖和肝病表现出现缓解,转而出现肌病症状;②幼年期无低血糖和肝病病史,仅成年期表现缓慢进展的四肢肌无力和肌萎缩 心脏症状:临床表现常不明显,仅心电图和超声心动图提示心肌肥厚改变 其他表现:部分患者可出现肝衰竭、轴索周围神经病、多囊卵巢等表现

三、辅助检查

1. 血常规、肾功能、血脂、甲状腺功能及抗体、凝血常规、尿常规、大便常规、泌尿系彩超检查,均未见异常。

2. 多日清晨空腹血糖监测均为 3.0~4.0mmol/L。血生化:结合胆红素 10μmol/L(正常范围:< 8.8μmol/L),非结合胆红素 13.9μmol/L(正常范围:<20μmol/L),谷丙转氨酶 61U/L(正常范围:<50U/L),谷草转氨酶 179U/L(正常范围:<40U/L),谷氨酰转肽酶 181U/L(正常范围:<60U/L);肌酸激酶 2 210U/L(正常范围:19~226U/L),乳酸脱氢酶 500U/L(正常范围:120~250U/L),羟丁酸脱氢酶 423U/L(正常范围:72~182U/L)。

3. **腹部彩超**　肝脾大。

4. **24 小时动态心电图**　窦性心律,平均心率 71 次 /min,最长 R-R 间期 1.68 秒,多源性室性期前收缩 3 次 /24h,ST-T 改变。

5. **超声心动图**　左房增大,左室肌壁明显增厚(IVS 29~34mm,LVPW 18mm),肺动脉增宽,右室流出道前向血流加速,左室收缩功能增强(LVEF 71%)。

6. **MRI 心脏功能增强扫描**　左室增大,左室肌壁明显增厚,以室间隔、前壁、心尖部显著,舒张期室间隔最厚处约 35mm。首过灌注未见明显异常,延迟扫描室间隔肥厚处可见斑片状强化灶(图 4-4-13)。心脏功能测值如下,左室:LVEF 68.5%,每搏输出量 114.6ml,舒张末期容积 167.0ml,收缩末期容积 528ml;右室:RVEF 67.7%,每搏输出量 69.8ml,舒张末期容积 103ml,收缩末期容积 33.2ml。

7. 在征得患者知情同意后,完善全外显子基因测序及一代测序检测结果示该患者携带 *AGL*(c.4284T>G;p.Tyr1428*)致病基因突变。

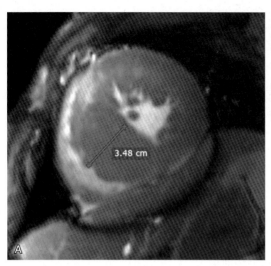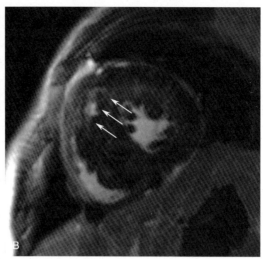

图 4-4-13　患者心脏磁共振

患者心脏磁共振短轴电影成像示左室舒张末期心肌显著增厚(图 A)和钆延迟增强扫描成像(图 B)可见
室间隔肥厚处斑片状钆延迟强化。

【辅助检查提问】

结合患者的病史、查体和典型辅助检查改变,考虑什么诊断? 还可以进行哪些辅助检查以明确诊断?

结合患者幼时常因低血糖晕厥,伴肌肉无力,有肝脾长大病史,此次患者以"肥厚型心肌病"表现入院,辅助检查典型改变包括患者多日清晨空腹血糖明显降低、血清肌酸激酶水平明显升高,肝功能异常,肝脾长大,以及发现 *AGL* 致病性基因突变结果,考虑科利病诊断。此外,科利病常可进一步完善胰高血糖素或肾上腺素刺激试验、肌电图、肌肉活检提供诊断线索。

四、诊断

科利病(糖原贮积症 Ⅲ 型)

【诊断提问】

1. 科利病的定义及发病机制是什么?

科利病是 Ⅲ 型糖原贮积症,又称为脱支酶缺乏症(debranching enzyme deficiency),是一种 *AGL* 基因突变导致的常染色体隐性遗传病,其主要影响淀粉 -1,6- 葡萄糖苷酶,寡聚 -1,4 → 1,4 葡聚糖转移酶的活性,导致糖原支链不能被分解,使大量携带短支链的形态结构异常的极限糊精在患者肝脏、骨骼肌、心肌中沉积,根据受累组织和酶学结果,可分为 a、b、c、d 亚型,其中 a 型最常见(约 80%),可同时累及肝脏和肌肉,b 型次之,仅累及肝脏,其余类型少见。

2. 科利病的诊断要点有哪些?

科利病的核心临床表现为幼年发现肝病,反复出现空腹低血糖,伴或不伴肌病症状,青春期后肝病和低血糖症状缓解,肌病症状逐渐出现且加重。诊断要点包括:①随年龄增长而变化的临床表现;②胰高血糖素或肾上腺素刺激试验异常;③血清肌酸激酶水平升高;④肌电图提示肌源性损害,伴或不伴有神经传导异常;⑤肌肉活检提示肌纤维浆膜下大片 PAS 阳性空泡,可被淀粉酶消化;电镜下肌纤维内大片糖原颗粒聚集,可见较多短支链状糖原颗粒;⑥发现 *AGL* 基因致病性突变,其具有确诊意义。

3. 科利病需要与其他哪些疾病鉴别?

鉴别诊断见表 4-4-13。

表 4-4-13　科利病的鉴别诊断

临床特征	鉴别疾病	鉴别点
以肝病伴低血糖为主要表现的科利病患儿	GSD Ⅰ 型	① GSD Ⅰ 型患儿低血糖表现常更重,伴高乳酸血症、高脂血症和高尿酸血症等,氨基转移酶一般不升高,口服葡萄糖后血乳酸可明显下降 ②胰高血糖素或肾上腺素刺激试验、酶活性检测和基因检测可帮助鉴别,GSD Ⅰ 型患者可发现 *G6PC* 或 *SLC37A4* 基因 2 个等位基因致病突变
	Fanconi-Bickel 综合征	Fanconi-Bickel 综合征患者可表现为尿糖阳性、蛋白尿、高磷酸盐尿、氨基酸尿,可合并抗维生素 D 佝偻病,可检测出 *SLC2A2* 致病基因突变
	果糖 -1,6- 二磷酸酶缺乏症	果糖 -1,6- 二磷酸酶缺乏症一般表现为在长时间空腹后出现低血糖,空腹 3~4 小时血糖常正常。可检测出 *FBP1* 致病基因突变

续表

临床特征	鉴别疾病	鉴别点
以肌病为临床表现的科利病患者	先天性肌病	表现肌病的患儿常需通过完善肌肉活检病理或基因检测以鉴别
	GSD Ⅱ型、Ⅳ型	成人表现为肌病的患者需与此病鉴别,追踪婴儿及儿童期病史可提供诊断线索,肌肉病理、酶活性检测和基因检测可帮助鉴别

五、治疗

给予患者对症支持治疗,嘱患者注意避免饥饿,睡前可适当饮食。

【治疗提问】

目前科利病的治疗方案有哪些?

本病目前尚无酶替代治疗,以对症支持治疗为主。对婴儿及儿童患者可采用少食多餐喂养,预防低血糖,严重患儿需要持续泵入食物。青少年及成人注意避免诱发低血糖因素,注意高蛋白-低复合碳水化合物饮食,避免长时间饥饿。定期复查肝功能及超声心动图等,如发现心脏问题或肝硬化、肝癌发生,及时至相关专科治疗。

六、随访及预后

该患者诊断科利病后 3 年,因肝衰竭去世。

【预后提问】

科利病患者的预后如何?

目前尚无相关数据。严重患儿如不及时治疗,严重低血糖可导致组织器官损害和死亡。

（陈玉成 王 杰）

Danon 病

关键词:Danon 病;*LAMP2*;预激综合征

一、病史摘要

患者,男性,23 岁,学生,未婚,因"晕厥 3 次,心悸、胸闷 2 年,加重半个月"入院。

入院前 3 年,患者于俯身穿鞋子时突然出现头昏、黑矇,随即晕倒在地,无意识,旁人予以按压"人中穴"后苏醒,意识丧失持续约 3 分钟,醒后无近事遗忘,不伴眩晕、视物旋转,无口吐白沫、抽搐、大小便失禁。后 1 年内上述症状再发作 2 次,持续时间在 1~3 分钟不等,均自行苏醒。入院前 2 年,患者无明显诱因出现

心悸、胸闷,于活动、改变体位时明显,休息后可缓解,无气促、胸痛不适,就诊当地医院,查 12 导联心电图示:窦性心律,预激综合征。行常规超声心动图检查提示"梗阻性肥厚型心肌病",予以琥珀酸美托洛尔缓释片(47.5mg,每日 1 次)治疗,心悸、胸闷症状较前缓解。入院前半个月,患者心悸、胸闷症状较前加重,无发热、畏寒、胸痛、咯血,无少尿、夜间阵发性呼吸困难,无头晕、皮疹、关节疼痛。为求进一步诊治,于我院门诊就诊,门诊以"梗阻性肥厚型心肌病"收入我院。自患病以来,精神、食欲、睡眠尚可,大小便正常,近期体重未见明显增减。既往史无特殊。无吸烟、饮酒史,无药物、毒物接触史。父亲(51 岁)、母亲(46 岁),患者父亲既往体检,患者母亲述平日活动后心累、气促,未就医治疗。

二、体格检查

体温 36.9℃,脉搏 72 次/min,呼吸 20 次/min,血压 120/70mmHg。神志清楚,皮肤巩膜无黄染,浅表淋巴结未扪及肿大,双下肢无水肿。颈静脉正常。心界向左下扩大,心律齐,心尖及胸骨左缘 3~4 肋间可闻及 3/6 级收缩期粗糙杂音。胸廓未见异常,双肺叩诊呈清音。双肺呼吸音清,未闻及干湿啰音。腹部查体、脊柱四肢查体未见明显异常。

【病史及查体提问】

1. 结合病史和查体,初步考虑什么疾病? 需要与哪些疾病相鉴别? 下一步需要完善什么检查以明确诊断?

结合患者病史和查体,初步考虑"梗阻性肥厚型心肌病、预激综合征"诊断。在肥厚型心肌病(HCM)中有 5%~10% 患者为罕见肥厚拟表型系统性疾病,特别对于 HCM 合并预激综合征的患者需要注意与这类疾病相鉴别,包括 Danon 病、*PRKAG2* 心脏综合征等。综上,该患者下一步建议完善全面的心脏检查,包括心电图、常规超声心动图、血清脑钠肽水平和 24 小时动态心电图监测以及心脏功能增强磁共振扫描。此外,为了鉴别罕见肥厚拟表型系统性疾病,建议完善基因检测。当上述结果提示系统性疾病时,也需要根据病情完善相关检测评估各系统受累情况,如考虑 Danon 病建议完善全面的神经心理学检查和由视网

膜专家进行眼科检查。

2. 什么是 Danon 病？

Danon 病是由 *LAMP2* 基因突变引起的一种罕见的 X 连锁显性遗传疾病。目前，国内外已报道了 160 多种由不同的 *LAMP2* 基因位点突变引起的 Danon 病。其中，最有害的突变被认为是那些导致 *LAMP2* 蛋白完全缺失的突变。目前尚不清楚 Danon 病的临床流行病学特征。

3. Danon 病主要临床表现？

一般来说，Danon 病常缺乏特异性的临床症状和体征，近年来国内外报道的病例发现，男性和女性 Danon 病的临床表现和体征常存在差异，如表 4-4-14 所述。

表 4-4-14　Danon 病的常见临床特征

临床特征	男性	女性
发病年龄	常在 20 岁以前发病	20 岁以前很少发病
心脏受累	多表现为肥厚型心肌病	多表现为肥厚型心肌病或扩张型心肌病，通常在成年中期出现心脏相关症状
四肢肌肉	肌无力，常累及较大肌群（包括背部、肩部、颈部和大腿）	较少存在骨骼肌受累症状
肝脏和肺部受累	转氨酶升高和呼吸肌无力	可有
视网膜	视网膜病变导致视力障碍	可有
认知障碍	智力障碍通常较轻	较少存在智力障碍
精神疾病	主要表现为情绪病和焦虑症	可有

4. Danon 病的核心临床特点有哪些？

临床表现提示为心肌病、骨骼肌病和智力障碍通常被认为是 Danon 病的三联征。特别是年轻男性表现肥厚型心肌病、骨骼肌病、智力障碍、肌肉活检中酸性麦芽糖酶水平正常以及 LAMP2 蛋白缺乏的免疫组织化学特征均强烈提示 Danon 病诊断。

三、辅助检查

1. 血常规、肾功能、血糖、血脂、甲状腺功能及抗体、血免疫、肿瘤标志物、腹部及泌尿系彩超检查，均未见异常。

2. 肝功能　谷丙转氨酶 177U/L（正常范围：<50U/L），谷草转氨酶 251U/L（正常范围：< 40U/L），乳酸脱氢酶 859U/L（正常范围：120~250U/L），羟丁酸脱氢酶 815U/L（正常范围：72~182U/L）；肌酸激酶 879U/L（正常范围：19~226U/L）；心肌标志物：肌红蛋白 540.10μg/L

（正常范围：28.0~72.0μg/L）；肌酸激酶同工酶 MB 质量 21.38μg/L（正常范围：<4.94μg/L）；N 末端脑钠肽前体 4 481pg/ml（正常范围：0~227pg/ml）；肌钙蛋白 T 140.8ng/L（正常范围：0~14ng/L）。

3. 12 导联心电图　窦性心律，左室高电压，T 波改变，预激综合征（图 4-4-14）。

4. 视网膜检查未显示该患者存在视网膜色素的变化。

5. 常规超声心电图　左室最大室壁厚度 30mm（左室后壁），29mm（室间隔），LV 44mm，LA 35mm，RV 19mm，RA 35mm，LVEF 62%，左室壁显著肥厚（呈均匀性），左房稍大，右房室大小正常。室间隔及左室后壁明显增厚，回声轻度增强，二者搏动幅度正常。静息状态下未见确切节段性左室壁运动异常。二尖瓣前叶收缩期稍靠近室间隔，未见明显收缩期前向活动（SAM）征象，瓣膜关闭欠佳；余瓣膜结构未见异常。主、肺动脉内径正常。主动脉弓降部近段未见明显异常。多普勒检测：收缩期左室流出道前向血流稍加快 V_{max}=2.5m/s，流出道两侧的压力阶差（PG）=25mmHg。二尖瓣少量反流；三尖瓣微量反流 V_{max}=2.2m/s，PG=20mmHg；余瓣口未见明显异常血流。心内未见确切分流。

6. MRI 心脏功能增强扫描　LVEF 59.8%，RVEF 50.4%。心脏增大，以左心室增大为主；左室心肌显著增厚，室间隔舒张末期最厚处约 32mm；左室流出道变窄；左室心肌搏动幅度稍减低。首过灌注左室游离壁广泛片状低信号影。钆延迟扫描可见大片延迟强化影，累及心肌全层，以游离壁明显（图 4-4-15）。

7. 征得患者知情同意后，完善全外显子基因测序及一代测序示：该患者携带 *LAMP2*（c.64+1G>A）致病基因突变（图 4-4-16）。

【辅助检查提问】

该患者辅助检查有哪些典型的改变？考虑什么诊断？还可以进行哪些辅助检查以明确诊断？

该例病患为青年男性，血清学检查提示患者血清肌酸激酶水平升高，约为正常值的 3 倍（Danon 病 CK 通常升高为正常的 2 至 3 倍），转氨酶也增加。心电图提示 Wolff-Parkinson-White 综合征（预激综合征）。心脏磁共振成像提示患者心肌存在广泛的纤维化。基因检测提示该患者携带 *LAMP2* 致病基因突变，故诊断该患者为 Danon 病。该患者还可以进行肌肉活检来明确诊断，Danon 病患者肌肉活检通常显示酸性麦芽糖酶水平正常，可以将 Danon 病与其非常相似的蓬佩病区分开来。在电子显微镜下观察时，免疫组织化学可显示 LAMP2 蛋白缺乏和自噬泡聚集。

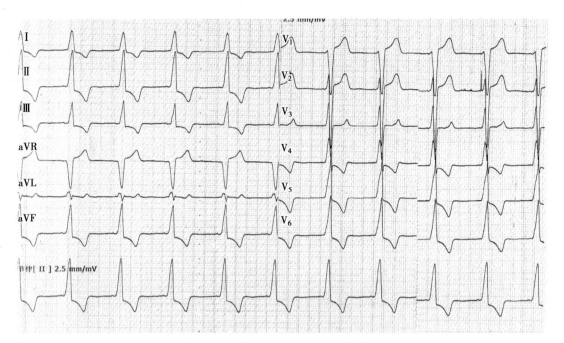

图 4-4-14 患者 12 导联心电图示预激综合征

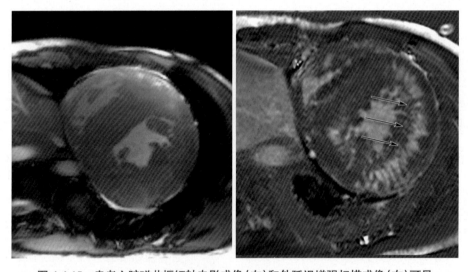

图 4-4-15 患者心脏磁共振短轴电影成像(左)和钆延迟增强扫描成像(右)可见
左室外侧游离壁大片钆延迟强化(箭头处)

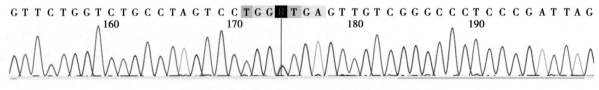

图 4-4-16 患者 *LAMP2* 基因一代测序验证结果

四、诊断

Danon 病

【诊断提问】

1. Danon 病的诊断标准是什么？

基因检测发现 *LAMP2* 基因致病性突变是 Danon 病的金标准，Danon 病的临床三联征以及结合肌肉活检电镜下的表现也可临床诊断 Danon 病。

2. Danon 病需要与哪些疾病鉴别？

Danon 病的鉴别诊断主要需要考虑一些肌病合并心肌受累疾病，比如：蓬佩病（常染色体隐性遗传），过度自噬 X 连锁性肌病（X 连锁隐性遗传），X 连锁先天性自噬性空泡肌病（X 连锁隐性遗传），婴儿自噬性空泡肌病（X 连锁隐性遗传），其他心脏糖原贮积症（常染色体隐性），心脏肥厚拟表型心肌病包括心脏淀粉样变、法布里病、肌节基因突变的肥厚型心肌病等；一些后天性疾病也可能有 Danon 病类似临床表现，包括羟氯喹诱发的肌病。

五、治疗经过

该患者给予了琥珀酸美托洛尔 47.5mg，每日 1 次，控制心室率，改善心肌重构，辅酶 Q10 10mg，每日 3 次等对症治疗，并于局麻下行植入型心律转复除颤器（ICD）安置术以预防心源性猝死，并建议患者尽早考虑心脏移植。

【治疗提问】

Danon 病目前的治疗方案有哪些？

对于患有中度至重度心肌病、有症状性心律失常和有心源性猝死家族史的 Danon 病患者，需要考虑植入式心脏复律除颤器。心脏射频消融术可考虑作为快速心律失常的临时治疗方案，但对合并弥漫性心肌纤维化的 Danon 病患者射频消融术可能无效。此外，对于 Danon 病患者应尽早考虑心脏移植，尤其是在表现为肥厚型心肌病且有心源性猝死风险的年轻男性 Danon 病患者中需尽早考虑心脏移植。

六、随访及预后

患者诊断 Danon 病，拒绝心脏移植，3 年后死于心力衰竭。

【预后提问】

Danon 病患者的预后如何？

Danon 病的预后主要取决于心肌病的严重程度，对于大多数男性 Danon 病患者，通常在 20~30 岁不可避免的需要心脏移植。国外一项研究报告发现，男性 Danon 病患者首次出现症状、心脏移植和死亡的平均年龄分别为 12.1 岁、17.9 岁和 19.0 岁，女性患者为 27.9 岁、33.7 岁和 34.6 岁。

（陈玉成　王 杰）

PRKAG2 突变心脏综合征

关键词：*PRKAG2* 基因；肥厚型心肌病

一、病史摘要

患者，男性，26 岁，待业，已婚，因"发作性气促、晕厥 10 天"入院。

入院前 10 天，患者于坐位休息时突发气促，继之双眼黑矇、倒地、呼之不应，倒地后无抽搐、口吐白沫、大小便失禁，不伴大汗、胸痛、胸闷、肩背部放射痛，持续数秒钟后自行苏醒，苏醒后患者于日常活动量时感明显乏力、气促，伴头昏不适，未就诊及治疗。入院前 4 天，患者再次于卧位休息时出现气促不适，无咳嗽、咳痰、咯血，坐位休息后症状减轻，遂于当地医院住院治疗。入院后患者于休息时突发呼吸困难，继之倒地，伴全身大汗，无抽搐，持续数秒后缓解；于当地医院完善相关辅助检查，头颅 CT 平扫未见明确异常。胸部 CT 提示心脏增大，以左心室增大尤为显著，心包可疑少量积液。常规超声心动图提示左室肥厚、左室收缩功能减低、左室流出道前向血流稍加快。24 小时动态心电图提示窦性心律，平均心率 74 次/min，未见大于 2.0 秒的停搏。室性期前收缩有 2 727 个，占总心搏 2.6%（每小时 113 次），有 6 阵短阵室性心动过速，有 207 阵成对室性期前收缩。于当地医院予以呋塞米利尿、琥珀酸美托洛尔控制心室率，治疗后气促症状稍缓解。今为求进一步治疗转院就诊。既往史无特殊。无吸烟、饮酒史，无药物、毒物接触史。父亲（48 岁）、母亲（47 岁），患者父母既往体检，患者有一双胞胎兄弟，于 1 岁时不明原因猝死。

二、体格检查

体温 36.3℃，脉搏 67 次/min，呼吸 19 次/min，血压 111/64mmHg。神志清楚，皮肤巩膜无黄染，浅表淋巴结未扪及肿大，双下肢无水肿。颈静脉正常。心界向左下扩大，心律齐，二尖瓣区可闻及 3/6 级收缩期心脏杂音，余各瓣膜区未闻及杂音。胸廓未见异常，双肺叩诊呈清音，双肺呼吸音清，未闻及干湿啰音。

腹部查体、脊柱四肢查体未见明显异常。

【病史及查体提问】

结合患者的病史和查体,初步考虑什么诊断?该患者需要考虑与哪些疾病鉴别?

结合患者上述病史及查体,考虑诊断:肥厚型心肌病、室性心动过速。对于肥厚型心肌病,我们需要与一些罕见肥厚拟表型的系统性疾病相鉴别。其中常需要鉴别的是 Danon 病和法布里病(Fabry disease)。Danon 病的特点是显著的左室肥厚、心力衰竭、心室预激和心律失常,平均存活率低于 25 岁。法布里疾病的特点是向心性左室肥厚、短 PR 间期和传导系统功能障碍。Danon 病和法布里病均以 X 连锁模式遗传,它们具有广泛的心脏外特征,此外,其他糖原贮积症,如蓬佩病、PRKAG2 突变心脏综合征等也需要鉴别。

三、辅助检查

1. 血常规、肾功能、血糖、血脂、甲状腺功能及抗体、血免疫、肿瘤标志物、腹部及泌尿系彩超检查,均未见异常。

2. 肝功能:谷丙转氨酶 136U/L,谷草转氨酶 135U/L;心肌标志物:肌酸激酶同工酶 MB 质量 12.61μg/L;N 末端脑钠肽前体 11 505pg/ml;肌钙蛋白 T 238.7ng/L;参考值范围同前。

3. **12 导联心电图**　窦性心律,室性期前收缩,T 波改变,电轴右偏。

4. **超声心动图**　左室最大室壁厚度 18mm(左室后壁),18mm(室间隔),LV 80mm,LA 40mm,RV 23mm,RA 31mm,LVEF 26%,左室明显增大,左房稍大,右房室大小正常。主、肺动脉内径正常。左室心肌回声稍强,室间隔及左室后壁增厚,二者搏动幅度降低。各瓣膜形态、结构未见明显异常。房、室间隔连续。心包腔内见少量积液声像。主动脉弓降部近段未见明显异常。多普勒检测:二尖瓣探及少量反流;三尖瓣少量反流,V_{max}=3.3m/s,PG=43mmHg;余瓣膜口两侧均未探及明显异常血流信号。心内未见确切分流。

5. **MRI 心脏功能增强扫描**　心脏增大,以左心室增大为主;左室搏动减弱,左室壁明显增厚。二尖瓣见轻度反流信号,三尖瓣见少许反流,主动脉瓣未见确切反流信号影;首过灌注心肌强化不均匀,延迟扫描左室游离壁见广泛条片状延迟强化灶,以中膜层及外膜下为主,部分累及内膜层(图 4-4-17)。心包少量积液。左心功能测值如下:射血分数(EF)10.4%、舒张末期容积(EDV)567.1ml、收缩末期容积(ESV)507.8ml、每搏输出量(SV)59.2ml。右心功能测值如下:EF 48.7%、EDV 266.7ml、ESV 136.9ml、SV 129.9ml。

6. 征得患者知情同意后,完善全外显子基因测序及一代测序示该患者携带 PRKAG2(c.905G > A;p.Arg302Gln)致病基因突变。

【辅助检查提问】

1. **PRKAG2 突变心脏综合征的辅助检查有哪些典型的改变?**

典型的 PRKAG2 突变心脏综合征心电图主要表现为室上性心律失常(心房颤动或心房扑动)、家族性心室预激(WPW)、传导系统障碍,常规超声心动图或 MRI 心脏功能增强扫描常提示肥厚型心肌病改变。其鉴别诊断常依据基因检测,可发现 PRKAG2 致病性突变。

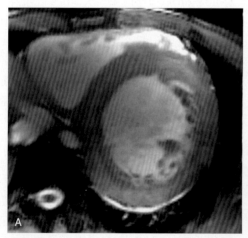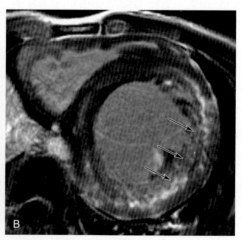

图 4-4-17　患者心脏磁共振

患者心脏磁共振短轴电影图像见左室显著增大(图 A)和左室游离壁可见广泛钆延迟强化(图 B 箭头处)。

2. 结合患者病史、查体及辅助检查,考虑什么诊断? *PRKAG2* 突变心脏综合征需要与哪些疾病鉴别?

该患者出现"发作性气促、晕厥"症状,以及有心力衰竭临床表现,常规超声心动图提示肥厚型心肌病改变,MRI 心脏功能增强扫描提示心肌肥厚以及不典型 HCM 的钆延迟强化特征(左室游离壁大片延迟强化影),而典型 HCM 常表现为右室插入部的斑点状钆延迟强化特征。最新研究表明,对于左室肥厚表型患者存在不典型 HCM 钆延迟强化特征,需要警惕罕见系统性疾病(Danon 病、法布里病或者 *PRKAG2* 突变心脏综合征等疾病)的鉴别,最后结合基因检测确认该患者携带 *PRKAG2* 致病性突变,故考虑 *PRKAG2* 突变心脏综合征诊断,其鉴别诊断见表 4-4-15 所述。

表 4-4-15　*PRKAG2* 突变心脏综合征的鉴别诊断

临床特征	鉴别疾病	鉴别点
以肥厚型心肌病改变为主要表现的 *PRKAG2* 突变心脏综合征患者	Danon 病	Danon 病常有 HCM 表型,可出现心力衰竭、心室预激和心律失常,其鉴别点 Danon 病常出现心外表现,如智力障碍和骨骼肌病,基因检测可帮助鉴别
	法布里病	法布里病常有 HCM、短 PR 间期、传动系统异常表现,其鉴别点为法布里病常出现心外表现,包括肢端感觉异常、肾衰竭、脑卒中、血管角化瘤、角膜和晶状体混浊以及胃肠道症状等,基因检测可帮助鉴别
	蓬佩病	其主要鉴别点也在心外表现,蓬佩病常累及骨骼肌和呼吸功能,GAA 酶活性降低和基因检测可鉴别

四、诊断

PRKAG2 突变心脏综合征

【诊断提问】

1. *PRKAG2* 突变心脏综合征的定义及流行病学如何? 发病机制是什么?

PRKAG2 突变心脏综合征的患病率目前尚不清楚。一项研究在同时存在左心室肥厚和心室预激的 24 名患者中发现有 7 名(29%)基因证实的 *PRKAG2* 突变心脏综合征患者。*PRKAG2* 突变心脏综合征是一种罕见的常染色体显性遗传病,以心室预激、室上

性心律失常和心脏肥大为主要特征,主要是由于编码人类的主要是由编码 5'- 腺苷磷酸激活蛋白激酶(AMPK)γ2 亚基的 *PRKAG2* 基因的突变所导致,*PRKAG2* 突变类型主要为错义突变,也可见插入突变(Exon5 :InsLeu),常见突变是 C.905G>A(Arg302Gln)和 c.1463A>T(Asn488Ile)。

2. *PRKAG2* 突变心脏综合征的诊断标准是什么?

对于合并 WPW 综合征、肌节基因突变检测阴性、家族中存在常染色体显性遗传模式的 HCM,需考虑 *PRKAG2* 突变心脏综合征。目前,基因检测发现致病性 *PRKAG2* 基因突变为该病诊断的金标准。

五、治疗经过

该患者于局麻下行双腔植入型心律转复除颤器(ICD)安置以预防心源性猝死,建议患者尽早考虑心脏移植。

【治疗提问】

***PRKAG2* 突变心脏综合征治疗手段主要有哪些?**

目前对于 *PRKAG2* 突变心脏综合征主要对症支持治疗为主,有室上性心律失常或室性心律失常的患者,应启动标准的抗心律失常治疗,有心力衰竭的患者应启动标准的抗心力衰竭治疗。对于有心源性晕厥或变时功能不全症状的患者,建议采用起搏器植入,有心源性猝死高风险的患者需要考虑 ICD。对于终末期心力衰竭患者应尽早考虑心脏移植。

六、随访及预后

患者安置双腔 ICD 后反复放电,平均 3 次 / 年,拒绝心脏移植,诊断后 2.5 年死于心力衰竭。

【预后提问】

***PRKAG2* 突变心脏综合征患者的预后如何?**

目前还缺乏相关预后信息。国外一项纳入 90 例 *PRKAG2* 突变患者,平均随访 6 年发现,8% 的人发生心源性猝死或心源性猝死同等事件,4% 的人需要心脏移植,13% 的人死亡。

(陈玉成　王　杰)

推荐阅读文献

[1] 中华医学会儿科学分会内分泌遗传代谢学组,中华医学会儿科学分会神经学组,中华医学会神经病学分会

肌电图与临床神经生理学组，中华医学会神经病学分会神经肌肉病学组. 糖原贮积病Ⅱ型诊断及治疗专家共识. 中华医学杂志，2013, 93 (18): 1370-1373.

[2] ARAD M, MARON B J, GORHAM J M, et al. Glycogen storage diseases presenting as hypertrophic cardiomyopathy. N Engl J Med, 2005, 352 (4): 362-372.

[3] BOUCEK D, JIRIKOWI J, TAYLOR M. Natural history of Danon disease. Genet Med, 2011, 13 (6): 563-568.

[4] LOPEZ-SAINZ A, DOMINGUEZ F, LOPES L R, et al. European Genetic Cardiomyopathies Initiative Investigators. Clinical features and natural history of PRKAG2 variant cardiac glycogenosis. J Am Coll Cardiol, 2020, 76 (2): 186-197.

第六节　法布里病

关键词：法布里病（Fabry 病）；α- 半乳糖苷酶 A

一、病史摘要

患者，女性，29 岁，工人，已婚，因"颜面部水肿 6 个月，双下肢感觉麻木 1 个月"就诊。

6 个月前出现颜面部水肿，伴有泡沫尿，尿量 800~1 400ml/d，外院查白蛋白 25g/L，24 小时尿蛋白定量 3.2g，血肌酐 65μmol/L，超声心动图提示室间隔增厚 15mm，无晕厥、黑矇，先后利尿、补白蛋白、激素治疗无缓解。1 个月前出现双下肢麻木，无针刺感。自患病以来，精神、食欲、睡眠尚可，大便及小便正常，体重未见明显改变。否认高血压、糖尿病史、遗传病家族史。无吸烟、饮酒史，无药物、毒物接触史。父亲 35 岁诊断为尿毒症，并开始透析，40 岁时发生猝死，母亲（57 岁）、姐姐（33 岁）均身体健康。

【病史提问】

1. 法布里病（Fabry disease, FD）主要临床表现是什么？如何怀疑 FD ？

FD 是一种 X 连锁遗传性溶酶体贮积症，因 X 染色体的 *GLA* 基因突变，导致其编码产物 α 半乳糖苷酶 A（α-galactosidase A，α-Gal A）活性降低或完全缺乏，使其代谢底物三己糖酰基鞘脂醇（globotriaosylceramides，GL-3）及其衍生物脱乙酰基 GL-3（Lyso-GL-3）在肾脏、心脏、神经、皮肤等组织中大量贮积，最终引起一系列临床综合征。国外报道显示 FD 在人群中发病率约为 1/1.17 万，男性发病率约

为 1/4 万。根据年龄可分为经典型和迟发性，经典型儿童时期发病，多见于男性，儿童期表现为肢端疼痛、少汗或无汗周围神经系统损伤、角膜涡状混浊、血管角质瘤和胃肠道不适等，成人期可出现肾脏、心脏、中枢神经系统损伤，如蛋白尿、肌酐升高、心肌肥厚等。迟发性多在 40~70 岁，常见于女性，以肾脏、心脏受累为主。因致病基因位于 X 染色体上，一般情况下男性患者（半合子）较女性患者（杂合子）症状出现得更早、病情更严重。

以下情况需要怀疑 FD：如神经痛、血管角质瘤、眼球混浊（如角膜轮状混浊和白内障）、少汗症或无汗症，对运动、热或冷不耐受，不明原因的肥厚型心肌病（男性 >30 岁，女性 >40 岁），年轻时出现终末期肾脏疾病，无心血管危险因素出现肾衰竭或肾衰竭家族史，50 岁以下的隐源性脑卒中，具有 FD 家族史。

2. 怀疑 FD 应采集哪些病史？

FD 因受累器官不同而临床表现多样。重点应询问神经、肾脏、心脏、皮肤、胃肠道、眼睛等相关脏器和系统的症状，如肢体感觉异常、烧灼感、头晕、眩晕，泡沫尿、心悸、晕厥等。

二、体格检查

体温 36.5℃，脉搏 45 次 /min，呼吸 20 次 /min，血压 125/76mmHg。双侧眼睑水肿，眼科检查可见角膜涡状混浊，视力下降，听力下降。大腿内侧血管角质瘤样皮肤改变，浅表淋巴结未扪及肿大。心、肺、腹未查见明显异常体征，双下肢轻度水肿，神经系统查体无特殊。

三、辅助检查

1. 血常规、肝功能、肌酶、血免疫、胸部 CT 扫描、腹部及泌尿系超声检查均未见异常。肾功能：肌酐 79μmol/L，估计肾小球滤过率（eGFR）97ml·min^{-1}·1.73m^{-2}，24 小时尿蛋白 3.5g，心肌标志物：N 末端脑钠肽前体 1 303ng/L，肌钙蛋白 T 22.7ng/L。

2. **心电图**　窦性心律，完全右束支传导阻滞，左室高电压，Ⅱ、Ⅲ、aVF 和 V$_4$~V$_6$ 导联 ST-T 段改变（图 4-4-18）。

3. **超声心动图**　左心室肌壁对称向心性肥厚，室间隔厚度 15mm（图 4-4-18），左心室射血分数 65%，左房 40mm×45mm×57mm，E/e'17。

4. **心脏磁共振扫描（3.0T）**　左室壁厚度 15mm，左心室舒张末期容积指数 76ml/m^2，左心室射血分数 65%，左心室质量指数 103g/m^2，左心室中段下外侧壁中层可见局灶延迟强化（图 4-4-18），左心室基底段心肌增强前 T$_1$ 值 1 010ms（图 4-4-18）。

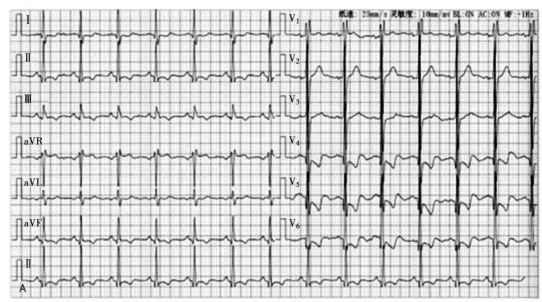

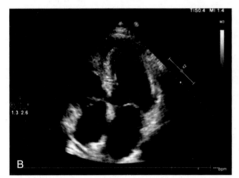
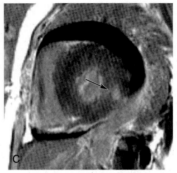
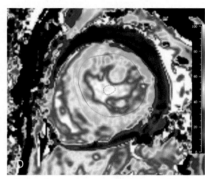

图 4-4-18 患者影像检查结果

A. 心电图显示左室高电压;B. 超声心动图显示室间隔肥厚;C. 磁共振延期强化成像显示左室中段下侧壁强化;
D. T_1 mapping 成像显示心肌 T_1 值降低。

5. FD 相关生物标志物 Lyso-GL-3 120.50μg/L(参考范围<1.11μg/L),α-Gal 活性 0.32μmol/(L·h)[参考范围 2.40~17.65μmol/(L·h)]。

6. 肾脏活检 足细胞和肾小管上皮细胞广泛空泡化;电镜可见肾小管上皮细胞细胞质充满嗜锇性"髓样小体"。

7. 征得患者知情同意后行基因检测,提示 *GLA* c.821G>A p.Gly274Asp。

四、诊断

法布里病(FD)

【诊断提问】

1. FD 的实验室检查有哪些?

用于 FD 的实验检查包括 α-Gal A 活性、血与尿 GL-3 和 Lyso-GL-3、受累器官组织病理检查、*GLA* 基因检测。

2. 如何诊断 FD ?

FD 的诊断需结合 α-Gal A 活性、GL-3 和 Lyso-GL-3 的测定、病理及基因检测等多项指标,尽可能避免误诊、漏诊。经过病史和特征性体征和症状临床怀疑 FD: 男性患者由于 α-Gal A 活性严重受损或缺失,可采用外周血白细胞、血浆、血清或干纸片等方法发现 α-Gal A 活性降低,当检测到致病性基因可明确诊断,对于意义不明的基因突变,通过获取心肌、肾脏、皮肤或神经组织,光镜下可见相应组织细胞空泡样改变,电镜下特征性表现为胞质内充满嗜锇性"髓样小体",结合病理检测有助于明确 FD 诊断。部分女性患者 α-Gal A 活性正常范围,女性患者无法仅依靠酶活性确诊,可直接进行基因检测,意义不明的基因突变需结合病理检测明确 FD 诊断。

五、治疗经过

1. 给予阿加糖酶 β 50mg,静脉注射,每 2 周 1 次治疗,减缓 FD 的疾病进展。

2. 密切随访患者肾脏、心脏损伤,定期复查肾功、超声心动图等,观察是否有晕厥等症状,进行对症支持治疗。

【治疗提问】

1. FD 的治疗前如何评估？

FD 治疗前需进行多器官、多系统评估，包括肾脏、心脏、神经系统等，见表 4-4-16。

表 4-4-16 法布里病治疗前需评估的内容

项目	评估内容
常规	病史、家族史 体格检查 生命体征 生活质量指数评分［健康状况调查问卷简表（SF-36）］ 疾病严重度评分［Mainz 严重度评估指数评分（MSSI）］
肾脏	估算肾小球滤过率 尿白蛋白 / 肌酐比值 24 小时尿蛋白定量 肾活检（必要时）
心脏	血压监测 心电图、24 小时动态心电图（必要时） 超声心动图 平板运动试验（由心脏专科医师确定） 心脏增强磁共振（建议成人进行该项检查，需要心脏专科医师评估后确定），T_1 mapping
神经 / 脑部	疼痛评分［简明疼痛评估量表（BPI）］ 精神心理和认知量表 交感皮肤反应（SSR）评估小直径有髓神经纤维病变情况 神经传导 颈部血管彩超、经颅多普勒超声、头颅磁共振和血管磁共振
实验室 检查	血、尿常规 生化检查（肌酐、尿酸、肝功能、血脂、血糖等） 血浆三己糖酰基鞘脂醇（GL-3）和衍生物脱乙酰基 GL-3（Lyso-GL-3）
其他	眼科：裂隙灯检查，晶状体裂隙灯后照射法，眼底检查 呼吸系统：肺功能检查 听力：听力检测

2. FD 的治疗手段主要有哪些？

FD 治疗包括对症治疗、酶替代疗法（enzyme replacement therapy，ERT）、分子伴侣治疗、基因治疗、底物减少方法和 mRNA 治疗，其中 ERT 为目前临床常用有效的治疗手段，基因疗法、底物减少方法等正在探索阶段。

ERT 是目前 FD 治疗的主要方法，目前有阿加糖酶 β 和阿加糖酶 α 两种药物，为静脉制剂，阿加糖酶 β 推荐治疗剂量为 1mg/kg，阿加糖酶 α 推荐治疗剂量为 0.2mg/kg，均为每 2 周静脉输注 1 次，可显著降低血浆 GL-3 和 Lyso-GL-3 水平，延缓疾病进展。

法布里病可以累及多个器官，针对相应器官可进行对症治疗，包括止痛、降尿蛋白、抗心律失常治疗等。

3. FD 酶替代治疗的时机？

FD 患儿：任何年龄的男孩或女孩出现特异性症状，如：①神经痛、疼痛危象；②肾脏疾病（eGRF 下降、病理性蛋白尿、肌酐升高、细胞 GL-3 贮积、足细胞坏死等）；③心肌病或心律失常；应考虑酶替代治疗。经典型突变的无症状男孩，根据个体情况判断，如患儿有家族史、α-Gal A 活性显著下降、血浆 Lyso-GL-3 水平显著升高，可考虑早期启动预防性酶替代治疗。迟发性无症状男孩或女孩则根据个体情况判断。

FD 成人患者：经典型男性无论有症状与否及任何年龄皆应考虑 ERT。经典型有症状女性，出现主要脏器受累的症状如：①神经痛，疼痛危象；②肾脏损害，不归因于其他原因的蛋白尿；③脑卒中或短暂性脑缺血发作；④不归因于其他原因引起的心脏受累；⑤排除其他原因的反复腹泻、胃肠道功能障碍；应考虑 ERT。经典型无症状女性，出现肾脏、心脏或中枢神经系统受累的实验室、组织学或影像学证据，如：① eGRF 下降（$<90\text{ml} \cdot \text{min}^{-1} \cdot 1.73\text{m}^{-2}$，校正年龄 >40 岁），蛋白尿 / 肌酐比值 $>30\text{mg/g}$，肾活检可见足细胞足突消失或肾小球硬化、中 / 重度 GL-3 贮积；②脑卒中、脑白质病变（脑核磁共振成像）；③无症状心脏受累（心律失常、心肌纤维化），应考虑 ERT。迟发性男性或女性，即使无典型 FD 症状，如有肾脏、心脏或中枢神经系统受累的实验室、组织学或影像学证据，也应考虑 ERT。

六、随访及预后

在初次行 ERT 治疗 3 次后，2 次检测 Lyso-GL-3 水平分别为 0.50ng/ml、0.6ng/ml。颜面部水肿、泡沫尿消失，仍有麻木感，治疗 1 年期间，未发生 ERT 相关的不良事件。

规律治疗 2 年，复查 24 小时尿蛋白 1.0g，白蛋白 37.0g/L。

【预后提问】

FD 的预后如何？

导致 FD 患者死亡的原因主要是肾脏和心脏受累，男性未接收治疗中位生存时间为 60 年，接受 ERT

治疗为 77.5 年,生存时间可以延长 17.5 年。接受 ERT 治疗后,经过 4 年随访发现心脏结构和功能能够得到改善,且肾脏功能能够维持稳定,而女性可以出现左心室质量下降,10 年随访发现左心室质量仅缓慢增加,相比未接受 ERT 治疗组肾脏的 eGFR 下降缓慢。

（陈玉成 万 珂）

推荐阅读文献

[1] 中国法布雷病专家协作组. 中国法布雷病诊疗专家共识 (2021 年版). 中华内科杂志, 2021, 60 (4): 321-330.
[2] BECK M, RAMASWAMI U, HERNBERG-STAHL E, et al. Twenty years of the Fabry outcome survey (FOS): insights, achievements, and lessons learned from a global patient registry. Orphanet J Rare Dis, 2022, 17 (1): 238.

第七节 特发性肺动脉高压

关键词：特发性肺动脉高压；肺动脉高压；肺高压

一、病史摘要

患者,女性,30 岁,因"活动后心累气促 1 年,晕厥 3 次"入院。

1 年前患者平路行走 100m 后感心累、气促,休息数分钟后可缓解,伴双下肢凹陷性水肿,伴咳嗽,咳少量白色泡沫痰,量约 5~10ml/ 次。病程中患者无明显诱因出现晕厥 3 次,每次持续约 1~2 分钟后自行苏醒,不伴抽搐、角弓反张、大小便失禁等。醒后无肢体活动障碍及定向障碍。患者于医院就诊,行超声心动图检查提示"肺动脉高压、右心功能不全",予以强心、利尿等对症治疗后,患者上述症状缓解欠佳。自患病以来,患者精神、饮食、睡眠差,大小便正常,体重无明显变化。既往史无特殊;无吸烟、饮酒等嗜好,无特殊药物、毒物接触史,无冶游史;月经正常,孕 1 产 1。否认遗传病家族史。

二、体格检查

体温 36.6℃,脉搏 105 次 /min,呼吸 25 次 /min,血压 126/79mmHg。静息指尖氧饱和度:左上肢 95%,右上肢 97%,左下肢 96%,右下肢 95%。身高 162cm,体重 55kg。

神志清楚,慢性重病容。颈动脉搏动正常,颈部未闻及血管杂音,颈静脉怒张,肝 - 颈静脉回流征阳性。双肺呼吸音清,未闻及干湿啰音。心界正常,心律齐,心率 105 次 /min,P_2 亢进,三尖瓣区可闻及收缩期 3/6 级杂音。全腹软,无压痛及反跳痛,肋下 4cm 触及肝脏,脾脏、肾脏未触及,移动性浊音阴性。双下肢中度对称性凹陷性水肿。病理征阴性。

【病史、查体提问】

1. 结合患者病史和查体,初步考虑何种诊断?

本患者为青年女性,以活动后心累气促、反复晕厥为主要表现,伴日常活动明显受限,查体可见肺动脉高压体征(P_2 亢进,三尖瓣区可闻及收缩期 3/6 级杂音)及右心衰竭体征(颈静脉怒张,肝 - 颈静脉回流征阳性、肝大、下肢对称性凹陷性水肿)。初步考虑诊断:①肺动脉高压;②心力衰竭 NYHA 分级 Ⅲ级。

2. 肺动脉高压患者常见的症状及体征有哪些?

肺动脉高压(pulmonary hypertension,PH)早期缺乏特异性临床表现,常见症状包括:劳力性呼吸困难、疲劳、乏力、胸痛、胸闷、晕厥以及咳嗽等。疾病晚期或病情加重时常伴有右心衰竭的表现。

PH 患者典型体征可见肺动脉压力升高所致 P_2 亢进,三尖瓣关闭不全所致三尖瓣区收缩期杂音。严重右心衰竭时可出现颈静脉怒张、肝 - 颈静脉回流征阳性、肝肿大、下肢水肿、奔马律等体征。

3. 肺动脉高压的定义和临床分类有哪些?

PH 是一类肺血管疾病,是由多种异源性疾病和不同发病机制所导致的肺血管结构或功能的改变,引起肺血管阻力升高和肺动脉压力升高的一类疾病。PH 的血流动力学定义:海平面、静息状态下,右心导管测量肺动脉平均压(mean pulmonary artery pressure,mPAP)≥25mmHg。根据其临床病因不同,可分为五大类(表 4-4-17)。

4. 为进一步明确诊断,患者需进行哪些检查?

拟诊 PH 的患者,需从疑诊(临床及超声心动图筛查)、确诊(完善血流动力学)、寻找病因(明确临床分类)及功能评价(进行危险分层)四个方面进行。

明确 PH 患者的临床分类应遵循以下流程:通过病史、症状、体征疑诊 PH,完善超声心动图筛查。若超声心动图提示 PH 中 / 高度可能,需首先考虑常见疾病,如左心疾病所致 PH(第二大类)和肺部疾病和 / 或低氧所致 PH(第三大类),应完善心电图、血气分析、胸部 CT、肺功能及一氧化碳弥散量(DLCO)等检查。如排除以上两类,再完善肺通气 / 灌注显像,考虑 CTEPH 的可能。如以上情况均排除,且患者无右

表 4-4-17　肺动脉高压（PH）的临床分类

分类	亚类
1. 动脉型肺动脉高压（PAH）	1.1 特发性肺动脉高压（IPAH） 1.2 遗传性肺动脉高压 1.3 药物和毒物相关肺动脉高压 1.4 疾病相关的肺动脉高压 　　1.4.1 结缔组织病 　　1.4.2 人类免疫缺陷病毒（HIV）感染 　　1.4.3 门静脉高压 　　1.4.4 先天性心脏病 　　1.4.5 血吸虫病 1.5 对钙通道阻滞剂长期有效的肺动脉高压 1.6 具有明显肺静脉/肺毛细血管受累（肺静脉闭塞症/肺毛细血管瘤病）的肺动脉高压 1.7 新生儿持续性肺动脉高压
2. 左心疾病所致肺动脉高压	2.1 射血分数保留的心力衰竭 2.2 射血分数降低的心力衰竭 2.3 瓣膜性心脏病 2.4 导致毛细血管后肺动脉高压的先天性/获得性心血管病
3. 肺部疾病和/或低氧所致肺动脉高压	3.1 阻塞性肺疾病 3.2 限制性肺疾病 3.3 其他阻塞性和限制性并存的肺疾病 3.4 非肺部疾病导致的低氧血症 3.5 肺发育障碍性疾病
4. 慢性血栓栓塞性肺动脉高压和/或其他肺动脉阻塞性病变所致肺动脉高压	4.1 慢性血栓栓塞性肺动脉高压（CTEPH） 4.2 其他肺动脉阻塞性疾病：肺动脉肉瘤或血管肉瘤等恶性肿瘤，肺血管炎，先天性肺动脉狭窄，寄生虫
5. 未明和/或多因素所致肺动脉高压	5.1 血液系统疾病（如慢性溶血性贫血等） 5.2 系统性和代谢性疾病（如结节病等） 5.3 复杂性先天性心脏病 5.4 其他（如纤维性纵隔炎）

心导管禁忌证，则进一步完善右心导管检查。若导管结果符合：mPAP≥25mmHg，肺动脉楔压（pulmonary arterial wedge pressure，PAWP）≤15mmHg，肺血管阻力（pulmonary vascular resistance，PVR）>3Wood 单位，则动脉型肺动脉高压（pulmonary arterial hypertension，PAH）（第一大类）可能性大；若不满足以上特点则需考虑第五大类 PH。对于疑诊 PAH 的患者，应进一步筛查相关疾病和/或危险因素所致 PAH 的可能性。

三、辅助检查

1. 血常规、大小便常规、凝血功能、肾功能、血糖、血脂、电解质、甲状腺功能及抗体、肿瘤标志物均未见异常。肝功能：结合胆红素 17.1μmol/L（正常值<8.8μmol/L），谷丙转氨酶 41U/L（正常值<40U/L），谷草转氨酶 43U/L（正常值<35U/L），余肝功检查未见异常。心肌标志物：肌钙蛋白 20.3μg/L（正常值0~14μg/L），肌红蛋白、CK-MB 正常。NT-pro BNP 3 575ng/L（正常值 0~153ng/L）。

2. **超声心动图**　右心增大（RV 37mm，RA 61mm），左房左室偏小（LV30mm，LA 24mm），肺动脉增宽（MPA 33mm）。三尖瓣大量反流：V_{max}=4.3m/s，估测肺动脉收缩压 84mmHg，重度肺动脉高压；右室收缩功能估测中-重度降低[三尖瓣环收缩期位移（TAPSE）10mm，右心室面积变化分数（FAC）24]，左室收缩功能测值正常（EF 57%）。心包腔少-中量积液。

3. **心电图**　窦性心律，电轴右偏，右室肥厚。

4. **血气分析**　酸碱度 7.43，氧分压 81.6mmHg，二氧化碳分压 42.9mmHg，血氧饱和度 95%。

5. **胸部CT**　双肺散在淡薄磨玻璃影,右侧胸腔少量积液。心脏右室、右房增大,肺动脉干明显增粗。

6. **肺功能**　小气道气流轻度受限,通气储备功能轻度下降,肺功能稍受损。最大通气量推算为82.12L,占预计值82.58%;DLCO占预计值99.4%。

7. **肺通气灌注显像**　右肺通气/灌注反向不匹配,考虑胸腔积液所致。

8. **6分钟步行距离**(6minutes walking distance, 6MWD)100m。

9. 经利尿治疗缓解心力衰竭症状后,征得患者知情同意,完善右心导管检查。重要测值结果如下(表4-4-18)。

表4-4-18　患者右心导管测值结果

血流动力学参数	基线	急性肺血管扩张试验
右心房平均压		
压力/mmHg	9	21/11/6
血氧饱和度/%	45	48
肺动脉(收缩压/平均压/舒张压)		
压力/mmHg	75/50/37	72/48/34
血氧饱和度/%	46	46
主动脉(收缩压/平均压/舒张压)		
压力/mmHg	94/76/67	105/84/74
血氧饱和度/%	95	97
PAWP/mmHg	6	6
PVR/Wood单位	23.73	22.56
心排血量/(L·min⁻¹)	1.84	2.29
心脏指数/(L·min⁻¹·m⁻²)	1.16	1.45
肺循环血流量/体循环血流量	0.96	0.81

注:PAWP,肺小动脉楔压;PVR,肺血管阻力。

10. 血免疫、HIV抗体检查、粪便寄生虫检查均为阴性。

11. **腹部彩超**　腹腔少量积液,肝脏稍大,余未见异常。

12. 征得患者知情同意后,行基因检测后未见异常。

四、诊断

特发性肺动脉高压(idiopathic pulmonary arterial hypertension,IPAH),高危。

【诊断提问】

1. IPAH的定义和流行病学如何?

IPAH是一类无明确原因、以肺血管阻力进行性升高为主要特征的恶性肺血管疾病。IPAH诊断主要依靠排除性诊断。IPAH发病率低,为(2.4~5.9)/百万人。

2. 如何进行肺动脉高压患者的危险分层?

针对PAH成人患者,指南推荐使用简化版肺动脉高压危险分层量表进行危险分层(表4-4-19)。判定标准:具有至少3个低危标准且不具有高危标准属于低危;具有至少2个高危标准(包括心脏指数或混合静脉血氧饱和度)属于高危;不符合低危和高危者属于中危。

结合表4-4-19,该患者混合血氧饱和度、心脏指数、6MWD、NT-proBNP均属高危指标。故患者危险分层属于高危。

五、治疗经过

1. **一般治疗**　心理支持及健康教育,心力衰竭症状好转后进行运动康复。

2. **基础治疗**　静脉注射呋塞米利尿,根据尿量补钾。

3. **特异性治疗**　曲前列尼尔静脉泵入,初始剂量1.25ng/(kg·min),根据耐受情况逐渐加量;联用马

表4-4-19　成人肺动脉高压简化版危险分层量表

预后因素	低危	中危	高危
WHO功能分级	Ⅰ、Ⅱ	Ⅲ	Ⅳ
6分钟步行距离/m	>440	165~440	<165
NT-proBNP/BNP 或 RAP	BNP<50ng/L NT-roBNP<300ng/L 或RAP<8mmHg	BNP 50~300ng/L NT-proBNP 300~1 400ng/L 或RAP 8~14mmHg	BNP>300ng/L NT-proBNP>1 400ng/L 或RAP>14mmHg
血流动力学	CI≥2.5L/(min·m²)或SvO₂>65%	CI 2.0~2.4L/(min·m²) 或SvO₂ 60%~65%	CI<2.0L/(min·m²) 或SvO₂<60%

注:BNP,脑钠肽;NT-proBNP,N末端脑钠肽前体;CI,心脏指数;RAP,右心房压力;SvO₂,混合静脉血氧饱和度。

昔腾坦口服,剂量为10mg,每日1次;联用西地那非口服,剂量为25mg,每日3次。

近年研究显示,我国IPAH的1年、3年生存率分别为92.1%、75.1%,与发达国家的数据基本持平。

（陈玉成　陈　晨）

【治疗提问】

如何选择IPAH患者的特异性治疗措施？

IPAH的特异性治疗的药物应根据急性肺血管扩张实验结果进行选择。实验阳性者可单独使用大剂量钙通道阻滞剂治疗。用药后密切随访,若患者可维持WHO分级Ⅰ/Ⅱ级,且右心结构和功能、血流动力学改善至接近正常,可继续当前治疗。反之,则应启动靶向药物治疗。

血管扩张试验阴性者首选靶向药物治疗,包括:内皮素受体拮抗剂、5型磷酸二酯酶抑制剂、鸟苷酸环化酶激动剂、前列环素类似物和前列环素受体激动剂。危险分层为低危或中危的IPAH患者建议起始联合靶向药物治疗。其中,长期接受单药治疗且稳定于低危状态者、存在多个射血分数保留左心衰竭危险因素的老年患者、轻症患者、无法进行或存在联合用药禁忌的患者可考虑初始单药治疗。高危患者应使用包括静脉前列环素药物的联合治疗。

治疗3~6个月后再次评估危险分层,若达到或维持在低危状态,应继续当前治疗并长期随访;若为中危状态,双药物联合者升级为三药联合,初始单药者升级为双药联合;若为高危状态,建议使用包括静脉前列环素类药物在内的最大限度药物联合治疗,并评估肺移植。使用包括前列环素类药物在内的靶向药物联合治疗3个月后,危险分层仍不能达到低危的患者,建议进行肺移植评估。最大限度靶向药物治疗后病情仍恶化的患者,可考虑球囊房间隔造口术作为姑息性或肺移植前桥接治疗。

六、随访及预后

6个月随访:患者日常活动无心累气促,WHO分级Ⅱ级,6MWD 450m,NT-proBNP 270ng/L,超声心动图:右室较前缩小(RV 27mm),右室功能较前改善(TAPSE 12mm)。

1年随访:患者日常活动无心累气促,WHO分级Ⅱ级,6MWD 480m,NT-proBNP 290ng/L,超声心动图:右室较前缩小(RV 25mm),右室功能较前改善(TAPSE 17mm),右心导管:mPAP 31mmHg,RAP 4mmHg,CI 3.15L/(min·m²)。PAH危险分层达到低危状态。

【随访提问】

IPAH预后如何？

IPAH是一种进展性疾病,其致死率、致残率较高。靶向药物广泛使用后,IPAH生存率明显改善。

推荐阅读文献

[1] 中华医学会呼吸病学分会肺栓塞与肺血管病学组,中国医师协会呼吸医师分会肺栓塞与肺血管病工作委员会,全国肺栓塞与肺血管病防治协作组,等.中国肺动脉高压诊断与治疗指南(2021版).中华医学杂志,2021,101(1):11-51.

[2] GALIÈ N, MCLAUGHLIN V V, RUBIN L J, et al. An overview of the 6th World Symposium on Pulmonary Hypertension. Eur Respir J, 2019, 53 (1): 1802148.

第八节　冠状动脉扩张

关键词:冠状动脉扩张病;急性胸痛;冠状动脉粥样硬化性心脏病;冠状动脉造影

一、病史摘要

患者,男,69岁,因"突发左侧胸部压榨感2小时"就诊。

2小时前患者进餐后突发左侧胸部压榨感,伴大汗,无黑矇、晕厥、腹痛,无肢体活动障碍等,症状持续不缓解,伴恶心、呕吐胃内容物,遂急诊就诊。

【病史提问】

以上临床表现的患者,应考虑什么系统的疾病？

患者以急性胸痛就诊,伴大汗、呕吐,应考虑鉴别高危急性胸痛:①急性冠脉综合征(acute coronary syndrome, ACS);②急性主动脉综合征;③急性肺栓塞;④张力性气胸。

二、体格检查

右上肢血压98/60mmHg,左上肢血压96/62mmHg,右下肢血压113/67mmHg,左下肢血压110/65mmHg,心率96次/min,律齐,未闻及心脏杂音及心包摩擦音,双下肺少许细湿啰音,双下肢无水肿。

【查体提问】

1. 该患者的体格检查应关注哪些方面？

应关注生命体征是否平稳、双侧血压是否存在显著差异、心脏各瓣膜区是否存在新发杂音、双肺呼吸音是否对称、有无湿啰音。

2. 结合患者的病史和查体,初步考虑什么诊断?

本例患者起病急,病程短,以急性胸痛为主要表现,查体未见双上肢血压差异、肢体不对称水肿、呼吸音不对称等提示主动脉夹层、深静脉血栓致肺栓塞或张力性气胸等阳性体征。初步诊断考虑:急性冠脉综合征(ACS)。

3. 需要进行哪些辅助检查明确诊断?

拟诊 ACS 的患者应在 10 分钟内完成 18 导联心电图、心肌标志物检测。可行 D- 二聚体及其他常规血液检查。

三、辅助检查

心电图提示:Ⅱ、Ⅲ、aVF 导联 ST 段抬高,肌酸激酶同工酶 MB 质量(CK-MB)7.56ng/ml,肌红蛋白 368.60ng/mL,肌钙蛋白 T 128.4ng/L,D- 二聚体 0.62mg/L FEU。

【辅助检查提问】

患者的辅助检查结果支持什么诊断?下一步诊治方案?

患者心电图有相邻导联 ST 段抬高,心肌标志物升高,可诊断为 ST 段抬高心肌梗死,应尽快急诊冠状动脉造影,根据结果明确下一步治疗方案。

本例患者紧急冠状动脉造影示右冠状动脉弥漫性扩张,巨大血栓导致前向血流中断,前降支近段局限性扩张,前向血流正常(图 4-4-19)。

四、诊断

冠状动脉粥样硬化性心脏病;冠状动脉扩张病(coronary artery ectasia,CAE);急性下壁 ST 段抬高心肌梗死。

【诊断提问】

1. CAE 的定义与流行病学特点是什么?

CAE 是指心外膜下冠状动脉的弥漫性扩张,超过邻近正常节段的 1.5 倍。超过 2 倍以上的局限性扩张一般被称作冠状动脉瘤(coronary artery aneurysm,CAA)。CAE 可单发也可多发,在冠脉造影人群中的检出率为 0.2%~5.3%,男性发病率高于女性,近段血管受累多于远段血管,最常累及的血管为右冠状动脉(40%~70%),其次为前降支(32.3%)、回旋支(23.4%)。粥样硬化性和炎症性 CAE 多累及一支以上的血管,而先天性、创伤性或夹层所致病例常为单支单发病变。

2. CAE 的病因和发病机制是什么?

CAE 的病因可分为先天性和获得性两大类。先天性 CAE 更为罕见,常合并其他先天性心脏病,如主动脉瓣二叶式畸形、室间隔缺损、肺动脉狭窄等。获得性 CAE 常见的病因是冠状动脉粥样硬化,约占成年患者的 50%。儿童最常见的病因为川崎病,它也是成人患者的第二位病因。其他获得性病因依次为:感染性疾病(如败血症、真菌栓子、梅毒等)、系统性结缔组织病(如马方综合征、埃勒斯 - 当洛综合征、硬皮病等)、其他形式血管炎(结节性多动脉炎、多发性大动脉炎、系统性红斑狼疮等)以及其他少见病因(如可卡因滥用、心脏淋巴瘤等)。

此外,随着经皮冠状动脉介入治疗(percutaneous coronary intervention,PCI)的广泛开展,药物抑制细胞增生、延迟内膜愈合及内皮化不全,使用过大的后扩张球囊,药物洗脱支架的聚合物载体所致慢性炎症等因素导致血管壁的弹性减弱,可造成医源性冠状动脉扩张,发生率为 PCI 患者的 1.25%~3.90%。

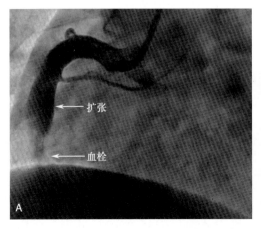
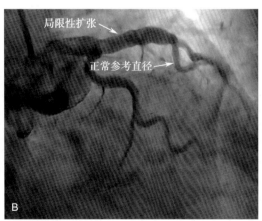

图 4-4-19 冠状动脉造影结果
A. 右冠状动脉;B. 前降支。

CAE 的危险因素包括男性、高脂血症、高血压、周围血管病、吸烟以及冠心病家族史。高血压为最常见的危险因素，糖尿病患者的冠状动脉扩张发病率较低。

CAE 的发病与冠状动脉粥样硬化密切相关。脂质沉积引起冠状动脉内膜和中膜功能紊乱，冠状动脉内中膜薄弱，在血流冲击下致中膜肌层扩张；血管壁钙化和纤维化致血管壁弹性减弱；慢性炎症刺激致大量一氧化氮等血管舒张因子释放；狭窄部位长期的血管壁应力增加，削弱血管壁的弹性等因素均可能和 CAE 形成相关。

本例患者住院期间补充了超声心动图、血管炎及结缔组织病等检查，未见明显异常，结合患者男性、吸烟、高脂血症等高危因素及冠状动脉造影所见，考虑为获得性 CAE，合并冠状动脉粥样硬化性心脏病。

3. CAE 如何分型？

CAE 可分为四型。Ⅰ 型：冠状动脉 2~3 支血管弥漫性扩张；Ⅱ 型：冠状动脉 1 支血管弥漫性扩张，合并另 1 支血管局限性扩张（<50%）；Ⅲ 型：单支冠状动脉血管弥漫性扩张；Ⅳ 型：单支冠状动脉血管局限性或节段性扩张。

本例患者右冠状动脉弥漫性扩张，前降支近段局限性扩张，诊断为 Ⅱ 型。

4. CAE 的核心临床特点是什么？

CAE 患者大多无症状，多在冠状动脉造影或 CT 血管成像（computed tomography angiography, CTA）时偶然发现。部分患者因冠状动脉狭窄、血栓形成等表现为劳力性心绞痛，重者可发生 ACS 甚至猝死。动脉瘤体逐渐增大可压迫邻近组织，出现压迫症状，如上腔静脉综合征等。瘤体破裂可导致心包积血甚至急性心脏压塞，多发生于 >8mm 的巨大动脉瘤。

5. 哪些方法可用于诊断 CAE？

CAE 的诊断金标准为冠状动脉造影，可以测量病变的大小、形状、位置和相应节段、瘤体形状、异常血流等情况，能直观地判断合并狭窄及其与扩张的关系。

冠状动脉 CTA 诊断准确性可达 90% 以上，可作为冠状动脉造影的补充，也是 CAE 长期随访的首选检查手段。

超声心动图在儿童左主干病变及右冠状动脉病变中敏感性和特异性较高，是川崎病儿童明确冠状动脉受累情况的最常用检查方法。常规经胸超声心动图主要用于观察冠状动脉的主干和较大分支近端。

五、治疗经过

紧急处理：立即对右冠状动脉行血栓抽吸，并向

其内局部推注替罗非班 8ml，阿替普酶 15ml，右冠状动脉前向血流恢复至 TIMI 2 级，左室后支远段残留少许血栓影。术后强化抗血小板聚集及抗凝治疗。一周后复查冠状动脉造影右冠状动脉前向血流 TIMI 3 级，未见残留血栓影。见图 4-4-20。

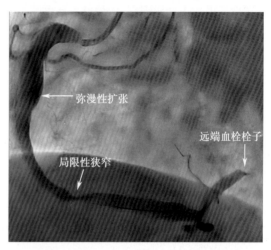

弥漫性扩张

远端血栓栓子

局限性狭窄

图 4-4-20　紧急治疗后即刻造影效果

长期治疗：阿司匹林 100mg，每日 1 次，利伐沙班 15mg，每日 1 次，阿托伐他汀 20mg，每晚 1 次，培哚普利 8mg，每日 1 次，地尔硫䓬 15mg，每日 3 次。

【治疗提问】

CAE 患者的治疗方案应该如何制定？

因发病率低且多数患者无症状，目前只能根据现有证据，为患者制定个体化治疗方案。

药物治疗：小的、无症状的、单纯的 CAE 且未合并冠状动脉粥样硬化性心脏病者无须治疗。合并冠状动脉粥样硬化性心脏病者必须使用阿司匹林和他汀类药物进行一级预防，并积极管理相关危险因素。对于发生过急性冠脉综合征者的二级预防，可采用一种抗血小板药物（阿司匹林或氯吡格雷或替格瑞洛）加一种口服抗凝药（华法林或新型口服抗凝药）。

肾素 - 血管紧张素 - 醛固酮系统的激活会导致 CAE 的演变，故 ACEI/ARB 可能有助于抑制 CAE 的进展。β 受体阻滞剂尽管可降低心肌耗氧量，但可增加 CAE 者冠状动脉痉挛的风险，故其应用存在争议。地尔硫䓬可以拮抗血管痉挛，并改善冠状动脉血流。硝酸盐等扩血管药物可使心外膜血管扩张而出现盗血现象，诱发或加重心绞痛，故禁用于 CAE 者。感染或结缔组织病所致 CAE，需行抗感染和免疫抑制治疗。

介入治疗：CAE 者发生 ACS，首选 PCI，开通罪犯血管。对于强化药物治疗后仍频繁心绞痛发作且合并冠脉狭窄的 CAE，需置入支架。不过，扩张的罪

犯血管处置入支架后无复流、支架贴壁不良、支架内血栓形成、血管夹层、破裂等风险更高。

手术治疗：冠状动脉旁路移植术＋冠状动脉瘤体结扎、瘤体切除或瘤体袋状缝合。首选于下列情况：①患者症状严重且无介入治疗指征；② CAE 合并弥漫性狭窄；③ CAE 伴严重并发症或并发症风险高（瘤体内巨大血栓、瘤体破裂、瘘管形成、严重分流及压迫心脏等）；④ PCI 后出现的 CAE；⑤累及左主干的 CAE；⑥多发或巨大 CAA。

六、随访及预后

随访 1 年后患者未诉劳力性心绞痛，冠状动脉 CTA 示右冠状动脉弥漫性扩张，未见明显狭窄。

【预后提问】

1. CAE 患者应随访哪些内容？

可将冠状动脉 CTA 作为定期随访手段，评估 CAE 直径、范围的变化及冠状动脉狭窄情况。还应密切监测血压、血脂、炎症因子等，积极干预危险因素。

2. CAE 的预后如何？

有研究者认为 CAE 是冠心病的一种变异，不增加额外风险。但也有人发现患者 5 年病死率为 29.1%。CAA 的预后取决于潜在病因、大小、位置、动脉瘤的进展及并发症的发展。

（万 智 汪 林）

推荐阅读文献

［1］韦苇，罗裕. 冠状动脉扩张症的现状及研究进展. 中国介入心脏病学杂志, 2021, 29 (11): 652-654.

［2］ANTHONY G M, NABIL Y, VANESSA N, et al. Coronary artery aneurysm: a review. World Journal of Cardiology, 2021, 13 (9): 446-455.

第九节　高同型半胱氨酸血症

关键词：高同型半胱氨酸血症；胱硫醚 -β- 合成酶缺乏症；甲硫氨酸；易栓症；晶状体不全脱位

一、病史摘要

患者，男，14 岁，因"活动后胸闷 2 周，突发晕厥 2 小时"就诊。

2 周前患者出现活动后胸闷、气促，剧烈运动时明显，休息后可缓解，伴咳嗽。2 小时前患者行走时突发意识丧失，摔倒，无大小便失禁，无肢体抽搐，2 分钟后苏醒。发作前无心悸、黑矇，醒后不能回忆，感呼吸困难，伴恶心，呕吐胃内容物。无发热、头痛、头晕、四肢活动障碍。

患者足月顺产，出生体重 3.2kg，Apgar 10 分，出生后正常哺育。1 岁站立，2 岁正常行走，语言表达基本正常。5 岁出现视力下降，外院检查发现"近视"后配镜纠正视力。解小便有异味，但未就医。6 岁上学后学习成绩较差，多动。

患者母亲产前常规检查未见异常，无明确家族遗传病史。

【病史提问】

1. 应考虑什么系统的疾病？

患者以晕厥伴活动后胸闷、呼吸困难为主诉，首先应思考晕厥原因，包括心源性晕厥、迷走反射性晕厥、情景性晕厥、直立性低血压。结合患者症状，且发作前无明确诱因，推断心源性晕厥可能性较大，需进一步检查。

同时，从生长发育看，患者落后于同龄儿童，学龄前出现视力下降、小便有异味，需排除遗传、代谢性疾病。

2. 患者的体格检查应关注哪些方面？

内科查体关注生命体征、心肺体征。还应关注眼科、神经系统查体，包括四肢肌力、肌张力、腱反射、病理反射等。

结合患者个人史，应关注其生长发育情况，如身高、体重、智力水平。

二、体格检查

1. 内科查体 生命体征：体温 36.5℃，心率 120 次 /min，呼吸 25 次 /min，平卧位血压 112/71mmHg，站立位血压 110/65mmHg，外周 SpO_2 92%（未吸氧）。身高 150cm，体重 45kg。心律齐，肺动脉瓣区第二心音增强，余查体未见明显异常，双下肢无水肿。智力测试 IQ 75 分。

2. 其他专科查体 神志清楚，语言表达基本正常，易激怒。四肢肌力、肌张力正常，腱反射正常。双侧跟腱、膝反射正常，病理征阴性，指鼻试验阴性。眼科检查：双眼前房变深、虹膜震颤，可见悬韧带松弛，考虑双眼晶状体不全脱位。

【查体提问】

1. 结合患者的病史和查体，初步考虑什么诊断？

患者表现为晕厥，伴活动后胸闷、呼吸困难，心率>100 次 /min,呼吸急促,血压正常,经皮动脉血氧饱和度 SpO_2 下降,肺动脉瓣区第二心音增强。神经系统查体阴性。初步疑诊:心源性晕厥,急性肺栓塞(pulmonary embolism,PE)。

患者生长发育和智力发育落后,学龄前出现视力下降,眼科检查提示晶状体不全脱位,伴小便异味,青春期发生可疑血栓栓塞疾病,应考虑高同型半胱氨酸血症(hyperhomocysteinemia,HHcy)的可能。

2. 该患者需要考虑哪些鉴别诊断?

(1)癫痫:儿童癫痫临床表现为意识、运动、感觉、情感及认知等方面的短暂异常。癫痫发作的持续时间更长,且有特征性先兆症状、强直痉挛性发作及发作后期行为,这些特征可与儿童晕厥鉴别。

(2)晕厥的鉴别诊断:晕厥是多种原因引起的一过性全脑灌注不足导致的短暂意识丧失。常见的晕厥原因有反射性晕厥、直立性低血压和心源性晕厥。

反射性晕厥常发生于儿童和青少年,无心脏疾病,发生前常有诱因,如排尿、排便、剧烈咳嗽、情绪应激、疼痛等。倾斜试验可用于诊断。

直立性低血压是患者直立时收缩压下降至少 20mmHg 或舒张压下降至少 10mmHg。主动性直立激发实验有助于诊断。

心源性晕厥是各种心脏疾病造成心排血量突然减少致脑灌注不足引起,常继发于心律失常、心脏结构异常、心肌缺血、心肺大血管疾病等。

结合该患儿病史和查体,考虑心源性晕厥可能性较大。

(3)甲基丙二酸血症:甲基丙二酸血症临床表现有消化系统症状如呕吐、喂养困难等,神经系统症状如运动障碍、抽搐、发育迟缓或倒退、小头畸形等。血丙酰肉碱(C3)增高,游离肉碱(C0)降低,C3/C0 比值增高,C3/ 乙酰肉碱(C2)比值增高,尿甲基丙二酸升高。部分患者合并高同型半胱氨酸血症,但血甲硫氨酸(methionine,Met)正常或降低。

(4)高苯丙氨酸血症:发病年龄较早,出生后 3~4 个月即逐渐出现典型症状:头发变黄、体液有鼠臭味、智力发育落后、小头畸形、癫痫发作等。血苯丙氨酸(phenylalanine,Phe)>120μmol/L,血 Phe 与酪氨酸(tyrosine,Tyr)比值>2.0 可鉴别。

3. 还需进行哪些辅助检查明确诊断?

血常规、小便常规、肝肾功能、D- 二聚体、动脉血气分析、心肌标志物等血液检查,及 12 导联心电图、超声心动图、下肢静脉超声、颅脑 CT、CT 肺动脉血管成像等辅助检查。

血清叶酸、钴胺素、维生素 B_6 水平;血氨基酸水平:Met、Phe、Tyr、同型半胱氨酸(homocysteine,Hcy)等;血游离肉碱及酰基肉碱谱;尿有机酸。

如提示血栓疾病,完善易栓症筛查:蛋白 C 活性、蛋白 S 活性、抗心磷脂抗体、狼疮抗凝物等。

三、辅助检查

1. 12 导联心电图　窦性心动过速,不完全性右束支传导阻滞,Ⅰ 导联 S 波加深,Ⅲ 导联出现 Q/q 波及 T 波倒置

2. 血液检查　血常规 WBC 10.23×10^9/L,余未见异常。D- 二聚体 2.36mg/L(<0.55mg/L)。肌钙蛋白 T 29.7ng/L(<14ng/L)。脑钠肽 632pg/ml(<227pg/ml)。血生化、小便常规未见异常。动脉血气分析:pH 7.469,$PaCO_2$ 21.7mmHg,PaO_2 78mmHg(鼻导管吸氧 5L/min)。

3. 超声心动图　右心室 20mm,三尖瓣反流 2.6m/s,估测肺动脉收缩压 37mmHg。主肺动脉、左心室、双房大小未见异常。

4. 下肢静脉超声　双下肢静脉未见血栓形成。

5. 颅脑 CT　未见异常。

6. CT 肺动脉血管成像　右肺动脉主干、左肺下叶动脉分支可见血栓形成。

7. 易栓症检测　蛋白 C 活性、蛋白 S 活性、抗凝血酶活性正常,抗心磷脂抗体、狼疮抗凝物阴性。

8. 血清叶酸、钴胺素、维生素 B_6 未见异常;血 Hcy 328μmol/L(5.0~15.0μmol/L)、Met 653.5μmol/L(2.3~73.0μmol/L),Phe、Tyr 水平正常;血液酰基肉碱谱未见异常,C2 8.41μmol/L(0~50μmol/L)、C3 1.29μmol/L(0.43~5.11μmol/L)、C3/C2 0.15(0.05~0.3);尿甲基苯二酸未见异常。

9. 基因检测　胱硫醚 -β- 合成酶(cystathionine-β-synthase,CBS)表达基因 833T>C/1082C>T 复合杂合变异。

10. 征得其父母同意,完善以下检查:患者父亲血 Hcy 浓度 18.12μmol/L,母亲血 Hcy 浓度 8.43μmol/L,父母的叶酸、钴胺素水平均正常。

【辅助检查提问】

1. 为什么要进行易栓因素筛查?

儿童 PE 常由先天性或医源性因素引起。危险因素分原发性和继发性。原发性由遗传因素引起,如蛋白 C/ 蛋白 S/ 抗凝血酶缺乏、HHcy 等易栓性疾病。继发性因素包括先天性心脏病、肾病综合征、手术、感染等。结合患者现病史和辅助检查,考虑原发性因素引起。

2. 血 Hcy 在 HHcy 诊断中的意义？

血 Hcy 正常值为 5.0~15.0μmol/L。根据血 Hcy 浓度，HHcy 分为轻型（15~30μmol/L）、中间型（31~100μmol/L）和重型（>100μmol/L）。重型 HHcy 常伴高同型半胱氨酸尿，致小便有异味。HHcy 病因诊断还需结合血 Met、钴胺素、叶酸，及基因检测。

3. 酰基肉碱检测在临床诊断中的意义？

有机酸血症时酰基辅酶 A 增加，并与肉碱结合形成酰基肉碱，致血酰基肉碱大量增加。血酰基肉碱水平常用于脂肪酸 β- 氧化代谢障碍和部分有机酸血症（如苯丙酮尿症、甲基丙二酸血症、酪氨酸血症）的辅助诊断。

四、诊断

高同型半胱氨酸血症（HHcy）；胱硫醚 -β- 合成酶（CBS）缺乏症；急性肺栓塞。

【诊断提问】

1. HHcy 的发病机制是什么？

Hcy 是 Met 代谢过程中的中间产物，主要通过转硫化及甲基化两条途径转化代谢。Hcy 甲基化有两种方式，主要方式是通过叶酸循环提供甲基，需要亚甲基四氢叶酸还原酶和依赖钴胺素的甲硫氨酸合成酶两种重要酶；另一种是由甜菜碱提供甲基，甜菜碱同型半胱氨酸 -S- 甲基转移酶催化。Hcy 转硫化：由胱硫醚 -β- 合成酶催化通过转硫作用生成半胱氨酸，辅因子为维生素 B_6。

血液 Hcy 水平受参与 Met 代谢过程的各种酶及辅因子（如钴胺素、维生素 B_6、叶酸）影响。

2. HHcy 病因有哪些？

（1）遗传因素：分酶缺陷和辅酶缺陷两大类。酶缺陷以 CBS、亚甲基四氢叶酸还原酶（methylenetetrahydrofolate reductase，MTHFR）、甲硫氨酸合成酶缺陷最为常见，辅酶缺陷以钴胺素和叶酸代谢障碍最为常见。CBS 缺乏症、MTHFR 缺乏症均为常染色体隐性遗传病。

（2）非遗传因素：营养不良、长期素食可致营养素（如叶酸、维生素 B_6、钴胺素、甜菜碱）缺乏；高龄、慢性胃肠疾病或肾病、恶性肿瘤、药物（如苯氧酸类、异烟肼、甲氨蝶呤、抗惊厥药等）及不良生活方式（如吸烟、酗酒等）可使 Hcy 水平升高。

3. HHcy 引起肺栓塞的机制是什么？

Hcy 造成易栓症、肺栓塞的机制目前尚不清楚，可能的原因包括 Hcy 促进氧自由基生成，造成血管内皮损伤；改变血管内皮抗血栓功能，促进凝血，导致血栓前状态；干扰纤溶活性。

五、治疗经过

1. HHcy 治疗

（1）维生素 B_6：口服维生素 B_6，每日 100mg，每周复查 1 次血总 Hcy 浓度，连用 4 周后血总 Hcy 浓度<50μmol/L 后继续口服维生素 B_6，逐渐减量至 50mg/d 维持。

（2）低 Met 饮食：限制 Met 含量高的动物蛋白摄入，尤其是动物内脏，多食富含维生素 B_6、B_{12} 的杂粮、水果和富含叶酸的绿叶蔬菜。可咨询营养师进行膳食管理。

2. 并发症——急性 PE 治疗 低分子量肝素 1mg/kg，皮下注射，每日 2 次，持续 7~10 天。低分子量肝素治疗 24~48 小时后开始口服华法林，初始剂量 0.2mg/kg，后续剂量调整至能将根据国际标准化比值维持在 2.0~3.0。

【治疗提问】

1. CBS 缺乏症如何判断维生素 B_6 治疗的反应型？

患者连续服用维生素 B_6 100~500mg/d，服药前、服药后 1、2、6 周检测总 Hcy，若治疗后血总 Hcy<50μmol/L，为维生素 B_6 反应型；若降幅超过 20%，为维生素 B_6 部分反应型；若降幅低于 20%，为维生素 B_6 无反应型。治疗目标是血总 Hcy<50μmol/L。推荐采用最小剂量维生素 B_6，一般不大于 10mg/（kg·d），总量<500mg/d。

2. 维生素 B_6 部分反应型或无反应型的治疗方案是什么？

对于此类型患者，加叶酸 1~5mg/d，钴胺素 1mg/d 逐渐减量至 1mg/周，维生素 B_6 50~100mg/d，并限制 Met 摄入，予不含 Met 的特殊配方奶，根据血总 Hcy 和 Met 水平动态调整饮食，如有反应，维生素 B_6 减至最小剂量维持。甜菜碱可作为该类患儿的辅助治疗，150~200mg/（kg·d），每日分 2~3 次口服。

六、随访及预后

出院后口服华法林抗凝治疗 3~6 个月。患者无明显胸闷、胸痛、呼吸困难，未再发生晕厥，未发生其他血栓事件。随访 2 年患者血 Hcy 始终<50μmol/L，学习能力仍差于同龄儿童。

【预后提问】

HHcy 的预防措施有哪些？
限制 Met 含量高的蛋白摄入。

患者如接受手术,应在术前检测血 Hcy 接近正常水平,术中和术后注意静脉补液,预防深静脉血栓形成。

早发现、早诊断,尤其是有家族史者,应早期进行血 Hcy 的检测。早期治疗可预防某些并发症,如晶状体异位、血管栓塞等。

（万　智　张海宏）

推荐阅读文献

［1］李东晓, 张尧, 张宏武, 等. 高同型半胱氨酸血症的诊断、治疗与预防专家共识. 罕少疾病杂志, 2022, 29 (6): 1-4.

［2］ANDREW A M M, VIKTOR K, SAIKAT S, et al. Guidelines for the diagnosis and management of cystathionine beta-synthase deficiency. J Inherit Metab Dis, 2017, 40 (1): 49-74.

第五章

泌尿系统罕见病

第一节　脂蛋白肾病

关键字：脂蛋白肾病，载脂蛋白 E

一、病史摘要

患者，男性，50 岁，因"双下肢水肿 1 年，加重 1 个月"入院。

1 年前患者无明显诱因出现双踝部浮肿，晨起较轻，活动后加重，伴泡沫尿，无尿色发红和尿量减少，无皮肤瘀斑及关节疼痛。1 个月前水肿加重，尿液检查示尿蛋白 3+，尿蛋白/肌酐比值 3.87g/g，血白蛋白 28g/L，血肌酐 118μmol/L，甘油三酯 2.72mmol/L，总胆固醇 4.79mmol/L。自发病以来，患者无胸闷、心悸、头痛、头晕，精神饮食睡眠可。既往体健，否认吸烟、饮酒以及药物、毒物接触史。父母已故（死因不详），其姐死于尿毒症。

二、体格检查

体温 36.5℃，脉搏 78 次/min，呼吸 20 次/min，血压 130/85mmHg。神清，精神可，身高 160cm，体重 65kg，BMI 25.3kg/m^2。全身皮肤未见皮疹，未见黄色瘤，浅表淋巴结未触及肿大，心、肺、腹检查未见异常，双足踝及胫前区凹陷性水肿。

【病史提问】

结合患者的病史和查体，初步考虑什么诊断？需要鉴别哪些疾病？如何鉴别？

患者系中年男性，水肿起病，临床表现为大量蛋白尿，血白蛋白下降，考虑肾病综合征，需要鉴别各种继发原因，包括代谢相关肾病（糖尿病肾病等）、浆细胞病相关肾损害（淀粉样变性等）、肿瘤相关肾病、免疫相关肾病（紫癜性肾炎，狼疮性肾炎等）、感染相关肾病（乙肝相关、丙肝相关、梅毒相关肾炎等）。成人起病的遗传性肾病相对较少，包括奥尔波特（Alport）综合征、法布里病、脂蛋白肾病等，具有特征性临床病理特征，基因检测可辅助诊断。原发性肾病综合征包括膜性肾病、膜增生性肾小球肾炎、微小病变型肾病、局灶节段性肾小球硬化症等。辅助检查可提供鉴别线索：糖耐量试验和糖化血红蛋白可明确是否存在糖尿病；血、尿免疫固定电泳和血游离轻链检出 M 蛋白可提示浆细胞病；抗核抗体、ENA、补体检查可提示免疫性肾病；各种微生物的血清学检查可提示感染相关肾病；PLA2R、THSD7A 等血清抗体检测可提示膜性肾病。虽然上述检查提供继发性肾病的临床线索，但仍需肾活检明确诊断。本例患者姐姐死于尿毒症，提示遗传性肾病的可能，但确诊仍有赖于肾活检病理。

三、辅助检查

1. **血常规**　血红蛋白 128g/L，白细胞计数 6.53×10^9/L，血小板计数 163×10^9/L。

2. **尿液检查**　尿蛋白（+++），尿 RBC 2 个/HP，尿蛋白定量 3.6g/24h。

3. **生化检查**　血白蛋白 27g/L，尿素氮 8.4mmol/L，血肌酐 118μmol/L，血清胱抑素 C 1.39mg/L，估算肾小球滤过率 61.6ml/（min·1.73m^2），甘油三酯 3.04mmol/L，总胆固醇 4.78mmol/L，高密度脂蛋白胆固醇（HDL-C）0.95mmol/L（>0.90mmol/L），低密度脂蛋白胆固醇（LDL-C）2.57mmol/L（2.80~5.70mmol/L），血载脂蛋白 E（ApoE）8.5mg/dL（3~4.5mg/dL），空腹血糖

5.13mmol/L,转氨酶和胆红素未见异常。

4. 免疫学及其他检查 抗核抗体阴性,补体正常,血清蛋白电泳及血免疫固定电泳未见 M 蛋白,抗中性粒细胞胞质抗体及抗肾小球基底膜抗体阴性,血肿瘤标志物未见异常,凝血功能和甲状腺功能未见异常。乙肝表面抗原、丙肝抗体、HIV 抗原抗体联合检测和梅毒螺旋体抗体均阴性。

5. 影像学检查 胸部 CT 未见异常。心电图和超声心动图未见异常。超声示双肾大小正常,实质损害声像图。

6. 肾组织穿刺活检病理(图 4-5-1)

(1)光镜下 19 个肾小球,2 个球性硬化,3 个小球球囊粘连伴节段硬化,未见新月体。肾小球体积显著增大,毛细血管袢腔明显扩张,袢腔内充填 PAS 淡染物质,系膜基质节段中重度增生,基膜未见增厚、双轨和钉突形成。肾小管轻度慢性损害,10% 肾小管萎缩和间质纤维化,见淋巴细胞、单核细胞、中性粒细胞浸润;细、小动脉壁轻度增厚伴玻璃样变。

(2)免疫荧光染色:轻链、IgA、IgG、IgM、C1q、C3、C4 阴性。袢腔内充填物油红 O 染色阳性,ApoE 染色

阳性。

(3)电镜下可见高度扩张的毛细血管袢腔内大小不等、电子密度不一的脂质颗粒。

7. 基因检测 二代测序发现 *APOE* 基因杂合突变:*APOE Kyoto*(c.127C>T,p.R43C)。

【辅助检查提问】

脂蛋白肾病患者具有哪些典型病理表现?

脂蛋白肾病(lipoprotein glomerulopathy,LPG)典型病理表现为肾小球体积显著增大,毛细血管袢高度扩张,袢腔内充填以染色浅淡的片层状或指纹样的脂蛋白栓子,油红 O 染色阳性。可伴有不同程度的系膜增生和节段"双轨征",罕见泡沫细胞浸润。免疫荧光检查多无免疫球蛋白、补体及纤维蛋白原沉积,但袢腔内沉积物 ApoE 染色阳性。电镜下可见大小不等、密度不一的脂质颗粒充填毛细血管袢腔,亦可见于内皮下和系膜区。

四、诊断

脂蛋白肾病

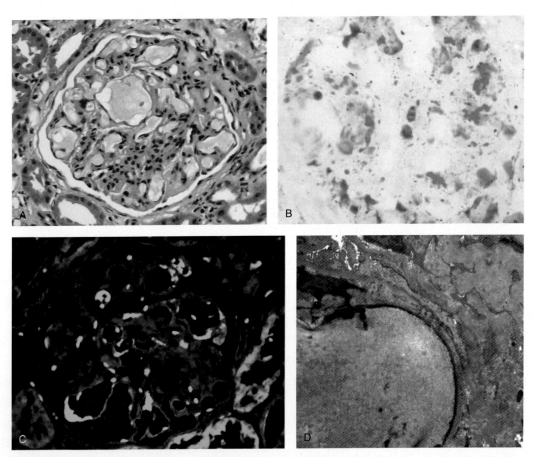

图 4-5-1 肾活检病理

A. 肾小球体积增大,毛细血管袢腔扩大,充填以淡染、分层的无定形物质(HE 染色,×400);B. 肾小球油红 O 染色阳性(×400);C. 肾小球 ApoE 染色阳性(×400);D. 电镜示毛细血管腔内脂质颗粒充填(×7 000)。

【诊断提问】

1. 脂蛋白肾病的定义和典型临床特征是什么?

LPG 是一种罕见的因 *APOE* 突变所致常染色体显性遗传性肾病,外显不完全。蛋白尿为主要临床表现,70% 可达到肾病综合征标准。血 ApoE 升高和高甘油三酯血症是其特征性血脂变化。未经有效治疗,患者可逐渐出现血压升高,肾功能异常,约半数发展为尿毒症。

2. 脂蛋白肾病的流行病学特点和发病机制是什么?

自 1988 年 Saito T. 首次报告 LPG,迄今已报道 200 余例。相关 *APOE* 突变共 18 种,点突变居多,少数为缺失突变,以 *APOE Kyoto*(p.R43C)、*APOE Sendai*(p.R163P)、*APOE Tokyo/Maebashi* 突变最为常见。

LPG 主要累及东亚人群,中国和日本居多,欧美仅见散发报道。*APOE Kyoto* 在全球均有报道,中国居多,四川某地存在聚集现象。*APOE Tokyo/Maebashi* 主要来自中国北方。*APOE Sendai* 流行于日本东海岸。单倍型分析显示聚集区突变携带者存在建立者效应。

LPG 发病机制尚未完全阐明。ApoE 蛋白与低密度脂蛋白受体(LDLR)结合,在富含甘油三酯的极低密度脂蛋白(VLDL)及中密度脂蛋白(IDL)的降解和清除中起重要作用。ApoE 突变蛋白与 LDLR 结合能力下降,导致血清 VLDL 及 IDL 不能被有效清除,甘油三酯升高,刺激机体提高 ApoE 合成,导致血 ApoE 升高。ApoE 突变蛋白具有易聚集倾向,而且突变蛋白电荷发生改变,与肾小球基底膜亲和力增强,使之易于在肾脏聚集和沉积。巨噬细胞清除功能障碍也参与发病。

3. 脂蛋白肾病的诊断标准是什么?

Saito T.2006 年提出 LPG 的诊断标准:①蛋白尿;②光镜下表现为淡染的片层状物质充填于扩张的毛细血管袢腔;③电镜下可见大小不等的脂滴或嗜锇颗粒充填毛细血管袢腔,即脂蛋白栓子;④Ⅲ型高载脂蛋白血症伴血清 ApoE 升高。

需要特别指出的是,肾脏病理活检是 LPG 诊断的必备条件,*APOE* 基因测序对诊断 LPG 及发现新突变极为重要。

本例患者有肾病家族史,临床表现为肾病综合征,高甘油三酯血症,血 ApoE 升高,肾活检显示大量脂蛋白栓子充填毛细血管袢,油红 O 和 ApoE 染色阳性,基因测序显示 *APOE Kyoto* 杂合突变。上述结果均支持 LPG 诊断。

4. 脂蛋白肾病需要与哪些疾病鉴别?

脂蛋白栓子充填肾小球毛细血管袢是 LPG 特征性病理表现,疾病早期肾小球体积扩张较轻,容易被忽视。经有效治疗后脂蛋白栓子可明显减少甚至消失,扩张的毛细血管壁回缩,基底膜增厚,可形成"双轨",类似膜增生性肾炎,需要全面阅片并结合免疫荧光等鉴别。LPG 偶见合并 IgA 肾病、膜性肾病和血栓性微血管病。

LPG 血脂谱类似Ⅲ型高载脂蛋白血症,二者发病均与 ApoE 相关,但临床病理存在较大差别。Ⅲ型高载脂蛋白血症性肾病是一种因富含甘油三酯的 β 脂蛋白清除障碍所致的罕见肾脏疾病,临床可表现肾病范围内的蛋白尿,高脂血症,掌纹和结节性黄瘤,早发性血管病变和心肌梗死,动脉硬化等,病理表现为肾小球毛细血管袢腔内和系膜区泡沫样巨噬细胞浸润。该病主要为 *APOE2* 纯合子,糖尿病、肥胖等可促其发病。LPG 血脂紊乱较轻,罕见早发性血管病变及皮肤黄色瘤,角膜老年环等;肾脏病理上以脂蛋白栓子沉积为主,泡沫样巨噬细胞浸润罕见,可据此鉴别。

五、治疗经过

低盐低脂饮食;非诺贝特 200mg/d,厄贝沙坦 150mg/d。

【治疗提问】

脂蛋白肾病的主要治疗手段有哪些?

因 LPG 的罕见性,其治疗主要基于病例报道及观察性研究,以针对高甘油三酯血症进行降脂治疗为主。

苯氧酸类降脂药物治疗 LPG 具有减少尿蛋白、稳定肾功能疗效,部分患者可获得完全缓解。其疗效取决于是否早期治疗以及甘油三酯的控制情况。强化血脂控制(甘油三酯<1.13mmol/L)有助于获得更好的肾保护作用。苯氧酸类降脂药物主要通过肾脏排泄,对肾功不全患者注意减量。多不饱和脂肪酸具有降甘油三酯作用,副作用小,可联合使用。葡萄球菌蛋白 A 免疫吸附及血浆置换可快速降低血 ApoE,减少蛋白尿,但需定期重复或联合口服苯氧酸类药物避免复发。

LPG 患者应低盐低脂饮食,控制血压达标。使用血管紧张素转化酶抑制剂或血管紧张素Ⅱ受体阻滞剂可降低尿蛋白、延缓肾功能恶化。进入尿毒症的患者可行肾脏替代治疗。

六、随访及预后

降脂治疗 6 个月后,水肿消退,甘油三酯 1.05mmol/L,白蛋白 49.9g/L,血肌酐 108μmol/L,尿蛋白/肌酐比 0.011。

【预后提问】

脂蛋白肾病患者的预后如何？

如未经治疗，约 50%LPG 在 1~27 年内进展至慢性肾衰竭。肾移植后该病可复发。苯氧酸类降脂治疗可减少尿蛋白，稳定肾功能，甚至临床缓解。

（胡章学 吴鸿雁）

推荐阅读文献

[1] HU Z, HUANG S, WU Y, et al. Hereditary features, treatment, and prognosis of the lipoprotein glomerulopathy in patients with the APOE Kyoto mutation. Kidney Int, 2014, 85 (2): 416-424.

[2] SAITO T, MATSUNAGA A, ITO K, et al. Topics in lipoprotein glomerulopathy: an overview. Clin Exp Nephrol, 2014, 18 (2): 214-217.

第二节 奥尔波特综合征

关键词：奥尔波特（Alport）综合征

一、病史摘要

患者，男性，16 岁，因"尿液检查异常 15 年，血肌酐升高 1 周"入院。

15 年前患者因"发热"于当地查尿蛋白 3+，未复查。1 周前体格检查查尿蛋白（+++），隐血（+++），血肌酐 208μmol/L。1 天前查尿蛋白 2.91g/24h，尿沉渣多形红细胞计数 11 万 /ml；血肌酐 227.2μmol/L，血白蛋白 36.2g/L，血脂、血尿酸正常；血红蛋白正常，抗核抗体（ANA）及抗双链 DNA 抗体（抗 ds-DNA 抗体）阴性，补体正常。病程中无关节痛、口腔溃疡、脱发、尿色发红等表现。听力下降 6 年，曾诊断为"神经性耳聋"。无吸烟、饮酒史，无药物、毒物接触史。父亲、姐姐均体健，母亲尿蛋白（+++），隐血阳性，否认其他遗传病家族史。

【病史提问】

对于幼年起病，肾脏表现为尿液检查异常且有肾脏病家族史的患者，应重点考虑哪些遗传性肾脏疾病？

对于具有肾脏病家族史的青年患者，需重点考虑 Alport 综合征（奥尔波特综合征，Alport syndrome，AS）、薄基底膜肾小球病、足细胞相关蛋白基因突变

导致的局灶节段性肾小球硬化症、遗传性范科尼综合征、法布里病、脂蛋白肾病、辅酶 Q 缺乏相关肾病等。对于具有肾脏病合并耳聋的患者，需考虑 AS、法布里病、Pierson 综合征、MYH9 基因相关疾病、腮裂 - 耳 - 肾综合征等。

二、体格检查

生命体征平稳，血压 126/72mmHg，发育正常，神志清楚。全身皮肤无皮疹，浅表淋巴结未扪及肿大，扁桃体不大。双耳听力下降。心、肺、腹未见异常体征。双下肢轻度水肿。

【查体提问】

结合患者的病史和查体，初步考虑什么诊断？还需要进行哪些辅助检查明确诊断？

本例患者为青年男性，慢性病程，临床表现为中等量蛋白尿、少量镜下血尿伴血肌酐升高，有"神经性耳聋"和肾脏病家族史，初步考虑 AS。还需完善纯音测听、眼科检查和肾脏超声等辅助检查。在征得患者知情同意后，还应完善肾穿刺活检以及基因检测，从而进一步明确诊断。

三、辅助检查

1. **尿液检验** 尿蛋白定量 3.45g/24h，尿红细胞计数 83.3 个 /μl，多形型。

2. **血生化** 总蛋白 43.1g/L，白蛋白 29.9g/L，肌酐 214.9μmol/L，尿素氮 33.9mmol/L，肝功能、电解质、血脂未见异常。

3. **血常规、自身抗体、甲状腺功能、凝血功能、心电图、胸部 X 线、眼底、裂隙灯检查**未见异常。

4. **肾脏超声** 双肾皮质回声增强，左肾内轻度肾盂肾盏扩张，皮质界限清楚。

5. **纯音测听** 高频听力下降。

6. **肾活检病理**

（1）光镜：12 个肾小球中 3 个球性、1 个节段硬化。余肾小球系膜区中 - 重度增宽，系膜细胞及基质增多，多数球毛细血管袢开放好，数个球袢皱缩，节段外周袢与囊壁粘连，囊壁节段增厚、分层，伴球囊周纤维化。PASM-Masson：阴性。肾小管间质中度慢性病变（30%）合并急性病变（40%），多灶性肾小管萎缩、基膜增厚，灶性肾小管上皮细胞扁平、刷状缘脱落，间质灶性增宽、纤维化（++），浸润单个核细胞多灶性分布，间质多灶性泡沫细胞。动脉未见明确病变（图 4-5-2A、B）。

（2）电镜：肾小球多数基膜致密层分层撕裂，内外侧缘不规则，基膜厚薄不一（130~1 240nm），呈"花篮

样"改变。肾小球系膜区增宽,基质增多。肾小球系膜区、基膜内皮下、上皮侧未见电子致密物沉积。足细胞足突广泛融合(70%~80%)(图4-5-2C)。

(3)免疫荧光:IgM+呈颗粒状弥漫分布于系膜区。IgG、IgA、C3、C1q阴性。肾组织Ⅳ型胶原:肾小球基底膜(GBM)、肾小管基底膜α3、α5链完全缺失,包曼氏囊壁α5链完全缺失(图4-5-2G、图4-5-2H)。

7. 基因检测(表4-5-1)

【辅助检查提问】

1. AS的肾脏病理特征如何?

(1)光镜:早期肾小球无明显病变,随病程进展,出现轻、中度系膜增生,晚期肾小球节段和球性硬化,肾小球包囊壁增厚分层、囊周纤维化。早期肾小管间质基本正常,随病程进展,出现灶性肾小管基膜增厚、萎缩,间质纤维化,间质常见灶性聚集的泡沫细胞。间质动脉多无异常,后期可出现透明变性。

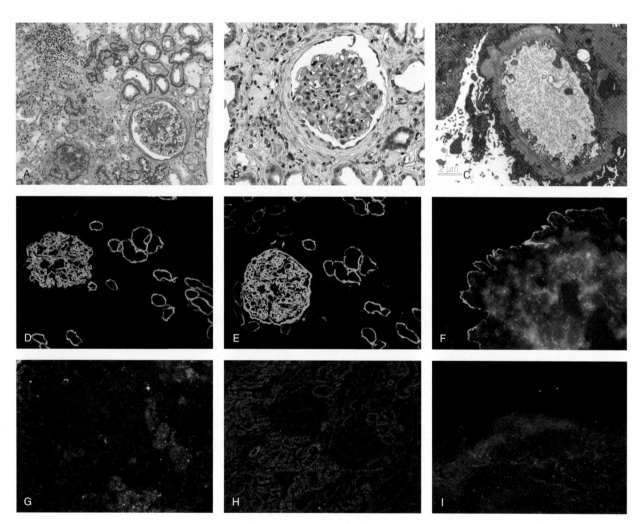

图 4-5-2 患者肾活检病理表现

A. 肾小球中度系膜增生,一个球性硬化,灶性小管基膜增厚萎缩,间质灶性浸润细胞(PAS×200);B. 肾小球包囊壁分层,囊周纤维化,间质泡沫细胞(Masson染色,×400);C. 电镜下肾小球基膜致密层分层撕裂;D~I:Ⅳ型胶原免疫荧光染色。正常肾组织α3(D)、α5(E)链正常表达,皮肤α5(F)染色正常。患者肾小球、肾小管基底膜α3(G)链完全缺失,肾小球、肾小管基底膜、包曼氏囊壁α5链(H)完全缺失,皮肤α5(I)染色完全缺失(×400)。

表 4-5-1 患者基因检测结果

基因诊断	突变基因	染色体位置	外显子序号	核苷酸变化	基因突变类型	纯合/杂合	变异来源
XL	COL4A5	chrX:108606893	29	c.2395+1G>A	剪接突变(截断)	杂合	母亲

(2)电镜:典型表现为 GBM 致密层分层撕裂,内外侧缘不规则,厚薄不一,呈"花篮状"改变。

(3)免疫荧光:多数患者免疫荧光阴性,部分可见 IgA、IgG、IgM、C1q 或 C3 肾小球阳性。肾组织Ⅳ型胶原 α 链染色异常对于诊断 AS 具有特异性。无法行肾活检患者皮肤基底膜Ⅳ型胶原 α5 链免疫荧光染色异常可辅助诊断(图 4-5-2F、I)。

2. 该患者需要考虑哪些鉴别诊断?

AS 需要与以下疾病鉴别:

1)薄基底膜肾小球病:常染色体显性遗传病,临床表现为持续性镜下血尿,少数可伴蛋白尿、高血压、肉眼血尿等,一般无听力障碍、眼部异常。病理以肾小球基底膜(GBM)弥漫变薄为特征,无 GBM 致密层分层撕裂。该病现已归入常染色体显性 Alport 综合征(ADAS)。

2)家族性 IgA 肾病:临床表现多样,可表现为持续性镜下血尿伴蛋白尿,无耳、眼病变。病理以肾小球系膜区 IgA 弥漫沉积为特征,部分患者可见 GBM 变薄或节段性分裂。

3)法布里病:X 连锁遗传病,由于基因突变导致 α- 半乳糖苷酶 A 活性降低或缺乏,致其代谢底物三聚己糖苷神经酰胺在溶酶体贮积。临床表现为皮肤血管角质瘤、角膜病变、听力下降、少汗以及神经症状,心脏和肾脏常受累。病理见足细胞胞浆"蜂巢状"空泡变性,甲苯胺蓝染色细胞质内见蓝色颗粒,电镜足细胞胞浆内髓样小体和斑马小体。

4)Pierson 综合征:常染色体隐性遗传病,由编码层粘连蛋白 β2 的基因 *LAMB2* 突变导致,表现为先天性肾病综合征、早发性肾衰竭和双侧小角膜。病理以弥漫性系膜增生、免疫荧光层粘连蛋白 β2 链缺失或减弱、基底膜不规则增厚或减弱为特征。

3. Ⅳ型胶原基因突变会导致哪些肾脏疾病?

与Ⅳ型胶原基因突变相关的肾脏疾病包括 Alport 综合征、薄基底膜肾小球病和家族性局灶节段性肾小球硬化。

四、诊断

X 连锁 Alport 综合征。

【诊断提问】

1. AS 的定义及流行病学如何?发病机制是什么?

AS 是一种遗传性肾脏疾病,伴有感觉神经性耳聋和眼部异常。患病率约为 1/5 000,占成人和儿童新发终末期肾病(ESRD)的 0.5% 和 12.9%。发病机制为编码Ⅳ型胶原 α3/α4/α5 链的 *COL4A3/A4/A5* 基因发生致病性变异,*COL4A5* 基因突变导致 X 连锁 Alport 综合征(XLAS),*COL4A3* 或 *COL4A4* 基因突变导致常染色体隐性 Alport 综合征(ARAS)和常染色体显性 Alport 综合征(ADAS)。Ⅳ型胶原有六条 α 链(α1~α6),三条链构成三螺旋结构,GBM、耳蜗基底膜和眼的基底中存在 α3/α4/α5;Bowman 囊和皮肤基底膜中为 α5/α5/α6。*COL4A3/A4/A5* 基因突变导致 α 链异常,三螺旋结构破坏,引起肾病、感觉神经性耳聋和眼部病变。

2. AS 的核心临床特点有哪些?

(1)肾脏表现:主要表现为镜下血尿,肉眼血尿发作是主要的自觉症状。病程进展会出现蛋白尿和肾功能下降,最终进展为 ESRD。

(2)眼部症状:视网膜病变是最常见的眼部异常,包括斑点状视网膜病变、黄斑区视网膜变薄、黄斑中心凹病变等。圆锥状晶状体是 AS 特征性表现,可作为诊断依据。角膜损害较少见。

(3)听力丧失:双侧对称性感觉神经性耳聋是 AS 的首发症状之一,通常先影响对高频声音的感知,逐渐累及全音域。

3. AS 的诊断标准是什么?

2018 年国内专家制定了《Alport 综合征诊断和治疗专家推荐意见》:

1)以持续性肾小球性血尿、血尿伴蛋白尿为主要表现的患者满足以下任一条即可疑诊 AS:① AS 家族史;②无其他原因的血尿、肾衰竭家族史;③听力损害、黄斑周围斑点状视网膜病变或圆锥形晶状体。

2)以持续性肾小球性血尿、血尿伴蛋白尿为主要表现的患者符合以下任一条即可确诊 AS:①肾小球基底膜Ⅳ型胶原 α3/α4/α5 链免疫荧光染色异常或皮肤基底膜Ⅳ型胶原 α5 链免疫荧光染色异常;②电镜示 GBM 致密层撕裂分层;③ *COL4A5* 基因有一个致病性突变或 *COL4A3* 或者 *COL4A4* 基因有两个致病性突变。

五、治疗经过

定期监测肾功能。随访血压升高,降压控制达标。

【治疗提问】

AS 的疾病治疗手段主要有哪些?

目前尚无针对 AS 的有效治疗方法,治疗目的主要是减少蛋白尿和延缓肾脏病进展,多数患者最终需要肾脏替代治疗。

1)肾素 - 血管紧张素 - 醛固酮系统抑制剂:目前建议血管紧张素转换酶抑制剂(ACEI)作为一线治

疗;二线治疗应用血管紧张素Ⅱ受体阻滞剂(ARB)或醛固酮拮抗剂。早期使用 ACEI 对于提高疗效至关重要,建议 XLAS 男性患者和 ARAS 患者在确诊时即开始 ACEI 治疗;XLAS 女性患者和 ADAS 患者出现微量白蛋白尿时开始治疗。

2)肾脏替代治疗:患者进展至 ESRD 可行肾脏替代治疗,包括透析(血液透析、腹膜透析)和肾移植。少数患者移植后发生移植肾抗 GBM 病。

3)新型治疗:一些新型治疗方案正在试验阶段,如基因治疗、干细胞移植、SGLT2 抑制剂、控制细胞内信号转导的治疗等。

六、随访及预后

肾活检后 3 年,血肌酐 736μmol/L,开始血液透析治疗。3 年后患者行肾移植术,术后血肌酐正常。

【预后提问】

AS 患者的预后如何?

几乎所有 AS 患者会进展至 ESRD,约 90% 的男性 XLAS 患者在 40 岁前发生 ESRD,男性 XLAS、女性 XLAS、ARAS 患者进展至 ESRD 的中位年龄分别为 25 岁、65 岁和 21 岁。AS 患者疾病进展速度差异较大,出现蛋白尿的年龄、听力损伤的严重程度等与预后相关。

(曾彩虹)

推荐阅读文献

SAVIGE J,LIPSKA-ZIETKIEWICZ B S,WATSON E,et al.Guidelines for genetic testing and management of Alport syndrome.Clin J Am Soc Nephrol,2022,17(1):143-154.

第三节 非典型溶血尿毒症综合征

> **关键词:**非典型溶血尿毒症综合征;血栓性微血管病

一、病史摘要

患者,男性,60 岁,因"恶心 1 个月,尿量减少 2 周"入院。

入院前 1 个月,无诱因出现恶心,食欲下降,无腹痛、腹泻、便血。2 周前,恶心加重,伴呕吐,尿量减少(500ml/d),无尿色发红。就诊于当地医院,测血压 170/110mmHg,血常规:白细胞计数 7.5×10^9/L,血红蛋白 68g/L,血小板计数 32×10^9/L;血肌酐(Scr)329μmol/L,血白蛋白 37.9g/L,谷丙转氨酶 16U/L,乳酸脱氢酶 2 130U/L。1 周前,尿量减少至 100ml/d,Scr 603μmol/L。血涂片:破碎红细胞 7%。尿常规:蛋白 3+,红细胞 3+。库姆斯(Coombs)试验阴性;ANA、dsDNA、抗中性粒细胞胞质抗体(ANCA)、抗 GBM 抗体阴性。考虑血栓性微血管病(thrombotic microangiopathy,TMA),予以泼尼松 50mg/d,硝苯地平缓释片 60mg/d,行颈内静脉置管,开始血液透析。既往体健,家族史无特殊。

【病史提问】

TMA 定义和临床表现?

TMA 是不同病因所致一组异质性疾病,溶血尿毒症综合征(hemolytic uremic syndrome,HUS)和血栓性血小板减少性紫癜(thrombotic thrombocytopenic purpura,TTP)是经典的 TMA 临床综合征。HUS 系各种原因导致血管内皮损伤所致。典型 HUS 由产生志贺毒素的大肠埃希菌感染诱发,常伴腹泻。非典型溶血尿毒症综合征(atypic HUS,aHUS)系补体调节蛋白的突变或后天抗体所致补体替代途径过度激活所致。TTP 系 ADAMTS13 活性下降导致超大型 vW 因子多聚体形成,形成富含血小板的血栓堵塞血管所致,常伴神经系统损伤。TMA 可继发于抗磷脂综合征、恶性高血压、抗体介导的排斥、药物的内皮细胞毒性等。TMA 常表现为"三联征":微血管性溶血性贫血、血小板减少和急性肾损伤。TMA 还可出现紫癜、出血,以及失语、抽搐、昏迷等神经系统症状。

本例表现为急性肾衰竭,贫血,血小板减少,血涂片见破碎红细胞,乳酸脱氢酶明显升高,Coombs 试验阴性,TMA 诊断明确。

二、体格检查

体温 36.5℃,血压 160/100mmHg。神志清楚,睑结膜苍白,浅表淋巴结未触及肿大,心率 76 次/min,心律齐,双肺及腹部查体未见异常,下肢轻度凹陷性水肿。

【体格检查提问】

TMA 体格检查会出现哪些异常?

TMA 患者体检可发现高血压,紫癜,贫血貌,贫血严重者心动过速,尿量减少者常伴水肿等表现。部分患者可有神经系统损害,如抽搐、昏迷等。

三、辅助检查

1. **血常规** 血红蛋白 66g/L,血小板计数 23×10^9/L,血涂片查见破碎红细胞。

2. Scr 780μmol/L(透析前);乳酸脱氢酶 1 980U/L。

3. 结合珠蛋白 0.6g/L,Coombs 试验阴性,凝血:凝血酶原时间(PT)、活化部分凝血活酶时间(APTT)、D- 二聚体(D-Dimer)正常。

4. **免疫相关检查** ANA、dsDNA、ENA 多肽谱、ANCA、抗磷脂抗体谱均阴性。

5. 肿瘤相关检查癌胚抗原(CEA)、神经元特异性烯醇化酶(NSE)、细胞角质蛋白 19 片段抗原 21-1(CYFRA21-1)正常;血免疫固定电泳未检出 M 蛋白;胸腹部 CT 无明确恶性实体肿瘤证据。

6. 血管性血友病因子裂解蛋白酶(ADAMTS13)活性 91%。

7. **补体相关检查** C3 0.547g/L,C4 正常;抗补体因子 H(CFH)抗体阴性,*CFH* 基因 c.619+10A>G 的杂合核苷酸变异。

8. **肾活检** 符合 TMA 肾损伤表现(图 4-5-3)。

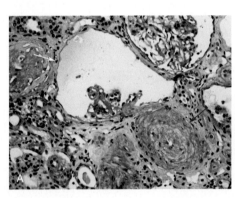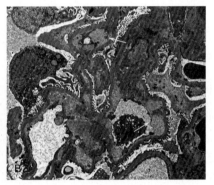

图 4-5-3 患者肾活检病理

A. 小叶间动脉内膜黏液变性、管壁增厚,管腔缩窄(红色箭头),邻近肾小球缺血(白色箭头)(PAS×200);B. 电子显微镜显示肾小球内皮下间隙增宽(黄色箭头)。

【辅助检查提问】

1. TMA 应做哪些实验室检查?

(1)微血管性溶血相关检查:血红蛋白,血小板计数,网织红细胞计数,Coombs 试验,外周血红细胞形态,乳酸脱氢酶,结合珠蛋白。

(2)ADAMTS13 活性 / 抗体。

(3)大便培养和志贺毒素检测。

(4)补体旁路途径调节蛋白基因及抗体检测。

(5)继发性 TMA:包括感染、免疫系统疾病(如系统性红斑狼疮、硬皮病、抗磷脂抗体综合征、血管炎)、肿瘤、弥散性血管内凝血(DIC)等相关实验室检查。

2. 补体调节蛋白相关检测包括哪些内容?

aHUS 的确诊需证实存在旁路途径补体蛋白基因异常或抗补体调节蛋白的自身抗体。现可检测的基因包括:*CFH*、*CFI*、*MCP*(CD46)、*CFB*、*C3*、*THBD*(thrombomodulin)、*FH-CFHR* 基因区域。目前,可检测的自身抗体为 CFH 抗体。

3. 肾脏病理检查有何临床价值?

肾活检对确定 TMA 的病因并无帮助。一般情况下,无须常规进行肾活检穿刺。以下情况肾活检具有临床指导意义:

(1)不能排除其他肾脏病理改变,如急性肾小管损伤、皮质梗死、或其他继发因素导致的肾功能异常。

(2)经过特定治疗后肾功能仍未恢复的患者,肾活检可明确 TMA 所致肾脏损伤的程度,判断肾病预后。

四、诊断

1. **功能诊断** 急性肾损伤。
2. **定性诊断** 血栓性微血管病(TMA)。
3. **病因诊断** 非典型溶血尿毒症综合征(aHUS)。

【诊断提问】

1. aHUS 的定义及流行病学如何?

典型 HUS 是由以大肠埃希菌 0157:H7 为主的产生志贺毒素细菌引起,既往将非腹泻相关的 HUS 定义为 aHUS。现 aHUS 特指由补体旁路途径基因突变或获得性抗某些补体蛋白的自身抗体引起的 TMA,又称补体介导的 HUS。aHUS 是一种罕见病,具体的人群确切发病率不清楚,成人年发病率大约

2/100 万,儿童年发病率约为 3.3/100 万。儿童患者无性别差异,成人患者男:女比例约 1:3。

2. aHUS 如何诊断?

诊断 aHUS 需符合以下两条:①微血管性溶血、血小板减少和急性肾损伤的经典三联症;②证实存在由补体蛋白基因突变或补体因子抗体导致的旁路途径补体调节异常。目前的分子检测只能检出约 60% 的病例,对部分患者而言,确诊 aHUS 仍是一个挑战,阴性检测结果不能排除疾病的诊断。明确为 TMA 的患者,排除腹泻相关 HUS、TTP 及继发性 TMA 后,可临床诊断为 aHUS。

3. aHUS 应与哪些疾病鉴别?

aHUS 与其他原因引起的 TMA 鉴别,鉴别诊断流程见图 4-5-4。

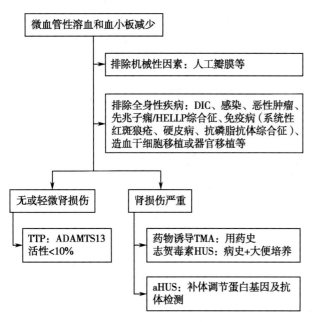

图 4-5-4　aHUS 的鉴别诊断流程
DIC,弥散性血管内凝血;TTP,血栓性血小板减少性紫癜;TMA,血栓性微血管病;aHUS,非典型溶血尿毒症综合征。

4. aHUS 肾损伤的机制是什么?

在 aHUS 成人患者中,补体基因变异比补体蛋白自身抗体更常见,约半数 aHUS 由基因变异所致,8%~10% 的患者由抗 CFH 抗体介导。

aHUS 相关的补体蛋白基因异常包括调节基因(*CFH*、*CFI*、*CD46*、*THBD*)的功能丧失性突变或效应基因(*CFB* 或 *C3*)的功能获得性突变。存在补体蛋白基因突变或补体蛋白抗体的易感个体,在相关的触发事件(如妊娠、感染等)影响下,补体替代途径不可抑制的持续激活,产生膜攻击复合物 C5b-9 和过敏毒素 C3a 和 C5a。C5b-9 与细胞结合,引起内皮细胞损伤和血小板聚集,导致肾脏受损。

五、治疗经过

1. 针对原发病

(1)血浆置换每日 1 次,连续 10 次,置换血浆总量约 2.8L,血红蛋白升至 87g/L,血小板计数升至 68×10^9/L,血涂片见少量破碎红细胞。

(2)除外 TTP 及其他原因 TMA 后,临床诊断 aHUS,考虑血液学改善不理想,肾功能无改善。入院 10 天后,予以依库珠单抗 900mg/ 次静脉滴注,每周 1 次,共 4 次,用药前注射脑膜炎双球菌多价疫苗。停用泼尼松。

2. 支持对症处理　血液透析,每周 3 次,每次 4 小时;氯沙坦钾 50mg,每日 2 次,降压治疗。

【治疗提问】

1. aHUS 的治疗原则是什么?

aHUS 病情进展迅速,获得特定的检查结果可能需要数日至数周,确诊前即需要采取初步干预措施,包括:

(1)维持水电解质酸碱平衡。

(2)严重贫血者输注红细胞。

(3)透析支持:当患者出现水负荷过重所致急性心力衰竭、药物治疗难以纠正的高钾血症或代谢性酸中毒和尿毒症时,应予透析治疗。

(4)治疗性血浆置换:对无条件获得抗 C5 单克隆抗体的患者,血浆置换是 aHUS 的首选方案。大约半数患者血浆置换可获得肾功能改善和血液学恢复。

(5)免疫抑制治疗:对于 CFH 抗体阳性的患者,使用血浆置换联合免疫抑制治疗,减少 CFH 抗体产生。免疫抑制方案:糖皮质激素单用或联合使用环磷酰胺、利妥昔单抗或吗替麦考酚酯。抗 C5 单克隆抗体可作为一线治疗,可联合免疫抑制治疗。

(6)抗 C5 单克隆抗体治疗:对临床高度怀疑 aHUS 的患者,有条件者首选抗补体治疗,并应尽早开始。这些抗体结合补体蛋白 C5,阻止其裂解,阻断终末补体成分 C5b-9 和 C5a 的生成,从而减少内皮损伤、血栓形成以及后续肾脏损伤。

研究显示接受抗 C5 单克隆抗体治疗的 aHUS,血小板减少可快速改善,单剂量治疗后 1~2 周内血小板计数会稳步增长。肾功能的改善可能缓慢持续数月,不宜过早放弃抗补体治疗,但抗 C5 单克隆抗体昂贵的费用限制了它们的使用。

2. 如何使用抗 C5 单克隆抗体?

(1)药物选择:目前依库珠单抗和拉武珠单抗(ravulizumab)获准用于治疗 aHUS,两者有效性和安全性相似,主要区别在于作用持续时间。

（2）具体使用推荐

1）依库珠单抗的成人推荐剂量为 900mg/ 次静脉给药，一周 1 次，持续 4 周，第 5 周再给予 1 200mg，以后每 2 周给予 1 200mg 的维持剂量。

2）拉武珠单抗的成人推荐剂量为静脉给予 1 次 2 700mg 的负荷剂量（体重 ≥100kg 时为 3 000mg），2 周后给予 1 次 3 300mg（体重 ≥100kg 时为 3 600mg），以后给予每 8 周 1 次的维持剂量。体重<60kg 者使用的药物剂量减低。

抗 C5 单抗可能增加脑膜炎球菌感染风险，治疗前至少 2 周接种脑膜炎球菌疫苗，对没有接种疫苗的患者，给予抗生素预防性治疗。

六、预后

经依库珠单抗治疗 1 周后，血小板计数恢复，血红蛋白 96g/L，血涂片未见破碎红细胞。2 周后尿量渐增加，出院时脱离透析，Scr 稳定于 350~400μmol/L。

【预后提问】

aHUS 患者的预后如何？

aHUS 预后差，一般儿童死亡率高于成人。

有研究随访 3~5 年，儿童死亡率约为 8%~14%，成人为 2%~4%。移植后易复发，复发率高达 50%~80%。预后与致病性补体成分异常种类有关。70%~80% 的 *CFH*、*CFI*、*C3* 和 *CFB* 基因变异者进入 ESRD，而 *MCP* 变异者仅 10%~20% 进展至 ESRD。使用依库珠单抗后预后改善，但停药后仍有复发可能。

（叶文玲 乐 偲）

推荐阅读文献

［1］KATO H, NANGAKU M, HATAYA H, et al. Clinical guides for atypical hemolytic uremic syndrome in Japan. Clin Exp Nephrol, 2016, 20 (4): 536-543.

［2］MCFARLANE P A, BITZAN M, BROOME C, et al. Making the correct diagnosis in thrombotic microangiopathy: a narrative review. Can J Kidney Health Dis, 2021, 8: 20543581211008707.

［3］RAINA R, KRISHNAPPA V, BLAHA T, et al. Atypical hemolytic-uremic syndrome: an update on pathophysiology, diagnosis, and treatment. Ther Apher Dial, 2019, 23 (1): 4-21.

第六章

耳鼻咽喉罕见病

第一节　非综合征性耳聋

关键词:非综合征性耳聋;遗传;基因

一、病史摘要

患儿,女性,2岁,因"新生儿听力筛查未通过,发现听力差2年"入院。

2年前患儿出生后行新生儿听力筛查未通过,后分别于出生后42天、3个月时复检仍未通过。自出生以来家属反映患儿对声音无反应,无言语能力,无眩晕、走路不稳、耳痛、耳部流脓、头痛等不适。自患病以来,精神、食欲、睡眠尚可,大便及小便正常,体重随年龄增长,运动、智力发育如同龄儿。既往史:无其他系统性疾病,无耳部手术外伤史,无噪声接触史、药物史、毒物接触史。患儿母亲孕1产1,足月顺产,否认患儿出生时有"窒息、产伤"史,否认妊娠期感染史。无耳聋家族史。

【病史提问】

1. 对耳聋为主要临床表现的患者,问诊应着重询问哪些方面?

(1)了解出生时听力筛查及复检是否通过,一般包含耳声发射(otoacoustic emissions,OAE)及自动听性脑干反应(automated auditory brainstem response,AABR)两项检查结果。

(2)耳聋发生时间、诱因及性质:应询问发现听力下降的时间、是否存在发生耳聋的诱因,平时生活中对声音的反应如何(如父母呼唤、听声转头等表现),听力是否时好时坏或逐渐下降。

(3)言语发育状况:开始说话的时间、是否吐字不清、对语言指令的理解及掌握的词汇量。

(4)伴发症状:头痛、头晕、走路不稳、耳痛、耳部流脓、智力障碍、交流障碍、运动障碍等。

(5)系统回顾:详细询问患儿有无其他系统疾病。

(6)个人史:耳部手术外伤史,无噪声接触史、用药史、毒物接触史。其母有无孕期感染、用药史、饮酒吸烟史、早产,以及新生儿有无出生后抢救史、儿科重症病房进入史和是否发生新生儿黄疸等,患儿发生窒息的持续时间及抢救史等。

(7)家族史:详细询问其亲属中有无耳聋发病情况,包括发病年龄、性别、程度、亲属关系,是否为近亲婚配,是否进行过耳聋基因诊断。

2. 为进一步明确诊断,查体需要注意的要点有哪些?

(1)专科查体:观察鼓膜是否完整,标志是否清晰,有无耳郭和颌面部畸形、耳部瘘管、外耳道狭窄或闭锁等畸形,排除中耳炎、耵聍栓塞等。

(2)系统性查体:排除其他系统异常,应着重检查眼部、颅颌面颈部、甲状腺、手指脚趾、毛发、皮肤、生殖器、肛门等,以排除伴发其他器官畸形的遗传性综合征性耳聋。

二、体格检查

1. 一般内科查体　生命体征平稳,皮肤颜色正常,毛发颜色及分布正常。颅面颈部无畸形,眼部未见虹膜及巩膜颜色异常,眼距正常,牙齿整齐。心、肺、腹未见明显异常体征,浅表淋巴结未扪及肿大,双下肢无水肿。肛门及外生殖器未见异常。

2. **专科查体**　患儿颅面骨发育正常,双耳郭无畸形,双耳道通畅,双侧鼓膜完整,标志清楚。双乳突区无压痛。耳前及颈部未见瘘口。音叉检查因患儿无法配合未做。

【查体提问】

1. 结合患儿的病史和查体,初步考虑什么诊断?

患儿出生后听力筛查及复检均未通过,对声音无反应,言语障碍,耳聋症状明确,且患儿不伴其他系统性异常。初步考虑诊断为非综合征性耳聋(non-syndromic-hearing loss,NSHL)。

2. 该患儿需要考虑哪些鉴别诊断?还需要进行哪些辅助检查明确诊断?

(1)综合征性耳聋:伴有其他器官或系统的异常,需考虑综合征性耳聋,例如:

1)伴发内眦增宽、虹膜异色(蓝眼珠)、额部白发,考虑 Waardenburg 综合征。

2)伴发耳前瘘管、鳃裂瘘或囊肿,考虑鳃裂 - 耳 - 肾(branchio-oto-renal,BOR)综合征。

3)伴发颅面部畸形,考虑下颌骨颜面发育不全[特雷彻·柯林斯(Treacher Collins)综合征]。

(2)听神经病:临床表现为双耳或单耳低频为主的听力下降,言语识别率测试与纯音测听结果不符。听性脑干反应(auditory brainstem response,ABR)引不出或严重异常,耳声发射正常。影像学未见明显异常。

患儿还需要完善小儿测听、声导抗、ABR、分频ABR、畸变产物耳声发射(distortion product otoacoustic emission,DPOAE)、前庭功能检测、颞骨高分辨率薄层CT、内耳道磁共振水成像、甲状腺超声、腹部超声等辅助检查。在征得监护人知情同意后,还可考虑完善基因检测,从而进一步明确诊断。

三、辅助检查

1. 为进一步评估患儿听力损失程度,行耳声发射、声导抗、ABR 及 ASSR(多频听觉稳态诱发反应)检查(或 40Hz 相关事件电位)结果提示双侧极重度感觉神经性耳聋(图 4-6-1)。

2. 颞骨高分辨率薄层 CT 及内耳 MRI,未见明显异常。

3. 前庭功能检测,未见明显异常。

4. 甲状腺及腹部超声,未见明显异常。

5. 征得患儿父母知情同意后,对患儿及其父母行基因检测。发现患儿 *GJB2* 基因:NM_004004.5 : c.[235del];[235del]纯合突变,其父母均为 *GJB2* 基因:NM_004004.5 :c.235del 杂合突变。

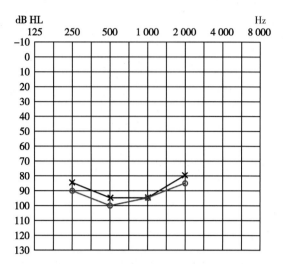

图 4-6-1　多频听觉稳态诱发反应(ASSR)检测图
(—○—为右耳,—×—为左耳)

【辅助检查提问】

1. NSHL 的遗传方式有哪些?

1)常染色体隐性遗传,约占 80%,多表现为先天性耳聋。

2)常染色体显性遗传,15%~20%,多为迟发性耳聋。

3)X 连锁遗传。

4)Y 连锁遗传。

5)线粒体遗传,均为母系遗传,与氨基糖苷类耳毒性药物引起的耳聋及老年性耳聋相关。

在人类中已经确定了 200 多个 NSHL 基因座,鉴定出 100 多个 NSHL 致病基因(https://hereditaryhearingloss.org/),已鉴定的致病基因能解释 39%~55% 患者的遗传病因。

2. 患儿的基因检测结果可提示什么信息?

1)*GJB2* 基因可能为患儿的耳聋致病基因。

2)其父母再生育时会有 25% 的风险概率生育与患儿相同 *GJB2* 基因型的耳聋患儿,可在妊娠 12~26 周行产前基因诊断(如羊水穿刺等)预测胎儿的听力状况。

3)建议患儿今后的配偶进行 *GJB2* 基因突变检测,避免生育耳聋后代。

4)患儿父母为 *GJB2* 基因突变携带者,与患儿父母有血缘关系的亲属均有可能携带 *GJB2* 基因突变,有生育耳聋后代的风险。因此,对患儿父母有血缘关系的亲属本人及配偶进行 *GJB2* 基因检测和遗传咨询指导,将有助于尽早发现危险因素,避免生育耳聋后代。

四、诊断

1. **疾病诊断**　NSHL。

2. **基因诊断**　*GJB2* 相关耳聋。

【诊断提问】

GJB2 引起的 NSHL 有哪些特点,其发病机制是什么?

GJB2 是第一个被定位的常染色体隐性遗传性耳聋基因,命名为 DFNB1。*GJB2* 的双等位基因突变是引起 NSHL 的常见病因,c.235delC 是中国人群主要的突变位点,目前国内一些地区已经将耳聋基因筛查纳入新生儿出生后常规筛查项目,其中包含 *GJB2* 基因的几个常见位点。

GJB2 导致的耳聋常为先天性,多累及双耳,呈对称性。听力损失程度从轻度到极重度不等,大多表现为重度或极重度耳聋。长期以来,研究者认为 *GJB2* 编码的 Cx26 蛋白参与组成了细胞间的间隙连接通道,该通道可调控内耳毛细胞和耳蜗内淋巴液的钾离子循环。*GJB2* 的变异会引起内耳钾离子的回流障碍,使其在毛细胞周围积聚,产生钾离子毒性,从而导致听力损伤。但近年来有实验表明可能存在其他耳聋机制。Cx26 缺陷可导致先天性耳聋和迟发性耳聋,二者可能具有不同的致病机制。通过研究不同的小鼠模型发现,由 Cx26 缺陷引起的先天性耳聋主要是由耳蜗发育障碍引起的,而迟发性听力损失与主动性耳蜗放大的减少有关。Cx26 缺陷引起的耳蜗发育障碍可能与缝隙连接介导的 miRNA 的破坏有关。

五、治疗经过

尽早验配助听器并进行言语康复训练。对于双耳听力损失程度达重度、极重度及以上,且助听器补偿效果不佳,须行人工耳蜗植入,术后给予言语康复治疗。

【治疗提问】

患儿治疗中需要注意哪些问题?

因为患儿处于听力及言语发育关键时期,应尽早验配助听器并尝试进行言语康复训练。教育家属定期复查患儿听力,密切观察听力言语发育进展,同时尽量保护残余听力,避免感染、外伤、噪声、药物等可能诱发听力进一步下降的因素。对于双耳听力损失程度达重度、极重度及以上,且助听器补偿效果不佳,无法满足患儿言语交流需要,言语训练效果不佳者,应尽早考虑积极进行人工耳蜗植入,术后进行正规的言语康复训练,以帮助患儿早日听力康复、促进语言发育,尽快回归正常学习与生活。

六、随访及预后

患儿植入人工耳蜗,术后恢复好,言语康复 1 年后言语发育水平较好。

【随访提问】

人工耳蜗植入术后开机、调机与语言康复的注意事项有哪些?

国内目前人工耳蜗植入术后开机时间一般安排在术后 2~4 周。开机之后定期调试,待听力稳定后调试时间间隔相应延长,最终实现每年调机一次。听力言语康复训练应尽量选择正规康复机构进行,通常在术后半年到 1 年左右患儿的听力言语能力可有明显进步。若语言康复效果欠佳,应及时和听力师、手术医生分析原因,以提高语言训练的效果。

(赵 宇 王 晶)

推荐阅读文献

[1] BOWL M R, SIMON M M, INGHAM N J, et al. A large scale hearing loss screen reveals an extensive unexplored genetic landscape for auditory dysfunction. Nat Commun, 2017, 8 (1): 886.

[2] ZHAO H B. Hypothesis of K$^+$-recycling defect is not a primary deafness mechanism for Cx26 (*GJB2*) deficiency. Front Mol Neurosci, 2017, 10: 162.

第二节　鳃裂 - 耳 - 肾综合征

> **关键词:**听力下降;鳃裂瘘管;外耳畸形;中耳畸形;内耳畸形

一、病史摘要

患者,男性,9 岁,学生,因"自幼右侧颈部瘘口反复流水,肿痛流脓 1 周"入院。

患儿自出生后其家人发现右侧颈部有一瘘口,自瘘口反复出现黏性分泌物,近 1 周感冒后发热,出现瘘口红肿、疼痛、流脓,来我院就诊,门诊以"鳃裂瘘管感染"收入院。患儿出生时发现双耳耳郭畸形。新生儿听力筛查未通过,诊断为双耳听力减退,一直佩戴助听器改善听力,言语及智力发育正常。患儿足月顺产,其母孕期无感冒病史。

其母亲(32 岁)双侧小耳畸形伴双耳听力不佳,未予治疗,否认家族中类似病史、传染病史、遗传病史及肿瘤病史。

【病史提问】

1. 对主诉为颈部瘘口伴感染的患者,应考虑哪些疾病? 如何鉴别?

患儿自幼发现右侧颈部瘘口,应首先考虑先天性疾病,如鳃裂瘘管(鳃裂囊肿),进一步检查需要区分是第几鳃裂瘘管,应通过仔细查体,辨认内瘘口和外瘘口位置。

颈部瘘管可行瘘管造影 CT 检查并三维重建,以明确瘘管范围及走行。内镜检查可以明确内瘘口部位。同时需要鉴别儿童颈部皮肤疖肿等软组织感染,如果是后天出现的瘘口,需要考虑结核等特殊感染形成的窦道等。

2. 患儿同时伴有听力损失,应考虑哪些疾病或病因?

患儿新生儿听力筛查未通过,自幼听力损失,结合双耳耳郭畸形,应首先考虑先天性外、中耳畸形。先天性外、中耳畸形可由孕早期风疹病毒感染导致,也可能是遗传导致。如果是遗传性,需要进一步明确是综合征性耳聋还是非综合征性耳聋。

二、体格检查

1. 一般内科查体 身体发育正常匀称,生命体征平稳,心、肺、腹未见明显异常体征,浅表淋巴结未扪及肿大。

2. 专科查体 右侧颈部胸锁乳突肌中部前缘见一瘘管口,周围红肿,触痛明显,伴周围肿胀,瘘口挤压可见少量脓性分泌物溢出。电子鼻咽喉镜检查在右侧梨状窝内侧壁可见一内瘘口,稍红肿。双侧耳郭畸形,外耳道稍狭窄,向内、上异常走行,鼓膜可见,完整;锤骨柄异形。

音叉试验:①林纳试验(Rinne test,RT),双耳(−);②韦伯试验(Weber test,WT),居中。

【查体提问】

1. 结合患者的病史和查体,初步考虑什么诊断?

初步诊断:先天性第三鳃裂瘘管感染;先天性

外中耳畸形(双侧);双侧传导性听力损失。该患儿同时患有鳃裂瘘管、先天性外中耳畸形及听力损失,结合其母患有双耳耳郭畸形和听力损失,应考虑是遗传性耳聋综合征。鳃裂 - 耳综合征(branchio-otic syndrome,BOS)或鳃裂 - 耳 - 肾综合征(branchio-otic-renal syndrome,BORS)是一组累及耳发育、鳃弓发育及肾脏发育异常的综合征。

2. 根据查体所见,该患儿需要考虑哪些鉴别诊断? 还需要进行哪些辅助检查以明确诊断?

患儿头颈颌面发育畸形主要以鳃裂瘘管和外中耳畸形为主,需要鉴别其他颌面部发育畸形综合征,如 Treacher Collins 综合征、Nager 综合征、Crouzon 综合征等。

为了进一步明确诊断,应行纯音测听和声导抗检查,耳部影像学检查,必要时行基因检测以明确诊断。

三、辅助检查

1. 听力学检查 纯音测听 250Hz-500Hz-1kHz-2kHz-4kHz 各频率听力阈值如下:双耳骨导 10-15-10-15-15dBHL,双耳气导 55-50-55-50-45dBHL。声导抗双耳鼓室图为 A 型,双耳声反射未引出。

2. 颈部瘘管造影 CT 可见造影剂显示一瘘管自颈部向上绕过颈总动脉分叉处后下行进入右侧梨状窝。

3. 耳部高分辨率 CT 检查 双侧外耳道软骨部变窄,鼓膜偏小。右侧锤骨 - 砧骨融合、左侧砧骨缺如、镫骨头粗大(图 4-6-2)。

4. 腹部及泌尿系彩超检查未见异常。

5. 采用耳聋相关基因二代测序技术进行基因检测,结果显示 *EYA1* 基因 c.639G>C(p.Gln213His)的杂合突变,突变来自母亲。

【辅助检查提问】

患儿双耳传导性听力损失的原因是什么?

传导性听力损失的原因是外中耳病变影响传音功能,该患儿颞骨 CT 显示双耳中耳听骨链畸形,听骨链畸形由先天鳃弓发育不良导致,同时患儿伴有鳃裂瘘管,综合判断患儿由鳃弓发育不良导致的临床表

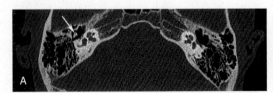
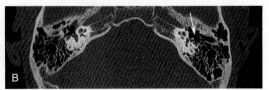

图 4-6-2 颞骨 CT 水平位图像示患儿双侧耳郭畸形、双侧听骨链畸形
右侧锤骨 - 砧骨融合(图 A 箭头所示),左侧砧骨缺如、镫骨头粗大(图 B 箭头所示)。

型。结合患儿的基因检测结果，考虑为 EYA1 基因突变导致的鳃弓发育不良。

四、诊断

结合病史、查体和辅助检查所见，该患儿可诊断为 BOS：第三鳃裂瘘管感染（右侧）、传导性听力损失（双侧）、先天性外中耳畸形（双侧）、先天性外耳道狭窄（双侧）、先天性听骨链畸形（双侧）。

【诊断提问】

1. BORS 的诊断标准是什么？

BORS 的诊断标准如表 4-6-1 所示。

表 4-6-1 鳃裂 - 耳 - 肾综合征诊断标准

标准	表现
主要标准	1. 听力下降：混合性、传导性、感音神经性
	2. 耳前瘘管
	3. 鳃裂瘘管、鳃裂囊肿
	4. 肾脏异常：肾脏发育畸形、肾缺如等
次要标准	1. 外耳畸形：耳郭畸形、外耳道狭窄或闭锁等
	2. 中耳畸形：听骨链畸形或中断或固定、鼓室畸形等
	3. 内耳畸形：耳蜗发育不全或未发育、前庭导水管扩大、外半规管异常等
	4. 耳前赘生物
	5. 其他：面部不对称、味觉异常、腭裂等

满足以下条件之一：①符合至少三项主要标准；②符合至少两项主要标准和至少两项次要标准；③符合一项主要标准且一级亲属中患有 BORS 或 BOS。

2. BORS 的流行病学如何？致病基因是什么？

BORS 是一组由基因突变导致的鳃弓和肾脏发育异常的常染色体显性遗传性疾病，由于其常累及听力，临床上也分类于耳聋综合征。BORS 在人群中的发病率约为 1/40 000，在耳聋人群中的发病率约为 2%。该病已报道的致病基因包括：眼缺乏同源物 1（eyes absent homolog 1，EYA1）、SIX 同源框 1（SIX homeobox 1，SIX1）和 SIX 同源框 5（SIX homeobox 5，SIX5），其中 EYA1 基因异常是 BORS 最常见的病因，约 40% 的 BORS 患者携带此基因突变。

3. BORS 的临床表现有何特点？

BORS 临床表现丰富多样，具有高度的异质性，即使同一家系中的不同患者，其临床表现及严重程度也可出现较大差异。其典型临床表现包括耳部异常（包括耳前瘘管、外耳畸形、中耳畸形和内耳畸形）、听力下降、鳃裂瘘管或囊肿、肾脏畸形等。

听力损失可表现为传导性听力损失、感音神经性听力损失或混合性听力损失。耳部高分辨率 CT 检查可发现外耳道狭窄，听骨链畸形或中断或固定，鼓室畸形等，可伴有先天性表皮样瘤（又称胆脂瘤）。有些病例亦可显示内耳发育畸形，包括耳蜗发育不全、前庭导水管扩大等。

鳃裂瘘管可以表现为第一到第四鳃裂瘘管，也可以表现为鳃裂囊肿。

约 67% 的患者表现出肾脏畸形：肾脏缺如占 29%，肾盂输尿管连接部梗阻占 10%，肾盏憩室或囊肿占 10%，肾盏和肾盂扩张、肾盂积水和膀胱输尿管反流各占 5%。

其中合并肾脏畸形的病例诊断为 BORS，不合并肾脏异常的病例则诊断为 BOS。

五、治疗经过

1. 入院后完善检查，积极抗感染治疗后，于全身麻醉下行右侧鳃裂瘘管切除术：术中沿右侧颈部瘘管周围行梭形切口，沿蓝色指示剂瘘管走行行颈部解剖，追踪到右侧梨状窝，可见瘘管与梨状窝相通，彻底切除瘘管。

2. 术后半年再次入院行右侧鼓室探查，听骨链重建术。术中发现锤砧骨融合，活动差，镫骨活动好。切除砧骨和部分锤骨，植入部分听骨链赝复物（partial ossicular replacement prosthesis，PORP）行 II 型鼓室成形术，同时行外耳道成形术。半年后行左侧 II 型鼓室成形术和外耳道成形术。

【治疗提问】

1. BORS 的治疗应包括哪些方面，各有何原则？

（1）耳前瘘管和鳃裂瘘管的处理：如果发生感染，应手术彻底切除瘘管。第三鳃裂瘘管无感染病史，可经口行梨状窝内瘘口封堵术。采用激光或等离子将瘘管内瘘口进行封闭粘连，防止唾液食物进入瘘管，导致感染。

（2）外耳、中耳畸形的处理：根据耳郭畸形程度和听骨链畸形的类型选择不同的耳郭整形手术和鼓室成形术：以人工听小骨重建听骨链。

如面神经遮窗严重、外耳道严重狭窄或骨性闭锁，应慎重选择外耳道和鼓室成形术，可选择骨锚式助听器（BAHA）、振动声桥、骨桥等人工听觉植入技术来改善听力。

患者如伴先天性胆脂瘤或畸胎瘤，应同期予以切除。

（3）内耳畸形的处理：根据畸形程度和听力损失程度，酌情验配助听器或行人工耳蜗植入改善听力。对于前庭导水管扩大的患者，如近期出现的急剧听力下降，应按突发性耳聋的方法积极治疗，尽可能挽救听力，同时应健康宣教，嘱患者避免头部外伤、感冒等可能诱发听力下降的因素，并定期复查听力。

（4）肾脏畸形：需明确患者是否存在肾脏畸形或功能异常，对于无症状的肾脏异常或症状轻微者一般不用处理，应进行健康宣教，指导患者避免使用肾毒性药物。肾畸形严重导致肾衰竭时需要透析或肾移植。

2. BORS 患者如同时合并耳郭畸形、外耳道畸形、中耳畸形，各手术的时机如何掌握？

耳郭整形手术通常选在 6 岁以后，外耳道和鼓室成形术多认为应选择在 6 岁以后，因为此时颞骨气化已大部分完成。但发现合并胆脂瘤的患儿应在发现后及时进行手术治疗。也有学者建议，即使年龄大于 6 岁仍应慎重，因其外耳道再狭窄闭锁、行二次手术的风险较高，建议青春期之后行外耳道再造。轻中度和部分重度听力损失患者，诊断后即可以佩戴助听器，无法佩戴普通气导助听器者，可佩戴软带骨导助听器。极重度听力损失可于 1 岁左右行人工耳蜗植入术。

关于耳郭成形术与外耳道成形术的先后时机：由于耳郭整形手术的成功依赖于周围皮肤和皮瓣的血运，而耳道手术的切口会破坏耳郭周围的皮瓣血运，因此目前多认为应先施行耳郭整形手术。

3. 对于诊断 BORS 的患者，应如何提供遗传咨询以降低其后代的风险？

有 BORS 家族史的夫妇通过基因诊断确定致病基因突变后，可对胎儿进行产前基因诊断（目前常用的方法包括侵入性绒毛取样、羊膜腔穿刺和脐带穿刺取材），从而预防异常新生儿的出生。

还可通过辅助生殖技术，在胚胎植入前进行遗传学诊断并筛选受精卵，实现优生优育。

六、随访及预后

术后 1 年，患儿双耳听力较术前明显提高。纯音测听示双耳 250Hz-500Hz-1kHz-2kHz-4kHz。各频率听力阈值如下：骨导 10-15-10-15-15dB HL；气导 15-20-20-20-20dB HL。

【预后提问】

BORS 患者的预后如何？

对于不合并肾脏畸形或肾脏畸形轻微的患者，预后通常较好，通过鼓室成形术或人工听觉植入可较好

地改善听力，并促进患者的语言发育。

对于合并严重肾脏畸形的患者，可能会发展为肾衰竭而需要透析或肾移植治疗。

（刘玉和　郭婧滢）

推荐阅读文献

[1] CHANG E H, MENEZES M, MEYER N C, et al. Branchio-oto-renal syndrome: the mutation spectrum in EYA1 and its phenotypic consequences. Hum Mutat, 2004, 23 (6): 582-589.

[2] FRASER F C, SPROULE J R, HALAL F. Frequency of the branchio-oto-renal (BOR) syndrome in children with profound hearing loss. Am J Med Genet, 1980, 7 (3): 341-349.

[3] LI C, ZHANG T, FU Y, et al. Congenital aural atresia and stenosis: surgery strategies and long-term results. Int J Audiol, 2014, 53 (7): 476-481.

第三节　Usher 综合征

> 关键词：Usher 综合征；感觉神经性耳聋；视网膜色素变性；前庭功能障碍

一、病史摘要

患儿，男性，10 岁，因"发现听力下降 8 年，夜间视力减退 1 年"就诊。

患儿 8 年前（2 岁左右）仍不会说话，父母发现其对声音无反应，无双耳流水、流脓。双耳戴助听器半年，言语康复效果不佳。患儿 2 岁左右学会走路，无明显肢体无力和萎缩，无麻木、疼痛等异常感觉。患儿 1 年前无明显诱因出现夜间和光线昏暗时视物不清，白天视力无明显异常，未行诊治。患儿精神、食欲、睡眠正常，大小便正常，生长发育和智力正常。既往史无特殊。无药物、毒物接触史。父亲（39 岁）、母亲（34 岁）均身体健康，否认遗传病家族史。

【病史提问】

1. 婴幼儿耳聋如何及早发现？

新生儿在出生后 72 小时内会完成听力筛查，如果未通过，通常会在出生后 42 日复检，仍未通过者应进行诊断性听力学检查，明确耳聋临床诊断，及早进行干预。

2. 对疑似先天性耳聋患者,需要注意哪些伴随症状?

当先天性耳聋合并其他系统症状时称为综合征性耳聋,约占先天性耳聋患者的 30%,常见的综合征性耳聋包括 Waardenburg 综合征、Usher 综合征、鳃裂 - 耳 - 肾综合征(BORS)等。在问诊时应注意询问其他系统症状,特别要注意患者是否存在虹膜或巩膜异色、皮肤毛发色素异常分布、颈部瘘管或囊肿、生长发育迟缓、视力异常等容易被忽略的表型特征。

3. 耳聋患者合并视觉异常时,在问诊应注意哪些伴随症状?

综合征性耳聋患者的视力异常可能是视网膜色素变性早期病变导致的夜盲、视野缩小(Usher 综合征),视神经萎缩导致的视力减退(Wolfram 综合征),白内障导致的视物模糊,玻璃体和视网膜病变导致的视力下降[斯蒂克勒(Stickler)综合征],或耳聋 - 近视综合征导致的高度近视等,应在问诊时注意鉴别患者的典型症状。

二、体格检查

1. 一般查体 生命体征平稳,步态正常,心、肺、腹未查见明显异常体征,浅表淋巴结未扪及肿大,皮肤无明显斑块,毛发正常,头颈部无瘘管,肢体发育、活动正常,双下肢无水肿。

2. 耳科查体 双侧耳郭正常,外耳道清洁,鼓膜标志物清,无穿孔,无内陷,乳突区无压痛。

3. 眼科查体 双侧瞳孔等大等圆,无斜视,无眼震,双侧眼球活动正常,角膜无混浊。

【查体提问】

1. 结合患儿的病史和查体,初步考虑什么诊断?

本例患儿先天性耳聋,1 年前开始出现夜盲症,白天视力正常,考虑为视网膜色素变性的早期表现。同时患儿学步较晚,无明显肢体发育障碍或肌无力,步态正常,可能是前庭功能障碍导致。初步考虑为 Usher 综合征 1 型可能性大。

2. 该患儿还需要进行哪些辅助检查明确诊断?

除专科检查、听力学、前庭功能和影像学等辅助检查,应在征得患儿监护人知情同意后,完善基因检测,结合基因检测结果,进行基因型 - 表型的关联分析,从而进一步明确基因诊断。

三、辅助检查(图 4-6-3)

1. 听力学检查 纯音测听示双耳极重度感觉神经性耳聋,声导抗示双耳 A 型曲线,ABR 双侧 97dB

nHL 未引出,DPOAE 双侧未引出。

2. 视力、视野和眼底检查 双侧视力正常,角膜和晶状体未见异常,周围型视野缺损和视网膜色素沉着。

3. 前庭功能检查 冷热试验示双侧前庭反应减退。

4. 颞骨 CT 和 MRI 检查 未见明显异常。

5. 全基因组测序 患者 *MYO7A* 基因 c.4398G>A 和 c.6126C>G 复合杂合突变,父亲 *MYO7A* 基因 c.4398G>A 杂合突变,母亲 *MYO7A* 基因 c.6126C>G 杂合突变。

【辅助检查提问】

1. Usher 综合征患者有哪些听力学和前庭功能检查表现?

听力学检查:Usher 综合征 1 型的典型听力损失表现是先天性重度 - 极重度感觉神经性耳聋,行为学测听(婴幼儿)或纯音测听(学龄以上儿童或成年人)表现为全频气导和骨导听阈重度 - 极重度升高,声导抗正常,ABR 潜伏期延长,阈值升高或引不出,DPOAE 引不出。

前庭功能检查:Usher 综合征 1 型患者的双侧前庭反应存在不同程度的减退,也可表现为双侧前庭功能正常。

2. Usher 综合征 1 型患者有哪些眼科检查表现?

Usher 综合征患者的眼底检查表现为双侧视网膜色素变性,发病年龄变异较大,Usher 综合征 1 型患者通常视网膜色素变性发病年龄为青春期前,在发病早期眼底照相能够发现视网膜色素沉着,视野检查能够发现视野缺损的范围,随着病情进展视野从外周逐渐向中央缩小,形成管状视野,在病变早期仍然可以保持正常的视力。

3. Usher 综合征患者的颞骨影像学检查有哪些表现?

Usher 综合征患者通常不合并外耳、中耳、内耳的畸形及其他颅面部畸形。影像学检查的异常发现应注意存在其他需要鉴别的疾病,此外,内耳的影像学检查是人工耳蜗植入提供术前评估的重要依据。

4. Usher 综合征患者如何进行基因检测?

Usher 综合征的典型遗传方式是常染色体隐性遗传,可以通过鉴定 *MYO7A*、*CDH23*、*PCDH15* 等基因的双等位基因致病性变异进行基因诊断。Usher 综合征的致病基因见表 4-6-2,通常建议高通量基因检测,如全外显子组测序、全基因组测序等,对所有已知 Usher 综合征致病基因进行全面检测,对致病基因的

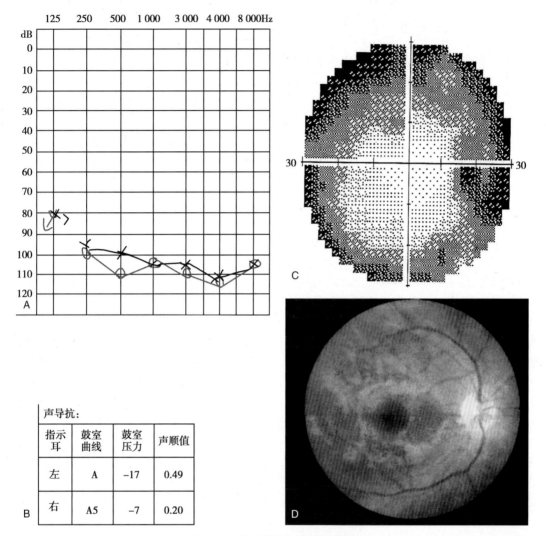

图 4-6-3 患儿辅助检查典型表现

A. 纯音测听示双侧极重度感觉神经性耳聋；B. 声导抗示双侧 A 型曲线；C. 视野检查（右眼）示周围型视野轻度缺损；D. 眼底检查（右眼）示视网膜灰白，视神经盘蜡黄，周围视网膜色素沉着。

声导抗：

指示耳	鼓室曲线	鼓室压力	声顺值
左	A	-17	0.49
右	A5	-7	0.20

表 4-6-2 Usher 综合征分型和致病基因

分型	染色体定位	基因	编码蛋白	OMIM
USH1B	11q13.5	*MYO7A*	Myosin ⅦA	276903
USH1C	11p15.1	*USH1C*	Harmonin	605242
USH1D	10q22.1	*CDH23*	Cadherin-23	605516
USH1F	10q21.1	*PCDH15*	Protocadherin-15	605514
USH1G	17q25.1	*SANS*	Sans	607696
USH2A	1q41	*USH2A*	Usherin	608400
USH2C	5q14.3	*ADGRV1*	Adhesion G Protein-coupled Receptor V1	602851
USH2D	9q32	*WHRN*	Whirlin	607928
USH3A	3q25.1	*CLRN1*	Clarin-1	606397
USH4	17q24.2	*ARSG*	Arylsulfatase G	610008

SNV、Indel 和 CNV 进行全面分析,通过基因型 - 表型关联分析鉴定致病基因的双等位基因致病性变异,从而明确 Usher 综合征的分子诊断和分型。

四、诊断

1. **临床诊断** 感觉神经性耳聋,前庭功能障碍,视网膜色素变性。

2. **基因诊断** *MYO7A-* 相关疾病。

3. **疾病诊断** Usher 综合征 1 型。

【诊断提问】

1. Usher 综合征的流行病学特征如何? 发病机制是什么?

Usher 综合征在国外早期文献中报道的 Usher 综合征的患病率为(3.2~6.2)/100 000,据估计在所有耳聋儿童中 Usher 综合征占比为 3%~6%,在聋 - 盲患者中约占 50%;我国具体的发病率尚无统计。

视网膜的光感受器和内耳毛细胞都是具有纤毛结构的外周神经细胞,Usher 综合征基因缺陷会引起纤毛结构的异常,从而导致视网膜和内耳的损害,表现出 Usher 综合征的典型临床表现。Usher 综合征具有高度遗传异质性,截至 2022 年 7 月,已经鉴定了 10 个致病基因,见表 4-6-2。

2. Usher 综合征的典型临床特点有哪些,如何诊断和分型?

Usher 综合征患者大多数在出生时即有感觉神经性耳聋,视网膜色素变性通常发生在出生后至 20 岁,早期表现为夜盲症状,视网膜电图(electroretinogram,ERG)可以发现小至 2~4 岁的感光系统微小异常。Usher 综合征患者可伴有前庭功能障碍,表现为患者运动功能(坐立或行走)的发育晚于同龄正常儿童。Usher 综合征根据临床表现分为四型,根据致病基因的不同又分为若干亚型(表 4-6-2),具体分型如下。

(1)Usher 综合征 1 型:先天性重度 - 极重度耳聋,伴或不伴前庭功能障碍,青春期前发病的视网膜色素变性。

(2)Usher 综合征 2 型:先天性中度 - 重度耳聋,青春期或 20 岁以后发病的视网膜色素变性,通常不伴有前庭功能障碍的典型临床表现,但部分患者前庭功能检查可发现异常表现。

(3)Usher 综合征 3 型:迟发性进行性耳聋,视网膜色素变性的发病年龄和验证程度多变,前庭功能的表现多变。

(4)Usher 综合征 4 型,即非典型 Usher 综合征,临床表现为迟发性视网膜色素变性,耳聋表现为迟发性进行性中度 - 重度感觉神经性耳聋,不伴有前庭功能障碍。

3. 基因诊断对于 Usher 综合征的确诊有什么作用?

精准的基因诊断为 Usher 综合征临床确诊和鉴别诊断,以及治疗策略提供重要依据,可以帮助提供诊断和分型的依据,可在症状发生前与非综合征性耳聋鉴别,避免类似病因学误诊造成错误的治疗选择和遗传咨询。

五、治疗经过

1. 建议行人工耳蜗植入,术后给予言语康复治疗。

2. 密切观察随访,注意患者的视力和视野,定期复查。

【治疗提问】

Usher 综合征的治疗手段主要有哪些?

Usher 综合征患者的听力改善主要依靠佩戴助听器,重度以上听力损失或助听器康复效果欠佳的患者建议尽早行人工耳蜗植入。

视网膜色素变性目前无有效预防手段,维生素 A 可能延缓病变的发展,需遵医嘱服用,儿童及孕妇慎用。视网膜色素变性目前已有基因治疗成功案例的报道,可通过相关临床试验尝试进行基因治疗。

六、随访及预后

患儿双侧植入人工耳蜗,术后恢复好,言语康复 1 年后效果尚可;发现夜盲症状 2 年后患儿自觉视野明显缩小,视力下降,建议每年定期复查眼科相关检查。

【预后提问】

1. Usher 综合征的遗传风险如何评估?

Usher 综合征是常染色体隐性遗传单基因病,双等位基因突变遗传自父母。携带基因突变的未患病父母再生育相同基因型患者的风险概率为 25%,有 50% 的概率生育无症状携带者,25% 的概率生育未患病的正常个体。

Usher 综合征患者的后代均为致病突变的携带者。正常人群中存在 Usher 综合征致病基因突变的携带者,无家族史无症状携带者与 Usher 综合征患者婚配后,生育 Usher 综合征患者的概率为 50%,生育无症状的 Usher 综合征致病基因突变携带者的概率为 50%。

2. Usher 综合征患者的预后如何?

Usher 综合征的视网膜色素变性是一种进行性

疾病,目前尚无有效预防和治疗措施。眼科基因治疗目前已经取得突破性进展,未来有望通过基因治疗对 Usher 综合征患者提供更好的治疗方法。

(袁慧军 卢 宇)

推荐阅读文献

[1] DELMAGHANI S, EL-AMRAOUI A. The genetic and phenotypic landscapes of Usher syndrome: from disease mechanisms to a new classification. Hum Genet, 2022, 141 (3/4): 709-735.

[2] KOENEKOOP R K, ARRIAGA M A, TRZUPEK K M, et al. Usher syndrome type I//ADAM M P, MIRZAA G M, EVERMAN D B, et al. GeneReviews®. Seattle: University of Washington, 1999.

[3] KHATEB S, KOWALEWSKI B, BEDONI N, et al. A homozygous founder missense variant in arylsulfatase G abolishes its enzymatic activity causing atypical Usher syndrome in humans. Genet Med, 2018, 20 (9): 1004-1012.

第七章
眼科罕见病

第一节　视网膜色素变性

关键词：视网膜色素变性；进行性夜盲

一、病史摘要

患者，女性，49岁，农民，因"进行性夜盲40年，视野缩小、视力下降20年"于门诊就诊。

40年前患者无明显诱因出现夜间视力下降、对光线明暗变化不敏感，其间间断补充维生素A治疗，效果不佳，现夜间行动困难。20年前出现周边视野缩小，检查发现视力明显下降，配镜治疗，效果不佳。患病以来，精神、食欲、睡眠尚可，大小便正常，体重无明显变化。既往史无特殊，个人史无特殊。患者外公夜间视力较差。

【病史提问】

1. 对以"进行性夜盲"为主要临床表现的患者，应考虑哪些诊断？

夜盲，即指夜间或暗环境下视力差，出现行动困难等症状，考虑视网膜视杆细胞病变。先天性进行性夜盲可考虑遗传性视网膜疾病，如视网膜色素变性（retinitis pigmentosa，RP）、无脉络膜症等。后天获得性进行性夜盲可考虑导致视杆细胞损伤的疾病，如脉络膜视网膜炎、铁质沉着症及青光眼等；全身疾病如维生素A缺乏症也可引起。

2. 对以"视野缩小、视力下降"为临床表现的患者，应考虑哪些诊断？

主要可考虑RP和视神经相关病变，如青光眼、视神经萎缩及视交叉压迫症等，需完善眼科专科查体鉴别诊断。

二、体格检查

1. 一般内科查体　生命体征平稳，心、肺、腹未查见明显异常体征，浅表淋巴结未扪及肿大，双下肢无水肿。

2. 眼科专科查体　视力：左眼0.2，右眼0.25，视力矫正无提高；眼压：左眼12.0mmHg，右眼13.7mmHg。结膜未见异常，角膜透明，角膜后沉着物（Keratic precipitates，KP）（-），瞳孔等大等圆，直径约3mm，虹膜呈正常棕色，晶状体清，玻璃体未见混浊，双眼视盘呈蜡黄色，视网膜血管变细，视网膜周边色素沉着。

【查体提问】

1. 结合患者的病史和查体，初步考虑什么诊断？

患者自幼出现进行性夜盲，视野缩小、视力下降，维生素A治疗无效，外公夜间视力差；双眼视盘呈蜡黄色，视网膜血管变细，视网膜周边色素沉着。初步考虑R)可能性大。

2. 该患者需要考虑哪些鉴别诊断？还需要进行哪些辅助检查明确诊断？

需要与RP相鉴别的疾病，见表4-7-1。

因此，还需要完善激光扫描检眼镜（SLO）、眼底照相、光学相干断层扫描（optical coherence

tomography，OCT）、视网膜电图（ERG）、眼底血管造影、视野等辅助检查，同时为了区分原发性和继发性RP还需完善一系列系统性检查如血常规、体液免疫和细胞免疫检查、全身感染相关检查。在征得患者知情同意后，还可完善基因检测，从而进一步明确诊断。

表 4-7-1 视网膜色素变性（RP）的鉴别诊断谱

鉴别诊断谱	鉴别依据
先天性静止性夜盲	先天性夜盲，不会进行性加重，无视野缩小等症状
无脉络膜症	先天性夜盲，脉络膜进行性萎缩，眼底可透见脉络膜血管
静止型白点状眼底（小口氏病）	先天性静止性夜盲，眼底灰白色
脉络膜视网膜炎	视力下降，玻璃体混浊，黄斑水肿，周边视网膜广泛受损时可出现夜盲症
眼铁质沉着症	视网膜铁质沉着表现，有眼球异物接触史或眼球外伤史
青光眼	视野缺损，视盘改变，眼压常升高，有头痛等其他症状
维生素 A 缺乏症	暂时性夜盲，可伴眼干等症状，维生素 A 治疗有效

三、辅助检查

1. 血常规、生化、TORCH、红细胞沉降率、C 反应蛋白等，未见异常。

2. SLO 示双眼视盘呈蜡黄色，视网膜血管变细，视网膜周边色素沉着，其余未见异常（图 4-7-1A、图 4-7-1B）。

3. 眼底照相示双眼视盘呈蜡黄色，视网膜血管变细，视网膜周边色素沉着，可透见脉络膜血管（图 4-7-1C、图 4-7-1D）。

4. 眼底血管造影示视网膜血管无荧光渗漏，周边可见结晶样沉着，可透见脉络膜结构（图 4-7-1E、图4-7-1F）。

5. OCT 示视网膜变薄，层间结构丢失，中心凹周边感光细胞丢失（图 4-7-1G、图 4-7-1H）。

6. ERG 示 a、b 波为无波型。

7. 视野示双眼周边视野缺损，右眼呈管状视野（图 4-7-1I、图 4-7-1J）。

8. 征得患者知情同意后，行基因检测示位于 3 号染色体上的视紫红质 *RHO* 基因杂合突变：c.647T>A（p.M216K）。

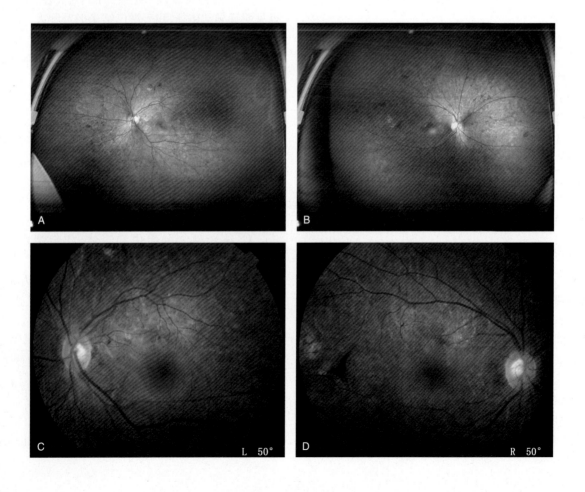

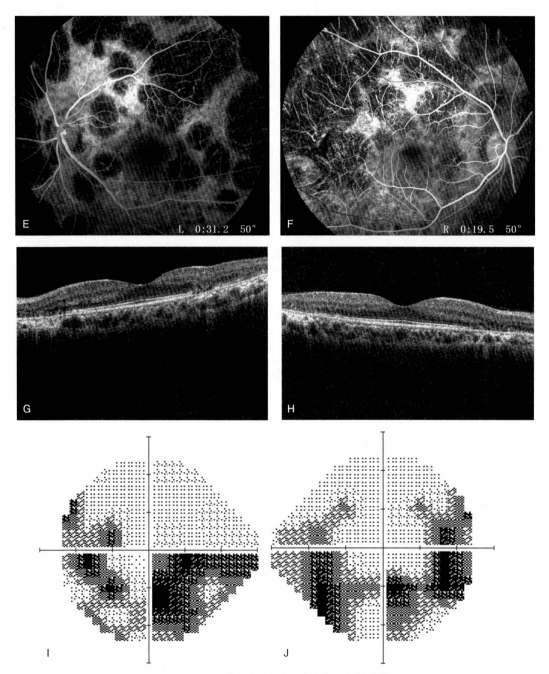

图 4-7-1 视网膜色素变性（RP）患者眼部辅助检查

A、B. SLO 示双眼视盘呈蜡黄色，视网膜血管变细，视网膜周边色素沉着；C、D. 眼底照相示双眼视盘呈蜡黄色，视网膜血管变细，视网膜周边色素沉着，可透见脉络膜血管；E、F. 眼底血管造影示视网膜血管无荧光渗漏，周边可见结晶样沉着，可透见脉络膜结构；G、H. OCT 示视网膜变薄，层间结构丢失，中心凹周边感光细胞丢失；I、J. 视野示双眼周边视野缺损，右眼呈管状视野。

【辅助检查提问】

RP 患者具有哪些眼底表现？

RP 眼底表现三联征包括色素沉着、血管缩窄、视盘异常。①色素沉着：可见视网膜上皮斑驳状、视网膜赤道部内外色素沉着、典型的色素形态呈骨细胞样，位于视网膜血管上；②血管狭窄：视网膜血管一

致性变细，晚期血管变细更明显，视网膜血管呈线状；③视盘颜色蜡黄。ERG 表现为视杆细胞反应振幅降低，峰时延长或反应不能记录。视野检查表现为周边视野缺损，管状视野。

四、诊断

双眼原发性 RP

【诊断提问】

1. RP 的定义及流行病学如何？发病机制是什么？

RP 是一组以进行性感光细胞及色素上皮功能丧失为共同表现的慢性、遗传性、营养不良性的视网膜退行性变，可以表现为眼部的异常，也可以为系统病变的一部分。

世界各国患病率为 1/5 000~1/3 000，在我国约为 1/3000，部分地区可达 1/1 000，欧洲和美国为 1/4 000~1/3 500。据估计，目前全世界约有 150 万人患病。通常在儿童或青少年时期就开始起病，青春期加重，中年、老年时期影响黄斑，进而导致失明。

RP 主要为常染色体显性遗传、常染色体隐性遗传和 X 连锁遗传，1/3 为散发。目前已知 84 个基因突变可导致非综合征性视网膜色素变性。RP 的相关基因发生突变后，视杆和视锥功能障碍，有研究显示遗传性 RP 均以细胞凋亡为共同途径。

2. RP 的主要临床特点有哪些？

主要临床特点有：进行性夜盲，视野缺损，眼底特征性改变可见视网膜色素沉积，以及视网膜电流图显著异常或无波形。

因为视杆细胞最先受累，因此夜盲症最先出现，且进行性加重；进行性周边视野缺损缩小；后期出现看颜色有困难和畏光，大多数 40 岁之前中心视力丧失，成为盲人。

眼底早期可正常，根据病情进展，病变早期视网膜骨细胞样色素沉积累及赤道部，表现为视网膜赤道部前后色素沉着明显，视网膜血管变细。后逐步向视网膜中心和周围扩散，晚期视盘可萎缩呈蜡黄色，只残留中央管状视野。

五、治疗经过

1. 建议患者行基因检测，根据基因检测结果进行遗传咨询。

2. 避免强光直射，外出可以佩戴墨镜，防止紫外线损伤。

【治疗提问】

RP 的疾病治疗手段主要有哪些？

目前尚无特效治疗方法。治疗主要旨在提高患者的生活质量，低视力者可佩戴助视器，提高阅读能力；尽可能减少紫外线对眼部的损害，减少外出或充分防晒、戴墨镜。

六、随访及预后

建议患者定期进行门诊随访。

【预后提问】

RP 患者的预后如何？

目前尚无有效的疗法，多个中心正在进行包括基因治疗、视网膜前体细胞、视网膜干细胞移植和视网膜假体等相关研究，可能会为患者带来有效的治疗方式。

（陆 方 蒋安娜）

推荐阅读文献

[1] 国家卫生健康委罕见病诊疗与保障专家委员会. 罕见病诊疗指南 (2019 年版): 视网膜色素变性. 2019: 650-654.

[2] FAHIM A. Retinitis pigmentosa: recent advances and future directions in diagnosis and management. Curr Opin Pediatr, 2018, 30 (6): 725-733.

[3] TSANG S H, SHARMA T. Retinitis pigmentosa (non-syndromic). Adv Exp Med Biol, 2018, 1085: 125-130.

第二节 白化病

> 关键词：眼皮肤白化病；眼白化病；眼球震颤；黄斑中心凹发育不良

一、病史摘要

患儿，男性，5 岁，因"出生后发现眼球震颤，持续无改善"于眼科就诊。

患儿家属发现患儿出生后双眼眼球震颤，3 个月后无改善，虹膜颜色淡，不喜睁眼，易流泪，无眼红、分泌物增多等。于当地医院诊断为"皮肤白化病"，并转至我院眼科。患儿自患病以来，精神状态、睡眠、食欲尚可，大小便无明显异常，体重呈生理性变化。患儿为足月剖宫产，出生胎龄 40^{+3} 周，出生体重 3 720g，出生后无吸氧史，无反复感染、呼吸困难、结肠炎等全身其他病史。无外伤、手术史，无药物、食物过敏史，无药物、毒物接触史。否认遗传病家族史。

【病史提问】

先天性眼球震颤可能的病因是什么？

先天性眼球震颤分为先天性感觉缺陷型眼球震颤和先天性运动型眼球震颤。先天性感觉缺陷型眼球震颤更常见，是由于视觉信息传入相关系统的发育异常引起，常见的病因包括先天性白内障、先天性无虹膜、白化病、莱伯先天性黑矇、视锥视杆营养不良等。先天性运动型眼球震颤需排除先天性感觉缺陷型眼球震颤后诊断，病因尚不明确，病变可能发生在大脑额叶至眼外肌的传出通路。

二、体格检查

1. **一般检查** 生命体征平稳，心、肺、腹未查见明显异常体征，全身皮肤呈粉白色，毛发（头发、睫毛、眉毛）呈白色（图 4-7-2），皮肤未见出血点、紫癜及瘀斑，浅表淋巴结未扪及肿大，四肢运动及功能未见异常。

2. **眼部专科检查** 视力：双眼 0.02（裸眼）；眼压：右眼 14mmHg，左眼 11mmHg。双眼水平震颤，双眼基本正位，不能固视。结膜无充血水肿，角膜透明，前房深度正常。虹膜色素减退呈灰白色（图 4-7-2）。瞳孔圆，直径约 3mm，对光反射灵敏，晶状体透明。散瞳后查眼底：眼底色素缺乏，可透见脉络膜血管，黄斑中心凹反射消失。

【查体提问】

1. 结合患儿的病史和查体，初步考虑什么诊断？

患儿皮肤、毛发和眼部的色素缺乏，同时伴视力低下、眼球震颤，初步考虑诊断为眼皮肤白化病（oculocutaneous albinism，OCA）。

2. OCA 需要与哪些鉴别诊断？

OCA 需要于其他色素减低的疾病进行鉴别，包括瓦登伯格综合征（Waardenburg 综合征）、斑驳病、白癜风、苯丙酮尿症。Waardenburg 综合征是一种遗传性听觉 - 色素综合征，主要表现为先天性感觉神经性耳聋，以及眼部、头发和皮肤的色素紊乱，但对视力无影响。斑驳病是一种常染色体显性遗传的先天性色素缺乏性皮肤病，表现为出生后局限性皮肤及毛发变白，可合并其他发育异常。白癜风为后天色素性皮肤病，表现为局部或泛发性皮肤、黏膜色素的完全脱失，可发生于任何部位，可进行性发展扩大，其他器官、系统不受累及。苯丙酮尿症是由于苯丙氨酸代谢异常，不能转变为酪氨酸，因此也可表现为色素缺乏，毛发色淡呈黄色，但还存在生长发育迟缓、智力发育迟缓等，另外尿液和汗液会出现鼠臭味。

若患者皮肤和毛发并无色素缺乏，存在眼底色素缺乏，同时存在眼球震颤的体征，则需考虑是否存在眼白化病（ocular albinism，OA）。需要通过 OCT 检查患者黄斑中心凹的发育情况，以及基因检测来辅助诊断。绝大多数的白化病患者都存在黄斑中心凹发育不良。黄斑中心凹的发育从胚胎 25 周开始，出生后继续发育，直至 13 岁左右才能发育完全。黄斑中心凹无血管区的形成是黄斑中心凹发育的前提。而白化病患者缺乏黄斑中心凹无血管区，推测是由于黑色素合成通路的异常，继而引起下游的色素上皮衍生因子（pigment epithelium-derived factor，PEDF）和血管内皮生长因子（vascular endothelial growth factor，VEGF）表达失衡，无法形成黄斑中心凹无血管区，从而导致黄斑中心凹发育不良。而白种人或肤色较白的人，尽管眼底可能色素较淡，但黑色素合成通路无异常，因此不会出现黄斑中心凹发育不良。

三、辅助检查

1. 血常规、尿常规、凝血常规、生化常规、肝功能、肾功能、血免疫、胸部 X 线、腹部及泌尿系彩超检查，均未见异常。

2. 眼底照相检查示眼底缺色素，视网膜血管可见，其下脉络膜血管明显暴露，黄斑中心凹反光消失（图 4-7-3）。

3. OCT 可见双眼黄斑中心凹消失（图 4-7-3）。

4. **验光** 右眼：+4.50DS+1.75DC×106°（矫正视力 0.1）；左眼：+4.50DS +1.75DC×96°（矫正视力 0.1）。

5. 征得患者家属同意后，行基因检测发现患者存在酪氨酸酶（tyrosinase，TYR）基因的复合杂合突变。

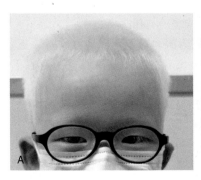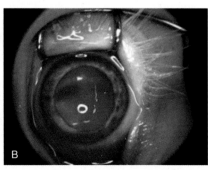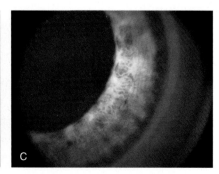

图 4-7-2 毛发和眼前节拍照
患者头发、眉毛呈白色（图 A）；患者睫毛呈白色，虹膜色素淡，呈灰白色（图 B、C）。

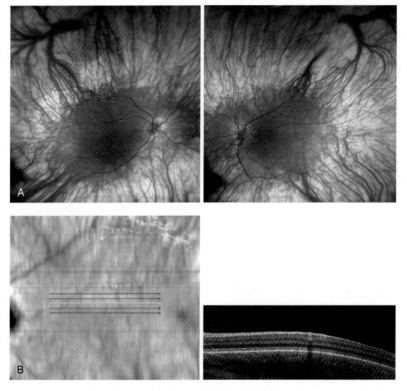

图 4-7-3　眼底照片和光学相干断层扫描（OCT）
A. 患者双眼视网膜色素缺乏，可透见脉络膜血管（箭头指向涡静脉）；B. 左眼
OCT 图示黄斑中心凹消失。

【辅助检查提问】

黄斑中心凹发育不良可见于哪些疾病？

黄斑中心凹发育不良可见于白化病、无虹膜、特发性中心凹发育不良、视神经发育不良、全色盲、家族性渗出性视网膜病变、色素失禁相关眼病、进行性遗传性关节 - 眼病变［斯蒂克勒（Stickler）综合征］、早产儿视网膜病变。

四、诊断

1. **临床诊断**　眼皮肤白化病（OCA）。
2. **基因诊断**　OCA 1 型。

【诊断提问】

1. 白化病的分类及流行病学如何？发病机制是什么？

白化病主要包括 OCA、OA 和综合征型白化病，主要是由于黑色素细胞中黑色素的生物合成减少或完全消失。OCA 是常染色体隐性遗传，分为 OCA 1~8 型，目前已鉴定出 7 个致病基因。OA 是 X 连锁隐性遗传，致病基因为 G 蛋白偶联受体 143（G protein-coupled receptor 143, *GPR143*）。综合征型白化病不仅具有 OCA 的表型，同时还伴其他器官或系统的异常，包括白化病 - 血小板病综合征（Hermansky-Pudlak 综合征）和白细胞异常色素减退综合征（Chediak-Higashi 综合征）。

不同人种的白化病发病率不同，不同亚型的分布也有差别。在西方国家，白化病的患病率在 1/1.4 万 ~1/1.7 万，非洲为 1/5 千 ~1/1.5 万。OCA 1 型在我国是白化病的主要类型，而在非洲裔美国人中 OCA 2 型更常见。OCA 3 型在高加索人或亚洲人中少见。OCA 4 型在日本是最常见。

白化病的发病机制主要包括：一是色素合成途径中的关键分子如酪氨酸酶等的缺陷，主要导致非综合征型白化病；二是负责运送这些关键分子到黑色素小体的运输复合物的缺陷，主要导致综合征型白化病。

2. 白化病的临床表现有哪些？

OCA 主要表现为眼、皮肤和毛发的色素缺乏。但不同类型的 OCA 患者的毛发和虹膜颜色存在差别，如 OCA 1 型患者可分为 OCA 1A 型和 1B 型，这两种类型的患者在出生时难以分辨，均表现为白色的毛发、粉白色的虹膜，但 OCA 1B 型患者由于存在残存的酪氨酸酶活性，随着年龄的增长，色素会逐渐累积；而 OCA 2 型在表型上较 OCA 1 型轻，但色素缺乏的程度变化广，皮肤从完全无色素到近乎正常；而 OCA 3 型多表现为红色的头发，红棕色的皮肤，蓝绿色或棕色的虹膜,色素缺乏的程度不同。

由于存在皮肤黑色素减少或缺乏,OCA 患者对紫外线敏感、易晒伤,甚至易被诱发皮肤癌。OA 仅眼部色素缺乏,皮肤、毛发颜色正常或略浅。而综合征型白化病除了 OCA 的表型外,还可存在肺、心血管、肠道等器官和系统受累。各种类型的白化病都可存在不同程度的虹膜和视网膜色素减退,并通常伴有包括非进展性的视力低下、畏光、眼球震颤、斜视、黄斑中心凹发育不良和视神经交叉错向等眼部症状。OA 是 X 连锁隐性遗传的,患者通常为男性,但由于 X 染色体随机失活现象的存在,女性携带者可能出现泥浆飞溅样眼底或周边视网膜色素增生聚集。

五、治疗经过

1. 根据验光结果配镜。

2. 建议患者在户外活动时选择帽子或墨镜来保护眼睛,同时注意皮肤防晒。

3. 根据基因检测结果进行遗传咨询。

【治疗提问】

白化病的治疗原则有哪些?

目前白化病尚无有效的治疗手段。治疗主要旨在提高患者的生活质量,包括通过矫正屈光不正来提高视力,针对斜视或眼球震颤进行眼外肌手术,通过佩戴有色角膜接触镜等减少眩光。另外,尽可能减少紫外线对皮肤和眼部的损害,减少外出或充分防晒、戴墨镜。

六、随访及预后

患者随访 5 年,其间视力无明显下降,定期进行验光配镜。并建议皮肤科随访。

【预后提问】

白化病患者的视力预后如何?

白化病患者的最佳矫正视力通常不会明显改变。但大多数患者都存在高度的近视或远视,同时伴眼球震颤的患者中大多数还存在顺规散光,因此需要进行定期验光配镜。

(陆 方 佘凯芩)

推荐阅读文献

LIU S,KHUT H J,MOON E H,et al.Current and emerging treatments for albinism.Surv Ophthalmol,2021,66(2):362-377.

第三节 Leber 遗传性视神经病变

关键词:莱伯(Leber)遗传性视神经病变;线粒体遗传病

一、病史摘要

患儿,男性,12 岁,因"双眼视力下降 3 个月"入院。

3 个月前,患儿无明显诱因出现双眼视力下降,不伴视物变形、视物遮挡、眼红、眼痛、畏光、流泪等不适。自患病以来,精神、食欲、睡眠尚可,大便及小便正常,体重呈生理性增长。既往史、个人史及家族史无特殊。

【病史提问】

对于双眼同时视力下降的患者,查体时需要关注哪些方面?

患者同时出现双眼视力下降,需考虑视器病变和视神经病变两大方面的器质性疾病。应该关注患者的视力、眼压、光学通路(角膜、房水、晶状体、玻璃体和视网膜)情况、瞳孔对光反射(包括直接和间接对光反射)和视盘性状等。

学龄期儿童和青少年突然出现视力下降,且检查未发现器质性疾病时,还需考虑癔症性视力下降(hysterical visual loss),指没有器质性病变证据来解释视力下降的原因,可能由重大生活事件、创伤或情绪激动引起,患者常有被关爱的需求。双倍距离视力测试、障碍物试验等方法可以帮助鉴别。

对于单眼视力下降或双眼视力下降程度差异较大的患者,相对性传入性瞳孔功能障碍(RAPD)检查可以帮助快速判断是否存在器质性病变。在交替光照双眼时,"患侧"和"健侧"的瞳孔大小反应不对称,则提示存在器质性病变。

二、体格检查

1. **一般内科查体** 生命体征平稳,心、肺、腹未查见明显异常体征。

2. **眼科查体** 视力:右眼 0.04,左眼 0.02。眼压:右眼 12.5mmHg,左眼 14.0mmHg。双眼外眼无明显异常。双眼角膜透明,角膜后沉着物(KP)(−),前房深度可,前房细胞(-),瞳孔圆,直径约 3mm,直接及间接对光反射灵敏,晶状体透明。眼底:双眼视盘充血,盘周毛细血管扩张,视网膜平伏(图 4-7-4A、B)。

【查体提问】

1. 结合患儿的病史和查体,初步考虑什么诊断?

患儿系学龄期儿童,双眼无痛性视力下降。查体见双眼视盘充血、盘周毛细血管扩张,而双眼前节、黄斑未见异常,故初步考虑诊断为双眼视神经病变。

2. 对该患儿需要考虑哪些鉴别诊断?还需要进行哪些辅助检查明确诊断?

从病因来分类,视神经病变包括炎症性、缺血性、外伤性、中毒性、压迫性及遗传性视神经病变等。最常见的视神经病变有视神经炎、前部缺血性视神经病变和莱伯遗传性视神经病变(Leber hereditary optic neuropathy,LHON)三大类。LHON 常见于 15~30 岁青少年及青年男性,视神经炎则多见于 20~50 岁中青年女性;50 岁以上的患者,由于常合并高血压、糖尿病等

危险因素,出现前部缺血性视神经病变则更为常见。

因此,患者需完善血常规、血生化、血免疫、头部及眼眶增强 MRI、OCT、眼底血管造影等辅助检查。在征得患者监护人同意后,还应进行基因检测(全外显子+线粒体基因组检测),以明确诊断。

三、辅助检查

1. **血常规、肝功能、肾功能、血糖、血脂、血免疫等检查**,均未见异常。

2. **头部及眼眶增强 MRI 检查** 双眼视神经直径约 0.3cm,信号未见异常;颅内未见异常。

3. **眼底血管造影检查** 双眼视网膜及血管未见明显异常,造影晚期视盘周围毛细血管未见荧光素渗漏(图 4-7-4C、D)。

4. **视盘 OCT** 双眼视盘上方及下方视网膜神经纤维层(RNFL)增厚,颞侧 RNFL 变薄(图 4-7-4E)。

5. **黄斑 OCT** 双眼视盘与黄斑之间(乳斑束)神经节细胞变薄(图 4-7-4F)。

6. **基因检测** 线粒体 *MTND4* 基因突变,碱基变化为 G11778A。患者母亲该位点为纯合突变。

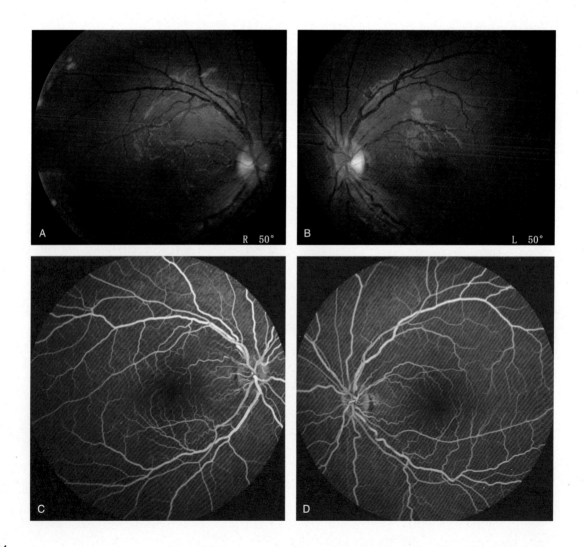

RNFL 和 ONH OU 分析：Optic Disc Cube 200×200

OD ● | ● OS

RNFL 厚度图

	OD	OS
RNFL 平均厚度	154 μm	135 μm
RNFL 对称	92%	
盘沿面积	2.20 mm²	2.02 mm²
视盘面积	2.38 mm²	2.27 mm²
平均杯盘比	0.27	0.33
垂直杯盘比	0.21	0.28
杯容积	0.027 mm³	0.038 mm³

RNFL 厚度图

RNFL 偏差图

神经视网膜边缘厚度

—— OD ----- OS

视盘中心(-0.21,0.00)mm

RNFL 偏差图

视盘中心(0.30,-0.03)mm

已解压缩水平断层成像

RNFL 厚度

—— OD ----- OS

已解压缩水平断层成像

已解压缩垂直断层成像

240 — 204

标准化数据不可用。
病人年龄小于18岁。

RNFL 象限值

188 — 171

已解压缩垂直断层成像

RNFL 环状断层成像

	OD				OS	
	263 251 206				212 225 176	
136		124		140		84
41		59	RNFL 钟点值	54		44
111		87		57		115
	253 187 124				106 156 251	

RNFL 环状断层成像

E

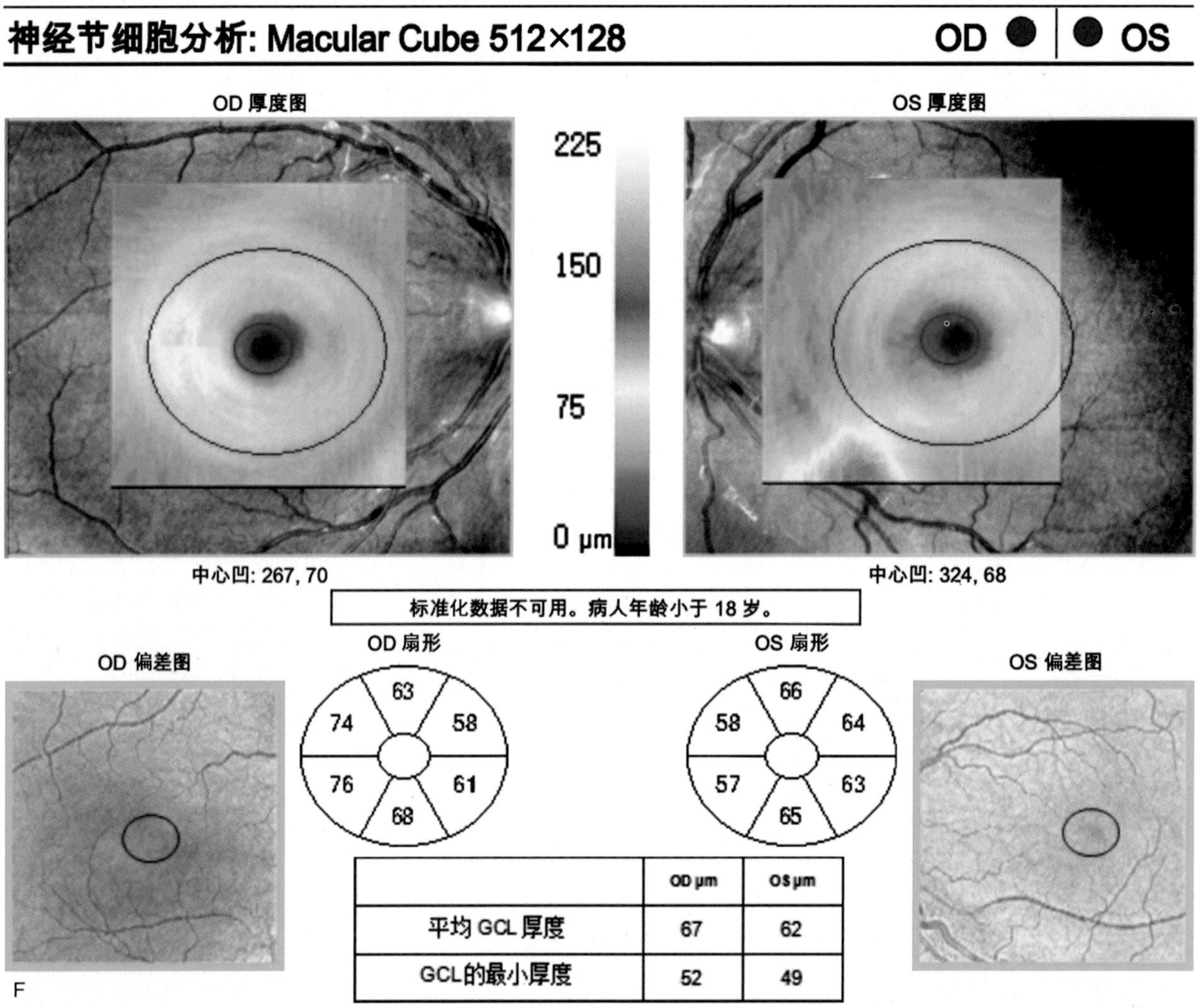

神经节细胞分析: Macular Cube 512×128　　OD ● | ● OS

图 4-7-4　患儿眼部检查资料

图 A、B 眼底彩照示双眼视盘周围毛细血管扩张,视盘充血,边界清晰;图 C、D 眼底血管造影示造影晚期盘周毛细血管周围未见荧光素渗漏;图 E 视盘 OCT 示双眼视盘颞侧神经纤维层(RNFL)变薄,而上方和下方 RNFL 增厚;图 F 黄斑 OCT 示双眼乳斑束神经节细胞厚度明显降低。

【辅助检查提问】

1. LHON 患者有哪些特征性 OCT 表现?

由于神经节细胞轴突的丢失,发病时间在 6 个月内,OCT 常表现为以乳斑束为首的盘周 RNFL 变薄,即视盘颞侧 RNFL 变薄,并可有平均神经节细胞厚度降低;而疾病的慢性期(1 年以上)视神经萎缩,全视网膜 RNFL 变薄。

2. LHON 患者的视野检查表现如何?

常表现为中心暗点或旁中心暗点。随着后期病情进展,视野缺损范围可能扩大。

3. LHON 患者的视觉诱发电位(visual evoked potential,VEP)结果如何?

发病早期,VEP 无明显改变;晚期可出现 VEP 潜伏期延迟和波形振幅下降等。

四、诊断

双眼莱伯遗传性视神经病变(LHON)

【诊断提问】

1. LHON 的定义及流行病学特征如何?

LHON 是由线粒体 DNA 突变引起的视神经退行性疾病。此病较为罕见,在北欧国家的患病率为 1/5.4 万 ~1/3.1 万,日本的患病率约为 1/10 万。我国目前约有 12.6 万例 LHON 患者。LHON 的发病高峰年龄为 15~35 岁,80%~90% 患者为男性。

2. LHON 的发病机制和危险因素有哪些?

在线粒体呼吸链中,电子在复合物 I、III、IV 之间穿梭,以提供质子跨膜转运所需能量,从而促使 ATP 最终合成。当线粒体 DNA 上的复合物 I 编码亚单位发生点突变,会引起线粒体中 ATP 合成受阻,同时产生过多的活性氧。后者会损害呼吸亚单位和其他线粒体酶,甚至影响线粒体 DNA 的稳定性。上述作用最终引起细胞能量合成障碍和细胞死亡。

神经节细胞的轴突(即神经纤维)汇集于视盘,穿过筛板后被髓鞘覆盖即形成视神经。在视网膜内表面和视盘周围的无髓鞘的神经纤维对能量需求极高,富含大量线粒体。当线粒体合成能量障碍时,神经节细胞受影响死亡,进而引起视力下降。

除了遗传因素外,吸烟、酗酒和药物、毒物接触史也是 LHON 的危险因素。吸烟会产生线粒体毒性,在携带致病基因的人体中进一步影响线粒体代谢;酒精相关的营养吸收障碍会引起重要维生素的缺乏,影响多种呼吸酶的功能,并增加活性氧的蓄积;氯霉素、大环内酯类和喹诺酮类抗生素等药物也可能影响线粒体代谢。

3. LHON 的遗传学特征有哪些?

LHON 由线粒体基因突变引起,遵循母系遗传规律。然而,LHON 有明显的外显不全和性别偏向。有 40%~50% 男性携带者和 80%~90% 女性携带者可无临床表现,因此相当一部分患者没有家族史。

约 90% 的 LHON 患者有以下三个基因突变之一:m.3460G>A($MTND1$),m.11778G>A($MTND4$)和 m.14484T>C($MTND6$)。在中国、泰国和日本等亚洲国家,m.11778G>A 突变最为常见。其余约 10% 的病例由散发的、其他更加少见的基因突变引起。

4. LHON 的典型临床表现有哪些?

LHON 的典型临床表现为亚急性、无痛性的单眼中心视力丧失,在数周或数月之内可出现对侧眼的症状。约有 25% 的患者双眼同时起病。由于发出乳斑束的黄斑区神经节细胞最先受累,患者常出现色觉减退和视野中心暗点。

随着病情进展,视盘颞侧的神经细胞轴突首先丢失,并迅速累及整个视盘。在疾病初期,视盘常因毛细血管扩张表现为充血、色红;而一般在 6 周后,视盘就可能因视神经萎缩而呈现苍白色。

需要注意的是,虽然疾病早期盘周毛细血管充血,但眼底血管造影上这些血管并不会渗漏荧光素。此现象有助于与视神经炎鉴别。

5. LHON 的临床分期是什么?

LHON 的临床分期见表 4-7-2。

6. LHON 的诊断标准是什么?

通过典型的病史和家族史,结合神经眼科学检查及线粒体基因检测,可以诊断 LHON。表 4-7-3 是 2015 年版日本 LHON 诊断标准,可作为参考。

表 4-7-2　2017 年版国际莱伯遗传性视神经病变(LHON)共识临床分期

分期	发病特点
无症状期	突变携带者
亚急性期	起病 6 个月内
动态期	起病 6~12 个月
慢性期	起病 12 个月以上
补充分型	
缓慢进展型	根据患者的特征独立于发病时间进行定义
早发型	发病早于 12 岁
晚发型	发病晚于 45 岁

表 4-7-3　2015 年版日本莱伯遗传性视神经病变(LHON)诊断标准

项目	标准
Ⅰ. 主要症状	(1)急性或亚急性、双侧(同时或连续)、无痛视力下降和中央暗点
	(2)急性期至少出现以下眼底异常之一
	1)视盘发红或肿胀
	2)视盘周围毛细血管扩张
	3)视网膜乳头旁神经纤维肿胀
	4)视盘出血
	(3)慢性期视神经萎缩
Ⅱ. 辅助检查	(1)无争议地存在与 LHON 相关的线粒体 DNA 突变
	(2)在急性期使用计算机断层扫描/磁共振成像确定无球后视神经异常
	(3)荧光素血管造影显示视盘无染料渗漏
Ⅲ. LHON 的诊断	明确诊断:患者同时出现两种主要症状(1)和(2)或同时有(1)和(3),并且辅助检查中(1)和(2)结果具有可比性
	可能性大:患者符合两种主要症状(1)或(3),并且辅助检查(1)和(2)结果具有可比性
	可能诊断:患者满足以下任一条件:(1)或(3),并且辅助检查(2)和(3)结果具有可比性,以及有母亲遗传家族史的严格证据
	携带者:无症状个体,有一个或多个诊断为 LHON 病例的母系亲属

五、治疗经过

1. 给予"艾地苯醌 300mg,口服,每日 3 次"治疗,延缓病情进展。

2. 密切观察随访。

3. 给予患者父母产前咨询,保障优生优育。

【治疗提问】

LHON 的治疗方法有哪些?

(1)对于无症状携带者,建议采取戒烟、限酒等二级预防措施以避免出现视力损害。

(2)对于确诊 LHON 的患者,治疗包括药物治疗、光疗和基因治疗等。

1)药物治疗:艾地苯醌是泛醌的短链合成类似物,可以帮助电子从线粒体复合物 1 穿梭至复合物 3。有研究表明,尽早使用该药物有助于改善预后。此外,神经保护药物 EPI-743 和 MTP-131、抗凋亡药物环孢素 A 等都被用于 LHON 的治疗。

2)光疗:近红外发光二极管阵列疗法可以减轻急性线粒体损伤后的视神经变性,但其对 LHON 患者视力预后的作用尚不清楚。

3)基因治疗:由于眼部给药相对容易、神经节细胞位于视网膜内表面等优势,LHON 的基因治疗是目前研究的热点方向。经玻璃体腔注药的临床试验正在被广泛开展。

六、随访及预后

11 个月后复诊,患儿右眼视力 0.06,左眼视力 0.04。眼底检查可见双眼视盘苍白,视盘 OCT 提示双眼视神经萎缩。

【预后提问】

LHON 的预后如何?

目前没有有效治疗方式,且视力损害也几乎是不可逆的。通常认为,年龄较小的患者和具有 m.14484T>C 突变的患者预后相对较好。但绝大部分患者将因 LHON 致盲,终生视力可低于 20/200。

(陆 方 杨依柳)

推荐阅读文献

[1] CARELLI V, CARBONELLI M, COO I F, et al. International consensus statement on the clinical and therapeutic management of Leber hereditary optic neuropathy. J Neuroophthalmol, 2017, 37 (4): 371-381.

[2] HAGE R, VIGNAL-CLERMONT C. Leber hereditary optic neuropathy: review of treatment and management. Front Neurol, 2021, 12: 651639.

[3] MANICKAM A H, MICHAEL M J, RAMASAMY S. Mitochondrial genetics and therapeutic overview of Leber's hereditary optic neuropathy. Indian J Ophthalmol, 2017, 65 (11): 1087-1092.

第四节 视网膜母细胞瘤

> **关键词:视网膜母细胞瘤;白瞳征**

一、病史摘要

患儿,男性,1 岁,因"家长发现右眼瞳孔白色反光 3 月余"入院。

3 月余前,患儿家长无意中发现患儿右眼瞳孔区呈现白色反光,不伴眼红、眼痛、眼胀等,不伴畏光、流泪等。于 1 周前至当地医院就诊,行眼部超声提示右眼玻璃体腔占位病变,遂转至我院。自患病以来,患儿精神、食欲、睡眠尚可,大便及小便正常,体重呈生理性增长。

患儿系自然妊娠顺产,出生孕周为 39^{+4} 周,出生体重为 2 890g。无家族遗传病史。

【病史提问】

1. 对以白瞳征为主要临床表现的患儿,诊断需考虑什么?

白瞳征,又叫"白色瞳孔"或"猫眼瞳孔",常在散瞳后或拍照时表现出瞳孔区异常的白色反光,一般提示眼内有较为严重的病变,包括眼内肿瘤、视网膜血管性病变、视网膜脱离、感染性视网膜病变,以及多种先天性眼病(表 4-7-4)。同时如果眼的屈光间质发生混浊,如角膜白斑,白内障或陈旧的玻璃体积血时,也可以呈现眼球中央的白色改变。其中视网膜母细胞瘤(retinoblastoma, RB)作为最常见的儿童眼内恶性肿瘤,有 56% 表现为白瞳征,因此当出现白瞳征时应首先与 RB 鉴别。

2. 对于 RB 的儿童,可能有哪些症状和表现?

由于 RB 常发生于婴幼儿,因此无法获得主观症状。值得我们关注的体征和临床表现有:白瞳征(建议闪光灯下拍摄,关闭去红眼功能,能更好地反映瞳孔反光)、斜视、眼红、眼部不适(患儿喜揉眼)等。较大的肿瘤可能导致眼周围炎症反应,出现眼睑红肿、疼痛等。

当肿瘤累积眼外时,可出现眼球增大、眼球突出、眼球活动受限等表现。此外,在病变的早期,肿瘤体积较小时,只有出现在视轴中央的肿瘤才表现为白瞳征改变,因此仅约30%的患者可能通过此种体征被检出。

表 4-7-4　白瞳征需要鉴别的疾病

疾病种类	疾病名称
肿瘤	视网膜母细胞瘤
	髓上皮瘤
先天性畸形	永存原始胎儿血管系统
	眼组织缺损
	牵牛花综合征
	Norrie 病
屈光间质混浊	先天性白内障
	玻璃体积血
	角膜病变
视网膜脱离	孔源性视网膜脱离
血管性疾病	早产儿视网膜病变
	外层渗出性视网膜病变
	家族性渗出性玻璃体视网膜病变
炎症性疾病	眼内弓蛔虫病
	先天性弓形虫病
	巨细胞病毒性视网膜脉络膜炎
	内源性眼内炎

二、体格检查

1. **一般内科检查**　生命体征平稳,心、肺、腹查体未见明显异常体征。

2. **眼科专科查体**

(1)视力:右眼不追光、不追物,左眼追光、追物。

(2)眼压:双眼指测眼压为正常眼压(Tn)。

(3)外眼:双眼眼睑无肿胀,眼球无突出,眼球活动正常。

(4)眼前节:右眼结膜混合充血,角膜透明,前房深度浅,虹膜表面较多新生血管,瞳孔圆,直径约5mm,对光反射消失,晶状体透明;左眼结膜无充血水肿,角膜透明,前房深度正常,虹膜正常,瞳孔圆,直径约3mm,对光反射灵敏,晶状体透明。

(5)眼底:右眼玻璃体腔可见视网膜全脱离,表面血管迂曲扩张,视网膜下黄白色膨隆肿瘤,视神经及黄斑等正常结构窥不见,视网膜表面白色棉花状

半透明种植病灶;左眼视网膜鼻侧近锯齿缘可见约2mm×3mm×3mm 灰白色球形隆起肿物,视网膜可见连接肿物的粗大迂曲滋养血管(检查为全麻下进行)(图 4-7-5A~C)。

【查体提问】

1. 对于白瞳征的患儿,应主要检查哪些结构?

"白瞳"主要是指光学通路上可见到白色的病变。因此,对于白瞳征,需要从以下方面进行查体:角膜是否透明,前房是否积脓,晶状体是否混浊,玻璃体是否混浊,视网膜是否有大量黄白色渗出、视网膜血管形态、是否存在视网膜脉络膜缺损及黄白色肿物等。仔细的眼部检查非常重要,本例左眼肿瘤瘤体小且位于鼻侧及周边视网膜,极易漏检,因RB是视网膜神经细胞来源肿瘤,肿瘤血供来自视网膜中央动静脉循环,因此可以沿着异常扩张迂曲的肿瘤滋养血管找到瘤体。

2. 儿童无法配合视力检查时,需要如何判断患儿视力情况?

由于婴幼儿无法自如表达,因此对于视力的评估需要特殊的方式:1 个月以内婴儿对光线有反应,可通过移动光源,检查患儿眼球追光运动情况;1~6 个月的婴儿能看到移动的物体,可以通过移动手指或玩具,检查患儿眼球追物运动情况;6 个月以上婴儿可以采用视动性眼震、优先注视法等方式检查视力;2~3 岁幼儿可以通过图形视力表,定量化检查视力;一般3 岁以上儿童基本能配合常规的"E"字视力表检查。

三、辅助检查

1. **眼部彩超**　右眼球形态大小正常,眼底查见大小约 20mm×11mm×16mm 弱回声团,边界较清楚,形态欠规则,占据大部分玻璃体腔,其内可见斑片状强回声,内可见与视网膜中央动脉连续的点线状血流信号。左眼底鼻侧眼球周边部查见大小约3.0mm×2.2mm 的弱回声结节,边界较清楚,形态较规则(图 4-7-5D、图 4-7-5E)。

2. **眼眶及头部磁共振成像(MRI)检查**　右眼玻璃体可见等 T_1WI、稍低 T_2WI 信号,形态不规则,局部与晶状体分界欠清,增强扫描可见明显强化。左眼球内侧壁可见大小约 0.3cm 低 T_2WI 信号结节,可见强化。颅内未见明显异常(图 4-7-5F~I)。

3. **眼底血管造影**　右眼眼底肿瘤早期呈现强荧光,视网膜血管普遍迂曲扩张、早期渗漏荧光素,左眼底鼻侧肿瘤早期呈强荧光,可见粗大迂曲的滋养血管,晚期未见明显荧光素渗漏。

4. **基因检测**　患儿拟诊断为双眼视网膜母细胞瘤,

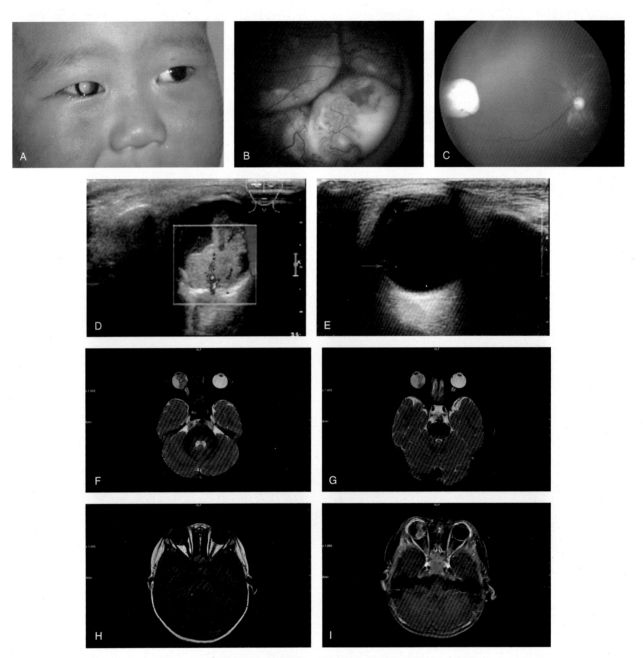

图 4-7-5 双眼外观、眼底照相、眼部彩超、眼眶及头部 MRI 图像

A. 右眼瞳孔区白色反光,"白瞳征";B. 右眼视网膜全脱离,视网膜下可见黄白色隆起肿瘤;C. 左眼视网膜鼻侧周边灰白色肿瘤;D. 右眼眼部超声图像,可见玻璃体腔肿瘤占位,内部丰富血流信号;E. 左眼眼部超声图像,周边有弱回声肿瘤(箭头);F. T_2WI 可见右眼玻璃体腔中等信号占位病变;G.T_2WI 可见左眼周边内侧壁低信号结节;H. T_1WI;I. 增强 MRI 图像。

考虑到有遗传倾向性,建议患儿和家属进行基因检测。

【辅助检查提问】

1. RB 典型的眼部超声改变是什么?

RB 典型的超声发现:①玻璃体腔可见与眼球壁相连的肿物,晚期肿物可充满玻璃体腔;②肿物回声强弱不等,分布不均匀,可有囊性区;③肿瘤内见点片状强回声,其后有声影遮挡;④累及视神经可出现视神经增粗;⑤累及球外可见眶内出现形态不规则的低回声区,与眼内回声相连续。

2. RB 的 MRI 检查主要特点是什么?常规会选择 CT 检查吗?

RB 的软组织部分在 T_1WI 呈部分等信号,肿瘤内钙斑为无信号。在 T_2WI 上肿瘤软组织部分信号增强,但仍低于正常玻璃体信号,钙化部分仍为无信号。增强扫描中肿瘤有中等至明显的强化。MRI 能较清晰地分辨视神经和颅内侵犯的情况。RB 患儿不推荐常规进行 CT 检查,原因如下:①CT 虽然对于钙化斑的显示更明显,但是由于巩膜和肿瘤的密度相近,无法很好判断肿物的球壁浸润;②CT 对儿童来说,辐射较大,特别是遗传性 RB,过多辐射可能会导致二次肿瘤发生。

四、诊断

双眼 RB(右眼 E 期,左眼 A 期)

【诊断提问】

1. 什么是 RB?其流行病学特点是什么?

RB 是婴幼儿最常见的眼内恶性肿瘤,占儿童恶性肿瘤的 2%~4%,严重危害患儿的生命和视功能。RB 的患病率为 1/1.5 万~1/2 万,其中约 95% 发生在 5 岁之前。每年全球范围新发患者约 9 000 例,我国每年新增患者约 1 100 例,其中单眼发病约占 75%,双眼发病年龄往往更早。

2. RB 的发病机制是什么?

肿瘤的发生和发展是一个复杂的过程,有很多的影响因素。目前公认的发病机制为 *RB1* 等位基因突变或缺失的"二次打击"学说,即第一次突变发生于父母的生殖细胞,第二次突变发生于患者的体细胞。*RB1* 是一个抑癌基因,位于人类 13 号染色体长臂 1 区 4 带,可翻译成 RB 蛋白。当 *RB1* 的一对基因均发生变异时,细胞失去正常的 RB 蛋白功能,细胞分化失去控制,从而形成肿瘤。

3. 视网膜母细胞瘤眼内期(IRC)的分期标准是什么?

A 期:风险很低。视网膜内散在对视功能无威胁的小肿瘤。

- 所有肿瘤局限于视网膜内,直径 ≤3.0mm;
- 肿瘤距离黄斑>3.0mm,距离视神经>1.5mm;
- 没有玻璃体或视网膜下的种植。

B 期:风险较低。无玻璃体或视网膜下种植的肿瘤;

- 不包括 A 期大小和位置的肿瘤;
- 视网膜下液局限于肿瘤基底部 5.0mm 以内。

C 期:风险中等。伴局部视网膜下或玻璃体种植及各种大小和位置的播散性肿瘤。

- 玻璃体和视网膜下种植肿瘤细小而局限;
- 各种大小和位置的视网膜内播散性肿瘤;
- 视网膜下液局限于 1 个象限内。

D 期:高风险。出现弥散的玻璃体或视网膜下种植。

- 肿瘤眼内弥漫生长;
- 呈油脂状的广泛玻璃体种植;

- 视网膜下种植呈板块状;
- 视网膜脱离范围超过 1 个象限。

E 期:极高风险。具有以下任何 1 种或多种特征:

- 不可逆转的新生血管性青光眼;
- 大量眼内出血;
- 无菌性眼眶蜂窝织炎;
- 肿瘤达到眼前节;
- 肿瘤触及晶状体;
- 弥漫浸润性 RB;
- 眼球痨。

五、治疗经过

由于患儿双眼 RB 分期不同,故双眼采取不同的方式治疗。

1. 眼局部治疗 左眼在全身麻醉下行巩膜外冷冻治疗。经巩膜对肿瘤进行 2~3 次冻融。

2. 眼球摘除术 右眼为晚期 RB,经患儿家属同意后,行右眼眼球摘除术。术后送病理检查,病理确诊为 RB。

3. 全身化疗 由于患者右眼术后病理表现具有高危因素,故右眼眼球摘除术后行 6 次化疗。化疗方案为:长春新碱+依托泊苷+卡铂(VEC)联合化疗 6 个周期。

【治疗提问】

RB 主要治疗方式有哪些?

RB 的治疗与肿瘤分期密切相关。若为眼外期 RB 或有全身转移,需在眼球摘除术后追加全身放疗和局部化疗。若肿瘤已经侵及颅内,需要联合放疗、大剂量全身化疗和鞘内注射化疗。

眼内期 RB 的治疗则需要根据病情判断是否要保眼。不保眼是指进行眼球摘除术,一般针对 E 期、肿瘤可疑向视神经蔓延或眼内复发性 RB 等。

随着近年来治疗的进步,目前对于 RB 眼内期的治疗有不少保眼治疗手段。①单独眼局部治疗:包括巩膜外冷冻和视网膜激光光凝术,一般针对早期较小的肿瘤,需多次重复治疗。②化疗:包括全身化疗、选择性眼动脉化疗、玻璃体腔注射化疗等。化疗在 RB 保眼治疗中已成为一线治疗方案。全身化疗需要有儿科医师协助制定,主要化疗药物包括长春新碱、依托泊苷或替尼泊苷、卡铂、环磷酰胺等。选择性眼动脉化疗是在全身麻醉下行股动脉穿刺,用导丝引导微导管至颈内动脉的眼动脉开口位置,将化疗药物注入眼动脉,在眼部形成高浓度药物聚集,以杀死肿瘤细胞。主要药物为美法仑,也有使用卡铂和拓扑替康。玻璃体腔注射化疗是将化疗药物(美法仑)直接注入玻璃体,使其在肿瘤周围聚集。但目前玻璃体腔注射化疗只是辅助治疗方案。③放疗:由于放疗后易引发第二恶性肿瘤及眼眶畸形,放疗目前主要作为 RB 的二线治疗方案或辅助治疗方法。包括近距离放疗和外照射放疗两种。

六、随访及预后

患儿左眼术后 1 个月复查,肿瘤体积缩小,其内明显形成钙化,肿瘤迂曲扩张的滋养血管逐渐萎缩。患儿此后再行 2 次左眼巩膜外冷冻治疗,分别于末次治疗后 1 个月、3 个月、6 个月、1 年进行眼底检查,肿瘤全部钙化、没有复发迹象。

摘除术后行 6 个周期化疗,化疗结束后 3 个月、6 个月和 1 年复查眼眶及头颅 MRI,均未见肿瘤复发。

3 年后,患儿肿瘤没有复发,1 年随访一次,12~13 岁后 2~3 年复查一次。

【预后提问】

RB 的预后情况是什么?

眼外期 RB 患者 5 年的生存率 55%~60%,眼内期 RB 患者只要规范治疗,5 年生存率在 95% 以上。随访时除了检查 RB 是否有复发外,还需要关注头部软组织、颅脑、皮肤以及骨骼等部位第二恶性肿瘤的发生。早期诊断是改善 RB 治疗效果和预后、挽救患儿眼睛和生命的关键。

（陆　方　陈　沁）

推荐阅读文献

[1] 中华医学会眼科学分会眼底病学组,中华医学会儿科学分会眼科学组,中华医学会眼科学分会眼整形眼眶病学组 . 中国视网膜母细胞瘤诊断和治疗指南 (2019 年). 中华眼科杂志, 2019, 55 (10): 726-738.

[2] KAEWKHAW R, ROJANAPORN D. Retinoblastoma: etiology, modeling, and treatment. Cancers (Basel), 2020, 12 (8): 2304.

[3] ORTIZ M V, DUNKEL I J. Retinoblastoma. J Child Neurol, 2016, 31 (2): 227-236.

第五节　Leber 先天性黑矇

关键词:Leber 先天性黑矇;视功能障碍;骨细胞样色素沉积;视网膜电图(ERG)熄灭型

一、病史摘要

患儿,男性,15 岁,因"家长发现患儿出生后不能追物,眼球不能固视"就诊。

患儿出生后其父母发现孩子不追物,对面前的玩具、亲人等没有反应,仅对手电等光源有反应,眼球明显震颤,不能固视;且患儿半岁后开始喜欢用手指按压眼球。患儿视力一直低下,自己不敢走路,无法进行学习和日常的活动。自患病以来,精神、食欲、睡眠尚可,大便及小便正常,身高、体重及智力的发育与同龄儿童无明显差异,无其他系统的先天性发育异常。既往史无特殊,患儿为足月顺产,母亲怀孕期间无服药和特殊疾病病史。有一哥哥(18 岁),身体健康,否认遗传病及类似疾病家族史。

【病史提问】

1. 对于出生后 1 年之内就以双眼视功能障碍为主要临床表现的患儿,主要考虑哪一类疾病?

若患儿出生后 1 年之内就表现为明显的视力障碍,主要考虑双眼先天性发育异常或遗传性眼病。如先天性白内障、先天性角膜白斑、先天性青光眼、双眼视神经发育异常、Leber 先天性黑矇(leber congenital amaurosis, LCA)、先天性小眼球,以及家族性渗出性视网膜病变等。另外如果患儿有早产病史,也要考虑是否有早产儿视网膜病变可能。

2. 对以出生后即出现双眼视功能障碍为核心症状的患儿,如何通过眼科系统体格检查缩小定位诊断的范围?

对患儿进行详细的体格检查,包括外眼、眼前段结构、眼后段结构的检查。先观察患儿是否有斜视、眼球震颤、眼球大小异常、眼睑发育异常、瞳孔对光反射以及眼球运动等;再检查患儿视力、眼压;再使用裂隙灯观察患儿的角膜、前房、晶体、虹膜、房角等眼前段结构是否正常,最后检眼镜检查玻璃体视网膜结构,确定病变累及的范围。

二、体格检查

1. **一般全身查体** 生命体征平稳,心、肺、腹未查见明显异常体征,浅表淋巴结未扪及肿大。双下肢无水肿。双手双足无多指 / 趾,无畸形。

2. **眼科系统查体**

(1)视力:双眼 0.02;眼压:双眼 16mmHg。

(2)双眼水平震颤,双眼基本正位,不能固视。双眼球凹陷。

(3)双眼角膜后弹力层局部可见条形灰白皱褶,角膜中央区域角膜变薄。

（4）双眼虹膜纹理清，无粘连，晶体无明显混浊。

（5）双眼玻璃体轻度尘样混浊。

（6）散瞳后查眼底：双眼视盘边界清，色淡，视网膜血管纤细，视网膜在位，后极部可见黄斑萎缩，有金箔样反光及色素紊乱；中周部可见较多骨细胞样色素沉积（图4-7-6）。

【查体提问】

1. 结合患儿的病史和查体，初步考虑什么诊断？

患儿病史明确，表现为出生后严重的视力障碍，有指眼征（+），眼球震颤，角膜继发性圆锥角膜样改变，眼底后极部萎缩明显，中周部大量骨细胞样色素沉着。初步考虑诊断 Leber 先天性黑矇（LCA）。

2. 该患儿需要考虑哪些鉴别诊断？还需要进行哪些辅助检查明确诊断？

LCA 的临床表现复杂，其他综合征或非综合征眼病也可有相似表现，容易误诊。临床上容易误诊的疾病包括全色盲、先天性静止性夜盲、眼白化病和视神经发育不全等。需要进一步完善屈光度检查、OCT、自发荧光和视网膜电图（ERG）等检查。并且需要进行基因检测确定分子诊断。

三、辅助检查

1. OCT 双眼黄斑区视网膜明显变薄，以视网膜色素上皮（RPE）、脉络膜及外层视网膜组织为著；视网膜结构不清，形态轻度后突（图4-7-7）。

2. **自发荧光**　双眼自发荧光显著下降，后极部自发荧光消失，视盘周围残留环状荧光区域（图4-7-8）。

3. 视网膜电图（ERG）按照国际临床视觉电生理学会推荐方案进行 ERG 检查，5项反应均未记录到波形（图4-7-9）。

4. 征得患儿家属知情同意后，行基因检测发现其携带 RDH12（NM_152443）复合杂合致病变异 c.437T>A（p.Val146Asp）（母源）及 c.506G>A（p.Arg169Gln）（父源）。

【辅助检查提问】

LCA 患者具有哪些 ERG 表现？

LCA 视网膜病变严重，多数患者 ERG 表现为熄灭型或严重降低型。

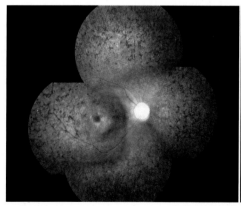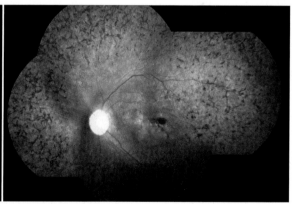

图 4-7-6　患儿双眼眼底彩照

双眼视盘色淡，视网膜血管纤细，黄斑萎缩伴金箔样反光及色素紊乱；中周部可见较多骨细胞样色素沉积。

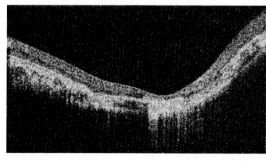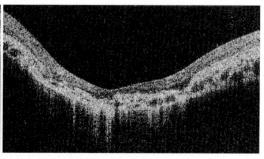

图 4-7-7　黄斑区光学相干断层扫描（OCT）图像

黄斑区视网膜明显变薄，结构不清，轻度后突。

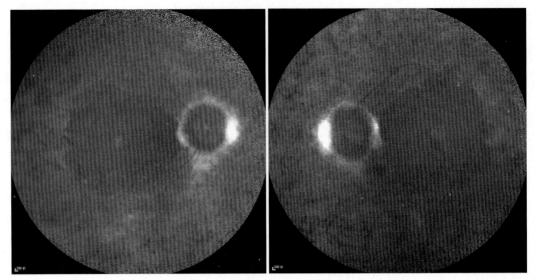

图 4-7-8　眼底自发荧光图像
双眼自发荧光显著下降,后极部自发荧光消失,视盘周围残留环状荧光区域。

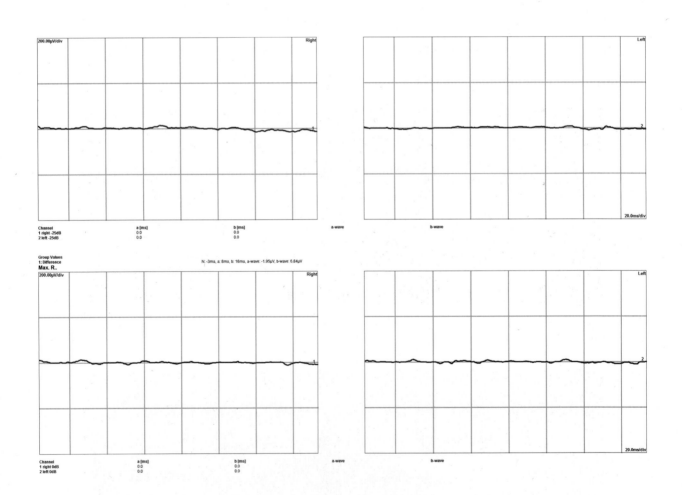

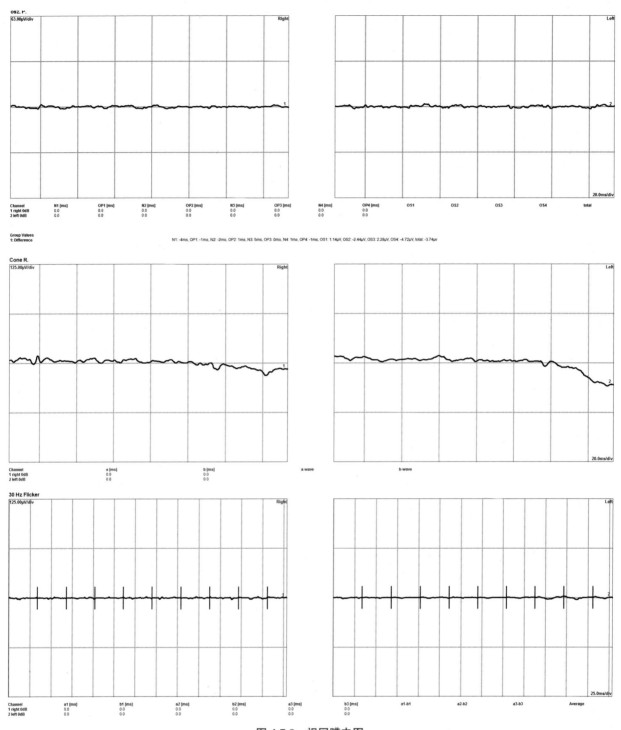

图 4-7-9　视网膜电图
双眼各波未记录到波形。

四、诊断

1. **临床诊断**　LCA；继发性圆锥角膜。

2. **基因诊断**　*RDH12* 基因突变相关遗传性视网膜病变。

【诊断提问】

1. LCA 的发病机制是什么？

目前已在 LCA 中识别了 20 余个基因，共能解释大约 70% 的病例，多数患者呈常染色体隐性遗传，少数呈常染色体显性遗传。这些基因中的部分突变可导致相关综合征（如先天性小脑蚓部发育不全）。*LCA* 基因编码的蛋白具有多种视网膜功能，涉及视网膜光电信号的传导过程、视网膜内维生素 A 在光信号中的代谢循环、鸟嘌呤的合成等。

2. LCA 的核心临床特点有哪些？

在出生时或出生不久即有严重的视力丧失，可伴有眼球震颤、黑矇瞳孔、畏光等，视网膜电图（ERG）表现为熄灭型或严重降低。LCA 的眼底表现可正常，也可有血管纤细、视盘蜡黄、黄斑萎缩、色素沉着、白色点状病变、大理石样眼底等。多数 LCA 患者存在屈光不正，远视常见。眼窝深陷、指眼征及圆锥角膜是 LCA 患者的重要面部特征。

3. LCA 的诊断标准是什么？

（1）6 月龄前出现严重视力低下或盲，可伴有眼球震颤、指眼征、黑矇瞳孔等。

（2）ERG 熄灭型或严重降低。

（3）不伴其他系统的先天发育异常。

五、治疗经过

目前无有效治疗方法，视网膜变性的基因治疗即将进入临床试验。由于遗传异质性，每个 LCA 患者都应接受遗传咨询和基因诊断。对于家中已有患儿且基因诊断明确的家庭，如再次生育可进行优生优育的遗传咨询。

【治疗提问】

LCA 治疗方法的研究方向主要有哪些？

LCA 的致病基因多、发病机制复杂，因此治疗需要确定致病基因。主要的治疗方向包括基因替代治疗、基因编辑治疗、细胞治疗、光遗传性治疗、人工视网膜和药物治疗。目前研究较多、技术较为成熟的是 LCA 的基因替代治疗。

六、随访及预后

患儿随访 5 年，视功能障碍缓慢进展，视力逐渐下降、视野逐渐缩小。

【预后提问】

LCA 患者的预后如何？

因 LCA 目前无有效治疗方法，多数患者在成年前即成为法定盲人。

（睢瑞芳　邹　绚）

推荐阅读文献

［1］ DHARMARAJ S, LEROY B P, SOHOCKI M M, et al. The phenotype of Leber congenital amaurosis in patients with AIPL1 mutations. Arch Ophthalmol, 2004, 122 (7): 1029-1037.

［2］ GALVIN J A, FISHMAN G A, STONE E M, et al. Evaluation of genotype-phenotype associations in Leber congenital amaurosis. Retina, 2005, 25 (7): 919-929.

［3］ YZER S, HOLLANDER A I, LOPEZ I, et al. Ocular and extra-ocular features of patients with Leber congenital amaurosis and mutations in *CEP290*. Mol Vis, 2012, 18: 412-425.

第六节　Stargardt 病

关键词：Stargardt 病；眼底黄色斑点症；*ABCA4* 基因

一、病史摘要

患儿，男性，8 岁，因"自幼双眼视力差"于我院眼科门诊就诊。

患儿自幼视力差，白天视力更差，无眼部其他不适，无眩晕和走路不稳跌倒等症状，遂于我院门诊就诊。自患病以来，精神、食欲、睡眠尚可，大小便正常，体重无减轻。既往史无特殊。无药物、毒物接触史。否认遗传病家族史。

【病史提问】

1. 对自幼双眼视力差的患儿，初步诊断应如何考虑？

对自幼慢性起病、无明显外伤史的双眼视力下降，可以排除急性中毒和外伤，患儿无眼部红、肿、热、痛，可以排除急性感染和炎症性疾病如葡萄膜炎等。患儿无全身其他系统不适，无体重下降等表现，可排除代谢性疾病和肿瘤，主要考虑先天性或遗传性疾病，患者无明显家族史，可排除显性遗传病如卵黄样黄斑营养不良等，主要考虑先天性视盘发育不良，先天性白内障和黄斑营养不良性疾病。

2. 对于双眼视力差，白天视力更差，初步诊断应如何考虑？应重点关注哪方面体征异常？

患儿白天视力更差，说明患儿黄斑区细胞功能可能出现异常,应重点考虑累及黄斑区视锥细胞,双极细胞,色素上皮细胞的眼部疾病,如视锥细胞营养不良、Stargardt病、北卡罗莱纳黄斑营养不良等。应重点关注患儿眼底黄斑中心凹的结构改变等。

二、体格检查

1. 一般内科查体 生命体征平稳,心、肺、腹未查见明显异常体征,浅表淋巴结未扪及肿大,双下肢无水肿,无其他系统性疾病。

2. 眼科查体 双眼视力:右眼(OD)0.15,左眼(OS)0.15;眼压 OD 16.3mmHg,OS18.8mmHg,双眼外眼未见明显异常,结膜无充血,角膜透明,前房深度正常,KP(−),前房细胞(−),晶体透明,玻璃体透明,视网膜血管正常,双眼黄斑区呈牛眼样改变,周围有较多对称分布的黄褐色斑点。

【查体提问】

1. 结合患儿的病史和查体,初步考虑什么诊断?

患儿黄斑区牛眼样改变及周边视网膜黄色斑点样改变,可初步诊断:视锥细胞营养不良,Stargardt病(又名眼底黄色斑点症)可能性大。

2. 该患儿需要考虑哪些鉴别诊断?还需要进行哪些辅助检查明确诊断?

Stargardt病早期视力下降而眼底表现不显著,应与弱视和视神经炎相鉴别,同时需要与遗传性黄斑变性疾病相鉴别(表4-7-5)。

表4-7-5 Stargardt病的鉴别诊断谱

鉴别诊断谱	鉴别依据
弱视	是指由于各种异常视觉经验引起的最佳矫正视力低于相应年龄正常儿童,弱视患儿无眼部器质性病变
视神经炎	主要表现包括瞳孔直接对光反应迟钝或消失,与视神经损害部位对应的视野缺损,晚期视盘颞侧颜色淡白或苍白,眼底血管造影无明显异常改变,早期应用激素治疗视力可恢复
视锥视杆细胞营养不良	常染色体显性遗传,眼底检查易与Stargardt病混淆,但视锥细胞功能受损较早
卵黄状黄斑营养不良	常染色体显性遗传,表现为黄斑区对称圆形或卵圆形黄色囊样隆起,而视网膜电图表现正常

因此,还需要完善眼底照相SLO、OCT、自身荧光(autofluorescence,AF)、荧光素眼底血管造影(fundus fluorescein angiography,FFA)和 ERG 等辅助检查。在征得患儿家长知情同意后,还可完善基因检测,从而进一步明确诊断。

三、辅助检查

1. SLO 可见双眼黄斑区牛眼样改变及周围黄色斑点改变。

2. OCT 可见黄斑区椭圆体带、外核层等反射信号缺失,视网膜及脉络膜变薄(图4-7-10)。

3. AF 病灶区呈弱荧光,病灶区弱荧光背景下有少许点状强荧光。

4. FFA 双眼黄斑区可见横椭圆形斑驳状透见荧光(图4-7-11)。

5. 征得患儿家属知情同意后,行基因检测发现患者具有 ABCA4 基因纯合突变,c.C1222T 杂合变异,为无义突变,无功能(LOF)变异;c.T5486C 杂合变异为错义突变,两个等位基因分别来自父亲和母亲。ABCA4 基因为 Stargardt病 Ⅰ 型、视网膜色素变性19型和视锥视杆细胞营养不良3型的致病基因。

【辅助检查提问】

1. Stargardt 病患者具有哪些眼底造影表现?

FFA 是 Stargardt病诊断的金标准,在疾病早期眼底未出现典型改变时帮助诊断,特征性改变为RPE 细胞内大量脂褐素弥漫性沉积遮挡脉络膜荧光,导致背景荧光减弱,出现"脉络膜湮灭征"。主要表现包括 RPE 萎缩导致的斑点状透见荧光,晚期黄斑区靶环状 RPE 萎缩区可合并脉络膜毛细血管萎缩,脉络膜血管暴露,称之为"靶环征",又称"牛眼征"。

2. Stargardt 病患者具有哪些自发荧光表现?

视网膜 RPE 中有大量脂褐素累积,脂褐素可反映视网膜感光细胞外节和玻璃膜(又称 Bruch 膜)的正常功能,自发荧光显示后极部由于脂褐素沉积引起的自发荧光弥漫性增强,"脉络膜湮灭征"则呈现相反的强自发荧光。

3. Stargardt 病患者具有哪些 OCT 表现?

OCT 可见黄斑中心的视网膜外层正常结构的缺失,同时周边视网膜结构可相对完整,外层视网膜异常包括在视网膜萎缩前出现的外界膜增厚和神经上皮层变薄甚至消失。

4. Stargardt 病患者还可具有哪些检查异常?

早期出现广泛视锥视杆细胞受损,ERG 可表现为明视 ERG b 波波幅下降,但峰时正常。由于患者RPE 受损,眼电图(EOG)可多有异常,表现为 P-T 曲线平坦、基值电位下降。

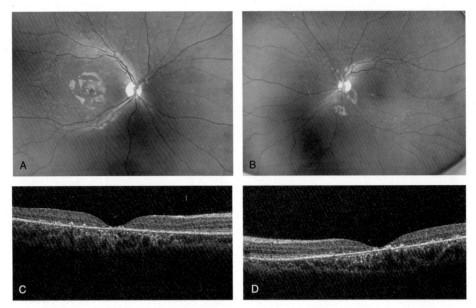

图 4-7-10　患儿眼底激光扫描检眼镜（SLO）及光学相干断层扫描（OCT）图像

右眼 SLO 图像（图 A）和左眼 SLO 图像（图 B）显示黄斑区呈牛眼样改变，周围有较多对称
分布的黄褐色斑点；右眼 OCT 图像（图 C）和左眼 OCT 图像（图 D）显示黄斑中心凹神经上
皮层明显变薄，结构紊乱，中心凹旁视网膜以外层结构萎缩为主。

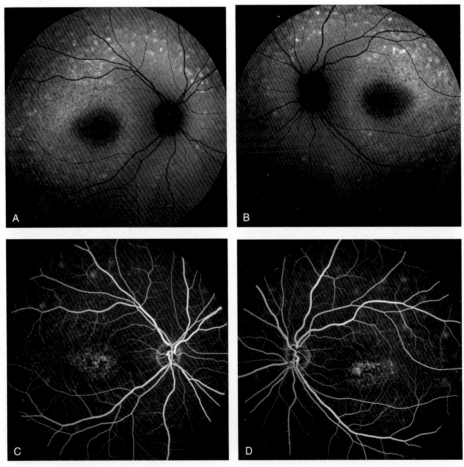

图 4-7-11　患儿眼底自身荧光（AF）及荧光素眼底血管造影（FFA）图像

右眼 AF 图像（图 A）和左眼 AF 图像（图 B）显示黄斑中心凹横椭圆形病灶呈弱荧光；右眼
FFA 图像（图 C）和左眼 FFA 图像（图 D）显示黄斑中心凹横椭圆形病灶呈斑驳状透见荧光。

四、诊断

黄斑营养不良性疾病：Stargardt 病

【诊断提问】

1. Stargardt 病的定义及流行病学如何？发病机制是什么？

Stargardt 病（STGD1，OMIM#248200）是一种遗传性黄斑营养不良性疾病，患病率在 1/8 千 ~1/1 万，男女发病率相同，无种族特异性，常双眼对称性发病，为常染色体隐性遗传性，具有高度的临床和基因异质性，多数在儿童或青少年时期发病，10~15 岁多见，也有晚期发病的报道，视力多在 20/70 到 20/200，疾病进展缓慢，一般发病年龄越早，病情越严重。Stargardt 病主要指与 ABCA4（ATP-binding cassette transporter subfamily A4）基因突变有关的 Ⅰ 型。ABCA4 基因的突变导致视杆细胞外节膜盘上编码产物 Rim 蛋白缺陷，使外节中 N- 亚视黄基磷脂酰乙醇胺聚集，RPE 细胞吞噬这些膜盘后引发 RPE 中的脂褐素累积，影响视锥、视杆细胞和 RPE 中的类视黄醇循环，最终导致视网膜退行性改变和疾病的发生。

2. Stargardt 病的典型临床特点有哪些？

Stargardt 病初期多表现为渐进性中心视力对称性下降，可伴有畏光、色觉异常、中心暗点和暗适应缓慢；早期眼底可无明显异常或表现为黄斑区椭圆形萎缩灶和颗粒状色素改变及黄色斑点；病情发展期黄斑区中心凹反光消失，黄斑区 RPE 层出现黄色斑点沉着物，逐渐形成双眼对称的横椭圆形界限清楚的萎缩区，病灶中央呈深棕色，外圈为灰黄色颗粒，呈现经典的边界较清的"牛眼样"改变，眼底检查可呈现金箔样反光，FFA 可见萎缩区呈斑驳样强荧光。晚期可见眼底青铜样反光或地图样萎缩，病变区脉络膜硬化、萎缩，裸露脉络膜大中血管和白色巩膜。

3. Stargardt 病的诊断及临床分型？

Stargardt 病可根据特征性的眼底表现及辅助检查进行诊断，可根据眼底改变将疾病分为四型（表 4-7-6）。

表 4-7-6　Stargardt 病的临床分型

临床分型	眼底表现
Ⅰ 型	无黄色斑点的黄斑变性
Ⅱ 型	中心凹周围有黄色斑点的黄斑变性
Ⅲ 型	后极部有弥散性黄色斑点的黄斑变性
Ⅳ 型	无黄斑变性的后极部弥散性黄色斑点

五、治疗经过

患儿未进行特殊治疗，嘱避免补充维生素 A，口服叶黄素延缓患儿病情进展，并定期随访。

【治疗提问】

Stargardt 病的治疗手段主要有哪些？

主要包括减少紫外线暴露和佩戴低视力辅助器，目的为改善患者生活质量和期望延缓患者的视力下降进展，但对于 Stargardt 病目前尚无成熟有效的治疗方法。患者应避免补充维生素 A，目前尚在探索中的治疗方法包括药物治疗、ABVA4 基因治疗以及干细胞治疗。药物治疗主要指视觉周期调节剂（VCMS）和补体抑制剂，旨在干扰脂褐素的形成和累积，或阻止其激活下游的补体级联反应引发的炎性反应。基因治疗的主要手段则是通过病毒或非病毒性的载体，经玻璃体腔注射或视网膜下注射的方式将功能性的 ABCA4 基因通过载体导入视网膜，表达膜转运蛋白，减少 RPE 细胞中脂褐素的累积，减缓或阻止光感受器的损伤和视网膜退行性改变。干细胞疗法指通过人胚胎干细胞、诱导多能干细胞和成体干细胞再生 RPE 细胞，替代变性的 RPE 细胞，而干细胞疗法替代光感受器细胞仍在研究中。目前这几种治疗方法相关临床试验均在顺利开展中，其临床应用指日可待。

六、随访及预后

患儿目前随访并无明显疾病进展或改善。

【预后提问】

Stargardt 病患者的预后如何？

Stargardt 病患者最终视力较差，多在 0.05~0.1，疾病预后与发病年龄有关，儿童发病者疾病进展较快，预后较差，而成人发病者预后较好。与之相关的还有基因突变类型，错义突变的患者预后较好，而无义突变的患者预后较差。

（陆　方　陶枳言）

推荐阅读文献

［1］ 王雨生. 图说小儿眼底病. 北京：人民卫生出版社，2018.

［2］ PIOTTER E, MCCLEMENTS M E, MACLAREN R E. Therapy approaches for stargardt disease. Biomolecules, 2021, 11 (8): 1179.

[3] TSANG S H, SHARMA T. Stargardt disease. Adv Exp Med Biol, 2018, 1085: 139-151.

第七节　X 连锁视网膜劈裂症

关键词:X 连锁视网膜劈裂症;眼球震颤;
RS1 基因;b 波振幅降低

一、病史摘要

患儿,男性,3 岁,因"发现双眼球震颤 3 年"入院。

3 年前家长发现患儿出现双眼球震颤,患儿追光,无眼红等,遂于当地医院就诊,诊断为"双眼球震颤、先天性内斜视",嘱随访观察。7 个月前为求进一步诊治,遂于我院门诊就诊,诊断为"左眼视网膜脱离、双眼 X 连锁视网膜劈裂症",收治入院。自患病以来,精神、食欲、睡眠尚可,大小便正常,体重呈生理性增长。

患儿系自然妊娠剖宫产,出生胎龄 39 周,出生体重 3 100g,出生后无吸氧史。

既往史无特殊。否认遗传病家族史。

【病史提问】

1. 对以双眼球震颤于眼科就诊的患儿需要做些什么?

应常规行眼底筛查排除眼底疾病引起的眼球震颤。对于不能配合的小儿可先行眼部超声。

2. 对于该患儿应追问什么病史?

目前诊断为"双眼 X 连锁视网膜劈裂症",为伴 X 染色体隐性遗传疾病,携带该基因的男性患病,而女性则为携带者。患者的基因突变可来自母亲或自发突变。若突变来源于母亲,母方的男性家族成员可能也患有相同疾病。所以应询问母方的男性家族成员视力。

二、体格检查

1. 一般内科查体　生命体征平稳,心、肺、腹未查见明显异常体征,浅表淋巴结未扪及肿大,双下肢无水肿。

2. 眼科专科查体　双眼视力不会认,眼压检查不配合,指测 Tn,电筒光下大致见双眼外眼无明显异常,角膜透明,前房深度可,瞳孔圆,直径约 2.5mm,对光反射灵敏,晶状体透明,眼底:右眼黄斑轮辐状劈裂,颞下方视网膜劈裂隆起,左眼下方视网膜脱离隆起表面可见增殖膜。33cm 角膜映光:+20°。

【查体提问】

1. 结合患儿的病史和查体,初步考虑什么诊断?

本例患儿为男性,以双眼球震颤就诊,行眼底筛查发现患儿右眼黄斑轮辐状劈裂,左眼下方视网膜脱离隆起。初步诊断:双眼 X 连锁视网膜劈裂症(X-linked retinoschisis,XLRS)可能性大。

2. 该患儿需要考虑哪些鉴别诊断? 还需要进行哪些辅助检查明确诊断?

需要与 XLRS 相鉴别的疾病见表 4-7-7。

表 4-7-7　X 连锁视网膜劈裂症(XLRS)的鉴别诊断谱

鉴别诊断谱	鉴别依据
Goldmann-Favre 综合征 /S- 视锥细胞增强综合征	常染色体隐性遗传,15 号染色体 *NR2E3* 基因突变,S- 视锥细胞分化增加、失控,视杆细胞数量减少;夜盲症;沿视网膜血管弓分布的色素沉着
常染色体隐性家族性视网膜劈裂症	女性居多,*CRB1* 基因突变,视网膜电图大多正常
高度近视黄斑劈裂	高度近视眼底,多发生在神经细胞层,外核层最为明显

因此,还需要完善光学相干断层扫描(OCT)、荧光素眼底血管造影、视网膜电图(ERG)等辅助检查。在征得患儿家长知情同意后,还可完善基因检测,从而进一步明确诊断。

三、辅助检查

1. 眼底照相　右眼黄斑轮辐状劈裂,颞下方视网膜劈裂隆起,左眼下方视网膜脱离隆起,累及黄斑,脱离视网膜可见层间孔,表面可见白色增殖膜,其余视网膜下色素紊乱(图 4-7-12)。

2. 荧光素眼底血管造影　右眼黄斑区晚期花瓣状囊样荧光素积存,下方劈裂视网膜血管迂曲扩张,左眼脱离视网膜血管走行紊乱,晚期广泛渗漏荧光素,余视网膜下脱色素呈透见荧光改变(图 4-7-12)。

3. 基因检测　来源于母亲的 X 染色体上 *RS1* 基因上 exon6 上 c.638G>A(p.R213Q)发生突变。

4. 由于患儿年龄较小,故不能配合完成 OCT 及 ERG 检查。

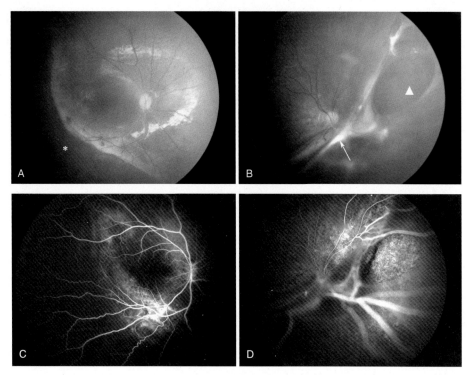

图 4-7-12 患儿眼底图像

A. 右眼眼底照相：星号示视网膜劈裂腔；B. 左眼眼底照相：箭头示视网膜增殖，三角形示视网膜层间孔；C. 右眼荧光素造影图；D. 左眼荧光素造影图。

【辅助检查提问】

1. 根据临床眼底表现及 OCT 可将 XLRS 分为哪几种类型？

XLRS 可分为 4 种类型，见表 4-7-8。

表 4-7-8 X 连锁视网膜劈裂症（XLRS）的分型

分型	中心凹囊样劈裂	黄斑层间劈裂	周边劈裂
1 型：中心凹型	是	否	否
2 型：中心凹 - 层间型	是	是	否
3 型：复合型	是	是	是
4 型：中央凹 - 周边型	是	否	是

注：中心凹囊样劈裂为检眼镜检查及 OCT 均显示中心凹的囊样劈裂改变；黄斑层间劈裂为劈裂仅在 OCT 上有表现，而在检眼镜下正常。

2. XLRS 患者眼底照相还可有哪些表现？

可以有黄斑轮辐状囊样改变、微小囊性改变、蜂巢样囊样改变、混合改变、色素改变、黄斑萎缩、视网膜层间劈裂隆起、视网膜层间裂孔。

3. XLRS 患者的 OCT 图像有哪些表现？

可表现为视网膜层间劈裂囊腔呈低信号、视网膜实质性结构变薄、外界膜的不连续、椭圆体带中断、嵌合体带消失（图 4-7-13）。

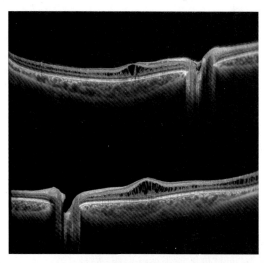

图 4-7-13 X 连锁视网膜劈裂症（XLRS）患者的光学相干断层扫描（OCT）图像
视网膜层间劈裂。

4. XLRS 患者的眼底血管造影可以有哪些表现？

黄斑区晚期花瓣状囊样荧光素积存，视网膜血管扩张，普遍荧光素渗漏、新生血管形成。

5. 若 XLRS 患者能配合检查，其 ERG 会有什么表现？

可以出现特征性的 b 波振幅降低，即 ERG 的负波形。

四、诊断

双眼 XLRS；左眼视网膜脱离。

【诊断提问】

1. XLRS 的定义及流行病学如何？发病机制是什么？

X 连锁视网膜劈裂症是一种 X 连锁隐性遗传，由视网膜劈裂蛋白 1（Retinoschisin 1，*RS1*）基因突变引起的视网膜退行性疾病。主要为男性发病。患病率约为全球 1/2.5 万～1/5 000。

该疾病与 Xp22.1-p22.3 上的 *RS1* 基因突变有关。该基因编码含有 224 个氨基酸的 RS1 蛋白，其对维持视网膜层间的粘连有重要作用。已有超过 210 个不同的突变与 XLRS 相关。

2. XLRS 的核心临床特点有哪些？

XLRS 的特征是双眼黄斑区及周边视网膜劈裂，劈裂可累及全层视网膜，程度可不同；视网膜神经传导突触的终端受累导致 ERG 负波形的出现；视力通常在 20/20 与 20/600 之间；常见的并发症有视网膜脱离、玻璃体积血、并发性白内障等；诊断年龄通常在 3 月龄至学龄前。常见体征表现为斜视、眼球震颤及弱视。

3. XLRS 的诊断标准是什么？

XLRS 主要依靠临床表现及辅助检查来诊断：斜视、弱视、眼球震颤的男性患者，检眼镜下黄斑区的轮辐状和/或周边视网膜的劈裂，OCT 表现为黄斑区及周边视网膜的层间劈裂、外层视网膜变薄，ERG 的 b 波负波形可诊断，基因检测出 *RS1* 基因的突变可确诊。

五、治疗经过

1. 患儿行"左眼玻璃体切割＋视网膜前增殖膜剥除＋巩膜外冷凝＋双眼底检查＋照相＋眼底血管造影术"。

2. 布林佐胺滴眼液滴双眼，每日 3 次。

3. 每 3～6 个月密切观察随访，避免碰撞眼睛。

【治疗提问】

XLRS 的治疗方式主要有哪些？

1. 手术治疗 若出现视网膜脱离、大量玻璃体积血不能吸收、内层视网膜高度劈裂高度隆起遮盖黄斑区应行手术玻璃体切割治疗。

2. 目前有研究表明 2% 碳酸酐酶抑制剂眼液长期点眼可对患者的黄斑囊性结构有所缓解，但对视力无明显帮助。不同研究的结果有不一致性，可尝试使用，但不作为证据级别高的治疗方式推荐。

3. 基因治疗 目前有两项Ⅰ/Ⅱ期临床试验正在进行：NCT02416622 及 NCT02317887 分别使用 rAAV2tYF-CB-hRS1 和 AAV8-scRS/IRBPhRS 通过玻璃体腔注药进行基因治疗。这两项研究的主要目的是评估安全性及剂量的优化。中期报告表明基因治疗的安全性和耐受性良好，但有效性欠佳。现在正在探究视网膜下注射载体治疗 XLRS 的可能性。

4. 可尝试行斜弱视训练。

六、随访及预后

起病后 1 周及 3 个月随访，患儿双眼球震颤、右眼黄斑区轮辐状劈裂及下方视网膜层间劈裂隆起，左眼视网膜平伏，周边见陈旧性冷冻斑。

【预后提问】

XLRS 患者的预后如何？

视力常在 20 岁前恶化，但在 60 岁前保持相对稳定，应定期监测患者以评估和管理潜在的并发症，60 岁以后视力再次下降致盲。

（陆 方 梁莉聪）

推荐阅读文献

VIJAYASARATHY C，SAEDAR P S，SIEVING P A.Of men and mice：Human X-linked retinoschisis and fidelity in mouse modeling.Prog Retin Eye Res，2021：100999.

第八节 牵牛花综合征

关键词：牵牛花综合征；视网膜脱离；先天性视盘发育异常

一、病史摘要

患儿，女性，12 岁，学生，因"体检发现左眼视力差 8 年，加重 2 个月"入院。

患儿 8 年前（4 岁）于外院体检发现右眼裸眼视力 0.8，左眼裸眼视力 0.2，外院诊断为"左眼先天性视盘发育异常"，嘱定期门诊随访。2 个月前无明显诱因下出现左眼视力明显下降，无眼痛、流泪等其他不适。外院眼部超声检查发现左眼视网膜脱离，视盘异常凹陷。遂至我科就诊,拟诊断为"左眼牵牛花综合征(morning glory syndrome,MGS),左眼视网膜脱离"。患儿母亲孕1产1,足月顺产。否认全身其他疾病史。父母体健,否认遗传病家族史。

【病史提问】

除视力下降外,MGS患者还可能有哪些常见的眼部临床表现?

MGS是一种先天性视盘发育异常,以单眼发病多见,视力一般较差。除视力下降外,还可出现白瞳、斜视、眼球震颤、小眼球等其他眼部临床表现。

二、体格检查

1. **一般查体**　患儿发育正常,营养良好,神志清楚。生命体征平稳,心、肺、腹未查见明显异常体征,浅表淋巴结未扪及肿大。脊柱及四肢无畸形。两膝反射引出,巴宾斯基征阴性。

2. **眼科查体**　视力:右眼0.25(矫正视力0.8),左眼数指(counting fingers,CF)/20cm(矫正视力无提高)。眼压:右眼19mmHg,左眼15mmHg。双眼角膜映光正位,交替遮盖基本不动,眼球运动可。双眼角膜透明,前房深度正常,虹膜纹理清,瞳孔圆,对光反应灵敏,晶状体透明。右眼视网膜平伏,左眼视盘扩大深凹,中央覆盖少量白色胶质组织,凹陷边缘色素嵴包绕,数十支纤细的视网膜血管从视盘发出,动静脉难分,呈放射状走向周边,视网膜广泛浅脱离,下方脱离视网膜下见白色点状渗出。

【查体提问】

MGS患者可能合并哪些全身性异常表现?

据文献报道,高达45%的MGS患者可合并神经系统发育异常,包括烟雾病、基底脑膨出、胼胝体发育不全、垂体发育异常等。偶可合并生长激素缺乏、甲状腺激素缺乏等内分泌系统异常,出现生长发育迟缓。因此,常规建议MGS患者尽早至神经内科及内分泌科就诊以排除可能的合并症。

三、辅助检查

1. 眼部A/B型超声检查示左眼视网膜脱离,视盘凹陷深约2.5mm,宽约3.5mm(图4-7-14)。

2. 头颅及眼眶增强磁共振成像(MRI)及磁共振血管成像(MRA)扫描未见颅脑结构及血管发育异常。

3. 眼部光学相干断层扫描(OCT)检查示左眼视盘深凹,视网膜脱离。

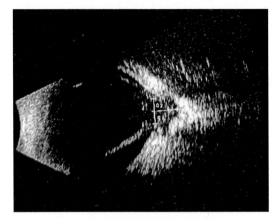

图4-7-14　患儿左眼A/B型超声检查
视网膜脱离,视盘凹陷深约2.5mm,宽约3.5mm。

4. **眼部电生理检查**　视觉诱发电位(VEP)检查P2波振幅中度下降,峰时轻度延迟;全视野视网膜电图(full-field electroretinogram,ffERG)五项反应均重度下降。

5. **超广角眼底照相检查**　左眼视盘扩大深凹,中央覆盖少量白色胶质组织,凹陷边缘色素嵴包绕,数十支纤细的视网膜血管从视盘发出,动静脉难分,呈放射状走向周边,视网膜广泛浅脱离,下方脱离视网膜下见白色点状渗出(图4-7-15)。

6. 散瞳验光右眼:−3.75DS/−0.75DC×15°0.8;左眼:+5.50DS/−0.75DC×170°CF/20cm。

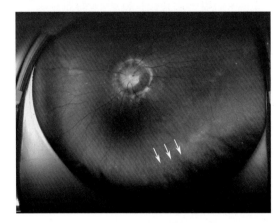

图4-7-15　患儿左眼超广角眼底照相检查
视盘扩大深凹,中央覆盖少量白色胶质组织,凹陷边缘色素嵴包绕,数十支纤细的视网膜血管从视盘发出,动静脉难分,呈放射状走向周边,视网膜广泛浅脱离,下方脱离视网膜下见白色点状渗出(白色箭头)。

【辅助检查提问】

MGS患者荧光素眼底血管造影(FFA)检查具有哪些特征?

MGS患者的FFA检查特征主要包括:视盘及

视网膜血管充盈时间可稍见延迟,视盘扩大深凹,自视盘发出数十支纤细的视网膜血管,动静脉难分,呈放射状径直走向周边(图4-7-16)。中心凹无血管区(foveal avascular zone,FAZ)位置难辨,多位于凹陷边缘。周边视网膜常见无血管区,可伴有血管末梢异常,伴有新生血管时可见明显荧光素渗漏。

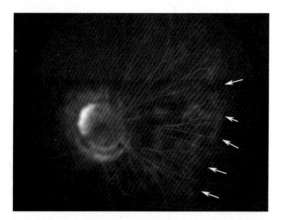

图 4-7-16　牛牛花综合征(MGS)患眼荧光素眼底血管造影(FFA)

视盘扩大深凹,从视盘发出数十支纤细的视网膜血管,动静脉难分,呈放射状径直走向周边,可见周边无血管区(白色箭头)及深层毛细血管渗漏。

四、诊断

左眼 MGS;左眼视网膜脱离;双眼屈光不正。

【诊断提问】

1. MGS 的定义及流行病学如何?发病机制是什么?

MGS 是一种罕见的先天性视盘发育异常,主要表现为视盘扩大深凹,中央覆盖白色胶质组织,凹陷边缘色素嵴包绕,视网膜血管数量增多,管径纤细,动静脉难分,呈放射状径直走向周边。主要为单侧发病,男女发病比例约为1:2。据文献报道,儿童人群中 MGS 的发病率为 2.6/10 万。MGS 的发病机制目前尚不明确,可能与胚胎期第 5~7 周胚裂闭合不全及原始神经外胚层发育异常有关。目前尚无明确致病基因突变的报道,已报道可能有关的基因包括 *PAX6* (paired box 6)、*PAX2* (paired box 2)、*SMO* (smoothened)等,具体机制仍不明确。

2. 该患儿需要考虑哪些鉴别诊断?

需要与 MGS 相鉴别的疾病见表 4-7-9。

3. MGS 患者合并视网膜脱离的发生率如何?发病机制是什么?

据文献报道,MGS 患者合并视网膜脱离的发生率约为 1/3。MGS 患者合并视网膜脱离的发病机制尚未明确,一般认为可能与玻璃体牵拉或脑脊液压力波动有关。玻璃体牵拉视盘表面胶质组织可能导致 MGS 患者凹陷内出现视网膜裂孔,引起孔源性视网膜脱离。亦有研究发现 MGS 患者视网膜下腔和蛛网膜下腔之间可能存在异常沟通,因颅内压和眼压之间存在压力差,蛛网膜下腔中的脑脊液可进入视网膜下腔引起视网膜脱离。

表 4-7-9　牛牛花综合征(MGS)的鉴别诊断谱

鉴别诊断谱	鉴别依据
视盘缺损	视盘扩大,缺损区为视盘内白色碗状凹陷,偏心向下,视网膜血管大致正常
盘周葡萄肿	视盘大小正常,表面无白色胶质组织,视网膜血管大致正常,盘周后巩膜凹陷深
视盘小凹	视盘大小正常,视盘内 1 个或多个圆形小凹陷,颜色为灰色或白色,多位于视盘颞侧,常合并黄斑区视网膜脱离
先天性大视盘	视盘异常扩大,颜色正常,无盘周后巩膜凹陷。视网膜血管形态正常。多双眼发病,视力一般正常
大视盘合并盘周葡萄肿	视盘异常扩大,表面无白色胶质组织,盘周后巩膜凹陷更深,视网膜血管纤细,与 MGS 较为相似
视盘发育不良	视神经纤维数量减少引起的视盘偏小,盘周可有"双环征",多双眼发病,大多数可无症状

五、治疗经过

与患儿家属充分沟通后,入院行玻璃体切割联合眼内硅油填充术以复位视网膜。术后保持俯卧或侧卧位至少 2 周,出院 2 周后门诊复诊。

【治疗提问】

1. MGS 合并视网膜脱离的手术指征和手术方式主要有哪些?

MGS 合并视网膜脱离的手术目的主要是实现解剖学上视网膜复位,尽可能提高视功能。其手术指征主要包括明显的孔源性或牵拉性视网膜脱离、长期未复位的渗出性视网膜脱离、视网膜脱离严重损害视力等。

MGS 合并视网膜脱离的手术方式仍无统一观点,目前常用的手术方式主要是玻璃体切割术。少部分患者术后仍可出现视网膜再脱离,可能需要反复多次手术。推荐玻璃体切割联合眼内硅油填充术,相较长效气体填充术,该手术后视网膜复位率可能更高。此外,由于凹陷中常存在隐匿的视网膜裂孔,术中常联合视盘周围激光光凝术以辅助固定视网膜。

2. MGS 患者还有哪些其他可能有效的治疗手段?

对于未出现视网膜脱离的 MGS 患者,推荐散瞳验光检查有无屈光不正及最佳矫正视力,视情况选择配镜及按弱视方法训练,可能对部分小儿患者提高视力有一定帮助。

六、随访及预后

无视网膜脱离的 MGS 患者应每半年定期门诊随访。合并视网膜脱离的 MGS 患者视力预后一般较差。

视网膜脱离未接受治疗者应每 1~3 个月定期随访。极少部分患者随访期间可能出现一过性视网膜自发复位。

接受手术治疗的患者,术后 2 周、1 个月、3 个月

定期门诊随访。术后复查视网膜未完全复位或再脱离者,应与家属充分沟通,可再次手术,但成功率较低;若不手术,可定期门诊随访。术后 6 个月视网膜复位效果良好、情况稳定者可考虑行硅油取出术。玻璃体切割术后容易出现的并发症主要包括并发性白内障、角膜带状变性、硅油乳化等。

(赵培泉 邹弋华)

推荐阅读文献

[1] 袁冬青, 顾留伟, 冷桢华, 等. 23 例牵牛花综合征患儿综合弱视训练临床诊治体会. 中国斜视与小儿眼科杂志, 2017, 25 (4): 7-10.

[2] JAIN N, JOHNSON M W. Pathogenesis and treatment of maculopathy associated with cavitary optic disc anomalies. Am J Ophthalmol, 2014, 158 (3): 423-435.

第八章
血液系统罕见病

第一节　Castleman 病

关键词：卡斯尔曼病（Castleman 病）；淋巴结肿大；皮疹；浆细胞型

一、病史摘要

患者，男性，47岁，工人，已婚，因"皮肤多发结节8年，淋巴结肿大3年余"入院。

8年前患者无明显诱因出现背部皮肤多发结节，较扁平，稍凸出皮面，呈暗紫色，压之不褪色，无疼痛、瘙痒、破溃等。后皮肤结节逐渐增多，以躯干部位为主，部分陈旧性结节出现中心萎缩、凹陷。3年前患者无明显诱因出现全身浅表淋巴结肿大，最大位于右侧颈部，直径约1cm，无疼痛，活动可。1年前淋巴结进一步增多、增大，伴乏力、盗汗。自患病以来，体重较前下降10kg。既往史无特殊。否认遗传病家族史。

【病史提问】

对全身慢性淋巴结肿大鉴别诊断应如何考虑？

淋巴结肿大往往是全身性疾病的局部表现，引起全身慢性浅表淋巴结肿大需考虑慢性感染性淋巴结炎，自身免疫性疾病，肿瘤性淋巴结肿大，如淋巴瘤、白血病、淋巴结转移癌等，内分泌系统疾病，如原发性慢性肾上腺皮质功能减退症［又称艾迪生病（Addison 病）］，以及其他原因不明的淋巴结肿大疾病，如 Castleman 病（Castleman disease，CD）、窦组织细胞增生伴巨大淋巴结病、IgG4 相关性疾病、嗜酸性粒细胞肉芽肿、组织细胞坏死性淋巴结炎、结节病及重链病等。

二、体格检查

慢性病容，贫血貌，消瘦，营养不良，全身多发皮肤结节，躯干为主，暗紫红色，部分稍凸出皮面，部分结节中心萎缩、凹陷，压之不褪色，无脱屑、皮下出血等（图4-8-1）。双侧颌下、颏下、颈前、颈后、锁骨上窝、腋窝、滑车、腹股沟可扪及多个淋巴结肿大，直径最大约5cm，位于右侧腋窝。淋巴结质韧，无压痛，活动度可，无发红破裂。结膜苍白，口唇无发绀，四肢无水肿。腹软，无压痛、反跳痛，肝脏肋下2cm，脾脏肋下7cm。

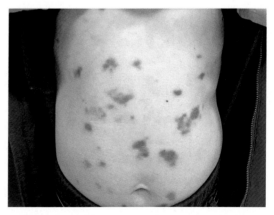

图 4-8-1　多发皮肤结节

【查体提问】

1. 结合患者的病史和查体，初步考虑什么诊断？

本例患者呈慢性病程，起病缓慢，临床症状主要表现为多发皮肤紫罗兰样结节和淋巴结肿大，伴有盗汗、乏力、体重下降等症状,诊断需考虑 Castleman 病(CD),需要与其他淋巴增生性疾病鉴别。

2. 该患者需要考虑哪些鉴别诊断? 还需要进行哪些辅助检查明确诊断?

CD 的诊断依赖病理,但多种疾病如感染性疾病、自身免疫性疾病、恶性肿瘤等可能会出现淋巴结 CD 样的病理改变,因此,鉴别诊断需要筛查可能会引起淋巴结 Castleman 样改变的疾病。

CD 诊断主要分三步进行(图 4-8-2):首先,获取淋巴结活检病理判断是否为 CD 样病变;其次,进行全身查体和影像学检查评估淋巴结受累范围;最后,排除引起 CD 样病变的继发性因素。因此,该患者还需要完善辅助检查包括:常规检查如血、尿、便常规,血生化;炎症指标如 C 反应蛋白、红细胞沉降率、铁蛋白、白介素 -6(IL-6);免疫相关检查如抗核抗体谱、类风湿因子、免疫球蛋白定量、IgG4 等;肿瘤相关检查如血清蛋白电泳、血尿免疫固定电泳、血游离轻链、肿瘤标志物等;病原学检查如人类免疫缺陷病毒(HIV)、EB 病毒(EBV)、梅毒、人类疱疹病毒 8 型(HHV-8)、结核等;骨髓穿刺涂片、细胞免疫分型及骨髓活检;影像学检查如颈胸腹增强 CT 或全身正电子发射计算机体层显像仪(PET/CT)检查;病理检查如淋巴结病理活检、皮肤活检等。

三、辅助检查

1. 血常规 血红蛋白 80g/L,血小板 442×10⁹/L,白细胞计数 7.23×10^9/L;生化:白蛋白 21.5g/L,球蛋白 107.2g/L;免疫相关:ANA 1:320 斑点型细胞质型,抗 ENA 均阴性,类风湿因子 113.0U/ml,C3 0.66g/L,C4 0.13g/L,IgG 82.8g/L,IgA 4.0g/L,IgM 2.0g/L,IgG4 3.0g/L,直接 Coombs 试验(++);肿瘤相关:血清蛋白电泳及血尿免疫固定电泳均未见 M 蛋白,肿瘤标志物阴性;炎症指标:红细胞沉降率 65mm/h,C 反应蛋白 30mg/L,铁蛋白 480μg/L,IL-6 75.13pg/ml;输血前全套筛查阴性,EBV-DNA 及 HHV-8 DNA 扩增阴性,结核菌素纯蛋白衍生物(PPD)皮试及 γ 干扰素释放试验(TB-IGRA)阴性。

2. 骨髓涂片 有核细胞增生活跃,粒红比例 2.77:1,粒系 59.2%,红系 21.5%,成熟红细胞大小略不等,体积偏小,多呈聚集状或成缗钱状排列,中心淡染区扩大不明显;成熟淋巴细胞占 9%;浆细胞占 10%,易见簇状分布,某些区域比例更高,胞体中等,核偏位,染色质粗糙、块状,细胞质量多、灰蓝色,有泡沫感,可见双核或多核浆。骨髓流式:未见明显克隆性浆细胞及其他异常表型细胞。骨髓活检:造血细胞增生尚活跃,浆细胞数量增加,Igκ(+)稍多于 Igλ(+)细胞。

3. PET/CT 全身多发淋巴结代谢增高,双侧肾周筋膜、盆腔筋膜及双侧输尿管壁增厚;脾脏及骨髓代谢增高。

4. 右侧颈部淋巴结活检 淋巴滤泡增多、成片状浆细胞浸润,淋巴滤泡 CD20+,CD79a+,CD10(弱 +,部分生发中心),Bcl-2(-,生发中心),Cyclin D1(-),

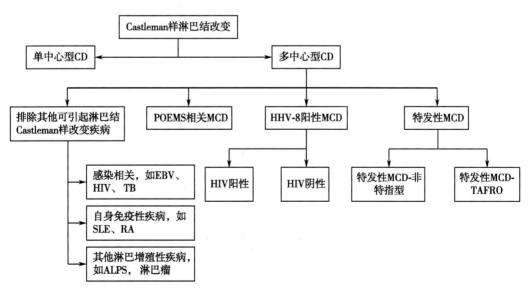

图 4-8-2 Castleman 病(CD)诊断流程

POEMS. 周围神经病变、器官肿大、内分泌病变、M 蛋白、皮肤改变;MCD. 多中心型卡斯尔曼(Castleman)病;HHV-8. 人类疱疹病毒 8 型;EBV. EB 病毒;HIV. 人类免疫缺陷病毒;TB. 结核病;MCD-TAFRO. TAFRO 指血小板减少症、腹水、发热、网状纤维化和器官肿大;SLE. 系统性红斑狼疮;RA. 类风湿关节炎;ALPS. 自身免疫性淋巴增殖综合征。

SOX-11（-），滤泡间区 CD3（+）、CD5（+）、CD30（+，少数），浆细胞 CD138（+），IgG4（3~5 个 /HPF），滤泡 FDC 网存在，Ki-67（+，主要分布在生发中心），原位杂交 EBER（-），基因重排查见 Igκ 可疑扩增峰。诊断考虑良性淋巴增生性病变伴浆细胞数量增加，Castleman 病（浆细胞型）待排。

5. 皮肤活检 表皮轻度角化过度，角化不全，棘层增生，局灶表皮萎缩，真皮皮肤附件及周围血管较多淋巴细胞，浆细胞浸润；免疫组化：CD20（+，部分）、CD3（+，部分）、CD5（+，部分）、CD23（-）、Cyclin D1（-）、CD10（-）、CD138（浆细胞 +）、IgG4（2~5 个 /HPF）、Ki-67 阳性率 10%~20%。

【辅助检查提问】

1. CD 病理特征是什么？

淋巴结活检病理是诊断 CD 的基础，根据病理特征可分为透明血管型、浆细胞型及混合型。透明血管型表现为淋巴滤泡周围包膜纤维化，纤维带增宽破坏正常的淋巴结结构。淋巴滤泡增生及数量增加，套细胞区增宽，由小淋巴细胞呈同心圆状排列或呈"洋葱皮"样改变。生发中心淋巴细胞消减，残留透明沉积物和滤泡树突状细胞成分，玻璃样变性的小血管可穿入生发中心呈"棒棒糖"样改变。滤泡间区血管增生，淋巴窦消失，偶可见浆细胞，免疫母细胞和嗜酸性粒细胞浸润。浆细胞型最关键的特点为滤泡间区浆细胞呈片状增多，部分病例甚至可表现为弥漫性、致密性浆细胞增生并完全取代滤泡间区正常结构，部分浆细胞型病例套细胞区可呈"洋葱皮"样改变。混合型 CD 的病理形态特点兼具透明血管型及浆细胞型的特征。

2. CD 的分型及诊断标准是什么？

根据淋巴结受累的区域，可将 CD 分为单中心型 Castleman 病（unicentric CD，UCD）和多中心型 Castleman 病（multicentric CD，MCD）。MCD 根据是否感染 HHV-8 可分为 HHV-8 阳性 MCD 及 HHV-8 阴性 MCD。HHV-8 阴性 MCD 可根据有无全身症状和高炎症表现分为无症状 MCD（asymptomatic MCD，aMCD）和特发性 MCD（idiopathic MCD，iMCD）。2017 年由 CD 协作网络提出了首版 iMCD 诊断标准国际共识。诊断 iMCD 需要满足两条主要标准，至少两条次要标准（其中至少一条是实验室标准），同时除外已列出的其他疾病，见表 4-8-1。

四、诊断

特发性多中心型 Castleman 病 - 非特指型（iMCD-

表 4-8-1 特发性多中心型 Castleman 病（iMCD）的诊断标准

主要标准	次要标准
1）淋巴结组织病理学符合 iMCD 改变 2）≥ 2 个淋巴结区淋巴结肿大（淋巴结短轴 ≥ 1cm）	实验室标准 1）C 反应蛋白升高或红细胞沉降率增快 2）贫血 3）血小板减少或增多 4）低白蛋白血症 5）肾功能不全或蛋白尿 6）多克隆性免疫球蛋白升高 临床标准 1）全身症状：盗汗、发热（>38℃）、体重减轻、或乏力（CTCAE 淋巴瘤 B 症状评分 ≥ 2 分） 2）脾大和 / 或肝大 3）水肿、全身水肿、腹水或胸腔积液 4）皮肤樱桃样血管瘤或紫罗兰样皮疹 5）淋巴细胞性间质性肺炎
排除标准	其他支持 CD 诊断，但非必须满足条件
下述疾病都可能与 iMCD 混淆，均需排除 感染相关性疾病 自身免疫性 / 自身炎症性疾病 恶性 / 淋巴增殖性疾病	IL-6、sIL-2R、VEGF、IgA、IgE、LDH 和 / 或 β2 微球蛋白升高 骨髓纤维化［尤其是 TAFRO（血小板减少症、腹水、发热、网状纤维化和器官肿大）综合征患者］ 诊断与 iMCD 相关疾病：副肿瘤天疱疮、闭塞性细支气管炎、自身免疫性血细胞减少、多发神经病变、肾小球肾病、炎症性肌纤维母细胞瘤

注：CTCAE，常见不良事件评价标准；TAFRO，血小板减少症、腹水、发热、骨髓纤维化和器官肿大。

NOS);自身免疫性溶血性贫血。

【诊断提问】

1. CD 的定义及流行病学是什么?

CD 是 1956 年由 Benjamin Castleman 首次报道的一种罕见的淋巴细胞增殖性疾病。国内尚无关于 CD 发病率数据,美国报道每年新增 6 500~7 700 例 CD,其中 75% 为 UCD,日本发病率与美国接近,但约 70% 为 MCD,30% 为 UCD,原因尚不清楚。

2. CD 临床特征是什么?

UCD 通常表现为局部淋巴结肿大,仅局限一个淋巴结或一个淋巴结区域,可能累及纵隔、肺门、颈部、腋窝、腹部、腹膜后及骨盆等部位,部分可出现压迫症状,因此 UCD 诊断除了依赖于病理,影像学检查也非常重要。MCD 可表现为多发淋巴结肿大,全身炎症表现及脏器受累,如发热、体重下降、全身性水肿、肝脾肿大、贫血、低白蛋白血症、肾功能不全等。

五、治疗经过

托珠单抗(400mg,每 21 日 1 次)+ 泼尼松方案治疗 3 个疗程,淋巴结有所缩小,皮疹改善不明显,IL-6 下降不明显。托珠单抗 + 环磷酰胺 + 泼尼松方案治疗 5 个疗程,皮疹,淋巴结较前消退,血红蛋白(Hb)和白蛋白(ALB)恢复正常。后患者病情进展出现发热,Hb 和 ALB 较前下降,改为 BD 方案(硼替佐米 2.1mg,每周 1 次;地塞米松 20mg,每周 1 次),Hb 和 ALB 回升,体温正常。

【治疗提问】

CD 的治疗主要有哪些?

CD 根据不同临床分型采取相应的治疗方案。

UCD 首选外科手术完整切除病灶。绝大多数 UCD 通过完整切除病灶可达到治愈,极少数病例可能复发。对于无法完整手术切除的 UCD,首选需要评估有无 CD 相关症状,对于无症状患者,可选择等待观察。对于存在肿块压迫症状,可选择利妥昔单抗联合激素或联合化疗,病灶缩小争取手术,应尽可能手术切除。对于伴高炎症状态 UCD 可参考 iMCD 治疗。

MCD 的治疗应根据 HHV-8 是否阳性采取不同的治疗方案,对于 HHV-8 阳性 MCD 可采用利妥昔单抗为主的治疗,部分可联合化疗。aMCD 可采取观察随访。iMCD 尚无标准治疗方案,对于非重型 iMCD 推荐司妥昔单抗作为一线治疗,其他一线治疗方案包括沙利度胺 / 环磷酰胺 / 泼尼松方案、利妥昔单抗为基础的免疫化疗,对于上述方案效果欠佳者,

可采用硼替佐米、西罗莫司、来那度胺等药物单药或联合治疗。对于重型 iMCD 合并有危及生命的脏器损伤应采取更加积极的治疗方案,目前推荐司妥昔单抗联合大剂量糖皮质激素作为起始治疗以尽快控制病情。

六、随访及预后

目前已完成 BD 方案 6 个疗程,疗效评估为部分缓解。

【预后提问】

CD 的预后如何?

UCD 预后较好,5 年生存率超过 90%。iMCD 自然病程差异较大,5 年生存率 55%~77%。iMCD-IPI(国际预后指数)预后评分可作为预后分层参考,即年龄大于 40 岁、浆细胞变异型、肝大或脾大、Hb 小于 80g/L 及胸腔积液,符合指标越多提示预后不良。

(唐文娇 董玉君)

推荐阅读文献

[1] 中华医学会血液学分会淋巴细胞疾病学组,中国抗癌协会血液肿瘤专业委员会,中国 Castleman 病协作组.中国 Castleman 病诊断与治疗专家共识(2021 年版).中华血液学杂志,2021,42 (7): 529-534.

[2] CARBONE A, BOROK M, DAMANIA B, et al. Castleman disease. Nat Rev Dis Primers, 2021, 7 (1): 84.

第二节 Erdheim-Chester 病

关键词:埃德海姆 – 切斯特(Erdheim-Chester)病;组织细胞增生性疾病

一、病史摘要

患者,男性,65 岁,因"眼痛、眼球突出伴视力下降 5 个月,加重 2 周"入院。

5 个月前患者无诱因出现眼胀、眼痛,逐渐出现眼球突出、视力下降,伴呼吸困难、活动耐量下降,外院行血常规提示血小板水平升高,骨髓涂片及活检、外周血骨髓增殖性肿瘤(myeloproliferative neoplasm, MPN)相关基因等检查,诊断考虑原发性血小板增多症(*CALR* 基因突变 +),予以羟基脲治疗。眼球突出、视力下降、呼吸困难未缓解。完善 PET/CT:①全身

未见确切肿瘤征象;②双肺间质增厚,糖代谢增高,多为良性病变,间质性炎症可能性大;双肺散在炎症,肺大疱;③双侧胸膜轻度增厚,双侧胸腔少-中量积液,心包少量积液;④腹盆腔散在积液,腹盆腔脂肪间隙模糊;⑤双肾体积增大,密度降低,左肾高密度囊肿可能。胸腔及心包彩超:左侧胸腔积液深约4cm,右侧胸腔积液深约5cm。筛查感染性疾病及免疫指标均为阴性。2周前患者自觉双眼视力下降明显,左眼为著,无光感,眼眶CT平扫示双侧眼球后眶椎内软组织充填,与眼外肌、视神经分界不清,双侧眼球外凸。予以激素冲击治疗,左眼视力未恢复,并出现右眼视力急剧下降,发展为双眼视力丧失。

二、体格检查

神志清醒,表情痛苦,慢性病容,全身浅表淋巴结未扪及肿大。双眼眶压高,双眼球突出,双眼球运动各方向明显受限,结膜充血、轻度水肿,角膜透明,前房深度可,瞳孔欠圆,直径约6mm,无光反射,晶状体混浊,余后窥不清。双肺呼吸音清,未闻及干湿啰音。心、腹查体未见异常,关节未见异常,病理征阴性。

【病史及查体提问】

结合患者的病史和查体,诊断应如何考虑,如何明确?

本例患者为中老年男性,病程5个月,以眼球突出、眼痛、双眼失明为主要表现,影像学检查提示双侧眼球后眶椎内软组织充填,与眼外肌、视神经分界不清。伴有多浆膜腔积液,以胸腔及心包积液为主,另外,患者血小板升高病史,骨髓检查示 CALR 基因突变阳性,原发性血小板增多症诊断明确,故患者合并有骨髓增殖性肿瘤(MPN)背景。综上所述,患者双眼眶占位性病变倾向考虑全身性疾病所致,既往已完善感染及结缔组织疾病筛查证据不足。PET/CT未见肿瘤征象及 ^{18}F-氟代脱氧葡萄糖(^{18}F-FDG)异常摄取。考虑为疑疾病,应考虑眼眶球后肿瘤性、增生性疾病,需要尽快行增生组织活检明确诊断。

三、辅助检查

1. **血常规**　血红蛋白132g/L,血小板计数 $671×10^9$/L,白细胞计数 $13.51×10^9$/L。生化:白蛋白26.6g/L,肌酐、转氨酶正常。B型钠尿肽前体1 476ng/L,肌钙蛋白T 18.2ng/L。炎症指标升高。肿瘤标志物筛查阴性。内分泌水平检测未见明显异常。

2. **超声心动图**　左心房稍大,左心室壁肥厚,主动脉、肺动脉增宽,左心室收缩功能测值正常,舒张功能减低,心包积液(中量)。

3. **CTA**　主动脉弓及弓上三大分支起始部、双侧颈总动脉、右侧颈内动脉全程、右侧大脑前动脉A1~A2段管壁增厚,管腔不同程度狭窄,以右侧颈内动脉为著,局部管腔重度狭窄。双侧颈内动脉 C_4~C_6 段管壁钙化。

4. **双眼冠状位增强CT**　双侧眼眶内见增多软组织密度影,部分包绕眼球及视神经,双侧眼外肌显示不清,向后达视神经孔,增强中度较均匀强化,内见眼动脉走行。双侧眼眶未见骨质破坏或增生,双侧眼球形态正常,受压前移。

5. **脑卒中CT**　右侧额顶叶脑白质区见片状低密度影,多为脑梗死伴软化灶形成。脑萎缩。

6. **胸部CT**　双肺散在炎症;双肺小叶间隔增厚,间质性肺水肿?双肺少许结节,部分磨玻璃密度,炎性可能。肺气肿、肺大疱。双侧胸腔及叶间裂少量积液,双肺下叶部分受压不张。心脏未见增大,中量心包积液。

7. **骨髓涂片**　骨髓增生活跃,粒系占55.5%,红系占37%。骨髓活检提示:骨髓造血细胞增生低下,但巨核细胞相对较多且形态多样。流式细胞免疫分型:异常表型原始粒细胞约占0.3%,下阶段粒细胞表型异常。

8. **左眼眶肿物病理诊断**　患者行"左眼眼眶肿物切除+眼眶减压+双眼睑裂缝合术"。左眼眶肿物病理诊断:组织细胞增生性病变,结节状/片巢状构象。背景中见胶原纤维及一些脂肪空泡。增生细胞主要是泡沫样组织细胞,以及少数 Touton 样多核巨细胞和上皮样细胞。见少数小淋巴细胞及浆细胞成簇或散在分布,并可见"伸入"组织细胞现象。组织细胞 CD68/PGM-1(+)、CD163(+)、CD4(+)、Cyclin D1(+)、S-100(部分+)、CD1a(-)、Langerin(-)、ALK1(-)、DES(-)、TFE-3(-)、PCK(-)、Ki-67(少数阳性,占5%~10%)。检出 BRAF 基因15号外显子点突变(V600E)。病理诊断:组织细胞性肿瘤,考虑 Erdheim-Chester 病(ECD)。

【辅助检查提问】

ECD的影像学评估手段应如何选择?

对于经济条件允许的患者,推荐行全身PET/CT检查,以便评估疾病范围,无条件可完善增强CT,以及下肢影像学检查(CT、MRI或骨髓显像)。特定脏器受累的影像学评估也很重要,如中枢神经系统评估推荐选择增强MRI。心脏评估推荐MRI检查,若无条件者至少应行CT或超声心动图评估。值得注意的是,少部分患者PET/CT可无异常FDG摄取,如本例患者,若临床症状疑似,应积极寻求病理学证据。

四、诊断

Erdheim-Chester 病（眼眶、心血管、肺、神经系统受累）；原发性血小板增多症。

【诊断提问】

1. ECD 的定义及发病机制是什么？

ECD 是一种罕见、多系统受累的非朗格汉斯组织细胞增生疾病。ECD 由髓系祖细胞的克隆性增殖引起，*BRAF* 和 / 或其他信号分子的体细胞突变似乎驱动了恶性病变过程，通常涉及 MAPK（Ras-Raf-MEK-ERK）及 PI3K-Akt 通路，来促进细胞增殖和存活。ECD 组织细胞表达促炎细胞因子和趋化因子，从而加速组织细胞的募集和活化。

2. ECD 的流行病学如何？

ECD 极为罕见，自 1930 年首次被描述以来，至今为止，全世界报道的病例数仅有 1 000 余例。近 15 年来，随着对该病认识水平的提高，诊断患者数量有上升趋势。ECD 平均发病年龄为 55 岁，以男性为主，男女比例约为 3 : 1。据既往报道，从起病到诊断的时长在数月到 25 年不等。

3. ECD 的临床表现有哪些？

ECD 可引起几乎所有的组织器官受累，起病症状多样，总结如下。

骨受累：ECD 患者中有 80%~95% 的患者会出现下肢对称性骨干和干骺端骨质硬化，但仅有 30%~40% 的患者有骨痛等症状。其影像学评估包括 X 线、CT、MRI、骨髓显像及 PET/CT 等多种手段，在 PET/CT 上表现为腿部 FDG 异常摄取。

心血管受累：心血管受累的比例为 19%~51%，其常见症状包括右心房假瘤、主动脉周围纤维化、冠状动脉周围浸润、心包炎、心包积液甚至心脏压塞。冠状动脉受累可引起冠状动脉狭窄及心肌梗死。

神经系统：约 50% 的患者存在神经系统受累，可呈占位性病变或退行性改变。中枢神经受累以小脑及锥体束受累症状最为常见，亦可表现为头痛、癫痫、感觉异常、认知改变、神经精神症状、脑神经麻痹等，也有无症状患者。小脑受累和其他中枢神经系统占位病变往往为多灶性。硬脑膜受到浸润可能与脑膜瘤混淆。与心血管系统类似，颅内动脉也可受到侵犯从而引起血管壁增厚、血管狭窄从而引发脑梗死。垂体受累通常表现为中枢性尿崩症和其他内分泌病变，如高催乳素血症、促性腺激素不足和睾酮分泌不足。不明原因性尿崩症常为 ECD 首发症状，约占 16%，其次为以其他神经系统受累表现起病者，占 14%。中枢神经系统受累是 ECD 患者预后不良的独立危险因素。

眼眶及鼻窦：1/4 的患者眼眶浸润，常为双侧受累，表现为眼球突出、眶后疼痛、动眼神经麻痹或失明。鼻窦受累也较为常见，以上颌窦及蝶窦受累为主。

泌尿系统受累：35%~65% 的患者有泌尿系受累。肾周组织浸润常见痂皮样或肿块样病变导致"毛肾"，可引起肾积水、输尿管狭窄和慢性进行性肾功能不全。急性肾功能不全较少见。通常需经皮放置肾造瘘管来减轻输尿管梗阻。

肺受累：30%~50% 的患者在 CT 上可见肺部受累表现，包括胸膜浸润及肺实质受累。患者可无症状，或表现为咳嗽或呼吸困难。胸膜浸润可引起胸膜增厚及胸腔积液。肺实质受累常呈现间质性肺疾病样改变。

皮肤受累：约 1/4 的患者有皮肤受累，表现为皮下黄色斑块，最常见于眼睑及眶周区域，即睑黄瘤。也可表现为其他非特异性的斑疹或丘疹。

其他系统受累亦偶有报道，如齿龈、消化系统、乳腺、甲状腺、胰腺及淋巴结等。

另外，约 10% 的 ECD 患者可合并髓系肿瘤，如骨髓增殖性肿瘤（MPN）、骨髓增生异常综合征（MDS）、慢性粒 - 单核细胞白血病或其他 MDS/MPN 重叠。

4. ECD 如何诊断？

ECD 的诊断需要基于临床表现、影像学证据及病理综合判断，与肿瘤性疾病及结缔组织疾病，以及其他组织细胞增生肿瘤性疾病（朗格汉斯细胞组织细胞增生症和非朗格汉斯细胞组织细胞增生症等）相鉴别。

ECD 患者具有影像学证实的下肢对称性骨干和干骺端骨质硬化，或具有毛肾、主动脉周围纤维化、右心房假瘤、黄斑瘤、眼球突出等典型表现，通过影像学典型征象有助于缩小诊断范围。

活检证实特征性的组织病理学表现具有确诊意义，一般为泡沫状组织细胞浸润，周围为纤维化或黄色肉芽肿。有时可见 Touton 样多核巨细胞。ECD 组织细胞表达 CD68（溶酶体巨噬唾液酸蛋白）、CD163（血红蛋白和结合珠蛋白清除受体）、XIIIa 因子（组织谷氨酰胺酶），不表达朗格汉斯细胞标志物 CD1a。分子学方面，具有 *BRAF* 基因突变，常为 *BRAF*^*V600E*；或激活 MAPK 通路的其他突变基因（*KRAS*、*NRAS*、*MAP2K*、*ARAF*、*MAP3K1* 等）或融合基因；或 *CSF1R* 基因的激活突变。

五、治疗及随访

1 个月前患者病理诊断明确后予口服 BRAF 抑制剂治疗（维莫非尼）治疗，并予羟基脲降血小板、阿司匹林抗血小板治疗等。目前双侧眼球凸出较前改善,双眼仍无光感,规律门诊随诊中。

【治疗提问】

ECD 如何治疗?

对于少部分无症状且经全身评估无重要脏器损害的 ECD 患者可暂时予以观察。对于症状性 ECD 患者或有辅助检查证实有重要脏器损害的无症状患者,需要接受治疗。治疗手段主要包括传统治疗及靶向治疗。更多临床研究显示靶向治疗药物疗效优势。

ECD 的传统治疗方式主要包括干扰素、糖皮质激素、免疫抑制剂及全身化疗。其中,干扰素 α 治疗对于没有心血管或神经系统受累或其他终末器官功能障碍的患者效果良好。对于干扰素 α 无效或不耐受的患者,可考虑化疗,如克拉屈滨等。而手术或放疗仅用于治疗局部或机械性并发症。注意:研究表明糖皮质激素及免疫抑制剂对于 ECD 有临床效果,但无生存获益,不作为单独用药。

近年来,靶向治疗取得重大进展。对于 *BRAF* V600E 阳性的患者,若有心血管或神经系统受累或其他终末器官功能障碍,BRAF 抑制剂(维莫非尼或达拉非尼)靶向治疗为国际上目前一线推荐。对于 *BRAF* V600E 阴性的有终末器官功能障碍的患者,应考虑 MEK 抑制剂。由于疾病的罕见性,靶向药物的最佳剂量及疗程尚无定论。

【预后提问】

ECD 患者的随访方案及预后如何?

开始治疗之后,患者应至少每 3~6 个月随访一次,包括症状评估及受累器官的影像学评估。疾病稳定后,可 6~12 个月进行一次影像学评估。由于中枢神经系统受累为预后不良的独立危险因素,故对于初诊时无中枢神经系统受累的患者,随访时仍需注意有无中枢神经系统受累表现。另外即使诊断时未发现心脏受累,仍建议患者每年常规接受一次心电图和超声心动图检查。由于 10% 的 ECD 患者合并髓系肿瘤,若病程血液系统异常相关症状的患者,应考虑进行骨髓检查。

由于疾病诊治手段的改善,近年来,ECD 患者的预后有明显改善,5 年生存率从 1996 年报道的 43% 提高到近期报道的 83%。

(李　剑　张春兰)

推荐阅读文献

[1] ABLA O. Management of ECD: the era of targeted therapies. Blood, 2020, 135 (22): 1919-1920.

[2] GOYAL G, HEANEY M L, COLLIN M, et al. Erdheim-Chester disease: consensus recommendations for evaluation, diagnosis, and treatment in the molecular era. Blood, 2020, 135 (22): 1929-1945.

[3] HAROCHE J, COHEN-AUBART F, AMOURA Z. Erdheim-Chester disease. Blood, 2020, 135 (16): 1311-1318.

第三节　范科尼贫血

> 关键词:范科尼贫血;先天性骨髓衰竭性疾病;骨髓衰竭疾病;全血细胞减少

一、病史摘要

患儿,男性,7 岁,学生,因 "反复鼻衄伴面色苍白 2 年余" 入院。

入院前 2 年,患儿无明显诱因反复出现鼻衄,伴皮肤瘀斑、面色苍白,无呕血、黑便、咯血,于当地医院就诊。血常规示白细胞计数 2.39×10^9/L,中性粒细胞比例 41.6%,淋巴细胞比例 36.4%,血红蛋白 67g/L,血小板计数 12×10^9/L,网织红细胞比例 1.5%;骨髓涂片示骨髓增生低下,非造血细胞(淋巴细胞、浆细胞等)明显增高,粒、红两系伴轻度病态改变,诊断为 "再生障碍性贫血",给予辐照单采血小板 1U 输注,口服利可君、生血宁等治疗后无明显改善。家属尝试中药治疗,并间断输注辐照血小板、去白红细胞悬液,病情无好转。

既往史无特殊。否认药物、毒物接触史。患儿母亲孕 2 产 2,孕 37 周,自然分娩;患儿出生时左手拇指并指畸形,出后生长发育正常。父母非近亲婚配,父亲、母亲及弟弟均身体健康,否认遗传性及肿瘤疾病家族史。

【病史提问】

1. 什么是 "全血细胞减少" ?

全血细胞减少(pancytopenia)定义为外周血中白细胞、红细胞及血小板均低于同年龄段正常参考值范围下限。其中,上述任意两种血细胞成分减少,称为两系血细胞减少(bicytopenia)。BCP 和全血细胞减少是多种疾病的血液学异常表现。

2. 全血细胞减少的常见病因有哪些?

全血细胞减少是儿童较为常见的一种临床表现。病因复杂多样,明确病因和鉴别诊断很关键。总体来说,病因可分为骨髓增生低下和血细胞破坏增多 / 分布异常(表 4-8-2)。

表 4-8-2 儿童全血细胞减少常见病因

病因	常见原因	常见疾病
骨髓增生低下	造血干细胞或造血微环境受损	①骨髓造血衰竭性疾病 ②放化疗、药物 ③感染：细小病毒 B19、巨细胞病毒（CMV） ④骨髓纤维化
	异常克隆抑制正常造血	①实体肿瘤骨髓转移 ②血液系统异常克隆：急性白血病
	无效造血	骨髓增生异常综合征（MDS）
	造血原料缺乏	叶酸、维生素 B_{12}
破坏增多/分布异常	脾功能亢进	肝脏疾病、门静脉高压
	单核巨噬细胞系统、淋巴组织增生	①实体肿瘤骨髓转移 ②血液系统遗传克隆：急性白血病 ③淋巴造血组织肿瘤：非霍奇金淋巴瘤、噬血细胞综合征、朗格汉斯细胞组织细胞增生症 ④遗传代谢性疾病：戈谢病、尼曼 - 皮克病
	感染	①细菌感染：严重脓毒症、重症结核感染等 ②病毒感染：巨细胞病毒、EB 病毒 ③原虫感染：利什曼原虫、疟原虫
	免疫介导破坏增加	①自身免疫性疾病：系统性红斑狼疮、埃文斯（Evan's）综合征 ②药物：奎宁、磺胺、利福平等

二、体格检查

1. **一般内科查体** 生命体征平稳，神志清楚，心、肺、腹未查见明显异常体征，双下肢无水肿。

2. **血液系统查体** 头围 50cm，双眼眼裂小。面色苍白，全身皮肤可见广泛针尖大小出血点，口唇苍白，牙龈可见活动性出血。浅表淋巴结未扪及肿大。肝脾肋下未扪及。左手拇指可见并指畸形（图 4-8-3）。

【查体提问】

1. 结合患儿的病史和查体，初步考虑什么诊断？

本例患儿呈慢性病程，病程中多次血常规全血

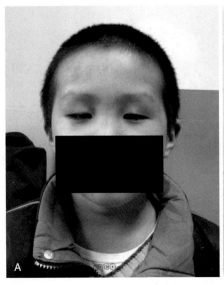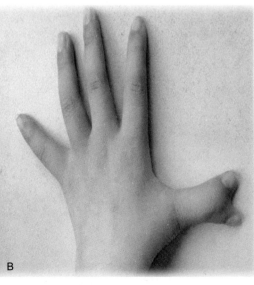

图 4-8-3 范科尼贫血患儿特殊面容
A. 双眼眼裂小；B. 躯体畸形：左手拇指并指畸形。

细胞减少。追问病史,无感染性疾病、自身免疫性疾病及肝脏疾病等。骨髓涂片检查提示有核细胞增生低下,初步判定全血细胞减少的原因为骨髓增生低下。结合患儿存在躯体畸形。因此,先天性骨髓衰竭性综合征(inherited bone marrow failure syndromes,IBMFS)可能性大。

2. 该患儿需要考虑哪些鉴别诊断?还需要进行哪些辅助检查明确诊断?

需要与 IBMFS 相鉴别的疾病,见表 4-8-3。

因此,还需完善病毒学检查(包括 EB 病毒、CMV、肝炎病毒、疱疹病毒 6、细小病毒 B19)、血清叶酸 / 维生素 B_{12}、自身抗体、Coombs 试验、甲状腺功能、胸部 X 线、超声心动图、腹部超声(肝胆胰脾)、泌尿系超声(双肾、输尿管、膀胱)、骨髓细胞学、染色体断裂试验、染色体核型分析、先天性骨髓衰竭性疾病基因筛查,以及 MDS 相关基因突变检测。

三、辅助检查

1. 病毒学检查 均为阴性。

2. 叶酸 / 维生素 B_{12} 检测 正常。

3. 自身抗体、Coombs 试验、甲状腺功能 均正常。

4. 胸部 X 线 心、肺未见异常。

5. 超声心动图 心脏形态及结构未见异常;腹部超声(肝胆胰脾)、泌尿系超声(双肾、输尿管、膀胱):左肾缺如,右肾偏大。

6. 骨髓细胞学 三系增生低下,粒系、红系伴轻度病态改变,巨系部分产板欠佳。

7. 染色体核型分析 46,XY。

8. 染色体断裂试验 阳性。

9. 先天性骨髓衰竭性疾病基因筛查 +MDS 相关基因突变检测 *FANCA* 基因存在 2 处杂合突变:c.2730-2731del,p.L910fs(来自患儿父亲)和 c.4009A>G,p.S1337G(来自患儿母亲)。

【辅助检查提问】

IBMFS 患者具有哪些骨髓细胞学 / 骨髓活检表现?

骨髓检查是诊断骨髓衰竭性疾病的基本检查,包

表 4-8-3 先天性骨髓衰竭性疾病(IBMFS)鉴别诊断谱

	鉴别诊断谱	鉴别依据
IBMFS	范科尼贫血(Fanconi anemia,FA)	最常见的类型,大多数患者存在特征性先天畸形,包括皮肤咖啡牛奶斑,身材矮小,小头畸形,拇指 / 桡骨畸形,鱼际发育不全,肾脏畸形。染色体断裂实验阳性
	先天性角化不良(dyskeratosis congenita,DC)	典型三联征:指 / 趾甲角化不良,口腔、黏膜白斑,皮肤色素脱失。端粒长度缩短
	施 - 戴综合征(Shwachman Diamond syndrome,SDS)	身材矮小,胰腺外分泌功能不全,慢性腹泻,骨骼畸形。低血清胰蛋白酶原(<3 岁),低血清胰腺异淀粉酶(>3 岁)
获得性骨髓衰竭性疾病(acquired bone marrow failure syndromes,ABMFS)	获得性再生障碍性贫血(acquired aplastic anemia,aAA)	无特征性的躯体畸形和内分泌异常,染色体断裂试验正常;无致病性 IBMFS 相关基因突变
	阵发性睡眠性血红蛋白尿症(paroxysmal nocturnal hemoglobinuria,PNH)	常存在慢性血管内和血管外溶血性贫血,血栓形成风险很高,无躯体畸形,染色体断裂试验正常
	骨髓增生异常综合征(myelodysplastic syndrome,MDS)	以无效造血和病态造血为特征的骨髓克隆性疾病,存在克隆性造血相关细胞遗传学 / 分子生物学异常
	意义未明特发性血细胞减少(idiopathic cytopenia of undetermined significance,ICUS)	一系或三系血细胞减少,持续>6 个月,不满足 MDS,但不能用其他疾病解释
	自身免疫介导的血细胞减少(autoimmune-mediated pancytopenia)	常见于系统性红斑狼疮(systemic lupus erythematosus,SLE),桥本甲状腺炎,也见于自身免疫性淋巴增殖综合征(ALPS)和常见变异型免疫缺陷病(CVID)
	其他	造血原料缺乏:维生素 B_{12} 和 / 或叶酸缺乏 病毒感染

括骨髓细胞学和骨髓活检。IBMFS 患者骨髓通常表现为增生低下，伴或不伴发育不良改变，非造血细胞（淋巴细胞、网状细胞、浆细胞、肥大细胞等）比例明显增高；巨核细胞明显减少或缺如。

四、诊断

范科尼贫血（FA）

【诊断提问】

1. FA 的定义及流行病学如何？发病机制是什么？

FA 是一种罕见的遗传性血液系统疾病，为 IBMFS 中最常见的一种类型。其发病率为 $(1\sim5)/100$ 万，多于幼年或青少年发病。至目前为止，已经鉴定出可以导致 FA 发生的基因共 23 个。其中，除 *FANCB* 为 X 连锁隐性遗传，*FANCR/RAD51* 为常染色体显性遗传外，其余均为常染色体隐性遗传。*FANCA* 基因突变在 FA 患者中最常见，约占 60%。这些基因编码了识别和修复 DNA 损伤的 "FANC" 蛋白，是一组执行染色体交联修复功能的蛋白。基因突变导致细胞内 DNA 修复障碍，增加染色体易脆性，诱发染色体异常核型出现，从而表现为骨髓衰竭，并增加癌症易感性。

2. FA 的核心临床特点有哪些？

临床表现复杂多样，通常以先天性畸形、骨髓衰竭（bone marrow failure，BMF）和肿瘤易感性为主要特征。60%~70% 的患者存在先天畸形，一般包括身材矮小、骨骼异常（如小头畸形、拇指缺失或并指畸形、桡骨缺失、短/蹼颈、脊柱侧弯等）、皮肤色素改变（包括色素沉着、色素缺失、咖啡牛奶斑）、小眼、肾脏异常（包括马蹄肾、异位肾、肾脏发育不良或肾缺如）、性腺/生殖器畸形等。进行性 BMF 通常在 5~10 岁发生，且血小板减少或白细胞减少常先于贫血出现。FA 患者容易发生癌症，主要为急性髓系白血病（acute myeloid leukemia，AML）和 MDS。老年 FA 患者发生实体瘤的风险很高，主要为鳞状细胞癌（squamous cell carcinoma，SCC）。

3. FA 的诊断标准是什么？

基于病史、家族史、临床检查及实验室检测结果确定。

（1）病史：三大主要临床特征的相关症状。

（2）家族史：注意询问家族成员中有无近亲结婚史、贫血史、躯体畸形、智力发育异常、肿瘤等。

（3）体格检查：存在先天性躯体畸形。

（4）实验室检查

1）染色体脆性试验：经典诊断方法，但可能出现假阴性或假阳性结果。

2）分子诊断：对于无明显临床表现的 FA 患者，如染色体断裂试验阴性，基因测序是必要的检查手段。

五、治疗经过

1. **支持治疗**　定期输注去白红细胞悬液及辐照单采血小板，以纠正严重的贫血状态及防治出血。

2. **异基因造血干细胞移植**（allogeneic hematopoietic stem cell transplantation，allo-HSCT）**治疗**　行减低强度预处理方案的 allo-HSCT 治疗。

【治疗提问】

FA 的治疗手段主要有哪些？

1. **药物治疗**

（1）雄激素：约 60% 的患儿有治疗反应，常用药物为羟甲烯龙、达那唑及氧雄龙。

（2）生长因子：如粒细胞集落刺激因子（granulocyte colony-stimulating factor，G-CSF）及血小板生成素类似物。但大量使用生长因子可能和 MDS 及 AML 风险增高有关。

（3）防治感染：对于中性粒细胞减少伴发热的患儿，应控制感染以降低危及生命的感染风险。

2. **输血治疗**　建议输注去除白细胞及辐照红细胞、辐照单采血小板以减少移植物抗宿主病（graft versus host disease，GVHD）发生。

3. **异基因造血干细胞移植（allo-HSCT）治疗**　allo-HSCT 是根治 FA 患者发生 BMF 的唯一方法。对于已经存在输血依赖的 FA，尽早进行 allo-HSCT 治疗以达到治愈疾病的目标。

4. **基因治疗**　在过去的 10 余年里，针对各种单基因疾病的高效和安全的基因治疗方法取得了显著的进展，但到目前为止，相关临床试验并没有显示出基因校正的造血干细胞植入或逆转 FA 患者 BMF 的临床疗效。

六、随访及预后

患儿已行 allo-HSCT 治疗，骨髓造血功能已恢复，外周血三系正常，目前门诊定期随访。

【预后提问】

1. FA 患者的预后如何？

FA 患者 BMF 平均发生年龄为 7.6 岁，在 15 岁的患者中，80% 的人会发生 BMF；在 40 岁以上患者中，发生 BMF 的风险超过 90%。10 年、20 年和 30 年的血液系统恶性肿瘤累积发病率分别达 5%、8% 和 22%，实体瘤分别为 1%、15% 和 32%。10 年、20 年和 30 年的总体生存率分别为 88%、56% 和 37%；而主要死亡原因是肿瘤、血液系统并发症和移植相关并发症。

2. 发生 BMF 的 FA 患者如何进行监测和管理？

FA 诊疗指南中对 BMF 的治疗提出了详细建议。

（郭　霞）

推荐阅读文献

[1] FROHNMAYER L, VAN RAVENHORST S, WIRKKULA L. Fanconi anemia clinical care guidelines 5th ed. 2020 [2022-10-01]. https://www. fanconi. org/images/uploads/other/Fanconi_Anemia_Clinical_Care_Guidelines_5thEdit-ion_web. pdf.

[2] KUTLER D I, SINGH B, SATAGOPAN J, et al. A 20-year perspective on the International Fanconi Anemia Registry (IFAR). Blood, 2003, 101 (4): 1249-1256.

[3] SIEFF C A. Introduction to acquired and inherited bone marrow failure. Hematol Oncol Clin North Am, 2018, 32 (4): 569-580.

第四节　戈谢病

> **关键词：戈谢病；溶酶体贮积病；脾大；骨坏死**

一、病史摘要

患者，男性，35 岁，汽车修理工，因"双髋疼痛、发现血小板减少 10 年，加重 1 个月"入院。

10 年前患者无明显诱因出现双髋疼痛，检查发现血小板减少，此后疼痛逐渐加重，伴跛行，影响上楼、下蹲等日常活动。3 年前诊断双侧股骨头缺血性坏死，行"左侧全髋关节置换术"，当时血小板计数 44×10^9/L。术后左髋疼痛缓解。1 个月前右髋疼痛加重，伴腹胀，查血常规：血红蛋白 103g/L，血小板计数 30×10^9/L，白细胞计数 3.49×10^9/L；腹部彩超：脾大。患病以来，精神、食欲、睡眠可，大小便正常，体重无变化。既往史无特殊。吸烟 10 年，未戒烟，无嗜酒史，无药物、毒物接触史。父母和女儿均身体健康，否认遗传病家族史。

【病史提问】

对临床表现为脾大的患者，如何通过体格检查缩小诊断的范围？

脾大的病因很多，脾大的程度可对病因诊断提供

线索，巨脾比轻中度脾大的病因少（表 4-8-4）。脾脏的质地及有无触痛、起病缓急、传染病史、流行病史和家族史、伴随症状和体征均有助于鉴别。

表 4-8-4　脾大程度与可能的病因

脾大程度	可能的病因
轻度 （不超过肋缘下 2cm）	急性感染性疾病 充血性心力衰竭 系统性红斑狼疮 急性白血病 骨髓增生异常综合征 原发性血小板增多症
中度 （超过肋缘下 2cm 至脐水平线以上）	慢性感染性疾病 肝硬化 费尔蒂（Felty）综合征 慢性淋巴细胞白血病 大颗粒淋巴细胞白血病 真性红细胞增多症 慢性溶血性贫血
重度（巨脾） （超过脐水平线或前正中线）	骨髓纤维化 慢性髓细胞性白血病 毛细胞白血病 脾淋巴瘤 重型地中海贫血 贮积病（如戈谢病、尼曼 - 皮克病） 晚期血吸虫病 黑热病

二、体格检查

1. 一般内科查体　生命体征平稳，发育正常，心、肺、神经系统查体无明显异常。步态不正常，右下肢短缩 3cm，右髋屈 60°、伸 0°、外展 0°、内收 0°，右髋内外旋诱发疼痛、4 字征（+）、髋关节屈曲挛缩试验（Thomas 征）（−）；左髋屈 110°、伸 0°、外展 45°。

2. 专科查体　贫血貌，皮肤、巩膜无黄染，皮肤、黏膜无出血，浅表淋巴结无肿大。肝脏肋下 3cm，脾脏下缘平脐，Ⅰ线 9cm，Ⅱ线 10cm，Ⅲ线 −1cm，质硬，无触痛。

【查体提问】

1. 结合患者的病史和查体，初步考虑什么诊断？需要考虑哪些鉴别诊断？

本例患者为青年男性，呈慢性进展性病程，主要临床表现为巨脾、骨坏死及血小板减少，初步诊断考虑戈谢病（Gaucher disease, GD）。需要与血液系统疾病（多发性骨髓瘤、骨髓增殖性肿瘤、免疫性血小板减

少症、血红蛋白病等)、自身免疫性疾病(如强直性脊柱炎)、代谢性骨病及其他贮积病鉴别。

2. 该患者还需要进行哪些辅助检查明确诊断?

患者还需要完善血常规、血生化、免疫、骨代谢、血清蛋白电泳、血红蛋白电泳、骨髓穿刺术、影像学检查等辅助检查。获得患者知情同意后,完善葡糖脑苷脂酶活性及相应基因突变检测,必要时行生物标志物(葡糖鞘氨醇、壳三糖酶)检测。

三、辅助检查

1. **血常规** 网织红细胞计数 0.1862×10^{12}/L,血红蛋白 97g/L,血小板计数 24×10^9/L,白细胞计数 2.31×10^9/L,中性分叶核粒细胞 1.45×10^9/L,淋巴细胞 0.77×10^9/L。

2. 肝功能、肾功能、血糖、血脂、血钙磷、肝炎标志物、血清蛋白电泳、血红蛋白电泳、类风湿因子、人类白细胞抗原 B27(HLA-B27)、骨代谢指标均未见异常。

3. **PET/CT** ①右侧肱骨上段、右侧桡骨、双侧髂骨、右侧股骨、左侧股骨中下段、双侧胫骨、双侧膝关节、脾脏糖代谢异常增高;②肝脾肿大,以脾脏为著,脾脏上缘及 T_9 水平,下缘及脐水平;③右侧股骨头坏死,左侧全髋关节置换术后。

4. **骨髓涂片** 增生明显活跃,全片易见戈谢细胞,胞体大,胞核较小,呈圆形或椭圆形,染色质粗糙,细胞质量丰富,呈灰蓝色"洋葱皮"样排列,偶见吞噬有核红细胞、成熟红细胞现象(图 4-8-4A)。

5. 外周血白细胞 β-葡糖苷酶活性检测 1.9nmol/(mg·h)[参考值 10~25nmol/(mg·h)];*GBA* 基因 11 个外显子编码区及外显子-内含子交界处靶向测序,发现 c.1240G>C(p.Val414Leu)杂合突变和 c.1448T>C(p.Leu483Pro)杂合突变,均为已知致病突变。

6. 进一步完善心电图、超声心动图、心肌标志物、脑钠肽、肺功能、头部 MRI,脑电图均正常。

【辅助检查提问】

GD 患者骨骼受累具有哪些影像学表现? 常用什么影像学检查方法?

GD 可累及全身骨骼,典型的影像学表现包括烧瓶样畸形和骨坏死。X 线是最常用的评价方式,典型征象是弥漫性骨质疏松和长骨干骺端膨大呈"烧瓶样"畸形(图 4-8-4B),也可发现骨折和溶骨性病变。MRI 常用于评价骨髓浸润程度,是判断有无骨质破坏及骨梗死最灵敏的影像学检查方法。骨密度测定(双能 X 线吸收法)是骨质疏松诊断的金标准。PET/CT 对 GD 累及骨髓灵敏度较高,且可排除疑似 GD 的其他血液系统恶性疾病。

四、诊断

戈谢病(GD Ⅰ型);双侧股骨头缺血坏死;左侧全髋关节置换术后。

【诊断提问】

1. GD 的定义及发病机制是什么? 流行病学如何?

GD 是一种常染色体隐性遗传的代谢障碍性疾病,发病机制是葡糖脑苷脂酶(glucocerebrosidase,GBA)基因突变导致机体溶酶体中 GBA 活性降低,造成其底物葡萄糖脑苷脂在肝、脾、骨骼,甚至脑的巨噬细胞溶酶体中贮积,形成"戈谢细胞",导致受累组织器官出现病变。GD 是最常见的溶酶体贮积病之一,全球每 10 万人中的患病人数为 0.7~1.75,在德系犹太人中发病率较高。国内专家根据新生儿发病率预估,中国人群的患病率为 1/(20~50)万。

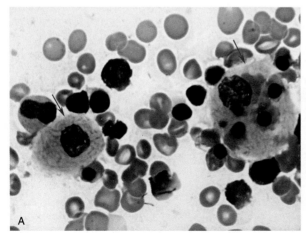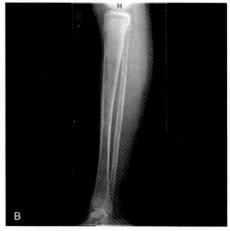

图 4-8-4 患者辅助检查
A.骨髓涂片,箭头示戈谢细胞,可见吞噬红细胞现象;B.X 线检查,箭头示胫骨干骺端"烧瓶样"畸形。

2. GD 的常见临床表现有哪些?

几乎所有 GD 患者的病变累及内脏器官、骨髓和骨。疾病严重程度不一,重者可在围生期死亡,轻者可无症状。常见临床表现为肝脾肿大、血小板减少、贫血、骨痛、神经系统症状,也可出现其他系统受累表现,并可能在病程中进行性加重。根据是否累及神经系统及疾病进展速度,GD 分为 3 种类型(表 4-8-5):①Ⅰ型,非神经病变型,最常见,无原发性中枢神经系统受累表现;②Ⅱ型,急性神经病变型,伴有广泛且严重的内脏受累,一般于 1 岁内发病,多数于 2 岁前死亡;③Ⅲ型,慢性神经病变型,其发病率较Ⅱ型高,常发病于儿童期,病情进展缓慢,寿命可较长。Ⅲ型又可分为Ⅲa、Ⅲb、Ⅲc 3 种亚型。

3. GD 的诊断标准是什么?

GBA 活性检测是诊断 GD 的金标准,对于临床特征符合 GD 的患者,检测外周血白细胞或皮肤成纤维细胞中 GBA 活性低于正常值 30% 时,即可确诊 GD。Ⅰ型 GD 患者通常表现出一定的残余酶活性,Ⅱ型和Ⅲ型患者的酶活性通常更低。当患者虽然具有 GD 临床表现,但其 GBA 活性未低于正常值 30% 时,需参考血生物标志物结果(葡糖鞘氨醇、壳三糖酶等)。如临床高度疑似,应进一步做基因突变检测确诊。

五、治疗经过

1. 特异性治疗　给予伊米苷酶 3 000U(即 60U/kg),静脉滴注,每 2 周一次。

2. 一般治疗　给予止痛对症处理,防止外伤导致出血和脾破裂。

3. 外科评估　待特异性治疗后血小板计数升高,择期行右侧全髋关节置换术。

4. 心理支持治疗。

【治疗提问】

1. GD 的治疗手段主要有哪些?

(1) 酶 替 代 疗 法(enzyme replacement therapy, ERT):一线特异性治疗,推荐用于 GD Ⅰ型和Ⅲ型,Ⅱ型治疗效果差。国内常用伊米苷酶,Ⅰ型起始剂量为 30~60U/kg,Ⅲ型起始剂量为 60U/kg,每 2 周一次。此外,ERT 药物还包括维拉苷酶 α(Velaglucerase alfa 和 Taliglucerase alfa)。

(2) 底物抑制疗法(substrate reduction therapy, SRT):通过减少葡萄糖脑苷脂的合成从而减少糖脂类堆积,药物包括麦格司他(Miglustat)、依鲁司他(Eliglustat)。

(3) 异基因造血干细胞移植(allogeneic hematopoietic stem cell transplantation, allo-HSCT):对非神经型 GD 有确切疗效,是潜在可能治愈 GD 的疗法,但并发症和治疗相关死亡率较高,需慎重评估风险与获益。

(4) 其他治疗:双磷酸盐、支持治疗、脾切除术、骨科手术、分子伴侣法。

2. GD 患者何时考虑脾切除术?

脾切除术需慎重,适应证为:其他治疗方法无效的危及生命的血小板减少伴出血高风险、复发性脾梗死导致的持续性腹痛、重度限制性肺疾病、下腔静脉阻塞综合征,或不能接受 ERT 或 SRT 治疗。

表 4-8-5　戈谢病各型的临床特征

项目	Ⅰ型	Ⅱ型	Ⅲ型		
			Ⅲa	Ⅲb	Ⅲc
发病年龄	儿童到成人期	婴儿期	早至儿童期,晚至成年期		
进展速度	较慢	快速,多于 2 岁前死亡	较Ⅰ型快		
神经系统	–	++++	++~+++,共济失调、肌阵挛、进行性痴呆	+~+++,核上性凝视麻痹	+,核上性凝视麻痹、非交通性脑积水
脾大	+~+++	++	+	+++	+
骨病	+~+++	–	+/–	++~++++	+
血液系统	+~+++	++,主要血小板减少	+,主要贫血	+++~++++	+/–
肺病	+~+++	+++	++~+++	++~+++	+/–
其他表现	间质性肺病、肺动脉高压、恶性肿瘤	先天性鱼鳞病	–	驼背/脊柱侧弯	心血管钙化、角膜混浊

注:"–~++++" 代表受累严重程度。

六、随访及预后

治疗第 1 年，每 3 个月门诊随访一次。患者贫血改善，血小板计数升高至 $50 \times 10^9/L$ 以上，肝脾缩小，腹胀缓解。继续伊米苷酶 3 000U（60U/kg），每 2 周一次；骨科住院行右侧全髋关节置换术，术后接受康复治疗。

治疗第 2~3 年，每 3~6 个月门诊随访一次。患者血红蛋白恢复正常，血小板计数缓慢升高，轻到中度脾大，肝脏体积恢复正常，无骨病进展表现。给予伊米苷酶 2 200U（45U/kg），每 2 周一次。

治疗 3 年以后，病情稳定，予伊米苷酶 1 600U（30U/kg），每 2 周一次，每 1~2 年门诊随访一次。

【预后提问】

如何评价成人 GD 患者 ERT 治疗的有效性？

（1）贫血相关症状的改善：①输血依赖减少；②在治疗 1~2 年内，女性患者的血红蛋白水平升高至 110g/L 以上，男性升高至 120g/L 以上。

（2）血小板上升以及出血倾向的改善：①在治疗的第 1 年血小板计数升高，无自发性出血，能基本满足侵入性检查和治疗需求；②对于已行脾切除术的患者，治疗 1 年时血小板计数恢复正常；对于未切除脾脏的患者，治疗 3 年时血小板计数恢复正常；后续能长期维持血小板计数在正常水平。

（3）行动能力的改善：①在治疗 1~2 年内骨痛减轻（不可逆骨病所致骨痛除外）；②对于没有严重骨病的患者，骨髓受累减少；③对于基线骨密度 T 评分低于 –2.5 的患者，2 年时骨密度提高；④对于活动受限的患者，维持正常活动能力或改善活动能力。

（4）内脏并发症的改善：①脾大相关腹胀、早饱等症状缓解，无新发脾梗死；②脾功能亢进消除；③能避免脾切除术（除非发生危及生命的出血事件）；④后续能长期维持肝脾体积，以防肝纤维化、肝硬化和门静脉高压；⑤改善或预防肺部疾病。

（吴　俣　王　婕）

推荐阅读文献

［1］中华医学会血液学分会红细胞疾病（贫血）学组．中国成人戈谢病诊治专家共识（2020）．中华医学杂志，2020, 100 (24): 1841-1849.

［2］NALYSNYK L, ROTELLA P, SIMEONE J C, et al. Gaucher disease epidemiology and natural history: a comprehensive review of the literature. Hematology, 2017, 22 (2): 65-73.

［3］ZIMRAN A. How I treat Gaucher disease. Blood, 2011, 118 (6): 1463-1471.

第五节　血友病

关键词：血友病；凝血因子；替代治疗；血友病性关节病

一、病史摘要

患者，男性，23 岁，学生，因"反复皮肤瘀斑、肢体肿痛 20 余年，复发 4 日"入院。

20 余年前患者从 1m 高处坠落摔伤左腿，出现左下肢肿痛，伴皮肤瘀斑，当地医院行超声检查提示"左下肢血肿"，行血肿清除术治疗。8 年前无明显诱因出现右下肢肿痛，皮肤瘀斑，超声检查提示"右下肢血肿"，再次行血肿清除术治疗。后上述症状间断出现，偶有鼻出血，牙龈出血。1 年前无明显诱因出现右上肢肿痛，伴皮肤瘀斑，超声检查提示：右侧腋窝至右侧上臂肌层内弱回声团块，考虑血肿可能。给予止血等治疗。4 日前无明显诱因再次出现阵发性右下肢肿痛，无皮肤瘀斑、感觉障碍、活动障碍。有输血史。吸烟，每日 20 支，有饮酒史。无药物、毒物接触史。

【病史提问】

对于出血性疾病的患者，鉴别诊断应如何考虑？

出血性疾病可由血管壁结构和功能异常，血小板数量和质量异常，以及凝血或纤溶系统异常所致，也可能多种异常合并存在。出血性疾病涉及一系列疾病，不同出血性疾病症状表现有差异，临床特点见表4-8-6，结合既往出血史，出血特征包括部位、程度、持续时间、诱因等，药物及家族史等有助于诊断。

表 4-8-6　出血性疾病临床表现

项目	血管或血小板异常	凝血功能障碍
出血特征	瘀斑、出血点	深部血肿
常见出血部位	皮肤、黏膜	关节、肌肉
出血诱因	自发性	外伤较多
持续时间	短暂，可能反复发作	术后延迟出血，终身性
发病人群	女性多见	男性多见
家族史	少有家族史	多有家族史

二、体格检查

生命体征平稳,神志清楚,右小腿肿胀,较左侧肢围增加约 5cm,轻度压痛,皮温降低,无皮肤瘀斑出血点。心、肺、腹查体无明显异常。四肢肌力 V 级,肌张力正常。

【查体提问】

结合患者的病史和查体,初步考虑什么诊断? 还需要进行哪些辅助检查明确诊断?

本例患者为青年男性,自幼发病,表现反复皮肤瘀斑,四肢肌肉肿胀,出血倾向,考虑出血性疾病,结合患者出血症状的特点,以自发性出血,同一部位反复出血,深部肌肉出血和皮肤瘀斑为主,因此考虑该患者可能为某种先天性凝血功能障碍性疾病。

因此,还需要完善血常规、外周血细胞形态(重点观察血小板形态),凝血功能筛查,如有异常需行纠正试验及凝血因子活性定量检查。影像学检查评估血肿情况。

三、辅助检查

1. **血常规**　白细胞计数 9.83×10^9/L,血红蛋白 156g/L,血小板计数 231×10^9/L。

2. **外周血细胞形态**　血小板数量及形态未见明显异常。

3. **DIC 常规检查**　凝血酶原时间(PT)11.0 秒(正常范围:9.6~12.8 秒),国际标准化比值(INR)0.98(正常范围:0.88~1.15),活化部分凝血活酶时间(APTT) 53.5 秒(正常范围:24.8~33.8 秒),凝血酶时间(TT) 15.1 秒(正常范围:14~22 秒),纤维蛋白原(Fg)4.51g/L(正常范围:2.0~4.0g/L),纤维蛋白及纤维蛋白降解产物(FDP)<2.5mg/L(正常范围:<5mg/L),D-二聚体(D-Dimer)0.51mg/L FEU(正常范围:<0.55mg/L FEU)。

4. **APTT 纠正试验**　正常血浆 1∶1 纠正后 APTT 27.8 秒,正常血浆 1∶1 纠正 37℃孵育 2 小时 27.7 秒。

5. **凝血因子活性**　凝血因子 FIX 促凝活性(FIX:C)3.0%,FIX:C(多点稀释 1∶1)2.8%,FIX:C(多点稀释 1∶2)3.0%,FIX:C(多点稀释 1∶4)3.4%;FⅧ:C 146.9%,FⅧ:C(多点稀释 1∶1)145.6%,FⅧ:C(多点稀释 1∶2)146.2%,FⅧ:C(多点稀释 1∶4)147.4%。

6. **超声检查**　右侧小腿肌层查见大小约 80mm×40mm×50mm 的混合回声团,边界欠清楚,形态欠规则,探头加压部分可见波动感,内未见血流信号。考虑右侧小腿肌间占位:血肿?

【辅助检查提问】

1. **对于 APTT 延长的出血性疾病患者鉴别诊断应如何考虑?**

APTT 延长提示内源性凝血途径异常,常见于 FⅧ、FIX、FXI、FXII缺乏或存在这些凝血因子的抑制物,如抗 FⅧ 或抗 FIX 抗体、肝素、狼疮抗凝物等。此外,血管性血友病或获得性血友病也可能引起 APTT 延长。见表 4-8-7。

表 4-8-7　活化部分凝血活酶时间(APTT)延长,血小板、凝血酶原时间(PT)正常常见病因

出血倾向	无出血倾向
自发性出血	
• 重型血友病 A 或血友病 B	FXII缺乏
• 重型血管性血友病(3 型)	狼疮抗凝物存在
• FⅧ抑制物存在	高分子量激肽原缺乏
• 获得性血管性血友病	前激肽释放酶缺乏
创伤后出血	
• 轻中度血友病 A 或血友病 B	
• 重度 FXI 缺乏	

2. **血友病辅助检查特点是什么?**

筛查试验:血小板计数和形态、功能均正常;凝血功能筛查中仅 APTT 延长,轻型血友病患者 APTT 可能轻度延长甚至正常,PT、TT、Fg 水平、出血时间及血块收缩试验均正常。

纠正试验:APTT 延长者,将患者血浆与正常血浆 1∶1 等量混合行 APTT 正常血浆纠正试验,对于没有凝血因子抑制物存在的血友病患者,混合后即刻 37℃孵育 2 小时检测 APTT 均可纠正。若存在抗 FⅧ 或抗 FIX 抗体,混合孵育 2 小时后检测 APTT 会有延长。

确诊试验:血友病确诊依赖于凝血因子活性检测,常用的方法有一期凝血法、显色法等。血友病 A 患者 FⅧ:C 降低,血管性血友病因子抗原(vWF:Ag)正常,(FⅧ:C)/(vWF:Ag)明显降低,血友病 B 患者 FIX:C 降低。

抑制物检测:对怀疑存在 FⅧ 或 FIX 的特异性凝血因子抑制物者应在 1~4 周内分别进行两次抑制物滴度检测,常用的检测方法为 Bethesda 法或 Nijmegen 改良法。将不同稀释度的患者血浆与正常血浆等量混合后 37℃孵育 2 小时后测定残余 FⅧ:C,能使正常血浆 FⅧ:C 减少 50% 时,则定义为 FⅧ抑制物的含量为 1 个 Bethesda 单位,此时患者血浆的稀释度的倒数即为抑制物滴度,即 BU/ml 血浆,若抑制物滴度 ≥0.6BU/ml,则判定为阳性。为了避免凝血

因子产品治疗后对低滴度抑制物检测的干扰,对于血友病 A 和血友病 B 患者应分别在凝血因子产品治疗后 48 小时和 72 小时进行抑制物滴度检测,若患者病情需要频繁输注凝血因子产品而无法实现,则建议在行抑制物检测前,将待测血浆预热灭活残留凝血因子活性。

基因检测:可帮助识别血友病携带者,此外有助于预测抑制物形成风险。

四、诊断

血友病 B(中型)

【诊断提问】

1. 血友病的定义及流行病学如何?发病机制是什么?

血友病是由遗传因素导致凝血 FⅧ 或 FⅨ 合成缺陷的 X 染色体伴性遗传性出血性疾病,前者缺乏称为血友病 A,后者缺乏称为血友病 B。几乎均发生于男性患者,女性人群中极其罕见。在男性人群中,血友病 A 发病率为 10/(5~7)万,血友病 B 发病率为 1/(2.5~3)万。

FⅧ 基因长度为 186kb,包含 26 个外显子,FⅨ 基因长度约为 33kb,包含 8 个外显子,两者均位于 X 染色体长臂(分别为 Xq28 和 Xq27.1),多种基因异常可导致血友病发生,包括基因重排、错义突变、无义突变、基因剪接位点异常、基因全部或部分缺失及基因插入等,目前已证实超过 2 000 种基因变异可导致血友病 A,超过 1 000 种基因变异可导致血友病 B。

2. 血友病的临床特征及分型?

血友病 A 和血友病 B 临床特征表现相似,均可由凝血因子缺乏导致出血,可表现为关节内、软组织或其他部位出血。周期性关节内出血是血友病的一个重要特征,严重者可导致血友病关节病,关节畸形。软组织血肿可能出现四肢肌肉血肿、舌出血、腹膜后血肿等,血肿局部扩大可能压迫邻近器官、血管和神经。此外,部分血友病患者还可能出现自发性无症状血尿、颅内出血、鼻出血、咯血、胃肠道出血及拔牙或其他外科手术后出血等。

参考国际血栓与止血学会(ISTH)制定的标准,根据患者凝血因子活性水平将血友病分为轻型、中型及重型(表 4-8-8)。

3. 血友病诊断标准

血友病 A:FⅧ:C 低于正常值的 40%(<0.40U/ml),或在 FⅧ:C≥40% 时确认存在致病性 FⅧ 基因突变。同时 vWF:Ag 正常,排除血管性血友病(vWD)。

表 4-8-8　血友病严重程度分型

临床分型	凝血因子活性水平/(U·dl⁻¹)	出血特征
重型	<1	肌肉或关节自发性出血
中型	1~5	小手术或创伤后可致严重出血,偶有自发性出血
轻型	<5~40	大手术或外伤可致严重出血,罕见自发性出血

血友病 B:FⅨ:C 低于正常值的 40%(<0.40U/ml),或在 FⅨ:C≥40% 时确认存在致病性 FⅨ 基因突变。新生儿的 FⅨ:C 正常范围较低,评估时以正常新生儿范围作为参考。

五、治疗经过

该患者 FⅨ:C 水平为 3.0%,体重为 55kg,给予凝血酶原复合物 2 000U,每日 1 次,治疗 7 日。

【治疗提问】

血友病应如何进行治疗?

1. 总体治疗原则　血友病综合治疗的目的是降低出血风险,减少并发症。患者应避免使用阿司匹林等非甾体抗炎药、抗凝药及其他可能增加出血风险的药物,避免深部肌内注射,避免剧烈运动和重体力活动。治疗疼痛时可选择局部冷敷、对乙酰氨基酚或可待因等。同时根据病情予以凝血因子替代治疗。

2. 替代治疗　包括按需治疗和预防性治疗。按需治疗是指有明显出血时行替代治疗予以及时止血,术前、术中及术后给予补充凝血因子确保手术顺利进行。预防性治疗是指为预防出血而定期规律性替代治疗。

血友病 A 替代治疗首选病毒灭活的血源性 FⅧ 浓缩制剂或重组 FⅧ 制剂,若无这些制剂可选择冷沉淀或新鲜冰冻血浆治疗。血友病 B 的替代治疗首选重组 FⅨ 制剂或凝血酶原复合物(PCC,含有 FⅡ、FⅦ、FⅨ、FX),若无这些制剂可选择新鲜冰冻血浆治疗。输注剂量根据患者的血浆容量(大约每千克体重 5%),凝血因子半衰期及需要达到的凝血因子活性水平决定。对于血友病 A 患者,每输注 1U/kg 体重的 FⅧ 制剂可使外周血中 FⅧ:C 提高 0.02U/ml(2%),由于 FⅧ 半衰期为 8~12 小时,可每 8~12 小时输注一次。对于血友病 B 患者,每输注 1U/kg 体重的 FⅨ 制剂可使外周血中 FⅨ 提高 0.01U/ml(1%),由于 FⅨ 半衰期为 18~24 小时,可每日输注一次。对于按需治疗及围手术期替代治疗的需达到的目的凝血因子活性水平及疗程取决于出血部位或手术范围和手术方式等,具体可参考中国血友病协作组制定的替代治疗方案。

血友病预防性治疗通过定期规律接受替代治疗预防出血发生,维持正常关节肌肉功能,推荐用于所有重型血友病患者。国际上目前没有统一的标准方案,我国目前推荐采用低剂量方案,具体可参考中国血友病协作组推荐方案。

替代治疗主要的并发症是抑制物的产生,血友病 B 发生率低于血友病 A。抑制物的处理主要包括控制出血和清除抑制物。对于低滴度抑制物者可采用大剂量 FⅧ/FⅨ中和体内抗体,高滴度抑制物者可采用旁路制剂如重组活化 FⅦ和凝血酶原复合物。清除抑制物的主要通过长期规律频繁接受凝血因子制剂从而诱导免疫耐受治疗,二线治疗可采用 CD20 单抗等药物。

3. 其他治疗　去氨加压素可使轻中型血友病 A 患者 FⅧ活性水平暂时升高,可用于治疗轻中型血友病 A。抗纤溶药物可以增加止血功能,可作为黏膜出血、牙科出血的辅助治疗,对于泌尿系统出血者应避免使用。

六、随访及预后

患者治疗后右下肢肿胀疼痛好转,复查 APTT 36.2 秒,血肿逐步吸收。

【预后提问】

血友病并发症的处理?

血友病并发症包括血友病性关节病、血友病性假瘤及血液传播性感染等。血友病性关节病可通过物理与康复、关节矫形手术等治疗,慢性关节滑膜炎伴反复关节出血者可采用放射性同位素或化学药物切除滑膜。血友病性假瘤是指在软组织或骨骼的囊性包裹性血肿,是血友病少见但严重的并发症,治疗目标是尽可能完整切除从而彻底清除假瘤,恢复正常结构。

(吴　俣　唐文娇)

推荐阅读文献

[1] 中华医学会血液学分会血栓与止血学组,中国血友病协作组 . 血友病治疗中国指南 (2020 年版). 中华血液学杂志, 2020, 41 (4): 265-271.

[2] 中华医学会血液学分会血栓与止血学组,中国血友病协作组 . 血友病诊断与治疗中国专家共识 (2017 年版). 中华血液学杂志, 2016, 37 (5): 364-370.

[3] BLANCHETTE V S, KEY N S, LJUNG L R, et al. Definitions in hemophilia: communication from the SSC of the ISTH. Journal of Thrombosis and Haemostasis, 2014, 12 (11): 1935-1939.

[4] KAUSHANSKY K, LICHTMAN M A, PRCHAL J T, et al. Williams Hematology, 9th ed. New York: McGraw Hill Education, 2016.

第六节　阵发性睡眠性血红蛋白尿症

> 关键词:血管内溶血;全血细胞减少;糖基磷脂酰肌醇;锚连蛋白

一、病史摘要

患者,女性,35 岁,职员,已婚,因"间断酱油色尿 1 年,加重伴乏力 2 周"入院。

患者入院前 1 年无明显诱因出现酱油色尿,间断晨起发作,每 7~10 日发作一次,伴腰痛,无尿频、尿急、尿痛,无排尿困难。入院前 2 周患者晨起尿色加深,较前发作频繁伴乏力,于当地查血常规:红细胞计数 2.48×10^{12}/L、血红蛋白 66g/L、网织红细胞比例 18.22%、平均红细胞体积 92fl,白细胞计数分类和血小板正常;尿常规:潜血(+),尿胆原(++),蛋白(+)。自患病以来,精神、食欲、睡眠尚可,大便正常,体重无明显增减。既往史、个人史、家族史无特殊。否认遗传病家族史。

【病史提问】

对以深色尿、贫血为主要临床表现的患者,初步诊断应如何考虑?

深色(酱油色)尿和贫血的初步诊断应考虑溶血性疾病。尿色呈酱油色或暗红色,镜检无红细胞,尿液干化学分析潜血阳性,多见于血红蛋白尿;棕红色或葡萄酒色尿,镜检无红细胞,紫外线或阳光照射后颜色变深,见于卟啉病;若服用某些药物(利福平、氨基比林等)或进食某些红色蔬菜、水果也可表现红色尿液。该患者表现和检查符合血管内溶血。

二、体格检查

神清语利,贫血貌,皮肤、巩膜黄染,浅表淋巴结无肿大,生命体征平稳,肝脾不大,双下肢无水肿。见图 4-8-5。

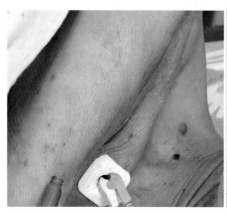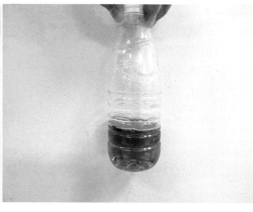

图 4-8-5 患者皮肤黄染、酱油色尿

【查体提问】

1. 结合患者的病史和查体,初步诊断是什么?

中青年女性,病程呈慢性,表现为贫血和酱油色尿。查体提示贫血、黄疸。血常规示正常细胞性贫血,网织红细胞明显升高;尿常规示尿潜血 1+、尿胆原阳性,初步诊断考虑溶血性贫血,阵发性睡眠性血红蛋白尿症(paroxysmal nocturnal hemoglobinuria,PNH)或自身免疫性溶血性贫血(AIHA)。

2. 该患者还需要做哪些鉴别诊断? 还需要做哪些辅助检查以明确诊断?

溶血性贫血根据病因及发病机制分为先天遗传性和后天获得性。前者包括红细胞膜的缺陷、酶的缺乏和珠蛋白生成障碍所致的溶血性贫血,包括肽链合成量的异常(地中海贫血)和肽链质的异常(镰状细胞贫血、不稳定血红蛋白病)。贫血多自幼发生,有家族史,以黄疸、脾大等慢性血管外溶血表现多见,或进食蚕豆、药物、感染后诱发的溶血加重。

后天获得性溶血性贫血根据病因及发病机制主要分为免疫性,感染相关,理化因素、生物毒素或机械创伤所致的溶血性贫血,微血管病性溶血性贫血和PNH,见表 4-8-9。

因此,患者还需要完善肝功能、肾功能、凝血功能、骨髓穿刺、外周血涂片、外周血 Coombs 试验、血

表 4-8-9 获得性溶血性疾病的鉴别诊断谱

获得性溶血性疾病	鉴别依据
自身免疫性溶血性贫血(AIHA)	病情程度变化颇大,多数表现为乏力、头晕、体力活动后气短等贫血症状,分为温抗体型、冷抗体型及温冷双抗体型
感染所致溶血性贫血	病原体直接作用于红细胞的结果,临床特点为感染原发病的表现同时伴贫血、黄疸等
理化因素、生物毒素所致溶血性贫血	较为少见,各种理化因素(有氧化剂类、化学物质、烧伤、射线)和生物毒素(蛇毒、蜂蜇等)可导致,有明确的暴露史、接触史及动物咬伤史
微血管病性溶血性贫血	溶血性尿毒综合征(HUS)发病前有感染病史,该病主要累及肾脏,表现为少尿、高血压、严重肾损害等,神经系统症状较少见。血浆 ADAMTS13 活性常在正常范围
	血栓性血小板减少性紫癜(TTP)多数伴有发热、精神症状、肾功能异常、凝血功能异常,与溶血组成"五联征",ADAMTS13 活性减低有助于遗传性 TTP 或发病初期的诊断
机械性因素所致溶血性贫血	行军性血红蛋白尿症:运动后 0.5~5 小时内出现血红蛋白尿伴腰痛、足底烧灼感及血管内溶血表现,多在停止活动后很快自行消失
	创伤性心源性溶血性贫血:患者有心脏病史、心脏瓣膜置换术史
阵发性睡眠性血红蛋白尿症(PNH)	发病隐匿,病程迁延,表现轻重不一,典型患者具有特征性间歇发作的睡眠后血红蛋白尿表现,部分患有血栓形成倾向和骨髓衰竭表现。流式细胞术检测外周血细胞表面的 CD55、CD59 气单胞菌溶素前体变异体(FLAER)检测可以确诊
HELLP 综合征	多见于妊娠期妇女性,在妊娠后期或分娩期发生,表现为溶血、转氨酶增高、血小板降低,该病可在胎儿和胎盘娩出后好转

注:HELLP 综合征,溶血肝功能异常血小板减少综合征(hemolysis,elevated liver function and low platelet count syndrome)。

红蛋白电泳、结合珠蛋白、锚蛋白 CD59 和 CD55、气单胞菌溶素前体变异体（FLAER）等检测。征得患者知情同意后，还可完善基因检测（位于 X 染色体上的 *PIG-A* 基因突变，位于常染色体上的 *PIG-B*、*PIG-C*、*PIG-F*、*PIG-H* 基因突变），从而明确诊断。

三、辅助检查

1. **血常规及凝血功能**　血常规同前；凝血功能：D- 二聚体 827μg/L，凝血酶原时间（PT）15.4 秒，余指标正常。

2. **多部位骨髓穿刺**　（胸骨和髂骨）均显示增生活跃，红系增高。

3. **骨髓活检**　（髂骨）骨髓增生活跃，粒红比例稍低，以偏成熟细胞为主，巨核细胞数量可，形态未见特殊。

4. **肝功能**　白蛋白 36g/L，球蛋白 29g/L，乳酸脱氢酶 1 450U/L，总胆红素 76.4μmol/L，结合胆红素 10.4μmol/L，余指标基本正常。

5. **肾功能、甲状腺功能、电解质及病毒学（包括肝炎病毒、EBV、CMV 等）检查**　抗 EBV 核抗原 IgG 抗体阳性，余指标均无异常。

6. **血清叶酸和维生素 B$_{12}$ 水平**　正常。

7. **尿常规**　尿比重 1.016，尿酸碱度（pH）6.00，尿胆原 2+，尿潜血 1+，尿蛋白 1+，尿胆红素阴性。

8. **免疫全项 + 风湿抗体**　补体 C3 66.2mg/dl，补体 C4 15.8mg/dl，余指标基本正常。

9. **血清促红细胞生成素（EPO 水平）>750U/L。**

10. **细胞遗传学**　染色体：46，XY［15］；FISH 未见异常。

11. **血清游离血红蛋白 219mg/L，结合珠蛋白 <0.06g/L。**

12. **流式细胞术检测外周血成熟红细胞和成熟粒细胞 CD59 有无缺失**　红细胞 PNH 克隆（Ⅱ+ Ⅲ型）47.49%，白细胞 - 粒细胞 PNH 克隆 87.92%。

13. **FLAER 检测**　CD14-PNH 克隆细胞 88.87%，CD24-PNH 克隆细胞 95.80%。

14. **外周血 Coombs 试验**　阴性。

15. **影像学检查**　无阳性发现。

16. **心电图**　正常。

【辅助检查提问】

诊断 **PNH** 的传统特异性试验及确诊金标准检测项目主要包括哪些？

传统特异性补体溶血试验：包括 Ham 试验、糖水试验、蛇毒因子溶血试验、微量补体敏感试验，这些试验敏感度和特异度均不高。

确诊金标准检测项目：流式细胞术（FCM）检测糖基磷脂酰肌醇（GPI）锚连蛋白缺失细胞数量是诊断 PNH 最直接、最敏感的方法。

四、诊断

阵发性睡眠性血红蛋白尿症（PNH）（经典型）。

【诊断提问】

1. **PNH 的定义及诊断标准是什么？**

PNH 是由位于 X 染色体上的 *PIG-A* 基因突变导致的获得性造血干细胞克隆性疾病，其病理缺陷是糖基磷脂酰肌醇（glycosylphosphatidyl inositol，GPI）合成异常而导致由 GPI 锚连在血细胞膜上的一组锚连蛋白（CD55、CD59 等）缺失，临床主要表现为血管内溶血、骨髓衰竭和并发血栓等。

2013 年 3 月，由中华医学会血液学分会红细胞疾病（贫血）提出了我国 PNH 诊断和治疗共识，如下。

PNH 诊断条件：

（1）临床表现符合 PNH。

（2）实验室检查

1）Ham 试验、糖水试验、蛇毒因子溶血试验、尿潜血（或尿含铁血黄素）等项试验中凡符合下述任何一种情况，即可诊断：

①两项以上阳性。②一项阳性，但须具备下列条件：A. 两次以上阳性，或一次阳性，但操作正规、有阴性对照、结果可靠，即时重复仍阳性者；B. 有溶血的其他直接或间接证据，或有肯定的血红蛋白尿出现；C. 能除外其他溶血，特别是遗传性球形红细胞增多症、自身免疫性溶血性贫血、葡萄糖 -6- 磷酸脱氢酶（G6PD）缺乏症所致的溶血和阵发性冷性血红蛋白尿症等。

2）流式细胞术检测发现：外周血中 CD55 或 CD59 阴性中性粒细胞或红细胞 >10%（5%~10% 为可疑）。

临床表现符合，实验室检查具备 1）项或 2）项者皆可诊断，1）、2）两项可以相互佐证。

2. **国际 PNH 工作组将 PNH 患者如何分类？**

国际 PNH 工作组将 PNH 分为：①经典型，有典型的溶血和血栓形成；②合并其他骨髓衰竭性疾病，如再生障碍性贫血（AA）或骨髓增生异常综合征（MDS）；③亚临床 PNH，患者有微量 PNH 克隆，没有相关表现。

五、治疗经过

PNH 的一线治疗为抗补体蛋白 C5 单克隆抗体，

目前该药在国内尚不可及,故主要采取支持和对症治疗。

1. 溶血急性发作期,给予地塞米松 0.2mg/(kg·d),控制溶血发作。

2. 辅以细胞膜稳定剂(维生素 E)、叶酸、肝素抗凝及碱性药物(如碳酸氢钠)碱化、水化治疗。

3. 酌情给予成分血制品输注、补充外源性促红细胞生成素,给予营养神经、心理支持及综合对症治疗,嘱患者禁酸饮食。

4. 密切观察随访,注意尿液颜色,有无发热、腹痛等症状。检测血常规＋网织红细胞计数、肝功能、肾功能、腹部超声。

【治疗提问】

1. PNH 的治疗手段主要有哪些?

PNH 的治疗手段包括本病的治疗 [补体通路抑制剂、肾上腺糖皮质激素及造血干细胞移植(HSCT)治疗] 及并发症的治疗。

PNH 的治疗方案选择基于疾病分类:

(1)经典型 PNH 治疗:首选重组人源型抗补体蛋白 C5 单克隆抗体依库珠单抗(Eculizumab),众多研究已证实依库珠单抗的有效性及安全性。若依库珠单抗效果不好,可增加剂量及使用频率,或考虑 HSCT 治疗。HSCT 治疗一般限于难治性、耐糖皮质激素或有激素禁忌证的 PNH 患者,适应证为:有人类白细胞抗原(HLA)相合的同胞供者,且满足以下条件:①合并骨髓衰竭;②难治性 PNH,输血依赖性溶血性贫血;③反复出现危及生命的血栓栓塞事件。国内 PNH 患者的传统治疗手段仍然是以"保护"PNH 克隆、减少补体攻击和破坏,减轻溶血为目的。

(2)合并骨髓衰竭:这部分患者的治疗主要基于骨髓衰竭,需要免疫抑制治疗(IST)或 HSCT。非重型 AA 的 IST 包括环孢素 A(CsA)治疗。重型 AA 不考虑 HSCT 患者可应用抗胸腺细胞球蛋白(ATG)联合 CsA 治疗,应答率高达 60%~70%。

(3)亚临床型 PNH:主要针对潜在的骨髓衰竭综合征进行治疗,而对 PNH 克隆无特殊治疗。

2. PNH 并发症的治疗

(1)血栓的治疗:血栓急性期应用华法林或低分子量肝素抗凝可有效治疗静脉血栓。部分 PNH 患者合并骨髓衰竭,重度全血细胞减少,抗凝风险极大,因此目前认为华法林预防性抗凝治疗可用于 PNH 克隆比例较高(中性粒细胞 GPI-AP 缺失比例＞50%~60%)而无禁忌证的患者。选择性脾动脉栓塞(SSAE)可以使大多数 PNH 患者减轻腹部静脉栓塞导致的腹痛症状、缩脾,减轻脾功能亢进。

(2)PNH 合并肾损伤是一种诊断不足且研究不足的临床特征,急性肾损伤(AKI)的紧急处理包括液体复苏、支持性护理和必要时血液透析。

(3)PNH 合并妊娠是 PNH 独特的且具有挑战性的疾病状态,一旦确认妊娠建议预防性抗凝治疗。目前已有大量病例报告及临床研究显示依库珠单抗治疗 PNH 合并妊娠可使患者获益。

3. PNH 的疗效标准如何评判?

PNH 的疗效标准根据近期或长期有无血红蛋白尿发作,是否脱离输血和血常规的恢复等情况来判断。

六、随访及预后

起病后 1 年,患者间断发作酱油色尿伴乏力症状,给予地塞米松控制溶血发作,补充造血原料等支持治疗。

起病后 1.5 年,脱离输血,肝功能恢复。

起病后 2 年,患者有"感冒"诱因,病情加重,糖皮质激素依赖,征得患者及家属知情同意后,入组抗 C5 序列单克隆抗体临床试验,有效且进入维持阶段。

【预后提问】

PNH 患者的预后如何?

PNH 生存期较长,中位时间 10~15 年,主要死亡原因为血栓、感染和出血。部分患者合并 AA,转化为骨髓增生异常综合征和急性白血病者少见,一旦发生则预后较差。新型补体通路抑制药物的研发与问世,给 PNH 治疗带来新的希望,最终改善患者生活质量、延长生存。

(付 蓉 李丽燕)

推荐阅读文献

[1] 中华医学会血液学分会红细胞疾病 (贫血) 学组 . 阵发性睡眠性血红蛋白尿诊断与治疗中国专家共识 . 中华血液学杂志 , 2013, 34 (3): 276-279.

[2] GAVRIILAKI E, LATOUR R P, RISITANO A M. Advancing therapeutic complement inhibition in hematologic diseases: PNH and beyond. Blood, 2022, 139 (25): 3571-3582.

[3] RÖTH A, NISHIMURA J I, NAGY Z, et al. The complement C5 inhibitor crovalimab in paroxysmal nocturnal hemoglobinuria. Blood, 2020, 135 (12): 912-920.

第七节　卟啉病

关键词:卟啉病;肝卟啉病;急性间歇性卟啉病;腹痛;抽搐

一、病史摘要

患者,女性,22 岁,公交车售票员,因"反复腹痛伴抽搐 2 年,复发 10 日"入院。

2 年前患者无诱因出现持续性腹痛,程度剧烈,部位不定,无放射痛,伴腹胀、恶心、呕吐,伴肛门排气和排便停止,胃肠镜、腹部 CT 未见异常,考虑"肠梗阻",对症治疗后缓解。住院期间患者多次出现四肢抽搐伴意识丧失,持续 1 分钟后自行缓解,抗癫痫治疗后好转。此后上述腹痛症状反复出现,持续数小时至数日不等,多次住院治疗。10 日前因受凉服用感冒药后再次出现剧烈腹痛,伴频繁呕吐、肛门停止排气及排便。7 日前出现四肢抽搐伴意识丧失,持续 10 秒后自行缓解。患病以来,精神、食欲差,容易失眠,大便次数少,间歇性出现红色小便,体重无变化。既往史无特殊,未婚未育,月经周期不规律。无吸烟、饮酒史,无药物、毒物接触史。父母亲、妹妹均身体健康,否认遗传病家族史。

【病史提问】

对临床表现为腹痛的患者,如何缩小诊断的范围?

腹痛的病因很多,分为两类:腹腔内脏器病变、腹腔外脏器或全身性疾病所致。腹痛的部位、性质与程度、有无放射痛及伴随症状可对病因诊断提供重要线索(表 4-8-10),还应关注发病年龄、性别、职业、性生活史、既往病史和起病诱因。

二、体格检查

1. **一般内科查体**　生命体征平稳,神志清楚,痛苦面容,心率快,律齐,未闻及心脏杂音,肺部查体无异常。

2. **专科查体**　全身皮肤未见皮疹和出血,浅表淋巴结无肿大,腹部外形正常,肠鸣音减弱,全腹软,

表 4-8-10　腹痛部位与可能的病因

腹痛的部位	腹腔内病变	腹腔外病变
右上腹	肝(肝炎、肝脓肿、肝癌)、胆囊与胆管(胆囊炎、胆管炎、胆道蛔虫病)、结肠肝曲(结肠癌)	右膈胸膜炎、右膈下脓肿、右肋间神经痛、右下肺栓塞、右下肺梗死
上腹部及脐部	食管(食管痉挛、食管破裂、胃食管反流)、胃十二指肠(胃肠炎、胃十二指肠溃疡、胃癌)、胰腺(胰腺炎、胰腺脓肿)、小肠(急性出血性坏死性肠炎、肠梗阻)、肠系膜(肠系膜动脉 / 静脉血栓形成、肠系膜淋巴结炎)、腹主动脉与门静脉(腹主动脉瘤、主动脉夹层、急性门静脉或肝静脉血栓形成)、阑尾炎早期	心肌梗死、心包炎、脊髓痨
左上腹	脾(脾梗死、脾破裂)、胃溃疡、结肠左曲(结肠癌)	左膈胸膜炎、左膈下脓肿、左肋间神经痛、左下肺栓塞、左下肺梗死
右下腹	肠道(阑尾炎、克罗恩病、肠结核、嵌顿性疝)、肠系膜炎、卵巢和输卵管(右侧卵巢囊肿扭转、右侧卵巢破裂、右侧输卵管炎)	脊柱病变(脊髓痨、椎间盘突出、腰椎压缩性骨折)、带状疱疹
下腹部	盆腔炎、异位妊娠、妊娠子宫扭转、痛经	
左下腹	肠道(溃疡性结肠炎、乙状结肠憩室炎、嵌顿性疝)、卵巢和输卵管(左侧卵巢囊肿扭转、左侧卵巢破裂、左侧输卵管炎)	
腰部	肾(肾结石、肾梗死、急性肾盂肾炎)、输尿管(输尿管结石)	重金属中毒(如铅、铊)、卟啉病、尿毒症、结缔组织病、糖尿病酮症酸中毒、低血糖、原发性高脂血症、麻醉品肠道综合征、腹型过敏性紫癜、腹型风湿病、低钙或低钠血症、腹型癫痫、神经官能症
弥漫性或部位不定	腹膜(腹膜炎)、肠道(肠穿孔、肠梗阻、肠系膜缺血)、大网膜扭转、肠易激综合征	

上腹部及下腹部轻压痛,无反跳痛,未扪及包块,肝脾未触及。无神经系统定位体征。

【查体提问】

1. 结合患者的病史和查体,初步考虑什么诊断?

本例患者为青年女性,病程长,呈间歇性急性发作的特点,表现为反复腹痛伴抽搐,腹痛剧烈而查体部位不定。对于不明原因反复腹痛伴神经系统症状的患者,诊断应考虑卟啉病(porphyria)、过敏性紫癜等腹腔外病变或全身性疾病的可能。

2. 该患者需要考虑哪些鉴别诊断? 需要进行哪些辅助检查明确诊断?

需要与各种急腹症及其他腹腔外病变所致腹痛鉴别(如重金属中毒、腹型过敏性紫癜等);与其他原因所致癫痫鉴别(如脑肿瘤、脑炎等);以及不同类型卟啉病鉴别(表4-8-11)。因此,除常规检查外,还需完善肿瘤标志物、血尿铅、尿卟胆原(porphobilinogen,PBG)和尿卟啉、腹部CT、消化道内镜、头颅MRI、脑电图、腰椎穿刺脑脊液检查等辅助检查。获得患者知情同意后,可完善基因检测。

三、辅助检查

1. 肝功能及血电解质 总胆红素17.6μmol/L,结合胆红素9.0μmol/L,谷丙转氨酶108U/L,谷草转氨酶84U/L,钠116.4mmol/L,氯80.8mmol/L,钙1.81mmol/L,镁0.52mmol/L,钾3.88mmol/L。

2. 小便常规 淡黄色,隐血(±),尿胆红素(+),尿胆原阴性,尿沉渣红细胞3个/HP。小便于阳光曝光后颜色变深(图4-8-6)。

3. 血常规、肾功能、血糖、血脂、淀粉酶、脂肪酶、心肌标志物、肝炎标志物、肿瘤标志物、血尿铅、大便常规及隐血、腹部CT、胃肠镜均未见异常。

4. 住院期间反复出现心悸,床旁心电图阵发性室上性心动过速,心率200次/min。24小时动态心电图无异常。

5. 随机脑电图、腰椎穿刺脑脊液检查、头部MRI均未见异常。24小时脑电监测示睡眠中轻度异常(左侧额颞区阵发散在4~6Hz中幅慢波多于慢于右侧)。

表4-8-11 卟啉病的分型及鉴别诊断

分型	突变基因	遗传方式	主要积聚产物	主要产生部位	临床特征
急性肝卟啉病					
ALA脱水酶卟啉病(ADP)	*ALAD*	AR	ALA	肝脏	急性神经内脏症状
急性间歇性卟啉病(AIP)	*HMBS*	AD	ALA、PBG	肝脏	急性神经内脏症状
遗传性粪卟啉病(HCP)	*CPOX*	AD	ALA、PBG、粪卟啉Ⅲ	肝脏	慢性发疱性皮肤光敏、急性神经内脏症状
不定性卟啉病(VP)	*PPOX*	AD	ALA、PBG、粪卟啉Ⅲ、原卟啉原Ⅸ	肝脏	慢性发疱性皮肤光敏、急性神经内脏症状
慢性肝卟啉病					
迟发性皮肤卟啉病(PCT)(肝红细胞生成性卟啉病HEP)	*UROD*	AD	尿卟啉原、羧基化卟啉	肝脏	慢性发疱性皮肤光敏、肝功能异常
红细胞生成性卟啉病					
先天性红细胞生成性卟啉病(CEP)	*UROS*	AR	尿卟啉Ⅰ、粪卟啉Ⅰ	骨髓	慢性发疱性皮肤光敏、溶血性贫血
原卟啉病(红细胞生成性原卟啉病EPP)	*FECH*	AD	原卟啉Ⅸ	骨髓	急性非发疱性皮肤光敏、肝功能异常
X连锁原卟啉病(XLPP)	*ALAS2*	X连锁	原卟啉Ⅸ、锌原卟啉Ⅸ	骨髓	急性非发疱性皮肤光敏

注:AD,常染色体显性;AR,常染色体隐性;ALA,δ-氨基-γ-酮戊酸;PBG,卟胆原。

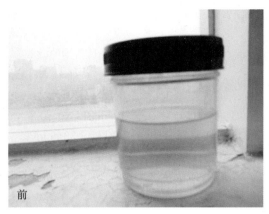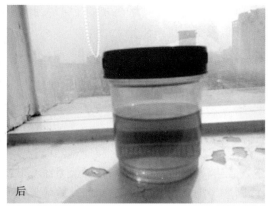

前　　　　　　　　　　　后

图 4-8-6　尿日晒检测

尿中无色的 PBG 经光照可转变为有色卟啉类化合物，故颜色变深。

6. 尿总卟啉 1228.10μg/24h（参考值<200μg/24h），尿 PBG 阳性。

7. 患者及母亲基因检测均存在羟甲基胆素合酶 *HMBS* 基因 c.77G>A，p.（Arg26His）杂合突变。

【辅助检查提问】

卟啉病生化指标具有哪些特点？

不同类型卟啉病患者尿液、血浆及粪便中的卟啉、卟啉前体和卟啉代谢物有助于亚型的鉴别诊断，见表 4-8-12。

四、诊断

急性间歇性卟啉病（acute intermittent porphyria，AIP）。

【诊断提问】

1. 卟啉病的定义及发病机制是什么？流行病学如何？

卟啉病是血红素生物合成途径中的酶活性缺乏所致的代谢性疾病，由于酶活性缺乏，导致卟啉或其前体浓度异常升高，并在组织中蓄积，从而造成细胞损伤。

表 4-8-12　不同类型卟啉病的生化指标特点

卟啉病分型	尿	粪	红细胞内	血浆
ALA 脱水酶卟啉病（ADP）	ALA、粪卟啉Ⅲ	–	锌原卟啉Ⅸ	ALA
急性间歇性卟啉病（AIP）	ALA、PBG、尿卟啉Ⅲ	–	–	ALA、PBG *（620nm 波长）
遗传性粪卟啉病（HCP）	ALA、PBG、粪卟啉Ⅲ	粪卟啉Ⅲ	–	– *（620nm 波长）
不定性卟啉病（VP）	ALA、PBG、粪卟啉Ⅲ	原卟啉Ⅸ、粪卟啉Ⅲ	–	卟啉 - 肽结合物 *（626nm 波长）
迟发性皮肤卟啉病（PCT）（肝红细胞生成性卟啉病 HEP）	尿卟啉Ⅲ、庚羧基卟啉	异粪卟啉、庚羧基卟啉	锌原卟啉Ⅸ	尿卟啉Ⅲ、庚羧基卟啉 *（620nm 波长）
先天性红细胞生成性卟啉病（CEP）	尿卟啉Ⅰ、粪卟啉Ⅰ	粪卟啉Ⅰ	尿卟啉Ⅰ、粪卟啉Ⅰ	尿卟啉Ⅰ、粪卟啉Ⅰ *（620nm 波长）
原卟啉病（红细胞生成性原卟啉病 EPP）	–	原卟啉Ⅸ	游离原卟啉Ⅸ	原卟啉Ⅸ *（634nm 波长）
X 连锁原卟啉病（XLPP）	–	原卟啉Ⅸ	锌原卟啉Ⅸ	原卟啉Ⅸ *（634nm 波长）

注："–"表示通常情况下无卟啉类物质增多；* 表示在中性 pH 环境下稀释时检测的血浆荧光峰值。ALA，δ- 氨基 -γ- 酮戊酸；PBG，卟胆原。

卟啉病根据酶的缺陷可分为 8 种类型(表 4-8-12),不同类型卟啉病发病率不一,成人中以 PCT、AIP 和 EPP 最常见。症状性 PCT 患病率为 40/100 万(美国),AIP 患病率约 5.4/100 万(欧洲),EPP 患病率为[5.0(英国)~13.3(荷兰)]/100 万。我国暂无流行病学资料。

2. 卟啉病的核心临床特点有哪些?

卟啉病的核心临床特点是神经内脏症状(如腹痛、运动和感觉性周围神经病、神经精神改变)和/或皮肤光敏性(慢性起疱性或急性非起疱性)。在神经内脏症状中,急性腹痛为最常见的表现,腹痛往往为重度、持续、定位不明,有时伴痛性痉挛。

3. 卟啉病的诊断标准是什么?

根据不同类型卟啉病特征性的临床表现,结合家族史、生化指标(血液/尿液/粪便中相应卟啉物质分布的特点)及基因突变结果,即可明确诊断。

五、治疗经过

1. **特异性治疗** 因未获得氯高铁血红素,采用碳水化合物负荷治疗。给予 10% 葡萄糖溶液,150~160ml/h 静脉滴注,持续 24 小时。

2. **对症支持治疗** 维持体液平衡、纠正电解质紊乱;给予昂丹司琼止吐、地佐辛止痛、左乙拉西坦控制癫痫发作及抗心律失常治疗。

3. **去除和避免诱因**

【治疗提问】

AIP 的治疗手段主要有哪些?

1. **特异性治疗** ①氯高铁血红素:急性发作的首选治疗,及时给药通常能在 4~5 日内迅速控制病情;②碳水化合物负荷治疗:口服或静脉给予葡萄糖,剂量为 300~400g/d。

2. **支持和对症治疗** 止痛、止吐、抗癫痫,治疗自主神经系统受累所致心动过速和高血压,缓解焦虑和失眠。

3. **去除和避免诱因**

4. **肝移植** 使用氯高铁血红素治疗仍难控制者,肝移植可能获益。

六、随访及预后

出院后随访,每年疾病发作 3~4 次,患者发作诱因多为月经来潮、劳累及上呼吸道感染。之后使用促性腺激素释放激素类似物抑制排卵,避免劳累及感染,发作次数减少。

【预后提问】

1. 哪些是 AIP 发作的诱因?

急性发作可由一种或多种因素引起,如药物(可参考急性卟啉症药物数据库)、乙醇、吸烟、性激素、热量和碳水化合物摄入减少(如,疾病、手术、禁食等)、急性感染及心理应激。潜伏性 AIP(携带基因突变但无症状者)也需要注意避免诱因。

2. AIP 患者的预后如何?

大部分患者预后良好,急性发作通常可恢复,但某些患者可能反复发作,有严重临床表现(如癫痫发作、呼吸麻痹等神经系统并发症)的患者死亡率增加。若能及时诊断、快速控制急性发作并采取预防措施减少发作,可以改善患者预后。潜在长期并发症包括高血压、肾损伤和肝细胞癌。

(吴俣 王婕)

推荐阅读文献

[1] 中华医学会血液学分会红细胞疾病(贫血)学组. 中国卟啉病诊治专家共识(2020 年). 中华医学杂志, 2020, 100 (14): 1051-1056.

[2] BISSELL D M, ANDERSON K E, BONKOVSKY H L. Porphyria. N Engl J Med, 2017, 377 (9): 862-872.

[3] PHILLIPS J D, ANDERSON K E. The porphyrias// KAUSHANSKY K, LICHTMAN M A, PRCHAL J T, et al. Williams hematology. 9th ed. New York: McGraw Hill, 2016.

第八节 镰刀型细胞贫血病

> **关键词:**镰刀型细胞贫血病;先天性溶血性贫血;黄疸

一、病史摘要

患者,男性,42 岁,自由职业者,因"腰背部及四肢疼痛 7 日,加重伴乏力、黄疸 3 日"入院。

7 日前患者在大量饮酒后出现腰背部及四肢疼痛,为钝痛,位置深、不固定,疼痛程度剧烈,自行口服消炎镇痛药无效。3 日前患者疼痛加重,伴膝、肘、肩关节疼痛,行走困难,影响日常活动,伴乏力、皮肤和巩膜黄染、尿黄。外院血常规提示中度贫血,外周血涂片查见大量有核红细胞。患者自幼常有关节痛发作,位置不固定,无关节红肿及功能障碍,否认痛风史、肝炎史和输血史。自患病以来,精神、食欲、睡眠较差,大便正常,体重无变化。不吸烟、偶饮酒,无药物、毒物接触史。父亲为汉族华侨,母亲为黑种人,均去世;哥哥身体健康,否认遗传病家族史。

【病史提问】

对临床表现为黄疸的患者,如何缩小诊断的范围?

黄疸的病因分为四大类,即溶血性黄疸、肝细胞性黄疸、胆汁淤积性黄疸和先天性非溶血性黄疸,以前三类居多。在病史询问和查体基础上,以胆红素升高的类型为着手点,结合初步实验室检查,缩小诊断范围。病史长短、起病缓急、用药史、传染病史和家族史也有诊断价值。

二、体格检查

1. **一般内科查体** 神志清楚,发育正常,心率快,律齐,心界向左扩大,心尖区可闻及 2 级吹风样收缩期杂音。双肺呼吸音清晰,双肺底闻及少量湿啰音。

2. **专科查体** 贫血貌,皮肤、巩膜轻度黄染,浅表淋巴结无肿大。腹软,肝肋下 1cm,脾肋下 2cm,质地中等,无触痛。四肢关节压痛,关节无红肿畸形,关节活动度正常,神经系统查体无异常。

【查体提问】

1. 结合患者的病史和查体,初步考虑什么诊断?

本例患者中年男性,呈急性发作性病程,主要临床表现为贫血、黄疸及脾大,首先考虑溶血性贫血,结合患者种族特征和骨及关节疼痛,镰刀型细胞贫血病(sickle cell disease,SCD)可能性大。

2. 该患者需要考虑哪些鉴别诊断?还需要进行哪些辅助检查明确诊断?

需要与其他原因导致的黄疸(如病毒性肝炎、胆道梗阻、急性胆管炎)、其他骨及关节疼痛的疾病鉴别(如痛风、骨髓炎、强直性脊柱炎)及不同类型溶血性贫血(如自身免疫性溶血性贫血、葡萄糖-6-磷酸脱氢酶缺乏症、阵发性睡眠性血红蛋白尿症)鉴别。故需要完善血常规及网织红细胞、血生化、自身抗体、外周血涂片、骨髓、结合珠蛋白、血红蛋白电泳、红细胞渗透脆性试验、影像学检查等辅助检查明确溶血原因。获得患者知情同意后,可完善基因检测。

三、辅助检查

1. **血常规** 网织红细胞计数 0.220 5×10^{12}/L,网织红细胞比例 90‰,红细胞计数 2.45×10^{12}/L,血红蛋白 75g/L,平均红细胞体积 96fl,平均红细胞血红蛋白浓度 310g/L,平均红细胞血红蛋白含量 30pg,血小板

计数、白细胞计数及分类均正常。外周血涂片:计算 200 个有核细胞,可见有核红细胞 118 个;红细胞大小不等,红细胞中心淡染区扩大,可见异形红细胞,靶形红细胞占 30%~40%,未见镰刀型细胞。镰变试验(玻片法):4 小时开始镰变,24 小时镰变达 90%。

2. **血生化** 总胆红素 40.2μmol/L,结合胆红素 5.3μmol/L,非结合胆红素 34.9μmol/L,乳酸脱氢酶 656U/L,碱性磷酸酶及谷氨酰转肽酶均正常;铁蛋白 1 595μg/L,结合珠蛋白<50mg/L,促红细胞生成素 16.9U/L。

3. **小便常规** 深黄色,隐血(++),尿胆原(++),尿胆红素阴性,尿沉渣红细胞 1 个/HP。

4. **肾功能、尿酸、肝炎标志物、大便常规及隐血、抗链球菌溶血素 O、类风湿因子、HLA-B27、直接抗人球蛋白试验、热溶血试验、酸溶血试验、蔗糖溶血试验、葡萄糖-6-磷酸脱氢酶活性检测均未见异常。**

5. **X 线** 腰椎椎体变扁变形,上下缘轻度双凹状;骨盆小梁粗糙,密度增高,肱骨与股骨骨髓腔增宽,骨小梁和皮质变薄,可见骨质疏松;双侧股骨头及股骨颈可见小圆形透亮区。胸部 CT:心脏偏大,双肺轻度间质纤维化改变。腹部彩超:脾偏大,肝脏及胆囊未见异常。

6. **骨髓涂片** 红系增生明显活跃。

7. **红细胞渗透脆性** 开始溶血 3.8g/L(参考值 4.0~5.0g/L),完全溶血 2.4g/L(参考值 2.0~3.0g/L)。血红蛋白电泳:HbA 25%,HbF 7.3%,HbA$_2$ 4.7%,HbS 63%。

8. 获得患者知情同意后,行基因检测,患者基因型为 Sβ$^+$,患者哥哥血红蛋白电泳:HbS 36%,HbF 及 HbA$_2$ 正常;基因型为 AS。

【辅助检查提问】

1. SCD 实验室检查具有哪些特点?

SCD 通常出现网织红细胞增多、血红蛋白下降,且一般为正细胞正色素性,除非合并地中海贫血或铁缺乏;还可能有溶血其他表现,包括非结合胆红素和乳酸脱氢酶升高,结合珠蛋白降低,红细胞渗透脆性降低。外周血涂片可以见到镰刀型红细胞。采用高效液相色谱、等电聚焦检测或凝胶电泳技术可以将患者确诊为某一种 SCD。常见血红蛋白病的血红蛋白分布特点见表4-8-13。

2. 患者哥哥血红蛋白电泳查见 HbS,为何未发病?

若血红蛋白 S(hemoglobin S,HbS)来源于一个镰状珠蛋白 β 基因突变而其他 β 珠蛋白基因正常,称为镰状细胞性状(sickle cell trait),是一种良性携带状

表 4-8-13 常见血红蛋白病的血红蛋白分布模式

类型	基因型	HbA/%	HbA2/%	HbF/%	HbS/%	HbC/%
正常	AA	95~98	2~3	<2	0	0
β 地中海贫血	A/(β⁰ 或 β⁺)	90~95	>3.5	1~3	0	0
镰刀型细胞性状	AS	50~60	<3.5	<2	35~45	0
镰状突变纯合子	SS	0	<3.5	5~15	85~95	0
镰刀型细胞 -β⁰ 地中海贫血	Sβ⁰	0	>3.5	2~15	80~92	0
镰刀型细胞 -β⁺ 地中海贫血	Sβ⁺	3~30	>3.5	2~10	65~90	0
HbSC	SC	0	<3.5	1~5	45~50	45~50

注:HbSC,血红蛋白 SC。

态,其特征为杂合性镰状血红蛋白突变。镰状细胞性状常在 SCD 患者的家族成员中筛查到,通常无症状,无须治疗。但需要注意:明显缺氧可能引起并发症,影响糖尿病监测中糖化血红蛋白检测的准确性,以及对遗传存在影响。

四、诊断

镰刀型细胞 -β 地中海贫血(基因型 Sβ⁺)

【诊断提问】

1. SCD 的定义及发病机制是什么? 流行病学如何?

SCD 是一种常染色体显性遗传血红蛋白病,由于 β 珠蛋白基因的镰状点突变(β- 肽链第 6 位的谷氨酸被缬氨酸替代),出现 HbS 异常,以致红细胞呈镰刀状,导致红细胞变形差,造成溶血和血管阻塞,可导致组织缺氧甚至坏死,是一种由单基因突变引起的多系统疾病。其中镰状突变与 β 珠蛋白另一等位基因上的突变共遗传,导致正常 β 珠蛋白生成减少或缺失,包括镰状突变纯合子(HbSS)、镰刀型细胞 -β 地中海贫血、血红蛋白 SC(hemoglobin SC,HbSC)病等。该病发生率约为 8/10 万,主要见于非洲和美洲黑种人。非洲裔的美国人发生率为 1/600,西班牙裔的美国人为 1/(1 000~1 400),我国仅有个案报道。

2. SCD 的主要临床表现有哪些?

SCD 的临床表现多样(表 4-8-14),其主要特征与溶血性贫血和血管阻塞有关,可导致急性和慢性疼痛及组织缺血或梗死。不同的主要基因型之间严重程度可能会有显著差异,即便是同一基因型临床表现也存在个体差异。一般而言,镰状突变纯合子(HbSS)

表 4-8-14 镰刀型细胞贫血病(SCD)主要临床表现

临床表现	急性	慢性
疼痛	急性血管阻塞性疼痛、急性胸部综合征	骨坏死、组织梗死、慢性溃疡引起
感染	败血症、肺炎、脑膜炎	功能性无脾、下肢溃疡、骨髓炎
贫血	再生障碍性危象、脾隔离危象、溶血危象	溶血性贫血、脾功能亢进
中枢神经	缺血性 / 出血性脑卒中、癫痫、短暂性脑缺血发作、可逆性后部白质脑综合征	无症状性脑梗死、认知和行为障碍
肺	急性胸痛综合征、哮喘、脂肪栓塞、肺栓塞	肺动脉高压、睡眠呼吸障碍、肺纤维化
肾	肾梗死、药物性肾损害、血尿、急性肾损伤、肾病综合征	高血压、慢性肾衰竭、肾浓缩能力障碍、肾性尿崩症、肾髓质癌
骨骼	指 / 趾炎、骨梗死	骨质疏松症、骨髓炎
心脏	心肌梗死、心律失常、猝死、自主神经功能障碍	舒张功能障碍、心力衰竭、心肌病
肝胆	肝隔离危象、胆囊炎、药物性肝损伤、肝内胆汁淤积	色素性结石、肝含铁血黄素沉着症、肝硬化
眼	视网膜动脉阻塞、玻璃体积血、视网膜脱离	增生型视网膜病变、失明
泌尿生殖	阴茎异常勃起	勃起功能障碍
内分泌		青春期延迟、生长迟缓
其他	多器官功能衰竭、深静脉血栓形成、妊娠相关并发症、心理社会问题	

和镰刀型细胞-β⁰地中海贫血患者,较 HbSC 病患者或镰刀型细胞-β⁺地中海贫血患者的临床表现更严重。但视网膜病变例外,其在 HbSC 病患者中最为常见。

3. SCD 的诊断标准是什么?

(1)临床表现:黄疸、贫血、肝脾大、骨、关节及胸腹部疼痛等。

(2)红细胞镰变试验阳性。

(3)遗传史。

(4)种族地区发病。

(5)血红蛋白电泳分析显示主要成分为 HbS;若不典型,有条件者可进行氨基酸分析或基因检测进一步明确诊断。

五、治疗经过

1. 给予口服联合静脉补液,每日 1 500~2 000ml/m²;大量补液后血红蛋下降伴乏力加重,给予输注红细胞悬液 2 单位。

2. 给予阿片类药物止痛,局部热敷受累部位,持续疼痛评估。

3. 给予吸氧,保肝支持治疗,补充叶酸、钙和维生素 D。

4. **住院期间预防深静脉血栓形成** 给予低分子量肝素 0.4ml,皮下注射,每日 1 次。

5. 患者疼痛在数日后缓解,安排出院,嘱避免疼痛诱发因素,如受凉、脱水、饮酒等。

【治疗提问】

SCD 治疗手段主要有哪些?

1. **并发症的治疗** ①羟基脲:可有效减少 SCD 并发症,用于有重度或复发性血管阻塞性疼痛发作的 HbSS 或 HbS-β⁰ 地中海贫血患者。推荐的初始口服剂量为 20mg/(kg·d),肌酐清除率<60ml/min 的患者剂量减少 50%。根据血液学指标,剂量通常每 8 周调整 5mg/(kg·d),直至达最大耐受剂量;②对不耐受羟基脲或羟基脲治疗效果不佳的患者,治疗选择包括 L-谷氨酰胺和立赞利珠单抗(crizanlizumab);③疼痛:止痛和补液(经口或经静脉补液)。初始治疗推荐使用起效快速的口服或静脉用阿片类药物,由于潜在毒性,不推荐哌替啶、非甾体抗炎药;④输血:适用于治疗重度失代偿性贫血和重度血管阻塞病症,包括肝脾隔离危象、急性脑卒中、多器官功能衰竭、急性胸部综合征及手术前准备;⑤营养支持:补充叶酸,根据需要补充维生素 D 和钙;⑥其他:吸氧、血管扩张药物、心理支持等。

2. **并发症的预防** 预防感染、降低血液黏稠度、预防血栓(因急症入院的 SCD 成人患者应接受血栓预防,除非存在禁忌证)。

3. **治愈性措施** 异基因造血干细胞移植,基因治疗(处于研究阶段)。

六、随访及预后

随访 1 年,患者疼痛未再发作,血红蛋白维持在 80~100g/L。之后患者未定期随访。

【预后提问】

SCD 患者的预后如何?

镰状突变纯合子患者红细胞内 HbS 浓度较高,对氧的亲和力显著降低,临床症状显著、发病年龄小、预后差,只有 14% 的患者生存至成年。若无良好的医疗条件,患者多于 30 岁前死亡。感染、心力衰竭、猝死、肾衰竭、肺部及中枢神经系统并发症为常见的死因。而杂合子患者,临床症状异质性较大。

(吴俣 王婕)

推荐阅读文献

[1] 张之南,郝玉书,赵永强,等.血液病学.2 版.北京:人民卫生出版社,2011.

[2] PIEL F B, STEINBERG M H, REES D C. Sickle cell disease. N Engl J Med, 2017, 376 (16): 1561-1573.

[3] REES D C, WILLIAMS T N, GLADWIN M T. Sickle-cell disease. Lancet, 2010, 376 (9757): 2018-2031.

第九节 湿疹-血小板减少-免疫缺陷综合征

关键词:血小板减少;湿疹;免疫缺陷

一、病史摘要

患儿,2 岁 6 月龄,男孩,因"反复发热,皮肤出血点 2 年余,加重伴血便 1 日"入院。

2 年前(出生后 1 个月)患儿无明显诱因出现发热,体温最高 39.5℃,伴咳嗽、咳痰,皮肤出血点。血常规示白细胞计数 3.5×10⁹/L,中性粒细胞 0.7×10⁹/L,血红蛋白 110g/L,血小板计数 20×10⁹/L。胸部 CT 提示肺部感染。予以抗感染、输血等支持治疗好转,之后仍反复出现肺部感染,血小板计数长期波动于

30×10^9/L 左右。1 日前患儿无明显诱因出现血便,约 5 次,每次量 100~200ml,伴牙龈出血,皮肤出血点及颊部及颈前区丘疹及红斑,伴瘙痒。否认遗传病家族史。

【病史提问】

导致血小板减少的病因有哪些?

多种疾病可导致血小板减少,需结合病史体征及检查综合考虑。根据发病机制可将其分为血小板生成减少、破坏增加及分布异常,可以是单一因素所致,也可以是由于多种因素合并存在,具体如下。

(1)血小板生成减少:先天性或遗传性疾病所致血小板减少;后天获得性因素如营养缺乏、酒精、药物、妊娠、感染等,血液系统疾病如再生障碍性贫血、白血病、骨髓增殖异常综合征、骨髓纤维化、阵发性睡眠性血红蛋白尿、噬血细胞综合征,以及其他实体肿瘤骨髓转移等。

(2)血小板破坏增加:免疫介导的血小板减少如原发性免疫性血小板减少,自身免疫性疾病继发性血小板减少(如系统性红斑狼疮、抗磷脂抗体综合征、普通变异型免疫缺陷病等),药物所致免疫性血小板减少(如奎宁、肝素、丙戊酸、疫苗等),血栓性微血管病,弥散性血管内凝血,巨大海绵状血管瘤,体外循环,血液透析等。

(3)血小板分布异常:脾功能亢进、低体温、大量液体输注等。

此外,临床对于血小板减少而无明显出血症状者,要注意排除假性血小板减少,如抗凝剂 EDTA 诱导的血小板减少、血小板卫星现象等。

二、体格检查

体温 36.5℃,脉搏 125 次/min,呼吸 35 次/min,血压 114/62mmHg。神志清楚,贫血貌,结膜苍白,全身皮肤散在出血点,口腔牙龈可见渗血和血痂。颊部及颈前区可见丘疹及红斑,伴脱屑,皮肤粗糙。全身浅表淋巴结未扪及肿大。心界正常,心动过速,律齐,各瓣膜区未闻及杂音。胸廓未见异常,双肺叩诊呈清音,左肺可闻及湿啰音。腹部外形正常,全腹软,无压痛、反跳痛,腹部未触及包块,肝脾肋下未及,双下肢无水肿。

【查体提问】

1. 结合患儿的病史和查体,初步考虑什么诊断?

本例为男性儿童,自幼起病,病程长,反复发作感染,伴血小板减少引起出血症状,同时伴有皮疹。根

据起病时间考虑患者血细胞减少除了常见原因以外,需要重点排除有无先天性或遗传因素导致血小板减少,同时合并免疫缺陷、皮疹不除外湿疹可能,故高度怀疑威斯科特-奥尔德里奇综合征(Wiskott-Aldrich syndrome,WAS),又称湿疹-血小板减少-免疫缺陷综合征。

2. 该患儿需要考虑哪些鉴别诊断?还需要进行哪些辅助检查明确诊断?

多种遗传性疾病可能导致血小板减少或全血细胞减少,对于此类疾病的鉴别应注意询问既往血小板水平,其他伴随疾病如肾功能不全、听力障碍、免疫缺陷、骨骼发育异常等,以及家族史情况。遗传性血小板减少症通常为调控巨核细胞系生长发育相关的基因缺陷所致。可根据平均血小板体积(mean platelet volume,MPV)对遗传性血小板减少症进行分类,具体见表 4-8-15。

表 4-8-15 遗传性血小板减少症分类

小血小板 (MPV < 7fl)	正常血小板 (MPV 7~11fl)	大血小板 (MPV > 11fl)
湿疹-血小板减少-免疫缺陷综合征 X 连锁血小板减少症	先天性无巨核细胞血小板减少症(CAMT) 血小板减少无桡骨(TAR)综合征 无巨核细胞性血小板减少伴桡尺骨融合(AT-RUS) 范科尼贫血 家族性血小板疾病伴急性髓系白血病倾向 先天性角化不良 施-戴(Shwachman-Diamond)综合征	巨血小板综合征(BSS) 肌球蛋白重链 9 相关疾病(MYH9-RD) 灰色血小板综合征 Paris-Trousseau 综合征 X 连锁血小板减少伴红细胞生成异常(GATA1 突变) 谷固醇血症 ACTN1 相关巨血小板减少症

注:MPV,平均血小板体积。

针对该患儿还需要完善血常规+外周血涂片观察血小板形态、血生化、血免疫、感染相关检查,以及 WAS 基因检测,从而进一步明确诊断。

三、辅助检查

1. **血常规** 白细胞计数 3.9×10^9/L,中性粒细胞 0.78×10^9/L,淋巴细胞 2.30×10^9/L,血红蛋白 48g/L,血小板计数 22×10^9/L,平均血小板体积 7.8fl。外周血涂片示血小板计数减少,体积偏小。

2. **免疫相关** IgE 395.0U/ml,IgG、IgA、IgM、ANA、

ENA、抗心磷脂抗体（ACA）、Coombs 试验等未见明显异常。

3. 感染相关　降钙素原 0.06μg/L，EBV-DNA、CMV-DNA、G 试验、GM 试验（−）。

4. 胸部 CT　双肺感染，左肺上叶为重。纵隔淋巴结稍增多，部分增大。左侧胸腔少量积液。

5. 基因检测　该患儿 WAS 基因 EXON 2 下游检测到 c.273+10_273+11dupCC 插入变异，患者母亲 WAS 基因 EXON 2 下游检测到 c.273+10_273+11dupCC 杂合插入变异。

6. WASP 表达　通过蛋白质印迹法（Western blotting）检测存在外周血单个核细胞蛋白 WASP 表达缺失。

【辅助检查提问】

WAS 的诊断标准是什么？

对于小血小板减少考虑 WAS、X 连锁血小板减少症（X-linked thrombocytopenia，XLT）可能，基因检测及蛋白水平检测可协助明确诊断。关于 WAS 诊断标准主要参考泛美免疫缺陷组和欧洲免疫缺陷学会于 1999 年发表的国际诊断标准，见表 4-8-16。

四、诊断

威斯科特 - 奥尔德里奇综合征（湿疹 - 血小板减少 - 免疫缺陷综合征）。

【诊断提问】

1. WAS 的定义及流行病学如何？发病机制是什么？

WAS 是一种表现为小血小板性血小板减少、反复感染和湿疹的 X 染色体连锁的遗传性疾病。WAS 是一种罕见的综合征，发病率为 1/（5~25）万活产儿，以男性为主。

WAS 是由于编码 WAS 蛋白（WASP）的 WAS 基因突变所致，该基因位于 X 染色体（Xq11.22-11.23），包含 12 个外显子，目前已报道超过 300 种基因异常，包括无义突变、插入突变、基因缺失、剪接位点异常和错义突变。WASP 是一种多结构域的细胞骨架连接蛋白，主要在造血细胞的细胞质中表达，可关联信号转导通路与肌动蛋白细胞多聚化和细胞骨架重塑。WASP 功能障碍可能影响髓系和淋系细胞的细胞过程，如细胞黏附、迁移及免疫突触形成，也可影响自噬和炎症调节，也可导致巨核细胞生成血小板体积小和血小板脾脏的破坏增加，但骨髓中巨核细胞的数量大多数正常。

2. WAS 的临床表现有哪些？

WAS 严重程度不一，不同的临床表型与 WAS 基因突变类型及蛋白表达水平有关，根据临床表型主要分为三大类：典型 WAS、XLT、X 连锁中性粒细胞减少症（X-linked neutropenia，XLN）。

典型 WAS 最初由 Wiskott 描述，临床表现为出生时即有血小板减少，血小板体积减小约 90% 男性患儿存在早发出血倾向，如皮肤出血点、脐带残端出血、鼻出血、血尿、消化道出血及颅内出血等。免疫缺陷导致出现反复细菌、病毒或真菌感染，可能出现中耳炎、鼻窦炎、肺炎、脓毒症及各种机会性感染等。大多数典型 WAS 患者感染频率随着年龄增长而增加。湿疹表现严重程度不一，大约 50% 患者婴儿期出现，出现慢性湿疹的 WAS 患者可能伴有淋巴结肿大。除三联征以外，典型 WAS 容易合并自身免疫性疾病（如溶血性贫血、血管炎、炎症性肠病和肾病等）、淋巴瘤、白血病或其他恶性肿瘤。

XLT 为一种轻型的 WAS 亚型，表现为血小板减少、轻中度感染和湿疹，部分患者可能仅表现为血小板减少，容易与原发性血小板减少症状混淆，血小板体积减小为该病与之鉴别的重要特征。也有 WAS 基因突变的患者表现为间歇性血小板减少，持续血小板体积减小，称为间歇性 X 连锁血小板减少症（intermittent X-linked thrombocytopenia，IXLT）。

表 4-8-16　WAS 诊断标准

确定诊断	可能诊断	疑似诊断
男性先天性血小板减少（<70×10⁹/L），小血小板，满足至少一条以下条件 1. WAS 基因突变（非引起 XLN 相关突变） 2. RNA 印迹检测淋巴细胞 WAS mRNA 缺失 3. 淋巴细胞 WASP 蛋白缺失 4. 母亲表系有表现为血小板减少和血小板体积减小	男性先天性血小板减少（<70×10⁹/L），小血小板，满足至少一条以下条件 1. 湿疹 2. 对多糖抗原抗体反应异常 3. 反复细菌或病毒感染 4. 自身免疫性疾病 5. 淋巴瘤，白血病或其他恶性肿瘤	男性血小板减少（<70×10⁹/L），小血小板或男性因血小板减少行脾切除术，满足至少一条以下条件 1. 湿疹 2. 对多糖抗原抗体反应异常 3. 反复细菌或病毒感染 4. 自身免疫性疾病 5. 淋巴瘤，白血病或其他恶性肿瘤

XLN 与 *WAS* 基因突变相关,但以先天性中性粒细胞减少为主要特征,无血小板减少及血小板体积减小、湿疹等表现。

WAS 严重程度的评分系统(表 4-8-17)可指导临床分类,同时可预测疾病严重程度,但由于 WAS 临床表型会逐渐发展变化,不推荐用于婴儿期患者。

表 4-8-17 伴 *WAS* 基因突变疾病严重程度评分标准

疾病	XLN	IXLT	XLT		经典 WAS		
评分	0分	<1分	1分	2分	3分	4分	5分
血小板减少	–	–/+	+	+	+	+	+
小血小板	–	+	+	+	+		+
湿疹	–	–	–	(+)	+	++	–/(+)/+/++
免疫缺陷	–/(+)	–	–/(+)	(+)	+	+/++	–/(+)/+/++
感染	–/(+)	–	–	(+)	+	+/++	–/(+)/+/++
自身免疫性疾病和 / 或恶性肿瘤	–	–	–	–	–	–	+
先天性粒细胞减少	+						
骨髓增生异常	–/+						

五、治疗经过

静脉注射免疫球蛋白(IVIg)0.5g/kg,每 3 周一次;输注血小板、红细胞悬液支持治疗;哌拉西林他唑巴坦抗细菌感染治疗。

【治疗提问】

典型 WAS 的如何进行治疗?

典型 WAS 需进行积极综合治疗,异基因造血干细胞移植是目前唯一可治愈 WAS 的方法,其他治疗还包括常规治疗:血小板减少支持治疗、湿疹治疗、防治感染及治疗合并疾病如自身免疫疾病及恶性肿瘤等。

(1)异基因造血干细胞移植:目前唯一可治愈手段,婴儿期或儿童期行异基因造血干细胞移植治疗经典 WAS 患者存活率超过 97%,而成人则预后更差。供者首选 HLA 同胞全相合供者或非亲缘供者,也可考虑脐血干细胞或 HLA 半相合供者。预处理方案推荐采用减低强度的清髓性预处理方案,非清髓性预处理方案可能增加移植物抗宿主病和自身免疫性疾病发生风险。对于没有合适供者的患者,建议参加基因治疗临床试验。

(2)血小板减少支持治疗:应嘱患者避免出血高风险活动。对于无活性出血的患者,不推荐积极予以血小板输注。对 XLT 的无明显感染者可考虑脾切除术,有研究报道脾切除术治疗可使 XLT 患者血小板恢复并减少复发,但可能增加感染风险,建议疫苗接种等预防感染。对伴有严重出血的 WAS/XLT,一线治疗推荐 IVIg 400~600mg/kg,每 3 周一次,根据病情选择是否联合激素治疗,二线治疗方案可考虑利妥昔单抗治疗。血小板生成素受体激动剂如艾曲泊帕等药物可能对 WAS/XLT 患者提升血小板有效,但在儿童效果有限。

(3)湿疹治疗:典型 WAS 湿疹病变比较广泛,一线治疗推荐加强皮肤保湿和采用局部激素治疗,其他药物可采用外用他克莫司软膏,严重者可能需要口服激素治疗。

(4)感染防治:典型 WAS 患者因免疫缺陷易发生细菌、病毒、真菌等感染,WAS 患儿应考虑使用复方磺胺甲噁唑预防耶氏肺孢子菌肺炎,阿昔洛韦预防病毒感染等。

六、随访及预后

患儿 2 岁 7 月龄,对治疗耐药,因严重颅内出血死亡。

【预后提问】

WAS 患者的预后如何?

典型 WAS 若不接受异基因造血干细胞移植或基因治疗容易因出血、感染及恶性肿瘤等并发症导致过早死亡,总体预后差,出血是主要的死亡原因,建议根据患者的出血和感染的严重程度制定长期治疗策略。

（吴 俣 唐文娇）

推荐阅读文献

［1］KAUSHANSKY K, LICHTMAN M A, PRCHAL J T, et al. Williams Hematology, 9th ed. New York: McGraw Hill Education, 2016.

［2］RIVERS E, WORTH A, THRASHER A J, et al. How I manage patients with Wiskott Aldrich syndrome. Br J Haematol, 2019, 185 (4): 647-655.

第十节　POEMS 综合征

关键词：POEMS 综合征；浆细胞病

一、病史摘要

患者，男性，54 岁，因"进行性双下肢疼痛、麻木、无力 6 个月"入院。6 个月前患者出现劳累后双足疼痛，足底及足跟部为著，为触电样疼痛，后逐渐出现双下肢末端麻木，并逐渐向近心端发展，伴胫前皮肤干燥、瘙痒，双下肢无力、水肿。患病以来，纳差，精神差，体重下降约 5kg。

二、体格检查

神志清楚，对答切题，慢性病容，查体合作。消瘦，皮肤色深，变硬，白甲；双侧乳房 Ⅰ 度大；心肺查体正常；腹平软，未及压痛、反跳痛，肝脏肋下未及，脾脏肋缘下 2cm，质硬，无明显压痛；双下肢凹陷性水肿；双上肢肌力正常，双下肢远端肌力 1 级，近端肌力 4 级，腱反射未引出，病理反射阴性，脑膜刺激征阴性（图 4-8-7）。

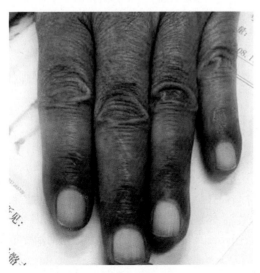

图 4-8-7　患者皮肤色深、白甲

【病史及查体提问】

1. 结合患者的病史和查体，初步考虑什么诊断？

患者以双下肢疼痛、麻木、无力起病，并伴有水肿。查体中出现典型的皮肤颜色加深、变硬、白甲体征，且出现脾大、男性乳房发育。下肢肌力减退，腱反射未引出，病理反射阴性。综上所述，患者存在皮肤改变、脏器肿大、内分泌功能异常、周围神经损害，此时应该怀疑 POEMS 综合征（又称克罗 - 深濑综合征）。

2. 该患者需要考虑哪些鉴别诊断？还需要进行哪些辅助检查明确诊断？

本例需要与慢性炎症性脱髓鞘性多发性神经病相鉴别。但其他周围神经病不能解释患者器官肿大、内分泌功能异常等疾病全貌和多器官受累特点。还需要完善单克隆免疫球蛋白（M 蛋白）相关检查、骨髓检查、肌电图、脏器评估及骨影像学、内分泌功能检查等辅助检查。

三、辅助检查

1. 血常规未见异常；血清白蛋白 35g/L，肌酐 94mmol/L；尿蛋白定性（+/−）。

2. **甲状腺功能**　血清游离三碘甲腺原氨酸（FT_3）2.19ng/L（参考值 1.8~4.1ng/L），血清游离甲状腺素（FT_4）1.34ng/L（参考值 0.81~1.89ng/L），促甲状腺素（TSH）7.12mU/L（参考值 0.38~4.34mU/L）；性激素：血清黄体生成素（LH）9.86U/L（参考值 1.24~8.62U/L），血清卵泡刺激素（FSH）19.70U/L（参考值 1.27~19.26U/L），血清雌二醇（E_2）64.22pmol/L（参考值<47.00pmol/L），血清睾酮 1.50nmol/L（参考值 1.75~7.81nmol/L），催乳素 8.37U/L（参考值 2.64~13.13U/L）。

3. 血清蛋白电泳阴性，血清免疫固定电泳 IgA-λ 单克隆球蛋白阳性。

4. 血清血管内皮生长因子（VEGF）3 953ng/L（参考值<600ng/L）。

5. 肌电图示双下肢呈周围神经源性损害。

6. 腹部超声检查示脾大。

7. 肩胛骨、颅骨、肋骨及骨盆 X 线未见明显异常。

8. 骨髓涂片粒细胞占 68%，红系占 21.5%，浆细胞增高占 6.5%。骨髓活检：骨髓中见浆细胞浸润，约占骨髓有核细胞 30%，且呈 λ 轻链限制性表达。骨髓流式细胞学检查查见克隆性浆细胞，限制性表达 λ 轻链。

四、诊断

POEMS 综合征

【诊断提问】

1. POEMS 综合征的定义及发病机制是什么？

POEMS 综合征是一组以周围神经病变（polyneuropathy）、器官肿大（organmegaly）、内分泌病变（endocrinopathy）、M 蛋白（monoclonal gammopathy）及皮肤改变（skin changes）为主要临床表现的罕见浆细胞病。POEMS 综合征的病因尚不清楚。目前为止，与疾病活动最为相关的是 VEGF，虽然其可能并不是疾病的驱动因素。VEGF 可由成骨细胞、巨噬细胞、克隆性浆细胞及巨核细胞和血小板表达分泌。VEGF 靶向内皮细胞，可快速诱导血管通透性增加，并在血管生成中发挥重要作用。已知 IL-β 及 IL-6 可刺激 VEGF 生成。

2. POEMS 综合征的流行病学如何？

POEMS 综合征发病率不足 1/100 万。通常发病年龄在 40~60 岁，且大部分患者为男性。

3. POEMS 综合征的临床表现？

POEMS 综合征的临床表现多种多样，通常在数周至数月内出现。患者常有周围神经病和单克隆浆细胞疾病，而且大于 95% 的患者 M 蛋白轻链类型为 λ 轻链型。根据梅奥诊所的研究数据，各临床表现的大致发生率为：多发性神经病变 100%，单克隆浆细胞病 100%，脑脊液蛋白升高（>50mg/dl）100%，骨硬化性骨病变 97%，皮肤改变 68%，内分泌异常 67%，脏器肿大（肝大、脾大、淋巴结肿大）50%，体重减轻 37%，乏力 31%，视神经盘水肿 29%，水肿、腹水、胸腔积液 29%，以及杵状指/趾 5%。但需注意，根据北京协和医院大型队列研究（>600 例），在 50% 的患者中，周围神经病变并非首发症状，例如，10% 的患者以腹水为首发症状，首诊于消化科等科室，与其他引起腹水的疾病相混淆。这些患者可能在后期逐渐出现典型周围神经病变等表现，这更加需要临床提高警惕，通过多系统的评估以及 VEGF 水平综合判断，从而使患者得到早期诊治。

4. POEMS 综合征如何诊断？

POEMS 综合征的诊断为临床诊断，需要结合患者的症状、体征、影像学及实验室检查结果进行综合判断。诊断标准见表 4-8-18。

值得注意的是，POEMS 综合征中浆细胞肿瘤负荷常不高，超过一半的患者克隆性浆细胞比例不足 5%。同时，POEMS 患者中，M 蛋白水平通常也不高，其中位含量仅在 1g/dl。可能出现 M 蛋白阴性的非典型 POEMS 综合征。目前临床常用的 M 蛋白检测手段包括血清蛋白电泳、血（尿）免疫固定电泳及血/尿游离轻链定量，由于检测阈值的限制，可能出现 M 蛋白检测不出的情况。例如，血游离轻链比值有 80% 的患者均在正常范围内。M 蛋白阴性的非典型 POEMS 综合征临床上偶可遇到，其特点为除不能检测到患者 M 蛋白外，均有典型的神经病变，符合 2~3 条主要标准，以及几乎所有的次要标准。遇到此种临床高度考虑 POEMS 综合征的情况，可尝试予以抗浆细胞治疗方案，密切监测治疗转归。

表 4-8-18　POEMS 综合征的诊断标准

标准	内容
强制标准（2 条均满足）	周围神经病变
	单克隆浆细胞增殖（M 蛋白阳性或浆细胞瘤）
主要标准（满足至少 1 条）	卡斯尔曼（Castleman）病
	硬化性骨病
	VEGF 水平升高
次要标准（满足至少 1 条）	器官肿大（肝大、脾大或淋巴结肿大）
	水负荷增加（肢体水肿或浆膜腔积液）
	内分泌病变（单纯甲状腺功能减退症或糖尿病并不足以作为诊断标准）
	皮肤改变（包括皮肤变黑、毳毛增多、皮肤粗糙、血管瘤、白甲等）
	视神经盘水肿
	血小板增多症/红细胞增多症

五、治疗及随访

患者确诊后开始予以 CAD 方案（环磷酰胺+阿霉素+地塞米松）6 疗程，CD 方案（环磷酰胺+地塞米松）化疗 3 疗程，复查 M 蛋白转阴，骨髓浆细胞 4.5%。下肢仍偶有触电样疼痛，肌电图呈周围神经损害。予美法仑预处理后行自体造血干细胞移植治疗。此后 2 年余症状缓解，病情平稳，使用干扰素治疗，门诊规律随诊，3 年后患者双下肢进行性肿胀、疼痛，考虑疾病进展，予以 BCD（硼替佐米+环磷酰胺+地塞米松）4 疗程，症状明显改善。现继续维持治疗，随访。

【治疗提问】

POEMS 综合征治疗手段主要有哪些？

在 POEMS 综合征的治疗中，由于疾病本身的罕见性，大规模前瞻性临床研究数据尚不完善，最佳的标准治疗尚无定论。根据已有的研究做如下推荐。一般来说，治疗模式取决于患者的硬化性骨损害是局限性还是广泛性。对于仅有 1~3 处硬化性骨损害且骨髓检查未查见克隆性浆细胞的患者，可采用放疗。

其余患者需要系统性治疗,分为自体造血干细胞移植及化疗。常用化疗方案包括美法仑联合地塞米松(MD方案)、来那度胺联合地塞米松(RD方案)、硼替佐米联合地塞米松(BD方案)等。

对于可耐受自体干细胞移植的患者,尤其是有多处骨硬化病变的较年轻患者,应考虑自体造血干细胞移植。其中,对于中高危的年轻患者,可在移植前先予以短程诱导治疗。对于低危患者,可直接行移植治疗。在不可耐受自体干细胞移植的患者,以化疗方案为主。其中,对于大于65岁的老年患者,优先选择MD方案。对于伴浆膜腔大量积液或严重水肿患者,可优选RD或BD方案。对于伴有肾功能不全的患者,可优选BD方案。

除此之外,POEMS患者的一般治疗对提高患者的生存质量同样重要,包括内分泌激素替代、利尿消肿、康复功能锻炼、抑郁症的心理支持和药物干预等。

【预后提问】

POEMS综合征的疗效如何评价?

由于疾病的罕见性,不同中心对疾病的疗效评估标准略有差异。值得注意的是,如同上文所述,由于POEMS综合征中M蛋白水平总体较低,血液学缓解的评价较多发性骨髓瘤等浆细胞疾病更为困难,绝大部分患者只能通过是否得到血/尿免疫固定电泳转阴来评价,而难以细化到M蛋白具体下降水平。目前常用的评价标准见表4-8-19。

表4-8-19 POEMS综合征的疗效评价

评价	标准
血液学缓解	CR:血/尿免疫固定电泳转阴
	未达CR
PET缓解	CR:无异常FDG摄取灶
	PR:FDG异常摄取灶最大标准化摄取值之和改善≥50%
	NR:未达到CR或PR
VEGF缓解	CR:血清VEGF完全正常
	PR:基线血清VEGF>1 200ng/L且降低>50%
	NR:其他情况
	PD:血清VEGF>1 200ng/L且升高>50%
临床症状缓解	评价神经病变(常用ONLS评分)、水负荷、肺动脉高压等主要临床异常的改善情况

注:PET,正电子发射体层成像;VEGF,血管内皮生长因子;CR,完全缓解;PR,部分缓解;NR,未缓解;PD,疾病进展。

(吴 俣 张春兰)

推荐阅读文献

[1] 李剑. 我如何诊断和治疗POEMS综合征. 中华血液学杂志, 2019, 40 (5): 368-371.
[2] KHOURI J, NAKASHIMA M, WONG S. Update on the diagnosis and treatment of POEMS (polyneuropathy, organomegaly, endocrinopathy, monoclonal gammopathy, and skin changes) syndrome: a review. JAMA Oncol, 2021, 7 (9): 1383-1391.
[3] WANG C, HUANG X F, CAI Q Q, et al. Prognostic study for overall survival in patients with newly diagnosed POEMS syndrome. Leukemia, 2017, 31 (1): 100-106.

第十一节 原发性轻链型淀粉样变

关键词:原发性轻链型淀粉样变;浆细胞病;M蛋白血症

一、病史摘要

患者,女性,50岁,已婚,因"活动后气促6个月,加重伴双下肢水肿3个月"入院。

患者6个月前无诱因出现活动后气促,爬楼3~4层后尤甚。外院查脑钠肽(BNP)高。胸部CT示肺炎。超声心动图示:左心室壁稍增厚,左心室收缩及舒张功能正常。予以抗感染、纠正心力衰竭后出院。继续口服螺内酯、呋塞米利尿,症状无缓解。3个月前出现双下肢水肿,外院查尿蛋白阳性,超声心动图示:左心室壁对称性肥厚(肥厚型心肌病待排),二尖瓣反流(轻度),左心室限制性舒张功能减退。活动后气促进行性加重,步行也感气促,夜间喜高枕卧位。

【病史提问】

原发性轻链型淀粉样变可出现多器官受累,起病时临床症状多样,大部分患者可出现心脏或肾脏受累。何时应该考虑到筛查此病?

(1)心脏受累:①易出现低血压尤其是直立性低血压,或既往高血压而近期血压正常或偏低。②左心室肥厚,不伴高血压或左心室高电压。③不明原因N末端脑钠肽前体(NT-proBNP)升高。④非缺血性心肌病变伴或不伴充血性心力衰竭。

肾脏受累：①大量蛋白尿或肾病综合征，蛋白尿以白蛋白尿为特点。②肾体积增大，即使慢性肾衰竭终末期，肾体积也无明显缩小。

其他可疑表现：消瘦、乏力、体重下降、腹泻或便秘。

（2）肝增大伴碱性磷酸酶的升高，影像学未见其他特殊异常。

（3）周围神经病变，伴自主神经受累。

（4）出现典型体征，如舌体肥大、腕管综合征、眶周紫癜。

二、体格检查

神志清楚，慢性病容。卧位血压 135/87mmHg，心率 87 次/min，立位血压 87/55mmHg，心率 101 次/min。眶周紫癜，余全身皮肤未见瘀斑出血点，舌体肥大，可见齿痕。全身浅表淋巴结未扪及肿大。双侧肺呼吸音对称，双肺呼吸音减弱，右肺下叶闻及少量啰音。心音减弱，律齐，心脏各瓣膜区无杂音。触诊全腹软，全腹无压痛，无反跳痛。肝脾未触及，肠鸣音活跃。四肢肌力、肌张力正常，双侧病理征阴性（图 4-8-8 A、B）。

【查体提问】

1. 结合患者的病史和查体，初步考虑什么诊断？

本例患者中老年女性，病程 6 个月，主要表现为

活动后气促、双下肢水肿，症状进行性加重，辅助检查提示 BNP 升高，左心室壁增厚伴限制性舒张功能减退。查体示直立性低血压，有自主神经受累可能。结合患者有舌体肥大、眶周紫癜的特异性体征，临床高度怀疑系统性淀粉样变。

2. 该患者需要考虑哪些鉴别诊断？还需要进行哪些辅助检查明确诊断？

本例需要与肥厚型心肌病、其他导致慢性心力衰竭疾病相鉴别。还需要完善单克隆免疫球蛋白（M 蛋白）检测、骨髓检查、心电图、心脏增强 MRI、受累部位组织活检等辅助检查。

三、辅助检查

辅助检查主要包括 M 蛋白筛查及骨髓克隆性浆细胞检查、受累部位的病理活检及刚果红染色、受累脏器评估几个方面。

1. NT-proBNP 2 934ng/L，肌钙蛋白（TnT）18.8ng/L。

2. 24 小时尿蛋白 0.5g，肌酐正常。

3. 心电图示肢导联低电压。

4. **MRI 心脏功能增强扫描** 心脏增大，左心室增大为主，左心室壁心肌增厚，延迟扫描左心室壁广泛延迟强化（图 4-8-8C）。考虑心脏淀粉样变性？

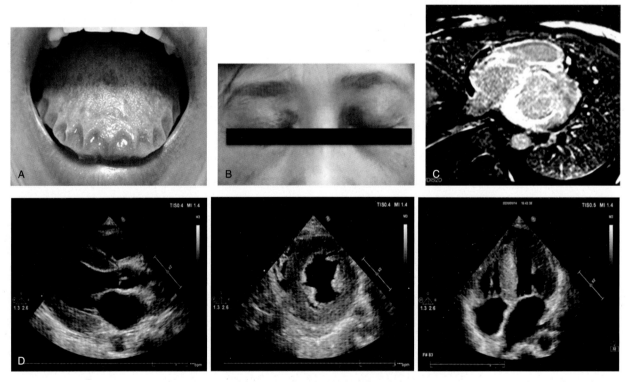

图 4-8-8 患者体格检查和辅助检查

A. 舌体肥大，齿痕清晰可见；B. 眶周紫癜；C. MRI 心脏功能增强扫描，延迟扫描左心室壁广泛延迟强化；D. 超声心动图检查，室间隔（IVS）厚度 19，左心室后壁（LVPW）厚度 16，射血分数（EF）32%。

5. **超声心动图**　左心室明显肥厚，左心房增大，二尖瓣反流（轻度），左心室收缩功能测值明显减低，舒张功能减低（图 4-8-8D）。

6. **M 蛋白**　血清蛋白电泳（SPE）：M 蛋白 12.4g/L，免疫固定电泳（IFE）：IgG-λ 阳性，FLC-k 7mg/L，FLC-λ 271mg/L，FLC-R 0.027；dFLC 264mg/L。

7. **骨髓检查**　涂片：浆细胞 13.5%。活检：免疫表型检测示少量 CD138（+）、CD56（-）、IgK（-）、Igλ（+）的浆细胞散在或小灶性分布，约占有核细胞的 15%。刚果红染色（-）。流式：λ 型克隆性浆细胞，占 5.5%。

8. 碱性磷酸酶（ALP）正常，腹部超声示肝脏不大。

9. 肌电图无异常发现。

10. **心肌活检术病理**　光镜观察：心肌细胞周围发现嗜伊红物质沉积。免疫组化染色：Lambda（+），甲状腺素转运蛋白（TTR）（-）；刚果红染色：（+）。病理诊断：lambda 型轻链型淀粉样变。

【辅助检查提问】

病理活检中，轻链的免疫组化或免疫荧光是否必要，为什么？

淀粉样变类型多样，刚果红染色阳性仅能明确为淀粉样变，但不能判别其前体蛋白。累及心脏的淀粉样变主要为轻链型（AL 型）、TTR 和 AA 型，临床表现上难以有效区分，治疗方法却大不相同，因此明确区分具体类型很有必要。M 蛋白阳性不能作为诊断 AL 型的判别标准，因为非 AL 型淀粉样变患者也可能合并意义未明单克隆丙种球蛋白血症（MGUS）。MGUS 在 50 岁以上人群中的检出率可达 3%~4%。据报道，10%~30% 的 TTR 型淀粉样变患者可有 M 蛋白阳性。因此轻链限制性表达的免疫组化或免疫荧光确诊意义大，否则需进一步行组织质谱或免疫电镜检测明确。

四、诊断

系统性轻链型淀粉样变（lambda 型；心脏、肾脏、舌受累；Mayo 04 Ⅱ期）。

【诊断提问】

1. **淀粉样变的定义及发病机制是什么？**

淀粉样变是由于致淀粉样变蛋白沉积在细胞外基质，造成所沉积的组织和器官损伤的一组疾病，可累及多种器官及组织。至今发现有 34 种前体蛋白可形成淀粉样沉积。轻链型（AL 型）淀粉样变中单克隆免疫球蛋白轻链错误折叠形成淀粉样蛋白，主要与克隆性浆细胞异常增殖有关。

2. **AL 型淀粉样变流行病学如何？**

美国发病率为 (6~10)/100 万。平均发病年龄为 64 岁，男性占 65%~70%。我国尚缺乏相关流行病学资料。

3. **AL 型淀粉样变的临床表现？**

AL 型淀粉样变临床表现主要取决于受累的器官及严重程度，不同患者临床表现差异很大。疲乏、体重减轻等非特异性的症状在系统性 AL 型淀粉样变患者中非常常见。常见的受累部位及主要表现如下。

心脏受累：约 70% 的患者有心脏受累，典型病理改变为室间隔及心室壁增厚，导致舒张功能受限，临床表现为心功能不全。患者还可出现各种类型的心律失常，由此导致的猝死为患者早期死亡的主要原因。

肾脏受累：约 65% 的患者有肾脏受累，受累部位以肾小球为主，伴有小管间质及血管的累及。表现为大量蛋白尿，主要为白蛋白，严重者引起肾衰竭。

神经系统：约 15% 患者有周围神经或自主神经受累，而中枢神经不受累。周围神经受累以对称性感觉障碍最为常见。自主神经受累可引起直立性低血压、勃起障碍、膀胱排空障碍及胃肠道动力异常。

消化系统：约 14% 的患者有舌体受累，可导致巨舌，严重者可引起吞咽困难、呼吸道阻塞及睡眠呼吸暂停。约 17% 的患者有肝脏受累，表现为肝大及 ALP 升高。约 8% 的患者有胃肠道受累，除了恶心、腹泻等非特异性症状外，还可表现为肠穿孔、肠出血等。

凝血功能异常：约 1/3 的患者在病程的某一阶段会出现凝血功能异常，如 F X 缺乏，常表现为皮肤紫癜，重者可引起大出血。

其他：皮肤、软组织增厚；方肩畸形；肾上腺、甲状腺功能减退；肺部浸润。

一些特异性表现对系统性 AL 型淀粉样变有高度提示意义，包括巨舌、眶周紫癜、腕管综合征、颌下肿胀、脱发、颈静脉怒张及肩垫征。

4. **AL 型淀粉样变如何诊断？**

系统性 AL 型淀粉样变的诊断有赖于对受累部位的活检。病理活检提示淀粉样变沉积且明确其类型为 AL 型即可诊断。刚果红染色阳性（在偏振光下呈苹果绿色双折光）或电镜下见淀粉样纤维（细纤维状结构，无分支，僵硬，排列紊乱）均可诊断淀粉样变。对于淀粉样变的分型，临床上常用的免疫组化/免疫荧光（敏感性 75%~80%，特异性 80%）。其余分型方法还有：①免疫电镜法（敏感性 75%~80%，特异性 100%）；②对于有家族史，考虑遗传性淀粉样变，可行已知突变基因的 DNA 测序；③质谱法敏感性及特异性均接近 100%，在有条件的中心推荐开展。

5. **活检部位如何选择？**

（1）主要受累脏器活检，包括心脏、肾脏及肝脏，阳性率约 95%，但风险相对较大。心肌活检的并发症包括心肌穿孔继发心脏压塞、心律不齐、传导阻滞、气胸、动脉穿孔等，并发症的发生率为1%~6%。肾活检主要风险为出血。肝脏活检可引起腹膜内出血、肝内血肿、胆汁性腹膜炎等。

（2）微创活检阳性率稍低但风险小，常见活检部位及阳性率：腹壁脂肪55%~80%，舌体70%~80%，齿龈50%~60%，唇腺40%~70%，直肠75%~85%，骨髓50%~60%。刚果红染色联合电镜检测可以提高阳性率。

五、治疗及随访

患者确诊后开始行BCD方案化疗（硼替佐米＋环磷酰胺＋地塞米松），最佳血液学疗效为非常好的部分缓解（VGPR），但未取得心脏或肾脏器官缓解。随后患者在当地医院继续治疗，确诊13个月后死于心力衰竭及恶性心律失常。

【治疗提问】

系统性AL型淀粉样变治疗手段主要有哪些？

自体外周血造血干细胞移植（ASCT）在AL型淀粉样变性中疗效确切，所有初治的AL患者均需评估是否可行ASCT。适合移植的条件涉及包括年龄、体能状态评分、受累器官功能评价等多个方面，仅约15%的患者满足移植条件。

对于不可行ASCT的患者，需行化疗，主要化疗药物种类包括烷化剂（美法仑）、免疫调节剂（沙利度胺、来那度胺、泊马度胺）和蛋白酶体抑制剂（硼替佐米、伊沙佐米等）。硼替佐米为基础的联合化疗目前应用较多，为一线推荐。达雷妥尤单抗靶向CD38+浆细胞，对于经济条件允许的初治或复发难治患者，均可改善预后。

新型药物还包括靶向淀粉样变纤维的抗体药物、BCL-2抑制剂、免疫细胞疗法等尚在临床研究阶段，可能在未来为AL型淀粉样变患者提供新的治疗选择。

【预后提问】

系统性AL型淀粉样变的分期及预后？

系统性AL型淀粉样变患者预后主要因素为心脏是否受累及其严重程度及轻链负荷。早诊断、早治疗对改善患者预后极为重要。

目前广泛应用的分期标准为标准梅奥分期及梅奥分期修订版，见表4-8-20。

表4-8-20　系统性AL型淀粉样变的分期及预后

分期系统	标志物及阈值	分期	预后
标准梅奥分期（2004）	（1）NT-proBNP>332ng/L（2）TnT>0.035μg/L或TnI>0.01g/L	Ⅰ期：指标均低于阈值Ⅱ期：1个指标高于阈值Ⅲ期：2个指标均高于阈值（欧洲修订标准中又将NT-proBNP 8 500ng/L作为阈值分为Ⅲa和Ⅲb）	Ⅰ期：中位生存期≥26个月Ⅱ期：中位生存期11~49个月Ⅲ期：中位生存期4~6个月（Ⅲa和Ⅲb死亡危险比分别为4.9和11.1）
梅奥分期修订版（2012）	（1）NT-proBNP>1 800ng/L（2）TnT>0.025μg/L（3）dFLC>180mg/L	Ⅰ期：指标均低于阈值Ⅱ期：1个指标高于阈值Ⅲ期：2个指标高于阈值Ⅳ期：3个指标均高于阈值	Ⅰ期：中位生存期94个月Ⅱ期：中位生存期40个月Ⅲ期：中位生存期14个月Ⅳ期：中位生存期6个月

注：NT-proBNP，N末端脑钠肽前体；TnT，肌钙蛋白T；TnI，肌钙蛋白I。

（李　剑　张春兰）

推荐阅读文献

［1］ GERTZ M A, DISPENZIERI A. Systemic amyloidosis recognition, prognosis, and therapy: a systematic review. JAMA, 2020, 324 (1): 79-89.

［2］ MERLINI G, DISPENZIERI A, SANCHORAWALA V, et al. Systemic immunoglobulin light chain amyloidosis. Nat Rev Dis Primers, 2018, 4 (1): 38.

［3］ PALLADINI G, MILANI P, MERLINI G. Management of AL amyloidosis in 2020. Blood, 2020, 136 (23): 2620-2627.

第十二节　先天性纯红细胞再生障碍性贫血

关键词：先天性纯红细胞障碍性贫血；纯红细胞障碍性贫血；贫血

一、病史摘要

患儿,女性,6月龄,因"反复面色苍白2月余"入院。

2个月前患儿家属发现患儿皮肤及口唇苍白至当地医院就诊,血常规示血红蛋白60g/L,余正常,输注"去白细胞红细胞悬液"好转出院。1日前,再次于当地医院就诊,血常规示血红蛋白46g/L,网织红细胞计数4.1×10^9/L,平均红细胞体积94.2fl,平均红细胞血红蛋白含量28pg,平均红细胞血红蛋白浓度328g/L,遂就诊。

患儿母亲孕2产1,孕37周,自然分娩;患儿出生体重2 300g。否认药物、毒物接触史。父母非近亲婚配,父亲、母亲均身体健康,否认遗传性及肿瘤性疾病家族史。

【病史提问】

以贫血为主要临床表现的患儿,诊断如何进行考虑?

临床表现与贫血发生速率和机体代偿反应程度密切相关。儿童贫血的诊断分"三步骤",首先确定是否存在贫血,血常规检查为诊断贫血必需的基线检查;其次,判断贫血的严重程度;最后,搜索病因,贫血的原因大致分为三个方面(表4-8-21)。

二、体格检查

1. **一般内科查体**　生命体征平稳,神志清楚,精神可,心、肺未查见明显异常体征,双下肢无水肿。

2. **血液系统查体**　身长、体重位于同年龄同性别身长、体重 $-1SD$ 范围内,无外观畸形及特殊面容。重度贫血貌,全身皮肤未见出血点及瘀斑,浅表淋巴结未扪及肿大。心尖区可闻及收缩期杂音;腹软,肝脏肋下2cm,脾脏肋下1cm,质软。

【查体提问】

1. 结合患儿的病史和查体,初步考虑什么诊断?

本例患儿呈慢性病程,反复出现面色苍白,多次血常规提示血红蛋白水平明显降低。首先可以明确患儿存在贫血。根据血红蛋白水平,判定患儿重度贫血。网织红细胞比例降低,其贫血系红细胞生成障碍所致,因患儿贫血发生年龄早,程度重,病程长,无感染性疾病、肾脏疾病等基础疾病史等,故可排除营养性贫血、慢性病贫血、骨髓病性贫血。同时,外周血形态学为正细胞正色素性贫血,肝脾不大,应考虑儿童纯红细胞再生障碍性贫血(pure red cell aplasia,PRCA),高度警惕先天性纯红细胞再生障碍性贫血(Diamond-Blackfan anemia,DBA)。

表4-8-21　儿童贫血常见原因

贫血机制	贫血原因	常见疾病
红细胞生成不足	造血原料缺乏	铁元素缺乏:营养性缺铁性贫血 叶酸、维生素 B_{12} 缺乏:营养性巨幼红细胞性贫血 维生素 B_6 缺乏:小细胞低色素性贫血 其他:如缺乏铜、钴、激素等
	再生障碍性贫血	获得性再生障碍性贫血(急性、慢性) 先天性再生障碍性贫血
	慢性病贫血	感染中毒、慢性肾炎、乙型肝炎、日本血吸虫病
	骨髓病性贫血	白血病、淋巴瘤、组织细胞增生症、转移性肿瘤
红细胞破坏增多	红细胞内在缺陷	红细胞酶缺乏:葡萄糖-6-磷酸脱氢酶(G6PD)缺乏、丙酮酸激酶缺陷 红细胞膜缺陷:遗传性球形红细胞增多症、遗传性椭圆形红细胞增多症 血红蛋白异常:地中海贫血、各种异常血红蛋白病
	红细胞外在因素	免疫因素:新生儿溶血症(RH、ABO血型不合)、自身免疫性贫血 感染因素:疟原虫、链球菌溶血素 化学、物理因素:苯、铅、砷、烧伤、蛇毒等 脾功能亢进
红细胞丢失增加	急性失血	外伤性 出血性疾病:血小板减少性紫癜、过敏性紫癜、血友病
	慢性失血	钩虫病、肠息肉、消化道溃疡病等

2. 该患儿需要考虑哪些鉴别诊断？还需要进行哪些辅助检查明确诊断？

主要需要与获得性 PRCA 相鉴别,见表 4-8-22。

因此,患儿尚需完成肝肾功、病毒学检查(细小病毒 B19 等)、贫血筛查(铁代谢/叶酸/维生素 B_{12})、血红蛋白电泳、自身抗体、Coombs 试验、甲状腺功能、胸部 X 线、超声心动图、腹部超声(肝、胆、胰、脾)、泌尿系超声(双肾、输尿管、膀胱)、骨髓细胞学骨髓衰竭性疾病基因筛查+染色体断裂试验+染色体核性分析。

三、辅助检查

1. **贫血筛查** 无造血原料缺乏,有铁过载表现。

2. **血红蛋白电泳检查** Hb 电泳未见异常 Hb 带,HbA_2 2.3%。

3. **病毒学检查、自身抗体、Coombs 试验、甲状腺功能** 均正常。

4. **超声心动图、腹部超声、泌尿系超声** 均未见异常。

5. **骨髓检查** 骨髓增生活跃,红系比例较低(<1%,早幼红细胞未见,中幼红细胞约 0.5%,晚幼红细胞低于 0.5%),有核红细胞罕见,PRCA 可能性大。

6. 患儿家属知情同意后,行染色体核型检查为 46,XX。染色体断裂试验正常。高通量测序,Sanger 验证:*RPL5* 基因存在 c.472 473del,p.K158fs。患儿的父母该位点未见突变。

【辅助检查提问】

1. DBA 患者具有哪些实验室检查特点？

(1)网织红细胞计数显著减少。

(2)正细胞正色素性贫血,偶为大细胞性贫血。

(3)白细胞计数正常或轻度减少,可在数年内逐渐出现中性粒细胞减少症;血小板计数正常或轻度增多。

(4)骨髓内有核细胞数正常,但有明显红细胞发育不良;可见少许红细胞巨幼样改变。

(5)血清铁水平升高,转铁蛋白饱和度增加。血清促红细胞生成素(erythropoietin,EPO)升高较其他良性贫血更为显著。约 75% 患儿红细胞腺苷脱氨酶水平升高。

2. DBA 患者具有哪些骨髓检查特点？

骨髓检查特征性的表现为:骨髓增生活跃,粒红比例明显或显著增大,伴选择性、特征性的红细胞前体细胞减少或缺如,红系祖细胞[红系爆式集落形成单位(BFU-E)、红系集落形成单位(CFU-E)]显著减少,其他各系细胞正常,可有少量呈明显"成熟阻滞"的巨幼样变早期红细胞。

四、诊断

先天性纯红细胞再生障碍性贫血(DBA)。

【诊断提问】

1. DBA 的定义及流行病学如何？发病机制是什么？

先天性纯红细胞障碍性贫血(DBA)是以红系造血衰竭、先天发育畸形和肿瘤易感性为主要临床特征的遗传性疾病。在欧美国家发病率为(0.05~0.07)/万新生儿,国内暂无确切的流行病学资料。90% 于初生到 1 岁内起病,平均发病年龄为 3 个月,2 岁以后发病者罕见,男女比例约 1.1:1。家族性 DBA 为常染色体显性遗传,少部分为常染色体隐性遗传。

表 4-8-22 先天性纯红细胞再生障碍性贫血(DBA)鉴别诊断谱

疾病		DBA 鉴别诊断谱	鉴别依据
获得性 PRCA	原发性	儿童暂时性幼红细胞减少症(transient erythroblastopenia of childhood,TEC)	一过性或暂时性红细胞生成障碍,通常发生于 1 岁患儿,可自愈
		皮尔逊综合征(伴有空泡红系前体的铁粒细胞贫血)	一种罕见的线粒体疾病,常发生于婴幼儿早期,临床上表现为出生不久即出现输血依赖性贫血,伴有胰腺外分泌功能障碍,乳酸性中毒,肝肾功能损害,骨髓中出现环形铁粒幼细胞
	继发性	病毒感染	如细小病毒 B19,巨细胞病毒等,病毒 IgM 抗体或核酸阳性
		慢性溶血性贫血	可有黄疸、脾大等表现,外周血网织红细胞升高,胆红素升高
		药物	如苯妥英钠,硫唑嘌呤等,停药后大多完全恢复
		肿瘤	如胸腺瘤,常见于成人
		其他疾病	如肾衰竭,自身免疫性疾病,严重营养不良等

DBA 目前被归类在一组新命名的疾病,即核糖体疾病。约 60% 的 DBA 患儿存在编码核糖体蛋白(ribosomal protein,RP)基因的突变,已发现与 DBA 发生相关的 RP 基因 20 个。其中,55% 为新发突变,45% 为胚系突变。RP 基因单倍不足损害了核糖体的生物合成,影响肿瘤蛋白 p53(tumor protein p53,TP53)降解,导致红系祖细胞凋亡,最终引起贫血。另外核糖体亚基的成熟缺陷,可能延迟珠蛋白基因的翻译,导致游离亚铁血红素的相对过量,也能引起红系特异性的凋亡和贫血。

2. DBA 的核心临床特点有哪些?

通常在婴儿期发病,以贫血、先天畸形和肿瘤易感性为主要特征。

(1)贫血:通常在出生后 1 年内出现重度贫血,婴幼儿期一般不伴有外周血白细胞及血小板减少。

(2)先天畸形:除身材矮小以外,50% 患儿存在先天畸形。常见畸形包括:头面部异常(50%);上肢和手部畸形(38%),尤其是拇指;泌尿生殖系统畸形(39%)及心脏畸形(30%)等。

(3)相关恶性肿瘤:对癌症具有易感性,常见的恶性肿瘤包括 MDS、AML、结肠癌等。

3. DBA 的诊断标准是什么?

一旦出生 6 个月内出现早发性重度或极重度贫血,应考虑 DBA。2008 年第 6 届 Daniella Maria Arturi 国际年会达成关于 DBA 诊断标准的专家共识(表 4-8-23)。

表 4-8-23　先天性纯红细胞再生障碍性贫血(Diamond-Blackfan anemia,DBA)诊断标准

标准	内容
诊断标准	年龄<1 岁 大细胞性贫血,中性粒细胞和血小板无明显降低 网织红细胞降低 骨髓增生正常,红系前体细胞缺乏
支持标准	
主要支持标准	存在经典型 DBA 基因突变 阳性家族史
次要支持标准	红细胞腺苷脱氨酶活性升高 存在经典型 DBA 先天畸形 胎儿血红蛋白(HbF)升高 无其他 IBFMS 证据

(1)经典 DBA:满足 4 条诊断标准。

(2)非经典 DBA:①满足 2 条主要支持标准,即阳性家族史和 DBA 相关基因突变;② DBA 相关基因突变和任意一条诊断标准。

(3)拟诊 DBA:①满足 3 条诊断标准,并有阳性家族史;②同时满足 2 条诊断标准和 3 条次要支持标准;③有阳性家族史,并满足 3 条次要支持标准。

五、治疗经过

1. **支持治疗**　定期输注去白红细胞悬液治疗。

2. **药物治疗**　口服糖皮质激素治疗,泼尼松起始剂 1.5~2mg/(kg·d),口服,每日分 1~2 次。

3. **异基因造血干细胞移植(allo-HSCT)治疗**　患儿因糖皮质激素依赖发生不能耐受的不良反应而停药,2 岁后已行高分辨 HLA 配型,于中华骨髓库寻找合适供者拟行 allo-HSCT 治疗。

【治疗提问】

DBA 的疾病的治疗手段主要有哪些?

(1)输血治疗:建议输注去除白细胞的红细胞悬液。目标是维持血红蛋白 ≥80g/L,至 6 月龄后开始激素治疗。

(2)药物治疗

①糖皮质激素:为一线治疗药物,约 80% 患者对糖皮质激素有效。由于激素在小婴儿中引发不良反应风险较高,推荐将激素治疗推迟至 6~12 月龄后。国内常用泼尼松治疗。

②其他药物:包括免疫调节剂环孢素 A、雄激素、抗胸腺细胞球蛋白、抗淋巴细胞球蛋白、CD20 抗体(利妥昔单抗)、达利珠单抗、阿仑珠单抗等,但是病例数较少或疗效不确切。

(3)异基因造血干细胞移植(allo-HSCT)治疗

目前根治 DBA 的唯一方法。适应证包括糖皮质激素治疗耐药、输血依赖和难以耐受的糖皮质激素副作用。建议 10 岁以前,一般在 2~5 岁进行。当糖皮质激素和其他治疗无效,尚未过度输注红细胞时进行移植治疗效果最佳。

(4)基因治疗及靶向治疗

鉴于 25% 的 DBA 患者携带 RPS19 基因的致病性突变,目前基因治疗的研究主要集中在 RPS19 基因。此外,动物模型研究发现,RPS19 缺陷可活化 p53 蛋白家族,从而导致 DBA。因此,对 p53 靶向治疗有可能成为治愈 DBA 的新方向。

六、随访及预后

患儿已行 allo-HSCT 治疗,门诊随访。

【预后提问】

DBA 患者的预后如何?

约 40%DBA 患者为激素依赖,40% 患者为输血依赖。40 岁以上 DBA 患者的总体生存率为 75.1%，70% 患者死于如慢性铁过载、感染、HSCT 等治疗相关并发症，30% 患者发生严重再生障碍性贫血、恶性肿瘤转化等，进展为 AML 的风险较高。

（郭　霞）

推荐阅读文献

[1] BARTELS M, BIERINGS M. How I manage children with Dianond-Blackfan anaemia. Br J Haematol, 2019, 184 (2): 123-133.

[2] DA COSTA L, LEBLANC T, MOHANDAS N. Diamond-Blackfan anemia. Blood, 2020, 136 (11): 1262-1273.

[3] DA COSTA L, NARLA A, MOHANDAS N. An update on the pathogenesis and diagnosis of Diamond-Blackfan anemia. F1000Res, 2018, 7: F1000 Faculty Rev-1350.

第十三节　重型先天性粒细胞缺乏症

> **关键词:** 重型先天性粒细胞缺乏症；中性粒细胞减少；原发性免疫缺陷；反复发热

一、病史摘要

患儿，女性，2 岁 7 月龄，因"反复发热 2 年"入院。

2 年前，患儿受凉后出现发热、咳嗽，以中高热为主，于当地医院诊断"支气管肺炎"，经抗感染治疗 7 日好转。自此后近 2 年反复出现发热，多次诊断（每 2~3 个月 1 次）"支气管肺炎、皮肤感染"，1 岁 6 月龄时诊断"中耳炎、EB 病毒感染"；2 岁时诊断"右侧鼻腔异物感染、颜面部及右上臂皮肤感染、肺部真菌感染"；2 岁 4 月龄时右侧颜面部皮肤及右颌下淋巴结金黄色葡萄球菌感染。

家族史：父母体健，患儿姐姐出生后发现中性粒细胞缺乏，反复感染，2 岁时因严重肺部感染死亡。

【病史提问】

1. 对反复发热为主要临床表现的患者，应如何询问病史？

发热可作为多种疾病的表现之一，包括感染性疾病或非感染性疾病，询问病史时不仅需了解发热的热型、热度及诱因外，还需了解感染相应部位感染症状，如皮肤、呼吸道、消化道、泌尿道、神经系统的感染等，还需要排查如结缔组织疾病、肿瘤等非感染性疾病。

2. 对反复感染为主要临床表现的患者，应如何考虑诊断？

感染性疾病是儿童很常见的一大类疾病，但若反复发生感染，发生不同部位、不同病原菌感染，重点考虑免疫功能缺陷。免疫缺陷可分为原发性或继发性，常见的继发性因素包括感染、免疫抑制剂的使用或肿瘤等，而若有以下提示则常需考虑原发性免疫缺陷（primary immunodeficiency, PID）：①免疫缺陷或不明原因性早期死亡（如 30 岁以前）的家族史；②体重不增加或生长不正常（生长迟滞）；③需静脉用抗生素和 / 或住院抗感染；④ 1 年内出现 6 次或以上耳部或呼吸道感染；⑤ 1 年内出现 2 次或以上严重鼻窦感染或肺炎；⑥ 1 年内出现 4 次或以上新发耳部感染；⑦一生中出现 2 次或以上脓毒症或脑膜炎发作；⑧使用抗生素 2 个月或更长时间但几乎无效；⑨反复或难治性口腔或皮肤假丝酵母菌病；⑩反复深部皮肤或器官脓肿。

二、体格检查

1. 一般内科查体　生命体征平稳，心、肺、腹及神经系统未查见明显异常体征。

2. 专科查体　一般情况好，营养中等，身高 93cm，面容正常，面色口唇红润，浅表淋巴结未触及肿大，肝脾未触及肿大，四肢肌力及肌张力正常，语言及运动发育正常。

【查体提问】

1. 结合患儿的病史和查体，初步考虑什么诊断？

本例患儿以反复感染为主要表现，生后 6 个月左右开始发病，发病年龄早，多次发生呼吸道、皮肤、鼻腔、耳部等部位感染，有细菌及真菌严重感染史，且有中性粒细胞缺乏家族史，故需考虑原发性免疫缺陷（PID）。

2. 该患儿需要考虑哪种类型原发性免疫缺陷？还需要进行哪些辅助检查明确诊断？

PID 是主要由单基因突变导致免疫细胞数量异常或功能缺陷，引起感染、过敏、自身免疫、自身炎症及肿瘤易感等主要临床表型的一类疾病。2019 版 PID 分类共纳入 430 种 PID，分为 10 大类疾病：①联合免疫缺陷病（combined immunodeficiency disease, CID）；②伴典型表现的联合免疫缺陷综合征；③抗体免疫缺陷病；④免疫失调性疾病；⑤吞噬细胞缺陷；⑥天然免疫缺陷；⑦自身炎症性疾病（autoinflammatory diseases，AIDs）；⑧补体缺陷；⑨单基因骨髓衰竭综合征；⑩拟表型免疫疾病。

结合患儿有中性粒细胞缺乏家族史，首先考虑该患儿罹患的免疫缺陷类型为吞噬细胞缺陷，因此还需要完善全血细胞分类计数、生化、红细胞沉降率、自身抗体、输血免疫全套、细胞免疫、体液免疫、骨髓涂片检查，在征得患儿家属知情同意后，还可完善基因检测，从而进一步明确诊断。

三、辅助检查

1. 血常规检查示中性粒细胞波动于 $(0\sim0.5)\times10^9/L$，血红蛋白和血小板正常。

2. 生化、红细胞沉降率、自身抗体、输血免疫全套、体液免疫均未见异常。

3. 多次骨髓涂片检查示增生活跃，红系及巨核系无异常，粒细胞增生活跃但中性粒细胞成熟障碍。

4. **基因筛查** 共筛查 5 个与重型先天性中性粒细胞减少症（severe congenital neutropenia，SCN）发病有关的基因，分别是 *ELANE*、*HAX1*、*GFI1*、*G6PC3* 及 *CSF3R*，结果显示患儿 *ELANE* 基因存在 2 个位点杂合突变，其父母基因结果均未见异常。

【辅助检查提问】

SCN 的常见基因异常有哪些？

SCN 是一种与多种基因突变相关的异质性遗传性综合征，SCN 是由于多种基因遗传缺陷，引起骨髓中性粒细胞分化和成熟障碍，外周血成熟中性粒细胞数量显著减少（绝对计数一般 <$0.5\times10^9/L$）的一组疾病的统称，属于 IBMFS 范畴。目前发现有 20 多种基因与 SCN 发病有关，每个基因突变类型又有不同的发病机制和临床表现，见表 4-8-24。

四、诊断

重型先天性粒细胞缺乏症（SCN）

【诊断提问】

1. **SCN 的定义及流行病学如何？发病机制是什么？**

先天性粒细胞减少症是外周血中性粒细胞绝对值减少的一组异质性遗传综合征，指出生时或出生后不久即出现的，由主要累及髓系细胞的原发性骨髓衰竭综合征所致的中性粒细胞减少，包括 SCN、家族性良性慢性中性粒细胞减少症、网状组织发育不全及周期性中性粒细胞减少症（cyclic neutropenia，CN）、施-

戴综合征等一系列疾病。SCN 是一类罕见的血液系统生成障碍性疾病，发病率约为 1/20 万。

2. **SCN 的临床特点有哪些？**

SCN 在基因型和临床表型方面具有异质性，由于中性粒细胞数量显著减少，患者往往存在反复感染，如中耳炎、咽喉炎、蜂窝组织炎、肺炎等严重细菌感染以及真菌感染等，无特征性畸形特征。此外，约 15% 的患者可转变为 MDS/AML。

3. **SCN 的诊断标准是什么？**

SCN 诊断需结合临床表现、实验室检查及基因检测综合确诊。临床表现为出生后不久发生严重感染，包括脐炎、中耳炎、肺炎、尿路感染、败血症及皮肤和肝脓肿等，最常见的感染病原体包括葡萄球菌、链球菌、革兰氏阴性杆菌和真菌等。

实验室检查：血常规可见中性粒细胞缺乏；骨髓涂片可见骨髓增生程度正常或略降低，伴早期髓系停滞在早幼粒细胞/中幼粒细胞阶段，常伴有不典型细胞核及细胞质空泡形成，这种骨髓形态最常见于 *ELANE*、*HAX1*、*WASP*、*G6PC3* 和粒细胞集落刺激因子（granulocyte colony-stimulating factor，G-CSF）受体基因突变所致的 SCN；基因检测有可能检测到相关基因突变。

4. **SCN 的鉴别诊断有哪些？**

临床发现中性粒细胞减少时，应与其他可能引起中性粒细胞减少的疾病相鉴别。如施-戴（Shwachman-Diamond）综合征（SDS）、糖原贮积症（glycogen storage disease，GSD） Ⅰ b 型、WHIM 综合征（warts，hypogammaglobulinemia，infections，myelokathexis，WHIM，即疣、低丙种球蛋白血症、感染及先天性骨髓粒细胞缺乏症）、自身免疫性淋巴增殖综合征（autoimmune lymphoproliferative syndrome，ALPS）、科恩（Cohen）综合征及 Hermansky-Pudlak 综合征 2 型等，上述疾病除中性粒细胞减少外，多伴有外观畸形或其他系统异常。

五、治疗经过

本例患儿经过规律的 G-CSF 治疗无效，最后选择非血缘脐血造血干细胞移植，移植成功。

【治疗提问】

SCN 的治疗手段主要有哪些？

1. **支持治疗** 积极预防，控制感染。一旦发热或感染应立即就医，必要时预防性使用抗生素。

2. **造血生长因子** G-CSF 可改善中性粒细胞减少及感染的风险，重症感染时可连续给药。G-CSF 所需剂量差别很大，绝大多数患者有效剂量为 3~10μg/

表 4-8-24 不同类型基因突变所致 SCN 的特点

突变基因	疾病	其他血液学异常	非血液学异常
常染色体显性遗传			
ELANE	重型先天性粒细胞缺乏症	单核细胞增多症、嗜酸性粒细胞增多，进展为急性髓系白血病（acute myeloid leukemia，AML）或骨髓增生异常综合征（myelodysplastic syndrome，MDS）	骨质减少
ELANE	周期性中性粒细胞减少症	造血异常并进展为 AML 或 MDS	无
GFI1	重型先天性粒细胞缺乏症	淋巴细胞减少，外周血中未成熟髓系细胞数量增加，演变为 AML 或 MDS	无
GATA2	先天性中性粒细胞减少症	严重的单核细胞减少症，树突状细胞和自然杀伤细胞缺陷，再生障碍性贫血，演变为 AML 或 MDS	分枝杆菌、真菌或人乳头瘤病毒感染，肺功能障碍，包括肺泡蛋白沉积症、疣和腿部淋巴水肿
TCIRG1	重型先天性粒细胞缺乏症	无	在部分患者，血管瘤在粒细胞集落刺激因子（G-CSF）治疗期间变得更加突出
CXCR4	先天性中性粒细胞减少症和 WHIM 综合征（疣、低丙种球蛋白血症、感染和先天性骨髓粒细胞缺乏症）	B 细胞缺陷和低丙种球蛋白血症	疣
常染色体隐性遗传			
HAX1	重型先天性粒细胞缺乏症	进展为 AML 或 MDS	纯合突变患者可有神经系统改变
JAGN1	重型先天性粒细胞缺乏症	进展为 AML	身材矮小，骨骼和牙齿缺陷
G6PC3	重型先天性粒细胞缺乏症	血小板减少，演变为 AML 或 MDS	心脏缺陷、浅表静脉显露、泌尿生殖系统畸形、内分泌异常
SLC37A4	先天性中性粒细胞减少和糖原贮积症Ⅰb型（GSDⅠb）	进展为 AML 或 MDS	低血糖、高乳酸血症、肝脏糖原贮积、结肠炎、胰腺炎和骨质疏松症
SBDS	施-戴综合征	血小板减少、贫血、再生障碍性贫血，演变为 AML 或 MDS	胰腺外分泌功能不全、心肌病、干骺端发育不良、智力落后和肝病
STK4	先天性中性粒细胞减少症	单核细胞减少，以及 T 细胞和 B 淋巴细胞减少	疣和房间隔缺损
CLPB	甲基戊二酸尿症Ⅶ型	进展为 AML 或 MDS	精神运动发育迟缓，进行性脑萎缩，白内障，甲基戊二酸尿，面部畸形，心肌病，甲状腺功能减退
AP3B1	赫曼斯基-普德拉克（Hermansky-Pudlak）综合征 2 型	T 细胞和自然杀伤细胞的功能受损	眼皮肤白化病
LAMTOR2	P14 缺乏症	细胞免疫功能缺陷	眼皮肤白化病和生长发育迟缓

（kg·d），但不到 5% 患者无应答。长期持续使用高剂量 G-CSF 可能诱发白血病，因此，若需连续高剂量治疗，应考虑进行骨髓移植。

3. 异基因造血干细胞移植（allo-HSCT）治疗　是该病的根治手段。

4. 其他　有研究报道中性粒细胞弹性蛋白酶抑制剂（西维来司他）能够使 *ELANE* 基因突变患者来源的诱导性多能干细胞克服早幼粒细胞成熟障碍而分化为成熟中性粒细胞，而维生素 B_3 则可以通过激活 NAMPT/SIRT 通路促进应激状态下的骨髓中性粒细胞生成，为 SCN 患者的临床治疗提供了新思路。

六、随访及预后

该患儿造血干细胞移植 30 日后血常规保持正常，未再发生严重感染。随访至移植后 2 年，血常规正常。

【预后提问】

SCN 的未来研究方向如何？

近年来，对 SCN 的发病机制进行了一些探索，但仍有一部分 SCN 发病机制不明确，早期诊断和尽早干预可明显改善患者的预后。对 G-CSF 治疗无反应者首选造血干细胞移植。造血干细胞移植在 SCN 治疗中显示出良好的前景，细胞生物学实验显示了药物靶向治疗的良好作用，需进一步研究。

（郭　霞　吴剑蓉）

推荐阅读文献

［1］孟新，侯佳，张萍，等 . 先天性中性粒细胞减少症研究进展 . 中国循证儿科杂志，2018，13 (4): 310-318.

［2］GERMESHAUSEN M, DEERBERG S, PETER Y, et al. The spectrum of ELANE mutations and their implications in severe congenital and cyclic neutropenia. Hum Mutat, 2013, 34 (6): 905-914.

［3］MAKARYAN V, KELLEY M L, FLETCHER B, et al. Elastase inhibitors as potential therapies for ELANE-associated neutropenia. J Leukoc Biol, 2017, 102 (4): 1143-1151.

［4］MAKARYAN V, ROSENTHAL E A, BOLYARD A A, et al. TCIRG1-associated congenital neutropenia. Hum Mutat, 2014, 35 (7): 824-827.

［5］NAYAK R C, TRUMP L R, ARONOW B J, et al. Pathogenesis of ELANE-mutant severe neutropenia revealed by induced pluripotent stem cells. J Clin Invest, 2015, 125 (8): 3103-3116.

第九章
内分泌系统罕见病

第一节　自身免疫性垂体炎

关键词：自身免疫；垂体炎；尿崩症；垂体前叶功能减退

一、病史摘要

患者，女性，24 岁。因"月经紊乱、视力下降 5 年，多饮、多尿 4 年"入院。

5 年前患者无明显诱因出现月经紊乱，未予重视，4 年前开始出现口干、多饮、多尿，每日饮水量 5 000~10 000ml，夜尿 7~8 次，尿量与饮水量相当；自诉饮水量多时伴上腹部饱胀不适，能自行缓解；无头晕、头痛、偶有视物模糊，否认视野缺损；无眼干、发热、皮疹、关节痛、口腔溃疡、脱发。于院外机构行头颅 MRI 示：鞍区占位性病变，大小约 7.0mm×8.0mm×10.0mm，视交叉略显受压，垂体柄信号消失，考虑垂体占位：性质？为进一步诊治，来我院门诊就诊，门诊以"尿崩症？垂体占位"收入院。自患病以来，精神、食欲、睡眠尚可，大便正常，体重增加 8kg。既往史无特殊。无吸烟、饮酒史，否认药物、毒物接触史。否认遗传病家族史。

【病史提问】

对以尿崩症为主要临床表现的患者，定性诊断和定位诊断如何考虑？

尿崩症是一种以浓缩尿液的能力绝对或相对受损导致产生大量的稀释性尿液为特征的内分泌疾病。

临床表现为多饮、多尿和低渗尿。需要评估患者垂体/下丘脑疾病史、家族史、药物治疗情况等。结合详细的病史、体检和影像学检查，禁水加压试验中对外源性抗利尿激素的反应有助于区别中枢性尿崩症和肾源性尿崩症。精神性多饮可能给鉴别诊断带来一定困难。

二、体格检查

体温 36.5℃，脉搏 98 次/min，呼吸 20 次/min，血压 111/85mmHg，身高 164.5cm，体重 61kg，体重指数 22.54kg/m²。腰围 87cm，臀围 97cm，腰臀比 0.89。神清，全身皮肤未见皮疹。心、肺、腹查体未见异常。生殖器发育正常，阴毛分布正常。四肢肌力及肌张力正常，病理征阴性。

【查体提问】

1. 结合患者的病史和查体，初步考虑什么诊断？

初步考虑尿崩症。尿崩症往往存在烦渴、多饮、多尿等临床症状，尿量常大于 3 000ml/d，患者尿比重明显呈低比重尿时应考虑本病，但需同精神性多饮（原发性烦渴）相鉴别。

2. 该患者还需要进行哪些辅助检查明确诊断？

尿崩症患者需要记录其 24 小时出入量，血渗透压和尿渗透压，必要时可进行血尿渗透压测定和禁水 - 加压素试验，常可明确尿崩症的诊断，并有助于评估尿崩症的程度和分类。

进一步完善垂体前叶功能评估和垂体 MRI 等检查，如存在颅内病变或垂体柄增粗必要时行腰椎穿刺脑脊液检查、垂体柄活检等辅助检查，从而进一步明确诊断。

三、辅助检查

1. 血常规、大便常规、肝功能、肾功能、电解质、血尿酸、心肌酶、输血前全套、术前凝血常规、前脑性尿钠肽、心肌标志物未见明显异常。尿常规示尿比重1.014、尿白细胞7个/HP。甘油三酯0.99mmol/L,总胆固醇3.49mmol/L。肿瘤标志物未见异常。

2. 影像学检查胸部CT扫描、常规超声心动图、腹部、乳腺、妇科及泌尿系彩超检查,电脑视野检查等均未见异常。本院MRI垂体高分辨率增强扫描示:垂体柄增粗,直径约0.5cm,明显均匀强化。垂体未见增大,其内未见异常信号灶,增强扫描强化均匀,鞍上池形态、信号未见异常,双侧海绵窦清晰。垂体柄增粗:性质待定。

3. **激素水平** 促肾上腺皮质激素(ACTH)37.80ng/L,血浆皮质醇(PTC)(8~10点)290.00nmol/L。促甲状腺激素(TSH)1.440mU/L,游离甲状腺素(T_4)14.30pmol/L。黄体生成素<0.3U/L,卵泡刺激素(FSH)<0.3U/L,雌二醇(E_2)<5.0pg/mL,孕酮(P)<0.05ng/mL,睾酮(T)0.137ng/mL,游离睾酮2.850pg/mL,催乳素(PRL)11.50ng/mL。生长激素(GH)0.07μg/L,胰岛素样生长因子-1(IGF-1)48.31μg/L。结核抗体检测阴性。真菌G、GM试验均阴性。C反应蛋白3.22mg/L。红细胞沉降率33.0mm/h。抗核抗体(+)1:320颗粒型,抗双链DNA抗体(+)1:10,抗SS-A抗体(++),抗SS-B抗体(+),抗Ro-52抗体(+++),抗Sm抗体、抗Scl-70抗体、抗U1-nRNP抗体/Sm抗体、抗核糖体P蛋白抗体及抗Jo-1抗体均阴性。免疫球蛋白G4亚型(IgG4)0.246g/L。免疫球蛋白A4910.00mg/L,血清LAM轻链7.03g/L。血清蛋白电泳(定量)未见M蛋白。

4. **心电图** 窦性心律不齐,电轴左偏(-53°)。

5. **甲状腺及颈部淋巴结彩超** 甲状腺不均匀改变,甲状腺双侧叶结节:结节性甲状腺肿?

6. **腹部/妇科/泌尿系彩超** 脂肪肝,子宫偏小。

7. **胸部薄层高分辨率CT扫描** 心肺未见异常,脂肪肝。

8. **SPECT唾液腺显像** 双侧唾液腺摄取功能中度受损,排泄功能基本正常。

9. **垂体高分辨率MRI增强扫描** 垂体柄占位病变,大小约1.2cm×1.2cm×1.4cm,性质不明,垂体瘤及其他待排。

10. **垂体活检术后病理** 镜下见增生的垂体细胞,组织形态不良;见腺垂体组织,略呈结节状增生,较外周区域腺体内见中等量混合T、B淋巴细胞浸润

(组织变形重,难以评估准确数量)。免疫组化:淋巴细胞CD20(+)、CD3(+);垂体细胞PCK(-)、GH(+)、TSH(+)、PRL(+)、FSH(+)、ACTH(+)、LH(+),网织纤维示垂体细胞巢状排列。

【辅助检查提问】

垂体柄增粗有哪些可能病因?

垂体柄增粗的病因复杂,需要结合患者的临床症状、生化特点、神经影像学和病理学检查结果综合评判。垂体柄增粗的可能病因包括自身免疫性疾病、炎症、感染、肿瘤、先天性疾病、血液系统疾病和组织细胞增多症等。

四、诊断

初步诊断为中枢性尿崩症,垂体柄增粗:自身免疫性垂体炎(淋巴细胞性垂体炎)。

【诊断提问】

1. 自身免疫性垂体炎的流行病学概括和发病机制是什么?

自身免疫性垂体炎(autoimmune hypophysitis)是一类自身免疫介导的炎症累及下丘脑-垂体的罕见疾病,最早于1962年由英国学者Goudie和Pinkerton首次报道。自身免疫性垂体炎发病率约为1/900万,多数患者为女性。自身免疫性垂体炎的发病基础包括遗传易感性、垂体损伤和免疫环境的组合,病因是自身免疫反应,但具体机制尚不清楚。

2. 垂体炎有哪些种类,如何鉴别?

垂体炎可大致分为原发性和继发性两种形式(表4-9-1)。

3. 自身免疫性垂体炎的临床症状有哪些?

(1)最常见的是由占位效应引起的症状,如头痛和视觉障碍。

(2)垂体前叶激素功能减退引起的症状。在垂体前叶功能减退的所有表现中,识别垂体-肾上腺轴功能减退的症状和体征至关重要,因为垂体危象对于未经治疗的自身免疫性垂体炎患者而言可能是致命的,因此,所有临床医师均应提高对此的认识。

(3)垂体后叶受累的症状,包括口干、多饮和多尿。

(4)垂体柄受累可能出现高催乳素血症引起的症状,如闭经、月经稀发和溢乳等症状。

4. 自身免疫性垂体炎诊断标准是什么?

自身免疫性垂体炎诊断的金标准是组织学病理检查,但更多患者可通过临床表现、影像学内分泌功能检查和糖皮质激素试验性治疗等综合评价作出的

表 4-9-1　垂体炎的病因与分类

分类	病因
原发性垂体炎	• 淋巴细胞性垂体炎 • 肉芽肿性垂体炎 • IgG4 相关性垂体炎 • 黄色瘤性垂体炎 • 坏死性垂体炎 • 混合型
继发性垂体炎	
1. 自身免疫性内分泌病	自身免疫性多腺综合征（APS）；桥本甲状腺炎；1 型糖尿病；艾迪生病（Addison's disease）
2. 系统性自身免疫性疾病	系统性红斑狼疮；原发性胆汁性肝硬化；视神经炎；萎缩性胃炎；克罗恩病；特发性血小板减少性紫癜；自身免疫性肝炎；干燥综合征
3. 血管炎	颞动脉炎；大动脉炎；肉芽肿性多血管炎（韦格纳肉芽肿）等
4. 炎症和增殖性疾病	结节病；IgG4 相关性疾病；埃德海姆 - 切斯特病（Erdheim-Chester disease）；托洛萨 - 亨特综合征（Tolosa-Hunt syndrome）；拉特克囊肿破裂
5. 肿瘤性病变	生殖细胞瘤；颅咽管瘤；垂体腺瘤；脑膜瘤；胶质瘤；脊索瘤；垂体淋巴瘤；朗格汉斯细胞增生
6. 药物相关性垂体炎	免疫检查点抑制剂诱发的垂体炎；干扰素 α；抗病毒药物（利巴韦林等）
7. 感染	结核；梅毒；真菌；寄生虫（如弓形虫）；病毒（柯萨奇病毒、单纯疱疹病毒、水痘带状疱疹病毒等）

临床诊断。

五、治疗经过

2020 年 12 月 22 日患者唇腺活检病理诊断示：送检唇腺组织标本约 6mm×3mm，部分腺泡萎缩，脂肪组织增生，淋巴细胞呈灶性浸润（>1 灶 /4mm^2）。结合患者实验室检查结果、既往手术后病理诊断、唇腺活检、鞍区 MRI 及头颈部 PET/CT 结果，考虑患者垂体病变与自身免疫性疾病有关，自身免疫性垂体炎（淋巴细胞性垂体炎），予以大剂量糖皮质激素治疗。泼尼松片，每日早餐后 1 次，50mg（10 片）口服，服用 1 个月后开始减量，每半个月减少 5mg（1 片）；甲氨蝶呤片 10mg，每周二口服 1 次（服药前 1 日检查血常规及肝功能、肾功能正常后服用）（根据病情调整剂量）；叶酸片 10mg，每周三口服（服用甲氨蝶呤次日）；硫糖铝口服混悬液，2 次 /d，1 次 10ml，口服（早晚餐前）；碳酸钙 D3 片（自备），每日 1 次，1 次 1 片；雌二醇片（自备）遵生殖内分泌科医嘱口服；10% 氯化钾口服溶液 10ml，口服，每日 1 次（据血钾水平调整剂量）；维生素 D（自备），每日 1 次，1 次 1 粒（400U）。2020 年 12 月 25 日于生殖内分泌科就诊，给予雌二醇片建立人工月经周期。患者饮水量和小便量恢复至正常范围（1 500~2 000ml/d），尿比重正常。

【治疗提问】

自身免疫性垂体炎的治疗要点是什么？

及时诊断和干预是预防自身免疫性垂体炎致命并发症的关键。大多数自身免疫性垂体炎患者对糖皮质激素治疗反应良好，轻症自身免疫性垂体炎导致的垂体前叶功能低下可通过补充缺乏的激素来治疗，存在占位效应或急性反应的部分患者则需要糖皮质激素治疗、免疫抑制治疗，甚至手术。部分对糖皮质激素治疗反应不佳的自身免疫性垂体炎患者，需要联合甲氨蝶呤或环磷酰胺等免疫抑制剂治疗，而其他类型的原发性自身免疫垂体炎患者需要手术获得明确病理诊断的同时缓解压迫症状。

（谭惠文　王　椿）

推荐阅读文献

［1］翟笑，朱惠娟 . 自身免疫性垂体炎的诊治进展 . 罕见病研究 , 2022, 1 (1): 45-50.

［2］JOSHI M N, WHITELAW B C, CARROLL P V.

Mechanisms in endocrinology: hypophysitis: diagnosis and treatment. Eur J Endocrinol, 2018, 179 (3): R151-R163.

[3] LANGLOIS F, VARLAMOV E V, FLESERIU M. Hypophysitis, the growing spectrum of a rare pituitary disease. J Clin Endocrinol Metab, 2022, 107 (1): 10-28.

第二节　卡尔曼综合征

> **关键词:**卡尔曼综合征;嗅觉减退或嗅觉丧失;性腺功能减退

一、病史摘要

患者,男性,26 岁,工人,未婚,因"阴茎短小、睾丸小 15 年"入院。

患者于 15 年前发现阴茎短小,睾丸小,近 15 年来一直较同龄人偏小,从未启动第二性征,从不进入公共场所洗浴,无晨勃、无遗精,嗅觉减退。身高、智力与同龄同性别人相当,身高增长速度与年龄相符,听力正常。2 日前就诊于当地医院,阴囊超声示:双侧睾丸小(考虑先天发育不良),为求进一步诊疗就诊于我院内分泌生长发育专病门诊,以"性腺功能减退"收入院。发病以来,神清,精神正常,无头痛头晕,无晕厥及四肢抽搐,饮食睡眠如常,大小便正常,近期体重无明显变化。既往否认心脏病、脑血管疾病和癫痫病史。头胎,足月顺产,无产伤,无缺氧窒息史。独生子,父母体健,否认三代近亲类似疾病史。

【病史提问】

对以青春期发育延迟为主要临床表现的患者,病因应如何考虑?

需要与以下青春期发育延迟的疾病相鉴别:

(1)体质性生长和青春期发育延迟(constitutional delay of growth and puberty,CDGP):又称为暂时性青春期发育延迟,为非器质性。绝大多数男孩在 14 岁前出现青春期发育表现。有少数男孩青春期发育时间会延迟到 14~18 岁,甚至更晚。但他们成年身高及性腺功能均正常。体质性发育延迟可能与体型偏瘦或青春期发育延迟家族史相关。

(2)高促性腺激素性性腺功能减退症:主要由于性腺(睾丸/卵巢)本身疾患所致。

(3)低促性腺激素性性腺功能减退症(idiopathic hypogonadotropic hypogonadism,IHH):主要由于下

丘脑和/或垂体疾病引起 LH、FSH 分泌不足;其中因先天性下丘脑促性腺激素释放激素(gonadotropin-releasing hormone,GnRH)神经元功能受损,GnRH 合成、分泌或作用障碍,导致垂体分泌促性腺激素减少,引起性腺功能减退,伴有嗅觉丧失或减退者,称为卡尔曼综合征(Kallmann syndrome,KS)。

二、体格检查

体温 36 ℃,脉搏 78 次/min,呼吸 16 次/min,血压 134/86mmHg,身高 185cm,体重 76kg,体重指数 22.2kg/m^2,上部量 85cm,下部量 100cm,指间距 187cm。体型偏瘦,神清语明,面容对称,查体合作。粗测视力正常,嗅觉减弱,喉结不明显,但可触及,童音,无胡须及腋毛。双侧乳腺无异常。会阴皮肤苍白细腻。阴毛 Tanner Ⅰ期,阴茎 3cm,双侧睾丸体积约 1ml(Prader 睾丸计测量),Tanner Ⅰ期(图 4-9-1、图 4-9-2)。

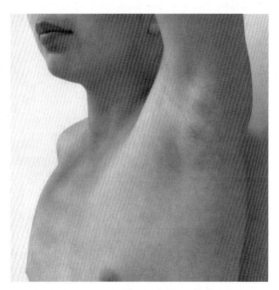

图 4-9-1　患者无胡须,无腋毛,喉结不明显

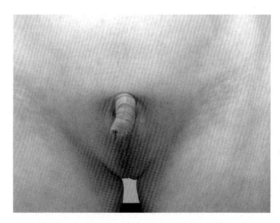

图 4-9-2　患者阴毛 Tanner Ⅰ期,小阴茎、小睾丸

【查体提问】

1. 结合患者的病史和查体,初步考虑什么诊断?

本例男性患者 26 岁,表现为第二性征不发育;童音,外生殖器幼稚型,无阴毛,无腋毛,无胡须;下部量>上部量,指间距>身高,初步考虑为嗅觉减退的卡尔曼综合征。

2. 该患者还需要进行哪些辅助检查明确诊断?

还需要完善血常规、尿常规、肝功能、肾功能、血脂、甲状腺功能及抗体、肿瘤标志物,以除外慢性病所导致的青春期发育延迟;睾丸超声、性激素六项及其他相关激素,如生长激素/胰岛素样生长因子-1(GH/IGF-1)、催乳素、促肾上腺皮质激素、皮质醇等;戈那瑞林兴奋试验;鞍区增强 MRI,除外垂体及下丘脑病变;骨密度和骨龄。

三、辅助检查

1. 甲状腺功能、血常规、尿常规、便常规、电解质、肝功能、肾功能、血脂、病毒标志物、凝血功能、血糖风湿免疫相关检查未见异常。

2. **激素水平** FSH 0.89mU/ml(1.4~18.1U/L),LH 0.07mU/ml(1.5~9.3U/L),E_2<11.8ng/L(0~39.8ng/L),P 0.14ng/L(0.28~1.22ng/L),T 0.15ng/L(2.41~8.27ng/L),PRL 264.87μU/ml(45~375μU/ml),PTC 304.32nmol/L,ACTH 19.25pg/ml(6~40pg/ml),GH 1.13ng/ml(0.06~5μg/L)。

3. **戈那瑞林兴奋试验结果**(表 4-9-2)

表 4-9-2　戈那瑞林兴奋试验

激素	−15min	0min	30min	60min	90min
FSH/(mU·ml^{-1})	0.56	0.64	3.56	4.79	7.39
LH/(mU·ml^{-1})	0.13	0.15	2.92	5.53	3.94

注:FSH,卵泡刺激素;LH,黄体生成素。

4. **睾丸及阴囊超声** 右睾丸大小 1.4cm×0.9cm×0.7cm,左睾丸大小 1.4cm×0.8cm×0.7cm,右侧睾丸检查过程中位于阴囊外上方精索区域,双侧附睾及精索静脉未见异常。

5. **垂体增强 MRI** 未见异常。

6. **骨龄** 14~14.5 岁,左侧尺桡骨远端骨骺未见闭合。双能 X 线骨密度示骨量减低。

【辅助检查提问】

性激素激发试验如何解读?

性激素激发试验是评估性腺轴功能及诊断性早熟的重要手段。戈那瑞林剂量 2.5~3.0μg/kg,最大量 100μg。分别于静脉注射前 15 分钟、0 分钟、注射后 30 分钟、注射后 60 分钟、注射后 90 分钟 5 个时间点采血 2~3ml,分离血清测定 LH、FSH。

在大部分情况下,LH、FSH 峰值均在注射后 60 分钟出现。在男性患者中,戈那瑞林注射 LH(注射后 60 分钟)≥8U/L,提示下丘脑-垂体-性腺轴启动或青春期发育延迟;LH(注射后 60 分钟)≤4U/L,提示性腺轴未启动,可诊断特发性低促性腺激素性性腺功能减退症(IHH)。

四、诊断

卡尔曼综合征(KS)

【诊断提问】

1. KS 的定义及流行病学如何? 发病机制是什么?

KS 是卡尔曼等于 1944 年首次提出,为先天性 GnRH 分泌缺乏导致的以下丘脑性腺发育障碍为特征的低促性腺激素性性腺功能减退症,伴有嗅觉丧失或减退和其他先天性畸形。

据报道,KS 的发病率男性为(1~4)/3 万,女性为(3~4)/12 万。2018 年 KS 被收录于《第一批罕见病目录》的第 59 条。

近年来不断新增报道与 KS 相关的致病基因,但已知基因仅占先天性低促性腺激素性性腺功能减退症(CHH)/KS 病例的 50%。因此,KS 相关致病基因的研究仍有待继续深入。目前已知的 ANOSI(KALI)、FGFR1、FGF8、PROK2、PROKR2、CHD7 为 KS 的致病基因,上述基因发现较早,我们对其认识也较为深入。近年来 WDRI、NSMF(NELF)、HS6ST1、DUSP6、GLCE、FLRT3、TUBB3、SPRY4、ILI7RD、SEMA3A、FGF17、SOX10、SEMA3E、FEZF1、SEMA7A、DCC、NTN1、NDNF、KLB、PLXNA1、AMH、AMHR2、HESX1、SMCHD1 等也被证实与 KS 的发生相关。

2. 卡尔曼综合征有哪些诊断依据?

KS 的临床诊断以临床表现和影像学结果为主,有条件者可以行基因诊断,诊断 KS 还需要排除其他疾病可能,如营养不良等功能性因素,颅脑、垂体肿瘤,放射因素,类固醇激素、化疗药物等,以及一些全身性疾病等。诊断要点如下。

(1)性腺功能减退:第二性征不发育或发育不良,睾丸、阴茎发育不良,类"宦官体型"。

(2)嗅觉丧失或减退。

(3)实验室检查:青春晚期血 T、E_2、LH、FSH 水平低下,LH 脉冲消失,戈那瑞林兴奋试验表现为反应延迟。

（4）嗅球、嗅束磁共振提示嗅沟、嗅球或嗅束异常。

（5）其他：骨龄落后，易患骨质疏松；染色体核型正常，伴相关基因突变。

其他发育异常可有面颅中线畸形（如兔唇、腭裂、腭弓高尖等）、红绿色盲、第四掌骨短或长、神经性耳聋和心血管畸形、肾脏畸形等先天性异常。

五、治疗

由于患者有生育要求，给予脉冲式戈那瑞林垂体泵 10μg/90min。

【治疗提问】

卡尔曼综合征的治疗方法主要有哪些？

卡尔曼综合征的治疗方法主要有三种，包括睾酮替代、促性腺激素生精治疗和脉冲式戈那瑞林生精治疗。

对于青春期前男性患儿，小剂量睾酮制剂（十一酸睾酮 40mg，每日 1~2 次）治疗 3 个月，可以使阴茎增大到同龄儿童的水平，但不会引起骨骺融合而影响线性生长，也不会引起明显的男性化征象。对于青春期或成年患者，若患者无生育需求，睾酮替代治疗可促进男性第二性征发育，用药 6 个月后可有明显男性化表现，2~3 年后接近正常成年男性化水平，可长期替代治疗。起始时间通常为 14 岁。常用的睾酮制剂：①庚酸睾酮 200mg，肌内注射，每 2~3 周 1 次；②或者十一酸睾酮注射剂 125mg，肌内注射，每月 1 次；③或者十一酸睾酮 40mg 起始剂量，每日 1~3 次；6 个月后增加到成人剂量：十一酸睾酮 80mg，每日 2~3 次，第二性征充分发育后改为维持量 40mg 每日 1~3 次；④或者十一酸睾酮注射剂 250mg 肌内注射，每 2~3 周 1 次。

绒毛膜促性腺激素 / 人绝经期促性腺激素（HCG/HMG）生精治疗：对于有生育需求的卡尔曼综合征患者，肌内注射 HCG 2 000~3 000U 和 HMG 75~150U，每周 2 次，其间调整 HCG 剂量，使血 T 水平维持在 6.94~13.88nmol/L（200~400ng/dl）；每 2~3 个月随访 1 次，需监测血 T 和 β-HCG 水平、睾丸体积和精液常规；治疗 3~6 个月可有睾丸增大，精液中出现精子，约需要治疗 1 年才可能有生育能力，常规剂量治疗无效的患者可加大剂量。

脉冲式戈那瑞林生精治疗：模仿生理性 GnRH 脉冲式释放给药是治疗卡尔曼综合征的一种合理选择，适用于有生育需求的 KS 患者，同时，腺垂体存在足够数量的功能完整的促性腺激素细胞。戈那瑞林垂体脉冲泵皮下注射 10μg/90min。带泵 3 日后，若血

LH ≥ 1U/L，提示初步治疗有效。长期治疗可使大部分患者 LH 脉冲分泌恢复正常，血清 LH、FSH、E_2 和 T 达到正常水平。此后，每个月随访 1 次，监测 FSH、LH、T 和精液常规，调整戈那瑞林的剂量和频率，维持 T 在正常中值水平，稳定后可 3 个月随访 1 次，根据具体情况调整剂量。若 LH 无升高，提示腺垂体促性腺激素细胞缺乏或功能严重受损，治疗预后不佳。

六、随访及预后

本例患者脉冲式 GnRH 6 个月后，复诊查体可见阴毛发育 Tanner Ⅲ期；腋毛、睾丸体积较前增大。主诉有遗精现象，晨勃每周约 5 次。性激素：FSH 7.57mU/ml（1.4~18.1mU/ml），LH 13.72mU/ml（1.5~9.3mU/ml），T 4.97ng/L（2.41~8.27mU/ml）。

【预后提问】

KS 患者的预后如何？

KS 患者一旦诊断，在青春期诱导完成后，通常需终身持续睾酮治疗。在治疗过程中也要注意有逆转的发生。

（刘海霞）

推荐阅读文献

［1］中华医学会内分泌学分会性腺学组．特发性低促性腺激素性性腺功能减退症诊治专家共识．中华内科杂志，2015，54（8）：739-744.

［2］LIU Y, ZHI X. Advances in genetic diagnosis of Kallmann syndrome and genetic interruption. Reprod Sci, 2022, 29 (6): 1697-1709.

［3］SWEE D S, QUINTON R, MAGGI R. Recent advances in understanding and managing Kallmann syndrome. Fac Rev, 2021, 10: 37.

第三节　特发性低促性腺激素性性腺功能减退症

关键词：青春期发育缺失；特发性低促性腺激素性性腺功能减退症；诊断；药物治疗

一、病史摘要

患者，男性，25 岁，工程技术人员，未婚，因"发现

阴茎短小17年"入院。

17年前患者发现阴茎较同龄人明显偏小,病程中阴茎无勃起,无遗精,喉结不明显,嗓音较细,有阴毛、腋毛生长,四肢体毛短而少,无胡须生长。病程中,患者嗅觉正常,无头痛、呕吐,无视觉障碍、行走不稳,无畏寒、乏力。患病以来,精神、食欲、睡眠可,大小便正常,近期体重无明显变化。出生为顺产,无宫内缺氧及难产等情况。无头部外伤史,无吸烟、饮酒史。父亲、母亲、姐姐均身体健康,否认遗传病家族史。

【病史提问】

对以青春期发育缺失为主要临床表现的男性患者,病史需重点询问哪些内容?

目前是否年满14岁,有无难产史或宫内缺氧窒息抢救史,有无隐睾、小阴茎,阴茎勃起和遗精情况,有无阴毛、腋毛生长,从小能否识别气味,有无慢性病史、头部外伤史、隐睾手术史,有无青春期发育延迟、生育障碍等家族史。

二、体格检查

生命体征平稳,身高178cm,体重68kg,体重指数21.46kg/m²,指间距(183cm)>身高(178cm),头面部发育正常,嗅觉正常,喉结不明显,双侧乳腺呈男性发育,心、肺、腹未查见明显异常体征,静态下阴茎长度2cm,双侧睾丸在阴囊内,左侧睾丸3ml,右侧睾丸3ml,无胡须,腋毛、阴毛稀发,脊柱四肢无畸形。

【查体提问】

1. 结合患者的病史和查体,初步考虑什么诊断?

患者是25岁青年男性,主要表现为小阴茎、第二性征发育不良。查体:指间距>身高,无胡须,仅有极少体毛出现,童声,小阴茎(长度<5cm),睾丸体积为3ml(青春期前水平<4ml)。初步诊断:特发性低促性腺激素性性腺功能减退症(IHH)可能性大。

2. 该患者需要考虑哪些鉴别诊断?还需要进行哪些辅助检查明确诊断?

IHH主要需与以下疾病相鉴别:

(1)体质性生长和青春期发育延迟(constitutional delay of growth and puberty,CDGP):暂时性的,表现为"晚发育",常有青春期延迟家族史。

(2)功能性低促性腺激素性性腺功能减退(functional hypogonadotropic hypogonadism,FHH):常因慢性系统性疾病或营养不良所致,原发全身性疾病得到恰当治疗及去除过度运动等因素后可逐渐恢复正常青春发育。

(3)继发性性腺功能减退的其他原因:如垂体前叶发育不良、垂体柄中断综合征、下丘脑-垂体轴肿瘤、头颅外伤等。

(4)高促性腺激素性性腺功能减退:各种先天或后天因素影响睾丸功能导致的原发性性腺功能不全,如克兰费尔特综合征(Klinefelter syndrome)(典型核型47,XXY),放化疗、炎症导致的睾丸损伤等。

因此需完善血常规、肝功能、肾功能、肿瘤标志物、性激素、生长激素/胰岛素样生长因子-1、催乳素、甲状腺轴激素、肾上腺轴激素/24小时尿游离皮质醇、鞍区MRI检查、骨龄测量、外周血染色体核型分析、GnRH兴奋试验、HCG兴奋试验等检查,以进一步明确诊断。

三、辅助检查

1. 血常规、肝功能、肾功能、血糖、血脂、凝血指标、肿瘤标志物、大便常规、小便常规均未见明显异常。

2. **性激素** FSH 1.70mU/ml(1.27~19.26mU/ml)、LH 0.45mU/ml(1.24~8.62mU/ml)、PRL 18.97μg/L(2.64~13.13μg/L)、T 0.57μg/L(1.75~7.81μg/L)、P 2.03μg/L(0.1~0.84μg/L)、E_2 41.80pg/ml(20~75pg/ml)。

3. GH 0.17μg/L(0.55~4.74μg/L)、IGF-1 122.74μg/L(235~408μg/L)。

4. 促肾上腺皮质激素、皮质醇水平及节律、24小时尿游离皮质醇均正常。

5. 甲状腺功能正常。

6. **骨龄测定** 左手骨发育成熟度评分约993分,相当于男孩骨龄17.6岁。

7. 鞍区MRI未见明显异常。

8. 染色体核型正常。

9. **曲普瑞林兴奋试验结果**(表4-9-3)

表4-9-3 曲普瑞林兴奋试验

性激素	0min	15min	30min	45min	60min	90min	180min
FSH/(mU·ml⁻¹)	2.15	3.24	4.09	4.39	4.95	5.44	7.75
LH/(mU·ml⁻¹)	0.45	1.90	2.51	2.82	2.97	3.83	4.38

注:FSH,卵泡刺激素;LH,黄体生成素。

10. HCG 兴奋试验结果(表 4-9-4)

表 4-9-4　HCG 兴奋试验

性激素	注射 HCG 前	注射后第 4 日	注射后第 7 日	注射后第 10 日	注射后第 14 日
T/(ng·ml^{-1})	0.26	0.88	2.42	2.26	1.89

注:T,睾酮。

【辅助检查提问】

如何进行 GnRH 兴奋试验,HCG 兴奋试验及结果如何判读?

(1)GnRH 兴奋试验:目前常用的 GnRH 类似物包括戈那瑞林和曲普瑞林。①戈那瑞林兴奋试验:静脉注射戈那瑞林 100μg,注射后即刻和 60 分钟时测定 LH 水平,若 60 分钟 LH ≥ 8U/L(男性),提示下丘脑 - 垂体 - 性腺轴启动或 CDGP。②曲普瑞林兴奋试验:皮下注射曲普瑞林 100μg,注射后即刻和 60 分钟时测定 LH 水平。对于男性,60 分钟 LH ≥ 12U/L 提示下丘脑 - 垂体 - 性腺轴启动或 CDGP;60 分钟 LH ≤ 4U/L 提示性腺轴未启动,可诊断 IHH;60 分钟 LH 在 4~12U/L 提示性腺轴功能部分受损,需随访其变化。

(2)HCG 兴奋试验:HCG 化学结构和生物学效应均与 LH 类似,可促进睾丸间质细胞合成和释放睾酮,用于评价睾丸间质细胞功能。

主要有两种方法:单次肌内注射 HCG 2 000~5 000U,测定注射前及注射后 24、48、72 小时血清睾酮水平;肌内注射 HCG 2 000U,每周 2 次,连续 2 周,测定注射前及注射后第 4、7、10、14 日血清睾酮水平。若睾酮 ≥ 3.47nmol/L(100ng/dl)提示存在睾丸间质细胞,若睾酮 ≥ 10.41nmol/L(300ng/dl)提示睾丸间质细胞功能良好。但该试验可能存在假阴性,应谨慎评估试验结果。

四、诊断

特发性低促性腺激素性性腺功能减退症(IHH)

【诊断提问】

1. IHH 的定义及流行病学如何?发病机制是什么?

IHH 又称先天性低促性腺激素性性腺功能减退症(congenital hypogonadotropic hypogonadism,CHH),是指先天性 GnRH 神经元功能受损,GnRH 合成、分泌和 / 或作用缺陷,导致垂体促性腺激素分泌减少,引起性腺功能不足,出现以青春期发育部分或全部缺失为特征的一类疾病。其中 IHH 伴有嗅觉障碍者称

为卡尔曼综合征(KS)。国外数据显示,IHH 总体发病率为(1~10)/10 万,男女比例为 5:1。

IHH 的发病机制目前尚未完全明确,部分患者具有可识别的基因突变。目前已明确 60 余种基因突变可导致 IHH,可分为三大类:神经发育通路相关缺陷(KAL1、NELF、SOX10、DAX1)、神经内分泌通路的相关缺陷(GNRH1、GNRHR、KISS1、KISS1R、TACR3、TAC3)及两种缺陷同时存在(PROKR2、PROK2、FGFR1、FGF8、CHD7、HS6ST1)。可呈常染色体显性遗传、常染色体隐性遗传或 X 连锁隐性遗传。

2. IHH 的特征性临床表现和体征有哪些?

男性主要表现为童声、小阴茎(长度 <5cm)、极少或无阴毛生长、小睾丸(青春期前水平,体积 <4ml)或隐睾、无精子生成;女性主要表现为原发闭经、几乎或完全没有乳房发育及腋毛生长、外阴呈幼稚型、成年不孕。

其他临床表现包括:①骨骺闭合延迟,骨龄落后实际年龄,指间距 > 身高,上部量 / 下部量 <1,易患骨质疏松症;②先天性异常,尤其是 KS 患者,可出现面中线缺失(如唇裂、腭裂)、嗅觉减退 / 丧失、孤立肾、隐睾、双手连带(镜像)运动、并指 / 趾畸形或其他骨骼畸形、听力损失、牙齿发育不良等表现。

3. IHH 的诊断标准是什么?

男性骨龄 >12 岁或生物学年龄 ≥ 18 岁尚无第二性征发育和睾丸体积增大;女性生物学年龄 14 岁尚无月经来潮和第二性征出现,找不到明确病因者,拟诊本病。诊断依据主要包括以下几个方面。

(1)病史:了解患者是否有难产史或出生时窒息抢救史、有无青春期身高生长加速和 18 岁以后仍有身高持续增长(提示骨骺闭合延迟)、有无体毛生长、从小能否识别气味、有无青春期发育延迟或生育障碍或嗅觉障碍家族史、有无唇腭裂手术修复史、有无慢性病史及头颅损伤病史。男性患者需询问阴茎勃起和遗精情况及有无隐睾手术史、睾丸损伤史;女性患者需询问有无乳腺发育和月经来潮等。

(2)体格检查:男性患者应测定身高、上下部量、指间距、体重、体重指数、阴毛 Tanner 分期、非勃起状态阴茎的长度和睾丸体积(隐睾或体积 1~3ml 常提示

IHH 诊断,体积≥4ml 提示 CDGP 或部分性 IHH)。女性患者应测定身高、乳房和阴毛 Tanner 分期及外阴发育成熟情况。

(3)实验室检查:血清睾酮/雌二醇水平低下,处于青春期前水平。促性腺激素水平低下或正常,基础状态下 LH 在 0~0.7U/L,提示 IHH;LH≥0.7U/L,提示 CDGP 或部分性 IHH。部分患者可能伴有生长激素缺乏,垂体前叶其他激素分泌功能正常。染色体核型正常。

(4)影像学检查

1)鞍区 MRI:有助于排除下丘脑-垂体是否存在占位性病变。

2)骨龄测定:IHH 或暂时性青春发育延迟患者,骨龄一般落后生物学年龄 2~3 年。暂时性青春发育延迟者骨龄达 12 岁时就会自发启动青春发育,若骨龄>12 岁仍无青春发育迹象,且促性腺激素和睾酮水平低下,可确诊 IHH。

(5)GnRH 兴奋试验、HCG 兴奋试验等。

五、治疗经过

1. 予以 HCG/HMG 联合治疗。治疗方案:先肌内注射 HCG 3 000U,每周 2 次,持续 3 个月,诱导睾丸间质细胞合成睾酮,治疗期间根据血睾酮水平调整 HCG 剂量,维持血睾酮水平在 3~5μg/L;然后肌内注射 HMG 75U,每周 2 次,进行生精治疗。

2. 给予补钙和心理支持等综合治疗。

3. 起始治疗 2 年内,2~3 个月随访 1 次,监测第二性征、睾丸容积、血 FSH、LH 和 T 水平变化。

【治疗提问】

IHH 的治疗方案主要有哪些?

(1)男性 IHH 治疗:根据患者下丘脑-垂体-性腺轴的功能状态、患者的年龄和需求选择不同的方案。睾酮替代治疗可促进男性化,使患者能够完成正常的性生活和射精,但不能产生精子;HCG/HMG 联合治疗可促进睾丸产生睾酮和精子;脉冲式 GnRH 治疗通过促进垂体分泌促性腺激素而促进睾丸发育。用药期间应监测身高、体重、睾丸体积、促性腺激素、睾酮、精液常规等。

(2)女性 IHH 治疗:无生育需求时,给予周期性雌孕激素联合替代治疗,促进第二性征发育;有生育需求时,可行促性腺激素促排卵治疗或脉冲式 GnRH 治疗,诱导规律月经和排卵。随访乳腺和子宫大小变化。

(3)其他治疗及注意事项:补充钙和维生素 D、心理支持治疗,在诊疗过程中应常规监测血糖、血脂,鼓励患者保持良好的生活方式、维持理想体重。

六、随访及预后

治疗 3 个月后,患者嗓音变得低沉,有少许胡须生长,阴毛及腋毛较前浓密,自测睾丸体积增大,自诉有晨勃。

治疗 6 个月后测得睾丸体积 5ml,行精液分析无精子生成。

治疗 1 年半后行精液分析提示不存在有活力的精子。

治疗 1 个月后复查睾酮明显升高,后每隔 2~3 个月复查性激素,根据睾酮水平调整用药方案。

【预后提问】

IHH 患者的预后如何?

IHH 患者一般需终身治疗。但部分患者在长期治疗过程中出现下丘脑-垂体-性腺轴功能自主恢复到正常,表现为内源性促性腺激素水平逐渐升高,男性患者睾丸体积反常增大,并自主产生睾酮和精子,停止治疗后血清睾酮恢复正常,称为 IHH 逆转。因此在治疗过程中应定期监测睾丸体积和促性腺激素水平评估患者有无逆转证据。

(邓武权 田 娟)

推荐阅读文献

[1] 谷翙群,李芳萍. 男性青春期发育延迟诊治专家共识. 中华男科学杂志,2021,27 (8): 753-758.

[2] 茅江峰,伍学焱,窦京涛. 特发性低促性腺激素性性腺功能减退症诊治专家共识. 中华内科杂志,2015,54 (8): 739-744.

[3] CANGIANO B, SWEE D S, QUINTON R, et al. Genetics of congenital hypogonadotropic hypogonadism: peculiarities and phenotype of an oligogenic disease. Hum Genet, 2021, 140 (1): 77-111.

第四节 自身免疫性胰岛素受体病

关键词:胰岛素受体;胰岛素抵抗;高血糖;低血糖

一、病史摘要

患者,男性,57 岁,个体户,已婚,因"多饮、多食、多尿、体重下降 2 年,反复意识障碍 1 年"入院。

2 年前患者无明显诱因出现多饮、多食、多尿、体重下降,当地医院诊断"2 型糖尿病",采用阿卡波糖治疗。1 年前晨起时无明显诱因出现意识丧失,无抽搐、大小便失禁等,口服糖水后意识恢复,未重视。1 年来上述情况反复发生,约 1 次 / 月。近 1 个月发作 3 次,发作前感饥饿、心悸、乏力、出汗,无眩晕、黑朦等。门诊口服葡萄糖耐量及胰岛素、C 肽释放试验示:空腹、餐后 1 小时、2 小时、3 小时血糖和胰岛素分别为 3.8mmol/L、16.27mmol/L、22.68mmol/L、20.90mmol/L 和 356.8μU/ml、548.9μU/ml、682.8μU/ml、604.9μU/ml,空腹和餐后 2 小时 C 肽为 0.850nmol/L 和 2.850nmol/L。起病以来,患者精神、食欲、睡眠可,大小便无异常,体重下降约 12kg。2 年前诊断"干燥综合征",间断服用醋酸泼尼松片。既往史无特殊。曾吸烟 30 年,已戒 2 年。否认酗酒及毒物接触史。父母兄妹体健,否认类似疾病及遗传病家族史。

【病史提问】

1. 成人低血糖症的常见病因有哪些?

低血糖症是指血糖 ≤3.0mmol/L 并出现相应症状及体征。糖尿病低血糖症的血糖阈值为 ≤3.9mmol/L。成人低血糖症常见的病因有药物、饮酒、重症疾病、升糖激素缺乏、自身免疫性低血糖、内源性不适当高胰岛素血症等。

2. 特殊类型糖尿病包括哪些种类?

根据 2019 年世界卫生组织糖尿病专家委员会提出的病因学分型,特殊类型糖尿病包括 8 种亚类,即单基因糖尿病、不常见的免疫介导性糖尿病、感染、药物、胰腺外分泌疾病或内分泌疾病所致、糖尿病相关的遗传综合征和其他亚类

二、体格检查

1. 一般内科查体 生命体征平稳,全身浅表淋巴结未扪及肿大,心、肺、腹无异常,双下肢无水肿。

2. 专科查体 血压 138/82mmHg,身高 164cm,体重 53.6kg,体重指数 19.93kg/m^2,腰围 73cm,臀围 82cm,腰臀比 0.89。神清,慢性病容,全身皮肤及黏膜无明显色素沉着,无毳毛增多。甲状腺无肿大。四肢肌张力正常,肌力 5 级。膝反射、腱反射对称引出,病理征阴性。四肢皮温正常,痛觉、温度觉、震动觉正常对称,双侧足背动脉搏动无减弱。

【查体提问】

1. 结合患者的病史和体征,初步诊断考虑什么?

患者有典型的"三多一少"症状,结合血糖情况,糖尿病诊断明确。但存在血糖波动大、胰岛素高、合并自身免疫性疾病等特点,需进一步分型。患者频发低血糖,需明确病因。

初步诊断:①糖尿病(未分型);②内源性高胰岛素血症性低血糖症原因待查;③干燥综合征?

2. 该患者要考虑哪些鉴别诊断? 需行哪些辅助检查以明确?

需要与合并严重胰岛素抵抗的疾病相鉴别,见表 4-9-5。

表 4-9-5 合并严重胰岛素抵抗的疾病鉴别谱

疾病鉴别谱	常见临床表现与特征
矮妖精综合征	宫内生长受限,黑棘皮征,多毛,脂肪萎缩;空腹低血糖、餐后高血糖,极度胰岛素抵抗;多早年夭折
Rabson-Mendenhall 综合征	多毛、黑棘皮征、皮下脂肪减少、牙齿及指甲发育异常;严重胰岛素抵抗;童年出现糖尿病,多于青少年时期死亡
A 型胰岛素抵抗综合征	体型不胖,黑棘皮征,女性雄性化,多囊卵巢综合征;严重胰岛素抵抗;表型多样化;早期死亡率低
HAIR-AN 综合征	体型肥胖,高雄激素血症,黑棘皮征;胰岛素抵抗程度不一
B 型胰岛素抵抗综合征	黑棘皮征、多毛、高雄激素血症、消瘦;严重胰岛素抵抗,血糖波动大;低甘油三酯,高脂联素;常合并自身免疫系统疾病;IRAs 阳性
胰岛素自身免疫综合征	低血糖多见,胰岛素水平明显升高;多有相关药物暴露史;IAA 阳性;一般具有自限性,糖皮质激素治疗效果佳
C 型胰岛素抵抗综合征	临床表现类似 A 型胰岛素抵抗综合征,但非胰岛素受体突变,而是受体后胰岛素信号转导通路中的某些蛋白出现基因缺陷
脂肪萎缩性糖尿病	黑棘皮征、多毛、女性雄性化、多囊卵巢综合征;可合并肌营养不良、心肌病、早衰等;严重胰岛素抵抗;高脂血症、肝脂肪变性、血清瘦素及脂联素水平降低
Alstrom 综合征	肥胖、视网膜色素营养不良、感音神经性耳聋、黑棘皮征、性腺功能低下、尿崩、高血压;胰岛素抵抗;高尿酸血症、高甘油三酯血症

需完善升糖激素、糖尿病相关抗体、低血糖发作时的同步血糖、胰岛素和C肽、动态心电图、胰腺影像学等检查，必要时可外送查胰岛素受体抗体等，以明确诊断。

三、辅助检查

1. 血常规、肝肾功、血脂、肌酶、血电解质、β羟丁酸、C反应蛋白、心肌和肿瘤标志物、尿白蛋白肌酐比、生长激素、胰岛素样生长因子1、血儿茶酚胺及其代谢物、促肾上腺皮质激素、皮质醇、甲状腺功能及抗体、谷氨酸脱羧酶抗体、胰岛素自身抗体、酪氨酸磷酸酶抗体、胰岛细胞抗体、锌转运蛋白8抗体、动态心电图、心脏、腹部及泌尿系彩超、头颅和上腹部及胰腺高分辨率MRI增强扫描，均无异常。

2. 糖化血红蛋白（HbA1c）10.5%。

3. 低血糖发作时，第一次静脉血糖、同步胰岛素和C肽分别是3.15mmol/L、328μU/ml和1.220nmol/L；第二次分别为2.98mmol/L、297.8μU/ml和1.050nmol/L；第三次分别为3.22mmol/L、257.4μU/ml和0.815nmol/L。

4. 红细胞沉降率31mm/h。

5. 抗核抗体（+）1∶320（颗粒型），抗SS-A抗体、抗SS-B抗体、抗Ro-52抗体、抗Jo-1抗体阳性。免疫球蛋白A 4 920mg/L（正常值836~2 900mg/L），补体C3 0.456g/L（0.785~1.520g/L），补体C4 0.095 7g/L（0.145~0.360g/L），类风湿因子182U/ml（<20.0U/ml）。CD3细胞亚群64.3%（66.9%~83.1%），CD4细胞亚群27.7%（33.19%~47.85%），CD4/CD8比值0.81（0.97~2.31）。

6. 胸部CT平扫示双肺下叶基底段间质性改变。

7. 抗胰岛素受体抗体阳性，抗胰岛素IgG抗体阴性。

【辅助检查提问】

糖尿病合并低血糖症的诊断思路是什么？

糖尿病合并低血糖症在临床工作中很常见，其诊断思路见图4-9-3。

四、诊断

1. 自身免疫性胰岛素受体病（autoimmune insulin receptopathy，AIR）。

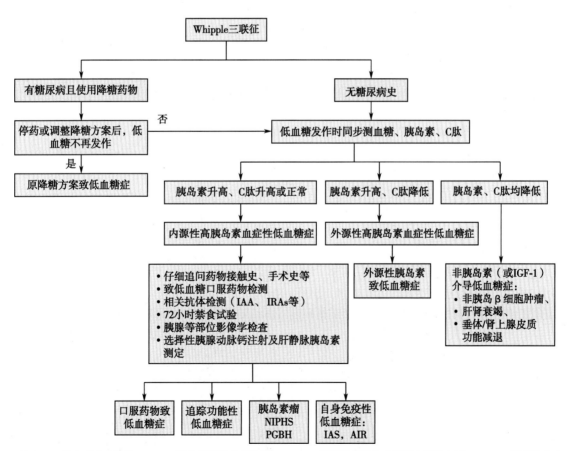

注：IAA，胰岛素自身抗体；IRAs，胰岛素受体自身抗体；NIPHS，胰源性非胰岛素瘤低血糖综合征；PGBH，胃旁路术后低血糖症；IAS，胰岛素自身免疫综合征；AIR，自身免疫性胰岛素受体病；IGF-1，胰岛素样生长因子1。

图4-9-3　低血糖症诊断思路

2. 干燥综合征。

3. 抗合成酶综合征?

4. 双肺间质性改变。

【诊断提问】

1. AIR 的定义及流行病学如何?发病机制是什么?

AIR 又称 B 型胰岛素抵抗综合征(type B insulin resistance syndrome,TBIRS),1976 年由 Kahn 等首次报道。AIR 是一种罕见的自身免疫性疾病,由于胰岛素受体自身抗体(insulin receptor autoantibodies,IRAs)的存在,导致葡萄糖稳态出现异常,可表现为低血糖、高血糖和严重胰岛素抵抗。由于 AIR 非常罕见,其确切的患病率尚不清楚。据报道该病最常见于非洲裔美国女性,其次为亚洲人,白种人极为罕见。该病发病机制不明确,有学者提出血糖谱的巨大波动可能与 IRAs 的滴度变化、双相作用等相关。

2. AIR 的核心临床特点有哪些?

AIR 最常见的临床表现是明显的高血糖,对外源性胰岛素治疗反应欠佳。该病也是自身免疫性低血糖症的常见原因之一,低血糖可伴随高血糖出现,或作为疾病的首发症状,甚至唯一症状出现。患者常存在严重胰岛素抵抗,典型表现可见黑棘皮征(亚洲人相对少见)、多毛、消瘦、卵巢多囊改变、女性高雄激素血症等,但程度各异。AIR 患者可合并其他自身免疫系统疾病,如系统性红斑狼疮、干燥综合征、自身免疫性甲状腺疾病等。此外,AIR 还可能是霍奇金淋巴瘤、多发性骨髓瘤等疾病的副肿瘤综合征表现。

3. AIR 的诊断标准是什么?

目前尚无特异性临床特征可用于诊断 AIR。2022 年日本糖尿病学会提出了 TBIRS 的诊断标准,具体如下。

(1)主要表现:高胰岛素血症(空腹血清胰岛素水平>30μU/ml,尽管该值可能受治疗影响)。

(2)潜在的参考指标或临床特征:①高血糖;②低血糖;③合并其他自身免疫系统疾病或免疫学指标异常。

(3)其他指标:IRAs 阳性。

(4)同时满足(1)和(3)即确诊。

该学会也特别指出对于部分 IRAs 阳性,但以低血糖为主要症状且不伴严重胰岛素抵抗的 AIR 患者,上述诊断标准可能不适用。

此外,对于每日外源性胰岛素剂量>3U/kg 的非肥胖糖尿病患者也要怀疑 AIR。已确诊 AIR 的患者还需行自身免疫系统疾病及肿瘤筛查。

五、治疗经过

1. 给予"二甲双胍缓释片,每日 2 次,1g/次;阿卡波糖片,每日 3 次,100mg/次;瑞格列奈,每日 3 次,2mg/次",缓解胰岛素抵抗并控制血糖。

2. 给予"醋酸泼尼松,每日 1 次,15mg/次;硫酸羟氯喹,每日 2 次,200mg/次;吗替麦考酚酯,每日 2 次、500mg/次",调节免疫。

3. 充分行患方教育,告知患者规律监测血糖并记录,警惕低血糖发作,以及低血糖发生时的处理。密切随访观察,定期就诊。

【治疗提问】

AIR 的治疗原则主要有哪些?

目前尚未建立 AIR 的标准化治疗方案,其治疗主要包括两方面内容:一是改善胰岛素抵抗及糖代谢异常;二是免疫调节。

为将血糖控制在目标范围内,常需使用胰岛素。二甲双胍和噻唑烷二酮能改善胰岛素抵抗,常用于治疗此类患者。此外,磺胺类、胰高血糖素样肽-1 受体激动剂、α 糖苷酶抑制剂等降糖药物的使用均有报道,但结论不一。

免疫调节治疗主要针对 AIR 存在的自身免疫紊乱状态。但因缺乏大型临床随机对照试验,AIR 的免疫治疗尚处于经验性用药阶段。目前已报道的免疫抑制治疗方式包括糖皮质激素、环磷酰胺、硫唑嘌呤、来氟米特、吗替麦考酚酯、利妥昔单抗、静脉注射免疫球蛋白、血浆置换等。

心理支持、营养支持、对症综合处理、多学科联合治疗,也非常重要。

六、随访及预后

起病后 3 年,患者 HbA1c 8.6%,无低血糖发生,未外送复检 IRAs。

【预后提问】

AIR 患者的预后如何?

AIR 的预后差异较大:部分患者经治疗后可出现临床缓解(临床缓解定义为糖代谢异常明显改善、空腹胰岛素浓度接近正常且 IRAs 转阴);部分患者不治疗也会出现自发缓解;还有部分患者经治疗却无法缓解。达到缓解所需的时间跨度差异很大。对于出现低血糖症的患者,需特别警惕低血糖可能带来的严重不良后果。

(张 舫 吕庆国)

推荐阅读文献

［1］KAHN C R, FLIER J S, BAR R S, et al. The syndromes of insulin resistance and acanthosis nigricans. N Engl J Med, 1976, 294 (14): 739-745.

［2］OGAWA W, ARAKI E, ISHIGAKI Y, et al. New classification and diagnostic criteria for insulin resistance syndrome. Diabetol Int, 2022, 13 (2): 337-343.

［3］YU S, YANG G, DOU J, et al. Comparison of two autoimmune dysglycemia syndrome: insulin autoimmune syndrome (IAS) and type B insulin resistance syndrome (B-IRS). Horm Metab Res, 2019, 51 (11): 723-728.

第五节 先天性高胰岛素性低血糖症

关键词：低血糖症；先天性高胰岛素血症

一、病史摘要

患者，女性，36岁，无职业，已婚，因"心悸、出汗、发现低血糖3年余"入院。

3年前（妊娠6个月）患者产检时因长时间空腹出现黑矇、出汗、心悸，伴四肢乏力，否认头晕、意识丧失、肢体抽搐，未测血糖，进食糖水后好转。此后患者每于产检时发现静脉空腹血糖降低，波动于2.7~4mmol/L，未再出现心悸、大汗、乏力、黑矇等症状，否认夜间低血糖发作。1个月前完善3小时口服葡萄糖耐量试验（OGTT）（表4-9-6）；甲状腺功能、GH、IGF-1、ACTH、血皮质醇均在正常范围内；抗核抗体谱、抗中性粒细胞胞浆抗体、免疫球蛋白亚类未见异常；腹部增强CT示胰腺尾部饱满；垂体MRI、腹部MRI+MRCP、胰腺灌注增强CT未见异常；超声内镜未见明确胰腺占位。患者否认磺胺类药物、胰岛素及含巯基类药物使用史。起病以来，患者精神、食欲良好，每日三餐，未加餐，睡眠欠佳，入睡困难，体力正常，夜尿0~2次，大便每日1次，近4个月体重增加3kg。既往史、月经史无特殊；无吸烟、饮酒史，无药物、毒物接触史；婚育史：孕3产2，两个儿子均为顺产，大儿子出生身长不详，出生体重2.1kg，出生时血糖正常（具体不详），近期查空腹指尖血糖4.9mmol/L；二儿子出生体重2.7kg，出生后血糖偏低（具体不详），生长发育正常，近期查空腹指尖血糖5.0mmol/L；家族史：患者为领养，家族史不详。

表4-9-6 患者口服葡萄糖耐量试验结果

指标	即刻	0.5h	1h	2h	3h
血糖/ (mmol·L^{-1})	3.2	7.0	4.1	4.3	3.8
胰岛素/ (μU·ml^{-1})	7.1	81.83	45.67	43.51	35.26
C肽/ (ng·ml^{-1})	1.26	5.92	5.41	5.73	4.67

【病史提问】

1. 低血糖症的典型临床症状和体征有哪些？

交感神经系统兴奋表现：心悸、手抖、出汗或饥饿感等；中枢神经系统受抑制表现：认知损害、行为改变、精神运动异常，甚至癫痫发作和昏迷。

2. 如何诊断低血糖症？

临床表现符合Whipple三联征：①有与低血糖相符的症状和/或体征；②发作时血糖浓度低于3.0mmol/L；③补充葡萄糖后上述症状或体征迅速缓解。患者曾有一次可疑低血糖发作后交感神经兴奋及中枢神经系统受抑制症状，进食后好转，多次查空腹静脉血糖降低，最低空腹血糖2.7mmol/L，考虑低血糖症基本明确。

二、体格检查

生命体征平稳，身高160cm，体重51kg，体重指数19.92kg/m^2，腰围84.5cm，无黑棘皮征，心、肺、腹未查见明显异常体征，浅表淋巴结未扪及肿大，双下肢无水肿。时间、地点、人物定向力正常，神经查体无明显异常。

【查体提问】

长期反复发作低血糖者查体需要注意什么？

此类患者查体可发现思维和语言迟钝、步态不稳，有时会出现时间、地点、人物定向力异常。

三、辅助检查

1. 血常规、肝功能、肾功能、尿常规、便常规、凝血未见明显异常。

2. HbA1c 4.1%（4.5%~6.3%），糖化白蛋白10.6%（10.8%~11.7%）；GH、IGF-1、ACTH、F、甲状腺功能等升糖激素水平正常；胰岛素自身抗体（–）。

3. 低血糖时留取静脉血以检测糖代谢指标（表4-9-7）

表4-9-7　患者低血糖时糖代谢结果

静脉血糖 / (mmol·L⁻¹)	胰岛素 / (mU·L⁻¹)	C 肽 / (μg·L⁻¹)	胰岛素原 / (ng·L⁻¹)
2.5	3.1	0.73	<2
2.7	3.6	0.97	<2
2.4	5.1	0.98	<2

4. 胰腺增强 MRI、生长抑素受体显像、⁶⁸Ga-Exendin-4 显像均未见明确胰岛素瘤表现。

5. 征得患者同意后行全外显子基因检测，葡萄糖激酶（glucokinase，*GCK*）基因存在杂合突变 c.591G>C → p.M197I。

【辅助检查提问】

1. 如何判读低血糖时的糖代谢指标？

如出现低血糖症状和 / 或体征，血糖<3.0mmol/L，胰岛素 ≥ 3.0μU/ml，C 肽 ≥ 0.6μg/L，胰岛素原 ≥ 5.0pmol/L 则支持内源性高胰岛素血症。该患者监测空腹血糖<3mmol/L 时，C 肽>0.6μg/L，胰岛素>3μU/ml，虽胰岛素原<5pmol/L，仍考虑内源性高胰岛素血症可能性大。

2. 如何确定存在内源性高胰岛素血症，需要完善哪些检查？

胰腺灌注增强 CT、胰腺增强 MRI、生长抑素受体显像、⁶⁸Ga-Exendin-4 显像、超声内镜以明确是否存在胰岛素瘤；胰岛素自身抗体以明确是否存在自身免疫性低血糖；询问病史及必要时进行血液、尿液毒物、药物检测以除外药物性低血糖；征得患者同意后，还可完善基因检测以明确是否存在先天性高胰岛素性低血糖症（congenital hyperinsulinemic hypoglycemia，CHH）。另外如果患者低血糖时胰岛素升高，C 肽和胰岛素原不高需考虑胰岛素注射导致的低血糖。该患者影像学检查无胰岛素瘤证据，胰岛素自身抗体阴性，低血糖时检测 C 肽及胰岛素均偏高，无特殊药物应用史，征得患者同意后行基因检测明确为 *GCK* 基因突变，考虑为 CHH。

3. 非胰岛素依赖性低血糖需要完善哪些检查？

如果患者没有达到以上内源性高胰岛素血症性低血糖诊断标准，需要考虑非胰岛素依赖性低血糖，可以完善升糖激素（GH、IGF-1、F、甲状腺功能、胰高血糖素等）、肿瘤标志物、胸腹盆 CT、PET/CT 等，明确是否存在分泌 IGF-2 的肿瘤。

四、诊断

先天性高胰岛素性低血糖症（葡萄糖激酶突变）

【诊断提问】

1. CHH 的定义及流行病学如何？

CHH 是由于胰岛 β 细胞持续不适当分泌胰岛素导致的严重低血糖症。其特征为婴儿期出现高胰岛素性低血糖，与之相关的神经葡萄糖减少可引起严重的不可逆的脑损伤和神经后遗症。部分类型成年起病，临床表现较轻。CHH 在总体人群中发病率为（14~25）/70 万，但在近亲结婚的人群中发病率可达 1/2 700。

2. CHH 的发病机制及临床特点是什么？

CHH 可以是单基因病，继发于围产期危险因素，或与发育综合征相关。

以下介绍常见的几种单基因型 CHH。

（1）K_ATP 通道：胰岛 β 细胞上的 ATP 敏感的钾通道由 SUR1 和 Kir6.2 两种亚单位组成，SUR1 由 *ABCC8* 基因编码，Kir6.2 由 *KCNJ11* 基因编码。*KCNJ11* 基因和 *ABCC8* 基因失活突变导致的 CHH 是最严重的类型，患者常为大于胎龄儿，出生后即表现为严重的持续性低血糖症，常伴有低血糖引起的惊厥、肌张力低下等，致死率高。

（2）*GCK* 基因突变：多为常染色体显性遗传。该类患者临床表现较轻，空腹和餐后血糖都低，血胰岛素水平轻中度升高，婴儿期至成人均可发病，大部分对二氮嗪治疗有效，或可能需要更积极的管理，包括奥曲肽、手术等。

（3）谷氨酸脱氢酶（*GLUD1*）基因突变：该类患者出生体重正常，起病年龄较晚，低血糖程度较轻，伴有无症状性的高氨血症。富含蛋白质 / 亮氨酸的饮食后可出现餐后低血糖。此类患者除了限制饮食蛋白质摄入外，还要服用二氮嗪，以避免餐后低血糖。

继发于围产期危险因素（如胎盘功能不全或出生窒息）的 CHH 一般为一过性的，可应用二氮嗪治疗以维持正常血糖，可在数周至数月内恢复正常。

贝 - 维综合征（Beckwith-Wiedemann syndrome）是儿童时期 CHH 最常见综合征，但大多数患儿低血糖是短暂的，几日后自然消失。高达 70% 的歌舞伎面谱综合征（Kabuki syndrome）儿童有 CHH，大多数对二氮嗪有反应。

3. 如何诊断 CHH？

CHH 的诊断要点见表 4-9-8。

表 4-9-8　先天性高胰岛素性低血糖症诊断要点

当发生低血糖时（血糖<3.0mmol/L），同步	
胰岛素	≥3.0μU/ml
C 肽	≥0.6nmol/L
游离脂肪酸	<1.7mmol/L
β- 羟基丁酸	<1.8mmol/L
胰岛素样生长因子结合蛋白 1	降低
血氨	正常，在 *GLUD1* 基因突变时升高
皮质醇、生长激素	升高，一般来说，F>20μg/dl，GH>7ng/ml
氨基酸和尿有机酸	正常，亮氨酸、异亮氨酸和缬氨酸可能被抑制
胰岛素原	≥5.0pmol/L
其他支持性证据	
为维持正常血糖的葡萄糖滴注速率	>8mg/（kg·min）
胰高血糖素静脉 / 肌内注射后	血糖升高超过 1.5mmol/L
皮下注射奥曲肽后	血糖升高超过 1.5mmol/L
基因检测	发现相关的基因突变

4. CHH 的鉴别诊断是什么？

（1）胰岛素瘤：胰岛素瘤为成人非糖尿病性低血糖最常见的病因，发病中位年龄为 50 岁，多数伴有体重明显增加，影像学上可以看到胰腺占位。该患者非胰岛素瘤好发人群，体型偏瘦，各种影像学未见明确病灶，不支持。

（2）非胰岛素瘤胰源性低血糖综合征：主要表现为餐后低血糖，多在餐后 2~4 小时出现低血糖症状，组织病理学表现为胰岛细胞肥大且核仁增大浓染、有时可见胰岛细胞增生。该患者主要表现为空腹低血糖，不支持。

（3）外源性胰岛素或降糖药：患者未使用外源性胰岛素或含巯基类药物或其他降糖药，不支持。

五、治疗经过

患者出院后规律门诊随诊，给予饮食治疗，嘱患者规律进餐，睡前加用生玉米淀粉，无低血糖症状发作。

【治疗提问】

CHH 的治疗手段有哪些？

治疗目标为纠正低血糖，使血糖维持在安全范围

内，预防或减轻脑损伤。治疗方法包括饮食、内科和外科方法或这些方法的结合。

高热量饮食以维持正常血糖，推荐进食富含碳水化合物的食物，添加生玉米淀粉（1~2g/kg）可提高夜间空腹耐受性。如经口进食不能维持血糖，应给予 10% 葡萄糖（1~2ml/kg）的静脉推注，然后进行连续葡萄糖滴注。

二氮嗪是治疗 CHH 的一线药物。它与 K$_{ATP}$ 通道的完整 Sur1 亚基结合，并通过保持通道开放和抑制 β 细胞刺激来减少胰岛素分泌。如果对最大剂量为每日 20mg/（kg·d）的二氮嗪剂量至少连续 5 日没有反应，应被视为二氮嗪无反应。这部分患者需要进行基因检测，然后进行 ^{18}F-DOPA PET/CT 扫描。研究表明，由于 *ABCC8/KCNJ11* 基因失活突变导致弥漫性病灶的患者、大多数局灶性病变患者及部分 *GCK* 突变患者通常是二氮嗪无反应的。

奥曲肽通过与生长抑素受体 2 和 5 结合来抑制胰岛素分泌，还能诱导 β 细胞超极化，从而降低胰岛素的释放。但需要警惕奥曲肽可以同时抑制胰高糖素分泌，可能会造成低血糖加重。

还有一些新的药物治疗尚在研究中，如雷帕霉素抑制剂西罗莫司、GLP-1 受体拮抗剂、钙通道阻滞剂等，目前疗效尚不明确。

当严重 CHH 引起的低血糖发作对药物治疗无反应或部分反应时，需要考虑行次全胰腺切除手术以避免持续性低血糖。在手术之前，使用基因检测和 ^{18}F-DOPA PET/CT 扫描有助于对病灶亚型的精确定位。

六、预后及随访

患者规律进餐，睡前加用生玉米淀粉，空腹血糖维持在 3mmol/L 以上。

【预后及随访提问】

1. CHH 的预后如何？

CHH 的预后主要与神经后遗症相关。此类患者中神经发育缺陷的患病率为 26%~48%，癫痫的患病率为 13%~29%。早期诊断、适当的治疗和严格的随访可以改善这些患者的预后。需要定期跟踪患者的血糖控制情况，也需要跟踪其身体和神经发育情况。由于该病的严重程度可能随着时间的推移而变得更轻，当使用的药物治疗剂量非常小，可重新评估禁食耐受性，以确定是否可以停止药物。

2. 如何进行 CHH 行手术治疗患者的管理？

行次全胰腺切除术后糖尿病和胰腺外分泌功能不全的发生风险高。对于接受手术的患者应密切关

注糖尿病的症状、体征,定期监测血糖、血红蛋白或行OGTT。胰腺外分泌功能不全的评估应通过定期查体和粪便弹性蛋白酶-1的测定来进行,必要时应开始胰酶替代治疗。

(张化冰　杨　娜)

推荐阅读文献

[1] GŸEMES M, RAHMAN SA, KAPOOR RR, et al. Hyperinsulinemic hypoglycemia in children and adolescents: recent advances in understanding of pathophysiology and management. Rev Endocr Metab Disord, 2020, 21 (4): 577-597.

[3] KOSTOPOULOU E, DASTAMANI A, GÜEMES M, et al. Syndromic forms of hyperinsulinaemic hypoglycaemia-a 15-year follow-up study. Clin Endocrinol (Oxf), 2021, 94 (3): 399-412.

[2] GALCHEVA S, AL-KHAWAGA S, HUSSAIN K. Diagnosis and management of hyperinsulinaemic hypoglycaemia. Best Prac Res Clin Endocrinol Metab, 2018, 32 (4): 551-573.

第六节　肿瘤相关性低血磷性骨软化症

> 关键词:肿瘤相关性低血磷性骨软化;低磷血症;骨软化

一、病史摘要

患者,女性,56岁,因"腰背痛2年,双下肢疼痛伴乏力7个月"入院。

2年前,患者因弯腰提水后出现腰背部疼痛,后疼痛逐渐加重。7个月前出现双下肢持续性酸痛,以双踝显著。5个月前从坐位站起后双腿乏力,有酸胀感,伴右侧大腿针刺样疼痛,并出现右下肢跛行,下楼时右侧大腿疼痛加重。后逐渐出现全身游走性疼痛,以腰背部更为显著,疼痛视觉模拟评分(visual analogue scale,VAS)为3分,外院予以"钙片、维生素D"治疗,症状改善不明显。3个月前坐位站起后觉右侧大腿疼痛加重,VAS评分6分,同时跛行加重。随即在外院检查发现低磷血症,并接受磷酸二氢钾和磷酸氢二钾合剂补磷,补磷后患者自觉乏力感有所好

转。患者自患病以来,精神、睡眠稍欠佳,食欲及食量正常,大小便正常,无腹泻、便秘等。患者48岁绝经,既往史无特殊,家族成员均无类似病史。

【病史提问】

患者主诉为慢性腰背部和下肢疼痛伴肌肉乏力,在病史采集上应该注意什么?

对疼痛进行描述时务必要询问发病的急缓、性质、范围、程度(推荐采用视觉模拟评分法进行量化评估)、加重缓解因素和伴随症状。

(1)腰背疼痛的定位和特点:腰背痛可根据组织不同,病因可能在骨骼、脊椎旁软组织、神经及相邻内脏。例如,脊柱、下肢骨骼疼痛通常表现为负重或活动时疼痛加重,休息后缓解;神经疼痛通常会有一侧或双侧沿着神经节段分布的放射痛,或伴有麻木等感觉异常。

(2)疼痛的伴随症状:如有皮疹、关节痛、僵硬等通常是自身免疫疾病所导致;如有潮热盗汗、咳嗽、胸痛等可能是结核所致;如有多饮、多尿、夜尿增多可能反映了肾脏功能的变化;有肌肉乏力、搐搦可能是钙、钾、镁、磷等电解质紊乱的表现。

(3)外伤史和过去史:外伤史对某些疾病如椎体骨折、椎间盘脱出、腰肌劳损等有重要的诊断意义。

(4)功能和活动能力评估:对于骨骼和肌肉病变的患者,应按照基本自理能力、日常生活能力和社会活动能力的影响顺序询问病变程度对功能的影响。

(5)询问家族史中有无类似情况也能获得遗传相关疾病的信息,如X性连锁的低磷骨软化症等。

该患者为绝经后女性,疼痛发生初始有外力因素,但疼痛持续的时间过长,且逐渐加重,并从腰背蔓延到下肢,有活动后加重,休息后减轻的特点,首先定位到骨骼,且因部位不断拓宽,考虑为局限性骨骼病变的可能性小,全身代谢性骨病的可能性大。同时患者伴有明显的近端肌肉乏力,考虑与电解质异常有关,如低磷血症。

二、体格检查

生命体征平稳,神志清楚,步入病房,轻微跛行步态,身高153cm,体重57kg。胸廓无畸形,肋骨压痛阳性,胸腰椎叩、压痛均阴性,胸骨无压痛,胸廓挤压征阳性,脊旁肌无压痛。直腿高抬试验、双侧4字试验、托马斯试验阴性。左踝关节压痛。双上肢肌力Ⅴ级,双下肢肌力Ⅴ⁻级,四肢肌张力正常,病理征阴性。

【查体提问】

结合患者的病史,查体应该注意哪些内容?

骨痛患者查体中需要确定疼痛的主要部位,对步态和活动功能的影响,并观察有无骨骼畸形、骨骺增大、牙齿发育异常,有无骨骼压痛、关节活动受限等,也需要对近远端肌肉功能进行评估,包括肌力、肌张力等。

三、辅助检查

初步检查

(1)影像学检查:见表4-9-9。

表4-9-9　患者DXA及QCT骨密度

双能X线吸收测定法 DXA骨密度绝对值/(g·cm⁻²) (T值)		定量CT QCT骨密度值/ (mg·cm⁻³)	
L₁~L₄均值	0.984(−1.1)	L₁	155.6
股骨颈	0.691(−2.0)	L₂	147.9
全髋	0.775(−1.5)	L₃	132.6

注:DXA,双能X线吸收测定法;QCT,定量CT。

全身骨显像提示:双侧多支肋骨放射性分布增高灶,考虑骨折所致;右侧股骨小转子区、左侧踝关节区放射性分布增高灶,考虑良性病变可能,隐匿性骨折。

骨代谢标志物:血钙2.2~2.35mmol/L(2.11~2.52mmol/L),无机磷0.45~0.72mmol/L(0.85~1.51mmol/L),尿钙1.84mmol/24h(2.5~7.5mmol/24h,同步血钙2.2mmol/L),尿磷47.80mmol/24h(22~48mmol/24h,同步血磷0.52mmol/L),磷廓清试验:肾磷阈0.48mmol/L(0.8~1.68mmol/L)。碱性磷酸酶174U/L(50~135U/L)。骨特异性碱性磷酸酶38.1μg/L(11.4~24.6μg/L),β-胶原降解产物0.731ng/ml(0.556~1.008μg/L)。甲状旁腺激素(PTH)12pmol/L(1.6~6.9pmol/L),25-羟维生素D(25-OHD)17.2μg/L(30~50μg/L)。

(2)三大常规、凝血、肝功能、肾功能、血气分析、尿蛋白及小管蛋白等均未见明显异常,免疫固定电泳未见异常单克隆条带。

【辅助检查提问】

1. 结合患者的病史、查体和初步检查,考虑什么诊断?

患者DXA骨密度提示骨量减少(T值−1~−2.5),但QCT腰椎骨密度完全正常(表4-9-9)。QCT腰椎骨密度检测的是松质骨骨密度,DXA骨密度低于

QCT骨密度提示患者骨骼受累主要以皮质骨为主,而绝经后或老年女性常见的骨质疏松症则是以松质骨受累为主,表明该患者的代谢性骨病并非骨质疏松,而是骨软化的可能性大。

患者骨代谢标志物提示持续的低磷血症但血钙正常,而磷廓清试验结果提示肾脏磷重吸收率明显降低,表明患者低磷血症和尿磷不恰当排泄过多有关。骨转换标志物中骨形成和骨吸收标志物均明显升高,符合骨软化表现。PTH升高与患者在外院接受磷补充后因血磷波动合并维生素D缺乏引发的继发性甲状旁腺功能亢进有关。

患者其他检查结果排除了肾功能不全、多发性骨髓瘤等导致的代谢性骨病,根据患者初步检查结果,诊断考虑成人低血磷性骨软化症,但病因尚不明确。

2. 成人低血磷骨软化症的定义、临床表现、诊断和病因有哪些?

低血磷性骨软化症是低磷血症导致骨矿化障碍、骨软化和佝偻病为特点的一种罕见的代谢性骨病。据国外报道,其发病率为3.9/10万名活产新生儿,患病率从1.7/10万名儿童到4.8/10万名儿童和成人不等。临床表现为骨痛、肌无力、骨折。骨痛是低血磷性骨软化症患者最常见的症状,也常是首发症状。骨痛常从下肢开始,以脚踝和足部最多见,也常见于腰背痛、胸骨痛、弥漫性骨痛。因为症状的非特异性,低磷性骨软化症常被误诊为骨质疏松、肌肉骨骼疾病、椎间盘突出等其他疾病。其诊断一般可以通过典型的骨软化症或佝偻病临床表现、低磷血症且肾脏排磷增加、血碱性磷酸酶水平升高和典型的骨骼佝偻病或骨软化症的影像学特征来明确。其鉴别诊断主要在于低磷血症的病因鉴别,如果是摄入不足、肠道吸收减少或磷向细胞内转移,一般为一过性,不会是持续性的低磷血症。

低血磷性骨软化症主要是由于体内出现过多的成纤维细胞生长因子23(FGF-23)所致。FGF-23在人体骨组织中表达最高,主要作用于肾脏,在近端肾小管减少磷的重吸收,并抑制肾脏合成1α-羟化酶导致1,25-(OH)₂D不足,从而使肠道钙磷吸收降低、骨骼矿化不足。因此,当体内FGF-23明显过量时,会出现低磷血症、骨软化、肌无力等症状。发生在儿童被称为佝偻病,一般起病年龄较小,有阳性家族史,在确诊之后需致病基因检测明确病因。发生在成年人中被称为骨软化症,主要分为遗传性和获得性两种类型。前者主要包括常染色体显性遗传低磷性佝偻病、X连锁低磷性佝偻病、常染色体隐性遗传低磷性佝偻病、其他伴FGF-23高水平的遗传性疾病[如麦丘恩-奥尔布赖特综合征(McCune-Albright syndrome)、表皮

痣综合征等]；后者包括肾小管受损导致（如阿德福韦酯等药物、干燥综合征等自身免疫性疾病），以及肿瘤源性低血磷性骨软化症（tumor induced osteomalacia，TIO）。

该患者成年起病，无家族史，考虑获得性低磷骨软化。该患者血气分析正常，无其他肾小管受损证据，不考虑范科尼综合征，高度怀疑 TIO。TIO 患者肿瘤的位置常较为隐蔽，需要进行仔细查体，查体需要关注全身是否有肿物，可安排进一步的影像学检查寻找肿瘤。

3. 进一步的辅助检查包括什么？

PET/CT 及 PET/MRI 神经内分泌肿瘤全身显像提示：右侧枕部结节符合磷酸尿盐性间叶组织肿瘤改变；双侧多支肋骨、左侧耻骨下支及右侧股骨颈骨皮质不连续，部分见骨痂形成（图 4-9-4）。

四、诊断

肿瘤源性低血磷性骨软化症；右侧枕部磷酸尿盐性间叶组织肿瘤？

【诊断提问】

TIO 的诊断关键是什么？

诊断 TIO 最重要、最具挑战性的步骤就是定位肿瘤，它可以在身体的任何部位，且多数较为隐蔽，导致 TIO 常被误诊及漏诊。TIO 从出现症状到确诊的平均时间为（2.9±2.3）年。对于临床高度怀疑的 TIO

患者，首先需要进行功能成像，常用锝 -99m 标记奥曲肽全身显像，[68]Ga-DOTA- 生长抑素受体标记的 PET/CT（[68]GA-DOTATE PET/CT）或磁共振成像（[68]GA-DOTATE PET/MRI）等检查来进行 TIO 肿瘤的定位。目前 [68]GA-DOTATE PET/CT 被认为有最高的灵敏度和特异度。

五、治疗经过

患者于全身麻醉下行右侧枕部占位切除术。术后给予的药物治疗，包括口服骨化三醇（1μg/d）+ 碳酸钙（300mg/d）+ 维生素 D_3（每周 5 000U）。术后病理诊断：右枕部硬膜外小梭形细胞增生伴血管外皮瘤样结构，不排除磷酸盐尿性间叶瘤。免疫组化提示：SATB2（+）、INI1（+）、Vimentin（+）、SMA 弱（+）、PCK（-）、S-100（-）、H3K27me3 无缺失、SOX-10（-）、BCOR（+/-）、TLE1（-）、SSTR2（+）、brachyury（-）、EMA（-）、Ki-67 0%-3%（+）。

【治疗提问】

1. TIO 的治疗手段是什么？

TIO 诊断后应积极进行根治性手术切除。其他治疗措施包括辅助放射治疗、图像引导消融、使用布罗索尤单抗（burosumab）等，但长期疗效尚不清楚。在明确肿瘤位置前，活性维生素 D（骨化三醇，剂量一般用到 0.5~1μg/d）的补充可逐渐部分缓解肌肉无力和骨软化，对于重度低磷血症的患者，可酌情使用磷

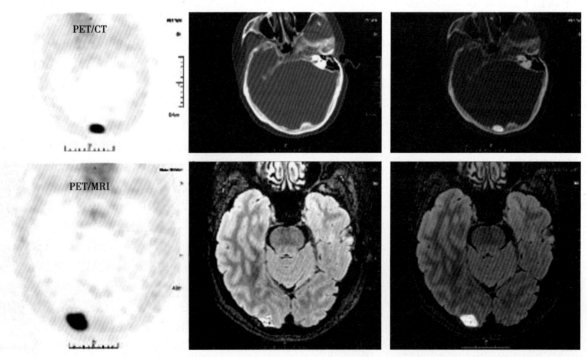

图 4-9-4　[68]GA-DOTATE PET/CT 及 PET/MRI 提示右侧枕部结节符合磷酸尿盐性间叶组织肿瘤改变

盐,但目前补磷的口服制剂极难获得,因此最佳解决方案就是找到并手术完全切除病灶。即使手术切除病灶后,血磷恢复,仍需要使用较长时间的骨化三醇和钙剂(1~2年),以促进骨软化的恢复。

2. TIO的组织学特征是什么?

大多数引起骨软化症的间叶肿瘤可能为一种独立的组织病理类型,即磷酸盐尿性间叶肿瘤,混合结缔组织亚型,镜下表现以肥胖的梭形细胞和破骨细胞样多核巨细胞为主,其中梭形细胞分泌的FGF-23,可能是真正的肿瘤实质细胞。

六、随访及预后

术后患者血磷逐渐恢复正常,尿磷降低。腰背部、双下肢疼痛逐渐缓解直至完全消失,获得临床治愈。

【预后提问】

TIO患者的预后如何?

肿瘤切除后相关指标能逐渐恢复正常,症状逐渐缓解,达到彻底治愈。若肿瘤切除不完全,或肿瘤本身为恶性,会有局部复发及转移的可能,复发的患者需要根据情况评估是否需要进行第二次手术。

(王　覃　张　颖)

推荐阅读文献

中华医学会内分泌学分会,中华医学会骨质疏松和骨矿盐疾病分会.中国低血磷性佝偻病/骨软化症诊疗指南.中华骨质疏松和骨矿盐疾病杂志,2022,15(2):107-125.

第七节　X连锁先天性肾上腺发育不良症

> 关键词:X连锁先天性肾上腺发育不良症;低促性腺激素性性腺功能减退;原发性肾上腺皮质功能减退

一、病史摘要

患者,男性,19岁,大学生,因"阴茎短小伴乳房发育3年"入院。

3年前,患者发现其阴茎较同龄人短小,自诉勃起时约5cm,遗精情况不详;伴有乳房发育,乳晕颜色略加深,无乳房疼痛;无阴毛、腋毛生长,无变声及喉结发育;否认视力下降、嗅觉异常,无听觉障碍,无智力、记忆力改变,无易饥、多食、体重下降,无怕热、多汗,无乏力、嗜睡及性格改变,无满月脸、水牛背、紫纹等。诉身高生长未停止,每年身高增长值不详。既往史无特殊。无吸烟、饮酒史,无药物、毒物接触史。患者足月出生,父母非近亲结婚,有一弟,三人均身体健康,否认其他家族成员患相似疾病。

【病史提问】

1. 以性腺功能减退为主诉的男性患者,病因和分类应如何考虑?

男性性腺功能减退可分为高促性腺激素性性腺功能减退(hypergonadotropic hypogonadism)、低促性腺激素性性腺功能减退(hypogonadotropic hypogonadism,HH)。病变定位可分为睾丸病变、下丘脑-垂体病变、雄激素合成缺陷和雄激素抵抗。病因主要有发育障碍、创伤、炎症、药物、放疗、化疗、环境等。

2. 对性腺功能减退的男性患者,查体重点是什么?

除了常规查体,需专科查体了解声音、喉结、体毛、乳房发育、外生殖器等第二性征的特点。青春期性征的发育按阴毛、生殖器发育的不同程度分为5期,即Tanner分期(表4-9-10)。同时应注意关注体型、身高及有无满月脸、水牛背、紫纹等体征。

表4-9-10　Tanner分期

Tanner分期	阴毛发育	生殖器发育
Ⅰ期	无阴毛	青春期前状态,睾丸长径<2.5cm
Ⅱ期	阴茎根部少数着色不深的长毛生长	睾丸长径>2.5cm,阴囊长大且皮肤发红
Ⅲ期	毛色变黑、变粗,扩展至耻骨联合处	阴茎增长、增粗,睾丸和阴囊进一步生长
Ⅳ期	与成年男性相似,但覆盖面积小,未扩展至股内侧面	龟头开始发育,睾丸长径>3.5cm,阴囊皮肤皱褶增多,色素加深
Ⅴ期	呈倒三角形分布,扩展至股内侧面	生殖器的大小和形态如成人,睾丸长径>4cm

二、体格检查

1. 一般内科查体　生命体征平稳,血压102/70mmHg,神志清楚,对答切题,初查定向力、计算力、记忆力无明显异常。浅表淋巴结未扪及肿大,心、肺、腹无明显异常体征,双下肢无水肿。双侧病理征阴性。

2. 专科查体　身高 172cm,体重 62.5kg,体重指数 21.1kg/m²,上部量 82cm,下部量 90cm,指尖距 176cm。颜面、皮肤暴露处肤色偏深,掌纹颜色偏深,双侧乳腺发育伴乳晕颜色偏深;无阴毛;阴茎长约 3.0cm。右侧睾丸大小约 1.0cm×1.5cm,质韧,左侧睾丸大小约 1.0cm×1.0cm,质软,无压痛。Tanner 分期Ⅰ期;未见满月脸、水牛背、紫纹等。

【查体提问】

结合患者的病史和查体,下一步还需要哪些辅助检查以明确其性腺功能减退的病因?

首先应测定睾酮(T)水平明确是否存在性腺功能减退。接下来根据 LH 和 FSH 的水平判断发病部位(表 4-9-11)。如果血 LH 和 FSH 水平升高则提示为高促性腺激素性性腺功能减退,应完善染色体核型分析。如果血 LH 和 FSH 水平正常或降低则提示为 HH,应测定 PRL 及垂体-甲状腺轴激素、垂体-肾上腺轴激素,通过戈那瑞林(gonadotropin-releasing hormone,GnRH)兴奋试验(垂体兴奋试验)、低血糖刺激试验评价垂体储备功能,筛查评估肾素-血管紧张素-醛固酮系统(RAAS)激素水平。同时,行垂体核磁共振检查,安排乳腺和泌尿生殖系统超声了解发育情况,除外炎症、肿瘤等病变。测定骨龄了解患者全身生长发育的情况。

表 4-9-11　性腺功能减退的分类

	正常状态	高促性腺激素性性腺功能减退	低促性腺激素性性腺功能减退
垂体	LH-,FSH-	LH↑,FSH↑	LH↓,FSH↓
性腺	T-,E₂-	T↓,E₂↓	T↓,E₂↓

注:LH,黄体生成素;FSH,卵泡刺激素;T,睾酮;E₂,雌二醇;-,正常;↑,升高;↓,降低。

因此,为了解该患者的病因,除常规检查以外,还需要完善垂体-靶腺激素检查及相关功能试验、垂体磁共振成像、乳腺及泌尿系生殖系统超声和骨龄检查。考虑到患者青少年起病,需考虑先天性疾病,在征得患者及家属知情同意后,可对患者及家族成员行基因检测,明确遗传学诊断。

三、辅助检查

1. 一般指标　血常规、肝功能、肾功能、血电解质、空腹血糖、血脂未见明显异常。

2. 骨龄测定　骨龄相当于 15 岁,骨龄落后,低于第 3 百分位。左股骨远端骺线部分愈合,左胫骨近端骺线已愈合。

3. 乳腺彩超提示男性乳腺增生。男性生殖系统彩超提示双侧睾丸小(右侧睾丸大小约 26mm×12mm×10mm,2.2ml;左侧睾丸大小约 24mm×12mm×10mm,2.0ml;前列腺小;双侧精囊腺小)。

4. 基础下丘脑-垂体-靶腺体激素水平测定　实验室检查提示血 T 和 LH 水平均降低、清晨血清皮质醇在参考值范围低值、ACTH 水平升高,RAAS 为高肾素活性,醛固酮水平在参考值范围内(表 4-9-12)。

表 4-9-12　激素水平测定

激素	结果	参考范围
FSH/(mU·ml⁻¹)	3.2	1.5~12.4
LH/(mU·ml⁻¹)	1.6	1.7~8.6
T/(ng·ml⁻¹)	0.04	0.28~11.10
PRL/(ng·ml⁻¹)	11.89	4.60~21.40
GH/(ng·ml⁻¹)	0.66	0.03~2.47
TSH/(mU·L⁻¹)	3.490	0.270~4.200
FT₃/(pmol·L⁻¹)	6.19	3.60~7.50
FT₄/(pmol·L⁻¹)	17.23	12.00~22.00
ACTH/(ng·L⁻¹)	672.20	5.00~78.00
PTC(8~10 点)/(nmol·L⁻¹)	186.20	147.30~609.30
PRA-卧/(ng·ml⁻¹·h⁻¹)	>12.00	0.05~0.79
AT-Ⅱ-卧/(ng·L⁻¹)	77.04	28.20~52.20
PAC-卧/(ng·L⁻¹)	15.10	4.50~17.50

注:FSH,卵泡刺激素;LH,黄体生成素;T,睾酮;PRL,催乳素;GH,生长激素;TSH,促甲状腺激素;FT₃,游离三碘甲状腺原氨酸;FT₄,游离甲状腺素;ACTH,促肾上腺皮质激素;PTC,血浆总皮质醇;PRA-卧,卧位血浆肾素活性;AT-Ⅱ-卧,卧位血管紧张素Ⅱ;ALD-卧,卧位醛固酮。

5. 内分泌功能试验 垂体兴奋试验中(表 4-9-13),LH 峰值在 45 分钟,峰值低于 8mU/ml,FSH 峰值在 90 分钟,升高小于 1.5 倍。

表 4-9-13　垂体兴奋试验

时间	LH/(mU·ml^{-1})	FSH/(mU·ml^{-1})
−30 分钟	1.98	3.34
0 分钟	1.8	3.1
15 分钟	2.8	3.2
30 分钟	3.9	3.4
45 分钟	4.4	3.6
60 分钟	4.2	3.6
90 分钟	4.0	3.7
120 分钟	3.8	3.7

注:LH,黄体生成素;FSH,卵泡刺激素。

6. 精液检查 精液呈灰白色,酸碱度 7.5,黏稠度适中,精子总数 0。

7. 影像学检查 CT 提示双侧肾上腺大小形态未见明显异常,MRI 提示可疑垂体微腺瘤。

8. 征得患者及家属知情同意后,通过采集患者及其父母在内的 7 位亲属的静脉血和指甲行基因检测,结果提示患者 DAX1 基因第二外显子有一个错义突变[c.1352(exon2)C>T],最终造成 NR0B1 蛋白的第 451 位脯氨酸被亮氨酸替代。其余亲属在该位点均为野生型。功能学检查提示该氨基酸变异导致 NR0B1 转录活性下降约 42.8%。

【辅助检查提问】

1. 根据患者上述资料,提示患者存在哪些问题?

该患者临床表现为阴茎短小、乳腺发育、青春期发育延迟、皮肤色素沉着,结合辅助检查提示患者存在 HH 和原发性肾上腺皮质功能减退症(primary adrenal insufficiency, PAI)。

2. DAX1 基因突变提示什么疾病?

DAX1 是调节肾上腺和性腺发育与功能的重要因子,其突变会导致 X 连锁先天性肾上腺发育不良症(X-linked adrenal hypoplasia congenita, AHC)。AHC 是一种罕见的疾病,以 PAI、HH 和不育为特征。AHC 的准确发病率尚不清楚,曾有队列研究表示在临床表现有肾上腺功能不全的儿童中 AHC 的发病不超过 15.6%。典型的 PAI 多表现为婴儿早期起病(平均 3 周,约占 60%)和儿童期发病(1~9 岁,约占 40%),常出现严重的失盐危象,如果不及时治疗会迅速进展,甚至死亡。也有部分不典型 PAI 没有明显的临床表现,仅表现为生化结果异常,如 ACTH 升高。通常 HH 表现为青春期发育延迟或停滞,如果不接受治疗,可致第二性征发育不全。男性 AHC 患者多表现为无精症,使用 GnRH 等治疗效果差。

四、诊断

AHC

【诊断提问】

1. AHC 的临床诊断依据有哪些?
(1)存在 PAI,且除外其他可能引起 PAI 的疾病。
(2)合并 HH。
(3)对 GnRH 兴奋试验无反应。

2. AHC 如何鉴别诊断?

一般说来,对有的男性 PAI 患者,如果没有确切的家族史,应除外其他 PAI 病因,如先天性肾上腺皮质增生症(congenital adrenal hyperplasia, CAH)中的失盐型 21-羟化酶缺乏症[21-OHD(失盐型)]、糖皮质激素抵抗综合征、自身免疫性多发内分泌腺病综合征等。在有失盐表现的 PAI 男性患者中,有 20%~40% 可发现致病性的 DAX1 突变。常见的鉴别诊断见表 4-9-14。

表 4-9-14　X 连锁先天性肾上腺发育不良症(AHC)的常见鉴别诊断

鉴别诊断谱	鉴别依据
艾迪生病	以 PAI 的临床表现为主,很少累及其他内分泌系统。肾上腺影像学检查多为双侧肾上腺弥漫性长大伴钙化(肾上腺结核),或双侧肾上腺体积缩小(自身免疫性)
21-OHD(失盐型)	与 AHC 相反,21-OHD 的皮质醇前体(如 17-羟孕酮)升高,并出现雄激素过多症状和体征
自身免疫性多内分泌腺病综合征	APS-1 型,常以念珠菌感染为首发症状,可累及肾上腺皮质、甲状旁腺、性腺 APS-2 型,常包括 PAI、自身免疫性糖尿病和自身免疫性甲状腺疾病
糖皮质激素抵抗综合征	伴有盐皮质激素过多和雄激素过多等表现
特发性低促性腺激素性性腺功能减退症(IHH)	由 GnRH 缺乏引起的 HH,主要表现为 HH,部分患者合并嗅觉缺失,无 AI 的临床表现

注:PAI,原发性肾上腺皮质功能减退症;21-OHD,21-羟化酶缺乏症;GnRH,促性腺激素释放激素;HH,低促性腺激素性性腺功能减退症;AI,肾上腺皮质功能减退。

五、治疗经过

1. 雄激素替代及促精子发育治疗 先给予十一酸睾酮软胶囊 40mg 口服，每日 1 次，后调整为 40mg 每日 2~3 次治疗；病程中，逐渐加用 HCG 2 000U 肌内注射，每周 2 次，后调整为垂体泵入 GnRH 治疗（每 90 分钟 10μg）。

2. 糖皮质激素替代治疗 醋酸氢化可的松片替代治疗（早上 10mg，中午 5mg，下午 5mg，口服），如出现感冒、外伤、情绪波动等应激，需酌情增加剂量。

3. 为患者及其家属进行心理咨询。

【治疗提问】

AHC 的治疗原则有哪些？

（1）需终身激素替代治疗。

（2）以肾上腺危象起病的患者，治疗原则为补液支持及糖皮质激素替代治疗为主，并应积极筛查及治疗诱因。

（3）基础治疗：一般可补充糖皮质激素，必要时再补充盐皮质激素。

（4）性激素替代治疗：雄激素制剂或联合 HCG 治疗，对于促进第二性征发育有效，但 HCG 联合 HMG 或脉冲式 GnRH 治疗精子缺乏及不育，很难达到预期效果。

六、随访及预后

经过 2 年随访，患者未曾发生 PAI 的临床表现，睾丸体积增大，精子检测可见少许精子发育。

【预后提问】

对于有生育要求的 AHC 患者，如何改善其生育力？

（1）激素替代疗法：由于 AHC 患者青春期发育常缺失，对于 AHC 患儿在预估青春期前后需要增加睾酮剂量以诱导适当的青春期发育。有生育要求的成人 AHC 患者，为了促进睾丸分泌雄激素和生精，可尝试应用 HCG 联合 HMG 或 GnRH 脉冲治疗，但目前证据显示上述治疗方案可增加睾丸大小及体积，对生精作用尚不明确。

（2）辅助生殖技术：2011 年有研究报道 1 例 AHC 患者经充分促性腺激素治疗后，通过辅助生育技术，经过睾丸精子提取、体外受精，实现了生育需求。未来随着辅助生殖技术的优化、发展，可能是满足 AHC 患者生育需求的重要途径。

（陈涛 杜涓）

推荐阅读文献

［1］廖二元. 内分泌代谢病学. 3 版. 北京：人民卫生出版社，2016.

［2］ACHERMANN J C, VILAIN E J, et al. *NR0B1*-related adrenal hypoplasia congenita. 2001 Nov 20 [Updated 2018 Jan 25]//ADAM M P, ARDINGER H H, PAGON R A, et al. GeneReviews® [Internet]. Seattle (WA): University of Washington, 1993-2019.

［3］BUONOCORE F, ACHERMANN JC. Primary adrenal insufficiency: new genetic causes and their long-term consequences. Clin Endocrinol (Oxf), 2019, 92 (1): 11-20.

第八节 21- 羟化酶缺乏症

> **关键词：**21- 羟化酶缺乏症；先天性肾上腺皮质增生症；雄激素；男性化

一、病史摘要

患者，女性，27 岁，独生子，已婚，因"月经紊乱 5 年，发现睾酮升高 3 年"就诊。

5 年前患者无明显诱因出现月经紊乱，2~3 个月来潮 1 次，量少。3 年前因闭经就诊，发现睾酮（T）增高，妇科彩超示"双侧卵巢多囊样改变"，考虑为"多囊卵巢综合征（polycystic ovarian syndrome, PCOS）"，服用炔雌醇环丙孕酮片，半年后月经规律。2 年前因不孕就诊，复查 T 仍高、ACTH 升高、8：00 a.m. 皮质醇正常，垂体磁共振成像示"垂体饱满"，加服地塞米松片 0.375mg，其间监测 T 正常、ACTH 仍高。1 年半前妊娠后停止原治疗方案，胎停后继续地塞米松 + 炔雌醇环丙孕酮片治疗。自发病以来，精神、食欲可，体重无明显变化。既往体健。足月顺产，母乳喂养，11 岁乳房开始发育，阴毛出现时间未记清。15 岁初潮，发病前尚规律，量偏少。23 岁结婚，丈夫体健，1 年半前经人工授精怀孕，停经 60⁺ 日胎停育。父母体健，非近亲结婚。

【病史提问】

针对以闭经来就诊的患者，要着重询问哪些病史？

着重询问患者在母体中的孕育情况、出生情况、生长发育情况、青春期生长突增情况和第二性征发育情况。对于继发性闭经患者，同时要询问可能的诱因，如体重急剧变化、过强运动、精神刺激、心理压力等。对性征幼稚者还应询问有无嗅觉障碍。对于经诊治的患者,要询问诊治经过和治疗效果。要询问有无产伤、颅内疾病、结核感染等既往疾病,有无矫形手术史。要询问月经初潮年龄,是自发还是药物作用的。对于已婚育者,要询问有无产后出血史、流产史。要询问家族中有无类似的患者,父母是否近亲结婚等。

二、体格检查

1. **一般查体** 血压 102/70mmHg,身高 163cm,体重 55kg,体重指数 20.7kg/m²,皮肤偏黑,甲状腺无肿大,心、肺、腹未见明显异常体征,浅表淋巴结未扪及肿大,双下肢无水肿。

2. **专科查体** 上唇可见髭毛,腋毛、腿毛相对浓密;双侧乳房 Tanner Ⅲ期,乳晕黑,无溢乳;阴毛呈女性分布,阴蒂肥大,无阴唇融合,尿道与阴道分开。

【查体提问】

对以闭经为主要症状的患者,要注重哪些体格检查?

查体要注重生长发育情况、身高、体重、第二性征发育情况,皮肤色泽及毛发分布、有无痤疮、有无甲状腺肿大、有无乳房溢乳。生殖系统方面,了解内、外生殖器发育情况及有无解剖异常。

三、辅助检查

1. **性激素六项(发病初)** FSH 4.04mU/ml,LH 13.09mU/ml,P 34.44nmol/L,E₂ 394pmol/L,T 5.33nmol/L(0.35~3.12nmol/L),PRL 14.41μg/L。

2. 8:00a.m.ACTH 103.3ng/L(7.2~63.3ng/L),皮质醇 311.40nmol/L(133~537nmol/L);肾素 9.69ng/(ml·h)[0.93~6.56ng/(ml·h)],醛固酮 287.04pg/ml。

3. 基础 17-羟基孕酮(17-hydroxyprogesterone,17-OHP)16 994ng/dl(<234ng/dl);雄烯二酮 9.75nmol/L(1.22~8.73nmol/L),脱氢表雄酮 3.60μg/L。

4. **肾上腺 CT** 双侧肾上腺增生。

5. **妇科彩超** 双侧卵巢多囊样改变。

6. 甲状腺功能、胰岛素、血电解质、血脂正常。

7. 染色体核型为"46,XX"。

8. **基因测序** CYP21A2 基因检出 2 个致病性杂合变异,变异 1 为 7 号外显子 c.844G>T,遗传于父亲,变异 2 为 CYP21A2 基因和 CYP21A2P 假基因发生重组,遗传于母亲。

【辅助检查提问】

对于女性患者,如出现雄激素过多的临床表现,主要与哪些疾病鉴别?

(1)肾上腺相关疾病:库欣综合征、肾上腺皮质腺瘤或癌、先天性肾上腺皮质增生症(CAH)。

(2)卵巢相关疾病:PCOS、卵鞘膜细胞增殖症、分泌雄激素的卵巢肿瘤。

(3)其他疾病:高催乳素血症、胰岛素抵抗综合征。

四、诊断

1. **功能诊断** 高雄激素血症,肾上腺皮质功能不全。

2. **定位诊断** CAH。

3. **病因诊断** 21-羟化酶缺乏症(21-hydroxylase deficiency,21-OHD),非经典型。

【诊断提问】

1. 21-OHD 的定义及流行病学如何?发病机制是什么?

CAH 是一组由参与皮质醇生物合成的某种类固醇合成酶或细胞色素 P450 氧化还原酶缺陷引起的以皮质醇合成受损为特征的常染色体隐性遗传疾病,其中 21-OHD 占 90%~95%。21-OHD 是由于编码 21-羟化酶的 CYP21A2 基因突变所致,以肾上腺皮质功能不全、失盐和高雄性激素为主要临床特征。对于经典型 CAH 发病率,多数国际研究为(7~9)/12.6 万,我国目前缺乏系统流行病学数据,一项研究为 1/6 084。

21-OHD 会导致醛固酮和皮质醇合成障碍(图 4-9-5)。醛固酮水平低下,可导致水盐平衡失调,应激状态下可出现肾上腺危象。皮质醇下降对垂体的负反馈抑制减弱,致 ACTH 代偿性分泌增加,促进肾上腺皮质增生,并进一步使 21-羟化酶作用前合成的激素或前体物质增多,导致雄激素合成增多。

2. 21-OHD 的临床表现和分型是什么?

21-OHD 的临床表现由于皮质醇、醛固酮合成分泌不足,雄激素分泌过多所致,但严重程度不一(表 4-9-15)。按照临床特点分为经典型和非经典型(NC),前者包括失盐型(SW)、单纯男性化型(SV),SW 占经典型的 75%,为最严重的亚型,SV 占经典型的 25%。

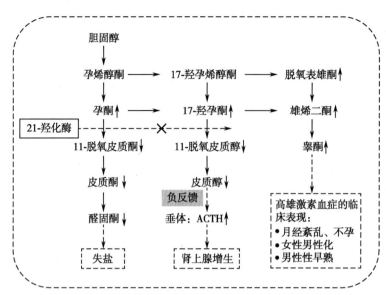

图 4-9-5　21-羟化酶缺乏症（21-OHD）发病机制示意图

ACTH. 促肾上腺皮质激素。

表 4-9-15　21-羟化酶缺乏症（21-OHD）不同分型的临床特点

临床特点	失盐型（SW）	单纯男性化型（SV）	非经典型（NC）
发病年龄	出生至 6 个月	女性：出生至 2 岁 男性：2~4 岁	儿童期至成人
生殖器	女性：性别模糊； 男性：正常	女性：性别模糊； 男性：正常	女性：男性化 男性：正常
发病率	1/20 000	1/60 000	1/1 000
激素			
醛固酮	↓	−	−
肾素	↑	− 或 ↑	−
皮质醇	↓	↓	−
ACTH	↑	↑	↑ 或 −
17-OHP	↑↑	↑	↑ 或 −， ACTH 激发后 ↑
T	↑	↑	↑ 或不定
生长情况	−3~−2SD	−2~−1SD	可能正常
21-羟化酶活性（野生型 %）	0%	1%~5%	5%~20%

注：ACTH，促肾上腺皮质激素；17-OHP，17-羟基孕酮；T，睾酮。

NC 型又称为迟发型，临床表现不特异，出现不同程度的高雄激素血症表现，包括阴毛早现、性早熟、月经紊乱、不孕等，也可仅表现为生长加速和骨龄快速进展。此型容易与 PCOS 混淆，可行 17-OHP 鉴别，鉴别困难时行大剂量 ACTH 激发试验。NC 患者预估在一般白种人的人群中患病率为（1~2）/1 000，但在近亲结婚率高的人群中可高达（1~2）/100。由于 NC 患者有生育经典型 21-OHD 后代的风险，应重视其诊断，以便于指导治疗和遗传咨询。

3. 21-OHD 的诊断依据是什么？

诊断依靠临床表现、生化和激素检测综合判断，必要时应用基因诊断。

对任何出现性别模糊、失盐、低血压或低血糖的新生儿都应考虑 21-OHD 可能。失盐患儿可发生低钠血症、高钾血症、血浆肾素活性升高。在成长阶段的患儿,会出现性早熟或类 PCOS 样表现,肾上腺雄激素(脱氢表雄酮,雄烯二酮)过度分泌。在经典型 21-OHD 患者,随机 17-OHP 浓度显著增加,通常 SW 浓度更高。

17-OHP 是 21-OHD 的特异性诊断指标和主要治疗监测指标,按基础 17-OHP 测值可指导诊断和分型。如拟诊断,需作 ACTH 激发试验。对于具有临界 17-OHP 水平的患者,推荐在进行 ACTH 激发试验后检测完整的肾上腺皮质激素,以与其他酶缺陷鉴别。

基因检测可对临床和生化诊断予以进一步确认,是激素检测的有效辅助手段,用于遗传咨询和基因分型。对于多数 NC 患者,皮质醇正常或在正常下限,ACTH 正常或临界高值,用 17-OHP 基础值诊断具有不确定性,基因检测极其重要。

五、治疗经过

建议停用炔雌醇环丙孕酮片,患者未遵医嘱。

原方案治疗 6 个月后自然受孕,再次出现妊娠早期胎停育,行胚染结果回报:6 号染色体三体。其丈夫染色体正常、行基因检测未发现 CYP21A2 基因致病或可能致病的变异。

停用地塞米松和炔雌醇环丙孕酮片,改用氢化可的松治疗,根据监测指标调整剂量。

【治疗提问】

1. 对于 21-OHD 经典型 CAH 的患者,如何选择激素治疗?

治疗目标因年龄而异,但所有年龄段的治疗和患者的整体管理都充满挑战。准确替代至关重要,过量的糖皮质激素会抑制生长,而不充分的替代会导致肾上腺雄激素增加,最终由于骨骺过早闭合而导致矮身材。

(1)对成长期的患者,推荐使用氢化可的松维持治疗,不推荐使用口服氢化可的松悬液,也不推荐长期使用长效作用强的糖皮质激素。

(2)对新生儿和婴儿早期,推荐在治疗方案中使用氟氢可的松和补充氯化钠。

(3)对于成人期患者,推荐根据临床需要,每日使用氢化可的松和/或长效糖皮质激素,联合盐皮质激素。

(4)对所有经典型 CAH 患者,推荐监测糖皮质激素过量及雄激素不足的指征,以用来优化肾上腺类固醇治疗方案。

(5)对所有经典型 CAH 患者,推荐监测盐皮质激素缺乏或过量的指征。

如发生应激,要根据情况增加剂量。

2. 对于 21-OHD 非经典型 CAH,如何选择激素治疗?

(1)对儿童或青春期患者,出现不适当的阴毛早现、骨龄快速进展及青春期明显男性化,推荐使用糖皮质激素治疗。但治疗的风险与获益,应与患者家属一起商榷。

(2)对无症状的非妊娠患者,不推荐使用糖皮质激素治疗。

(3)对原先治疗的非经典 CAH 患者,推荐当达到成人身高或其他症状消退时,终止治疗。

(4)对于成年女性,如伴有患者重点关注的高雄激素血症或不孕,推荐使用糖皮质激素治疗。

(5)对于大多数成年男性患者,通常情况下,不推荐糖皮质激素日常治疗。

六、随访和预后

氢化可的松治疗 1 年后,患者自然受孕,目前妊娠 15 周,胎儿发育正常。患者血压正常、体重变化符合孕期。

【预后提问】

21-OHD 患者预后如何,如何进行监测?

患者若及时适宜的治疗,一般预后良好,疗效与病变严重程度、起始治疗时间、用药依从性等因素有关。治疗期间建议监测 17-OHP 和雄烯二酮、体格生长指标、青春发育进程和骨龄。皮质醇和 ACTH 不能作为监测指标。可能出现的并发症包括医源性库欣综合征、肾上腺皮质占位性病变、睾丸内肾上腺残余肿瘤(男性)。

早期识别和治疗 CAH 可以预防严重的并发症发病率和死亡率,故推荐对所有新生儿进行 21-OHD 所致 CAH 的筛查,分为初级筛查和二级筛查。对胎儿的产前诊断和产前治疗目前是探索性的。

(任 毅)

推荐阅读文献

[1] SPEISER P W, ARLT W, AUCHUS R J, et al. Congenital adrenal hyperplasia due to steroid 21-hydroxylase deficiency: an endocrine society clinical practice guideline. J Clin Endocrinol Metab, 2018, 103 (11): 4043-4088.

[2] SHLOMO M, RICHARDJ A, ALLISONB G et

al. Williams textbook of endocrinology. 14th ed. Philadelphia: Elsevier, 2019.

第九节　遗传性低镁血症

关键词：低镁血症；遗传性低镁血症；*TRPM6* 基因突变

一、病史摘要

患儿，男性，6 月龄，汉族，因"反复抽搐 1 个月"入院。

入院前 1 个月，患儿出现抽搐，表现为双眼凝视、口唇发绀，全身强直痉挛，持续约 2 分钟，不伴有发热、皮疹、呕吐及腹泻等，就诊于当地医院，血生化提示血清钙 1.48mmol/L，血清镁 0.21mmol/L，给予止痉、补钙、补镁治疗后未再抽搐。入院前 5 日，患儿再次出现抽搐发作，持续约 1 分钟，性质同前，测血镁 0.15mmol/L，转至我院。自患病以来，患儿精神反应可，奶量无下降，睡眠可，大小便正常。既往史：足月顺产，出生体重 3.2kg，否认生后抢救史。父亲（32 岁）、母亲（28 岁）均身体健康。否认遗传病家族史。

【病史提问】

1. 低镁血症的定义是什么？病因有哪些？

低镁血症是指血清镁离子 <0.66mmol/L。导致低镁血症的主要原因包括非遗传性疾病、药物及遗传性疾病三大类。非遗传疾病多由经胃肠道或肾脏丢失镁引起，相关疾病包括急慢性腹泻、胃肠吸收不良、消化道手术、获得性肾小管功能障碍等。某些药物可导致血镁浓度减低，常见药物包括利尿剂（袢类和噻嗪类）、质子泵抑制剂、部分抗菌药物等。遗传性低镁血症则为罕见的低镁血症病因，是一组血镁降低，伴或不伴其他电解质代谢异常的基因缺陷性疾病，根据致病基因的不同，大致可分为高血钙性低镁血症、Gitelman 样低镁血症、线粒体低镁血症和其他基因突变所致低镁血症。

2. 低镁血症的症状有哪些？

镁离子在体内参与多种生化代谢反应，对于神经传导、肌肉收缩、钾和钙的转运等有重要意义。低镁血症的主要临床表现如下。

（1）神经系统：惊厥、癫痫、昏迷、共济失调，甚至精神症状。

（2）肌肉系统：震颤、手足搐搦、腱反射亢进等。

（3）心血管系统：心肌收缩力减弱、心律失常、心电图改变（PR 间期延长、QRS 波增宽等）。

（4）骨关节系统：长期低血镁可引起软骨钙质沉着。

（5）眼部症状：部分遗传性低镁血症患者可合并眼部病变，包括眼球震颤、视野缺损、近视等。

（6）消化系统：肠蠕动减慢、肠梗阻等。

二、体格检查

体温 36.5℃，心率 120 次 /min，呼吸 29 次 /min，身长 67cm，体重 7.8kg，头围 44cm；神清，精神反应可，身材匀称，面容无特殊，甲状腺无异常。前囟平软，颈无抵抗。双肺呼吸音清，未闻及干湿啰音；心律齐有力，未闻及杂音；腹软，肠鸣音 3 次 /min；肌力、肌张力无异常，腱反射存在；双侧巴宾斯基征阳性，克尼格征、布鲁津斯基征阴性；面神经征及低钙束臂征阴性；男性外阴，双侧睾丸 1ml，阴茎大小约 2.5cm×1cm。

【查体提问】

1. 结合患儿的病史和查体，初步考虑什么诊断？

本例患儿初步考虑低镁血症、低钙血症、癫痫？

2. 低镁血症的临床诊断思维是怎样的？还需要进行哪些辅助检查明确诊断？

低镁血症的临床诊断思维：第 1 步，详细询问病史。低镁血症最常见的两种原因是经胃肠道和肾脏丢失，因此，应了解有无急慢性腹泻或胃肠吸收不良、是否应用导致肾脏镁丢失的药物及是否有家族史。第 2 步，查血气、电解质、血糖、甲状旁腺激素、尿钙及泌尿系彩超等，以排除高钙血症、高血糖及泌尿系畸形导致的低镁血症。第 3 步，计算随机尿标本的镁排泄分数（fractional excretion of magnesium，FEMg），以区分胃肠道丢失还是肾脏丢失。第 4 步，如仍不能获得确切病因，可进一步完善基因检测。

低镁血症的诊断流程见图 4-9-6。

因此，除血尿便三大常规外，还需要完善血气分析、生化、甲状旁腺激素、25- 羟维生素 D、尿钙、尿镁、尿肌酐、心电图、心脏彩超、脑电图、头颅 MRI 等辅助检查，并行眼底检查了解有无眼部病变。

三、辅助检查

1. 血常规、血气分析、肝功能、肾功能、肌酶、血糖、血脂、25- 羟维生素 D、小便常规、尿钙与尿肌酐比值均未见异常。

2. 心电图、心脏彩超、脑电图及头颅 MRI 未见明

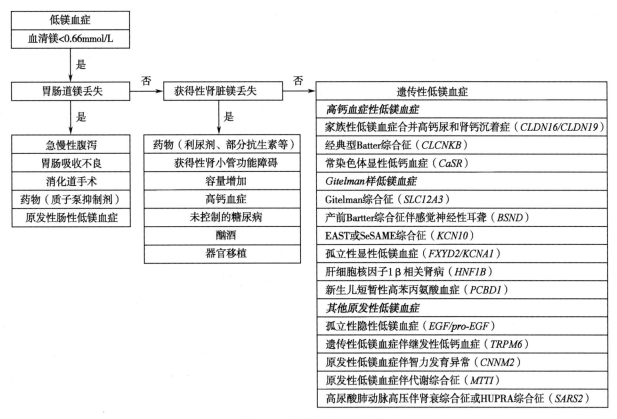

图 4-9-6 低镁血症诊断流程

显异常。

3. 眼底检查未见异常。

4. 血清镁降低(0.15~0.23mmol/L,参考值 0.7~1.2mmol/L);血清总钙降低(1.45~1.65mmol/L,参考值2.12~2.75mmol/L);甲状旁腺激素降低(10.5ng/L,正常对照 15~65ng/L)。

5. 依当日尿镁、尿肌酐、血镁、血肌酐数值计算FEMg 为 3.19%。

6. **基因检测** TRPM6 基因存在纯合突变c.3311C>T,患儿父母亲均存在该位点的杂合变异。

【辅助检查提问】

1. 如何根据 FEMg 区分低镁血症是胃肠道丢失还是肾性丢失？

尿 FEMg 可通过以下公式计算:FEMg=(尿镁 × 血肌酐)÷(0.7× 血镁 × 尿肌酐)×100%。在生理状态下 FEMg 在 3%~5%,血镁下降时 FEMg 降低至0.5%~ 1.0%。故低镁血症患者 FEMg>4%,考虑经肾脏丢失。FEMg<2%,考虑非肾脏丢失的可能性大。

2. 基因 TRPM6 编码蛋白的功能是什么？

人类 TRMP6 基因位于 9 号常染色体长臂(9q21.13),包含 39 个外显子,编码 2 022 个氨基酸。TRPM6 蛋白特异性分布于十二指肠、结肠及肾脏远曲小管等上皮细胞组织,是调控细胞镁离子平衡的关键通道,对镁离子稳态维持具有极其重要的作用。

四、诊断

1. **症状学诊断** 低镁血症、低钙血症、惊厥。

2. **病因学诊断** 遗传性低镁血症伴继发性低钙血症(TRPM6 基因突变)。

【诊断提问】

1. 遗传性低镁血症伴继发性低钙血症的流行病学及发病机制？

遗传性低镁血症伴继发性低钙血症是一种常染色体隐性遗传病,全球报道的病例数不足 100 例,目前还没有国内的流行病学数据。该病是由于 TRPM6基因突变所致,TRPM6 基因的各种突变(终止密码子、外显子缺失、框移突变、剪接位点突变)可导致TRPM6 蛋白功能异常,造成肠道和肾小管上皮的镁离子转运异常,使肠道吸收镁减少,肾脏镁丢失过多,出现严重低镁血症。严重低镁血症通过抑制甲状旁腺激素分泌及终末器官对甲状旁腺激素抵抗等机制导致继发性低钙血症。

2. 遗传性低镁血症伴继发性低钙血症的诊断标准包括哪些？

(1)严重低镁血症(血镁通常 <0.4mmol/L)、继发性低钙血症和甲状旁腺激素降低。

(2)临床表现为低镁低钙的症状,如神经肌肉兴奋性增高、惊厥发作、心律失常等。

(3)确诊依赖于基因检测:*TRPM6* 基因突变。

3. 遗传性低镁血症伴继发性低钙血症需与什么疾病鉴别?

Gitelman 综合征是最常见的家族性肾镁丢失,除低镁血症外,常伴有盐丢失、代谢性碱中毒、肾素和醛固酮水平升高、低钾低氯血症和低钙尿症。其发病机制为编码噻嗪类敏感性氯化钠协同转运蛋白的基因(*SLC12A3*)发生了双等位基因失活性突变。

五、治疗经过

1. 补充镁剂　25% 硫酸镁 150mg/(kg·d),静脉滴注,相当于元素镁 1.2mmol/(kg·d),待患儿症状改善、血镁上升至 0.5mmol/L,改为门冬氨酸钾镁(每片含 0.49mmol 元素镁)口服,剂量相当于元素镁 0.5mmol/(kg·d),患儿血镁波动于 0.45~0.6mmol/L。

2. 补充钙剂　口服小儿碳酸钙 D₃ 颗粒,750mg/d,相当于元素钙 300mg/d,待血镁上升至 0.5mmol/L、血钙升至正常后停用。

3. 出院后长期口服镁剂,定期复查血电解质,根据临床症状及电解质结果调整镁剂及钙剂用量。

【治疗提问】

1. 遗传性低镁血症伴继发性低钙血症的治疗原则?

遗传性低镁血症伴继发性低钙血症是一种潜在的致死性疾病,需结合患儿症状及电解质紊乱的严重程度进行个体化治疗。通常认为血镁在 0.5mmol/L 以上就不会出现临床症状。也有文献报道血镁在 0.3mmol/L 以上即可达到无惊厥及其他低镁血症临床症状。

目前补充镁剂是该病唯一的治疗方法,且镁的补充需长期维持。对有严重症状(如惊厥、心律失常等)的患儿建议静脉补镁,待患者症状消失、血镁上升后过渡为口服补镁治疗。建议日常饮食中补充富含镁的食物,如全谷物、绿色蔬菜、豆类、坚果及海鲜等。

对于血镁接近正常但仍反复出现四肢麻木及抽搐等症状的患者,应注意监测血钙,以便及时纠正低钙血症。

2. 口服补镁的剂型及剂量是什么?

常用口服镁制剂包括乳酸镁、碳酸镁、氯化镁、葡萄糖酸镁、柠檬酸镁、门冬氨酸钾镁等;硫酸镁和氧化镁因生物利用度较低不作为常规推荐。尽可能使用缓释片,分 2~4 次,随餐服用。

国际上不同的医疗机构口服补镁的剂量存在很大不同[0.20~3.9mmol/(kg·d)]。尽管患者接受了充分的补镁治疗,其血清镁水平通常仍难以达到正常水平。目前一致认为应以患者临床症状的缓解和血钙水平正常作为主要评估指标,而不是单纯将血镁控制在绝对正常范围,且要考虑患儿对镁盐胃肠道不良反应的耐受程度。

六、随访及预后

经补镁治疗后,患儿未再出现抽搐、手足搐搦等神经肌肉症状,精神运动发育及生长发育同同龄儿。每 3 个月复查电解质。

起病后 3 个月(9 月龄),复查血镁 0.46mmol/L,血钙 2.22mmol/L,血钾 4.5mmol/L。

起病后 6 个月(1 岁),复查血镁 0.52mmol/L,血钙 2.28mmol/L,血钾 4.8mmol/L。

起病后 12 个月(1.5 岁),复查血镁 0.49mmol/L,血钙 2.32mmol/L,血钾 4.2mmol/L。

【预后提问】

遗传性低镁血症伴继发性低钙血症患者的预后如何?

长期服用大剂量镁剂可缓解临床症状,长期预后似乎是好的。早期诊断、合理治疗和良好的依从性对预后至关重要。延迟诊断和不恰当的治疗可造成反复抽搐和不可逆的神经系统损害,发育落后和智力低下是最常见的并发症。

(孙小妹　吴　瑾)

推荐阅读文献

[1] 黄永锋, 张卓, 严励, 等. 原发性低镁血症伴继发性低钙血症的临诊应对. 中华内分泌代谢杂志, 2022, 38(3): 239-243.

[2] BAYRAMOĞLU E, KESKIN M, AYCAN Z, et al. Long-term clinical follow-up of patients with familial hypomagnesemia with secondary hypocalcemia. J Clin Res Pediatr Endocrinol, 2021, 13 (3): 300-307.

[3] SCHLINGMANN K P, SASSEN M C. WEBER S, et al. Novel TRPM6 mutation in 21 families with primary hypomagnesemia and secondary hypocalcemia. J Am Soe Nephrol, 2005, 16 (10): 3061-3069.

第十节 Gitelman 综合征

关键词:Gitelman 综合征;低钾血症;Bartter 综合征;*SLC12A3* 基因突变

一、病史摘要

患者,男性,26 岁,公司职员,未婚,因"反复双下肢酸软乏力 18 年,加重 5 个月"入院。

18 年前患者于体育课后出现双下肢大腿肌肉酸软乏力,程度轻,可自行缓解,未进一步诊治。9 年前无明显诱因出现面部发麻伴双下肢乏力,查血钾低(具体不详),经口服补钾治疗后症状缓解。1 年前患者出现晨起时双下肢酸软乏力,行走时加重,偶伴有双上肢酸软,自行口服补钾 1~2 日后可完全缓解。5 个月前患者双下肢酸软乏力逐渐加重,于清晨睡醒时或白天上班期间无明显诱因发生,偶有肌肉痛性痉挛,波及双臂、背部,日常活动明显受影响,无心悸、口干、多尿、关节疼痛等不适,遂至内分泌科门诊就诊。血气分析提示代谢性碱中毒,血电解质提示钾 1.95mmol/L,钠 138.1mmol/L,氯 83.8mmol/L,钙 2.36mmol/L,镁 0.64mmol/L,无机磷 1.00mmol/L,24 小时尿钾 40mmol,肾素(立位)>500.00μU/ml,醛固酮(立位)16.40ng/dl;甲状腺功能、免疫全套及血糖未见异常,门诊以"低钾血症原因待查"收治入院。

患者既往史及个人史无特殊。父亲患糖尿病,母亲健在,否认遗传病及类似家族史。

【病史提问】

对以低钾血症为主要表现的患者,如何进行病因诊断?

正常人血清钾的浓度为 3.5~5.5mmol/L。血清钾<3.5mmol/L 称为低钾血症。低钾血症的病因有钾摄入不足、钾丢失过多、钾向细胞内转移及肾性失钾等。确诊低钾血症后,可通过图 4-9-7 的思路进行病因诊断。

二、体格检查

身高 172cm,体重 69kg,体重指数 23.32kg/m²,腰围 80cm,臀围 94cm,腰臀比 0.85,血压 125/82mmHg,生命体征平稳。

发育正常,浅表淋巴结未扪及肿大,心、肺、腹未查见明显异常,皮肤未见痤疮、紫纹、色素沉着等,四

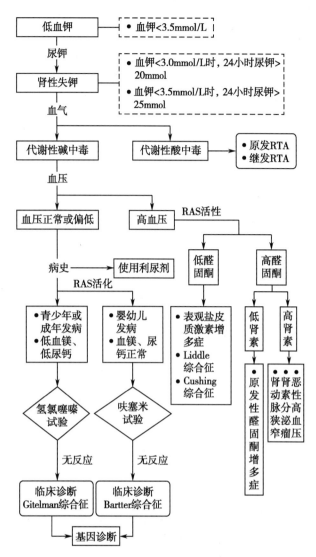

图 4-9-7 低钾血症病因诊断流程

肢肌力 Ⅴ 级,病理征阴性,双下肢无水肿。

【查体提问】

1. 结合患者的病史和查体,初步考虑什么诊断?

该患者为青年男性,起病隐匿,以长期低血钾和进行性加重双下肢肌肉酸软乏力为主要临床表现,同时伴有低血氯、低血镁、高肾素、血压正常,生长发育无异常,排除长期服用氢氯噻嗪或呋塞米等降压利尿药物和免疫系统疾病、单克隆免疫球蛋白病等情况后,应高度怀疑 Gitelman 综合征(Gitelman syndrome,GS)。

2. 如何对 Gitelman 综合征(GS)和经典型 Bartter 综合征(BS)进行鉴别诊断?还需要进行哪些辅助检查明确诊断?

经典型 BS 是常染色体隐性遗传的肾小管疾病,临床表现多样,主要症状有生长发育迟缓、多尿、低钾血症、代谢碱中毒、低氯血症、正常或低血压等,由位

于髓袢升支粗段的钠钾氯共转运子 2（NKCC2）的基因 *CLCNKB* 发生突变所致。GS 和经典型 BS 的共同临床表现包括慢性低钾血症、代谢性碱中毒、口干、多尿和夜尿增多、血压低或正常，四肢乏力伴肌肉痛性痉挛等。两者鉴别要点主要包括起病年龄、是否存在低尿钙、低血镁、是否合并生长发育迟缓及对氯离子清除试验的反应，基因检测可以明确（表 4-9-16）。

表 4-9-16　Gitelman 综合征（GS）与经典型Bartter 综合征（BS）鉴别点

特点	GS	经典型 BS
突变基因	*SLC12A3*	*CLCNKB*
病变部位	远曲小管	髓袢升支粗段
低钾血症	有	有
起病年龄	多大于 3 岁	多小于 3 岁
低镁血症	有	无
尿钙	低尿钙	正常或高尿钙
代谢性碱中毒	有	有
生长发育迟缓	少见	有
氢氯噻嗪试验	无反应	有反应
呋塞米试验	—	无反应

因此，应完善相关检查如血常规、血气分析、血电解质、肝功能、肾功能、尿常规、尿电解质、甲状腺功能及其抗体、血糖、肾素 - 血管紧张素 - 醛固酮系统（RAAS）、促肾上腺皮质激素、皮质醇、血尿儿茶酚胺、腹部及泌尿系彩超等，有利于进一步诊断和鉴别诊断。征得患者同意后，可行基因检测，结果示 *SLC12A3* 纯合突变或复合杂合突变即可明确 GS 诊断。

三、辅助检查

1. **常规检查**　血常规、尿常规、肝功能、肾功能未见异常。免疫、肿瘤标志物、输血前全套未见异常。血电解质示：钾 1.80mmol/L，钠 136.0mmol/L，氯 85.2mmol/L，钙 2.31mmol/L，镁 0.59mmol/L，无机磷 1.10mmol/L。24 小时尿电解质：尿钾 45mmol/24h，尿钙 0.04mmol/24h。血气分析示：酸碱度 7.545，碳酸氢根 37mmol/L。心电图未见异常。

2. **内分泌相关检查**　空腹血糖 5.8mmol/L，肾素（立位）>500.00μU/ml，醛固酮（立位）18.75ng/dl；ACTH 48.89ng/L，皮质醇（8：00 a.m.）224.0nmol/L；血、24 小时尿儿茶酚胺及代谢物、甲状腺功能及其抗

体未见异常。

3. **影像学检查**　腹部及泌尿系统彩超未见异常，双肾动脉彩超未见异常。

4. **基因检测**　征得患者知情同意后行全外显子检测基因检测，结果显示 *SLC12A3* 基因 c.506-1（IVS3）G>A（NM_000339）、c.602-16（IVS4）G>A（NM_000339）两处杂合变异，符合常染色体隐性遗传复合杂合发病机制。

【辅助检查提问】

氯离子清除试验是什么？它的意义是什么？

氯离子清除试验包括氢氯噻嗪试验和呋塞米试验。氢氯噻嗪和呋塞米分别通过抑制远曲小管近端钠氯协同转运蛋白（NCC）和髓袢升支粗段的 NKCC2功能，从而减少钠离子、氯离子的重吸收。由于 NCC功能缺陷，GS 患者氢氯噻嗪试验结果通常表现为反应性降低，其降低程度可间接反映 NCC 功能损伤的严重程度。若患者对氢氯噻嗪试验有反应而对呋塞米试验无反应，则有助于临床诊断 BS。但值得注意的是，氯离子清除试验有引起电解质紊乱的风险，尤其是低血钾，需注意监测血压、血钾水平。因此，在可行基因检测的条件下，目前临床不推荐进行氯离子清除试验。

四、诊断

Gitelman 综合征（GS）

【诊断提问】

1. GS 的定义及流行病学如何？ 发病机制是什么？

GS 是一种罕见的遗传性肾小管疾病，其临床特点主要为低钾血症、代谢性碱中毒、低镁血症、低钙尿症。GS 患病率为（1~10）/4 万，亚洲人群可能更高。其遗传方式为常染色体隐性遗传，由编码位于肾远曲小管的 NCC 的基因 *SLC12A3* 发生变异导致 NCC 结构和 / 或功能发生异常引起。GS 患者的肾远曲小管对钠离子、氯离子和水重吸收减少，导致了低血容量、RAAS 激活及肾性失钾等结果。

2. GS 的临床特点有哪些？

GS 主要发生于青少年或成年早期，少数儿童期和新生儿期也可发生。其典型临床特点为"五低一高"和代谢性碱中毒，即低血钾、低血镁、低血氯、低尿钙、血压正常或偏低、RAAS 活性增高和代谢性碱中毒。值得注意的是，即使血镁或尿钙正常也不能排除 GS。

GS 的临床表现多种多样，程度不一。主要与电

解质紊乱有关,尤其是低血钾和低血镁在全身多系统的表现为主。常见临床表现为乏力、头晕、肌无力、麻木、夜尿增多、多尿、口渴、心悸等,严重者可因室性心律失常导致心搏骤停等。少数患者可有眩晕、共济失调、呼吸困难、Q-T间期延长、手足搐搦、软骨钙化、关节痛及腹痛等。总之,对于青少年或成年出现血压正常的低钾血症、低镁血症或低尿钙症及代谢性碱中毒应积极排查GS。

五、治疗经过

1. 予以饮食调整,嘱患者适当高钾饮食。

2. 予以吲哚美辛25mg,每日一次,口服,观察1周无不良反应后加量至25mg,每日2次。监测血电解质水平,必要时口服氯化钾口服溶液、门冬氨酸钾镁溶液对症支持治疗。

【治疗提问】

GS的主要治疗方法有哪些?

GS尚无根治的方法,其主要治疗目标是控制症状,提高生活质量。治疗方法包括终身电解质替代治疗和基于发病机制的治疗。

(1)终身电解质替代治疗。口服或静脉补充钾和镁是最主要的治疗手段。遵循"食疗+药疗"的原则,首先推荐饮食补充。进行药物替代治疗时,补充钾推荐使用氯化钾,一般认为血钾纠正目标为3.0mmol/L以上;补充镁推荐口服有机酸盐制剂(如门冬氨酸盐、乳酸盐等),一般认为血镁纠正目标为0.6mmol/L以上。低钾合并低镁时优先补充镁,有助于低钾血症的纠正。严重低钾血症或低镁血症时可以采取静脉补充。

(2)基于发病机制的治疗。当GS患者存在顽固性电解质紊乱及相关临床症状,或依赖大剂量静脉补钾和/或补镁治疗,或补钾补镁不耐受时,推荐联合用药以改善电解质紊乱、减少替代治疗药物剂量。联合用药主要包括保钾利尿剂(如螺内酯、依普利酮和阿米洛利等)、环氧化酶(COX)抑制剂(如吲哚美辛等)和血管紧张素转化酶抑制剂/血管紧张素受体拮抗剂(ACEI/ARB)(如卡托普利、缬沙坦等)。其中使用保钾利尿剂需关注性激素相关副作用,COX抑制剂需警惕肾小球滤过率降低和消化性溃疡,使用ACEI/ARB时需注意监测血压和肾功能水平。

六、随访及预后

出院后患者长期口服吲哚美辛治疗,规律监测血电解质及肾功能,患者下肢酸软乏力的发作频率较前明显下降。

【预后提问】

GS患者需如何进行随访?预后如何?

GS患者的管理强调个体化。患者应每3~6个月至肾内科和内分泌科随诊,评估相关症状、肾功能、电解质水平、并发症情况(心律失常、糖和骨代谢异常等)、心理情绪状态和药物副作用等,调整药物治疗方案和剂量。若GS患者合并其他疾病,用药时应慎用易诱发血钾或血镁降低的药物,如β_2受体激动剂、质子泵抑制剂、胰岛素、非保钾利尿剂、泻药等。多数GS患者预后良好,但亦有引起严重临床表现甚至危及生命的个案报道,因此早期诊断、规范化治疗和管理对改善预后具有积极意义。

(傅湘辉 张雨薇)

推荐阅读文献

[1] 陈丽萌,张抒扬,张磊,等. Gitelman综合征诊疗中国专家共识(2021版). 罕见病研究, 2022, 1 (1): 56-67.

[2] BLANCHARD A, BOCKENHAUER D, BOLIGNANO D, et al. Gitelman syndrome: consensus and guidance from a Kidney Disease: Improving Global Outcomes (KDIGO) Controversies Conference. Kidney Int, 2017, 91 (1): 24-33.

[3] KONRAD M, NIJENHUIS T, ARICETA G, et al. Diagnosis and management of Bartter syndrome: executive summary of the consensus and recommendations from the European Rare Kidney Disease Reference Network Working Group for Tubular Disorders. Kidney Int, 2021, 99 (2): 324-335.

第十一节 纯合子家族性高胆固醇血症

关键词:家族性高胆固醇血症;皮肤黄色瘤;LDL

一、病史摘要

患儿,男性,9岁,学生,因"多发性皮肤黄色斑片状隆起5年"入院。

患儿4岁时,发现臀部皮肤丘疹,约黄豆大小,并且受累范围逐渐扩大,从6岁开始病变扩展明显加速,至双侧肘、膝、臀部。无红肿疼痛、瘙痒等症状,不影响活动。曾查"血脂高",应用多种降脂药物治疗(具体不详),效果不佳,遂以高胆固醇血症收入院。患儿自发病以来,智力正常,饮食、睡眠尚好,体重无明显变化,大小便正常。父母非近亲结婚。患儿父母有高脂血症,祖母有心绞痛病史 10 年,外祖父在 45 岁时因心肌梗死去世。患儿的舅舅在 42 岁时因心肌梗死去世。

【病史提问】

家族性高胆固醇血症有哪些临床表现?

家族性高胆固醇血症(familial hypercholesterolemia,FH)主要表现为皮肤下胆固醇沉积(黄色瘤)和角膜胆固醇沉积(角膜弓)的病理体征,以及低密度脂蛋白胆固醇(low density lipoprotein cholesterol,LDL-C)水平显著升高和早发动脉粥样硬化性心血管疾病(atherosclerotic cardiovascular disease,ASCVD)。腱(嵌于伸肌腱内)黄色瘤或皮肤黄色瘤、45 岁以前的睑黄瘤或角膜弓是 FH 的特征性表现。伸肌腱黄色瘤可以出现在手背、肘部、膝盖及跟腱。然而,这些体征往往会被忽视,或当检查发现血 LDL-C 升高时才被警觉。

纯合子 FH 患者的主要表现:出生后即发现LDL-C 水平明显升高,胆固醇沉积在皮肤、眼睛及肌腱形成黄色瘤和脂性角膜弓。

二、体格检查

体温 36.2℃,脉搏 88 次/min,呼吸 18 次/min,血压 100/50mmHg。身高 118cm,体重 20.5kg。全身无痤疮、紫纹,双侧肘部 4cm×3cm、双膝部 6cm×5cm、双侧肘部 4cm×3cm、双膝部 6cm×5cm、双侧臀部

6cm×10cm 大片状皮肤橘黄或棕红色隆起,色暗,表面粗糙、质软、无压痛。浅表淋巴结未触及。心、肺检查未见明显异常,腹部平坦、肝脾肋下未及,未触及包块及压痛。关节活动正常。肱二头肌、肱三头肌反射及膝反射正常,病理反射未引出。

【查体提问】

哪些人群需要进行 FH 的筛查?

早发 ASCVD、皮肤或腱黄色瘤、角膜弓或 LDL-C水平升高的家族成员患者应进行筛查。尤其在当成人LDL-C 水平>4.9mmol/L(190mg/dl)或儿童(包括 18 岁以下的青少年)LDL-C 水平>4.1mmol/L(160mg/dl)时,临床上需要怀疑为 FH 并追溯前述 FH 表现。杂合子FH 通常是在偶然的血液检测发现,在无症状年轻成人且 LDL-C 水平升高行基因检测后才诊断。LDL-C 升高伴腱黄色瘤或皮肤黄色瘤,对 FH 诊断的特异性较高,睑黄瘤和角膜弓并非 FH 特有的病理特征,因这些表现可能存在于血脂正常的个体,然而,如果出现在小于 45 岁的个体中,这些体征高度提示 FH。

纯合子 FH 的儿童可能在很小的时候就出现皮肤表现,如出现此类情况,则提示医务人员对血脂水平进行检测。如果 LDL 胆固醇升高伴有黄瘤,也应考虑其他罕见疾病,如常染色体隐性高胆固醇血症、谷甾醇血症和胆固醇酯储存疾病。杂合子 FH 无症状儿童因为近亲已确诊为 FH,通常可通过血脂谱进行鉴定。如果一级亲属携带 FH 的致病突变,或如果儿童存在中度高胆固醇血症,父母死于冠心病,则应进行基因检测。

三、辅助检查

1. 先证者及父母的血脂水平见表 4-9-17。

表 4-9-17 先证者及父母的血脂水平

患者	编号	年龄/岁	总胆固醇/(mmol·L⁻¹)	HDL-C/(mmol·L⁻¹)	LDL-C/(mmol·L⁻¹)	TG/(mmol·L⁻¹)	Lp(a)/(mg·dl⁻¹)
先证者	Ⅲa	9	19.49	1.46	15.25	1.58	38.56mg/dl
父	Ⅱa	41	10.64	1.32	8.75	1.37	未查
母	Ⅱb	40	8.11	1.42	6.33	1.52	未查

注:各指标正常值范围如下,总胆固醇 3.1~5.7mmol/L,HDL-C 0.9~1.6mmol/L,LDL-C 0~3.4mmol/L,TG 0.4~1.7mmol/L,LP(a)0~30mg/dl。HDL-C,高密度脂蛋白胆固醇;TG,甘油三酯;Lp(a),脂蛋白 a。

2. 心电图检查未见异常。

3. 患儿(先证者)颈动脉超声显示双侧颈动脉内膜明显增厚,右侧颈总动脉前壁呈半圆弧形增厚,其厚度约 1.7mm。左侧颈总动脉不规则广泛明显增厚,

最厚处 2.4mm,颈内、外动脉壁未见明显异常。

4. 患儿血胆固醇水平升高明显且以 LDL-C 升高为主,伴家族史,因此对其家系进行基因筛查。以先证者在 apoB100 3500~3531 区域未发现突变,而

在 *LDLR* 基因的第 4 外显子发现新的点突变 685delA（Del A at 685）杂合性腺嘌呤缺失和 386A>G 杂合错义突变，其父存在 685delA（Del A at 685）杂合性腺嘌呤缺失，其母存在 386A>G 杂合错义突变。

【辅助检查提问】

1. FH 患者心血管疾病风险如何？

对年龄小于 50 岁的心肌梗死患者的筛查显示，约 2% 可分子诊断 FH。FH 患者存在的致病突变可导致其终身暴露于高胆固醇水平，与杂合子 FH 患者更高的心血管疾病风险独立相关，可将 FH 与其他类型的高胆固醇血症区分开。FH 患者高心血管疾病风险的主要驱动因素在于 LDL-C 的严重程度和持续时间。

纯合子和复合杂合子 FH 因极高的胆固醇水平可导致多数患者在 20 岁前就出现冠心病并可能因此死亡。

2. FH 患者除血脂谱外，还需要做哪些检查？

由于 FH 患者 LDL-C 升高所带来的心血管疾病风险，需要重点对心血管系统进行检查，根据患者情况可包括但不限于以下辅助检查。

（1）颈动脉超声：可发现颈动脉内膜增厚、斑块和狭窄，能够早期发现亚临床动脉粥样硬化。

（2）超声心动图：需特别关注主动脉和主动脉瓣的受累情况，可以出现主动脉瓣增厚、狭窄和关闭不全，主动脉管壁增厚和管腔狭窄。

（3）CT 冠状动脉成像：可以发现冠状动脉钙化和非钙化斑块、管腔狭窄。

（4）心肌负荷显像：可以用于不能进行 CT 冠状动脉成像的患者，评价是否存在冠状动脉狭窄导致的心肌缺血。对于临床提示严重冠状动脉病变或重度主动脉瓣狭窄的患者，不推荐进行负荷试验，以免发生猝死。

（5）冠状动脉造影：是诊断冠状动脉受累的金标准。

四、诊断

1. **临床诊断** FH（纯合子或复合杂合子）
2. **基因诊断** FH（复合杂合子）

【诊断提问】

1. FH 的病因是什么？患病率如何？

目前已经发现 FH 患者通常具有以下四种之一基因的功能性突变：LDL 受体，前蛋白转化酶枯草杆菌蛋白酶 9（PCSK9），载脂蛋白 B（apoB）和 LDL 受体衔接蛋白 1（LDLRAP1），其中 90% 为 LDL 受体基因的突变。纯合子 FH 可以分为三种：纯合突变，等位基因具有相同突变；复合性杂合子，等位基因上具有不同突变；双杂合子，罕有报告，每个等位基因上的突变来自不同基因，通常一个是 LDL 受体基因，另一个是其他三个基因中的一种。

杂合子 FH 患病率约为 1/300，纯合子或复合杂合子约为 1/30 万。因存在奠基者效应，不同人群的患病率有所不同。

2. FH 如何进行诊断？

《疾病和相关健康问题的国际统计分类》第 10 版（ICD-10）用于 FH（E78.01）和 FH 家族史（Z83.42）的诊断标准包括杂合子 FH、纯合子 FH 和 FH 家族史，具体如下。

杂合子 FH：儿童 LDL-C>4.1mmol/L（160mg/dl），成人的 LDL-C>4.9mmol/L（190mg/dl），存在受到类似影响的一级亲属或有一级亲属在 LDLR、apoB 或 PCSK9 进行的 LDL-C 升高缺陷基因检测呈阳性；少数杂合子 FH 患者的 LDL-C>10mmol/L（400mg/dl），这些患者应该像纯合子 FH 患者一样接受治疗；基因检测可以揭示同时存在 LDL-C 升高基因缺陷（在 *LDLR*、*apoB* 或 *PCSK9*）和 LDL-C 降低基因变异。

纯合子 FH：LDL-C>10mmol/L（400mg/dl），同时父母一方或双方临床诊断为 FH，或父母一方或双方在 *LDLR*、*apoB* 或 *PCSK9* 中诊断两个相同（纯合子 FH）或不相同（复合或双杂合 FH）致 LDL-C 升高基因缺陷阳性的遗传检测结果，或父母一方或双方存在常染色体隐性遗传 FH；如果个体在 <20 岁时 LDL-C>14mmolL（560mg/dl）或 LDL-C>10mmol/L（400mg/dl）伴主动脉瓣疾病或黄色瘤，则纯合子 FH 的可能性很高；少数纯合子 FH 患者的 LDL-C 可 <10mmol/L（400mg/dl）。

FH 家族史：一级亲属确诊 FH；未进行基因检测。

五、治疗经过

由于 FH 属于先天性缺陷，治疗上十分棘手。对于该患儿，低脂饮食、减少单糖的摄入及适当的运动是必要的。另外，在监测肝功能基础上应用强效他汀类药物降胆固醇治疗（口服阿托伐他汀 20mg/d）联合依折麦布，2 周后复查血脂，血浆总胆固醇仍较高，达 17.3mmol/L，LDL-C 12.2mmol/L。患儿出院后维持该治疗方案。

【治疗提问】

纯合子或复合杂合子 FH 如何进行血脂控制？

成人 FH 患者的血 LDL-C 的治疗目标值分别

为<1.8mmol/L（合并 ASCVD）和<2.6mmol/L（不合并 ASCVD）；儿童 FH 患者的血 LDL-C 的治疗目标值为<3.5mmol/L。若难以达到上述治疗目标值，建议至少将血清 LDL-C 水平较基线水平相对降低 50%。

治疗包括健康生活方式、药物、脂蛋白血浆置换、肝移植和其他手术治疗。

（1）健康生活方式：对于所有纯合子 FH 患者，应该推荐低饱和脂肪、低胆固醇、对心脏健康的饮食。积极控制吸烟、高血压和糖尿病等其他危险因素。

（2）药物：他汀类药物是目前纯合子 FH 的主要治疗方法，但是即使使用最大剂量的他汀，多数患者的 LDL-C 也仅降低 10%~25%。加用胆固醇吸收抑制剂依折麦布可以使 LDL-C 进一步降低 10%~15%。PCSK9 的单克隆抗体可以在他汀基础上使血 LDL-C 进一步降低，并呈剂量依赖性。其他在国外上市的药物包括洛美他派（lomitapide）和米泊美生钠（mipomersen）最近被美国食品药品管理局批准，分别用于 ≥18 岁和 ≥12 岁的纯合子 FH 患者的辅助治疗。

（3）脂蛋白血浆置换：主要用于纯合子 FH 患者，可将治疗前的 LDL-C 水平降低 55%~70%，每周 1 次的清除治疗可获得接近正常水平的 LDL-C 水平。

（4）肝移植：肝脏是清除血胆固醇的主要器官，通过肝移植可以纠正患者肝细胞上的分子缺陷。肝移植虽然可有效降低 LDL-C 水平，但由于移植后的并发症和病死率高及供体匮乏等因素，使其难以作为 FH 的主要治疗手段。

另外，因纯合子 FH 多为单基因疾病，基因编辑技术和干细胞移植在此类严重病例中有一定的应用前景。

六、随访及预后

患儿 11 岁在某医院进行肝移植失败去世。

【预后提问】

FH 的预后如何？

早期心血管疾病（尤其是早期心肌梗死）、卒中和总死亡率增加是所有未经治疗的 FH 的主要特征。纯合子或复合杂合子 FH 的儿童在没有任何其他危险因素的情况下，可能会发展为早期心血管疾病；其 LDL-C 浓度极高，通常>10mmol/L（400mg/dl），从出生起就有极高的心血管疾病风险，在 10~20 岁甚至更早，即可影响冠状动脉、颈动脉和外周动脉，出现冠心病并可能导致死亡。本例复合杂合子患儿为治疗高胆固醇血症而选择肝移植，推测在长期极高水平高胆

固醇血症的影响下，血管条件差是导致最终移植失败的重要原因之一。

（陈 康）

推荐阅读文献

［1］中华人民共和国国家卫生健康委员会．罕见病诊疗指南（2019 年版）[2022-10-01]. http://www. nhc. gov. cn/yzygj/s7659/201902/61d06b4916c348e0810ce1fc-eb844333. shtml.

［2］DEFESCHE J C, GIDDING S S, HARADA-SHIBA M, et al. Familial hypercholesterolaemia. Nat Rev Dis Primers, 2017, 3: 17093.

［3］SANTOS R D, GIDDING S S, HEGELE R A, et al. Defining severe familial hypercholesterolaemia and the implications for clinical management: a consensus statement from the International Atherosclerosis Society Severe Familial Hypercholesterolemia Panel. Lancet Diabetes Endocrinol, 2016, 4 (10): 850-861.

第十二节　遗传性果糖不耐受症

> **关键词：遗传性果糖不耐受症；低血糖症；抽搐；*ALDOB***

一、病史摘要

患儿，男性，1 岁 4 月龄，因"抽搐 1 次，发现低血糖 1 日"入院。

入院前 1 日，患儿进食较多水果后出现抽搐，表现为肩部、手臂、双下肢触电样节律性抖动，无强直阵挛，无意识障碍，无多汗，无视物模糊，无面色苍白，持续 1~2 分钟自行缓解，缓解后无肢体活动障碍，无喂养困难，无呕吐，无皮肤色素沉着，无乏力，无呼吸暂停，无发绀，无嗜睡，无震颤，无晕厥，无体温不升，无特殊气味，无智力发育落后。于某三甲医院完善相关检查，诊断"低血糖症"，嘱其口服葡萄糖，未再出现发作性抽搐。自患病以来，患儿精神、食欲、睡眠可，大小便正常。患儿出生史、生长发育史、既往史无特殊。否认遗传病家族史。现可独走几步、可表达需要、可说 3~4 字短语。

【病史提问】

对以低血糖为主要临床表现的患儿,病史采集应包括哪些主要内容?

(1)低血糖发作的时间、诱因及其与进食(包括进食时间、食物种类等)的关系。

1)餐后 2~3 小时出现低血糖提示可能餐后高胰岛素血症、遗传性果糖不耐受症(hereditary fructose intolerance,HFI)或半乳糖血症可能。

2)餐后 4 小时以上出现低血糖提示糖原分解、糖异生、游离脂肪酸和酮体产生缺陷或反调节激素缺乏可能。

(2)发病年龄

1)新生儿低血糖:注意母孕期是否患妊娠期糖尿病,此种情况可导致新生儿暂时性低血糖;新生儿低血糖可能是非特异性的,如喂养不当、嗜睡、呼吸暂停、激惹等可诱发;低血糖也可以是某些疾病的一部分,如严重感染等;需注意低血糖程度,若是严重低血糖合并高糖速度需求,提示胰岛素释放先天缺陷可能,如先天性高胰岛素血症等。

2)婴儿低血糖:结合合并症状综合分析,如合并黄疸消退延迟,需警惕甲状腺功能减退症、垂体功能低下等;断奶后婴儿首次出现低血糖,禁食时间延长至 8 小时出现低血糖,提示糖异生或脂肪代谢途径缺陷可能;合并其他器官系统发育畸形需警惕遗传综合征可能,如合并巨舌、脐疝、过度生长、偏身肥大需警惕贝 - 维(Beckwith-Wiedemann)综合征。

3)儿童低血糖:需注意是否为饥饿、运动、药物诱发的低血糖,或胰岛素瘤及其他内分泌遗传代谢性疾病所致的低血糖可能;如合并肝脏肿大、生长发育落后需警惕糖原贮积病;此外,还应注意有无其他基础疾病或使用影响糖代谢的药物,如糖尿病后低血糖等。

二、体格检查

1. **一般内科查体**　生命体征平稳,血压测量不配合,无皮肤黄疸,无皮肤黏膜色素沉着,无明显特殊面容。心、肺、腹、神经系统未查见明显异常体征,浅表淋巴结未扪及肿大,双下肢无水肿。

2. **专科查体**　身高 80cm,体重 12kg,体重指数 18.75kg/m²,神志清楚,反应好,无面色苍白,眼球活动正常,无皮肤、巩膜黄染,全身无色素沉着。无明显特殊面容。腹壁皮下脂肪厚度 0.8cm,腹软,肝脏肋下 1cm,质软缘锐,脾脏肋下未扪及。四肢无厥冷,左手腕部近桡侧可见骨性凸起,类圆形,大小约 1cm×1cm,无红肿破溃,四肢肌力正常,肌张力正常,

双侧阴囊内可扪及睾丸。

【查体提问】

对以低血糖为主要临床表现的患儿,查体的重点应包括哪些内容? 对应的病因如何思考?

(1)新生儿:应注意出生身长、体重等,以判断是否是巨大儿、早产儿、小于胎龄儿。巨大儿可能因母孕期妊娠期糖尿病发生暂时性低血糖,或先天性甲状腺功能减低症所致低血糖;早产儿、小于胎龄儿较足月儿发生低血糖风险高。

(2)儿童:应注意有无特殊面容和体态,如甲状腺功能减退症可有头发稀疏、塌鼻梁、宽眼距、舌大、唇厚、黄疸消退延迟、皮肤粗糙、腹部膨隆等;贝 - 维综合征可有巨舌、脐疝、腹壁缺陷等。应注意有无生长发育落后或过度生长,如糖原贮积病 I 型、甲状腺功能减退症等可有生长发育落后,综合征可有过度生长;应注意有无脏器异常,如糖原贮积病 II 型可有肝大、心脏扩大、心肌肥厚、肌无力等。

三、辅助检查

1. **血糖**　外院查血糖<2.6mmol/L。

2. **血氨 + 乳酸**　血氨 8mmol/L,乳酸 2.96mmol/L↑。

3. **醛固酮 + 肾素**　肾素仰卧位测定 83.3μU/ml↑。

4. **血气分析**　葡萄糖 4.3mmol/L,pH 7.44,CO_2 分压 31mmHg↓,O_2 分压 117mmHg↑,碳酸氢根浓度 21.1mmol/L↓,CO_2 总量 22.1mmol/L↓,实际碱剩余 –3.1mmol/L↓,乳酸 2.5mmol/L↑。

5. **GH**(空腹血糖为 1.76mmol/L 时采血检测)3.38μg/L;IGF-1 30μg/L↓。

6. **胰岛素** 2.7mU/L(空腹血糖为 1.76mmol/L 时),C 肽 0.97μg/L。

7. **皮质醇** 279nmol/L(空腹血糖为 1.76mmol/L 时)。

8. 三大常规、肝功能、肾功能、血脂、凝血功能、肌酶、淀粉酶、甲状腺功能、尿蛋白四项、24 小时尿微量白蛋白定量、腹部超声未见异常。

9. **四肢长骨正位片**　双胫骨内侧骨皮质增厚,余四肢骨质未见明显异常;骨龄 1.8 岁。

10. 基因检测见表 4-9-18。

【辅助检查提问】

1. *ALDOB* 致病性突变为什么会引起遗传性果糖不耐受症?

ALDOB 编码产生醛缩酶 B,而醛缩酶 B 参与的生化反应见图 4-9-8。

醛缩酶 B 缺乏可导致果糖 -1- 磷酸积累,一方面

表 4-9-18　患儿检出致病基因信息

基因名称	OMIM编号	遗传方式	HG19位置	转录本	核苷酸与氨基酸改变	合子状态	人群频率	ACMG变异分类	来源
ALDOB	612724	AR	chr9：104189780	NM_000035.4 Exon5	c.524C>A（p.A175D）	杂合	0.002 犹太	2类可能致病	-
ALDOB	612724	AR	chr9：104193160	NM_000035.4 Exon2	c.10C>7（p.R4*）	杂合	<0.001	2类可能致病	-

注：AR，常染色体隐性。

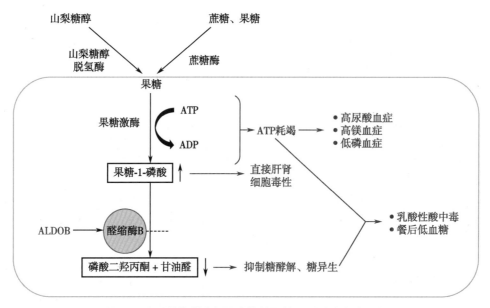

图 4-9-8　果糖代谢途径及遗传性果糖不耐受症发病机制

ATP. 三磷酸腺苷；ADP. 二磷酸腺苷。

可对肝、肾产生直接毒性。另一方面，下游的磷酸二羟丙酮和甘油醛减少，导致糖酵解和糖异生减少，引起低血糖及乳酸酸中毒。此外，随着磷酸化反应继续，三磷酸腺苷（ATP）耗尽，从而阻断所有需要 ATP 的过程。

2. 结合辅助检查，诊断低血糖的临床诊疗思路是什么？

低血糖的临床诊疗思路见图 4-9-9。

四、诊断

1. **症状学诊断**　低血糖症。
2. **病因学诊断**　遗传性果糖不耐受症。

【诊断提问】

1. 遗传性果糖不耐受症的定义及流行病学是什么？

遗传性果糖不耐症是一种罕见的常染色体隐性遗传性疾病，由 *ALDOB* 基因的致病性变异引起，导致肝、肾和肠醛缩酶 B 缺乏。除了肝大和肝功能、肾功能障碍外，患者还会出现酮症性低血糖、呕吐、恶心等症状。治疗包括限制果糖饮食。该病分布广泛，发病率估计 1/1 万，预后良好。

2. 遗传性果糖不耐受症的主要临床特点是什么？

遗传性果糖不耐受症的临床表现多样且无特异性。患者果糖摄入早期的表现包括恶心、呕吐、腹痛、低血糖、转氨酶升高、黄疸，严重者可出现急性肝衰竭和昏迷。长期接触果糖可能导致儿童发育迟缓、肝衰竭、肾衰竭，并最终导致死亡。严重程度取决于果糖摄入的时间和数量。患者通常在婴儿期因接触含果糖和蔗糖的食物而出现首发症状，反复出现的症状使儿童期诊断成为可能。然而，有些患者会主动避免甜食，因此可能直到成年才得以诊断。老年患者在食用含果糖食物时经常出现腹痛、厌食和恶心，通常会厌恶这些食物。尽管他们自我限制饮食，但一些患者仍会出现慢性果糖中毒，并出现生长障碍和肝大。

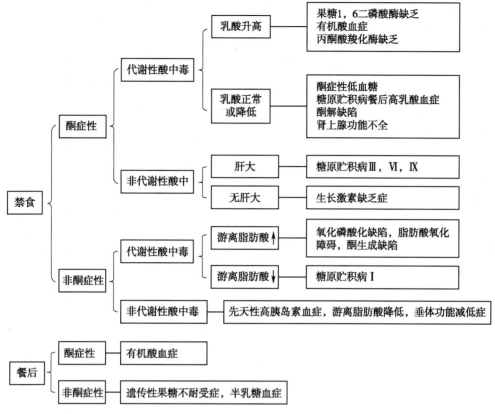

图 4-9-9　低血糖临床诊疗思路

3. 遗传性果糖不耐受症的主要生化特点是什么？

患者可有异常的生化表现，如低钾血症、低磷血症、高乳酸血症、代谢性酸中毒、高尿酸血症、高镁血症、血脂异常、血常规异常（贫血、血小板减少）、凝血功能异常。

4. 如何诊断遗传性果糖不耐受症？

遗传性果糖不耐受症的临床表现多样且无特异性，仅依据临床表现难以诊断，但目前尚未发布遗传性果糖不耐受症临床诊断标准共识。若婴幼儿出现前哨表现，如反复或严重低血糖、代谢性酸中毒、反复呕吐、肝功能障碍和 / 或肾功能不全等，应高度怀疑遗传性果糖不耐受症。

5. 遗传性果糖不耐受症需与其他哪些疾病鉴别？

（1）果糖吸收不良综合征：由于肠道对果糖的吸收不足，患者会出现以腹胀、腹泻和腹痛为主要表现的功能性胃肠道症状。采用低果糖饮食后，大多数患者的消化道症状得以改善。

（2）果糖 -1,6- 双磷酸酶缺乏症：除了果糖敏感性相关的临床表现外，患者在禁食后的生命早期会出现低血糖、过度换气和严重的乳酸酸中毒，而遗传性果糖不耐受症患者禁食并不会引发症状或生化异常。

五、治疗

禁果糖饮食，餐中添加玉米淀粉。

【治疗提问】

1. 控制果糖摄入的长期疗效如何？ 有没有其他治疗手段？

（1）控制果糖摄入对于避免急性期的代谢紊乱效果良好。但是目前尚缺乏针对遗传性果糖不耐受症多中心、大样本、长期随访的数据。有研究报道了对遗传性果糖不耐受症患者十年的随访结果，表明尽管限制了果糖饮食，但许多患者仍然出现重要的肝脏变化，如脂肪变性和血清谷丙转氨酶水平升高。提示单纯饮食治疗可能不足以预防长期慢性肝脏的进展，因此针对遗传性果糖不耐受症的新的治疗方法仍然具有临床需求。

（2）果糖激酶抑制剂可能作为遗传性果糖不耐受症的一种可能的新型治疗方法。从生化角度来看，它可以防止遗传性果糖不耐受症的生化改变及其后果，如脂肪生成增加、线粒体功能障碍、炎症通路激活等。对双基因敲除小鼠（*ALDOB-/-KHK-/-*）开展的相关研究结果表明,果糖超载后醛缩酶 B 缺乏导致的肝脏异常显著减少。但果糖激酶抑制剂相关的潜在副作用还需进一步明确。

六、随访及预后

出院后家属自行检测空腹血糖,波动在 2.6~4.5mmol/L,抽搐发作 1 次,表现为肩部、手臂、双下肢触电样节律性抖动,无强直阵挛,无意识障碍,持续10~20 秒,家属予以糖水口服后停止。发作前有进食西瓜史。后予以避免含果糖食物,至今暂未发作。

【预后提问】

遗传性果糖不耐受症的预后与哪些因素有关?

早期诊断和饮食治疗对于预防遗传性果糖不耐受症急性期和长期代谢紊乱、生长发育障碍和肝肾毒性至关重要。

(宋 荟 吴 瑞)

推荐阅读文献

[1] ALBERTO C, ALESSANDRO R, SIMONA F. An overview of hypoglycemia in children including a comprehensive practical diagnostic flowchart for clinical use. Front Endocrinol (Lausanne), 2021, 12: 684011.

[2] DI DATO F, SPADARELLA S, PUOTI M G, et al. Daily fructose traces intake and liver injury in children with hereditary fructose intolerance. Nutrients, 2019, 11 (10): 2397.

[3] FRANCIELE C P, FERNANDA S L, SCHWARTZ V D. Epidemiological aspects of hereditary fructose intolerance: a database study. Hum Mutat, 2021, 42 (12): 1548-1566.

[4] KIMM S, MOONJ S, KIMM J, et al. Hereditary fructose intolerance diagnosed in adulthood. Gut Liver, 2021, 15 (1): 142-145.

第十三节 新生儿糖尿病

关键词:新生儿糖尿病;胰岛素;磺酰脲类

一、病史摘要

患儿,女性,41 日龄,因"发现血糖高 40 日"入院。入院前 40 日,患儿因"足月小样儿"住院治疗,在静脉滴注药物时发现血糖高,测微量血糖 13mmol/L,无发热、神萎、嗜睡,无气促、喘息、发绀,无呕吐、腹胀、腹泻,停止补液并予吃奶后血糖波动在 5~7mmol/L,住院 1 周后出院,嘱家属门诊定期监测血糖,家属未遵嘱。入院前 1 小时,患儿因"复查血糖"至我院门诊就诊,测微量血糖 24.4mmol/L,以"高血糖"收入院。患儿母亲孕 2 产 2,孕 37^{+3} 周,剖宫产娩出胎儿,羊水清;患儿 Apgar 评分 1 分钟、5 分钟、10 分钟均为 10 分,出生体重 2 080g,身长 43cm。患儿生后混合喂养,2~3 小时喂养一次,吸吮好,无呕吐。目前体重 3.15kg,身长 49cm。父母非近亲结婚,姐姐体健,否认糖尿病家族史。

【病史提问】

是否存在引起高血糖的其他原因?

如患儿存在宫内发育迟缓,是否存在宫内感染的原因,生后感染是否持续存在,有无引起脓毒症的可能。如患儿在高热、严重感染、手术等强烈刺激因素作用下,体内反调节激素分泌增加,拮抗胰岛素,也会出现应激性高血糖现象。患儿是否使用可引起高血糖的药物,包括皮质类固醇和 β 肾上腺素能药物(如多巴胺、肾上腺素或去甲肾上腺素)。如果患儿正在接受肠外营养,需检查葡萄糖滴注速率。如果滴注速率超过 8mg/(kg·min),则应尽可能减慢至 6mg/(kg·min),然后评估血糖水平是否依然较高。

二、体格检查

体温 36.7℃,脉搏 123 次/min,呼吸 33 次/min,血压 70/40mmHg,体重 3.15kg,神清,反应可,前囟1.5cm,平软,全身皮肤轻度黄染,双肺呼吸音清,未闻及干湿啰音,心律齐,心音有力,未闻及杂音,腹软,肠鸣音正常,肝脾肋下未触及,四肢肌力、肌张力正常。

【查体提问】

1. 结合患儿的病史及查体,初步考虑什么诊断?

患儿起病早,有宫内发育迟缓,伴随机血糖明显升高,未使用激素类相关药物,无发热、气促、神萎、腹泻等感染症状,查体未见明显阳性体征,初步考虑诊断为新生儿糖尿病(neonatal diabetes mellitus,NDM)。

2. 该患儿需要考虑哪些鉴别诊断?

患儿主要表现为血糖升高,需要鉴别的疾病如下。

(1)脓毒症:对于之前监测血糖浓度正常的患儿,高血糖可能是脓毒症的非特异性首发表现。可能的机制包括应激反应、胰岛素释放减少及周围葡萄糖利用减少等。但患儿无发热、气促、精神萎靡、腹泻等感染症状，查体未见明显感染阳性体征，可排除。

（2）1 型糖尿病：多数在 1 岁以后起病，起病急，主要表现为多饮、多食、多尿，伴有体重下降，常以酮症酸中毒为首发表现，伴血糖明显升高。辅助检查可见一种或多种针对胰岛 β 细胞自身抗原的抗体阳性，无黑棘皮、多囊卵巢综合征等胰岛素抵抗表现，需给予胰岛素治疗。

（3）Pearson 综合征：是一种罕见的线粒体 DNA 缺失异常，在婴幼儿期就出现重度铁粒幼细胞贫血、中性粒细胞减少、血小板减少、胰腺功能不全、乳酸酸中毒和生长迟缓等造血系统和胰腺外分泌功能异常，在出生后可能出现血糖升高表现，基因分析有助于鉴别诊断。

3. 需要进行哪些辅助检查明确诊断？

（1）行 TORCH 全套检测排除宫内感染；血常规 + C 反应蛋白、降钙素原（procalcitonin，PCT）、大小便常规、血培养以排除脓毒症。

（2）检测血清 C 肽及空腹胰岛素水平，以确定内源性胰岛素生成情况。

（3）评估酸中毒（血气分析）和血酮体（β- 羟丁酸），以识别糖尿病酮症酸中毒。

（4）1 型糖尿病相关抗体的检查：检测有无谷氨酸脱羧酶（glutamic acid decarboxylase，GAD）抗体、胰岛细胞抗体（islet cell antibody，ICA）、胰岛素抗体（autoantibodies to insulin，IAA）、胰岛素瘤相关蛋白 2（insulinoma associated protein 2，IA-2 和 IA-2β）抗体，这些抗体检测通常可区分自身免疫性 1 型糖尿病与 NDM。

（5）糖化血红蛋白（glycated hemoglobin A1c，HbA1c）：虽然不推荐通过 HbA1c 来诊断 6 月龄以下婴儿的糖尿病，但 6 月龄以下婴儿 HbA1c 升高至 >6.5% 仍符合糖尿病的诊断，但若临床怀疑 NDM，即使 HbA1c 水平正常也不能排除糖尿病。

（6）通过腹部超声或 MRI 检查确定有无胰腺及其大小。

（7）基因检测：12 月龄以下婴儿确诊糖尿病后，推荐开展靶向基因检测以确认和识别单基因病因。

三、辅助检查

1. 血常规及 C 反应蛋白　白细胞计数 8.95×10^9/L，血红蛋白 127g/L，血小板计数 370×10^9/L，中性粒细胞百分比 43.7%，淋巴细胞百分比 39.2%，C 反应蛋白 1.2mg/L，PCT 未见异常。

2. TORCH 均为阴性；大便常规、肝功能、肾功能、电解质、血培养、血气分析均未见明显异常。

3. 入院测静脉血糖为 22.47mmol/L，多次随机血糖 >11.1mmol/L，尿糖（+++），酮体（−）；C 肽 1.06μg/L（0.27~1.28μg/L）；空腹胰岛素 10.2μU/ml（3~25μU/ml）；HbA1c 4.35%；胰岛素自身抗体（GAD、ICA、IAA、IA-2 和 IA-2β）均为阴性。

4. 胰腺超声检查未见明显异常。

5. 征得患儿家属知情同意后，为患儿及患儿父母、姐姐行二代测序。患儿二代测序显示为 NM_000207.3：exon2：c.94G>A（p.Gly32Ser），ACMG 分级为致病性变异，患儿父亲、母亲、姐姐均为野生型（图 4-9-10）。

【辅助检查提问】

NDM 常见的遗传性异常包括哪些？

NDM 多指 6 月龄以内发病的糖尿病，已知超过 30 种单基因相关 NDM 的遗传亚型。所有 6 月龄前发病的糖尿病患儿都应进行基因检测，早期的基因检测将有助于分型和判定预后。常见的 NDM 基因变异如下：① 6q24 印记区域异常；② ATP 敏感性钾通道（ATP sensitive potassium channel，KATP）基因变异；③ INS 基因变异导致的 NDM；④ Wolcott-Rallison 综合征，由 *EIF2AK3* 基因纯合变异或复合杂合变异引起的罕见常染色体隐性遗传综合征；⑤ IPEX 综合征，IPEX 综合征由 *FOXP3* 基因变异所致，是唯一确认与 β 细胞自身免疫和胰岛自身抗体相关的持续性新生儿糖尿病（persistent neonatal diabetes mellitus，PNDM）。

四、诊断

新生儿糖尿病（NDM）

【诊断提问】

1. NDM 的定义及流行病学如何？发病机制是什么？

NDM 通常指出生后 6 个月内发生的糖尿病，也有部分患儿推迟至 6~12 个月发病，报道的发病率为（9~16）/144 万例活产婴儿，是一种较少见的特殊类型糖尿病。NDM 有两种临床亚型，即 PNDM 和暂时性新生儿糖尿病（transient-neonatal diabetes mellitus，TNDM）。新生儿糖尿病是由参与胰腺 β 细胞正常发育和功能（包括胰岛素产生和分泌）的某个相关基因的单基因突变所致。受累基因和发病机制决定了患儿的临床表现（TNDM *vs.* PNDM；胰腺外表现）、预后及治疗。所有 6 月龄前发病的糖尿病患儿都应进行基因检测，早期的基因检测将有助于分型和判定预后。

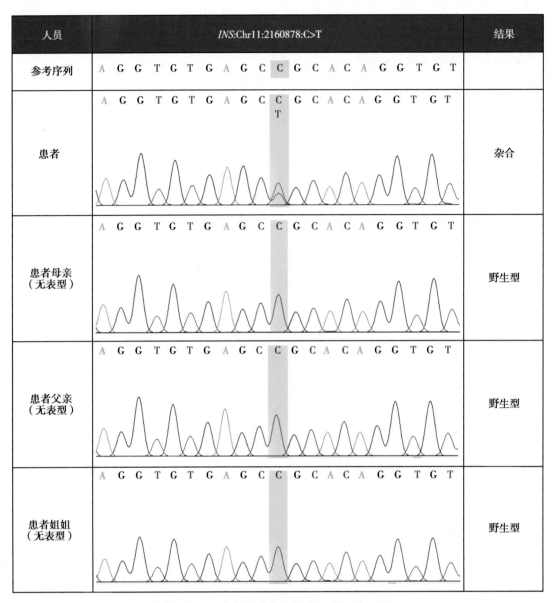

图 4-9-10 患儿及患儿父母、姐姐的测序结果

2. NDM 的主要临床表现是什么？

NDM 具有遗传异质性，不同基因异导致的 NDM 临床特征常有较大差异。主要临床表现包括多饮、多食、多尿、血糖升高、脱水、糖尿病酮症酸中毒、小于胎龄儿、发育迟缓等。还可能出现胰腺外的表现如骨骼异常、肝功能异常、耳聋、甲状腺功能异常、神经系统发育异常等。TNDM 患儿的糖尿病症状会在几周或几个月内缓解，但在儿童期或之后可能复发。

3. NDM 的诊断标准是什么？

NDM 的诊断标准：出生后 6 个月内发病；符合糖尿病诊断标准；病程大于 2 个月；排除应激性高血糖、医源性或其他原因的高血糖症。符合以上 4 条可诊断为 NDM。如基因检测识别出致病基因突变时，即可确诊单基因病因所致的 NDM。

五、治疗经过

1. 给予持续胰岛素泵入，胰岛素治疗起始剂量为 0.5U/(kg·d)，2 日后改为 3 次中效胰岛素皮下注射治疗，并规律监测血糖。

2. 血糖相对平稳，进行格列苯脲试验性治疗，格列苯脲初始剂量 0.1mg/(kg·d)，逐渐增加至 1.0mg/(kg·d)，试验治疗 5 日根据血糖监测结果，胰岛素剂量不能减少，提示格列苯脲无效停用，继续应用 3 次中效胰岛素皮下注射治疗。

【治疗提问】

NDM 的主要治疗手段包括哪些？

(1) 液体及电解质管理：当婴儿存在脱水和电解

质紊乱(包括酸中毒)证据时,应在 ICU 接受支持治疗,包括通过静脉补液纠正容量不足及通过补充电解质纠正电解质紊乱。

(2)初始静脉给予胰岛素:对于持续存在高血糖的 12 月龄以下患儿,初始治疗为静脉持续滴注胰岛素。胰岛素的起始剂量为 0.01~0.05U/(kg·h),具体取决于临床表现的严重程度,即高血糖程度及有无酮症酸中毒。婴儿病情稳定并开始经口喂养后,可通过每日多次注射或使用胰岛素泵进行持续皮下胰岛素输注(continuous subcutaneous insulin infusion,CSII)。

(3)磺酰脲类治疗:对于 *ABCC8* 或 *KCNJ11* 突变引起的 NDM 患者,大剂量口服磺酰脲类可有效治疗高血糖,并减少或避免 80%~90% 的此类突变患儿对胰岛素的需求。

(4)TNDM:如果婴儿的基因检测结果提示为 TNDM,可以尝试停止治疗,慢慢停用降血糖药(胰岛素或磺酰脲类),并持续监测血糖水平。

六、随访及预后

患儿胰岛素起始剂量 0.5U/(kg·d),出院后内分泌专科随访,随访至目前 2 岁 3 个月胰岛素剂量为 0.53U/(kg·d),目前身高 92cm,体重 13kg,血糖水平控制在 4~10mmol/L。患儿生长发育基本正常,无神经系统异常。结合该患儿的基因检测结果,该患儿为 PNDM,需要终身给予胰岛素治疗以控制血糖。

【预后提问】

NDM 的随访内容包括哪些?预后如何?

临床首次随访时间为出院后 1 个月,之后每 3~6 个月随访 1 次。每次就诊时测量身高和体重,对精神运动发育进行监测,对怀疑有发育迟缓的患者进行 Gesell 发育量表评估。每次复诊时检测 HbA1c,并进行肝功能、肾功能检查。根据检查结果及患儿的自我指尖血糖监测结果调整格列苯脲或胰岛素的剂量。

(吕娟娟　吴　瑾)

推荐阅读文献

[1] 黄雨蒙,舒画,刘铭. 六种常见单基因糖尿病的临床特征及个体化精准诊疗. 中华内分泌代谢杂志,2019,35 (2): 165-170.

[2] 中华医学会儿科学分会内分泌遗传代谢学组. 儿童单基因糖尿病临床诊断与治疗专家共识. 中华儿科杂志,2019,57 (7): 508-514.

[3] HATTERSLEY A T, GREELEY S A, POLAK M, et al. ISPAD clinical practice consensus guidelines 2018: the diagnosis and management of monogenic diabetes in children and adolescents. Pediatr Diabetes, 2018, 19 (Suppl 27): 47-63.

第十四节　努南综合征

关键词:努南综合征;矮小;*PTPN11*

一、病史摘要

患儿,女性,6 岁,因"发现长高欠佳 2 年余"入院。

2 年前,家长发现患儿长高欠佳,每年身高增长速度不详,无反复呼吸道感染,无长期腹痛、腹泻等,食欲好,目前身高 100cm,体重 14kg。门诊以"矮小症"收入病房。患儿精神好,大小便正常。近期无明显体重改变。

既往史:先天性心脏病,肺动脉瓣狭窄,于 2 岁时行球囊扩张术。父亲身高 170cm、母亲身高 146cm,否认遗传病家族史。

【病史提问】

1. 对以生长发育落后为主要临床表现的患者,需要关注哪些病史内容?

父亲及母亲的身高,母亲孕产史(孕期及围产期合并症或并发症),新生儿期疾病史,婴儿及幼儿时期喂养及疾病情况,生长发育曲线,运动及智力发育水平;有无长期慢性消耗性疾病等;有无神经系统发育异常,如惊厥发作、步态异常等,智力发育水平评估。

2. 对以矮小为核心症状的患者,如何通过体格检查缩小疾病范围?

由于不同疾病对身高发育会造成不同影响,可能出现上下部量的差异,肢体发育异常,甚至内脏器官功能障碍。因此,查体时应重点关注有无特殊面容,上下部量比例关系是否正常,关注肢体形态、步态、内脏器官发育情况,从而缩小定位诊断的范围。

二、体格检查

1. **一般内科查体**　生命体征平稳,浅表淋巴结未扪及肿大,双下肢无水肿。

2. **专科查体**　体重 14kg(中位数 20.65kg),Z 值为 -2.31,第 1 百分位数;身高 100cm(中位数 117.33cm),Z 值为 -3.73,≤ 第 0.1 百分位数;BMI 14kg/m² (中位

数 14.96kg/m^2),Z 值为 –0.64,第 26.1 百分位数。上下部量比例为 1.1:1。神志清楚,对答切题,耳位低,可见颈蹼(图 4-9-11),前额稍膨隆,腭弓高窄,牙齿排列欠整齐,可见龋齿。胸前区可见陈旧性手术瘢痕,腹软,肝、脾未扪及肿大。神经系统查体未见异常。

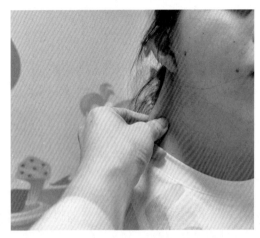

图 4-9-11 努南综合征患者颈蹼体征

【查体提问】

1. 矮小症的诊断思路是什么?

从临床体征切入的矮身材诊断见图 4-9-12。

2. 结合患儿的病史和查体,初步考虑什么诊断?

本例患者表现明显且严重矮小,有特殊面容(耳位低,腭弓高窄,颈蹼),牙齿排列不齐有龋齿,既往有心脏发育畸形,因此,初步考虑诊断为努南综合征?肺动脉瓣狭窄术后。

3. 该患儿需要考虑哪些鉴别诊断?还需要进行哪些辅助检查明确诊断?

努南综合征特别需要与特纳综合征进行鉴别,特纳综合征为染色体疾病,可出现子宫卵巢发育不良,努南综合征染色体正常,无明显子宫卵巢发育障碍,可出现牙齿列不齐,咬合不齐。此外,还需与其他导致身材矮小的疾病相鉴别的疾病(表 4-9-19)。

因此,需要完善血尿常规、血生化、甲状腺功能、血气分析、肿瘤标志物、蝶鞍 MRI 及骨龄、四肢长骨及脊柱 X 线片、超声,必要时可行遗传代谢病筛查。在征得患者知情同意后,还可完善基因检测,从而进一步明确诊断。

三、辅助检查

1. 血尿常规、肝功能、肾功能、血糖、血脂、甲状腺功能、肿瘤标志物、腹部及泌尿系彩超检查,均未见异常。

2. 蝶鞍 MRI 未见明显异常。

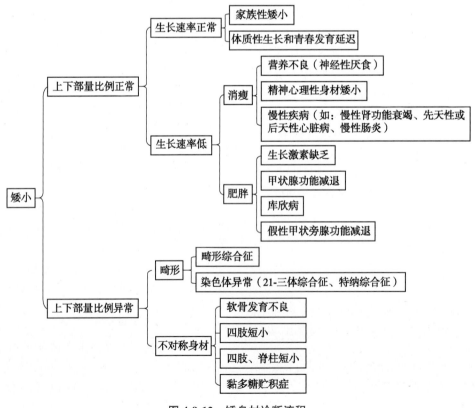

图 4-9-12 矮身材诊断流程

表 4-9-19 努南综合征的鉴别诊断谱

鉴别诊断谱	鉴别依据
特纳综合征	齿列齐,智力正常,子宫、卵巢发育差,染色体异常
生长激素缺乏症	面容幼稚,智力正常,生长激素激发试验提示峰值<10μg/L,生长因子降低
家族性矮小	家族中有明显矮小患者,智力正常,骨龄正常,生长激素水平正常
原发性甲状腺功能减退症	面容较特殊,浮肿,皮肤粗糙,可有下肢非凹陷性水肿,甲状腺功能检查提示 TSH 明显升高,FT$_4$ 降低
糖原贮积病	面容丑陋,肝脾大,可有低血糖发作
假性甲状旁腺功能减退症	可有身材矮小,特殊面容,表现为圆脸,通常可见双手 4、5 掌骨发育不良,头颅 CT 可见钙化、低血钙、高血磷,PTH 升高
软骨发育不良	常染色体显性遗传,四肢短小,上下部量比例失当,特殊面容(颅骨较大、前额突出、鼻梁扁平、中面部发育不全、下颌骨相对突出)。
肾小管酸中毒	可出现生长发育落后,伴多饮多尿,血电解质提示低钾血症,血气分析提示 AG 正常的高氯性代谢性酸中毒,小便常规提示碱性尿

注:TSH,促甲状腺激素;FT$_4$,游离甲状腺素;PTH,甲状旁腺激素;AG,阴离子间隙。

3. **心脏彩超** 肺动脉狭窄球囊扩张术后,肺动脉前向血流稍加速,左心室收缩功能正常。

4. **妇科超声** 子宫前后径 0.4cm,右卵巢 0.56ml,内见数个卵泡,最大直径 0.3cm,左卵巢 0.3ml,内见数个卵泡,最大直径 0.3cm。

5. **骨龄** 实际年龄 6.1 岁,骨龄 3.1 岁。

6. **染色体** 46,XX。

7. 征得患者同意后,行基因检测提示常染色体显性遗传,*PTPN11* 基因突变的 c.923A>G(p.Asn308Ser)的错义突变,突变来源于母亲。

【辅助检查提问】

努南综合征患者基因突变特点是什么?

怒南综合征为常染色体显性遗传,目前已发现多个与此病相关的基因,分别是 *PTPN11*、*SOS1*、*RAF1*、*BRAF*、*KRAS*、*NRAS* 和 *RIT1* 等,具体如下。

(1)50% 的努南综合征为 *PTPN11* 基因突变所致。此基因突变可导致多种细胞过程,包括细胞生长、分化、有丝分裂周期等出现异常。

(2)另外 10%~13% 和 5%~17% 的患者有 *SOS1*、*RAF1* 和 *RIT1* 的突变。*KRAS*、*NRAS*、*BRAF* 的突变也有被发现,但是患者数量比较少。

(3)不同基因型的努南综合征患者生长模式不同。*PTPN11* 突变的患者与 SOS1 或 NSML-PTPN11 患者相比,生长迟滞更加严重和频繁。10 岁以后,努南综合征患者不同的基因型之间生长没有差别。

四、诊断

1. 努南综合征。
2. 肺动脉瓣狭窄球囊扩张术后。

【诊断提问】

1. 努南综合征的定义及流行病学如何? 发病机制是什么?

努南综合征(Noonan syndrome)又称翼状颈综合征,是一类常染色体显性遗传性疾病,主要临床特征为特殊面容、先天性心脏病、身材矮小、肾脏畸形、凝血功能障碍等。活产新生儿中发病率为(2~5)/5 000,男女均可发病。家族性病例占 30%,其余多为散发型。发病机制目前尚不明确。目前认为,突变影响了 RAS/RAF/MEK/ERK 信号转导通路,而此通路为细胞生长的重要调控因素。

2. 努南综合征心脏病变特点有哪些?

80% 以上的努南综合征患者合并有心脏病变,其中以肺动脉瓣狭窄(pulmonary valvar stenosis,PVS)最常见(62.5%),其次为肥厚型心肌病(hypertrophic cardiomyopathy,HCM),此外还可以出现房间隔缺损(atrial septal defect,ASD)、动脉导管未闭(patent ductus arteriosus,PDA)等。多数为单一心脏畸形。

3. 努南综合征的诊断标准是什么?

如患者具有典型面容特征,则只需达到主要标准 2~6 中的任意 1 条或次要标准 2~6 条中任意 2 条,即可诊断。

如患者仅有面容特征提示(次要标准1),则需达到主要标准2~6条中任意2条或次要标准2~6条中任意3条才能诊断。

(1)主要标准：①典型的特殊面容；②肺动脉瓣狭窄、肥厚型心肌病、主动脉缩窄,典型心电图改变；③身高小于同年龄同性别儿童第3百分位数；④胸廓呈鸡胸或漏斗胸；⑤一级亲属诊断为努南综合征；⑥同时存在智力落后、隐睾、淋巴管发育异常。

(2)次要标准：①特殊面容；②其他心脏缺陷,如动脉导管未闭、房间隔缺损等；③身高小于同年龄同性别儿童第10百分位数；④胸廓宽；⑤一级亲属疑似努南综合征；⑥存在智力落后、隐睾、淋巴管发育异常等表现之一。

五、治疗经过

1. 皮下注射生长激素 0.15~0.2U/(kg·d),改善患儿身高。

2. 给予维生素 D、钙剂等营养补充支持治疗。

3. 观察随访,定期监测血糖、胰岛素并进行心脏彩超检查。

【治疗提问】

努南综合征的治疗手段主要有哪些?

努南综合征的治疗手段主要包括生长激素治疗及心脏相关治疗。

努南综合征目前已纳入生长激素使用的适应证。一旦诊断,建议尽早治疗。通过治疗可显著改善努南综合征儿童的身高,使其成年后身高接近正常人群成年身高。携带 PTPN11 突变者治疗效果可能稍差。治疗期间需定期对血糖、胰岛素水平及心脏功能进行评估。此外,努南综合征患者恶性肿瘤发生风险是否增加仍不明确,但已有报道,努南综合征患者可能出现星状细胞瘤,急性淋巴细胞白血病等恶性肿瘤,因此,生长激素治疗需警惕和监测肿瘤发生情况。

外科或介入手术治疗先天性心脏缺陷。PVS 行球囊扩张术后容易出现再狭窄,因此,需要定期复查心脏彩超,监测术后再狭窄情况,必要时进行二次扩张术。肥厚型心肌病病情轻重及预后差异较大,根据心功能水平,可在密切随访基础上,使用 β 受体拮抗剂或手术方式改善流出道梗阻。

此外,对于有认知功能障碍的患者,可进行针对性康复训练；有隐睾的儿童,可在 1 岁左右行外科手术纠正隐睾。

六、随访及预后

治疗后 3 个月复诊,患儿身高较治疗前增加 2.5cm,空腹血糖、空腹胰岛素及甲状腺功能等均未见异常。

【预后提问】

努南综合征的预后如何?

努南综合征患者预后主要与心脏病变(如肥厚型心肌病)的严重程度有关。有研究报道,BRAF 和 RAF1 基因型多表现为肥厚型心肌病,似乎是预后较差的因素,对于重度肺动脉瓣狭窄或肥厚型心肌病肌切除术的努南综合征患者,可能需要多种干预措施。

(刘　颖　吴　瑾)

推荐阅读文献

[1] 梁雁.基因重组人生长激素儿科临床规范应用的建议.中华儿科杂志,2013(6):426-432.

[2] LALLAR M, BIJARNIA-MAHAY S, VERMA I C, et al. Mutation and phenotypic spectrum of patients with rasopathies. Indian pediatrics, 2021, 58 (1): 30-33.

[3] SUN L, XIE Y M, Wang S S, et al. Cardiovascular abnormalities and gene mutations in children with Noonan syndrome. Front Genet, 2022, 13: 915129.

第十五节　半乳糖血症

> 关键词：半乳糖血症；低血糖；气相色谱/质谱分析；肝功能异常；常染色体隐性遗传

一、病史摘要

患儿,女性,5 日龄,因"进食母乳后呕吐,拒食、嗜睡 1 日"入院。

患儿于出生后第 5 日进食母乳后出现呕吐,呕吐物为胃内容物,后拒食、腹泻,伴有嗜睡,无发热、抽搐、呼吸困难。急诊生化检测提示低血糖,ALT、AST 升高,血清白蛋白降低,总胆红素和结合胆红素升高。

患儿母亲孕 2 产 1,足月顺产；患儿出生身长 52cm,体重 3 250g,Apgar 评分 10-10-10。出生后进食可。否认药物、毒物接触史。父亲、母亲身体健康,非近亲婚配,均可进食乳类食品,否认遗传病家族史。

【病史提问】

1. 对以进食母乳后呕吐、低血糖为主要表现的新生儿,病史采集应注意重点询问哪些内容? 初步诊断应考虑哪些疾病?

对进食母乳后出现呕吐、腹泻等症状的新生儿,病史采集应注意询问进食量、呕吐与进食时间关系、呕吐物颜色、有无血丝、呕吐量及伴随症状情况、出生情况和家族史情况等。该患儿伴有嗜睡、肌张力减退及辅助检查提示血清生化指标异常、血尿代谢物升高者,应考虑遗传代谢性疾病的可能。

2. 对疑诊代谢性疾病的新生儿,如何通过辅助检查缩小诊断范围?

患儿尿有机酸分析及血浆氨基酸分析有助于筛查代谢异常的类型。在完善基本检查(包括心肌酶谱、血脂、血氨、乳酸/丙酮酸、血气分析和头部影像学检查等)的基础上,进一步行血氨基酸谱、酰基肉碱谱(串联质谱检测技术,tandem mass spectrometry,MS/MS)、尿有机酸谱[气相色谱/质谱分析(gas chromatography-mass spectrometry,GC/MS)]、铜蓝蛋白、17-羟孕酮等生化代谢物的特异性检测,能够缩小诊断范围。

二、体格检查

1. **一般内科查体** 患儿身长 52cm,体重 3 200g,头围 34cm。生命体征平稳,心、肺、腹未查见明显异常体征。

2. **神经系统查体** 新生儿嗜睡,反应差,前囟平软,皮肤弹性稍差,生命体征平稳,全身皮肤稍黄染,无特殊外貌,四肢肌张力偏低,拥抱、觅食反射弱。脑神经查体未见异常,腱反射引出,病理征及脑膜刺激征阴性,自主神经系统未见异常。

【查体提问】

针对新生儿期起病,主要表现为呕吐、拒食、腹泻、嗜睡、肌张力改变的患儿,体格检查重点应包括哪些内容? 结合患儿的病史和查体,初步考虑什么诊断?

本例新生儿以呕吐、腹泻为主,呕吐物为胃内容物,查体应注意患儿有无脱水、前囟有无隆起、原始反射(寻乳反射、吸吮反射、惊跳反射和踏步反射)能否正常引出,腱反射是否存在,有无病理征及脑膜刺激征等。该患儿进食母乳后发病,血尿 GC/MS 检测均提示半乳糖及代谢产物堆积,生化检测提示低血糖,血气分析提示代谢性酸中毒,结合查体有全身皮肤黄染、肌张力减退,初步诊断为遗传代谢病,以半乳糖血症(galactosemia)可能性大。

三、辅助检查

1. 血常规、肾功能、血脂、心肌酶谱、血乳酸/丙酮酸检测均无明确异常;眼科检查无明确异常。

2. 肝功能复查提示 ALT、AST 升高,血清白蛋白降低,总胆红素和结合胆红素升高,空腹血糖降低;血气分析提示代谢性酸中毒。

3. 头颅 MRI 提示侧脑室和第三脑室扩张;腹部及泌尿系彩超提示肝大。

4. 气相色谱/质谱分析(GC/MS)检测提示血、尿半乳糖、半乳糖酸均升高。

5. 基因检测查见 GALT 基因 c.82G>A(p.D28N)(父源)和 c.100T>A(p.Y34N)复合杂合突变(母源)。

【辅助检查提问】

1. 半乳糖血症患儿具有哪些辅助检查阳性提示?

(1)血尿检测均提示半乳糖及代谢产物堆积,生化检测提示低血糖,血气分析提示代谢性酸中毒。

(2)酶学检测提示半乳糖代谢酶 GALT、GALK 或 GALE 活性降低或缺乏。

(3)基因检测提示编码半乳糖代谢酶的 GALT、GALK 或 GALE 基因纯合突变或复合杂合突变。

2. 对疑诊半乳糖血症的新生儿,还应完善哪些特异性检查?

对疑诊半乳糖血症的新生儿,应进一步完善肝脏超声检查,明确肝脏病变情况;血清特异酶学检测明确外周血半乳糖激酶(galactokinase,GALK)、半乳糖-1-磷酸尿苷酰转移酶(galactose-1-phosphate uridyltransferase,GALT)和尿苷二磷酸-半乳糖-4'-差向异构酶(uridine diphosphate galactose 4-epimerase,GALE)活性情况;GALT、GALK 和 GALE 基因检测,明确上述基因突变情况;眼科检查,明确患儿有无白内障等眼部病变。

3. 该患儿需要考虑哪些鉴别诊断? 还需要进行哪些辅助检查鉴别诊断?

需要与半乳糖血症相鉴别的疾病详见表 4-9-20。

四、诊断

1. **基因诊断** 半乳糖代谢酶编码基因 GALT 基因复合杂合突变。

2. **疾病诊断** 半乳糖血症(1 型)。

【诊断提问】

1. 半乳糖血症的定义及流行病学及分类如何? 发病机制是什么?

半乳糖血症是一种罕见的、因半乳糖代谢酶功能

表 4-9-20　半乳糖血症的鉴别诊断

鉴别疾病谱	鉴别依据
新生儿肝内胆汁淤积症（neonatal intrahepatic cholestasis caused by citrin deficiency，NICCD）	以生长发育落后、黄疸、肝功能异常等为主要临床表现，血氨基酸分析瓜氨酸、苏氨酸、蛋氨酸、酪氨酸和精氨酸等增高，基因检测提示 SLC25A13 基因突变
尼曼 - 皮克病 C 型	以肌张力减退、进行性活动障碍、肝脾增大、黄疸等为主要临床表现，成纤维细胞 Filipin 染色阳性，基因检测提示 NPC1 或 NPC2 基因突变
肝豆状核变性	临床表现呈典型三联症，肝脏病变、神经系统异常、角膜 K-F 环阳性。血清铜蓝蛋白降低，基因检测提示 ATP7B 基因突变

缺陷导致的常染色体隐性遗传代谢性疾病，据报道其在白种人中发病率 (5~8)/80 万。半乳糖血症是可治疗的遗传代谢性疾病。典型的半乳糖血症患儿多在出生后 4~10 日内出现症状，未经及时正确治疗者，可能出现严重的神经系统损害、肝损伤，甚至死亡。

半乳糖代谢酶包括半乳糖激酶（GALK）、半乳糖 -1- 磷酸尿苷酰转移酶（GALT）和尿苷二磷酸 - 半乳糖 -4'- 差向异构酶（GALE）。人类半乳糖代谢的主要途径是 Leloir 途径，半乳糖在 GALK 催化下生成 1- 磷酸半乳糖，后者在 GALT 催化下生成 1- 磷酸葡萄糖及尿苷二磷酸葡萄糖；尿苷二磷酸葡萄糖在 GALE 催化下生成 1- 磷酸葡萄糖。半乳糖代谢产物 1- 磷酸葡萄糖经糖酵解途径进入三羧酸循环提供能量。GALK、GALT 和 GALE 是半乳糖代谢途径中的必需酶，任何一个酶缺陷均可能导致半乳糖代谢障碍，其中 GALT 是管家酶，GALT 缺乏引起的半乳糖血症称为经典半乳糖血症或半乳糖血症 1 型，GALK 缺乏型为半乳糖血症 2 型，GALE 缺乏型为半乳糖血症 3 型。

半乳糖血症 1 型最常见，约占 95%，患儿出生后数日出现呕吐、腹泻、拒食等，继而嗜睡、脱水、体重下降，可合并黄疸、肝大和腹水等，同时可能合并低血糖、惊厥、酸中毒、蛋白尿、氨基酸尿等。半乳糖血症患儿未经及时正确治疗者，1~2 个月后出现眼部白内障病变，数月后可能发生智力障碍，症状呈进行性加重，最终因肝衰竭或感染死亡。半乳糖血症 2 型病情较 1 型轻，辅助检查提示血、尿半乳糖浓度增高，多不合并氨基酸尿和蛋白尿，未经及时正确治疗者，常进展为白内障，智力发育稍迟缓或正常。半乳糖血症 3 型病情严重程度变化大，可从无症状到类似半乳糖血症 1 型的症状。

2. 半乳糖血症的核心临床特点有哪些？

半乳糖血症的临床症状与半乳糖及其代谢产物蓄积导致的中毒性代谢综合征有关。机体半乳糖代谢酶 GALK、GALT 或 GALE 缺乏时，体内将出现半乳糖、半乳糖醇、半乳糖酸及中间产物 1- 磷酸半乳糖堆积，并伴随部分代谢产物的缺乏。肝脏是半乳糖血症的主要受累器官，肝细胞受影响可能出现外周胆管增生，或出现酒精性肝硬化样改变及晚期肝脏纤维化。中枢神经系统受半乳糖代谢障碍的影响，可能出现嗜睡、肌张力减退、智力发育落后、语言障碍和共济失调等表现。此外，肾脏因需要排出大量的半乳糖、半乳糖醇及半乳糖酸，出现可逆性的氨基酸尿。眼部病变早期表现为晶状体内小滴病变、上皮细胞凋亡，最终进展为白内障。因 GALT 缺陷的新生儿白细胞缺乏对革兰氏阴性菌包膜糖脂高亲和蛋白，易发生革兰氏阴性菌败血症。

3. 半乳糖血症的诊断标准是什么？

半乳糖血症的诊断依赖辅助检查，酶活性检测及基因突变检测是确诊的主要依据。

（1）尿有机酸分析及血浆氨基酸分析提示半乳糖及代谢产物水平升高；血检测提示低血糖症、高氨血症、高乳酸血症、肝功能受损等。

（2）尿检测葡萄糖水平正常、班氏试验阳性。

（3）血酶活性测定提示半乳糖代谢酶 GALK、GALT 或 GALE 活性降低或缺乏。

（4）基因分析检出编码半乳糖代谢酶的基因 GALK、GALT 或 GALE 纯合突变或复合杂合突变（表 4-9-21）。

五、治疗经过

1. 立即停止母乳摄入，换用不含乳糖的特殊配方奶粉，患儿急性期症状得到明显改善。

2. 持续葡萄糖输注纠正低血糖。

3. 监测患儿红细胞半乳糖 -1- 磷酸、血钙及维生素 D 水平，补充钙剂和维生素 D，以预防继发性疾病。

4. 终身进行饮食控制，避免摄入含乳糖的食物。

【治疗提问】

半乳糖血症患儿的治疗关键是什么？

重点在于早诊断、早治疗，对疑似或代谢物、酶学

表 4-9-21 半乳糖血症的代谢酶及相关编码基因

代谢酶种类	编码基因	染色体定位	MIM	临床亚型
半乳糖 -1- 磷酸尿苷酰转移酶（GALT）	*GALT*	9p13.3	230400	GALT 缺乏型（经典型或 1 型）
半乳糖激酶（GALK）	*GALK*	17q25.1	230200	GALK 缺乏型（2 型）
尿苷二磷酸半乳糖 -4'- 差向异构酶（GALE）	*GALE*	1p36.11	230350	GALE 缺乏型（3 型）

检测提示半乳糖血症的患儿，应立即停用普通乳类食品，包括母乳、牛乳、羊乳及配方奶粉等，改用不含乳糖及半乳糖的特殊配方奶粉、豆粉等，同时辅助添加维生素、脂肪等必需品。患儿多在限制饮食 3~4 日后临床症状改善，开始控制饮食的时间越早，患儿的预后越好，但需终身饮食控制。

对于出现并发症的患儿，应予以积极对症支持治疗。低血糖者持续葡萄糖输注维持血糖；继发肝衰竭有出血倾向或合并出血的患儿，应输注新鲜冰冻血浆予以纠正；伴发革兰氏阴性菌败血症者或脓毒症的患儿，积极合理应用抗生素抗感染治疗；因半乳糖代谢中间产物半乳糖 -1- 磷酸为毒性物质，需定期监测患儿红细胞半乳糖 -1- 磷酸、血钙及维生素 D 的水平，并积极补充钙剂和维生素 D，以预防继发性疾病；对已出现运动、语言及认知缺陷的患儿，积极进行神经心理评估，必要时康复治疗。

【预后提问】

半乳糖血症患儿的预后如何？

半乳糖血症患儿的预后与亚型及是否得到早期诊断和治疗有关，经典型半乳糖血症患儿临床表现出现早、程度重、病死率高；获得早期诊断及治疗的患儿预后较好。尽早控制饮食是改善半乳糖血症预后的关键，部分未经正确治疗者在新生儿期间死亡，幸存者可能遗留神经系统发育异常。经新生儿筛查发现的半乳糖血症患儿，换用早期无乳糖配方粉治疗预后较好，多数患儿生长发育正常，但成年后可能有学习障碍、语言困难或行为异常等问题。

国内尚未将半乳糖血症纳入常规新生儿筛查。有生育半乳糖血症患儿家族史的夫妻双方，再生育前建议行家系半乳糖血症相关基因检测，遗传咨询评估再发风险，必要时产前诊断或胚胎植入前遗传学检测，最大程度避免半乳糖血症患儿的出生。

（罗蓉 周凡）

推荐阅读文献

[1] DEMIRBAS D, COELHO A I, RUBIO-GOZALBO M E, et al. Hereditary galactosemia. Metabolism, 2018, 83 (9): 188-196.

[2] WELLING L, BERNSTEIN L E, BERRY G T, et al. International clinical guideline for the management of classical galactosemia: diagnosis, treatment, and follow-up. J Inherit Metab Dis, 2017, 40 (2): 171-176.

第十六节 黏多糖贮积症

关键词：代谢性骨病；黏多糖贮积症；*GALNS*

一、病史摘要

患儿，女性，5 岁，幼托儿童，因"长高欠佳伴膝外翻 3 余年"入院。

3 年前患儿身高、体重明显落后于同龄儿，年长高约 3cm，伴有走路姿势异常，双下肢呈 X 型腿。无视力、听力异常，智力正常。自患病以来，精神、食欲、睡眠尚可，大小便正常，体重增加 3kg。个人史：第 1 胎，第 1 产，孕 40 周顺产，出生体重 3 200g。家族史：父亲、母亲均身体健康，否认遗传病家族史。

【病史提问】

1. 对于以矮身材为主要临床表现的患者，诊断应如何考虑？

以矮身材为临床表现者，诊断方面应考虑家族性矮身材、体质性生长和青春期发育延迟、宫内生长迟缓、慢性全身性疾病、内分泌疾病、遗传性代谢缺陷、代谢性骨病、与染色体缺陷有关的矮身材、社会心理性矮身材等。

2. 对于伴有骨骼发育异常的矮身材，如何通过体格检查缩小诊断范围？

伴有骨骼发育异常的矮身材，详细的体格检查有助于判定不同类型的代谢性骨病。体格检查时应重点关注头围、身高、上下部量比例、四肢及脊柱畸形、面容等情况，评估身材是否匀称，是否累及神经系统，从而缩小诊断的范围。例如,上下部量异常:上部量大于下部量的疾病包括软骨发育不全等;上部量小于下部量如黏多糖贮积症等。

二、体格检查

体重 15kg(−1.51SD),身高 98.5cm(−2.99SD),头围 49.5cm,上部量/下部量 1.05,脊柱稍侧弯,鸡胸,肘关节僵硬,双上肢不能完全伸展,膝关节外翻,眼距稍宽,鼻梁塌,心、肺、腹及神经系统未查见明显异常体征。

【查体提问】

1. 结合患儿的病史和查体,初步考虑什么诊断?

本例患儿病程长,以生长障碍、骨骼发育异常为主要表现,四肢、脊柱等全身多处骨骼受累,因此,考虑代谢性骨病可能性大。

2. 该患儿需要考虑哪些鉴别诊断?需要进行哪些辅助检查明确诊断?

代谢性骨病鉴别的疾病见表 4-9-22。

表 4-9-22 代谢性骨病的鉴别诊断谱

疾病	临床表现	辅助检查	病因或基因突变
营养性维生素 D 缺乏性佝偻病	方颅、手足镯征、肋串珠、鸡胸、膝内翻(O 形腿)或膝外翻(X 形腿)	血磷、25(OH)D_3 明显降低,ALP、PTH 增高,血清钙稍低或正常,X 线片示干骺端呈杯口样、毛刷状改变,骨皮质变薄	维生素 D 缺乏
维生素 D 依赖性佝偻病	同营养性维生素 D 缺乏性佝偻病	ALP、PTH 增高,25(OH)D_3 正常或升高,1,25-(OH)$_2D_3$ 降低,X 线片同营养性维生素 D 缺乏性佝偻病	CYP27B1、VDR 基因突变
低磷性佝偻病	生长障碍,行走后出现膝内翻或膝外翻、颅缝早闭、肌力下降、牙齿发育异常	血磷降低,血钙正常,ALP 升高,PTH 正常或升高,X 线片示骨骺板呈杯口样、毛刷状,皮质骨增厚特征	PHEX 基因突变
肾小管酸中毒	生长障碍,婴儿期喂养困难、呕吐、体重不增,儿童期多饮、多尿,佝偻病表现	高氯血症性代谢性酸中毒,低钾血症,肾钙沉着症,尿 pH 高	SLC4A1 等基因突变
干骺端软骨发育不良	生长障碍,四肢短小,肋骨串珠,关节膨大,下肢呈弓形	血磷降低,ALP 升高,PTH 正常或降低,X 线片示干骺软骨模糊膨大,干骺端呈毛刷状,皮质骨侵蚀样破坏	PTH1R 基因突变
软骨发育不全	四肢短小,躯干长度基本正常,上部量大于下部量,前额突出,面部宽,鼻梁凹陷,胸部扁平,肋缘外翻,脊柱胸腰段前突,手指粗短,与第四指分开呈 V 形	X 线片示颅骨顶部增大,全身管状骨短而粗,骨皮质密度增高,长骨干骺端明显变粗,向两侧膨出呈花瓣状张开,胸腔前后径变小,髂骨翼变宽,髋臼宽而平	FGFR3 基因突变
成骨不全	骨脆弱,骨折,骨畸形,听力障碍,牙釉质发育不全,蓝巩膜等	X 线片示广泛骨质疏松、骨皮质变薄、多发性骨折畸形	COL1A1 等基因突变
脊柱骨骺发育不良	短躯干型矮身材,骨骺畸形,常有近视、视网膜脱离、耳聋等并发症等	X 线片示椎体不规则骨化、发育不良,扁平椎体及脊柱后突畸形,髂骨翼变短、变方,股骨头、颈发育不良,髋内翻	COL2A1 等基因突变
黏多糖贮积症	该病是一类溶酶体贮积病,粗犷面容,生长迟缓,智力落后,肝脾增大,关节僵硬,多发性骨发育不良等	X 线片示肋骨似"飘带样",脊椎椎体扁平,椎体前缘突出似鸟嘴样,各指骨似"子弹头"样。相关酶学活性降低	IUDA、GALNS 等基因突变

注:ALP,碱性磷酸酶;PTH,甲状旁腺素。

因此,还需要完善血常规、血生化、血钙、磷、碱性磷酸酶(ALP)、血气分析、维生素 D、甲状旁腺素(PTH)、骨骼 X 线片、尿液黏多糖筛查等,必要时行针对性酶学分析,征得患儿监护人知情同意后行基因检测,进一步明确诊断。

三、辅助检查

1. 血常规、血生化、甲状腺功能、血钙、磷、ALP、PTH 均未见异常。

2. 头颅 MRI 扫描未见明显异常。

3. **骨骼 X 线片** 肋骨形态呈"飘带"征;颈椎、胸椎椎体前缘呈"子弹头样";双侧髋臼浅平,边缘稍毛糙,双侧膝外翻;尺桡骨远端呈"马德隆"畸形(图 4-9-13)。

4. 尿液黏多糖筛查阳性。

5. **酶活性分析** 半乳糖胺 -6 硫酸酯酶活性 0.09nmol/17mg［正常对照酶活性 18.95nmol/(17hr·mg)］降低,符合黏多糖贮积症ⅣA 型(mucopolysaccharidosis type ⅣA,MPS ⅣA)酶活性改变。

6. 征得患儿监护人知情同意后,基因检测发现 *GALNS* 基因杂合突变,变异位点 c.707A>G(p.His236Arg),c.245C>T(p.Ser82Leu)(图 4-9-14)。

【辅助检查提问】

1. MPS ⅣA 型典型骨骼 X 线片表现?

(1)颅骨增厚,异常 J 型蝶鞍。

(2)胸骨变短,鸡胸或漏斗胸,肋骨"飘带"状。

(3)脊椎椎体扁平,椎体前缘突出似"鸟嘴"状,枢椎齿突发育不良。

(4)髂骨翼变窄且外展,髋臼发育不良,股骨头骨骺扁平,髋外翻。

(5)尺骨短,桡骨骨骺和干骺端向尺侧倾斜,呈"V"形,双膝关节干骺端增宽并外翻。

(6)腕骨、跗骨和掌骨、趾骨发育不良,骨骺小而形状不规则,掌骨短宽,近端不规则。

四、诊断

黏多糖贮积症ⅣA 型

【诊断提问】

1. MPS 定义是什么? MPS ⅣA 型的流行病学特点如何? 发病机制是什么?

MPS 是由于人体细胞溶酶体内降解氨基葡聚糖的水解酶因基因突变导致活性丧失,黏多糖不能被降解而贮存在机体发生的疾病,共分 Ⅰ、Ⅱ、Ⅲ、Ⅳ、Ⅵ、Ⅶ、Ⅸ共 7 型,各型临床表现及致病基因各有差异,其中Ⅳ型分ⅣA、ⅣB 两个亚型。我国大陆暂无 MPS ⅣA 型准确的流行病学数据,在黏多糖贮积症中约占 26.8%,我国台湾地区发病率为 1/30 万。MPS ⅣA 型是由于 N- 乙酰半乳糖胺 -6 硫酸酯酶(N-acetylglucosamine-6-sulfate sulfatase,GALNS) 缺陷,使硫酸角质素、软骨素 -6 硫酸酯等糖胺多糖降解受阻,在细胞溶酶体中贮积,从而导致骨骼、软骨、心脏瓣膜、角膜等组织器官损伤。

2. MPS ⅣA 型患者的临床特点是什么?

MPS ⅣA 型患者的临床特点是身材矮小、骨骼

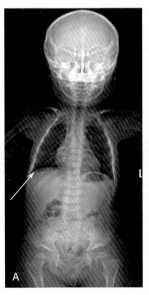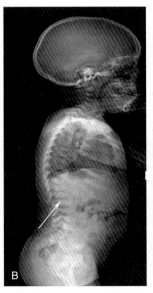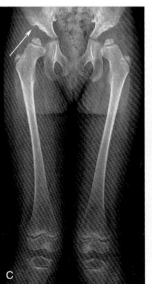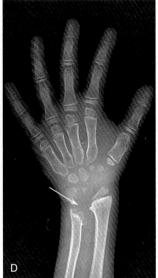

图 4-9-13 骨骼 X 线片

A.肋骨"飘带"征;B.椎体子"弹头样";C.髋臼浅平;D.马德隆畸形。

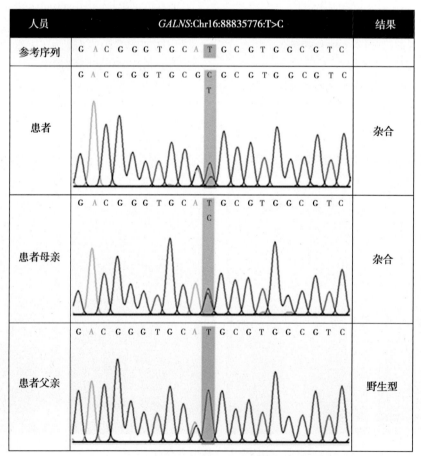

图 4-9-14　患者 *GALNS* 基因一代测序验证结果

畸形、脊髓压迫、气道阻塞性或呼吸限制性肺功能下降、心脏病变、视力及听力损伤、牙齿畸形等。

3. MPS ⅣA 型的诊断要点是什么?

有疑似临床症状,骨骼 X 线片典型改变,外周血白细胞 GALNS 酶活性显著降低,可确诊 MPS ⅣA 型。*GALNS* 基因结果需结合酶活性分析。

五、治疗经过

1. 静脉滴注依洛硫酸酯酶 α(2mg/kg),1~2 周入院滴注 1 次,共滴注 34 次。

2. 维生素 D 每日 1 200U,碳酸钙片(元素钙 300mg),增加日晒。

【治疗提问】

MPS ⅣA 型的治疗手段主要有哪些?

MPS ⅣA 型特异性治疗手段主要包括酶替代治疗(enzyme replacement treatment,ERT)和异基因造血干细胞移植(allogeneic hematopoietic stem cell transplantation,allo-HSCT)治疗。

ERT 药物是依洛硫酸酯酶 α,能提高患者耐力及活动能力,部分恢复脏器功能,减少呼吸道感染频率。依洛硫酸酯酶 α 不良反应小,有 10% 以上患者发生头痛、恶心、呕吐、发热、寒战、腹痛等,严重不良反应包括过敏反应、超敏反应。

allo-HSCT 能提高患者 GALNS 酶活性,延缓呼吸功能,延长行走时间,因 MPS ⅣA 型神经系统受累不明显,以及 allo-HSCT 风险,不推荐 allo-HSCT 作为 MPS ⅣA 型首选治疗。

六、随访及预后

治疗 1 年,患儿耐力及活动能力较前好转,1 年内未出现下呼吸道感染,6 分钟步行试验由 340m 增加至 373m,肺功能正常。

【预后提问】

1. MPS ⅣA 型患者何时启动依洛硫酸酯酶 α 治疗?

治疗早期干预能改变病程,建议确诊后尽快治疗。

2. MPS ⅣA 型患者的预后如何?

MPS ⅣA 型不累及神经系统,主要影响骨骼系统,重型患者成年终身高不超过 130cm,寿命较少超过 30 岁,多因心肺衰竭死亡。轻型患者症状轻,易误诊,成年后身高超过 130cm,可存活至正常寿命。

(袁传杰 吴 瑾)

推荐阅读文献

[1] 中华医学会儿科学分会内分泌遗传代谢学组.黏多糖贮积症ⅣA 型诊治共识.中华儿科杂志,2021,59 (5): 361-367.

[2] CHEN X, QIU W, YE J, et al. Demographic characteristics and distribution of lysosomal storage disorder subtypes in Eastern China. J Hum Genet, 2016, 61 (4): 345-349.

[3] SAWAMOTO K, ÁLVAREZ GONZÁLEZ J V, PIECHNIK M, et al. Mucopolysaccharidosis Ⅳ A: diagnosis, treatment, and management. Int J Mol Sci, 2020, 21 (4): 1517

第十七节 枫糖尿症

关键词:枫糖尿症;支链氨基酸代谢障碍;常染色体隐性遗传;别异亮氨酸;饮食管理

一、病史摘要

患儿,男性,7 日龄,因"吃奶差、呛奶 3 日,抽搐 1 日"入院。

患儿 3 日前无明显诱因出现吃奶量减少、呛奶,1 日前出现抽搐 1 次,发作时表现为双手划船样动作,双眼凝视,持续数秒后自行缓解,无发热、腹泻、腹胀等症状。

患儿母亲孕 2 产 2,足月顺产;患儿出生体重 3kg,身长 49cm。父母均体健,非近亲结婚。患儿姐姐出生后因"喂养困难、抽搐、嗜睡等"出生后 11 日死亡(具体不详)。

【病史提问】

1. 上述患儿的病史特点提示哪方面疾病?

该患儿新生儿期起病,以中枢神经症状为主,主要表现为不明原因的喂养困难、呕吐、抽搐发作,表现为划船样动作;具有相关疾病家族史,患儿姐姐有类似症状,出生后数十日死亡,因此,提示遗传代谢病可能。

2. 病史采集时哪些临床表现提示需警惕遗传代谢病?

遗传代谢病的临床表现多样,多数表现不典型,缺乏特异性,全身各系统均可受累,其中神经系统较为明显。如有以下临床表现,应警惕遗传代谢病可能。①急性代谢性脑病：出生早期患儿可表现为嗜睡、进食少、呼吸暂停、昏迷、抽搐、肌张力增高等；②血氨升高，可疑代谢病患儿血氨一般高于正常水平2倍以上，新生儿血氨正常值一般<110µmol/L；③代谢性酸中毒；④低血糖；⑤黄疸、肝功能异常；⑥皮肤、毛发及眼睛异常表现；⑦特殊体味或气味。

二、体格检查

1. **一般内科查体**　生命体征平稳，身长49cm，体重2.95kg，头围34cm，无特殊外貌，心、肺、腹未查见明显异常体征。皮肤弹性稍差，无黄疸、皮疹及出血点。

2. **神经系统查体**　神志清楚，反应差，前囟平软，汗液可闻及烧焦枫糖味，四肢肌张力稍高，拥抱、觅食反射减弱，其他原始反射未引出。脑神经查体未见异常，深浅反射引出，病理征及脑膜刺激征阴性，自主神经系统未见异常。

【查体提问】

1. 结合患儿的病史和查体，初步考虑什么诊断？

患儿出生后3日出现喂养困难，6日出现惊厥发作，查体发现反应差，拥抱、觅食反射减弱，其他原始反射未引出，定位诊断考虑中枢神经系统病变；患儿汗液具有特殊味道，定性诊断考虑遗传代谢性疾病可能；特殊体味为烧焦枫糖味，以枫糖尿症（maple syrup urine disease，MSUD）可能性大。

2. 该患儿需要考虑哪些鉴别诊断？还需要进行哪些辅助检查明确诊断？

需与可导致新生儿脑病的病因相鉴别，如新生儿败血症、窒息、低血糖、癫痫持续状态、核黄疸、脑膜炎及脑炎等，同时也要与一些可导致新生儿脑病的遗传代谢性疾病鉴别，如β酮硫解酶缺乏症、尿素循环障碍、甘氨酸脑病、丙酸血症和甲基丙二酸尿症等。

因此，还需要完善血常规、C反应蛋白、肝功能、肾功能、血糖、血尿酮体、肌酶、血气分析、胸部X线片/CT、头颅MRI、脑电图、腰椎穿刺脑脊液检查等，同时还应进行相关的代谢物检测如血串联质谱及尿气相色谱-质谱检查。在征得患儿监护人知情同意后，还可完善基因检测，从而进一步明确诊断。

三、辅助检查

1. 血常规、C反应蛋白、肝功能、肾功能、血糖、血氨、血气分析、尿常规均未见异常；腰椎穿刺脑脊液检查未见异常。

2. 头部及颈椎MRI检查，双侧小脑、延髓、脑干、背侧丘脑、内囊、顶叶白质对称性异常信号，DWI明显弥散受限，代谢性脑病可能。

3. 血液串联质谱提示亮氨酸及缬氨酸水平升高；尿气相色谱-质谱测定提示亮氨酸、异亮氨酸及缬氨酸的代谢产物（2-酮异己酸、2-酮-3-甲基戊酸、2-酮异戊酸）增多。

4. 征得患儿监护人知情同意后，基因检测发现患儿BCKDHA存在致病性的复合杂合变异，两个错义突变，分别为1个致病性变异c.55C>T（p.Gln19*），来源于患儿母亲，1个致病性变异c.127C>T（p.Gln43*），来源于患儿父亲。

【辅助检查提问】

MSUD患者代谢性检查的特点有哪些？

MSUD是由于支链酮酸脱氢酶复合体（branched chain keto acid dehydrogenase complex，BCKAD）缺陷导致各种支链氨基酸的酮酸衍生物氧化脱羧作用受阻，使得体内大量支链氨基酸及其酮酸衍生物蓄积，主要通过血浆及尿液相关检测可发现。

（1）血浆氨基酸检测：通过氨基酸分析仪可检测到血浆亮氨酸、异亮氨酸、别异亮氨酸以及缬氨酸浓度升高；血液串联质谱可检测到亮氨酸（含异亮氨酸）及缬氨酸浓度升高。异亮氨酸及别异亮氨酸升高是诊断金标准，别异亮氨酸血浆中浓度>5µmol/L对枫糖尿症诊断具有特异性。

（2）尿有机酸检测：可检测到MSUD患者尿中亮氨酸、异亮氨酸及缬氨酸的代谢产物（2-酮异己酸、2-酮-3-甲基戊酸、2-酮异戊酸）升高。

四、诊断

1. **定位诊断**　中枢神经系统。
2. **定性诊断**　支链氨基酸代谢障碍。
3. **诊断**　枫糖尿症（MSUD）。

【诊断提问】

1. MSUD的定义及流行病学如何？发病机制是什么？

MSUD是一种常染色体隐性遗传的支链氨基酸代谢障碍疾病，是由于支链酮酸脱氢酶复合体缺陷导致各种支链氨基酸（亮氨酸、异亮氨酸、缬氨酸等）的酮酸衍生物氧化脱羧作用受阻，使得体内大量支链氨基酸及其酮酸衍生物蓄积，继而干扰正常氨基酸脑转运、脑苷脂合成不足、脑髓鞘形成障碍，导致后续脑萎缩、脑发育障碍等一系列神经系统损害。因患者尿液中含有大量的支链酮酸衍生物，具有香甜的枫糖味而得名。MSUD发病率因种族及地域差异而不同，美国患病率 1/25 万 ~1/10 万。支链酮酸脱氢酶复合体由 3 个催化组件 [分别是支链 α- 酮酸脱氢酶 (E1，分为 E1α 和 E1β)、双氢脂酰转环酶 (E2) 和脱氢酶 (E3)] 及 2 个特异性调节蛋白 (激酶和磷酸酶) 等多种蛋白组成。其中任何一种蛋白异常均可导致 BCKAD 复合体功能异常，根据蛋白异常的不同，可将 MSUD 分为 Ⅰa 型 (EⅠα 缺陷)、Ⅰb 型 (E1β 缺陷)、Ⅱ 型 (E2 缺陷) 以及 Ⅲ 型 (E3 缺陷)。目前已知与支链酮酸脱氢酶复合体相关的致病基因主要有 3 个：① *BCKDHA* 基因 (OMIM：6083478)，定位于 19 号染色体 19q13.2，编码 E1α；② *BCKDHB* 基因 (OMIM：248611)，定位于 6 号染色体 19q14.1，编码 E1β；③ *DBT* 基因 (OMIM：

248610)，定位于 1 号染色体 1p21.2，编码 E2。目前上述基因变异致 MSUD 患者中所占比分别为 45%、35% 及 20%。编码 E3 的 *DLD* 基因 (OMIM：238331) 定位于 7q31，可导致更严重的已知疾病——二氢脂胺脱氢酶缺乏症，该疾病有时又被称为 MSUD Ⅲ 型。目前尚无 BCKAD 激酶及磷酸酶相关基因变异所致 MSUD 报道。

2. MSUD 的核心临床特点有哪些？

根据患者临床症状出现时间、疾病严重程度、生化指标情况、残留酶活性及对维生素 B₁ 治疗的反应性，将 MSUD 分为 5 种类型，其中以经典型和中间型最常见。具体分型及各型核心临床特点见表 4-9-23。

表 4-9-23　枫糖尿症分型及各自临床特点

MSUD 分型	发病年龄	致病基因	残留酶活性	临床表现	生化表现
经典型	新生儿期	*BCKDHA* *BCKDHB* *DBT*	0~2%	枫糖气味耵聍 喂养困难 烦躁 嗜睡 角弓反张 局部性肌张力障碍 "击剑""划船"样刻板动作 昏迷 中枢性呼吸衰竭 若治疗不及时，大多数患儿出生后数日死于严重代谢紊乱	血浆支链氨基酸升高 血浆别异亮氨酸升高 尿支链 α 酮酸升高 酮尿
中间型	发病年龄可变	*BCKDHA* *BCKDHB* *DBT*	3%~30%	枫糖气味耵聍 喂养困难 生长缓慢 烦躁 发育落后 应激情况下可出现严重代谢紊乱和脑病	类似经典型 定量检出结果可稍轻
间歇型	发病年龄可变	*BCKDHA* *BCKDHB* *DBT*	5%~20%	间歇发作 早期生长发育正常 应激情况下，可表现发作性共济失调和酮症酸中毒，少数可引起死亡	未发作时支链氨基酸正常范围 发作时类似于经典型
硫胺反应型	发病年龄可变	*DBT*	2%~40%	表型类似于中间型 轻度智力发育落后 无明显神经系统症状 维生素 B₁(硫胺素) 治疗后临床表现可明显改善	维生素 B₁(硫胺素) 治疗后生化指标可明显改善

续表

MSUD 分型	发病年龄	致病基因	残留酶活性	临床表现	生化表现
脂酰胺脱氢酶缺陷型	发病年龄可变	*DLD*	0~25%	罕见,类似轻型 肌张力低下 发育落后 呕吐 肝大 嗜睡 癫痫发作 痉挛 生长困难 脑病	血浆支链氨基酸升高 血浆别异亮氨酸升高 血浆乳酸、丙酮酸、丙氨酸升高 尿支链酮酸及 α 酮戊二酸升高

3. MSUD 的诊断标准是什么?

(1)出生后 2~3 日龄出现喂养困难、尿酮,继而出现严重的神经系统损伤表现,如嗜睡、呼吸暂停、角弓反张、刻板动作、肌张力改变、抽搐、昏迷和中枢性呼吸衰竭;轻型患儿可能在感染等应激情况下出现症状,生长缓慢及发育落后等。

(2)耵聍、尿液及汗液等有特异性的香甜枫糖气味。

(3)血亮氨酸、异亮氨酸、缬氨酸等支链氨基酸增高,尤其血浆氨基酸分析仪检别异亮氨酸>5μmol/L 即可临床诊断为 MSUD。

(4)尿有机酸分析提示支链氨基酸(亮氨酸、异亮氨酸等)及其酮酸衍生物增多。

(5)BCKAD 复合体酶活性测定降低。

(6)MSUD 相关致病基因(*BCKDHA*、*BCKDHB*、*DBT* 和 *DLD*)的变异分析,有助于明确遗传学诊断。

(7)根据上述典型的神经系统毒性损伤和特殊枫糖气味等临床表型,尿有机酸分析及血支链氨基酸等特异性生化指标,血浆氨基酸分析仪检别异亮氨酸>5μmol/L 即可临床诊断为 MSUD。相关基因变异分析,有助于明确遗传学诊断。

五、治疗经过

1. 监测血浆支链氨基酸浓度,给予不含亮氨酸、异亮氨酸、缬氨酸的氨基酸奶粉。

2. 温箱保暖,补充能量,抑制蛋白分解,给予高浓度葡萄糖 10mg/(kg·min)、脂肪乳静脉营养,小剂量胰岛素静脉滴注等,满足足够的能量需求,新生儿热量 418.589kJ/(kg·d)[100kcal/(kg·d)]。

3. 预防脑水肿监测,加强监测,注意观察头围、囟门大小、有无视乳头水肿、定向障碍、难治性呕吐等颅内压升高的征象及有无瞳孔不对称等脑疝征象。

4. 维生素 B$_1$,每日口服 100~300mg。

5. 当血浆亮氨酸大于 1 500μmol/L 时建议血液透析或腹膜透析治疗,有效快速地降低血浆亮氨酸浓度。

【治疗提问】

MSUD 的疾病治疗手段主要有哪些?

MSUD 的治疗目标为及时去除诱因,控制血浆支链氨基酸亮氨酸、异亮氨酸以及缬氨酸在理想范围内,纠正代谢紊乱,提供足够的营养以满足生长发育所需,主要有急性期处理、饮食管理、维生素 B$_1$ 治疗、活体肝移植等。

(1)急性期处理:纠正代谢紊乱,降低血浆亮氨酸浓度,维持适量的异亮氨酸和缬氨酸水平。每 24 小时血浆亮氨酸浓度清除率应大于 750μmol/L,确诊后 2~4 日内将血浆亮氨酸水平降至 400μmol/L 以下。急性代谢危象期,给予不含亮氨酸、异亮氨酸及缬氨酸特殊配方奶粉喂养。24~48 小时后,需逐渐补充必需氨基酸及非必需氨基酸,适量补充异亮氨酸和缬氨酸,异亮氨酸和缬氨酸需要量分别为 80~120mg/(kg·d),谷氨酰胺和丙氨酸分别为 250mg/(kg·d),维持异亮氨酸和缬氨酸在 400~600μmol/L。当血浆亮氨酸大于 1 500μmol/L 时建议血液透析或腹膜透析治疗,有效快速地降低血浆亮氨酸浓度。

(2)供给足够热量:给予持续高浓度葡萄糖输注 10mg/(kg·min)、脂肪乳静脉营养,小剂量胰岛素静脉滴注等。

(3)对症支持治疗:去除诱因,如控制感染、发热等;预防及降低脑水肿;青少年和成人 MSUD 患者出现多动、抑郁或焦虑等神经精神症状风险增加,给予相应的抗抑郁或抗焦虑药物治疗。

(4)维生素 B$_1$ 有效型:给予长期大剂量 10mg/

（kg·d）维生素 B_1 治疗。

（5）饮食管理：减少支链氨基酸摄入，提供足够的热量及营养，需定期监测血浆氨基酸水平，维持血浆支链氨基酸在理想范围内。

（6）活体肝移植：治疗经典型 MSUD 的一种有效方法，可减少饮食限制，纠正代谢紊乱，可进一步减少脑损伤，但慢性脑损伤不可逆转。

六、随访及预后

起病后 1 年内，长期饮食管理，给予不含亮氨酸、异亮氨酸和缬氨酸特殊配方奶粉喂养及维生素 B_1 口服治疗，每周监测患儿血浆支链氨基酸，患儿 4^+ 月龄可抬头，5^+ 月龄可翻身，8 月龄可独坐，10^+ 月龄可爬行，11^+ 月龄可喊"爸爸、妈妈"，整体发育稍落后于同龄儿；起病后 1~3 年，长期饮食管理及维生素 B_1 口服治疗，每月监测患儿血浆支链氨基酸，患儿运动、认知等发育稍落后于同龄儿，2^+ 岁出现注意力缺陷、多动等表现，给予康复训练及对症治疗等；起病后 3.5 年，患儿接受异体肝移植，术后长期口服预防排斥反应药物，正常饮食，监测支链氨基酸水平降至正常范围内。患儿运动、认知等发育稍落后于同龄儿，未加重。

【预后提问】

1. MSUD 患者的预后如何？

该疾病治疗的时间影响预后，经典型 MSUD 最佳的治疗时机是出生 7 日龄内，早期治疗患儿 1/3 智力评分可达正常。出生 14 日龄后开始治疗的患儿预后较差，出生后数周内因代谢紊乱和神经功能障碍导致死亡，存活患儿存在智力低下、痉挛性瘫痪等神经系统后遗症。因此早期诊断早期治疗有利于改善患儿预后。

2. 如何早期诊断 MSUD 改善预后？

新生儿筛查干血片检测是尽早发现患儿的有效办法之一。通过干血片进行亮氨酸、异亮氨酸及缬氨酸检测，能够及时发现暂无典型临床表现的患儿，给予及时治疗，改善预后。

（罗蓉　杨媚）

推荐阅读文献

顾学范 . 临床遗传代谢病 . 北京：人民卫生出版社，2015.

第十章

消化系统罕见病

第一节　黑斑息肉综合征

关键词：黑斑息肉综合征；*LKB1*；错构瘤性息肉；肠套叠

一、病史摘要

患者，女性，25岁，未婚，因"反复便血2年，加重1个月"入院。

2年前患者无诱因出现间断性便血，为大便混杂少量鲜血，偶有上腹饥饿时隐痛，无呕血、头晕、心慌、胸闷。曾自行口服云南白药胶囊治疗，但便血反复发作。1个月前便血加重，1~2次/d，约250g/次。至当地医院就诊，查血红蛋白114g/L，出凝血时间及肿瘤标志物未见异常。胃肠镜检查提示胃及结肠多发息肉，部分较大息肉予内镜下切除，病理示绒毛管状腺瘤伴轻度异型增生。自发病以来，患者精神、食欲一般，大便如前，小便正常，体重减轻2kg。患者4岁出现下唇黑斑，6岁因肠套叠行部分小肠切除。否认家族遗传病史及类似病史。

【病史提问】

患者以便血为主要表现，结合外院胃肠镜结果，诊断如何考虑？

患者临床表现为便血，外院胃肠镜提示胃及结肠大量息肉形成，病理提示绒毛管状腺瘤伴轻度异型增生。根据胃肠道息肉组织学分类（表4-10-1），考虑为胃肠道息肉病。诊断需进一步结合其临床表现、既往史及家族史等综合评估。

表 4-10-1　胃肠道息肉组织学分类

类别	单发	多发
肿瘤性	腺瘤 管状 绒毛状 绒毛-管状 锯齿状	腺瘤病 家族性腺瘤性息肉病（FAP） Gardner综合征 Turcot综合征
错构瘤性	幼年性息肉 Peutz-Jeghers息肉	幼年性息肉综合征 黑斑息肉综合征 Cronkhite-Canada综合征 Cowden综合征
炎症性	炎性息肉 血吸虫卵性息肉 良性淋巴样息肉	炎性息肉及假息肉病 血吸虫卵性息肉病 良性淋巴样息肉病
增生性	增生性息肉 黏膜肥大性赘生物	多发性增生性息肉

二、体格检查

生命体征平稳，可见口唇黑斑（图4-10-1），心、肺未见异常，腹软，全腹无压痛，肝、脾未扪及。

【查体提问】

1. 结合患者病史和查体，初步诊断考虑什么？

患者自幼出现口唇黑色素斑，幼年时曾行肠套叠手术，现以便血为主要表现，结合外院内镜检查见胃肠道多发息肉，切除息肉病理学检查结果为腺瘤，初步考虑黑斑息肉综合征（又称波伊茨-耶格综合征，Peutz-Jeghers syndrome，PJS）可能性大。

史及家族史等综合评估。

474

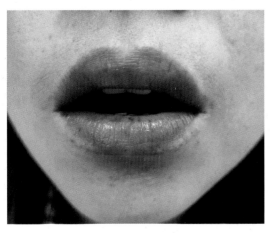

图 4-10-1　下唇黑斑

2. 如何鉴别？需进一步完善哪些检查？

PJS 以色素沉着、胃肠道息肉为两大特征性表现。色素沉着多见于口唇及其四周、颊部、面部、手指皮肤，呈黑色、棕褐色、灰色、蓝色；胃肠道息肉常多发，分布于整个胃肠道，小肠多见，病理为错构瘤性息肉。鉴别诊断见表 4-10-2。

为明确诊断，需行小肠检查明确小肠病变并复核病理检查。同时，考虑到 PJS 与遗传相关，需进一步完善基因检测及家系分析。

三、辅助检查

1. 消化内镜检查（图 4-10-2）

表 4-10-2　错构瘤性息肉病鉴别诊断

疾病	遗传学	息肉分布	内镜特点	组织学特征	肠癌风险	其他表现
黑斑息肉综合征	常染色体显性，*LKB1* 突变	胃、空肠、结肠，空肠多见	表面绒毛状、乳头状	包含以分枝延伸进入固有层的平滑肌增生	38%~66%	皮肤、黏膜色素沉着，生殖系统、乳腺、胰腺癌
幼年性息肉综合征	常染色体显性，*SMAD4/DPC4* 或 *BMPR1A/ALK3* 突变	胃、结直肠，结直肠为主	表面光滑、圆形	固有层水肿、炎细胞浸润、腺体扩张、充满黏液	11%~21%	与遗传性毛细血管扩张相关
Cowden 综合征	常染色体显性遗传	胃、结肠	多发白色小隆起	多种形态	9%~16%	面部丘疹、肢端角化、口腔黏膜乳突样病变
Cronkhite-Canada 综合征	非遗传	全消化道	炎性、增生、幼年性息肉样，背景黏膜异常	固有层水肿、炎细胞浸润、腺体扭曲、囊状扩张	少见	脱发、色素沉着、甲营养不良、味觉异常

（1）胃镜：胃底体散在数百枚息肉，山田 I、II 型，较大者直径约 6mm；十二指肠球、降部散在数十枚息肉，山田 II、III 型，较大者直径约 20mm，电凝切除较大息肉十余枚。病理示（十二指肠降段）错构瘤性息肉。

（2）肠镜：全大肠散在数百枚息肉，较大者直径约 30mm，大部分长蒂，部分分叶，电凝切除较大息肉 60 枚；距肛缘 25cm 乙状结肠一山田 III 型息肉，长蒂，约 30mm×20mm，表面光滑，pit-II 型。病理示（乙状结肠）错构瘤性息肉，部分腺体呈异型增生。

（3）经口双气囊小肠镜：全小肠散在百余枚大小不等息肉，最大者直径＞30mm，大部分长蒂，部分分叶，以高频电凝切除较大息肉 10 余枚。病理检查结果均为错构瘤性息肉。

2. 患者及家属因个人原因未行基因检测。

【辅助检查提问】

PJS 消化内镜及病理表现是什么？

PJS 息肉可分布于胃肠道，以空肠多见，内镜下息肉大小、形态各异，表面不光滑，有深凹裂纹分隔成小叶状突起而呈菜花样，质硬，蒂长短、粗细不一，可无蒂。上消化道息肉以山田 II、III 型为主，直径多＜10mm；中下消化道息肉以山田 III、IV 型为主，小肠和右半结肠可见十余枚直径＞40mm 甚至超过 100mm 巨大息肉，左半结肠息肉直径多在 5~25mm。

错构瘤性息肉是 PJS 的主要病理类型，此外也存在腺瘤性、增生性、炎性息肉等类型。镜下息肉由宽带黏膜平滑肌束支撑，中央较宽，低倍镜下似圣诞树，腺体形成绒毛状；表面覆正常上皮，基底有帕内特细胞和分泌细胞；10% 可出现灶性良性上皮错位、假浸

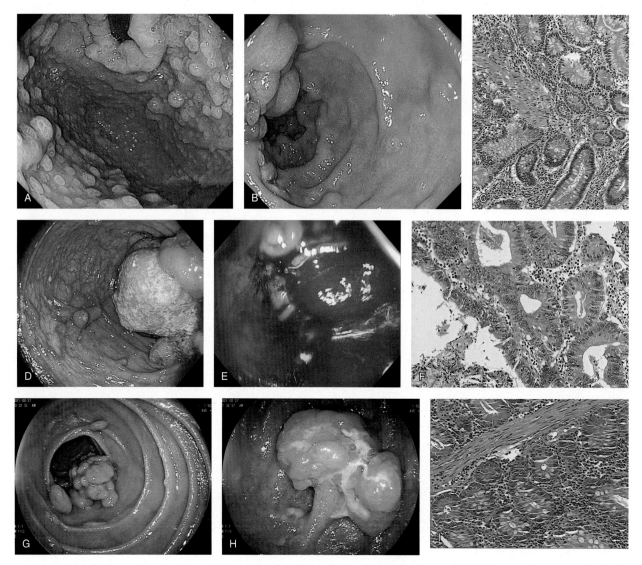

图 4-10-2　消化内镜及病理资料

A. 胃多发息肉；B. 十二指肠降部息肉；C. 十二指肠降部息肉病理；D. 结肠息肉；E. 脾区息肉并出血；F. 脾区息肉病理；
G. 空肠中上段口侧局部密集息肉；H. 空肠中上段肛侧带蒂息肉；I. 空肠息肉病理。

润及良性上皮突入肠壁现象；黏膜固有层成分及细胞密度正常，无炎性病变。因 PJS 胃息肉表现可能不典型，故结合肠息肉诊断价值更高。

四、诊断

黑斑息肉综合征

【诊断提问】

1. PJS 的定义及流行病学如何？发病机制是什么？

PJS 是一种罕见的常染色体显性遗传性疾病，患病率 1/200 000~1/8 000，发病可能与生存的地理环境有关，与性别和种族关系不密切。

PJS 病因可能与 19p13.3 染色体丝氨酸 - 苏氨酸激酶 11/ 肝激酶 B1（*STK11/LKB1*）基因突变有关。

STK11 是调节细胞极性的抑癌基因，编码一种由 433 种氨基酸组成的丝氨酸 - 苏氨酸蛋白激酶，体内广泛表达，发生突变时可出现 STK11 功能异常，从而导致 PJS 发生。50%~80% 的 PJS 患者存在 *STK11* 突变，但仍有部分患者未检测到此突变，可能其他基因参与发病或存在其他未知突变位点。

2. PJS 临床特征有哪些？

PJS 以皮肤和黏膜色素沉着、胃肠道多发息肉及家族遗传倾向为典型临床特征，可继发肠梗阻、肠套叠、消化道出血。PJS 的皮肤、黏膜黑斑常在婴幼儿期即可出现，绝大多数患者在 10 岁以前出现，通常为 PJS 的首发临床表现。PJS 的胃肠道息肉通常在青少年时就会出现，并引起临床症状。PJS 的息肉可发生于胃肠道任何部位，以小肠（65%~95%）最为常见，其次为结肠（60%）、胃（20%~50%）。PJS 患者胃肠道通常有多个甚至无数个息肉,小肠及结肠息肉多有蒂。PJS 患者息肉的病理学虽然为错构瘤,但仍然容易癌变,大部分患者在青壮年时期就会出现息肉癌变。PJS 有强烈的遗传倾向。

3. PJS 诊断标准是什么?

参照 Beggs 等 2010 发表在 *Gut* 的诊断标准,符合以下任意一项可确诊。

(1)胃肠道 ≥3 枚息肉,且组织学符合 PJS 特点,即 PJ 息肉(PJP)。

(2)具有 PJS 家族史且伴 PJP。

(3)具有 PJS 家族史且典型皮肤、黏膜色素沉着。

(4)典型皮肤、黏膜色素沉着且伴有 PJP。

五、治疗经过

患者小肠镜术后第 3 日出现腹痛伴呕吐,CT 全腹增强扫描考虑 PJS 并多处小肠套叠。经普外科会诊后行"开腹探查 + 小肠套叠复位 + 小肠息肉切除 + 小肠减压 + 肠粘连松解 + 阑尾切除术"。病理示(小肠)错构瘤性息肉,(阑尾)局部坏死。患者恢复饮食后出院。

【治疗提问】

PJS 治疗手段有哪些?

PJS 尚无有效的治疗方法,主要以解除消化道症状和防治息肉癌变为目标。通过内镜下或手术处理息肉,经内镜行内镜黏膜下剥离术(ESD)、内镜黏膜切除术(EMR)、内镜氩离子凝固术(APC)等联合摘除,小肠息肉也可结合术中内镜切除。如息肉过大引起梗阻、肠套叠或癌变者需外科干预。

六、随访及预后

2022 年 5 月患者返院行胃肠镜息肉摘除术,病理示:(降结肠、乙状结肠)错构瘤性息肉伴局部表面腺上皮轻度异型增生。查 CA19-9、CA724 升高,建议行腹部增强 CT,患者拒绝。

【预后及随访提问】

1. PJS 患者预后如何?

PJS 患者预后不良,多死于并发症。PJS 患者罹患恶性肿瘤风险较高,其中消化道恶性肿瘤(多为息肉癌变)最常见。此外,非胃肠道恶性肿瘤风险也较高,如卵巢、睾丸、乳腺、胰腺、肺肿瘤。PJS 患者的消化道肿瘤多为息肉癌变,通常经历错构瘤—腺瘤—腺癌路径发展为恶性肿瘤。因此,PJS 患者胃肠镜检查时应使用白光内镜结合窄带成像(NBI)放大识别息肉性质并及时妥善处理。右半结肠及小肠是巨大息肉的常见部位,易出现肠梗阻或肠套叠,应重点监测和治疗。

2. PJS 患者如何随访?

可参考 2022 年 4 月美国结直肠癌多学会工作组(USMSTF)胃肠错构瘤性息肉病综合征癌症风险的诊断和管理建议:①推荐 PJS 患者首次上消化道内镜应在 8~10 岁完成,并采用胶囊内镜或核磁共振小肠成像(MRE)检查小肠,对已出现临床症状者内镜检查应提前,如最初小肠无异常,则 18 岁后间隔 2~3 年进行复查;②首次结肠镜检查时间尚无定论,建议与首次上消化道内镜检查同时进行;如有典型 PJP,间隔 2~3 年复查;如无 PJP,18 岁复查,或提早至出现临床症状时,以后间隔 3 年复查;③推荐对于引起消化道症状的小肠息肉或 >10mm 息肉进行切除,预防肠套叠和消化道出血;④建议从 35 岁起每年行磁共振胰胆管造影(MRCP)和 / 或超声内镜监测胰腺肿瘤,这些监测方法应交替进行、互相补充。

(李明松　青　青)

推荐阅读文献

[1] BEGGS A D, LATCHFORD A R, VASEN H F, et al. Peutz-Jeghers syndrome: a systematic review and recommendations for management. Gut, 2010, 59 (7): 975-986.

[2] BOLAND C R, IDOS G E, DURNO C, et al. Diagnosis and management of cancer risk in the gastrointestinal Hamartomatous Polyposis syndromes: recommendations from the US Multi-Society Task Force on Colorectal Cancer. Am J Gastroenterol, 2022, 117 (6): 846-864.

[3] WAGNER A, ARETZ S, AURANEN A, et al. The management of Peutz-Jeghers syndrome: European Hereditary Tumour Group (EHTG) guideline. J Clin Med, 2021, 10 (3): 473.

第二节　进行性家族性肝内胆汁淤积症

> **关键词:** 肝功能异常;胆汁淤积;进行性家族性肝内胆汁淤积症

一、病史摘要

患者,男性,25 岁,职员,已婚,因"发现肝功能异常 7 年"入院。

7 年前患者体检时发现肝功能异常,以碱性磷酸酶(ALP)、谷氨酰转肽酶(GGT)增高为主(具体报告不详),偶有右上腹轻微隐痛,无乏力、食欲差、皮肤和巩膜黄染等。此后多次至我院门诊就诊,予保肝治疗后患者肝功能仍反复波动。1 周前患者复查仍提示肝功能异常:总胆红素(TBIL)9.7μmol/L、直接胆红素(DBIL)4.9μmol/L、谷丙转氨酶(ALT)168U/L、谷草转氨酶(AST)104U/L、白蛋白(ALB)50.0g/L、球蛋白(GLB)24.6g/L、碱性磷酸酶(ALP)189U/L、谷氨酰转肽酶(GGT)541U/L,为明确病因收入院。自患病以来,患者一般情况可,食欲、睡眠、大小便无异常,体重无明显变化。否认病毒性肝炎及其他特殊疾病史;否认长期大量饮酒史、吸烟史及特殊用药史;否认家族遗传性疾病史。6 年前因"结石性胆囊炎"行胆囊切除术,1 年前因"阑尾炎"行阑尾切除术。

【病史提问】

1. 对以肝功能异常为主要临床表现的患者,病史询问应注意什么?

肝脏本身受损或其他器官损伤累及肝脏均可出现肝功能异常。针对肝脏本身的损伤,需要询问有无嗜酒、药物(包括中草药)及保健品服用史等,有无肝炎病毒感染史、家族遗传病史等;此外部分肝脏疾病还伴有肝外表现,如原发性硬化性胆管炎(primary sclerosing cholangitis,PSC)伴发溃疡性结肠炎则可出现腹痛、腹泻等,肝豆状核变性患者可有神经精神异常表现。而针对其他器官损伤累及肝脏,则需结合肝外症状具体排查。

2. 怎样通过肝功能异常的表现形式缩小诊断范围?

肝脏疾病因发病机制的不同,肝脏损伤的部位有所差异。因此,病史采集时需结合患者肝功能损伤的类型进一步排查(表 4-10-3)。

表 4-10-3　肝功能异常的类型

类型	特点	主要疾病
肝细胞损伤为主型	转氨酶升高为主	病毒性肝炎 酒精性肝炎 代谢相关脂肪性肝病 药物性肝损伤(drug-induced liver injury,DILI) 自身免疫性肝炎 遗传代谢性肝病如肝豆状核变性
胆汁淤积为主型	胆酶升高为主,可伴有以 DBIL 升高为主的黄疸	原发性胆汁性胆管炎 / 肝硬化(primary biliary cholangitis/cirrhosis,PBC) 原发性硬化性胆管炎 遗传性胆汁淤积性肝病如家族性肝内胆汁淤积症
孤立性高胆红素血症	仅有胆红素异常	DBIL 升高为主:Dubin-Johnson 综合征、Rotor 综合征 IBIL 升高为主:溶血、Gilbert 综合征、Crigler-Najjar 综合征

注:DBIL,直接胆红素;IBIL,间接胆红素。

二、体格检查

1. **一般内科查体**　生命体征平稳,身高 185cm、体重 95kg,体重指数 27.76kg/m²。发育正常,营养良好,神志清晰,查体配合。皮肤色泽正常,全身浅表淋巴结未扪及肿大。心、肺未查见异常。

2. **消化系统查体**　无巩膜黄染,无肝掌、蜘蛛痣。腹部外形正常,未见腹壁静脉,全腹软,无压痛、反跳痛、肌紧张,腹部未触及肿块,肝脏、脾脏肋下未触及,移动性浊音阴性,肠鸣音正常。双下肢无水肿。

【查体提问】

1. 结合患者的病史和查体,初步考虑什么诊断?

患者体检发现肝功能异常,无明显症状,查体无明显阳性体征。结合患者肝功能损伤形式(胆酶升高为主且 ALP>1.5 倍正常上限,GGT>3 倍正常上限),考虑诊断胆汁淤积性肝病。

2. 该患者需要考虑哪些鉴别诊断?还需要进行哪些辅助检查明确诊断?

患者虽体重指数偏高,彩超提示脂肪肝,但肝功能损伤以胆汁淤积为主,故首先进行胆汁淤积性肝病的病因鉴别(表 4-10-4)。

表 4-10-4　胆汁淤积性肝病的鉴别诊断

胆汁淤积病因	鉴别依据
肝细胞性胆汁淤积	
病毒性肝炎	病毒标志物阳性,乏力、食欲差、黄疸等
酒精或非酒精性脂肪性肝病	过量饮酒史;超重或腰围增大,血压、血脂、血糖异常等
药物介导的胆汁淤积	保健品、中草药等服用史,RUCAM 评分可辅助诊断
良性复发性肝内胆汁淤积	反复发作,DBIL 升高为主,间歇期肝功能正常,肝内外胆道系统正常
进行性家族性肝内胆汁淤积 (progressive familial intrahepatic cholestasis,PFIC)	幼年或青少年发病,胆红素、转氨酶、胆酶均可升高,基因诊断确定分型
妊娠期肝内胆汁淤积	好发于妊娠中晚期,皮肤瘙痒、胆汁酸升高,可有转氨酶、胆红素升高,产后可自行消失
肝硬化	病因多样,有肝功能减退、门静脉高压表现
其他	
胆管细胞性胆汁淤积	
PBC	ALP、GGT 升高,AMA-M2、Gp210、Sp100 可阳性,组织学提示非化脓性破坏性胆管炎及小叶间胆管破坏
PSC	ALP、GGT 升高,肝内外胆管均可受累,影像学可见多灶性狭窄和节段性扩张的胆管改变
重叠综合征	PBC、PSC、AIH 之间重叠,具有各个疾病的特点
IgG4 相关性胆管炎	血清 IgG4 水平升高,肝内外胆管均可受累,组织学>10 个 IgG4+ 浆细胞 / 高倍镜视野
胆管板畸形	包括胆管错构瘤、Caroli 综合征,影像学、组织学识别病变与胆管是否相同以区分病因;可伴发其他脏器囊肿;基因检查可辅助鉴别
继发性硬化性胆管炎	如胆管结石症、缺血性胆管病,可伴腹痛、发热、黄疸,结石影像学表现;基因检查可辅助鉴别
其他	

注:RUCAM,Roussel Uclaf 因果关系评价法;ALP,碱性磷酸酶;GGT,谷氨酰转肽酶;AMA,抗线粒体抗体;Gp210,抗核膜糖蛋白 210 抗体;Sp100,抗可溶性酸性核蛋白抗体。

因此,需要完善血常规、生化、免疫、肝炎病毒标志物、糖耐量试验、铜蓝蛋白、肿瘤标志物、肝脏超声、磁共振胰胆管成像等检查。若常规检查未能明确病因,则进一步完善肝脏活检、基因检测等特殊检查。

三、辅助检查

1. **肝功能**　TBIL 10.9μmol/L,DBIL 3.4μmol/L, ALT 196U/L、AST 119U/L、ALB 46.6g/L、GLB 24.7g/L, ALP 207U/L,GGT 559U/L、总胆汁酸(TBA)8.8μmol/L。

2. **免疫**　IgG、IgM、IgA、IgG4 正常,抗核抗体谱及抗线粒体抗体 -M2、抗肝肾微粒体抗体、抗肝细胞溶质抗原 1 型抗体、抗可溶性肝抗原抗体均为阴性。

3. **肝炎病毒标志物**　甲型肝炎病毒、乙型肝炎

病毒、丙型肝炎病毒、戊型肝炎病毒标志物均为阴性。

4. 血常规、血脂、糖耐量试验、尿酸、铜蓝蛋白、α1- 抗胰蛋白酶、AFP、甲状腺功能等均无异常。

5. **上腹部超声及 MRCP 检查**　肝脏、胆道系统、胰腺、脾脏均未发现异常。

6. **肝脏穿刺活检**　共查见约 12 个门管区,未见确切脂肪变性,小叶内见散在点状及灶状坏死,界板尚完整;门管区少 - 中等量淋巴细胞、单核细胞及散在浆细胞、中性粒细胞浸润,CK7 示周围小胆管无明显增生,Foot 及 Masson 染色示纤维组织增生及部分门管区扩大;免疫组化:IgG4(-)、CD38(散在 +);铜染色、铁染色未见明显异常。考虑为肝脏轻度慢性炎(G1S0~1)。

7. 遗传肝病基因(外显子)检测　该样本在进行性家族性肝内胆汁淤积(progressive familial intrahepatic cholestasis,PFIC)-3型相关基因 *ABCB4* 发现一处杂合突变,家系验证结果显示该突变来自患者父亲,其父为杂合突变。

【辅助检查提问】

胆汁淤积时的肝功能检查主要有什么特点?

胆汁淤积的患者在实验室检查方面需重点关注肝功能检查的表现,具体如下。

(1)胆酶增高:ALP、GGT 增高是特征性表现。诊断胆汁淤积要求 ALP>1.5 倍正常上限,且 GGT>3 倍正常上限。但部分特殊类型胆汁淤积 GGT 可能不高,需注意结合具体疾病分析。

(2)胆汁酸:胆汁淤积时胆汁酸水平超过10μmol/L。轻度胆汁淤积时,胆汁酸水平 10~20μmol/L;中度胆汁淤积时,胆汁酸水平 20~40μmol/L;重度胆汁淤积时,胆汁酸水平>40μmol/L。但胆汁酸增高并未纳入胆汁淤积的诊断标准,原因是胆汁酸的诊断敏感性不如 ALP、检测的干扰因素较多、缺乏疾病特异性。

(3)胆红素:通常以 TBIL 升高为主,可伴间接胆红素(IBIL)增高。而单纯胆红素升高需注意排查遗传性肝病及血液系统疾病。

四、诊断

PFIC-3 型

【诊断提问】

1. PFIC 的定义及流行病学如何? 病因和发病机制?

PFIC 是一组常在新生儿或婴儿时期发病,以肝内胆汁淤积为主要特征的常染色体隐性遗传性疾病。PFIC 发病率为 1/100 000~1/50 000,患病率与性别无关。我国尚无流行病学数据。

PFIC 分为 1~6 型:PFIC-1,致病基因为 *ATP8B1*,缺陷蛋白为家族性肝内胆汁淤积症 1 蛋白;PFIC-2,致病基因为 *ABCB11*,缺陷蛋白为胆盐输出泵;PFIC-3,致病基因为 *ABCB4*,缺陷蛋白为多重耐药蛋白 3;PFIC-4,致病基因为 *TJP2*,缺陷蛋白为紧密连接蛋白 2;PFIC-5,致病基因为 *NR1H4*,缺陷蛋白为法尼醇受体;PFIC-6,致病基因为 *MYO5B*,缺陷蛋白为肌球蛋白 VB。其发病机制是由于致病基因的存在导致胆汁从肝细胞分泌至毛细胆管的过程出现缺陷。需注意复合杂合突变等杂合子发病的情况。

2. PFIC 的临床特点有哪些?

由于致病基因不同,各型 PFIC 的临床特点有所差别(表 4-10-5)。

表 4-10-5　进行性家族性肝内胆汁淤积(PFIC)1~6 型临床特点概述

疾病分型	临床特点
PFIC-1	低 GGT 胆汁淤积;黄疸、瘙痒、腹泻、肝脾大;胆红素升高、胰腺外分泌功能不全;生长发育迟缓,进行性感觉神经性听力损失等
PFIC-2	低 GGT 胆汁淤积;黄疸、瘙痒、肝大;转氨酶、胆红素、AFP 升高;生长迟缓
PFIC-3	高 GGT 胆汁淤积;黄疸、瘙痒、肝脾大、无胆汁粪便、门静脉高压症表现;转氨酶、ALP、胆红素升高、骨密度降低;生长发育迟缓、学习障碍
PFIC-4	低 GGT 胆汁淤积;神经和呼吸系统症状
PFIC-5	新生儿发作正常 GGT 胆汁淤积;胆红素、AFP 升高;维生素 K 非依赖性凝血病;纤维化进展为小结节性肝硬化
PFIC-6	正常 GGT 胆汁淤积;黄疸、瘙痒;ALT、AST 轻度升高;血清胆盐升高;肝大

注:GGT,谷氨酰转肽酶;ALP,碱性磷酸酶;AFP,甲胎蛋白;ALT,谷丙转氨酶;AST,谷草转氨酶。

五、治疗经过

给予熊去氧胆酸 13~15mg/(kg·d)口服治疗,每1~3 个月复查肝功能等指标,肝功能逐渐好转。

【治疗提问】

PFIC 的治疗手段主要有哪些?

药物治疗是 PFIC 的一线治疗。熊去氧胆酸是各型 PFIC 的初始治疗选择,可促进胆汁排出。利福平可用于缓解瘙痒症状。4-苯基丁酸是一种新型药物,能增强胆盐输出泵的表达和转运功能,并能改善 *ATP8B1* 相关胆汁淤积。此外,PFIC 患者还应注意补充脂溶性维生素。若药物治疗无效,一些 PFIC-1、PFIC-2 患者可通过胆汁分流手术(主要有部分胆汁分流术和回肠旁路术式两大类)阻断肝肠胆盐循环而受益。上述治疗均无效的情况下,可考虑肝移植。

六、随访及预后

患者从发现肝功能异常至今,无明显症状。治疗后每 3~6 个月门诊随访,患者肝功能逐渐改善,治疗 1 年半后转氨酶、ALP 恢复正常,GGT 轻度升高。

【预后提问】

PFIC 患者的预后如何?

PFIC 尚缺乏非常有效的非侵入性治疗手段,其预后与疾病分型相关。PFIC-1 患者发病后可至青春期才出现症状;PFIC-2 患者在婴儿期就需密切监测肝癌发生风险;PFIC-3 患者也需要监测肝脏肿瘤发生;PFIC-4、PFIC-5、PFIC-6 发病后进展迅速。

(杨 丽 沈 怡)

推荐阅读文献

[1] AMIRNENI S, HAEP N, GAD MA, et al. Molecular overview of progressive familial intrahepatic cholestasis. World J Gastroenterol, 2020, 26 (47): 7470-7484.

[2] BEUERS U, BOBERG K M, CHAPMAN R W, et al. EASL clinical practice guidelines: management of cholestatic liver diseases. J Hepatol, 2009, 51 (2): 237-267.

[3] Chinese Society of Hepatology, Chinese Medical Association. Guideline on the management of cholestasis liver diseases. J Clin Hepatol, 2022, 38 (1): 62-69.

第三节 Cronkhite-Canada 综合征

关键词:Cronkhite-Canada 综合征;腹泻;胃肠道多发息肉;外胚层发育不良

一、入院摘要

患者,男性,61 岁,因"反复腹痛、腹泻 4 个月"入院。

4 个月前患者无明显诱因出现下腹部隐痛,伴腹泻,大便为黏液血便,最多约 10 次/d,便后腹痛有所缓解,外院肠镜提示结肠和直肠弥漫分布红色息肉样隆起伴糜烂和浅溃疡形成,活检显示结直肠黏膜固有层淋巴细胞浸润及腺瘤性息肉。外院考虑溃疡性结肠炎可能,予美莎拉嗪治疗(3g/d),未见明显好转。3 个月前,患者无明显诱因出现眼睑、双下肢水肿,尿量减少,外院行泌尿系彩超未见明显异常。1 个月前,患

者逐渐出现双手、双足甲床增厚变硬并脱落,双手、双足皮肤颜色逐渐加深,同时伴有头发、眉毛脱落。患病以来,患者精神、食欲、睡眠可,大便如前,小便量减少,体重下降约 10kg。既往史无特殊。无吸烟、饮酒史,否认家族遗传史。

【病史提问】

以腹痛、腹泻、黏液血便为主要表现的老年患者,诊断应如何考虑?

患者为老年男性,以腹痛、腹泻、黏液血便为主要症状,伴体重明显下降,诊断首先需考虑肿瘤性疾病,如结直肠癌;肠道的感染性疾病,包括阿米巴、痢疾、寄生虫等也需进一步排除;炎症性肠病虽然多发于青壮年,但也可老年起病,也需纳入鉴别诊断,其他老年患者常见的疾病还包括缺血性肠病、结肠憩室等(表 4-10-6)。

表 4-10-6 以便血为主要症状的老年患者消化道疾病的鉴别诊断

鉴别疾病	鉴别要点
结直肠癌	癌胚抗原(CEA)可升高,肠镜及活检提示肿瘤
肠道感染性疾病	有不洁饮食史,大便病原学检查可有阳性发现
溃疡性结肠炎	需结合病史、肠镜、病理、实验室等检查综合判断,并排除其他疾病
结肠憩室	大部分患者可无症状,憩室发生炎症时可表现为腹痛、便血等,肠镜及影像学检查可证实
缺血性肠病	肠镜、病理及腹部 CTA 可确诊

二、体格检查

生命体征平稳,可见头部、眉毛毛发脱落,面部、手掌、脚底、四肢及背部色素沉着,四肢指甲均呈现营养不良性改变,下肢水肿(图 4-10-3),心、肺未见异常,腹软,下腹部轻压痛,无反跳痛及肌紧张,肝、脾未扪及。

【查体提问】

患者异常体征可见于什么疾病?

患者体格检查提示头发、眉毛脱落,面部、手掌、脚底、四肢及背部可见色素沉着,四肢指甲均呈现营养不良性改变,这些改变提示外胚层发育不良。后者可见于克朗凯特 - 卡纳达综合征(Cronkhite-Canada syndrome,CCS)、自身免疫性多内分泌病 - 念珠菌病 - 外胚层营养障碍(autoimmune polyendocrinopathy-candidiasis-ectodermal dystrophy,APECED)、约翰松 - 布利泽德综合征(Johanson-Blizzard syndrome)、无汗性外胚层发育不良伴免疫缺陷(anhidrotic ectodermal dysplasia with immunodeficiency)等,鉴别诊断见表 4-10-7。

三、辅助检查

1. **血常规** 血红蛋白 108g/L,余无异常。

2. **生化检查** TP 33.6g/L,ALB 16.1g/L,K$^+$ 2.41mmol/L,Ca^{2+} 1.60mmol/L,Mg^{2+} 0.48mmol/L,无机磷 0.73mmol/L;肝功能、肾功能正常。

3. **大便常规** 隐血阳性,红细胞(++),余阴性。

4. **免疫** IgM 332.0mg/L(700~2 200mg/L),余免疫球蛋白正常;ANA(±),ENA 抗体谱均阴性。

5. ^{13}C 呼气试验阴性。

6. **胃镜** 胃、十二指肠多发息肉样隆起。

7. **肠镜** 回盲瓣多发糜烂,全结肠广泛分布大小不一的息肉样隆起,部分表面发红,部分可见血痂形成(图 4-10-3)。

表 4-10-7 伴外胚叶发育不良表现的疾病鉴别诊断

疾病	遗传学	胃肠道表现	肠外表现
克朗凯特 - 卡纳达综合征(CCS)	非遗传病	腹泻、腹痛,胃肠道多发息肉	外胚层发育不良
自身免疫性多内分泌病 - 念珠菌病 - 外胚层营养障碍 APECED)	*AIRE* 基因突变	腹泻	脱发,念珠菌感染,角结膜炎,多腺体功能障碍等
约翰松 - 布利泽德综合征	*UBR1* 基因突变	腹泻	脱发、肛门闭锁、胰腺外分泌功能不全、鼻翼发育不良等多发畸形
无汗性外胚层发育不良伴免疫缺陷	由多种基因突变所致,常染色体或 X 染色体遗传	腹泻	外胚层发育不良,血管异常,骨硬化病,免疫异常(低丙种球蛋白血症,高 IgM 综合征)等

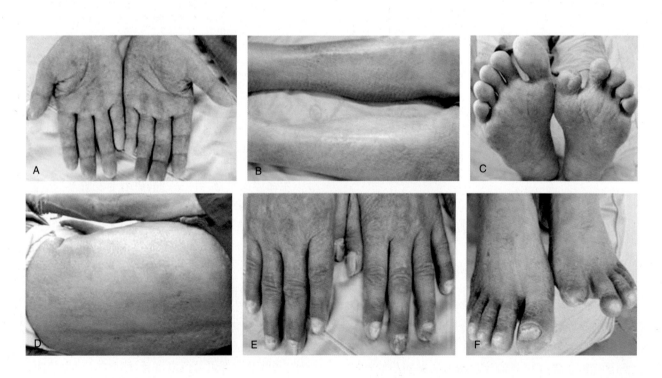

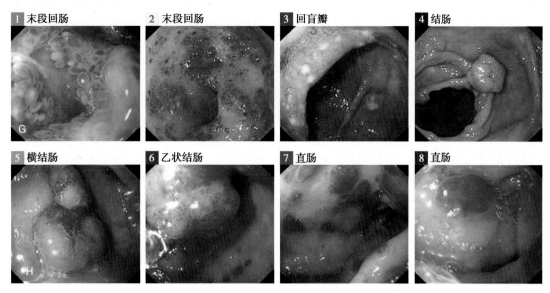

图 4-10-3 体格检查及肠镜

A~F. 手掌、脚底、四肢及背部可见色素沉着,四肢指甲均呈现营养不良性改变,下肢水肿;G. 肠镜可见回盲瓣多发糜烂,全结肠广泛分布大小不一的息肉样隆起,部分表面发红,部分可见血痂;H. 胃镜可见胃、十二指肠多发息肉样隆起。

【辅助检查提问】

患者的肠镜表现提示哪些可能的疾病?

患者的肠镜表现提示结肠多发息肉伴糜烂,活检均未见恶性肿瘤。肠道多发息肉除 CCS 外,还应考虑黑斑息肉综合征(Peutz-Jeghers syndrome,PJS)、幼年息肉综合征(Juvenile Polyposis syndrome,JPS)、家族性腺瘤性息肉病(Familial Adenomatous Polyposis,FAP)等(表 4-10-8)。

表 4-10-8 结肠多发息肉鉴别诊断

疾病	遗传学	临床表现	息肉病理特点
克朗凯特-卡纳达综合征(CCS)	非遗传病	腹痛、腹泻、便血、味觉减退等,胃肠道多发息肉,外胚层发育不良,息肉有一定的癌变风险	既往认为是错构瘤样息肉,目前发现还可表现为增生样息肉、炎性息肉、管状腺瘤等,伴炎症细胞的浸润,固有层水肿,腺体囊肿扩张
黑斑息肉综合征(PJS)	常染色体显性遗传,STK11/LKB1 基因突变,部分患者无家族史	消化道出血、腹痛等,可并发肠套叠、肠梗阻等,多伴有皮肤色素沉着,全身多部位错构瘤,息肉癌变风险高	错构瘤样息肉,典型表现为黏膜基层平滑肌过度增生,呈分枝状侵入固有层
幼年息肉综合征(JPS)	常染色体显性遗传,SMAD4 或 BMPR1A 基因突变	腹痛、腹泻、便血等,婴幼儿期发病的患儿死亡风险高。可伴有皮肤和颊黏膜出血性毛细血管扩张、心脏(二尖瓣脱垂)、血管(动脉瘤)、骨骼和颅骨异常(大头畸形、脑积水),息肉癌变风险高	固有层水肿明显,炎性细胞浸润,腺体囊性扩张
家族性腺瘤性息肉病(FAP)	常染色体显性遗传,APC 基因突变	腹痛、血便、腹泻等,可伴有肠外表现,如多发性的骨瘤、牙齿异常等,息肉癌变风险高,包含不同的亚型,如加德纳综合征、特科特综合征	显微镜下表现多种多样,与散发性息肉类似,包括增生性息肉,管状腺瘤、绒毛状腺瘤等,可伴或不伴高度不典型增生

四、诊断

Cronkhite-Canada 综合征

【诊断提问】

1. CCS 的流行病学及发病机制是什么?

该病最早于 1955 年由 Cronkhite 及 Canada 报道,非常罕见,发病率低,目前报道的病例中,约 75% 来源于日本,其报道的发病率约为 37/1 000 000。国内研究显示该病高发年龄为 50~70 岁,平均发病年龄为 57.39 岁,男女比例为 2.68∶1。CCS 发病机制尚不明确,可能涉及多种因素,包括心理压力、自身免疫、幽门螺杆菌(Helicobacter pylori,HP)感染、基因突变等。

2. CCS 的临床特点有哪些?

大部分患者因胃肠道症状就诊,如体重下降、食欲不振、腹泻、腹痛等,腹痛以脐周隐痛多见,腹泻主要表现为水样便、血便。部分患者可出现味觉减退、下肢水肿等表现。大部分患者伴有外胚层发育不良的表现,包括脱发、色素沉着、指甲营养不良等。脱发首先发生在头发,其次是眉毛、睫毛和四肢的毛发。色素沉着表现为分布在手掌、脚底、面部、颈部、四肢和口腔边界清晰的不同大小的棕褐色斑点。指甲营养不良以失去光泽、易碎和开裂为特征。

3. CCS 的辅助检查特点有什么?

实验室检查无特异性,常见的异常包括贫血、白蛋白降低、电解质紊乱等;部分患者 HP 阳性。胃肠镜可见多发息肉,分布于食管、胃、小肠、结直肠等部位,其中以食管最为少见。息肉的形态多种多样,以结节状最多见,基底部以广基息肉多见,大于 2cm 的息肉较为少见,息肉及其周边往往表现为黏膜发红、充血、水肿和糜烂。既往认为,CCS 的病理特征为错构瘤性息肉,伴炎症细胞的浸润,固有层水肿,腺体囊肿扩张等,与 JPS 相似;但近年来发现息肉的病理特征较多,除错构瘤性息肉,也可为增生样息肉、炎性息肉、管状腺瘤、腺瘤样息肉、恶性息肉等,其中以增生样息肉、管状腺瘤多见。

4. CCS 的诊断标准是什么?

无公认的诊断标准,需结合患者的病史、体格检查、实验室检查、内镜表现及病理改变进行综合判断;其中胃肠道多发息肉、病理学特征及典型的外胚层营养不良改变,对诊断有较大的意义。

五、治疗经过

给予患者琥珀酸氢化可的松 200mg/d 静脉滴注,10 日后改为口服泼尼松 40mg/d,持续 10 日,同时给予对症、营养支持治疗。此后,激素以每两周 5mg/d 减量,直至停用。

【治疗提问】

CCS 的治疗手段主要有哪些?

目前无公认的治疗方案。主要的治疗方案如下:

1. 激素 大部分患者对激素治疗敏感,但剂量尚未统一,以 20~60mg/d 起始的治疗均有报道,症状缓解后激素需缓慢减量。

2. 免疫制剂、生物制剂 部分研究报道一些激素治疗失败或激素抵抗的患者可使用免疫抑制剂,如环孢素、硫唑嘌呤和西罗莫司,可能有一定的疗效;有报道 TNF-α 单抗有一定的治疗效果。

3. 氨基水杨酸 有报道显示美莎拉嗪和激素联合使用可实现长期缓解。

4. 其他治疗 对症治疗,营养支持治疗等,部分 HP 阳性患者在根除 HP 后症状缓解,也有使用抗生素、抑酸治疗等报道。

5. 手术、内镜治疗 对出现难治性重症蛋白丢失性肠病或肿瘤等并发症的患者可手术治疗;对于较大或有恶变倾向的息肉,可早期行内镜治疗。

六、随访及预后

随访 1 年,患者症状未再发作,复查肠镜见息肉明显减少。

【预后提问】

CCS 患者的预后如何?

随着医疗进步,CCS 的预后已经得到了较大的改善。2016 年日本全国性调研纳入 108 例长期随访的 CCS 患者,约 60% 的患者对激素持续应答,其中约 50% 的患者可以停用激素而无复发,所有患者中仅出现 1 例癌变。另外 40% 的患者出现激素依赖,无法停药,且癌变发生率高(约 40%)。我国的研究也显示约 66% 的患者在治疗后症状明显缓解,CCS 相关的死亡事件为 17.65%,3% 的患者出现癌变。

(张 燕 陈屏润)

推荐阅读文献

[1] LU Y, HUANG F, WANG Y, et al. Clinical and endoscopic characteristics of Chinese Cronkhite-Canada syndrome patients: a retrospective study of 103 cases. Dig Dis, 2021, 39 (5): 488-495.

[2] WATANABE C, KOMOTO S, TOMITA K, et al.

Endoscopic and clinical evaluation of treatment and prognosis of Cronkhite-Canada syndrome: a Japanese nationwide survey. J Gastroenterol, 2016, 51 (4): 327-336.

[3] WU Z Y, SANG L X, CHANG B. Cronkhite-Canada syndrome: from clinical features to treatment. Gastroenterol Rep (Oxf), 2020, 8 (5): 333-342.

第四节　肝豆状核变性

> 关键词：肝豆状核变性；威尔逊病；*ATP7B*；基因检测；铜代谢障碍；铜蓝蛋白

一、病史摘要

患者，男性，18岁，未婚，因"发现肝功能异常3年"就诊。

3年前患者因行"鼻中隔弯曲纠正术"发现转氨酶异常，无乏力、恶心、厌油、腹痛、腹泻、全身瘙痒、头痛等不适症状，予以保肝治疗后转氨酶下降但未降至正常值。此后未再进一步诊治。半个月前至当地医院体检，肝功能 ALT 278U/L、AST 116U/L、γ-GGT 111.3U/L；腹部彩超示肝实质回声强弱不均，脾大。血常规、抗核抗体、乙型肝炎病毒标志物未见异常。自发病以来，患者食欲、睡眠可，大小便正常，体重无减轻。否认吸烟、饮酒史，否认药物、毒物接触史，否认输血史，否认传染病史。父母体健，否认遗传病家族史。

【病史提问】

对以肝功能损害为主要临床表现的患者，诊断应如何考虑？

患者肝功能损害以转氨酶升高为主，需根据肝功能损伤的指标进行鉴别诊断（表4-10-9）。

表 4-10-9　肝功能不同指标升高可能的病因

肝细胞型（ALT 和 AST 升高为主）	胆汁淤积型或浸润型（ALP 和 / 或 GGT 升高为主）	单纯高胆红素血症
• 病毒性肝炎 • 酒精性肝炎 • 其他感染（如 EB 病毒、巨细胞病毒、HIV、寄生虫感染等） • 药物 / 毒物 • 非酒精性脂肪性肝病 • 血色病 • 肝豆状核变性 • α1- 抗胰蛋白酶缺乏症 • 自身免疫性肝炎 • 急性妊娠期脂肪 • 其他（心血管系统疾病、内分泌疾病、败血症等）	• 胆总管结石 • 肝恶性肿瘤（肝细胞癌、淋巴瘤、肝转移、胆道或胰腺） • 原发性胆汁性胆管炎 • 原发性硬化性胆管炎 • 妊娠期肝内胆汁淤积 • HIV • 肉芽肿性病变（如结核病） • 药物 / 毒物 • 非肝源性（骨、肠等）	• 先天性综合征（Gilbert 综合征等） • 溶血症 • 血肿

注：ALT，谷丙转氨酶；AST，谷草转氨酶；ALP，碱性磷酸酶；GGT，谷氨酰转肽酶；HIV，人类免疫缺陷病毒。

二、体格检查

1. **一般内科查体**　生命体征平稳，神志清楚，对答切题，心、肺未见异常，浅表淋巴结未扪及肿大。

2. **专科查体**　皮肤、黏膜、巩膜无黄染，蜘蛛痣阴性，肝掌阴性。腹稍膨隆，无压痛、反跳痛，墨菲征阴性，麦氏征阴性，肝、脾肋下未触及，肝区叩痛阴性，移动性浊音阴性，肠鸣音 4 次 /min。双下肢无水肿。四肢肌力正常，病理征未引出。

【查体提问】

结合患者的病史和查体，考虑可能的诊断是什么？

本例患者肝功能以转氨酶异常为主，体格检查无明显异常，结合既往检查结果和个人史，该患者暂不考虑慢性乙型肝炎、酒精性肝病、药物性肝损伤和胆汁淤积性肝病。导致本例患者肝功能异常可能的原因包括丙型肝炎病毒感染、非嗜肝病毒感染、寄生虫感染和遗传代谢性肝病等，自身免疫性肝病不能完全排除。

因此,该患者需要完善其他肝炎病毒标志物、EB病毒及巨细胞病毒等非嗜肝病毒、寄生虫抗体、自身免疫性肝病抗体谱、甲状腺功能和铜蓝蛋白等辅助检查。必要时可进行肝组织穿刺活检和全外显子基因检测协助诊断。

三、辅助检查

1. 丙型肝炎病毒抗体、EB 病毒 DNA、巨细胞病毒 DNA、日本血吸虫抗体、包虫抗体、肝吸虫抗体、血常规、肾功能、血糖、血脂、甲状腺功能、ANA、自身免疫肝病标志物(ANA、SMA、抗 -LKM1、抗 -SLA/LP、AMA-M2、SP100 和 GP210)、免疫球蛋白(IgA、IgM 和 IgG)、ENA 谱及出凝血时间均未见异常。

2. **肝功能** ALT 102U/L,AST 39U/L,GGT 78U/L,胆红素正常。

3. 铜蓝蛋白<20.0mg/L(参考值 210~530mg/L)。

4. **腹部彩超** 肝硬化,脾大,胆囊壁固醇沉积。

5. **上腹部增强 CT** 肝硬化、脾大、门静脉高压伴侧支循环开放。

6. **胃镜** 胃底静脉曲张,十二指肠球炎。

7. 眼科检查 K-F 环阴性。

8. 尿铜 3.7μmol/L(参考值 0~1.6μmol/L)。

9. **基因检测结果提示发现 ATP7B 基因突变**(图 4-10-4)。

【辅助检查提问】

基因检测在肝豆状核变性诊断中的应用价值是什么?

肝豆状核变性(又称威尔逊病,Wilson disease)是由 ATP7B 基因突变导致机体铜代谢异常的常染色体隐性遗传病。对于临床表现不典型而又高度怀疑的患者,可先行 ATP7B 基因的热点突变检测,无阳性发现者应筛查 ATP7B 基因全长编码区及其侧翼序列。一旦在家庭成员中确定了该病,建议对高危亲属进行基因检测。

四、诊断

1. 肝豆状核变性。
2. 肝硬化。
3. 门静脉高压并胃底静脉曲张。
4. 脾大。

【诊断提问】

1. **肝豆状核变性的临床特点有哪些?**

肝豆状核变性的临床表现多样,主要影响肝脏、神经系统、眼部或其他器官等。

(1)肝脏受损表现:临床可表现为无症状、急性肝炎、暴发性肝衰竭、慢性肝病或肝硬化(代偿或失代

检测内容	医学外显子5 000种疾病筛查							
检测方法	安捷伦外显子芯片捕获+高通量测序							
测序质量	目标区覆盖度/%		目标区平均深度			目标区平均深度>203比例/%		
	99.8		203			98.8		
高通量测序结果	检测到与临床相关发生突变的基因	转录本Exon编号	核苷酸变化	氨基酸变化	染色体位置	测序深度	Hom/Het	携带率(ExAC东亚人)	遗传方式
	ATP7B	NM_000053 exon19	c.3993 T>G	p.Tyr 1331Stop	chr13-52 511440	66/63 (0.49)	het	-	AR
	ATP7B	NM_000053 exon8	c.2333 G>T	p.Arg778 Leu	chr13-52 532469	103/65 (0.39)	het	0.0023	AR
家系验证结果:								
基因	突变位点	王□□		王□□之父		王□□之母		
ATP7B	c.3993T>G	杂合突变		杂合突变		无突变		
ATP7B	c.2333G>T	杂合突变		无突变		杂合突变		
检测结果: 　该样本在肝豆状核变性相关基因ATP7B发现两处杂合突变,家系验证结果显示两个突变分别来自父母双方,为复合杂合突变。								

图 4-10-4　基因检测发现 ATP7B 基因复合杂合突变

偿）等。

（2）神经精神系统表现：肝豆状核变性神经系统表现多种多样，以运动障碍表现最常见。①肌张力障碍；②震颤；③肢体僵硬和运动迟缓等帕金森综合征；④其他少见的神经症状，如舞蹈样动作、手足徐动、共济失调等。精神行为异常和认知障碍表现也不少见。

（3）眼部表现：约98%有神经系统表现的患者、约50%有肝病表现的患者，可见K-F环。

（4）溶血：因过多的铜离子损伤红细胞膜而发生

Coombs阴性的溶血性贫血。

（5）其他：肝豆状核变性还可以引起肾脏、骨关节等其他器官组织损害。

2. 肝豆状核变性的诊断标准是什么？

《肝豆状核变性诊疗指南（2022版）》建议对存在任何原因不明的肝病表现、神经症状（尤其是锥体外系症状）或精神症状的患者，均应考虑肝豆状核变性的可能性。该指南推荐应用Leipzig评分系统，总分≥4分可确诊；3分为疑似诊断，需进一步检查；≤2分则排除诊断（表4-10-10）。

表4-10-10 Leipzig评分系统

临床症状与体征	评分	其他检查	评分
K-F环		**肝组织铜定量（无胆汁淤积情况下）**	
阳性	2分	正常<50μg/g（0.8μmol/g）	-1分
阴性	0分	50~249μg/g（0.8~4.0μmol/g）	1分
		>250μg/g（>4.0μmol/g）	2分
		罗丹宁染色阳性颗粒	1分
神经系统症状和/或典型脑部MRI异常		**尿铜定量（无急性肝炎情况下）**	
严重	2分	正常	0分
轻微	1分	1~2×ULN	1分
无异常	0分	>2×ULN	2分
		正常但D-青霉胺激发试验>5×ULN	2分
血清铜蓝蛋白/（g·L⁻¹）		**基因检测**	
正常（>0.2）	0分	两条染色体均检测到突变	4分
0.1~0.2	1分	仅1条染色体均检测到突变	1分
<0.1	2分	未检测到突变	0分
Coombs阴性溶血性贫血			
有	1分		
无	0分		

注：ULN，正常参考值上限。

对于基因检测未发现*ATP7B*突变且不能排除肝豆状核变性的患者，可行肝穿刺活检进行肝铜定量、肝铜染色检查协助诊断。此外，所有确诊肝豆状核变性的患者均应行头颅MRI检查。

五、治疗经过

低铜饮食，D-青霉胺初始剂量125mg/d，餐前1小时服用，4日后增加至250mg/d，之后每周增加

250mg，至1 000mg/d，同时联合维生素B₆（20mg/d）及保肝药物进行治疗。每周检测24小时尿铜，每2周检测血常规、尿常规、肝功能、肾功能、出凝血功能及铜蓝蛋白。

1个月后患者肝功能好转后出院，院外继续D-青霉胺联合维生素B₆治疗，每月监测血常规、尿常规、24小时尿铜、肝功能、肾功能、出凝血功能及铜蓝蛋白。治疗半年后，调整为每3个月监测上述指标。

治疗 1 年半后调整 D- 青霉胺剂量为 875mg/d, 继续联合维生素 B₆(20mg/d) 治疗, 每 3 个月监测上述指标。

【治疗提问】

肝豆状核变性的药物治疗是什么?

患者一经确诊, 需终身低铜饮食, 避免摄入富含铜的食物。肝豆状核变性的治疗药物分为两大类, 一是增加尿铜排泄的药物; 二是阻止铜吸收的药物。

1. 增加尿铜排泄的药物

(1) D- 青霉胺: 适用于各种临床类型的肝豆状核变性患者, 但有严重神经症状的患者谨慎使用。使用期间需注意其不良反应: 服药早期可出现恶心、食欲不佳、呕吐、皮疹、发热、淋巴结肿大、蛋白尿等; 长期服药可诱发系统性红斑狼疮、重症肌无力、多发性肌炎等自身免疫性疾病, 以及粒细胞缺乏和再生障碍性贫血等。如患者出现系统性红斑狼疮等自身免疫性疾病、严重皮疹、骨髓抑制、肾毒性, 应立即停药。

(2) 曲恩汀: 可用于各型肝豆状核变性患者, 特别是有神经精神症状的患者, 以及对 D- 青霉胺过敏或不耐受的患者。

(3) 二巯丙磺酸钠和二巯丁二酸: 适用于有神经精神症状的肝豆状核变性患者, 以及对 D- 青霉胺过敏, 或 D- 青霉胺疗效欠佳需要快速驱铜的患者。

2. 减少铜吸收的药物 锌剂主要用于无症状者的初始治疗或有症状者的维持治疗、妊娠期患者, 以及 D- 青霉胺治疗不耐受者。

3. 对症治疗 肝损害患者可适当给予保肝治疗。神经精神症状患者可在神经科医师指导下对症治疗。

4. 肝移植治疗 肝豆状核变性所致肝衰竭及失代偿期肝硬化经驱铜治疗效果不佳或不耐受患者, 可以考虑肝移植治疗。

六、随访及预后

患者服用 D- 青霉胺和维生素 B₆ 至今近 3 年, 肝功能正常或接近正常, 未出现神经和精神症状。

【预后提问】

肝豆状核变性患者的预后如何?

肝豆状核性变性是少数可以治疗的遗传性疾病之一, 关键是早诊断、早治疗。若能早期诊断并给予及时有效的治疗, 多数患者病情可被有效控制, 甚至获得接近正常人的寿命和生活质量。反之, 患者如果不治疗或随意中断治疗, 会出现疾病进展, 导致进行性肝功能衰竭或严重的神经系统并发症而死亡。

（陈恩强 陶亚超）

推荐阅读文献

[1] 中华医学会肝病学分会遗传代谢性肝病协作组. 肝豆状核变性诊疗指南 2022. 中华肝脏病杂志, 2022, 30 (1): 9-20.

[2] CZLONKOWSKA A, LITWIN T, DUSEK P, et al. Wilson disease. Nat Rev Dis Primers, 2018, 4 (1): 21.

[3] SHRIBMAN S, MARJOT T, SHARIF A, et al. Investigation and management of Wilson's disease: a practical guide from the British Association for the Study of the Liver. Lancet Gastroenterol Hepatol, 2022, 7 (6): 560-575.

第十一章
呼吸系统罕见病

第一节　淋巴管肌瘤病

> 关键词：淋巴管肌瘤病；结节性硬化症；呼吸困难；气胸；乳糜胸

一、病史摘要

患者，女性，38 岁，因"进行性呼吸困难 4 个月"入院。

4 个月前患者无明显诱因出现活动后呼吸困难，爬 5 层楼明显感觉呼吸困难，需要休息 10 分钟以上才能缓解，伴乏力，偶有咳嗽、咳极少量白色黏痰，无畏寒、发热，无胸痛、咯血，无关节肿痛、口干、眼干。外院曾予以抗感染、化痰等治疗后，症状无明显缓解，1 月余前至门诊，行胸部 CT 提示双肺弥漫分布薄壁囊样改变，边界清楚，未见明显斑片、结节影。肺门及纵隔淋巴结无肿大。患病以来，患者精神、睡眠、食欲较差，大小便无异常，近 1 个月体重减轻 2kg。

否认传染病史及手术史。无烟酒嗜好及药物、毒物接触史。孕 3 产 1，人工流产 2 次，月经规律。家族史无特殊。否认冶游史。

【病史提问】

对于以"进行性呼吸困难"为主诉，胸部 CT 提示双肺弥漫性囊样改变的患者应该考虑哪些疾病，病史和查体需要关注哪些方面？

较常见的疾病包括肺气肿、淋巴管平滑肌瘤病（lymphangioleiomyomatosis，LAM）/ 结 节 性 硬 化 症（tuberous sclerosis，TSC）、肺朗格汉斯细胞组织细胞增生 症（lung Langerhans cell histiocytosis，PLCH）、Birt-Hogg-Dubé 综 合 征（Birt-Hogg-Dubé syndrome，BHD syndrome）、滤泡性细支气管炎、淋巴细胞性间质性肺炎（lymphocytic interstitial pneumonia，LIP）、淀粉样变及轻链沉积病。

上述疾病多为罕见病，需要对临床病史和查体的全面采集：①有些疾病有一定的性别倾向性，如 LAM 在男性患者非常罕见，多倾向于育龄期女性，而 PLCH 多见于男性。②有吸烟史的患者需要考虑肺气肿、PLCH；③特殊的既往史和合并症可提示诊断，如 LAM 的反复气胸和乳糜胸；TSC 可有神经系统症状，如：癫痫，神经发育迟缓和孤独症；LAM 和 TSC 均可出现肾血管平滑肌脂肪瘤（renal angiomyolipoma，RAML）；PLCH 的 尿 崩 症，BHD 可见肾脏肿瘤等，淀粉样变累及心脏和肾脏。④滤泡性细支气管炎和 LIP 可继发于风湿免疫疾病，所以需要询问关节肿痛，口干、眼干等结缔组织疾病相关症状。⑤关注家族史，如遗传性疾病（BHD、TSC）。⑥肺外表现，TSC 皮肤可见血管纤维瘤，叶状白斑，鲨革样斑和指 / 趾甲下纤维瘤。BHD 皮肤可见毛盘瘤、软垂疣及纤维毛囊瘤。淀粉样变可有皮肤蜡状丘疹、结节，创伤性瘀点、瘀斑及浸润性斑块。

二、体格检查

体温 36.4℃，脉搏 84 次 /min，呼吸 20 次 /min，血压 179/106mmHg。神志清楚，焦虑病容，皮肤巩膜无黄染及皮疹，四肢大小关节未见异常，全身浅表淋巴结未扪及肿大。颈静脉正常。胸廓未见异常，双肺叩诊呈清音，双肺呼吸音稍低，未闻及干湿啰音。心脏、腹部及神经系统查体均阴性。双下肢无水肿。

【查体提问】

1. 结合患者的病史和查体,初步考虑什么诊断?

患者为育龄期女性,否认吸烟史及粉尘接触史,主要症状为进行性呼吸困难,无神经系统及风湿免疫相关症状。无家族史。查体仅闻及双肺呼吸音稍低,皮肤、关节、腹部、心脏及神经系统查体均为阴性。胸部 CT 提示双肺弥漫多发薄壁囊样改变。综合上述考虑 LAM 可能性大。

2. 基于上述考虑的鉴别诊断,还需要完善哪些辅助检查?

血常规,肝肾功,电解质,凝血功能初筛骨髓及肝肾异常。血清 VEGF-D 浓度筛查 LAM,胸部 HRCT 和肺功能评估和鉴别肺部囊性病变。腹部彩色超声或腹部增强 CT 评估肾脏及腹腔内是否存在肿瘤,必要时完善纤维支气管镜检查及活检,甚至胸腔镜下肺活检。

血清蛋白电泳,免疫固定电泳,血清游离轻链,尿常规,尿蛋白定量,尿免疫固定电泳,24 小时尿轻链筛查淀粉样变及轻链沉积病,若有异常需完善心脏彩色超声和核磁共振,骨髓穿刺活检或者腹壁脂肪活检来进一步验证。

免疫球蛋白,补体,抗核抗体,ENA 抗体谱,类风湿因子筛查结缔组织疾病。

三、辅助检查

血常规、肝肾功、血糖、凝血常规、大小便常规、人类免疫缺陷病毒(HIV)筛查,血清蛋白电泳、尿轻链筛查、免疫相关检查未见异常,血清 VEGF-D 浓度 560pg/ml。

肺功能:FEV_1(实/预 %)64.2%,FEV_1/FVC 65.14%,DLCO(实/预 %)81.6%,存在中度阻塞性通气功能障碍。

胸部 HRCT:胸廓对称,双肺弥漫分布薄壁囊样变,边界清楚,未见斑片、结节影,肺门及纵隔淋巴结无肿大,心脏大小正常,心包及双侧胸腔未见积液(图 4-11-1A、B)。

全腹增强 CT:肝内囊肿,较大者直径约 1.2cm。左侧肾上腺腺瘤(1.2cm×1.1cm)。左肾囊肿,直径 0.6cm。余腹腔脏器未见异常,腹盆腔未见积液。腹腔及腹膜后未见肿大淋巴结。

全麻下行胸腔镜左肺上叶楔形切除术。术中见:胸内无积液;轻度粘连,胸膜无种植;斜裂发育 1/2;整个左肺表面见弥漫性囊泡样改变。病理结果:肺组织多发囊状改变,囊壁上梭形细胞增生(图 4-11-1C),免疫组化示 SMA(+),desmin(+),HMB45(+),S-100(−),CD1a(−),Langerin(−)。符合淋巴管平滑肌瘤病(LAM)。

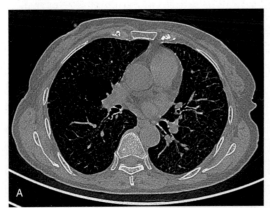
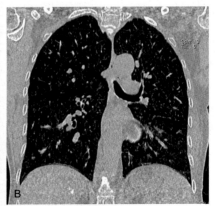
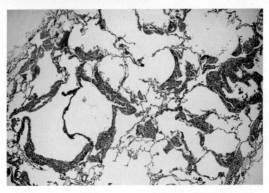

图 4-11-1　患者胸部影像学表现(图 A、B)及胸腔镜下肺组织活检病理 HE 染色(图 C)

【辅助检查提问】

1. LAM 患者胸部高分辨率 CT（HRCT）有哪些表现，如何与其他弥漫性囊性肺疾病鉴别？

主要表现为双侧弥漫性对称性圆形薄壁囊样变，2~30mm 大小，无内部结构，随着疾病进展，囊肿可能合并成多边形或非典型形状。也可见其他影像学特征：局灶性磨玻璃影（继发于平滑肌细胞增殖、肺出血、淋巴充血或肺泡内充满淋巴液），小叶间隔增厚，乳糜胸、心包积液、胸导管扩张、纵隔淋巴结肿大，以及罕见的囊性淋巴管平滑肌瘤，小叶中心结节偶尔可见。

一些影像学特征可帮助鉴别 LAM 与其他弥漫性囊性肺疾病。PLCH 上肺叶优势的壁较厚不规则囊样变，结节较常见，基底部不受累。Birt-Hogg-Dubé 综合征的薄壁囊样变、圆形或椭圆形，以下肺为主，常伴胸膜和血管。而滤泡性毛细支气管炎或 LIP 的囊肿往往包含内隔，边界为偏心血管，大小各异。

2. 血清 VEGF-D 水平检测对 LAM 诊断的价值和意义有哪些？

美国胸科学会和日本呼吸学会临床实践指南支持使用血清 VEGF-D 作为诊断性检测方式，在 CT 上有特征性囊肿时血清 VEGF-D 浓度超过 800pg/ml 无须肺活检，浓度在 600~800pg/ml 高度怀疑 LAM，低于 600pg/ml 时，不排除 LAM。

3. 组织病理检查在 LAM 诊断中的价值和意义是什么？

虽然外科肺活检被认为是金标准，但经支气管肺活检也可用在某些病例中。LAM 患者肺部病理可见：LAM 细胞呈梭形或上皮样，核分裂象少，外观温和，这些细胞具有平滑肌的特征，可以通过 α- 平滑肌肌动蛋白抗原（α-SMA）或者人类黑色素瘤相关抗原（HMB-45）的抗体来识别，还表达雌激素受体 α、β 和孕激素受体。HMB-45 的免疫染色具有诊断价值，特别是在检测小样本（如经支气管活检）时。

四、诊断

肺淋巴管肌瘤病

【诊断提问】

1. LAM 的定义及流行病学如何？发病机制是什么？

LAM 是一种以双肺弥漫性囊性变为主要特征、罕见的多系统低度恶性肿瘤性疾病，主要发生于女性。LAM 分为两大类，无遗传背景的散发型 LAM（Sporadic LAM，S-LAM）和遗传性疾病结节性硬化症相关的 LAM（TSC-LAM）。S-LAM 的平均患病率约 4.9/100 万。TSC 的发病率为（7~12）/10 万，没有性别差异，30%~40% 的成年女性 TSC 患者合并 LAM，10% 男性 TSC 患者合并 LAM。TSC 和 LAM 都没有地理或种族的偏好。结节性硬化症是一种由 *TSC1* 或 *TSC2* 的种系突变引起的多系统遗传疾病。散发性 LAM 是由于 *TSC2* 基因的体细胞突变。*TSC1* 或 *TSC2* 基因发生失活突变，导致 mTOR 异常活化，刺激细胞增生和肿瘤发生发展。

2. LAM 的核心临床特点有哪些？

早期症状轻，病程中可反复出现气胸、乳糜胸和咯血等症状，主要表现为程度不同的呼吸困难，晚期可出现呼吸衰竭。肺外表现包括 RAML 及腹膜后实性或囊实性淋巴管肌瘤。TSC-LAM 同时具有 TSC 其他多系统的临床特征，如神经系统改变（癫痫、神经发育迟缓和孤独症）和皮肤改变（色素脱色斑、面部血管纤维瘤、皮肤鲨革斑和甲周纤维瘤）。

3. LAM 的诊断标准是什么？

在胸部 CT 扫描上有特征性囊性改变的女性中，同时存在以下任何一种都可确诊 LAM，而不需要肺活检：TSC、VEGF-D ≥ 800pg/ml、RAML、淋巴管平滑肌瘤或乳糜积液。

五、治疗经过

西罗莫司（雷帕霉素片）0.5~2mg，每日 1 次、布地奈德（160μg）福莫特罗（4.5μg）粉吸入剂，每次 1 吸，每日 2 次，噻托溴铵粉吸入剂 18μg，每日 1 次。

【治疗提问】

LAM 的治疗手段主要有哪些？

目前，西罗莫司已被国际临床指南及我国的专家共识推荐作为首选药用于临床治疗 LAM。它能够稳定肺功能、改善生活质量、减少气胸复发，减轻乳糜胸、减少肾 AML 的体积及降低 VEGF-D 的水平。西罗莫司常用日剂量为 1~2mg，通过监测西罗莫司的血药谷浓度、治疗反应和不良反应调整用药剂量。

约 20% 的 LAM 患者可见可逆性气流阻塞，对于有症状且存在阻塞性通气功能障碍的患者，应考虑进行支气管扩张剂治疗，如：长效的 β_2 受体激动剂及 M 胆碱受体阻滞剂。

应告知 LAM 患者发生气胸的风险。保守治疗后气胸复发率高，建议在自发性气胸首次发作时进行胸膜融合术。

为避免诱发慢性渗漏的风险，囊性淋巴管平滑肌瘤通常不应活检、引流或切除。

肺移植是终末期 LAM 患者可行的治疗选择，既往胸膜固定术并非肺移植的禁忌证。

六、随访及预后

经上述治疗 2 年后患者活动后呼吸困难明显好转,爬 5 楼后呼吸困难可迅速缓解。复查胸部 HRCT 无进展,肺功能稳定。

【预后提问】

LAM 患者的预后如何?

由于目前对 LAM 认识增加,患者在确诊后 5 年、10 年、15 年和 20 年的无移植生存率分别为 94%、85%、75% 和 64%。绝经前状态、基线肺功能异常(FEV$_1$ 和 DLCO)、FEV$_1$/FVC 较低、表现为呼吸困难(而不是气胸)、组织学评分较差和需要家庭氧疗都与 LAM 患者的低生存率有关。

(杨　婷)

推荐阅读文献

[1] 中华医学会呼吸病学分会间质性肺疾病学组,淋巴管肌瘤病共识专家组,中国医学科学院罕见病研究中心,等.西罗莫司治疗淋巴管肌瘤病专家共识 (2018).中华结核和呼吸杂志,2019,42 (2):6.

[2] MCCORMACK F X, GUPTA N, FINLAY G R, et al. Official American Thoracic Society/Japanese Respiratory Society Clinical Practice guidelines:lymphangioleiomyomatosis diagnosis and management.Am J Respir Crit Care Med,2016,194(6):748-761.

[3] MCCARTHY C, GUPTA N, JOHNSON S R, et al. Lymphangioleiomyomatosis: pathogenesis, clinical features, diagnosis, and management. Lancet Respir Med, 2021, 9 (11): 1313-1327.

第二节　肺泡蛋白沉积症

关键词:磨玻璃影;肺泡蛋白沉积症;全肺灌洗

一、病史摘要

患者,女性,47 岁,家庭主妇,因"反复咳嗽伴胸闷乏力 1 年余"入院。

1 年多前患者受凉后出现咳嗽,以干咳为主,阵发性、活动后加重,伴胸闷乏力。患者自购药物服用,上述症状仍有反复,多在受凉后加重。7 月前患者因咳嗽加重至当地医院治疗,胸部 CT 提示"双肺间质性病变",经抗感染、止咳对症治疗后,咳嗽症状稍缓解。出院后上述症状再次加重,病情反复。自患病后,患者精神、饮食、睡眠欠佳,大小便正常,体重下降 6kg。

既往史无特殊。否认吸烟、饮酒史,无药物、毒物、粉尘接触史。家族史无特殊。

查体:生命体征平稳,慢性病容,浅表淋巴结未扪及肿大。气管居中,双肺叩诊清音,听诊呼吸音增粗,可闻及散在细湿啰音。心脏、腹部查体阴性。无杵状指 / 趾,双下肢无明显水肿。

入院前胸部 HRCT 如图 4-11-2 所示。

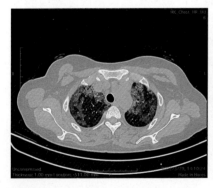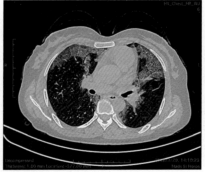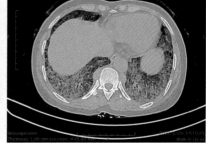

图 4-11-2　患者入院前胸部 HRCT

【病史提问】

1. 什么是磨玻璃影？双肺多发磨玻璃影有哪些鉴别诊断？

磨玻璃影即磨玻璃样不透光影，是一种肺部 CT 征象，指肺密度轻度增高、透光度降低，但其内仍可见血管纹理的病变阴影。鉴别诊断见表 4-11-1。

2. 该患者最可能的诊断是什么？

患者为中年女性、慢性起病、病程 1 年余，无基础疾病，症状以干咳为主，伴有胸闷乏力，院外反复治

表 4-11-1　双肺多发磨玻璃影鉴别诊断

发病情况	可能疾病	影像特征
急性	肺水肿、肺出血；各种肺炎（如肺孢子菌肺炎、病毒性肺炎、支原体肺炎、急性过敏性肺炎、吸入性肺炎等），急性间质性肺炎（AIP）及各种原因导致的弥漫性肺泡损伤（DAD）；还包括 ARDS、慢性间质性肺炎的急性恶化等	病灶可表现为中央性分布、弥漫性、斑片状，以上叶或下叶为著
亚急性、慢性	间质性肺疾病（包括 UIP、NSIP、脱屑性间质性肺炎 DIP）、呼吸性细支气管炎、淋巴细胞性间质性肺炎 LIP；肺泡蛋白沉积症；类脂质肺炎、肺泡微石症、嗜酸性肉芽肿性多血管炎（EGPA）；黏液性腺癌、多灶性原发肺癌或肺腺瘤样不典型增生等	磨玻璃的分布以上叶、中肺或下叶为著，部分病变可伴有明显的网格影，小叶间隔增厚等

疗，效果欠佳。胸部 CT 提示双肺对称性分布磨玻璃样密度影，与正常肺组织分界清楚，边界呈地图样分布，磨玻璃密度区内小叶间隔增厚，小叶内线状影、呈铺路石征，磨玻璃高密度的病变内可见支气管充气征。综上，首先考虑诊断肺泡蛋白沉积症（pulmonary alveolar proteinosis，PAP）。

3. PAP 的病因和分类有哪些？

PAP 是一种以肺泡表面活性物质在肺泡巨噬细胞和肺泡腔内异常沉积后导致呼吸困难为主要特征的弥漫性肺疾病。PAP 的病因尚不明确，目前认为肺泡表面活性物质的代谢异常或清除功能受损均可导致肺泡腔内活性物质沉积。也可能与粉尘或化学物质吸入引起机体的特异性反应或自身免疫机制障碍等有关。吸烟被认为是 PAP 的重要诱发因素。

根据病因，目前较被认可的是将 PAP 分为 4 类：自身免疫性肺泡蛋白沉积症（autoimmune pulmonary alveolar proteinosis，aPAP）、遗传性/先天性 PAP、继发性 PAP 和未分类 PAP。aPAP 是最常见的类型，约占 90%。前两类均与粒细胞-巨噬细胞集落刺激因子信号传导紊乱相关。继发性 PAP 多发生于成年人，与大量粉尘暴露、骨髓增生异常综合征及血液系统恶性肿瘤有关，或发生于异基因造血干细胞移植后，也可继发于感染性疾病，如巨细胞病毒、结核分枝杆菌、奴卡菌、耶氏肺孢子菌肺炎等。

二、辅助检查

1. 动脉血气分析（入院当天/未吸氧） pH 7.419，

PaO_2 52mmHg，$PaCO_2$ 40.5mmHg，HCO_3^- 25.6mmol/L，氧饱和度 87.1%。

2. 血常规、肝肾功能、电解质、血糖、血脂、输血前全套（乙肝、丙肝、梅毒、HIV）、肺部肿瘤相关标志物、心肌标志物、NT-proBNP、免疫（ANA、ENA 抗体谱）、抗中性粒细胞胞浆抗体（ANCA）等均无异常。

3. 心脏超声 各房室大小正常，主、肺动脉内径正常。各瓣膜结构未见明显异常。左室收缩功能测值正常。

4. 肺功能检查 FVC $_{Pre\%Ref}$ 55.0%，FEV$_1$ $_{Pre\%Ref}$ 60.0%，FEV$_1$/FVC 92.87%，DLCO $_{Pre\%Ref}$ 54.9%，提示存在中度限制性通气功能障碍，弥散功能中度降低。

5. 纤维支气管镜检查 气管、双侧支气管管腔未见明显异常。支气管肺泡灌洗液（BALF）送检，TB-Xpert、GM 实验、细菌、真菌涂片及培养、病原微生物高通量基因检测（mNGS）均未见明显异常。

6. 右肺下叶基底段冷冻肺活检 镜下见肺泡腔内见红染物质沉积。特殊染色：PAS(+)，D-PAS(+)，GMS(−)，支持为肺泡蛋白沉积症。

【辅助检查提问】

疑诊 PAP，如何进行确诊？

PAP 诊断流程见图 4-11-3。

注意：抗 GM-CSF 抗体检测并非诊断必要条件；有典型临床症状和影像学，只要 BAL 或 TBLB 或冷冻肺活检结果符合典型 PAP 改变，即可诊断 aPAP。

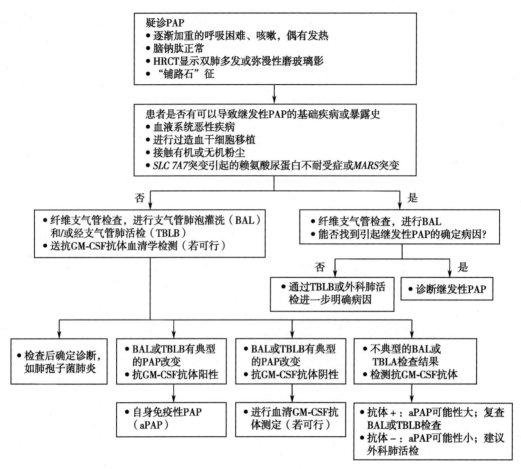

图 4-11-3 成人疑似 PAP 的诊断流程

三、诊断

自身免疫性肺泡蛋白沉积症（aPAP）

【诊断提问】

疑诊 PAP 时送检 BALF 或肺组织，主要关注哪些病理结果？

BALF 为乳状或不透明外观时，强烈提示存在 PAP 可能。

病理特殊染色对诊断 PAP 有特殊价值。PAS 染色（periodic acid-Schiff stain）即过碘酸 - 希夫染色，又称糖原染色，阳性提示检测物中存在糖原或多糖类物质，后者包括黏多糖、脂蛋白、黏蛋白、糖蛋白、糖脂等。单独 PAS 阳性无特异性，需加做 D-PAS 染色。如果 D-PAS 染色阴性，说明这种物质主要为糖蛋白成分，结果阳性，提示检测物质可能是脂蛋白。诊断 PAP 需满足 PAS 染色和 D-PAS 染色均为阳性。另外，AB 染色（alcian blue stain）阳性提示染色物为黏蛋白，可作为排除诊断。

肺组织病理提示肺泡结构一般正常，肺泡间隔基本正常或仅有轻度增厚，通常几乎没有炎症细胞浸润。HE 染色可见病变区肺泡腔内充满红染浓厚、相对均质的无定型物质。特殊染色结果亦如上述，可帮助诊断。

四、治疗经过

1. 进行病情评估后，择期进行全麻下双肺序贯全肺灌洗（whole lung lavage，WLL）治疗。

2. 出院前开始使用雾化吸入粒细胞 - 巨噬细胞集落刺激因子（granulocyte macrophage colony stimulating factor，GM-CSF）300µg+6ml 灭菌注射用水，雾化吸入，每日 2 次，连续用药 1 周后停药 1 周，如此反复。

【治疗提问】

1. 如何为 aPAP 患者制订治疗方案？

aPAP 患者的治疗方案选择取决于疾病的严重程度。疾病严重程度分级（disease severity scale，DSS）评分可作为疾病严重度的分级标准：1 分：静息不吸氧状态下（下同）动脉血氧分压（PaO_2）≥ 70mmHg，无临床症状；2 分：PaO_2 ≥ 70mmHg 但出现临床症状；3 分：60 ≤ PaO_2 < 70mmHg；4 分：50 ≤ PaO_2 < 60mmHg；

5 分:PaO$_2$<50mmHg。也可使用下述严重程度评估方式:①无症状或有轻度临床症状且无生理受损或受损轻微:中度或重体力活动出现呼吸困难,DLCO 正常至轻度下降,静息时脉搏血氧饱和度(SpO$_2$)正常且活动时无下降或轻度下降;②中重度的临床症状:轻微活动或静息时出现呼吸困难,DLCO 中至重度下降,并有静息时 SpO$_2$ 下降,需接受氧疗。

治疗方案:

(1)支持治疗:戒烟,有指征的患者进行氧疗,建议每年接种流感疫苗,以及定期接种肺炎疫苗。

(2)对于无症状且几乎无生理损害的患者,以及有轻度症状、静息时血氧正常且活动时血氧正常或出现轻度低氧血症的患者,无须立即治疗,可先观察,定期评估。

(3)中至重度症状患者,可进行 WLL 治疗,或尝试皮下注射或吸入 GM-CSF,后者在临床中更常使用。

(4)难治性 aPAP 患者,指接受 WLL 和 GM-CSF 治疗后仍出现进行性呼吸系统损害的患者,目前并无最佳治疗方案推荐。有报道在该类患者尝试采用研究性治疗,包括利妥昔单抗、治疗性血浆置换、进行肺移植等,但上述治疗是否能改善患者远期预后,尚无定论。

(5)继发性、遗传性 / 先天性 PAP 的最佳治疗方法尚不明确。支持治疗方案与 aPAP 相同。WLL 也可尝试用于有中至重度症状和低氧血症的患者,但效果远不如 aPAP,且复发率高。针对基础疾病的治疗可能对 PAP 的发生和进展产生影响,需纳入考虑范畴。

2. 如何评价全肺灌洗和 GM-CSF 在 PAP 治疗中的作用?

(1)全肺灌洗:对有中至重度症状和低氧血症的患者,在全身麻醉下通过双腔气管内插管进行 WLL 是目前接受度最广、且有效的治疗方式。推荐使用组织学确诊联合下列中的 1 项作为指征:静息 PaO$_2$<65mmHg;静息时肺泡 - 动脉氧分压差(P$_{A-a}$O$_2$)≥40mmHg;静息或活动时有重度呼吸困难和低氧血症。常用方法包括:单肺通气下单侧 WLL,间隔 1~2 周进行对侧 WLL;单次双肺序贯 WLL;也有报道对气体交换严重受损患者采用体外膜氧合器(ECMO)技术支持下 WLL 治疗。大部分患者在灌洗后呼吸困难症状和氧合有明显改善。但需注意,PAP 的临床病程多变,约 50% 以上患者需要重复接受肺部灌洗。

(2)GM-CSF:特别需要指出的是,目前无论吸入或皮下注射给药,使用 GM-CSF 治疗 PAP 均属于超适应证用药。与皮下给药相比,雾化吸入给药更方便且效果相当甚至可能更好,是目前主要用药方式。基于 DSS 评分的 GM-CSF 雾化吸入治疗的推荐意见如下:DSS 1 分,不推荐雾化吸入;DSS 2 分,建议观察 3~6 个月,如病情无缓解或有进展,可考虑治疗;DSS 3 分,推荐 GM-CSF 雾化吸入治疗;DSS 4 分,推荐 GM-CSF 雾化吸入治疗或 WLL;DSS 5 分,首选推荐 WLL 治疗。也可用于不能进行 WLL 或 WLL 治疗失败的患者,以及 WLL 后的维持治疗。

五、随访及预后

出院后 1 个月复查胸部 HRCT 显示双肺病灶明显吸收,患者自觉咳嗽、胸闷症状明显好转,一般体力活动无受限。

【预后提问】

aPAP 患者的随访和预后如何?

所有 aPAP 患者均建议长期随访,定期评估 aPAP 的严重程度,包括症状监测、血清 LDH 水平、抗 GM-CSF 抗体的血清抗体滴度(aPAP)、肺功能测定,以及胸部 HRCT 以了解病灶范围有无变化。评估随访间隔不建议超过 6 个月,或根据患者症状进行安排。

在未给予针对性治疗的情况下,近 1/3 的 aPAP 患者可自发缓解或长期保持稳定,而 70%~90% 的患者可通过 1 次或多次 WLL 达到病情缓解或稳定。若 HRCT 出现纤维化的表现预示结局较差。

(王茂筠)

推荐阅读文献

[1] 重组人粒细胞 - 巨噬细胞集落刺激因子雾化吸入治疗自身免疫性肺泡蛋白沉积症的专家共识 (2022 年版). 中华结核和呼吸杂志, 2022, 45 (9): 27-32.

[2] ISHII H, TRAPNELL B C, TAZAWA R, et al. Comparative study of high-resolution CT findings between autoimmune and secondary pulmonary alveolar proteinosis. Chest, 2009, 136 (5): 1348.

[3] ZHAO Y Y, HUANG H, LIU Y Z, et al. Whole lung lavage treatment of Chinese patients with autoimmune pulmonary alveolar proteinosis: a retrospective long-term follow-up study. Chin Med J (Engl), 2015, 128 (20): 2714.

第三节　特发性肺纤维化

关键词：特发性肺纤维化；寻常型间质性肺炎；呼吸困难；胸膜下；网格影

一、病史摘要

患者，男性，53岁，因"进行性呼吸困难4年"入院。

4年前患者出现呼吸困难，活动后（上坡或快走后）明显，伴干咳，无发热、心悸、胸痛、头晕、头疼、黑矇、晕厥等不适，上述症状进行性加重当地医院查血常规、肝肾功、电解质、心电图、心脏彩色超声均无明显异常胸部CT示"双肺纤维化改变"，给予吸氧、舒张支气管等对症处理，呼吸困难稍缓解，为进一步诊疗收入院。患病以来，患者精神、食欲、睡眠尚可，大小便正常，体重减轻10kg。

既往史无特殊，否认有毒有害物质接触史、特殊药物使用史。农民，吸烟史约30年，平均20~30支/d，已戒烟1年，饮酒史约30年，平均250g/d，已戒酒4个月。母亲因淋巴瘤去世，余亲属均身体健康，否认遗传病家族史。

【病史提问】

对于以呼吸困难为主要临床表现的患者，病史询问应注意哪些要点？

引起呼吸困难的病因很多，主要分肺源性、心源性、中毒性、神经精神性、血液性五大类。须注意起病的缓急、诱发及加重的原因，有无毒物、药物接触史，以及发生的呼吸时相、伴随症状，有无排尿、饮食、神经精神异常、代谢性疾病等相关基础病史。

二、体格检查

体温36.9℃，心率112次/min，呼吸频率23次/min，血压127/86mmHg。

神志清醒，慢性病容，口唇发绀，杵状指。胸廓未见异常，呼吸浅快，双肺叩诊呈清音，双肺呼吸音减低，双下肺可闻及velcro啰音。心脏、腹部、神经系统查体无异常。双下肢无水肿。

【查体提问】

1. 结合患者的病史和查体，初步考虑什么诊断？

该患者临床表现为进行性加重的呼吸困难，无心

脏、肾脏、代谢、中毒、神经精神性疾病、贫血等基础疾病、查体口唇发绀、有杵状指，双肺呼吸音低，双下肺闻及velcro啰音，肺功能提示弥散功能重度降低，CT提示"双肺间质纤维化"，目前初步诊断：间质性肺疾病（ILD）。

2. 为进一步明确诊断，如何缩小诊断的范围？

ILD可分为已知病因的ILD、特发性间质性肺炎（IIP）、肉芽肿性ILD、罕见ILD四大类。具体分类及临床、影像特征见表4-11-2。

表4-11-2　间质性肺疾病（ILD）分类及临床、影像特征

ILD分类	临床及影像特征
1. 已知原因的ILD	
1.1 职业或环境	有相应环境、药物、射线等暴露史，或有自身免疫性疾病相关临床表现及免疫异常
1.2 药物或治疗	
1.3 自身免疫性疾病	
2. 特发性间质性肺炎	原因不明，确诊多依赖影像和病理
3. 肉芽肿性ILD（结节病）	CT多有特征性的对称性双肺门及纵隔淋巴结肿大（Ⅳ期可仅表现双肺弥漫纤维化）
4. 罕见ILD	LAM、PLCH、PAP见相应章节
4.1 慢性嗜酸性粒细胞肺炎	外周血异常及肺嗜酸性粒细胞浸润
4.2 特发性肺含铁血黄素沉着症	反复咯血及缺铁性贫血
4.3 肺泡微石症	影像学见双肺细沙样、粟粒状钙化影
4.4 肺淀粉样变	多继发于感染、血液系统肿瘤，也可为家族遗传性淀粉样变的一部分

注：LAM，淋巴管平滑肌瘤病；PLCH，肺朗格汉斯细胞组织细胞增生症；PAP，肺泡蛋白沉积症。

结合目前病史资料，患者IIP可能性大，还需完善如下辅助检查进一步排查1、3、4类ILD的可能。

三、辅助检查

1. 检验　血常规、肝肾功能、肌酶、血糖、血脂、电解质、大小便常规、心肌标志物、前性脑尿钠肽、肿瘤标志物筛查均无明显异常。

免疫指标：ENA抗体谱、抗双链DNA抗体、抗核抗体、肌炎抗体谱、免疫球蛋白、补体C3、C4、T细胞绝对计数、血清蛋白电泳、免疫固定电泳均无明显异常。

肺泡灌洗液细菌、真菌及抗酸杆菌涂片以

及肺孢子菌核酸检测均阴性。

血气分析（鼻导管吸氧 2L/min）：pH 7.45，PaO_2 66mmHg，$PaCO_2$ 35mmHg，HCO_3^- 20mmol/L。

2. 肺功能 中度限制性肺通气功能障碍，弥散功能重度降低：用力肺活量（FVC）占预计值 57.6%，第 1 秒用力呼气容积（FEV_1）占预计值 62.3%，FEV_1/FVC 88.10%，一氧化碳弥散量（DLCO）占预计值 20.3%。

3. 胸部薄层 HRCT 双肺间质纤维化伴慢性炎症：以双肺弥漫分布的网格影为主，伴牵拉性支气管扩张、蜂窝影、磨玻璃影（GGO）和实变影（图 4-11-4）。

【辅助检查提问】

1. 结合病史及目前辅助检查资料，目前考虑哪种诊断？

患者为 53 岁男性，临床表现为逐渐加重的呼吸困难，无特殊职业及环境接触史，无慢性感染、自身免疫性疾病以及肿瘤证据，无特殊遗传性疾病家族史，影像学也无结节病及其他罕见 ILD 特征性表现，目前考虑 IIP 可能性大。结合 HRCT 病灶的征象及分布考虑特发性肺纤维化（IPF）可能性大。

2. 疑诊 IPF 胸部 HRCT 分型有哪些？

根据征象及分布，疑诊 IPF 的 HRCT 分 4 种类型：UIP 型、可能 UIP 型、不确定 UIP 型和其他诊断，见表 4-11-3。

该患者胸部 HRCT 考虑不确定 UIP 型。经多学科讨论后仍不能确诊，为进一步诊断，拟行经支气管冷冻肺活检（TBLC），诊断流程见图 4-11-5。

四、诊断

于右下叶基底段行冷冻肺活检，病理诊断：寻常型间质性肺炎样（UIP-Like）改变。临床诊断：特发性肺纤维化。

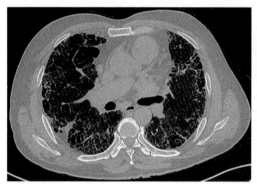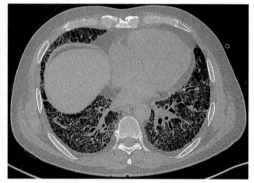

图 4-11-4 患者胸部 HRCT 表现

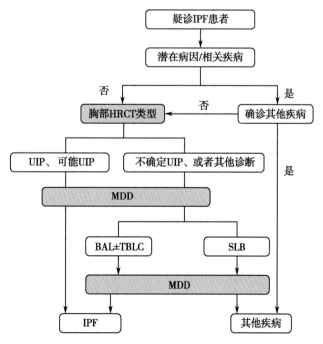

图 4-11-5 特发性肺纤维化（IPF）诊断流程

MDD，多学科讨论；BAL，支气管肺泡灌洗；TBLC，经支气管冷冻肺活检；SLB，外科肺活检；UIP，普通型间质性肺炎。

表 4-11-3 疑诊 IPF 胸部 HRCT 分型

项目	HRCT 分型			
	UIP 型	可能 UIP 型	不确定 UIP 型	其他诊断
病理符合 UIP 的可信度	>90%	70%~89%	51%~69%	≤50%
分布	• 以胸膜下肺基底部分布为主 • 分布往往具有异质性(正常肺组织与纤维化组织混合) • 常常弥漫分布 • 可能不对称分布	• 以胸膜下肺基底部分布为主 • 分布往往具有异质性	• 弥漫分布没有胸膜下分布为主	• 支气管血管周围分布为主伴胸膜下空白区(考虑 NSIP) • 淋巴管周围分布(考虑结节病) • 上肺或中肺(考虑 fHP,CTD-ILD,结节病) • 胸膜下空白区(考虑 NSIP 或吸烟相关间质性肺炎)
CT 征象	• 蜂窝影伴或不伴牵拉性支气管扩张或细支气管扩张 • 小叶间隔不规则增厚 • 常常与网格、轻度 GGO 重叠 • 可能有肺骨化	• 网格影伴或不伴外周牵拉性支气管扩张或细支气管扩张 • 可能有轻度 GGO • 没有胸膜下空白区	• 肺纤维化 CT 表现 • 不提示任何病因	肺部表现 • 囊(考虑 LAM,PLCH,LIP,DIP) • 马赛克衰减或三密度征(考虑 HP) • GGO 为主(考虑 HP,吸烟相关疾病,药物毒性,纤维化急性发作) • 大量小叶中心性微结节(考虑 HP,吸烟相关疾病) • 结节(考虑结节病) • 实变(考虑机化性肺炎) 纵隔 • 胸膜斑块(考虑石棉沉着病) • 食管扩张(考虑 CTD-ILD)

注:NSIP,非特异性间质性肺炎;fHP,纤维化型过敏性肺炎;LAM,淋巴管肌瘤病;PLCH,朗格汉斯细胞组织细胞增生症;LIP,淋巴细胞性间质性肺炎;DIP,脱屑性间质性肺炎;HP,过敏性肺炎;GGO,磨玻璃影。

【诊断提问】

1. 疑诊 IPF 组织病理学类型包括哪些?

疑诊 IPF 的组织病理学类型也可以分为 4 种类型:UIP 型、可能 UIP 型、不确定 UIP 型和其他诊断(表 4-11-4)。

表 4-11-4 疑诊 IPF 组织病理分型

UIP 型	可能 UIP 型	不确定 UIP 型	其他诊断
• 致密的纤维化病灶伴结构扭曲(如破坏性瘢痕伴或不伴蜂窝样改变) • 纤维化主要分布在胸膜下和/或间隔旁 • 肺实质有斑片状纤维化累及 • 成纤维细胞灶 • 缺乏其他诊断的特征	• 出现 UIP 型中的部分组织学特征,但在一定程度上排除了明确的 UIP/IPF 诊断以及 • 缺乏其他确定诊断的特征 或 • 仅有蜂窝样改变	• 纤维化伴或不伴结构扭曲,具有支持 UIP 型以外的特征或支持继发其他原因 UIP 型的特征 • 出现 UIP 型中的部分组织学特征,但也具有提示其诊断的特征	• 出现 IIP 的其他型组织学特征(例如缺乏成纤维细胞灶或松散的纤维化) • 组织学结果提示其他疾病(如 HP、PLCH、结节病、LAM)

2. IPF 的定义及流行病学如何？发病机制是什么？

IPF 是一种病因不明，以 UIP 为影像学和病理学特征的慢性、纤维化性间质性肺炎，以进行性加重的呼吸困难和肺功能下降为临床特征，临床预后差。主要发生在老年、男性、有吸烟史的人群中。全球各地区患病率波动在 (0.33~4.51)/10 万。

IPF 发病机制目前尚不明确。现有较为公认的假说为肺泡上皮反复受损及受损后的异常修复。已知或未知的内源性或外源性刺激反复、持续的损伤下，受损的肺泡上皮细胞不能正常修复，分泌大量促纤维化细胞因子，导致成纤维细胞转化为肌成纤维细胞，产生大量细胞外基质，导致肺结构破坏，气体交换单位重建，最终形成肺纤维化。

五、治疗经过

1. 给予"吡非尼酮"抗纤维化治疗。
2. 给予氧疗、化痰等支持治疗。

【治疗提问】

IPF 的治疗手段主要有哪些？

(1) 支持治疗：氧疗、机械通气。

(2) 药物治疗：抗纤维化治疗，目前临床上市的药物有吡非尼酮、尼达尼布，主要用于轻到中度肺功能损害的 IPF 患者。

(3) 肺移植。

(4) 并发症治疗：肺动脉高压、胃食管反流、睡眠呼吸障碍、肺癌。

(5) 姑息治疗：缓解症状。

(6) 急性加重：可根据急性加重的病因、是否存在合并症、疾病严重度等因素综合考虑，制定糖皮质激素及抗感染治疗方案。

(7) 日常管理：戒烟、避免受凉、避免吸入有毒有害气体、肺康复。

六、随访及预后

患者出院后未规律随访，在发病后 5 年因呼吸衰竭死亡。

【随访提问】

1. IPF 患者的随访策略是什么？

IPF 患者需严密随访。随访内容包括症状及合并症评估、肺功能、胸部 HRCT 检测。诊断初期或病情活动时每 1~3 个月随访 1 次，病情稳定后每 6 个月随访 1 次，如出现病情变化，立即就诊。

2. IPF 患者的预后如何？

IPF 中位生存期为 2~5 年。但有 20%~25% 的患者可存活 10 年以上。IPF 自然病程异质性强：少数患者短期（1 年）内病情呈进行性进展导致死亡；部分患者反复发生急性加重，因呼吸衰竭而住院甚至死亡；大多数患者呼吸困难及肺功能下降处于缓慢发展的状态。

（罗凤鸣　朱　敏）

推荐阅读文献

［1］中华医学会呼吸病学分会间质性肺疾病学组.特发性肺纤维化诊断和治疗中国专家共识.中华结核和呼吸杂志, 2016, 39 (6): 427-432.

［2］RAGHU G, REMY-JARDIN M, MYERS J L, et al. Diagnosis of idiopathic pulmonary fibrosis: an official ATS/ERS/JRS/ALAT clinical practice guideline. Am J Respir Crit Care Med, 2018, 198 (5): e44-e68.

［3］RAGHU G, REMY-JARDIN M, RICHELDI L, et al. Idiopathic pulmonary fibrosis (an update) and progressive pulmonary fibrosis in adults: an official ATS/ERS/JRS/ALAT clinical practice guideline. Am J Respir Crit Care Med, 2022, 205 (9): e18-e47.

第四节　肺朗格汉斯细胞组织细胞增生症

关键词：朗格汉斯细胞组织细胞增生症；吸烟；呼吸困难；囊性

一、病史摘要

患者，男性，24 岁，自由职业者，已婚，因"体检发现肺部多发囊性灶 40 天"入院。

40 天前患者于当地医院体检行胸部 CT 发现肺部多发囊性灶（具体不详），患者无咳嗽、咳痰、咯血、胸痛、呼吸困难，无头晕、头痛，无腹痛、恶心、呕吐等，门诊以"双肺多发囊性灶：朗格汉斯细胞组织细胞增生症？"收住胸外科。发病以来，患者精神、睡眠、饮食、大小便尚可，体重无明显变化。7 年前因鼻甲肥大行鼻内镜手术治疗，余无特殊病史。吸烟 4 年余，近两年每日 60 支，已戒烟 1 个月，无饮酒史。无放射物、毒物接触史。父母、配偶、1 女儿均体健，家族无特殊病史。查体前胸部可见多发红色斑丘疹，伴瘙痒，余内科查体无特殊异常。

入院前胸部 CT 检查,见图 4-11-6。

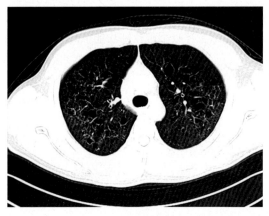

图 4-11-6　患者胸部 CT

【病史提问】

1. 请描述该 CT 的影像特点。

双肺多发薄壁、大小不一囊腔;伴多发形态不规则小结节,结节边界不清晰。

2. 需要进行鉴别诊断的疾病有哪些?进一步需要做哪些检查?

患者青年男性,重度吸烟,伴有胸部皮疹,既往无肺部慢性病史,以双肺多发性弥漫性囊性病灶为主要表现,临床上需要在下表疾病中鉴别(表 4-11-5)。

根据表 4-11-5 所列疾病特点,为明确诊断,该患者还需要完善以下辅助检查。

表 4-11-5　常见肺囊性病灶的主要特点

特点	肺朗格汉斯细胞组织细胞增生症	淋巴管平滑肌瘤病	结节性硬化症	淋巴细胞性间质性肺炎	Birt-Hogg-Dube 综合征
好发人群	20~40 岁的年轻成人	散发,多为年轻女性	常在儿童期诊断	年轻女性占优势(3:1)	20~29 岁
病因	病因不明,与吸烟有关	TSC 基因突变、雌激素的作用、生长因子的刺激	TSC 基因突变	风湿免疫性疾病、感染(特别是病毒)、免疫缺陷、特发性	染色体 17p11.2 上的 FLCN 基因发生常染色体显性种系致病突变
症状	咳嗽、呼吸困难,发热、疲乏、体重下降;	进行性呼吸困难和咳嗽,有部分合并气胸、胸腔积液	呼吸困难,气胸	咳嗽、呼吸困难,体重减轻、发热	气胸
影像学	上中肺区囊腔或蜂窝状改变,边界不清或星状的结节(2~10mm),不累及肋膈角	散布于双肺野的弥漫性、薄壁小囊肿,大小均匀	弥漫性肺囊性纤维化	常见磨玻璃样变,小叶中央结节和间质增厚,主要累及肺下叶,囊肿倾向分散分布,且位于支气管周围	多个形状不规则的薄壁肺囊肿,大部分小于1cm,大多数囊肿位于肺基底段内侧区域

二、辅助检查

1. 血常规、血生化、免疫学全套、肿瘤标志物、真菌 G 实验、PPD 皮试、IGRA、泌尿及生殖系统彩色超声未见异常;

2. 纤维支气管镜检查气管及各级支气管未见异常,肺泡灌洗液抗酸染色、TB-DNA、分枝杆菌培养均阴性;

3. 肺功能检查基本正常,用力肺活量(FVC)为预计值94%,FEV/FVC 74%;

4. 征得患者知情同意后,TSC、FLCN 基因检测无异常。

【辅助检查提问】

结合该患者的病史及影像学表现初步考虑什么诊断?如何安排进一步检查来明确诊断及评估病情?

淋巴管平滑肌瘤病(LAM)几乎仅发生于育龄期女性,可伴有 TSC 基因异常;该患者为男性,TSC 基因无异常,一般不考虑 LAM 诊断。淋巴细胞性间质性肺炎(LIP)常与风湿免疫性疾病有关,影像学常有磨玻璃样改变,囊性病灶常位于下肺区域;该患者自身抗体筛查阴性,除皮疹外无自身免疫性疾病(尤其是干燥综合征)相关其他临床表现,LIP 可能性小。

Birt-Hogg-Dube 综合征为常染色体显性遗传病,影像学表现为位于肺基底部内侧区域囊性改变,与此患者不符。患者无明显细菌、真菌、结核等感染表现,相关检查也无阳性发现,感染性疾病所致可能性小。综上,患者男性,重度吸烟史,皮疹及双肺多发囊腔样表现,伴多发不规则小结节,肺朗格汉斯细胞组织细胞增生症(PLCH)是高度怀疑的诊断,以下辅助检查有助诊断、鉴别诊断和病情评估。

(1)实验室检查:目的是排除间质性肺疾病或囊性肺疾病的其他原因。

(2)影像学:目前认为以下 HRCT 特征在 PLCH 中高度特异:边界不清或星状的结节(2~10mm);网状和结节状影;上肺区囊腔或蜂窝状改变;肺容积保持良好;病灶一般不累及肋膈角。

(3)肺功能检查:能够评估呼吸功能受损的类型和严重程度。

(4)纤维支气管镜检查:支气管肺泡灌洗液(BALF)中 CD1α 和 CD207 阳性细胞>5% 强烈支持 PLCH 诊断。经支气管肺活检(TBLB)阳性检出率为 15%~50%。

(5)电视辅助胸腔镜手术(VATS)肺活检:有症状但 HRCT、BALF 和 TBLB 未确诊的患者,大多需要行 VATS 肺活检以确诊。

(6)经胸壁多普勒超声心动图:如果患者出现与肺功能或 HRCT 不相称的呼吸困难,需要进行超声心动图检查,测定肺动脉压,有肺动脉高压者需要进行右心导管术。

(7)肺外脏器受累的评估:骨骼、下丘脑、皮肤是相对常见的受累器官,临床怀疑 PLCH 时即应行骨扫描、头部 MRI 等检查,患者也可能因出现骨痛、尿崩症、皮疹等行相关检查如皮肤活检而确诊。

三、诊断

患者于 2022 年 1 月在全麻下行 VATS 右肺下叶活检术。病理报告:朗格汉斯细胞组织细胞增生症伴肺囊肿。

最后诊断:肺朗格汉斯细胞组织细胞增生症。

【诊断提问】

1. PLCH 的流行病学如何?发病机制是什么?

目前认为 PLCH 是一种树突状细胞的炎性髓系肿瘤。

流行病学:尚不清楚 PLCH 的确切发病率和患病率,但该病不常见。日本的一项研究显示男性的估计患病率为 0.27/100 000,女性为 0.07/100 000。超过90% 的 PLCH 患者吸烟,发病高峰年龄为 20~40 岁,

一般而言,男女发病概率均等,但女性往往在更大年龄发病。

发病机制:确切的发病机制尚不清楚,可能涉及的机制如下。

(1)吸烟可能促进了 PLCH 中 CD1α 阳性树突状细胞在气道周围聚集,并维持致瘤性突变状态。

(2)几乎所有的 LCH 和 PLCH 均存在可激活 MAPK 通路的体细胞突变,最常见的是编码蛋白激酶的基因 *BRAF* V600E(50%)和 *MAPK2K1* 突变(25%)。

(3)T 细胞功能异常,病变区 GM-CSF、TGF-β、TNF-α 等细胞因子增加,BALF 中 IgG 非特异增加,以上免疫学异常在 PLCH 中的作用机制尚不清楚。

2. PLCH 的临床表现有哪些?

最常见的症状:干咳(56%~70%),呼吸困难(40%~87%),胸痛,常为胸膜炎性(10%~21%),疲劳(约 30%),体重减轻(20%~30%),发热(15%)。

肺外 LCH 的发生率<20%,常见的肺外表现包括骨骼受累(4%~15%)、尿崩症(5%~15%)、皮肤病变(<5%)。

体格检查一般无异常,偶见湿啰音和杵状指/趾。

3. 请描述 PLCH 的病理特点

PLCH 中,表达 CD-1a、CD207(Langerin)和 S100 蛋白的朗格汉斯样细胞特征性地成簇出现。PLCH 的早期炎性病变围绕较小的细支气管,通常混合含有嗜酸性粒细胞、淋巴细胞和中性粒细胞,并伴有细支气管壁和邻近肺实质的破坏,产生特征性的星状病灶,随着病情进展,可出现纤维化和囊腔(图 4-11-7)。

4. PLCH 的诊断标准是什么?

(1)根据典型临床表现,相对稳定的肺容积,以及 HRCT 特征性表现可作为临床诊断。

(2)肺组织病理学提示典型 PLCH 改变可确诊。

(3)若患者有相应的肺部病变,且肺外病变活检显示 LCH,则支持 PLCH 的诊断。

四、治疗经过

1. 戒烟,避免香烟烟雾吸入。

2. 门诊随访,定期复查。

【治疗提问】

PLCH 的治疗手段有哪些?

1. 建议所有患者戒烟并避免吸入香烟烟雾,许多患者仅戒烟后病情即缓解或稳定。

2. 若患者基本没有症状或肺功能受损轻微,可以戒烟后观察。

3. 若患者有明显的症状且呈加重趋势,目前尚无确定的最佳治疗方案。初始治疗可尝试全身性糖

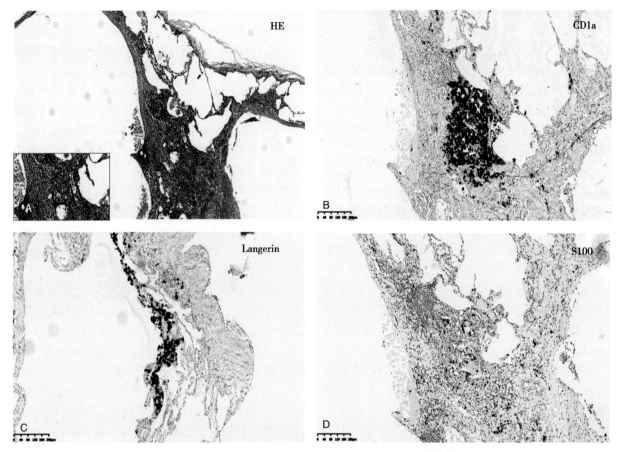

图 4-11-7 肺朗格汉斯细胞组织细胞增生症病理改变
A. HE 染色，×40；B. 细胞表面 CD1α 抗原阳性细胞；C. CD207 阳性/Langerin 细胞；D. 细胞核 S100 阳性细胞。

皮质激素，0.25~0.5mg/（kg·d）或 30mg/d，6 个月内减停。如果无效，转至有条件医院参加新药如维罗非尼（vemurafenib）临床试验。克拉屈滨、阿糖胞苷、长春碱等化疗可能对部分患者有效。放疗可用于有症状的骨 LCH 患者。

4. 可酌情选用支气管扩张剂缓解症状。

5. 针对肺动脉高压的靶向药物由于存在加重通气/灌注比例（V/Q）失调的可能须谨慎使用。

6. 针对 MAPK 通路突变的靶向治疗目前仅有个案报道有效。

7. 晚期进展性肺疾病者可考虑肺移植。

五、随访及预后

出院后 6 个月，患者诉偶有胸闷，自诉体力活动较前无下降。于门诊随访，嘱保持戒烟，防感冒，定期复查胸部 HRCT 及肺功能。

【预后提问】

PLCH 的预后如何？

PLCH 患者的总体生存情况良好，大多数报告 5 年生存率>75%。对大多数患者而言，戒烟后疾病可消退，而其他患者可进展至终末期纤维化。影像学检查无肋膈角受累的患者更可能维持病情稳定或改善。

（梁宗安 姜法明）

推荐阅读文献

[1] TAZI A. Adult pulmonary Langerhans'cell histiocytosis. Eur Respir J, 2006, 27 (5): 1272.

[2] RODRIGUEZ-GALINDO C, ALLEN C E. Langerhans cell histiocytosis. Blood, 2020, 135 (16): 1319-1331.

[3] VASSALLO R, RYU J H, COLBY T V, et al. Pulmonary Langerhans′-cell histiocytosis. N Engl J Med, 2000, 342 (26): 1969-1978.

第五节　热纳综合征

关键词：热纳综合征；窒息性胸腔失养症；呼吸困难；胸廓；骨骼

一、病史摘要

患儿，男性，4月龄，因"喉鸣伴呼吸困难4个月"收入院。

患儿为35周早产儿，顺产，出生体重2.2kg，生后即反应差、喂养困难、易呛奶、喉鸣、呼吸困难，无发热及抽搐，反复入住当地医院重症监护病房，曾行气管插管和机械通气2次。患儿生后体重增长缓慢，大小便未见异常。否认遗传病家族史。

【病史提问】

1. 对以喉鸣为主要表现的患儿，应如何考虑？

患儿生后即有喉鸣，考虑系先天性，定位于喉部及大气道，注意有无咽喉发育异常、先天性喉软化、声门血管瘤、先天性气道狭窄及软化、血管畸形如血管环或肿物压迫气道等。

2. 对以喂养困难、呛奶、体重增长缓慢为主要表现的患儿，应如何考虑？

患儿生后即出现喂养困难、呛奶、体重增长缓慢，需要考虑到先天性疾病。对于此类患儿，主要需注意有无先天性脑发育不良及神经肌肉病、遗传代谢病、消化道畸形等疾病。

3. 对以喉鸣、喂养困难、呛奶、呼吸困难为主要表现的患儿，应如何考虑？

①遗传代谢病：如甲基丙二酸血症合并同型半胱氨酸血症可导致弥漫性肺病变甚至肺出血；②中枢神经系统、神经肌肉病：先天性中枢性低通气综合征、脊肌萎缩症；③肺部：患儿为早产儿，生后起病，生后即有呼吸衰竭、气管插管及机械通气史，需注意有无支气管肺发育不良；另外需注意有无弥漫性间质性肺病；④气道及心肺血管：如先天性气道狭窄及血管发育畸形等；⑤胸廓：窒息性胸腔失养症等；⑥消化系统：消化道畸形如食管裂孔疝等。

二、体格检查

呼吸45次/min，心率133次/min，血压80/50mmHg，

体重2.9kg。皮下脂肪薄，反应稍弱，呼吸促，可见三凹征，胸廓小、狭窄似钟形，无鼻翼扇动，口周略呈青紫色，双肺未闻及干湿啰音，心脏查体未见异常体征，腹部稍膨隆，肝脾不大。四肢肌力及肌张力大致正常。四肢略短，右侧示指、中指并指，杵状指不明显。

【查体提问】

1. 结合患者的病史和查体，初步考虑什么诊断？

①遗传代谢病？②气道狭窄软化？③热纳综合征（Jeune syndrome，JS）？④支气管肺发育不良？⑤消化道畸形？⑥右侧示指、中指并指。

2. 该患者需要进行哪些辅助检查明确诊断？

需要考虑血生化、肌酶、血液氨基酸及酯酰肉碱谱、尿有机酸分析、胸部增强CT加血管重建及气道重建、颅脑MRI、心脏彩色超声、腹部肝胆胰腺和脾脏的彩色超声、上消化道造影、喉镜及纤维支气管镜等检查。在征得患者家属的知情同意后，可建议完善基因检测，了解导致疾病的基因变异。

三、辅助检查

1. 血常规、肝功能、肾功能、血糖、血脂、肌酶、血液氨基酸及酯酰肉碱谱、尿有机酸分析，均未见明显异常。

2. MRI头部扫描、腹部超声、心脏彩色超声、上消化道造影检查，均未见明显异常。

3. **胸片**　胸廓狭长呈"钟形"，肋骨短而呈水平伸直，肋骨前端膨大，心影相对大。

4. **增强肺CT加血管重建**　胸廓下部呈"三叶状"，肋骨短，水平走行，肋软骨端不规则增粗，肋骨、肋软骨交界处内凹，胸骨前突，胸廓体积小，心脏相对较大，位于"前叶"内（图4-11-8），未见血管畸形。

5. **咽喉镜及电子支气管镜提示**　咽喉部发育异常（咽腔扭曲，会厌发育不良，扭曲变形，较正常小，后联合结构不完整致食管开口显露），右上中叶、左上叶支气管镜开口狭窄。

【辅助检查提问】

结合患者的病史和辅助检查，目前主要考虑什么诊断？

①气道狭窄软化？②JS？③支气管肺发育不良？④右侧示指、中指并指。

四、诊断

1. JS。

2. 咽喉发育不良。

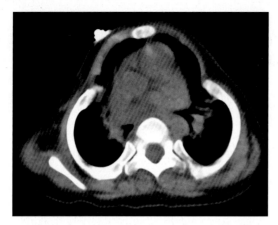

图 4-11-8　热纳综合征患者的胸部 CT 改变
下胸部 CT 可见胸廓前部膨出,肋骨短,肋软骨端不规则增粗,肋软骨和肋骨交界部位凹陷,心影位于"前叶"内,胸廓呈"三叶状"。

3. 支气管狭窄。

4. 右侧示指、中指并指。

【诊断提问】

1. JS 的定义和流行病学是什么?

JS 又称窒息性胸腔失养症(asphyxiating thoracic dystrophy),1955 年由 Jeune 等首先报道,是一种罕见的常染色体隐性遗传性疾病,目前已发现 *DYNC2H1*、*CEP120* 等 10 余个基因突变,这些基因与哺乳类动物体内初级纤毛的结构和功能有关。临床以软骨骨骼发育畸形为主要表现,最常见的表现为长骨和肋骨缩短,包括胸廓、肋骨、盆骨、四肢的形态异常、四肢短小及多指 / 趾等先天性骨骼畸形。由于胸腔狭小,肺的发育会受到严重影响,呼吸窘迫进一步加重,甚至窒息缺氧死亡。

2. JS 可合并咽喉发育不良及支气管狭窄吗?

查阅国内外文献,未见相关报道。但本病常合并骨骼外器官受累,本患儿合并咽喉发育不良及支气管

狭窄,故考虑预后不佳。

3. JS 的典型胸廓影像学特点是什么?

胸片上可见肋软骨端异常膨大呈杵状,肋骨短而水平伸出,使胸廓横径及前后径均小,呈现"钟形胸"改变。

肺 CT 可见胸廓下部呈"三叶状",肋骨、肋软骨交界处内凹,胸骨前突,胸腔体积小,心脏相对较大,位于"前叶"内。热纳综合征典型的"三叶状"改变示意图见图 4-11-9。

4. JS 主要的鉴别诊断有哪些?

包括软骨发育不全、Ellis-van Creveld 发育不全和短肋骨综合征 III 型和 IV 型等。

五、治疗经过

1. 经鼻持续正压呼吸支持,鼻饲奶喂养。

2. **其他治疗**　因患儿吞咽功能不佳,可行经皮内镜胃造口术治疗。同时,患儿存在支气管狭窄,可考虑支气管镜下介入治疗。本例因多种原因未开展这些治疗。

【治疗提问】

本病胸廓狭小,能否行矫正术?

有报道胸廓整形等手术治疗。本病需要骨科、呼吸科、胸外科和普外科等多学科联合,除了改善通气、预防感染和营养支持,必要时需要手术治疗。

六、随访及预后

出院后随访,患儿于生后 6 个月死于呼吸衰竭。

【预后提问】

JS 的预后如何?

预后主要取决于胸廓畸形改变的程度,严重病例出生后不久即死亡甚至是死胎。60%~70% 死于婴儿

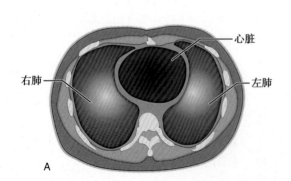
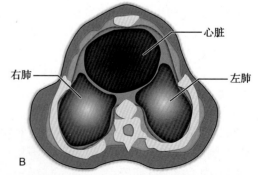

图 4-11-9　热纳综合征胸部 CT 的"三叶状"改变示意图
A. 健康人胸廓形态;B. 热纳综合征患者因为肋骨肋软骨交界处内凹,胸骨前突,胸腔体积缩小,心影位于"前叶",呈"三叶状"改变。

期或幼年。成人报道罕见,最大报道年龄为 57 岁。

（徐凯峰　刘金荣）

推荐阅读文献

[1] 李东辉,张宁宁,徐赛英,等. 窒息性胸廓发育不良 (2 例报告并文献复习). 实用放射学杂志, 2002, 18 (9): 798-800.

[2] SHAHEEN R, SCHMIDTS M, FAQEIH E, et al. A founder CEP120 mutation in Jeune asphyxiating thoracic dystrophy expands the role of centriolar proteins in skeletal ciliopathies. Hum Mol Genet, 2015, 24 (5): 1410-1419.

[3] WANG W. Surgical treatment of a 36-year-old patient with asphyxiating thoracic dysplasia. Interact Cardiovasc Thorac Surg, 2022, 34 (1): 153-155.

第六节　囊性纤维化

> 关键词:支气管扩张;囊性;肝硬化;囊性纤维化跨膜传导调节因子;糖尿病

一、病史摘要

患者,女性,22 岁 4 月龄,因"反复咳嗽、咳痰 16 年,加重伴发热 10 天"入院。

入院 16 年前每于感冒受凉后反复出现咳嗽咳痰症状,痰多为黄绿色脓性,每日咳痰量数毫升至数十毫升不等,间有发热,无胸闷、咯血、胸痛、呼吸困难等,多于当地医院予抗感染等对症处理(具体不详)后好转,近 7 年平均每年因上述症状住院一次,均诊断为"双肺支气管扩张伴感染"。10 天前患者无明显诱因上述症状再次加重,体温波动在 37~38℃,遂入我院急诊科予"哌拉西林 / 他唑巴坦"抗感染、祛痰等对症处理后收入院。患者自发病以来,精神差,食欲、睡眠尚可,大小便正常,体重无明显变化。

4 年前患者因"腹胀"于我院消化科住院,诊断为"肝硬化失代偿期(Child B 级)、脾大、腹腔积液",否认肝炎病史。长期口服胰酶肠溶胶囊 150mg,每日 1 次。个人史无特殊。未婚未育。无家族病史及遗传病史。

入院查体:生命体征平稳,身高 160cm,体重 37.5kg,神志清楚,发育正常,营养差,慢性病容,皮肤巩膜无黄染,全身浅表淋巴结未扪及肿大。颈静脉充盈。双肺呼吸音清,双上中下肺均可闻及明显的粗湿啰音。腹部饱满,全腹软,肝脏肋下未扪及,剑突下约 2cm,质硬,边缘不光滑,脾脏肋下约 4cm。杵状指,双下肢无水肿。

入院前胸部 CT 检查,见图 4-11-10。

【病史提问】

1. 请描述该患者 CT 的影像特点。

如图 4-11-10A 所示,双上肺扩张的支气管横切呈囊性改变,图 4-11-10B 可见双肺扩张的支气管纵切呈柱状改变,部分管腔有少量分泌物填充。

2. 结合患者的病情资料及胸部 CT,初步考虑什么诊断?

患者青年女性,幼年起病,持续性咳嗽、咳黄痰,CT 提示双肺囊柱状支气管扩张症,伴不明原因肝硬化,初步诊断:囊性纤维化(cystic fibrosis,CF)合并肺及肝脏受累的可能性大。

3. 该患者还需要考虑哪些鉴别诊断? 需要进行哪些辅助检查明确诊断?

(1)原发性纤毛运动障碍:也可发生反复的鼻窦及肺部感染、中耳炎及男性不育,与 CF 相似度高,但部分患者存在内脏反位,透射电镜该类患者的鼻黏膜

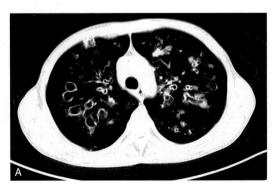
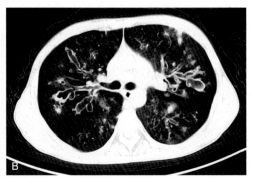

图 4-11-10　患者的 CT 表现

或气道上皮纤毛可见超微结构异常。

（2）原发性免疫缺陷病：包括细胞免疫缺陷、体液免疫缺陷，尤其是联合免疫缺陷病，可能表现为幼年起病的反复呼吸道感染，类似于 CF，反复肺部感染可导致右心衰竭，继而出现淤血性肝硬化。

（3）Shwachman-Diamond 综合征：该病较为少见，因慢性或反复的血液系统异常可反复呼吸道感染，也可伴胰腺功能不全。

（4）α-1 抗胰蛋白酶缺乏症：中国人少见，也可以出现支气管扩张和肝硬化。往往还出现肺气肿、肺大疱等改变；一般不出现胰腺外分泌功能不全。α-1 抗胰蛋白酶水平测定以及基因检测有助于诊断。

二、辅助检查

1. 血常规，白细胞计数 12.4×10^9/L、中性粒细胞百分比 84%、血红蛋白 88g/L，空腹血糖 16.2mmol/L，糖化血红蛋白 9.3%，肾功能、血脂、电解质、凝血、输血前四项、IgE、曲霉特异性抗体等无明显异常。

2. 痰涂片见多量革兰氏阴性杆菌，培养示铜绿假单胞菌生长。

3. 肺功能提示轻度阻塞性通气功能障碍，FEV_1/FVC 65%，FEV_1 为预计值 82%。

4. 大便苏丹Ⅲ染色阳性。

5. 心脏彩色超声正常，腹部彩色超声提示肝硬化、脾大、少量腹腔积液。

6. 征得患者知情同意后，全外显子测序发现囊性纤维化跨膜传导调节因子（cystic fibrosis trans-membrane conductance regulator，*CFTR*）基因存在 c.2 036G>A（W679X）和 c.567C>A（N189K）突变，父亲携带 c.2 036G>A 突变，母亲携带 c.567C>A 突变。

【辅助检查提问】

1. CF 的诊断标准是什么？结合上述病史及辅助检查资料是否可以确诊？

必须同时满足以下两条标准才能诊断为 CF：

（1）至少 1 个器官 / 系统的临床症状符合 CF、或新生儿筛查结果阳性、或有患 CF 的同胞。

（2）存在 CFTR 功能障碍的证据（以下任一条）：

1）汗液氯化物水平较高 ≥60mmol/L。

2）*CFTR* 基因有 2 个致病突变，亲代等位基因各有 1 个。

3）鼻黏膜电位差（nasal potential difference，NPD）异常。

该患者肺及肝脏临床表现符合 CF，且在 CF 基因突变数据库（http://www.genet.sickkids.on.ca）中检索到来自父母双方的 2 个致病突变，可以确诊 CF。

2. 如果没有基因测序条件，可通过哪些辅助检查手段明确 CF？

CF 相关临床表现及 *CFTR* 基因功能障碍可以明确 CF，CFTR 功能障碍还可以通过汗液氯化物检测或鼻黏膜电位差（NPD）检测确认。

（1）汗液氯化物检测：毛果芸香碱汗液激发收集汗液，然后检测其氯化物浓度。

1）正常：汗液氯化物 ≤29mmol/L。

2）中间状态：汗液氯化物 30~59mmol/L。此结果提示疑诊 CF，需要复测和 CFTR 测序来进一步评估。

3）异常：汗液氯化物水平 ≥60mmol/L。在有 CF 临床症状的患者中，如果两次检测均显示异常，则足以确诊。

（2）鼻黏膜电位差（NPD）：对于汗液氯化物检测和 DNA 检测结果不确定的患者，可测定 NPD 以进一步评估是否有 CFTR 功能障碍。

三、诊断

1. 囊性纤维化。

2. 囊性纤维化相关肝硬化。

3. 囊性纤维化相关糖尿病。

4. 囊性纤维化相关胰腺外分泌功能不全。

【诊断提问】

1. CF 的流行病学、遗传学特征及发病机制是什么？

流行病学：CF 在白种人中的发病率最高，约为 1∶3 200，亚裔最低，为 1∶30 000。

遗传学特征：CF 是由位于 7 号染色体上编码囊性纤维化跨膜传导调节因子（CFTR）蛋白的基因突变所致。通常 *CFTR* 基因的两个拷贝都出现致病突变时才导致临床疾病。美国约 70% 的白种人 CF 患者突变是 c.1521_1523delCTT，我国人群中突变频率最高的为 c.2909G>A（G970D）。

发病机制：CFTR 蛋白功能障碍可致呼吸道、胰腺和胆道上皮等具有外分泌功能的腺体分泌物黏稠而难以清除，进而引起相应腺体分泌功能或所在脏器的结构 / 功能异常。

2. CF 的核心临床特点有哪些？

CF 的核心临床特点为受累外分泌腺分泌物异常以及所在脏器的结构 / 功能异常。如呼吸道上皮受累，气道分泌物黏稠，则容易引起持续的排痰性咳嗽，反复的感染 - 阻塞会导致支气管扩张。鼻窦受累可表现为慢性鼻充血、头痛、慢性鼻后滴流所致咳嗽以及睡眠障碍。胰腺内外分泌功能障碍则可表现为消化不良、胰腺炎及糖尿病。胆汁浓缩则易引起胆石症及局灶性胆汁性肝硬化。95% 以上的男性 CF 患者由于存在精子转运障碍不育,CF 女性也因异常黏稠的宫颈黏液生育能力不如正常健康女性。

CF 的其他临床表现多继发于上述核心表现或机制不明,如 10% 合并变态反应性支气管肺曲霉菌病(ABPA)、骨矿物质含量降低、CF 相关关节病、贫血、电解质异常、肾结石和肾钙沉着症。

四、治疗经过

1. 给予哌拉西林 / 他唑巴坦 4.5g,每 8 小时 1 次静脉滴注抗感染。

2. 浓氯化钠雾化吸入,每日 2 次,雾化前吸入沙丁胺醇。

3. 三餐前短效、睡前长效胰岛素注射控制血糖。

4. 随餐同服胰酶肠溶胶囊 5 粒。

【治疗提问】

稳定期 CF 肺部疾病的治疗手段有哪些?

CF 的治疗涉及多个学科,需要内科医生、护士、营养师、呼吸治疗师、遗传咨询、心理医师以及运动医学专业人士等共同参与。

1. **CFTR 调节剂** 是一类新型药物,通过改善缺陷型 CFTR 蛋白的稳定性及离子通透性、增加正常 CFTR 蛋白合成而发挥作用。目前欧洲及美国获批上市的药物主要是 elexacaftor、tezacaftor 和 ivacaftor 三种药物的单剂型、二联或者三联剂型。所有 CF 患者都应接受 *CFTR* 基因突变分型,以确定是否携带适合 CFTR 调节剂治疗的突变。

2. **气道廓清治疗** 包括 α- 链道酶(DNase)和 / 或高渗盐水雾化,不推荐乙酰半胱氨酸;用物理方法,包括体位引流、咳嗽、振荡装置辅助。通常每日治疗至少 2 次。

3. 许多 CF 患者有气道高反应性的一些征象,支气管扩张剂可缓解症状。

4. **抗炎治疗** CF 患者气道的主要病理特征是严重的中性粒细胞炎症。对于 ≥6 月龄的患者,从首次铜绿假单胞菌培养阳性起,开始长期阿奇霉素治疗。

5. **吸入性糖皮质激素** 适用于有明确哮喘症状和体征或是合并 ABPA 的 CF 患者。

6. **抗生素** 囊性纤维化(CF)肺病以持续性细菌感染为特征。

(1)首次检出铜绿假单胞菌时,推荐采用早期根除方案及时治疗,建议单用吸入性妥布霉素(300mg 溶于 5ml 溶剂,每日 2 次)治疗 28 日。痰培养结果可指导急性加重时的抗生素选择。

(2)对于持续存在铜绿假单胞菌感染者,推荐长期吸入妥布霉素,也可吸入氨曲南或黏菌素。通常以 28 日为周期,治疗期与停药期交替。如果肺部状态仍在恶化和 / 或肺病反复加重,可用 2 种吸入性抗生素进行连续交替治疗。

(3)不建议给予除口服阿奇霉素外的长期或间歇性口服抗生素治疗。

7. **其他** CF 患者应接受所有的常规儿童期疫苗接种并适当运动,晚期患者可考虑肺移植。胰腺外分泌功能不全者建议长期补充胰酶制剂;肝功能不全者如果存在胆道梗阻,可尝试使用熊去氧胆酸,严重者可以考虑肝移植。

五、随访及预后

起病后 20 年,患者死于呼吸衰竭,死亡年龄 26 岁。

【预后提问】

CF 的自然病程及预后如何?

CF 的自然病程因受累脏器以及严重程度不同而各异,死亡可发生于从新生儿期至成年期的各个年龄段。近 30 年,CF 患者的生存时间得到了显著的延长。2020 年美国的注册数据表明,当年死亡的 252 名 CF 患者的中位死亡年龄为 34.1 岁,而根据既往数据统计的预期中位生存时间可达 59 岁。

(杨小东　姜法明)

推荐阅读文献

[1] Cystic Fibrosis Foundation Patient Registry. 2020 Annual Data Repor. Bethesda, Maryland, 2021.

[2] DE BOECK K. Cystic fibrosis in the year 2020: A disease with a new face. Acta Paediatr, 2020, 109 (5): 893-899.

[3] LIU K, XU W, XIAO M, et al. Characterization of clinical and genetic spectrum of Chinese patients with cystic fibrosis. Orphanet J Rare Dis, 2020, 15 (1): 150.

第七节　遗传性毛细血管扩张症

关键词：遗传性毛细血管扩张症；动静脉畸形；呼吸困难；脑梗死

一、病史摘要

患者，女性，30岁，职员，已婚，汉族，因"气促、头昏、乏力10个月"入院。

患者10个月前无明显诱因出现气促、头昏、乏力，与体位改变无关，上述症状持续，一般体力活动无明显受限，轻体力活动即加重，无胸痛、胸闷、咯血等不适，无晕厥、黑矇，无肢体感觉及活动异常。当地医院神经内科行头颅CTA：右侧椎动脉V4段较对侧稍细，考虑"后循环缺血"。给予电针理疗、营养神经等治疗后无明显好转，遂就诊于我院呼吸科门诊，行胸部CT示右肺下结节：肺血管畸形可能，为进一步诊疗收入院。自患病以来，患者精神、食欲正常，大小便正常，体重无明显变化。

幼时有反复鼻衄病史，余既往史、个人史无特殊。月经史无异常，29岁生育一子，体健。母亲幼时有反复鼻衄病史，余无特殊家族病史及遗传病史。

生命体征平稳，发育正常，神志清楚，内科查体均无特殊阳性发现。

门诊胸部CT及胸部血管三维重建，见图4-11-11。

【病史提问】

1. 请描述该CT的影像特点。如何在CT上准确识别肺动静脉畸形？

图4-11-11A示右下肺前基底段一分叶结节，结节边界清楚，形态规则。

图4-11-11B、C可见后前位MIP投影及血管三维重建，右下肺一肺动脉分支（蓝色箭头）通过一瘘口（黄色箭头）与引流肺静脉（红色箭头）直接形成交通。

CT平扫某一层面边界清楚、形态规则的结节逐层阅片见连续存在的规则类圆形、柱状血管影像最终与相应区域的肺动脉及肺静脉汇合，则可明确为肺动静脉畸形（pulmonary arteriovenous malformation，PAVM）。

2. 肺动脉与肺静脉通过畸形瘤体直接连通会导致哪些临床问题？

肺动静脉畸形（PAVM）又称肺动静脉瘘、肺海绵状血管瘤。肺动脉不经氧合的静脉血通过瘘口及引流肺静脉直接汇入左心房，会导致体循环混合一定比例的静脉血，患者体循环动脉血含氧量会有不同程度的降低，进而导致慢性缺氧相关的临床表现，如乏力、记忆力/认知功能减退、头疼等神经系统异常、继发性红细胞增多等。瘤体内血流紊乱，易形成血栓或细菌栓子，栓子脱落有脑等重要脏器栓塞或转移性脓肿的风险。瘤体破裂则可能导致咯血或血胸。

3. 患者影像学提示PAVM，须警惕何种疾病？请简单阐述该疾病和PAVM的关系？

须警惕遗传性出血性毛细血管扩张症（hereditary hemorrhagic telangiectasia，HHT）。HHT是一种常染色体显性遗传病，患者主要表现为皮肤黏膜特征性毛细血管扩张和受累脏器动静脉畸形（arteriovenous

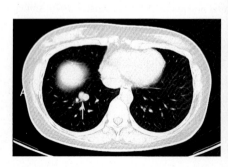
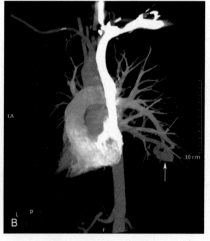
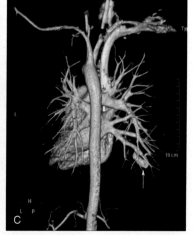

图4-11-11　影像学检查结果
A. CT平扫；B. 最大密度投影（MIP）；C. CT血管三维重建。蓝色箭头：入口肺动脉；
红色箭头：出口肺静脉；黄色箭头：瘘口/瘤体。

malformation，AVM）两种血管缺陷。脏器 AVM 主要发生于肺、脑、肝，多达 2/3 的 HHT 累及肝脏，约 10% 的患者存在脑血管畸形，11%~40% 的 HHT 患者胸部 CT 可见 PAVM。

虽然 HHT 患者 PAVM 的发生率不算很高，但是 PAVM 却与 HHT 高度相关。不同文献报道的 PAVM 中 HHT 的发病率为 25%~98%，然而在多个 HHT 治疗中心，该比例高达 94%~97%。所以，临床发现的 PAVM 须高度警惕 HHT 的可能，并积极搜索其他脏器的受累情况，以便对重要脏器，尤其是大脑的 AVM 及时处理。

二、辅助检查

1. 血常规、肝肾功能、血脂、电解质、凝血、输血前四项、甲状腺功能等无明显异常。
2. 血气分析（静息呼吸空气）：氧分压 84.0mmHg，氧饱和度 95%。
3. 肺功能大致正常。
4. 心脏彩色超声、腹部彩色超声、颈动脉彩色超声正常。
5. 头部 MRI 未见异常。
6. 征得患者知情同意后，全外显子测序发现内皮素（endoglin，ENG）基因存在 12 号外显子 c.1470dup 突变。

【辅助检查提问】

1. HHT 的诊断标准是什么？结合目前资料是否可以确诊？

国际共识诊断标准（Curaçao 诊断标准）基于下列 4 种表现：
（1）反复自发性鼻出血。
（2）典型部位的多发性皮肤黏膜毛细血管扩张。
（3）内脏受累，如消化道毛细血管扩张，肺、脑或肝 AVM。
（4）一级亲属患有 HHT。

符合以上 3~4 项可确诊，符合 2 项为可疑，符合 0~1 项可排除。

该患者及母亲幼时均有反复鼻出血病史，肺有单发 PAVM，在美国 ARUP 实验室官网（http://arup.utah.edu/database/HHT/）查询到 ENG 基因致病突变，符合 HHT 诊断。

2. 还有哪些检查可以用于 PAVM 的诊断及评估？其各自价值如何？

（1）右心声学造影也称气泡超声心动图造影，在 PAVM 的初始检查中可以评估是否存在右向左分流及其严重程度。将超声造影剂（通常为碳酸氢钠注射液和生理盐水震荡产生的微泡）注射入外周静脉，并同时对右心室及左心室进行超声成像。

分级：0 级指无气泡进入左心室，即无右向左分流；1 级指在左心室看到的气泡为 1-29 个；2 级分流（30~100 个气泡进入左心室）或 3 级分流（>100 个气泡进入左心室）。

0 级患者无须接受进一步检查；1 级分流如临床高度怀疑 PAVM 者以及 2、3 级分流者，须进一步行胸部 CT 检查。

（2）CT 肺血管造影：是诊断 PAVM 的首选方法，可以明确瘘口的大小、位置、供血动脉的起源级走行，对后续介入治疗有重要指导价值：若供血动脉直径 ≥ 2-3mm，则应找肺血管介入专家评估介入栓塞治疗；若供血动脉直径 <2mm 且无分流相关临床表现，可继续观察，如有分流相关临床表现，仍建议积极行血管介入栓塞治疗。

（3）肺动脉造影术：主要用于介入栓塞前对供血动脉栓塞位置进行确认。

三、诊断

遗传性出血性毛细血管扩张症（HHT）。

【诊断提问】

1. PAVM 的流行病学、病因及病理学特点有哪些？

流行病学：国内尚无确切的 PAVM 流行病学资料。研究显示 HHT 的患病率为 1/5 000~1/8 000，欧洲约有 85 000 人患病。大部分 PAVM 为先天性疾病，由 HHT 引起。然而，PAVM 也可伴发于多种获得性躯体疾病中，其中最常见的是肝硬化。较少见的伴发疾病包括：穿透性胸部创伤、二尖瓣狭窄、血吸虫病、放线菌病、Fanconi 综合征及转移性甲状腺癌。PAVM 在病理学上是肺动、静脉之间的异常交通，缺乏肺动脉与静脉循环之间应有的正常毛细血管成分。PAVM 在肉眼下表现为较大的单囊或多分叶囊、血管通道扩张的丛状肿块或动静脉之间扩张而迂曲的直接吻合，组织学检查通常显示壁薄，由单层内皮和含量不等的结缔组织间质组成。偶尔可见钙化和附壁血栓。

2. 除前述外，HHT 还有哪些其他临床表现？

（1）多达 1/3 的 HHT 患者有反复消化道出血，常表现为缺铁性贫血或急性消化道出血。
（2）肺动脉高压：HHT 中的肺动脉高压往往是由于体循环 AVM 导致的肺血流量增加和/或贫血所致。
（3）在部分研究中较为严苛的条件下发现 HHT 患者发生动静脉血栓的风险升高。

四、治疗经过

患者于 2022 年 4 月行"肺动静脉畸形介入封堵术",2022 年 7 月复查胸部血管 CT,影像资料见图 4-11-12。

【治疗提问】

PAVM 的治疗手段有哪些?

血管介入治疗是单纯型 PAVM 的一线治疗选择。下列情况可选外科手术方案:重复栓塞治疗失败

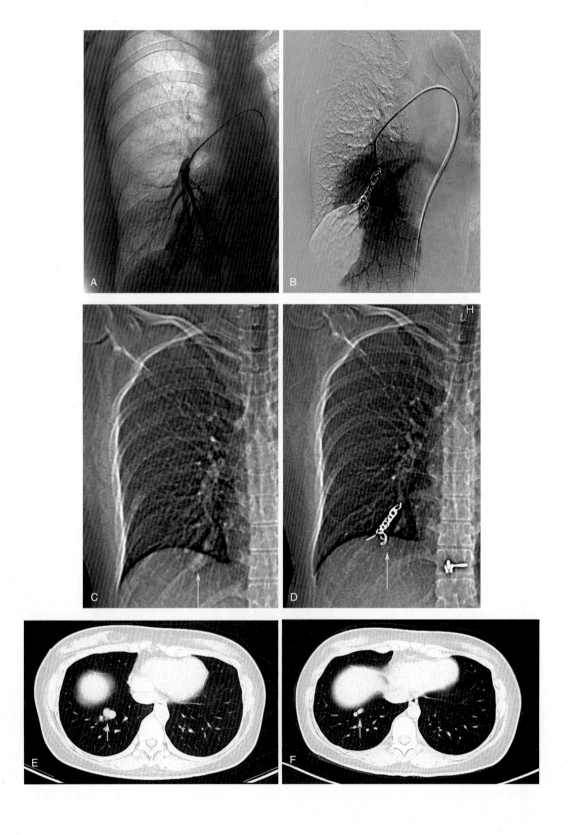

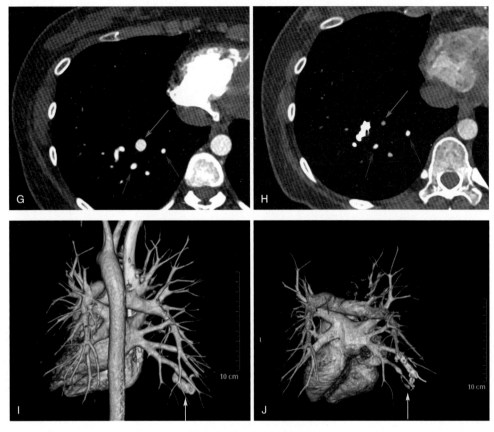

图 4-11-12　CT 复查结果

栓塞前造影确认 PAVM 供血动脉（图 A）；栓塞后造影 PAVM 供血动脉远端无造影剂通过，瘘口消失（图 B）；图 C 对比 D、E 对比 F、I 对比 J，术后对比术前胸片、CT 平扫、血管三维重建均显示右下肺 PAVM 体积明显缩小（黄色箭头）；图 G 对比 H 提示介入术后 PAVM 引流静脉直径明显缩小且没有造影剂（蓝色箭头），临近的两支正常肺静脉有造影剂可作为时相参考（红色箭头）。

的患者，部分复杂型（介入医师评估难以介入封堵者）以及弥漫型 PAVM，以及瘤体破裂引起危及生命的出血但患者所在机构无法进行栓塞治疗。

　　PAVM 患者在进行牙科以及其他非无菌的操作前应接受抗生素预防治疗。静脉输液时应避免空气气泡进入。

　　肺移植仅为无法介入或外科手术且预期死亡风险较高的患者治疗选择，难治性 PAVM 引起低氧血症的患者不移植的远期结局非常好。

五、随访及预后

　　术后 3 个月未再出现气促、乏力、头疼、头晕症状，复查影像见图 4-11-12。

【预后提问】

HHT 预后如何？

通过积极治疗鼻出血、缺铁性贫血以及筛查 / 治疗 PAVM，HHT 患者整体的期望寿命正常。

（姜法明　王　业）

推荐阅读文献

［1］GUTTMACHER A E, MARCHUK D A, WHITE R I Jr. Hereditary hemorrhagic telangiectasia. N Engl J Med, 1995, 333 (14): 918.

［2］SHOVLIN CL, BUSCARINI E, HUGHES JMB, et al. Long-term outcomes of patients with pulmonary arteriovenous malformations considered for lung transplantation, compared with similarly hypoxaemic cohorts. BMJ Open Respir Res, 2017, 4 (1): e000198.

第十二章

儿童发育畸形和骨骼系统罕见病

第一节　成骨不全

关键词：成骨不全；骨质疏松；全身多发骨折

一、病史摘要

患儿，男，1月21日龄，因"左上臂、右大腿活动减少伴哭闹1日"入院。

1日前患儿突发无明显诱因出现哭闹不止，哭闹时无口唇发绀，无恶心呕吐，家属发现患儿左上臂、右大腿活动减少，且安抚时触动左上臂、右大腿后，患儿哭闹加剧，局部可疑肿胀，无皮肤发红、破溃、出血等。于当地医院就诊，行X线片检查后发现左肱骨、右股骨骨折，予以临时固定后，来我院进一步就诊，急诊收入住院治疗。患儿为妊娠38周足月顺产，孕期未规律产检，产检未发现胎儿异常，出生体重3.2kg，出生时新生儿评分具体不详，母乳喂养。患病以来，患儿精神尚可，食欲减少，睡眠欠佳，无发热，二便无异常。父亲（43岁）、母亲（36岁）均身体健康，否认遗传病家族史。

【病史提问】

1. 对无外力或轻微外力引起骨折为主要临床表现的患者，需要考虑哪些疾病？

无外力或轻微外力的骨折多由骨质疏松引起，包括原发性和继发性骨质疏松，原发性骨质疏松例如：成骨不全症、麦丘恩-奥尔布赖特（McCune-Albright）综合征、Bruck综合征、低磷酸酯酶症等；继发性骨质疏松有：佝偻病，骨软化病等。

2. 无外力作用下多发骨折患儿，需要通过哪些体格检查排除患者的急危重症？

各种原发和继发性骨质疏松引起骨密度降低和骨脆性增加，除引起四肢骨骨折，可能同时会有颅骨、肋骨和脊柱等的骨折，伴随不容易发现的急危重症，需要及时发现和处理。主要查体要点见表4-12-1。

表4-12-1　重要查体辨别需要干预的危急重症

部位	疾病	查体重点
头颅	颅骨骨折，颅内出血，颅内压增高	意识状态，呕吐，视乳头水肿，四肢肌力
心肺	肺部感染，呼吸衰竭，心力衰竭	呼吸状态，血氧，血气，心功能
脊柱	脊柱压缩骨折，脊髓神经损伤	四肢感觉运动，下肢腱反射、肌力、肌张力

二、体格检查

1. 一般内科查体　生命体征平稳，患儿神清，查体反应好，体重4.2kg，身高46cm，头颅无肿胀畸形，三角形脸，蓝色巩膜（图4-12-1A），皮肤无黄染，听力刺激反应存在。无口唇发绀，无颈静脉怒张，心、肺、腹未查见明显异常体征。

2. 骨骼肌肉系统查体　患儿颈软，未见头颈偏斜，左上肢和右下肢石膏固定中，拆除石膏后检查四肢骨关节发育对称良好，右侧大腿和左上臂轻度肿胀，局部未见皮肤破溃出血，右足背动脉和左桡动脉搏动良好，远端感觉和运动正常，自主活动减少。被动活动右下肢和左上肢时，患儿有哭闹。余肢体未查见骨关节挛缩，未查见马蹄足征象，肌力5级，自主活动和感觉正常,左侧巴宾斯基(Babinski)征阴性。脊　柱触诊全程无压痛。

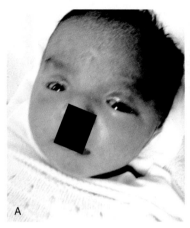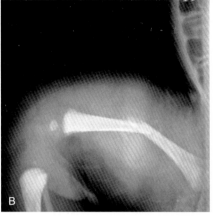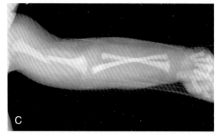

图 4-12-1　本例患者检查结果
A. 蓝色巩膜;B. X 线股骨中段骨折;C. X 线肱骨中段骨折。

【查体提问】

1. 结合患者的病史和查体,初步考虑什么诊断?

该患者疾病为突发的无诱因的全身多发骨折,初步诊断原发性骨质疏松性骨折,伴有蓝色巩膜,三角形面容,无牙齿萌出,无听力障碍,皮肤巩膜未查见咖啡牛奶斑,骨关节未见肌张力高,未见骨关节挛缩,考虑成骨不全(osteogenesis imperfecta,OI)可能性大。

2. 该患者需要考虑哪些鉴别诊断? 还需要进行哪些辅助检查明确诊断?

需要与 OI 相鉴别的疾病见表 4-12-2。

表 4-12-2　成骨不全(OI)的鉴别诊断谱

OI 的鉴别诊断谱	鉴别依据
佝偻病	典型的骨骺 X 线表现,无蓝色巩膜和听力缺陷
Bruck 综合征	染色体显性遗传病,常伴为膝、踝关节挛缩以及马蹄足畸形
骨质疏松 - 假神经胶质瘤综合征	常染色体隐性遗传病,伴有假神经胶质瘤,视力障碍和肌张力低
青少年型 Paget 病	常染色体隐性遗传性疾病,血清碱性磷酸酶水平升高可以鉴别
低磷酸酯酶症	血清碱性磷酸酶浓度降低
Cole-Carpenter 综合征	特征表现包括身材矮小、颅缝早闭、脑积水和眼球突出

因此,明确 OI 诊断还需要完善血常规、血生化(包括血碱性磷酸酶、血钙、血镁、血磷浓度)、四肢骨 X 线片、全脊柱 X 线片、骨密度以及骨代谢标志物检查。在征得患者知情同意后,可完善基因检测,极少数情况下需要行骨活检明确诊断。

三、辅助检查

1. 血常规、血清生化以及电解质、骨代谢标志物[包括骨碱性磷酸酶、骨钙素、β-CTX、PINP、25(OH)D_3(25- 羟维生素 D_3)浓度]均未见异常。

2. 四肢骨 X 线片检查提示右侧股骨中段横行骨折(图 4-12-1B),左侧肱骨中段横行骨折(图 4-12-1C),四肢骨纤细,骨皮质变薄。胸片和脊柱 X 线片均未见异常。

3. 双能 X 线光吸收法(dual-energy X-ray absorptiometry,DXA)患者骨密度检查,腰椎 Z 评分为 –0.8;股骨颈 Z 评分 –2.1,提示骨量低下。

4. 征得患者知情同意后,行基因检测发现 COL1A1 基因编码区有变异。

5. 患者诊断无须手术干预,未行骨活检。

【辅助检查提问】

OI 患者影像学检查具有哪些表现? 其他检查异常指标有哪些?

OI 患者,放射检查可见正常骨骼发育纤细,骨皮质变薄,反复发生骨折的患者因为长期缺乏活动产生失用性骨质疏松,反复多发的骨折引起骨关节畸形,骨关节炎。

怀疑 OI 患者推荐行 DXA 检查骨密度,大部分患者的骨密度低于同龄、同性别的正常人群,骨密度Z 评分往往小于 –2.0。

OI 患者的血清钙、磷、碱性磷酸酶水平一般正常,骨转换标志物如骨碱性磷酸酶、β-CTX、PINP、25(OH)D$_3$普遍在正常范围内,当发生多处骨折时可能有一过性升高。若有明显异常的生化指标,需要鉴别有无其他疾病可能。

四、诊断

成骨不全,右股骨中段横行骨折,左肱骨中段横行骨折。

【诊断提问】

1. OI 的定义及流行病学如何? 发病机制是什么?

OI 是一种罕见的遗传性结缔组织病,主要为常染色体显性遗传,少数为隐性遗传和性染色体遗传,新生儿患病率约为(5~6)/10 万,以骨量减少,骨骼脆性增加和频繁发生骨折为主要特征。

目前已经报道的 OI 致病基因有 20 余种,常见于编码 I 型胶原蛋白的基因突变或者参与 I 型胶原蛋白翻译后修饰的变异,导致 I 型胶原蛋白数量减少或者结构缺陷,引起骨量减少,骨微结构异常,骨密度降低和骨强度减弱,因此容易反复发生骨折。

2. OI 的核心临床特点有哪些?

OI 的特征是无外力或轻微外力下频繁骨折,常伴随继发骨关节畸形和不同程度的活动受限。骨骼影像学典型特征包括全身多部位骨质疏松,颅板薄,颅缝宽,椎体压缩骨折,长骨皮质薄,骨髓腔大,干骺端增宽。于 1979 年,Sillencefen 首先提出了 OI 的临床分型标准,并被广泛使用(表 4-12-3)。

表 4-12-3　成骨不全(OI)的临床分型
(Sillencefen,1979 年)

类型	遗传方式	临床特点	预后
I 型	常染色体显性遗传	明显的蓝色巩膜,听力发育缺陷,开始行走后发生骨折	症状最轻
II 型	常染色体隐性遗传	新生儿期的骨折,蓝色巩膜,伴随宫内发育异常	围产期死亡率高
III 型	常染色体隐性遗传	出生时候可见骨折,牙齿发育异常,多发骨折伴发育畸形	存活中最严重型
IV 型	常染色体显性遗传	临床表现差异大,可以有身材矮小,长骨畸形,轻微或者严重的骨折	预后多样,严重程度介于 I 型和 III 型之间

3. OI 的诊断标准是什么?

典型的病史和体征,包括幼年开始发生的轻微外力下的频繁骨折或者无外伤的椎体压缩骨折,骨骼外表现如蓝色巩膜,乳牙或牙本质发育不全,听力缺陷等,典型的骨骼 X 线影像学特征,结合阳性的家族病史,可明确诊断。

五、治疗经过

1. 骨折治疗。给予床旁皮肤牵引 2 周,复位稳定骨折,治疗右股骨骨折和左肱骨骨折,促进骨折愈合;

2. 基础量的钙剂和维生素 D 的补充。口服补充钙,剂量为每日 500mg,每日一次,另口服补充维生素 D,剂量为 500 单位,每日服用一次。

3. 静脉注射唑来膦酸每 6 个月 1 次,每次按 0.05mg/kg 计算,用药后每周及以后每个月监测患者的血钙浓度,继续规律口服钙剂补钙。

4. 嘱托家属细心照顾,避免受外力撞击和跌倒再发骨折。密切观察随访,关注骨折愈合和发育情况,制定后续康复方案。

【治疗提问】

OI 的疾病治疗手段主要有哪些?

针对 OI 的致病基因的有效治疗方法仍在研究中。目前治疗原则是增强骨密度,降低骨折率,避免骨关节畸形,最大限度保持日常活动和生活自理能力。

主要治疗手段包括:

(1)日常生活方式预防骨折,适度活动增强身体协调能力,补钙和增加维生素 D 摄入,避免跌倒等诱发骨折的因素。

(2)药物干预包括双膦酸盐(bisphosphonates,BP),甲状旁腺类似物等减少骨转换代谢药物,能增强骨密度,预防骨折。

(3)手术干预主要针对不稳定骨折、骨折延迟愈合或畸形愈合者、严重或反复骨折使活动不便的患者。

六、随访及预后

患儿右股骨和左肱骨骨折 2 个月后完全愈合,持续补钙,间隔 6 个月定期注射唑来膦酸,并监测血钙和骨代谢水平。

确诊后 3 年,再发生左肱骨下段骨折,保守石膏治疗后愈合。

确诊 6 年后,患者意外跌倒至左股骨中段横行骨折,予以闭合复位弹性髓内针内固定手术治疗,半年后康复取出弹性髓内针。

随访至 15 岁,患者无再发骨折,身高发育与同龄人相比无差别。

【预后提问】

1. OI 患者何时启动 BP 治疗,使用 BP 治疗有哪些注意事项?

BP 治疗 OI 是通过减少骨转换代谢途径,间接增加骨密度,适用于骨转换代谢增加、骨钙化正常的病例,若出现骨密度显著降低、频繁的骨折、严重的骨痛,行动障碍和骨生长发育缺陷可启动治疗。

2. OI 患者的预后如何?

不同基因表型的 OI 的预后差异很大。大部分的 OI 患者是轻度到中度类型,寿命不受影响,并可参加正常的学习和生产,但常常需要终身的医疗干预。Ⅲ型 OI 患者临床表现差异很大,影响存活的因素很多,一部分在儿童及少年期会死于伴随疾病进展的心肺并发症,另一部分可存活超过 50 岁。导致死亡的主因是椎体和肋骨频发骨折后严重的脊柱、胸廓畸形,患者心肺功能严重损害。

（唐学阳　王道喜）

推荐阅读文献

BOTOR M,FUS-KUJAWA A,UROCZYNSKA M,et al. Osteogenesis Imperfecta:Current and Prospective Therapies. Biomolecules,2021,11(10):1493.

第二节　先天性脊柱侧凸

关键词:先天性脊柱侧凸;半椎体畸形;基因检测

一、病史摘要

患儿,男性,6 岁,因“发现后腰背部不平 6 余年,加重 6 个月”入院。

6 年前患者出生后患儿家属无意发现其后腰部不平,右侧较左侧隆起约 1cm,无明显包块,无压痛等不适。不伴皮肤异常色素沉着以及毛发生长,无感觉运动异常,智力以及运动功能发育与同龄人无差异。1 岁 1 月龄可自行行走,无跛行,走路后逐渐出现右肩高于左肩,身体向左侧倾斜。近半年患儿家属发现其躯干向右侧偏斜,腰背不平加重,于我院门诊就诊,患者家属积极要求手术,为行进一步治疗收入院。既往

史:出生后因先天性肛门直肠畸形,直肠尿道瘘,我院行肠造瘘、尿道探查、肛门成形术、造瘘还纳术。1 岁半因左侧阴囊空虚,诊断左侧隐睾,行睾丸探查下降固定术。无药物、毒物接触史。父亲母均身体健康,否认遗传病家族史。

【病史提问】

对于背部不平的学龄前患儿,诊断应如何考虑,分别对应什么样的临床表现?

对于背部不平学龄前患儿,首先考虑早发性脊柱侧凸(early onset scoliosis,EOS)可能,定义为 10 岁以下脊柱侧弯角度大于 10° 的畸形。具体分型及常见鉴别诊断详见表 4-12-4。

表 4-12-4　儿童背部不平的鉴别诊断谱

分类		鉴别要点
早发性脊柱侧凸	先天性脊柱侧弯	发病早,常出生时即存在脊柱畸形,并常有腰背部毛发、色素沉着等。常同时合并其他系统发育畸形
	特发性脊柱侧弯	为排除后诊断,可有椎体楔形变,但弧度均匀
	神经肌源性	通常有明显的肌源性病因,多伴有肌力,肌张力的减退,感觉功能异常
	马方综合征	体型瘦长、关节韧带松弛、蜘蛛指,拇指征(+)合并心脏瓣膜及主动脉异常,晶状体异位等
	神经纤维瘤病	皮肤常伴咖啡牛奶斑。骨骼发育一类与特发性脊柱侧凸类似,另一类有椎体发育不良,侧凸畸形严重,邻近肋骨常变窄,出现铅笔样改变
	骨骺发育不良	X 线有骨骼发育延迟,椎体形态异常,可有“扁平椎、驼峰椎”,股骨或胫腓骨发育较短,骨骺变形异常
	休门病	青少年时期发病,胸腰段为主,多个相邻椎体楔形变,终板形态改变
其他疾病继发脊柱侧凸	结核性脊柱侧/后凸	结核流行病学史,低热盗汗等全身症状,椎体破坏,死骨形成
	肿瘤病理性骨折	疼痛,占位性病变,椎体压缩性骨折,椎旁软组织影

二、体格检查

1. 一般查体　生命体征平稳,心、肺、腹未查见明显异常体征,浅表淋巴结未扪及肿大,双下肢无水肿。上腹部可见 10cm 瘢痕。肛门无狭窄无脱垂。左侧阴囊可见长约 5cm 手术瘢痕,双侧阴囊可触及睾丸,无明显异常。

2. 专科查体　步入病房正常步态,颈部不短,发际不低。躯干及四肢无明显色素斑及包块。无蜘蛛指/趾,腕征(−)。Adam 征(+),无眉弓距增宽、高上腭,巩膜及牙齿未见明显异常。脊柱活动度可。脊柱腰段右侧侧凸畸形,形成剃刀背高约 2.0cm,胸段左侧侧凸畸形;右肩略高于左肩;脊柱胸段左侧侧凸畸形,双侧髂棘基本等高。四肢感觉、肌力及肌张力大致正常;双侧膝腱反射、跟腱反射可引出;Barbinski 征(−),双侧霍夫曼征(−)。身高 108cm,下肢绝对长度:左 51cm,右 51cm;相对长度:左 55cm,右 55cm。

【查体提问】

1. 结合患者的病史和查体,初步考虑什么诊断?

本例患者学龄前儿童,出生后即发现后腰背部不平,右侧高,症状随年龄增长逐渐加重,并逐渐出现躯干偏斜,双肩不等高。既往因肛门闭锁、左侧隐睾行手术治疗。查体可见腰背部剃刀背畸形,下肢无明显感觉运动异常。辅助检查提示腰 4 半椎体畸形,脊柱侧凸畸形,结合病史、查体及辅助检查,本患者考虑诊断:早发性脊柱侧弯:先天性脊柱侧凸(congenital scoliosis,CS)可能性大。

2. 结合诊断,需要进一步排查哪些异常? 需要进行哪些辅助检查明确诊断?

CS 患者与一般人群相比,合并多系统畸形的比例更高。本例患者已发现合并肛门直肠闭锁畸形,睾丸未降。CS 常见并发畸形如表 4-12-5。鉴于上述 CS 常见合并症,还需要完善血常规、血生化。胸部 CT,超声心动、腹部彩色超声、泌尿系彩色超声等辅助检查。在征得患者知情同意后,还可完善基因检测,从而进一步明确诊断。

对于 CS,仅靠全脊柱正侧位 X 线片,左右 bending X 线片,有时不能很好地进行分型以评估 CS 进展风险。因此需要进一步完善脊柱 CT 三维重建,脊柱 MRI 扫描。

三、辅助检查

1. 血常规、肝功能、肾功能、血糖、血脂、肌酶、胸部 CT 扫描,均未见异常。

2. MRI 头部、全脊柱扫描,均未见明显异常。

表 4-12-5　先天性脊柱侧凸(CS)常见并发畸形

系统	常见并发畸形
神经	脊柱内畸形为主脊髓纵裂,脊髓空洞、脊髓栓系综合征(骶尾部畸胎瘤、皮样囊肿)
循环	室间隔缺损、房间隔缺损、瓣膜畸形、右位心
泌尿生殖	孤立肾、异位肾、重复肾、马蹄肾、尿道下裂、睾丸未降
骨骼肌肉	并肋畸形,胸廓畸形,先天性高肩胛,发育性髋关节脱位,多指
消化	消化道闭锁(肛门闭锁、十二指肠闭锁、食管闭锁等)

3. 肺功能检查基本正常,用力肺活量为 90%。

4. 腹部彩色超声,泌尿系彩色超声、心脏彩色超声未见明显异常。

5. 征得患者知情同意后,行基因检测未见异常。

6. 全脊柱 X 线片(图 4-12-2A)。

四、诊断

1. CS,L_4 半椎体畸形。

2. 先天性肛门直肠畸形伴直肠尿道瘘术后。

3. 睾丸下降固定术后。

【辅助检查及诊断提问】

1. CS 的定义及流行病学如何? 发病机制是什么? 如何分型?

CS 指由于椎体结构缺陷导致的 Cobb 角度大于 10° 的脊柱侧凸畸形。是胚胎发育过程中,脊柱椎体形成不良或分节不良导致的先天性脊柱畸形。

根据 Winter 分型(1968 年)分为: Ⅰ型,椎体形成障碍。胚胎发育过程中,部分或完全的椎体形成障碍,常见有半椎体(图 4-12-2)、蝴蝶椎、楔形椎。Ⅱ型,椎体分节不良。胚胎发育过程中,椎体分节障碍所形成的脊柱畸形,包括阻滞椎、骨桥形成等(图 4-12-3)。Ⅲ型,混合型。同时合并椎体形成障碍和分节不良(图 4-12-3)。

2. 影响 CS 患者脊柱侧凸进展的因素有哪些?

脊柱纵向生长源于椎体上下生长板。CS 进展的原动力是由于脊柱左右侧生长板发育不均衡造成的。影响 CS 患者侧凸进展的因素包括脊柱畸形的类型、畸形的部位,以及畸形严重程度和年龄。

对于形成障碍的 CS,半椎体患者侧凸进展速度明显快于楔形椎和蝴蝶椎。同时半椎体分节情况也影响侧凸进展速度,完全分节的脊柱形成障碍进展较快(图 4-12-2B),可达每年 3°~5°。

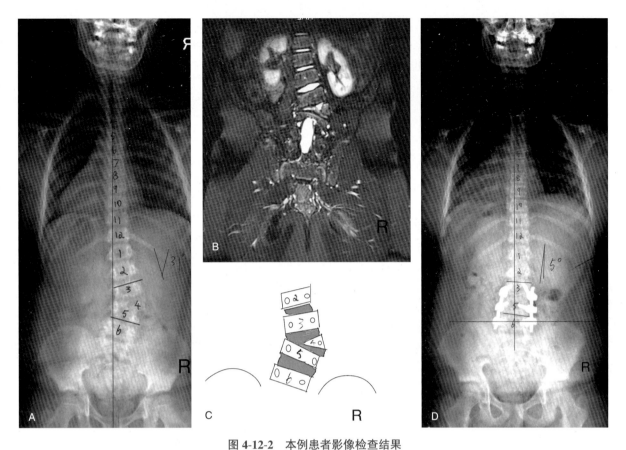

图 4-12-2　本例患者影像检查结果

A. 术前全脊柱正位 X 线片；B. MRI 冠状截面，箭头所示 L_4 半椎体；C. 示意图，L_4 半椎体为完全分节，上下均有椎间盘；
D. 术后 6 年随访全脊柱正侧位。

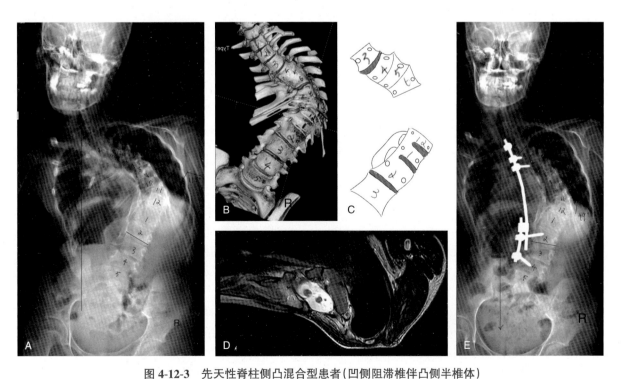

图 4-12-3　先天性脊柱侧凸混合型患者（凹侧阻滞椎伴凸侧半椎体）

A. 术前全脊柱正位 X 线片 Cobb 角 115°（T_4~L_2）；B. CT 三维重建，可见 T_{11} 半椎体，左侧多发并肋畸形；C. 示意图，T_{4-6}
为阻滞椎，T_{12}、L_1、L_2 为左侧分节不良伴骨桥形成；D. MRI 可见脊髓纵裂；E. 单侧生长棒术后 Cobb 角 49°（T_4~L_2）。

一般来说,复杂类型的脊柱侧弯(如凸侧半椎体伴凹侧分节不良)有较大的进展风险(图 4-12-3)。多个半椎体在两侧可能会互相代偿,虽然侧凸仍会进展,但对躯干平衡影响不大。

五、治疗经过

1. 患儿 1 岁就诊时,完善 X 线片提示半椎体畸形,进一步查体发现患儿左侧阴囊空虚,诊断睾丸下降不全,于我院行睾丸探查下降固定术。

2. 密切观察随访,每 0.5~1 年门诊就诊,通过查体及 X 线片评估侧凸进展。指导患儿背部功能锻炼。

3. 6 岁时患儿腰部不适及畸形加重,Cobb 角进展至 31°,脊柱畸形为完全分节的半椎体畸形,处于胸腰段,有快速进展的可能。患儿脊柱柔韧性较好,无严重代偿弯。遂行经后路 L_4 半椎体切除,脊柱侧凸矫形短节段内固定(L_{3-5}),术后矫形效果满意。手术后支具固定 6 个月,门诊密切观察随访。

【治疗提问】

EOS 主要治疗手段有哪些?

1. **观察** 2 岁以内角度不大的 EOS 脊柱畸形进展缓慢,CS 或神经肌肉型 EOS 患者,观察也是理想方案。部分特发性脊柱侧凸有自发缓解的可能。

2. **支具或石膏治疗** 可部分缓解侧凸的进展,推迟脊柱融合手术的时间。对部分特发性 EOS 可避免最终手术治疗。

3. 生长型内固定的手术内固定技术。包括生长棒技术、人工假体钛肋扩张胸廓成形术、磁控生长棒技术、Shilla 技术等。

4. 短节段脊柱融合术:适用于短节段畸形,代偿弯未出现或柔韧性较好的患者,如早期半椎体畸形、单侧峡部裂继发脊柱侧凸畸形。

六、随访及预后

末次随访至患儿 13 岁(术后 7 年),侧凸无进展,Cobb 角仍维持在 5° 左右,双肩等高,骨盆无倾斜(图 4-12-2D)。

【预后提问】

CS 患者的预后如何?

在不考虑并发畸形的前提下,CS 患者预后与畸形严重程度密切相关。对于最常见的 CS——半椎体畸形,如果早期行半椎体切除短节段固定,可以取得良好外观和脊柱功能。

然而严重的 CS 死亡率大幅度增加,其多合并胸廓发育不良综合征(TIS),表现为胸廓功能不全,不能支持正常呼吸功能和肺发育。

（唐学阳 杨攀易）

推荐阅读文献

WU N,MING X,XIAO J,et al.TBX6 null variants and a common hypomorphic allele in congenital scoliosis.N Engl J Med,2015,372(4):341-350.

第三节 卡波西样血管内皮瘤

关键词:卡波西样血管内皮瘤;卡梅现象;西罗莫司

一、病史摘要

患者,女,5 月 2 日龄,因"发现右耳后包块 4 个月,全身皮肤瘀点 3 个月"入院。

入院 4 个月前发现患儿右侧耳后皮肤有一紫红色包块,类似"花生米"大小,周围无红肿、破溃,按压包块处患儿无哭闹。此后该包块进行性增大,3 个月前发现患儿全身出现散在皮肤瘀点,几天后瘀点大部分消退。目前该包块已有"拳头"大小,伴有全身散在皮下瘀点。就诊于我院,门诊检查后以"右耳后包块待诊"收入院。自患病以来,精神、食欲、睡眠尚可,大小便正常,体重随年龄逐步增长。患儿系 35 周早产儿,无药物、毒物接触史。父母身体健康,否认遗传病家族史。

【病史提问】

1. 对于婴儿期出现的体表肿瘤,应考虑哪些诊断?

良性病变:皮样囊肿、甲状舌管囊肿、腮裂囊肿、表皮样囊肿、婴幼儿血管瘤、先天性血管瘤、丛状血管瘤、化脓性肉芽肿、卡波西样血管内皮瘤、婴幼儿肌纤维瘤病、非朗格汉斯细胞组织细胞增生症和皮肤肥大细胞增生症等。

恶性病变:横纹肌肉瘤、婴儿型纤维肉瘤、神经母细胞瘤、先天性白血病、血管外皮细胞瘤、尤因肉瘤家族性肿瘤、隆突性皮纤维肉瘤等。

2. 对于儿童紫癜,诊断如何考虑?

紫癜由血管壁完整性被破坏或止血障碍引起,儿童紫癜常见的原因详见表 4-12-6。

二、体格检查

1. **一般情况**　生命体征平稳,神志清楚,表情自如,无病容,发育正常,营养良好,心、肺、腹未查见明显异常体征,浅表淋巴结未扪及肿大,双下肢无水肿。

2. **专科查体**　右侧耳后可见一巨大体表包块,半球形,延伸至枕部,大小约 8.0cm × 7.5cm × 5.0cm,呈紫红色,无皮肤破溃,质韧,活动度不佳,触压包块患儿无明显哭闹,皮温较健侧高;全身皮肤可见散在瘀点(图 4-12-4)。

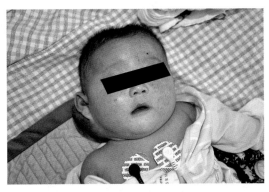 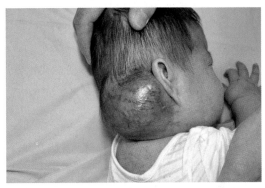

图 4-12-4　患者右耳后包块伴紫癜

表 4-12-6　儿童紫癜主要原因

血管完整性被破坏	止血障碍
创伤(最常见)	血小板减少 破坏增加:免疫性血小板减少症、溶血尿毒症综合征、血栓性血小板减少性紫癜、弥散性血管内凝血、新生儿同种免疫性血小板减少症、药物,如磺胺类药物、丙戊酸钠和苯妥英钠 生成减少:骨髓浸润、遗传性血小板减少症、药物,如卡马西平和氯霉素、骨髓衰竭 血小板滞留:门静脉高压症、贮积病、卡波西样血管内皮瘤、丛状血管瘤
IgA 血管炎 / 过敏性紫癜	凝血因子缺乏:血管性血友病、血友病 A 和血友病 B 以及其他先天性凝血因子缺乏
新生儿暴发性紫癜	肝脏疾病(遗传性或获得性肝脏功能障碍)
抗凝蛋白(蛋白 C 和蛋白 S)的严重获得性缺乏	弥散性血管内凝血
维生素 C 缺乏症	
埃勒斯 - 当洛斯综合征	
色素性紫癜性皮肤病(毛细血管炎)	

【查体提问】

1. 结合患者的病史和查体,初步考虑什么诊断?

本例患者以耳后包块快速增长为特征,伴随全身皮肤紫癜,结合患者的年龄,以及瘤体的外观,初步考虑诊断:右耳后包块:卡波西样血管内皮瘤(Kaposi form hemangioendothe lioma,KHE)伴卡梅现象(Kasabach-Merritt phenomenon,KMP)。

2. 该患者需要考虑哪些鉴别诊断? 还需要进行哪些辅助检查明确诊断?

需要与 KHE 相鉴别的疾病,详见表 4-12-7。

表 4-12-7　卡波西样血管内皮瘤（KHE）的鉴别诊断谱

KHE 的鉴别诊断谱	鉴别依据
丛状血管瘤	临床表现类似,但侵袭性弱,多局限于皮肤,较少引起 KMP,最终鉴别需依靠病理活检
婴幼儿血管瘤	婴幼儿最常见良性肿瘤,有特征性的增殖期和消退期,不会引起凝血异常
先天性血管瘤	出生时已完全形成,出生后瘤体增殖罕见,可出现一过性的血小板减少
卡波西样淋巴管瘤病	可引起凝血功能异常,但病灶呈多灶性或弥漫性,以胸腹腔受累为主
婴幼儿肌纤维瘤病	可出现消耗性凝血病及出血,组织学表现为边界清晰的圆形和梭形细胞结节,伴有不同程度的细胞异型性
婴幼儿纤维肉瘤	恶性肿瘤,最常见于四肢,可出现出血及凝血病,组织学检查可见细胞异型性
卡波西肉瘤	主要见于非洲儿童人群,可检测到 HHV8 病毒基因组,不常伴发凝血病

该患儿还需要完善血常规、血生化、凝血功能、MRI 头颈部扫描等辅助检查。

三、辅助检查

1. **血常规**　血小板计数 12×10^9/L,血红蛋白 97g/L,红细胞计数 3.29×10^{12}/L,白细胞计数 8.24×10^9/L。

2. **凝血功能**　凝血酶原时间 14.2 秒,国际标准化比值 1.23,活化部分凝血酶原时间 33.8 秒,凝血酶时间 26.6 秒,纤维蛋白原 0.60g/L,D- 二聚体 19.28mg/L。

3. 肝功能、肾功能、血糖、血脂,均未见异常。

4. **头颈部 MRI**　右侧颈部巨大肿块,大小约 7.0cm×5.2cm×6.4cm,T_2 加权序列上呈现病灶中心高信号,周围低信号,病灶边界欠清,考虑肿瘤性病变。

【辅助检查提问】

KHE 患者具有哪些血液学参数变化?

KHE 不伴 KMP 患者,疾病活动期通常 D- 二聚体升高,可有轻度纤维蛋白原降低,凝血功能正常;KHE 伴 KMP 患者,具有显著的血小板减少和低纤维蛋白原血症,D- 二聚体明显升高,而凝血功能变化不明显。

四、诊断

右耳后包块:KHE 合并 KMP。

【诊断提问】

1. KHE 的定义及流行病学如何? 发病机制是什么?

KHE 是一种儿童时期罕见的脉管肿瘤,根据现有的资料提示,年发病率约为 0.07/10 万,好发于儿童早期,*GNA14* 基因突变在部分 KHE 患者中被发现,但大部分患者的致病原因及机制未知。目前认为,

KHE 的病理生理学基础是异常的血管生成和淋巴管生成。

2. KHE 的核心临床特点有哪些?

KHE 通常表现为微隆起的紫红色皮下肿块,随着年龄增长包块快速增大,呈侵袭性生长。约 70% 的 KHE 会并发 KMP,表现为严重的血小板减少,低纤维蛋白血症,凝血功能障碍及继发性贫血。KMP 发生后,肿瘤变硬、变坚实,并可伴有全身紫癜。

3. KHE 的诊断标准是什么?

KHE 的诊断需要综合临床、影像学、血液学和组织学特征。

临床检查:患者出现红色或紫罗兰色、边界欠清、位于四肢或躯干的硬结样血管性病变时,应考虑 KHE 的诊断。

影像学检查:核磁共振是最佳的影像学检查手段,T_1 加权序列表现为一个伴有软组织和真皮增厚的边界不清的软组织肿块,T_2 加权序列表现为弥漫性增强的信号。

实验室检查:KMP 发生后,表现为严重的血小板减少、低纤维蛋白血症、D- 二聚体升高,伴或不伴轻度凝血功能异常,部分患者会出现继发性贫血。

组织学检查:由梭形内皮细胞组成的圆形或融合结节,在真皮、皮下脂肪或肌肉中呈浸润性分布。这些梭形内皮细胞排列成畸形的淋巴管和含有红细胞的裂隙状血管腔,同时还有血小板血栓、嗜酸性透明体和外渗的血红蛋白沉积。免疫组化提示 CD31、CD34、VEGFR-3、D2-40、LYVE-1、Prox-1 阳性,而 Glut-1 阴性。

五、治疗经过

1. 予以紧急输注新鲜冰冻血浆 100ml 预防出血;予以口服泼尼松 12mg 每日 1 次 + 西罗莫司 0.16mg 每日 2 次控制瘤体;口服复方磺胺甲噁唑 0.12g 每日 1

次,预防卡氏肺孢子菌肺炎。

2. 复查凝血功能、血常规及肝肾功能。

3. 监测西罗莫司血药浓度。

4. 密切观察,关注患者的呼吸及吞咽功能。

5. 血小板恢复、凝血功能稳定后予以组织病理活检证实了 KHE 诊断。

【治疗提问】

KHE 的治疗手段主要有哪些?

KHE 的治疗应基于肿瘤大小、部位、临床症状以及是否存在 KMP 进行个性化治疗。

对于无症状、未累及重要器官、未造成功能损害和未损容的任意大小肿瘤,可以选择观察,瘤体有自发消退可能。

对于有症状或要求接受根治性治疗的患者,手术切除为首选疗法。但由于肿瘤浸润性生长以及常累及重要部位,大部分 KHE 难以完整切除,故药物治疗成为 KHE 最常用的治疗手段。

对于需要治疗而又无法手术的 KHE 患者,口服泼尼松或泼尼松龙 2mg/(kg·d),或口服西罗莫司 0.8mg/m²,长春新碱也可作为 KHE 的一种治疗方式。

对于 KHE 合并 KMP 患者,可考虑将西罗莫司、全身用皮质类固醇或长春新碱、全身用皮质类固醇联合进行治疗。对于具有高出血风险的患者,还需对症予以冷沉淀或新鲜冰冻血浆止血治疗,一般不输注血小板。长春新碱的剂量为:体重<10kg 的婴儿一次 0.025~0.05mg/m²,每周 1 次,连用 2 个月;体重≥10kg 的婴儿每次 1~1.5mg/m²,每周 1 次,连用 2 个月。口服泼尼松龙 2mg/kg 或静滴甲泼尼龙 1.6mg/kg,每日 1 次。

尽管西罗莫司血药浓度在 5~15μg/L 对于 KHE 均有治疗效果,但对于 KHE 伴 KMP 的患者,西罗莫司血药浓度推荐维持在 10~15μg/L。

六、随访及预后

口服泼尼松＋西罗莫司 5 周时,患者血小板逐渐恢复正常,泼尼松逐渐停药。治疗 6 个月时,患者病灶明显缩小,后予以低剂量西罗莫司维持治疗 2 年(图 4-12-5)。

【预后提问】

西罗莫司治疗 KHE 患者疗程多久?预后如何?

西罗莫司治疗 KHE,治疗终点应是个性化的。

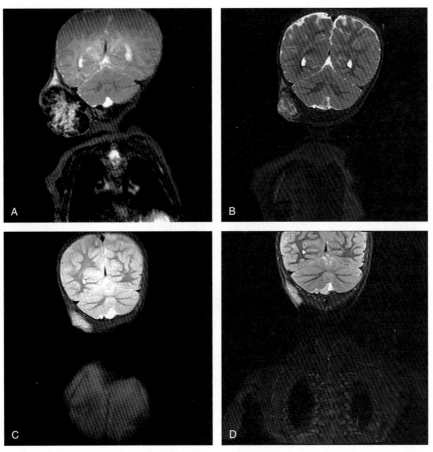

图 4-12-5 西罗莫司治疗随访
A. 治疗前;B. 治疗 6 个月;C. 治疗 1 年;D. 治疗 2 年。

现有的数据显示,治疗时间以"年"为单位,大部分患者需要治疗 2 年甚至更久。

少部分 KHE 可以出现自发消退,但是无论治疗与否,病灶无法完全消退。影像学检查或组织活检提示残留病灶仍为活动性肿瘤。KHE 后期还可能出现淋巴水肿、肢体挛缩、脊柱侧凸、疼痛的远期并发症,影响患者的生活质量。

KMP 患者过去的死亡率高达 12%~30%,特别是累及胸腔、腹膜后的 KHE 风险极高,患者可出现严重凝血功能异常,导致胸腹腔和 / 或心包大量积血。随着对于 KMP 认识的深入,及时有效的干预使得 KMP 死亡率大大降低。

(吉　毅　周江元)

推荐阅读文献

JI Y, CHEN S, ZHOU J, et al. Sirolimus plus prednisolone vs sirolimus monotherapy for kaposiform hemangioendothelioma: a randomized clinical trial. Blood, 2022, 139 (11): 1619-1630.

第四节　外胚叶发育不良

> 关键词:外胚叶发育不良;先天性缺牙;腭裂

一、病史摘要

患者,女,19 岁,无业,未婚,因"语音不清及咬合不佳 10 余年"就诊。

患者自幼语音不清,牙齿数量少,上下牙无法正常咬合,咀嚼困难,自出生即被发现双脚脚趾缺失,未接受任何相关治疗处理。自患病以来,精神、食欲、睡眠尚可,大便及小便正常,身高、体重等发育指标处于正常范围。既往史无特殊。无吸烟、饮酒史,无药物、毒物接触史。父亲(45 岁)、母亲(40 岁)、姐姐(22 岁)均体健,否认遗传病家族史。

【病史提问】

1. 存在先天性缺牙的患者如何考虑定位诊断?

牙胚发育自外胚层来源的神经嵴细胞,其发育异常可能导致牙体形态、位置及数量的异常。先天性缺牙可能涉及乳牙列和恒牙列,6 颗以上恒牙缺失可认

定为多颗牙先天缺失。先天性缺牙根据病因可大致分为外胚叶发育不全(ectodermal dysplasia, ED)相关和非外胚叶发育不全相关疾病两类,其诊断主要依据除缺牙以外的伴发症状和基因检测(表 4-12-8)。

表 4-12-8　先天性缺牙常见鉴别诊断谱

疾病	典型伴发症状	遗传规律(相关基因)
ED 相关疾病	存在皮肤、毛发、牙齿、指甲、汗腺等外胚层来源组织异常中至少两项	常染色体显 / 隐性遗传 X 染色体显 / 隐性遗传
Hallermann-Steriff 综合征	下颌发育不足、矮小、先天性白内障、皮肤萎缩	常染色体显性遗传(*GJAI*)
Rieger 综合征	眼、耳、脐带、口腔及颅面发育异常	常染色体显性遗传(*PITX2, FOXCI*)
Goltz 综合征	皮肤条索状色素沉积、真皮层脂肪疝、脊柱及手部骨骼畸形、眼部异常、心血管异常	X 染色体显性遗传(*PORCN*)
非综合征型缺牙	无缺牙以外其他症状	无显著遗传规律

2. 对存在唇腭裂的患者如何考虑定位诊断?

先天性唇腭裂畸形是人类最常见的颅颌面出生缺陷,由胚胎面突融合障碍导致。根据其遗传特征可分为非综合征型和综合征型。前者不符合孟德尔遗传规律,遗传与环境因素共同参与致病,后者通常有明确的遗传规律和基因异常。对综合征型唇腭裂的诊断同样基于典型伴发症状和基因检测(表 4-12-9)。

二、体格检查

1. 全身查体　生命体征平稳,心、肺、腹未查见明显异常体征。双脚第二脚趾缺失,多数指 / 趾甲发育不良。

2. 口腔颌面部专科查体　面中分凹陷,骨性 III 类面容,前牙反覆盖约 15mm。张口度正常,口内上颌仅见 7 颗牙齿、下颌 10 颗牙齿。悬雍垂开裂,软腭中线透明带,硬腭后缘骨缺损,发音位软腭上抬不足。双侧颞下颌关节大张口时弹响,无关节区疼痛。唾液腺分泌正常。眼、耳、鼻、舌无明显异常(图 4-12-6)。

表 4-12-9　常见伴发先天性唇腭裂综合征

综合征	除唇腭裂畸形外的伴发症状	遗传规律（相关基因）
Van der Woude 综合征	下唇瘘	常染色体显性遗传（*IRF6*,*GRHL3*）
CHARGE 综合征	视神经盘缺损,后鼻孔闭锁,阴茎短小,先天性心脏病	常染色体显性遗传（*CDH7*）
唐氏综合征	面部扁平,小耳畸形,先天性心脏病,掌纹异常	21 号染色体数量异常
胎儿酒精综合征	小颅畸形,小眼裂,人中缺失	酒精暴露
基底细胞痣综合征	多发颌骨角化囊肿,基底细胞癌,肋骨分叉	常染色体显性遗传（*PCTH*）
Stickler 综合征	面部扁平,先天性近视,小下颌畸形,椎骨骨骺发育不良	常染色体显性遗（*COL2A1*,*Col11A1*,*Col11A2*）
Kabuki 综合征	下睑外翻,小耳畸形,主动脉畸形	常染色体显性遗（*KMT2D*） X 染色体连锁遗（*KDM6A*）
Treacher Collins 综合征	小口畸形,颧骨发育不足,小下颌畸形	常染色体显性遗（*TCOF1*,*POLR1D*） 常染色体隐性遗传（*POLR1C*）
缺指 - 外胚叶发育不全 - 唇腭裂综合征（EEC）	先天性缺指 / 趾,并指 / 趾,外胚叶发育不良,唇腭裂,泌尿系统畸形	常染色体显性遗传（*TP63*）

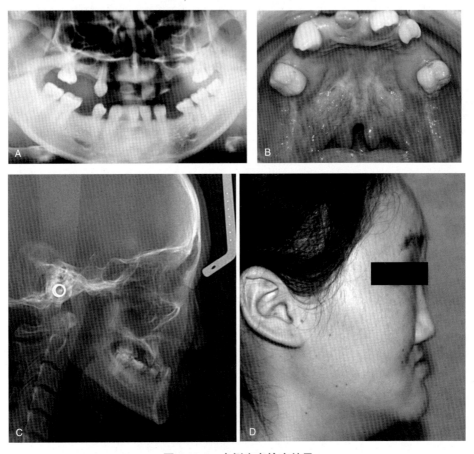

图 4-12-6　本例患者检查结果

A. 牙科全景 X 线片示牙体缺失情况；B. 口内照片示上颌缺牙及黏膜下腭裂情况；
C. 头颅侧位片示上颌发育不足及反颌情况；D. 侧面观。

【查体提问】

1. 结合患者的病史和查体,初步考虑哪些诊断?

ED 最常涉及毛发、牙齿、指/趾甲、汗腺,存在两个以上类型器官发育异常即可诊断。患者存在同时存在指/趾甲及牙列发育异常,符合 ED 诊断,结合其他伴发症状考虑 ED 相关综合征。

2. 该患者鉴别诊断思路?

基于患者先天缺趾及黏膜下腭裂表型,诊断考虑缺指-外胚叶发育不全-唇腭裂综合征(ectrodactyly, ectodermal dysplasia and clefting,EEC),同其他 ED 相关综合征鉴别诊断主要基于表型及基因检测(表 4-12-10)。

表 4-12-10　外胚叶发育不良常见疾病谱

疾病	除 EDs 表型外伴发症状	遗传规律(相关基因)
少汗型外胚叶发育不良	前额突出,鼻梁扁平,唇及耳郭突出,皮肤软而薄,汗腺受累,汗液分泌受限	常染色体显/隐性遗传 X 染色体显/隐性遗传
Wiktop 综合征	指/趾甲纵裂,汗腺正常	常染色体显性遗传(*MSX1*)
Clouston 综合征	牙及汗腺正常	常染色体显性遗传(*GJB6*)
色素失调综合征	皮肤色素沉积,眼部异常	X 染色体显性遗传(*NEMO*)
少汗型外胚叶发育不良-免疫缺陷	免疫缺陷	X 染色体显性遗传 (*IκBα*)
睑缘粘连-外胚叶发育不全-唇腭裂综合征(AEC)	眼睑粘连,鼻泪管闭锁,唇腭裂,上颌发育不足,耳畸形,尿道下裂	常染色体显性遗传 (*TP63*)
缺指-外胚叶发育不全-唇腭裂综合征(EEC)	先天性缺指/趾、并指/趾、唇腭裂、泌尿系统畸形	常染色体显性遗传 (*TP63*)
Rapp-Hodgkin 综合征	鼻泪管畸形、外耳道闭锁、唇腭裂、尿道下裂、舌系带异常、甲发育不良	常染色体显性遗传 (*TP63*)
唇腭裂-外胚叶发育不良	先天性唇腭裂	常染色体显性遗传(*NECTIN1*)

三、辅助检查

1. **影像学检查**　全景 X 线片见大量恒牙缺失,颌骨内无未萌出牙胚。头颅侧位片见上颌骨发育重度不足(图 4-12-6)。

2. **语音评估**　腭裂语音,重度高鼻音及鼻漏气。鼻咽纤维镜见腭咽闭合不全,闭合度约 30%。

3. **中耳功能评估**　鼓室图及纯音测听均正常。

4. **基因检测**　提示 *TP63* 基因表达异常。

【辅助检查提问】

1. 口内缺牙拍摄 X 线片进一步核实的必要性?

先天口内缺牙可能存在两种情况,即牙胚缺失和牙齿阻生。后者埋伏于颌骨内,不符合先天性缺牙诊断须通过全景片予以排除。

2. 腭裂畸形具有哪些语音及中耳功能表现?

腭裂畸形导致软腭肌肉在中线连续性中断。腭帆提肌上抬软腭功能丧失会导致腭咽闭合不全,造成鼻漏气和语音不清。腭帆张肌开闭咽鼓管咽口功能丧失会导致中耳持续负压及分泌性中耳炎。

四、诊断

1. **定位诊断**　外胚叶来源组织发育异常。

2. **定性诊断**　外胚叶发育不全相关综合征。

3. **疾病诊断**　EEC。

【诊断提问】

外胚叶发育不良的疾病谱及流行病学特征?

外胚叶发育不全是一大类存在毛发、指甲、牙齿、汗腺等外胚叶来源组织发育异常的疾病总称,存在超过 180 种不同病例临床表现,多数通过特定的临床表现命名,如 EEC、AEC,依据汗腺是否受累分为有汗型和无汗型。外胚叶发育不全主要病因机制为单基因突变,其遗传模式多样且存在极大异质性。突变位点相同的患者表型亦可能存在显著差异。

五、治疗经过

1. 上颌骨牵张成骨，恢复面型及上下颌协调关系。

2. 种植义齿修复缺失牙体，重建咬合。

3. 手术修复腭裂，恢复软腭肌肉连续性。

【治疗提问】

1. 先天缺牙咬合重建的时机和治疗手段选择？

在生长发育期间唯有通过频繁更换活动义齿维持咀嚼功能。成年后可根据缺牙数量、部位以及颌骨情况选择效果更佳的固定修复策略。

2. 腭裂手术干预的最佳时机？

综合手术、麻醉风险以及言语发育时间，腭裂最佳手术修复时间在出生后 6~18 个月。

六、随访及预后

牵张成骨术后半年拆除牵张器，了解成骨情况。腭裂术后半年随访语音、鼻通气及中耳功能情况，必要时辅助语音训练。义齿修复后每半年复诊了解修复体情况。

【预后提问】

1. EEC 患者异常面容、咬合与语音功能的治疗序列应当如何安排？

面容及咬合同属牙颌畸形问题，其治疗应整体设计，原则是先恢复上下颌骨协调性，在此基础上进行咬合重建。为避免不良发音习惯的形成，原则上尽量在出生后 18 个月进行腭裂修复。对于成年患者，如存在上颌骨发育不良，则建议在协调颌骨关系后再行腭裂手术治疗，以免上颌骨前移再次造成腭咽闭合不全。

2. 腭裂一期手术后仍存在语音功能障碍的干预策略？

在患者五岁或一期手术后半年，行全面的腭咽闭合功能主客观评估，了解语音功能障碍的情况和严重程度，依据是否存在构音错误和腭咽闭合不全分别选择语音训练或腭咽成形手术予以纠正。

（李精韬）

推荐阅读文献

［1］JONES M, JONES K. Syndromes of Orofacial Clefting// LOSEE J E, KIRSCHNER R E. Comprehensive cleft care. 2nd edition. Boca Raton: CRC Press, 2015.

［2］PRIOLO M. Ectodermal dysplasias: an overview and update of clinical and molecular-functional mechanisms. Am J Med Genet Part A, 2009, 149 (9): 2003-2013.

第十三章
女性生殖系统罕见病

第一节　莱伦氏综合征

> 关键词：性发育滞后、身材矮小、莱伦氏综合征

一、病史摘要

患者，女，16岁，因"身材矮小、性发育滞后7年余"就诊。

患者系足月顺产，出生体重4 000g，身长46cm。家长述患者自幼较同龄儿明显矮小且生长缓慢、肥胖，有低血糖史，3岁龄身高为85cm、体重20kg，9岁身高110cm、体重40kg，遂于儿科就诊。测血清生长激素（growth hormone，GH）水平基本正常，血清GH激发试验阴性，外周血染色体核型分析结果46，XX。12岁起，在家长要求下予生长激素治疗至今，治疗后身高增长速度无明显改善。现身高125cm、体重60kg，无月经来潮；门诊就诊后测空腹血清GH水平4.9μg/L，GH激发试验阴性；胰岛素样生长因子1（insulin-like growth factor 1，IGF-1）95μg/L，性激素水平基本正常；胰岛素释放试验提示胰岛素抵抗；手腕骨龄检测提示骨龄落后，约13岁。

患者精神、食欲、睡眠可，大小便正常，体重无明显减轻，智力、语言及运动发育基本正常。无抽搐史、无严重感染病史、无吸烟、饮酒史，无药物、毒物接触史。父亲身高175cm、母亲身高165cm，非近亲婚配，均身体健康，无兄弟姐妹，否认家族中有身材矮小患者，否认其他遗传病家族史。

【病史提问】

1. 对以身材矮小、性发育滞后为主要临床表现的患者，应考虑哪些诊断？

身材矮小合并性发育滞后的女性患者，应详细询问出生时的身长、体重，幼年体格生长发育情况，第二性征出现时间，有无合并智力低下、运动及语言发育迟缓，父母身高等，需考虑矮小症、骨发育异常、染色体异常、性发育异常、遗传代谢性疾病（如黏多糖贮积症）及甲状腺功能减退等诊断。

2. 对以身材矮小、性发育滞后为主要症状的患者，如何通过辅助检查缩小诊断范围？

首先，建议行外周血染色体核型分析以明确该女性患者的染色体情况。其次，建议行血清GH检测，对血清GH水平降低者，进一步行GH激发试验，与GH缺乏症相鉴别。对血清GH水平正常或升高者，进一步测定血清IGF-1和胰岛素样生长因子结合蛋白（insulin-like growth factor binding protein，IGFBP-3）水平，以评估GH/IGF-1轴的功能。同时建议行经腹部妇科超声检查，明确子宫及卵巢发育情况，血清性激素、催乳素、垂体促性腺激素、甲状腺素水平检测及头部MRI影像学检查。最后，建议患儿进一步行家系全外显子测序分析，以了解与遗传代谢性疾病、骨发育异常等相关基因的情况。

二、体格检查

身高125cm（$<-4SD$），体重60kg，BMI 38.4kg/m²。神志清楚，生命体征平稳，前额稍突出、鞍鼻、小下颌，头发稀疏，腋毛稀少，乳腺和阴毛发育Tanner Ⅰ期，心、肺、腹查体无明确异常。

【查体提问】

1. 结合患者的病史和查体,初步考虑什么诊断?

本例女性患者出生时身长 46cm($<-2SD$)、体重 4 000g,有生长发育缓慢、低血糖病史,面容特殊;3 岁时身高低于同性别同年龄 $3SD$、肥胖;9 岁时身高低于同性别同年龄 $4SD$ 伴肥胖,外周血染色体 46,XX,GH 治疗无反应,骨龄落后、性发育滞后,辅助检查提示双侧卵巢体积较小,考虑诊断莱伦氏综合征(Laron syndrome)。

2. 该患者需要考虑哪些鉴别诊断? 还需要进行哪些辅助检查明确诊断?

需要与莱伦氏综合征相鉴别的疾病,详见表 4-13-1。

表 4-13-1 莱伦氏综合征的鉴别诊断

需鉴别的疾病	鉴别依据
GH 缺乏症	血清 GH 水平、IGF-1 和 IGFBP-3 水平降低,GH 激发试验阳性
Turner 综合征	外周血染色体核型 45,X
GH 受体后缺陷导致的 GH 不敏感综合征	编码 GH/IGF-1 轴上其他关键因子的基因 IGFALS、IGF1、IGF1R 和 STAT5B 发生突变,导致的 GH 不敏感综合征,基因检测有助于明确诊断
获得性 IGF-1 缺乏症	因药物或其他合并症导致生长发育迟缓及身材矮小,主要依据病史、原发疾病临床表现、实验室证据、停用药物或原发病治疗后生长发育的改善效果等进行鉴别
黏多糖贮积症	患儿有智力低下,合并面容粗糙、关节僵硬和角膜混浊等临床表现,实验室检查提示尿黏多糖水平升高,基因检测有助于明确诊断

三、辅助检查

1. 血清 GH 水平正常或增高,生长激素结合蛋白(growth hormone binding proteins,GHBP)降低,胰岛素释放试验提示胰岛素抵抗。

2. GH 激发试验阴性,空腹 GH 水平低于 10μg/L 的患者,均建议进一步行 GH 激发试验。

3. **GH/IGF-1 轴功能评价** 血清 IGF-1 和 IGFBP-3 水平降低。

4. **IGF-1 生成试验 IGF-1 和 IGFBP-3 水平明显变化** 评估患者对 GH 治疗的反应性,应用 rhGH 皮下注射 4~9 天,复测血清 IGF-1 和 IGFBP-3 水平。对

GH/IGF-1 轴功能异常者,可进一步行胰岛素样生长因子酸不稳定亚单位(insulin-like growth factor acid labile subunit,IGFALS)、GHBP 检测初步判断该轴相关基因突变的位置,但基因突变的确诊仍需基因检测。

5. **腹部超声检查** 提示肝、胆、胰、脾未见明确异常,双侧卵巢体积较小,子宫形态基本正常。

6. **基因检测** 对临床表现和血清学检查疑诊莱伦氏综合征者,应进行 GH/IGF-1 轴上候选基因测序,基因包括 GHR、IGFALS、IGF1、IGF1R 和 STAT5B 等。该女性患者 GHR 基因 c.181C>T(p.R61*)(NM_000163.5)纯合突变。

【辅助检查提问】

莱伦氏综合征患者具有哪些特征性辅助检查结果?

针对莱伦氏综合征女性患者身材矮小及性发育滞后,多项辅助检查均具有特征性。具体如下:

(1)血清 GH 水平正常或升高、IGF-1 和 IGFBP-3 水平降低,GH 激发试验阴性,IGF-1 生成试验阴性;血清 GHBP 介于正常值的 1%~30%;胰岛素释放试验提示胰岛素抵抗。

(2)超声检查提示双侧卵巢体积较小,子宫发育基本正常。

(3)基因检测检出 GH/IGF-1 轴候选基因突变。

(4)影像学检查:手腕 X 线片显示骨龄落后,头部 MRI 未见明确异常。

四、诊断

莱伦氏综合征

【诊断提问】

1. 莱伦氏综合征的定义及流行病学如何? 发病机制是什么?

莱伦氏综合征为原发性 GH 不敏感综合征,也称为莱伦侏儒症(Laron dwarfism),由于 GH 受体或受体后信号通路上基因突变导致,患者 GH 的合成和分泌水平正常甚至升高,GH 的生物学作用降低甚至缺失,靶细胞对 GH 不敏感,导致生长发育缓慢。据报道,莱伦氏综合征发病率约(1~9)/100 万。

GH/IGF-1 轴在人类生长发育中起重要作用,垂体前叶合成和分泌的 GH,经垂体门脉系统进入血液循环,作用于肝细胞表面的 GHR,GH 与 GHR 结合后激活 JAK2,并诱导 GHR 胞内区的酪氨酸残基磷酸化,后者募集细胞内 STAT5b 分子并诱导其磷酸化和级联反应,促进下游 IGF1/IGF2、IGFBP-3 和

IGFALS 的基因转录。IGF-1、IGFBP-3 和 IGFALS 形成复合物,延缓 IGF-1 的血液清除率及延长 IGF-1 半衰期,IGF-1 与软骨细胞表面胰岛素样生长因子受体(insulin-like growth factor-1 receptor,IGF1R)结合并促进软骨细胞增殖,达到促进身高生长的目的。编码 GH/IGF-1 轴上任何因子的基因发生突变,虽血清 GH 水平正常,但仍无法发挥生物学作用,最终导致身材矮小的临床表现。

2. 莱伦氏综合征的核心临床特点有哪些?

莱伦氏综合征以身材矮小、骨龄落后、性发育滞后等为主要临床表现。

(1)生长发育迟缓:莱伦氏综合征患者出生时表现为身长低于 48cm、巨大儿。生长发育过程中出现障碍,身高低于同性别同年龄的 4~10SD,且上身与下身比例失衡,比值大于 1。部分患者有体重增长快于身高增长的特点,导致患者有均匀性肥胖倾向。莱伦氏综合征患者骨成熟延迟,影像学检查提示骨龄落后。

(2)性发育滞后:莱伦氏综合征患者外生殖器较小,男性患者表现为小阴茎和小睾丸,女性患者超声检查发现双侧卵巢体积较小。多数患者合并青春期发育延迟,女性患者在 13~15 岁月经初潮,男性在 13~16 岁睾丸开始增大。虽然莱伦氏综合征患者性发育滞后,但多数患者最终性发育成熟,具有生育能力。

(3)其他特征:莱伦氏综合征患者的面容特征包括前额突出、小下颌和鞍鼻等,因中面部骨骼发育及咽部解剖结构异常,说话音调高尖,但多无特异性。部分患者头发稀疏、可出现"落日征",可能合并肘关节活动受限、先天性髋关节脱位、股骨头缺血性坏死等表现。部分莱伦氏综合征患者还可能合并代谢异常或其他先天畸形,包括颅面畸形、免疫缺陷、催乳素升高、胰岛素抵抗、高脂血症、耳聋、智力缺陷、主动脉瓣狭窄、隐睾、蓝巩膜和先天性白内障等。

3. 莱伦氏综合征的诊断标准是什么?

可结合临床表现和实验室检测进行初步诊断。临床表现包括身材矮小、生长发育缓慢、骨龄延迟和性发育滞后等。实验室检查血清 GH 水平正常或升高伴有 IGF-1、IGFBP-3 水平降低,血清 GH 激发试验阴性,GHBP 降低,IGF-1 生成试验阴性,在排除染色体异常后,初步诊断莱伦氏综合征。

Blum 等提出改良莱伦氏综合征评分系统,评分项目有 7 项,每项 1 分,总评分 ≥5 分者可诊断莱伦氏综合征(表 4-13-2)。

表 4-13-2　改良莱伦氏综合征评分

项目	分值 / 分
身高或身长 <−3SD	1
GH 基础水平 >2.5μg/L	1
IGF-1 基础水平 ≤50μg/L	1
IGFBP-3 基础水平 <−2SD	1
IGF-1 生成试验血清 IGF-1 增长值 ≤15μg/L	1
IGF-1 生成试验血清 IGFBP-3 增长值 ≤400μg/L	1
GH 结合能力 <10%	1

该评分系统用于莱伦氏综合征的临床诊断,最终诊断需通过 GH/IGF-1 轴 *GHR* 基因检测进行。

五、治疗经过

该女性患者给予重组人胰岛素生长因子 -1(recombinant human insulin growth factor-1,rhIGF-1)100μg/kg 治疗,每日 2 次,维持治疗 2 年后,生长速度接近同龄儿,月经已经来潮,预测终身高 155cm。

【治疗提问】

莱伦氏综合征的治疗手段主要有哪些?

(1)rhIGF-1 治疗:莱伦氏综合征患者对重组人生长激素(recombinant human growth hormone,rhGH)治疗通常无反应。现有证据提示 rhIGF-1 是莱伦氏综合征的有效治疗药物,治疗剂量为 60~120μg/kg,每日 2 次。建议自患者确诊开始进行 rhIGF-1 维持治疗,定期监测及评估患者生长发育情况,常见的不良反应包括低血糖、局部脂肪增生等。有学者建议联合应用 rhGH 和 rhIGF-1 以提高治疗反应性,该联用方案的安全性和有效性有待进一步证实。

(2)支持及对症治疗:生长发育缓慢的患者应加强营养、支持治疗。合并肘关节活动受限、先天性髋关节脱位、股骨头缺血性坏死的患者外科治疗及康复治疗。合并免疫缺陷或代谢异常者,免疫及代谢调节治疗。先天性白内障者眼科治疗等。

【预后提问】

莱伦氏综合征的预后如何?

莱伦氏综合征是由于靶细胞对生长激素不敏感导致的矮小及性发育滞后综合征,对于早期明确诊断,积极给予 rhIGF-1 治疗者,预后较好,终身高及性发育情况接近正常。对于诊断较晚或未经正规治疗者,患者终身高较矮,女性患者终身高低于 140cm。虽莱伦氏综合征患者性发育较晚,最终生育能力基本正常。

(刘珊玲　周　凡)

推荐阅读文献

[1] LARON Z, WERNER H. Laron syndrome-A historical perspective. Rev Endocr Metab Disord, 2021, 22 (1): 31-41.

[2] BLUM W F, COTTERILL A M, POSTEL-VINAY M C, et al. Improvement of diagnostic criteria in growth hormone insensitivity syndrome: solutions and pitfalls. Pharmacia study group on insulin-like growth factor I treatment in growth hormone insensitivity syndromes. Acta Paediatr Suppl, 1994, 399: 117-124.

第二节　Silver-Russell 综合征

关键词:Silver-Russell 综合征;性早熟;身体不对称;遗传印记

一、病史摘要

患者,女性,7 岁,因"发现生长发育滞后 7 年,乳房增大 10 天"就诊。

患儿系妊娠 39^{+2} 周足月剖宫娩出,出生体重 2 300g(<-2SD),身长 46cm(<-2SD),头围 36cm(+2SD),婴儿期喂养困难。1 岁时身高 66cm(<-2SD),2 岁时身高 76cm(<-2SD),3 岁时身高 82cm(<-2SD),4 岁时身高 90cm(<-2SD),5 岁时身高 95m(<-2SD),6 岁时身高 100cm(<-2SD)。10 余天前家长发现患儿双乳房增大伴触痛。无变声、痤疮、肥胖,无阴毛腋毛,无性格改变、痴笑发作、抽搐、行走困难,无长期发热、慢性腹泻,智能发育与同年龄儿童相比类似。

患者精神可、睡眠好、食欲好,大小便可。无高激素食品摄入史,无避孕药摄入史,无长期服用激素药物史。父亲青春期发育年龄不详,身高 170cm,母亲初潮年龄 13 岁,身高 160cm。父母非近亲婚配,均身体健康,无兄弟姐妹,否认家族中有身材矮小患者,否

认其他遗传病家族史。

【病史提问】

对以女性性早熟为主要临床表现的患者,应如何考虑分类?

女性性早熟是指女孩在 8 岁以前出现第二性征发育或 10 岁前月经来潮。根据下丘脑-垂体-卵巢轴是否提前启动,分为中枢性性早熟[(促性腺激素释放激素(gonadotropin-releasing hormone,GnRH)依赖性、真性、完全性性早熟)]、外周性性早熟(非 GnRH 依赖性、假性性早熟)和不完全性性早熟(部分性性早熟)。中枢性性早熟是指由于下丘脑-垂体-卵巢轴提前激活,导致卵巢内卵泡过早发育而引起性早熟,除第二性征过早出现外,可有排卵且具有生殖能力。外周性性早熟指并非由下丘脑-垂体-性腺轴的激活而是由其他来源的雌激素而引起的性早熟,仅有部分性征发育而无性功能成熟,其性早熟症状是某种基础疾病的临床表现之一。不完全性性早熟是患儿有第二性征早现现象,但性征发育呈自限性,无其他青春期发育的表现。

GnRH 激发实验是鉴别中枢性性早熟及外周性性早熟的重要依据。另需结合患儿详细查体、性征进展情况、既往史和家族史,根据病情行头颅 MRI、肾上腺功能、甲状腺功能等检测,以甄别性早熟类型及病因。

二、体格检查

1. **一般内科查体**　生命体征平稳,心、肺、腹未查见明显异常体征。身高 105cm(<-2SD),体重 15kg(<-2SD),头围 52.5cm。神清,反应可,无皮肤粗糙,三角脸,左下肢长 38cm,右下肢长 36cm,余四肢外观未见异常。

2. **专科查体**　左侧乳房 2.5cm×2.0cm,乳核 2.2cm×0.8cm,右侧乳房 2.0cm×2.0cm,乳核 2.0cm×0.6cm,乳头乳晕变大伴颜色加深,双侧乳房有触痛,无红肿、分泌物。左侧大阴唇较右侧大阴唇肥厚,无阴道流血,口腔黏膜、外生殖器、皮肤皱褶处无色素沉着。

【查体提问】

1. 结合患者的病史、查体及既往史,初步考虑什么诊断?

本例患儿呈进展性病程,以身材矮小和性早熟为特点。患儿自宫内即有生长发育滞后的表现,出生时相对头大(出生头围标准差/出生体重和/或出生身长标准差≥1.5),生后生长发育滞后,且无追赶现象,

详细查体发现双下肢不对称伴大阴唇不对称,结合患者出现性早熟表现,初步诊断:Silver-Russell 综合征(Silver-Russell syndrome,SRS)(MIM#180860)可能性大。

2. 需要进行哪些辅助检查明确诊断?

需要通过乳腺超声、性激素激发实验、骨龄测定等明确中枢性性早熟诊断,头颅影像学、分子遗传学检测等进行病因学诊断。

三、辅助检查

1. GnRH 激发实验 血清黄体生成素峰值为 5.5U/L,促卵泡激素峰值为 6.5U/L。

2. 血常规、肝功能、肾功能、甲状腺功能及抗体、肿瘤标志物、17α 羟孕酮定量、雄烯二酮、脱氢表雄酮及硫酸酯、血清促肾上腺皮质激素、皮质醇均无异常。

3. 盆腔超声 卵巢容积 2ml,双侧卵巢见多个卵泡,大小约 5~6mm。

4. 手腕部 X 线骨龄测定为 10 岁。

5. MRI 头部扫描 未见明显异常。

6. 基因组及染色体检测 采用 MS-MLPA 技术检测患儿 11p15 区域甲基化水平,采用染色体微阵列分析技术检测患儿染色体拷贝数变异情况,结果提示患儿 11 号染色体端粒端的印记调控区域 1(imprinting control region 1,ICR1)和 *H19/IGF2* 基因间差异性甲基化区域(*H19/IGF2* intergenic differentially methylated region,*H19/IGF2* IG-DMR)甲基化水平显著降低,患儿未检出 CNVs 异常。

【辅助检查提问】

SRS 患者具有哪些分子遗传学改变?

SRS 通常被认为是表观调控异常所致疾病,主要为遗传印记(genetic imprinting)改变。遗传印记是指生物体的一对同源染色体或相应的一对等位基因分别来自父亲和母亲,某些来自双亲的同源染色体或等位基因存在功能上的差异,因而当它们发生相同的改变时,所形成的表型会有所不同。

在临床诊断的 SRS 病例中,约 60% 的病例能明确分子病因,常见的病因包括:11 号染色体 p15 区域的甲基化异常(占 30%~60%)及 7 号染色体的母源性单亲二体(UPD)(占 5%~10%)。11p15.5-p15.4 区域有两个印记中心,端粒端的 ICR1 及着丝粒端的印记调控区域 2(imprinting control region 2,ICR2)。ICR1 的 *H19/IGF2* IG-DMR 包括母源表达的 *H19*(OMIM:103280)及父源表达的 *IGF2*(OMIM:147470)。ICR1

区域的正常甲基化发生在父源染色体上,父源低甲基化导致父源 *IGF2* 表达降低而母源 *H19* 表达相对增高,导致生长受限,是 SRS 的常见原因。ICR2 的 *KCNQ1OT*1 TSS-DMR 包括母源表达的生长抑制因子 *CDKN1C*(OMIM:600856)。ICR2 区域的正常甲基化发生在母源染色体上,可使 *CDKN1C* 表达,防止过度生长,部分病例可检出 ICR2 区的母源性重复,当 *CDKN1C* 过度表达则可导致生长受限。母源性 7 号染色体的单亲二体(upd(7)mat)是 SRS 第二常见的分子病因,导致 SRS 的主要候选基因为 7p12.1 区域的 *GRB10*(OMIM:601523)及 7q32 区域的 *MEST*(OMIM:601029)。

四、诊断

Silver-Russell 综合征(SRS)

【诊断提问】

1. SRS 的定义及流行病学如何? 发病机制是什么?

SRS 是一种罕见疾病,以宫内及生后生长发育迟缓、前额突出、三角脸、身体不对称为主要表现,其他临床表现包括性腺异常(如隐睾、尿道下裂、先天性无子宫等)、生长激素缺乏、中枢性性早熟、脊柱畸形、第五指弯曲及喂养困难等。SRS 的发病率约为 1/(3 万~10 万)。

通常认为 SRS 是一类与表观遗传相关的疾病,与遗传印记相关,通过影响 DNA 甲基化和组蛋白修饰而致病,该类疾病的主要发病机制包括:①包含印记基因的染色体片段缺失或重复;②印记基因或印记调控区域的致病突变;③单亲二体。

2. SRS 的核心临床特点有哪些?

尽管 SRS 表现出同小于孕龄儿相似的宫内发育迟缓及出生低体重,但 SRS 具有其独特的临床特征,包括相对巨颅、前额突出、三角形脸的特征性面容、喂养困难、重度生后生长滞后、进展迅速的中枢性性早熟、身体的不对称、第五指弯曲等。应注意到 SRS 患者随着年龄增加,其临床表现通常越不典型。

3. SRS 的诊断标准是什么?

(1)临床诊断:2015 年由 Azzi 等建立的 Netchine-Harbison 临床评分系统(Netchine-Harbison clinical scoring system,NH-CSS)是 SRS 国际共识中推荐的用于临床诊断的评分体系(每项 1 分),评分 ≥4 分者应考虑临床诊断 SRS,见表 4-13-3。

表 4-13-3 Netchine-Harbison 临床评分体系

临床特征	定义
小于孕龄儿	出生体重和/或出生身长 ≤ -2SD
生后生长迟缓	2 岁时身高 ≤ -2SD 或 ≤ 父母目标身高的 -2SD
出生时相对巨颅	出生头围标准差/出生体重和/或出生身长标准差 ≥ 1.5
前额突出	(1~3 岁)侧面观前额突出于面部平面
身体不对称	腿长差异 ≥ 0.5cm 或手臂不对称或腿长差异 <0.5cm 时至少合并其他两部位的不对称,且其中包括面部不对称
喂养困难和/或低 BMI	2 岁时 BMI ≤ -2SD 或管饲喂养或需赛庚啶刺激食欲

该体系对于临床数据不完善病例仍可使用。该评分体系具有特异性低(36%)、灵敏度高(98%)及阴性预测值较高(89%)的特点,若不满足 NH-CSS 中的三项,则可排除 SRS 诊断。由于约 60% 病例能找到分子遗传学病因,故对于 SRS 的诊断,分子遗传学检测十分重要。

(2)分子遗传学检测:NH-CSS 评分 ≥ 4 分或评分为 3 分但临床高度怀疑 SRS 的病例,建议进行分子遗传学检测:11p15 区域的甲基化检测及 upd(7)mat 检测,方法包括 eH19/IGF2 IG-DMR、KCNQ1OT1 TSS-DMR、GRB10 alt-TSS-DMR 及 MEST alt-TSS-DMR 的甲基化检测,若上述检测有阳性发现,应对其是否为 CNVs 或 UPD 所致进行进一步甄别,以评估再发风险;14q32 区域的 CNVs 及甲基化分析,CDKN1C 及 IGF2 突变位点分析及 upd(16)mat,upd(20)mat 检测;应注意到体细胞嵌合可能,外周血结果阴性,若临床高度怀疑,可采用口腔黏膜细胞、皮肤成纤维细胞等样本。

结合 NH-CSS 及分子检测,SRS 诊断可分为:NH-CSS 评分 ≥ 5 分 + 分子诊断明确可确诊 SRS;NH-CSS 评分 ≥ 5 分或评分 4 分且包括相对巨颅和前额突出两项可临床诊断 SRS;NH-CSS 评分体系不支持临床诊断 SRS 但分子检查支持分子诊断 SRS;NH-CSS 评分 ≤ 4 分且不具有相对巨颅和前额突出表现,分子检测阴性为非 SRS。需特别强调,在所有分子诊断阴性的情况下,只有评分 ≥ 4 分,且包括出生时相对巨颅及前额突出两项,方可临床诊断 SRS。

五、治疗经过

1. 促生长治疗,通常使用重组人生长激素(recombinant human growth hormone,rhGH)治疗,通过改善身体体质、优化生长曲线,达到改善终身高的目的。

2. 改善中枢性性早熟,通过促性腺激素释放激素类似物的应用,抑制延缓性发育,阻止月经来潮、抑制骨骼成熟、改善成人期终身高,恢复相应年龄应有的心理行为。

3. 对症治疗肢体不对称,可先康复训练,必要时骨科评估行外科手术。

4. 给予心理支持及综合对症治疗。

5. 密切观察随访,警惕患儿远期发生 2 型糖尿病、骨质疏松等可能。

【治疗提问】

SRS 的主要治疗手段和目标是什么?

SRS 治疗遵循个体化及多学科合作原则。SRS 治疗在不同年龄阶段侧重点有所不同。婴幼儿期主要解决喂养困难的问题;儿童期和青少年期,主要解决身高和性早熟的问题。另外需注意肢体不对称所引起的步态、体态问题。有部分患者可能存在语言发育滞后和认知运动发育滞后问题,也需早期干预。

(1)对于诊断为 SRS 的婴幼儿,应加强儿童保健并进行发育评估,以确保及时发现问题并及早干预。对于分子诊断为 7 号染色体母源 UPD 所致的 SRS,应特别注意患儿的语言、言语发育情况以及孤独症谱系障碍相关表现,且应在每次儿科查体时关注肌阵挛肌张力情况,若有异常尽早至儿童神经专科。

(2)诊断 SRS 患者均应详细查体,判断是否存在肢体不对称、脊柱侧凸等情况,在对患儿进行 rhGH 治疗前及治疗期间均应由骨科专科医师参与评估及监测脊柱侧凸情况。

(3)诊断 SRS 患者可于颌面外科随访,且应特别注意是否存在睡眠呼吸障碍。

(4)对于存在内外生殖器发育异常的患儿,应专科就在评估手术时机及生育力保护情况。

(胡 婷 刘希婧)

推荐阅读文献

[1] TUMER Z, LOPEZ-HERNANDEZ J A, NETCHINE I, et al. Structural and sequence variants in patients with Silver-Russell syndrome or similar features-Curation of a disease database. Hum Mutat, 2018; 39 (3): 345-364.

[2] WAKELING E L, BRIOUDE F, LOKULO-SODIPE O, et al. Diagnosis and management of Silver-Russell syndrome: first international consensus statement. Nat Rev Endocrinol, 2017, 13 (2): 105-124.

第三节　林奇综合征

关键词: 结直肠癌; 子宫内膜癌; 林奇 (Lynch) 综合征

一、病史摘要

患者,女性,32 岁,已婚未育,因"阴道不规则出血 6 个月"入院。

患者 6 个月前无明显诱因出现阴道不规则出血,1 个月前出现月经淋漓不尽,超声提示"子宫内膜单层厚 0.9cm,回声不均匀,双侧附件未见明显异常"。诊断性刮宫术后病理检查提示"子宫内膜非典型增生伴灶性癌变"。患病以来精神、食欲、睡眠尚可,大便及小便正常,体重无明显变化。既往史无特殊。无吸烟、饮酒史,无药物、毒物接触史。G0P0,既往月经周期尚规律,未避孕未孕 4 年。家族史:奶奶 55 岁诊断为乳腺癌,现健在;父亲 63 岁时诊断为结肠癌,现健在;余亲属暂无特殊(图 4-13-1)。

【病史提问】

1. 对以阴道不规则出血为主要临床表现的患者,应考虑哪些病因?

阴道不规则出血也称为子宫异常出血(abnormal uterine bleeding,AUB),是育龄期女性较为常见的妇科症状,可表现为月经周期、经期长短、月经量的异常、月经间期的出血以及妊娠相关异常阴道出血。AUB 的病因需考虑子宫因素或非子宫因素,国际妇产科联盟(International Federation of Gynecology and Obstetrics,FIGO)将女性生殖系统出血的病因总结为九类(PALM-COEIN)以便诊疗,包括息肉、腺肌症、平滑肌瘤、恶性病变和非典型增生、凝血功能障碍、排卵障碍、内膜病变、医源性及尚未分类的病因,可据此考虑 AUB 的病因。

2. 结合患者恶性肿瘤家族史,病史采集时应注意什么?

病史采集应排查可能的病因及遗传性肿瘤综合征的可能性,询问患者是否存在不孕、多囊卵巢综合征、初潮早、绝经晚、排便习惯或大便性状改变、腹痛、腹部包块、乳腺结节等;是否存在肥胖、高血压、高血糖、高血脂及高雌激素(内源性及外源性);亲属是否存在结直肠癌、乳腺癌、胃癌、卵巢癌等(包括诊断年龄、亲属级别、组织类型、治疗等);吸烟、饮酒、饮食及运动习惯等。

二、体格检查

1. 一般内科查体　生命体征平稳,血压正常,各系统未查见明显异常。身高 162cm,体重 56kg,BMI 21.3kg/m²。

2. 专科查体　第二性征:女性,已婚未产式。外阴、阴道无异常。宫颈光滑、无触血,宫颈管内无出

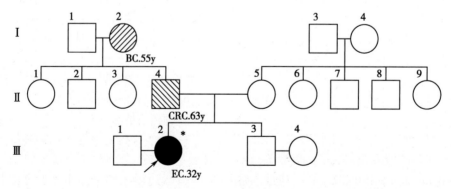

图 4-13-1　患者家系图

BC,乳腺癌;CRC,结直肠癌;EC,子宫内膜样腺癌;*,Ⅲ2 查见胚系 *MSH2* 基因 c.2131C>T (p.R711*)(NM_000251.3)杂合变异;其余亲属未行该位点验证。

血。宫体前位,正常大小,质中,表面光滑,无压痛。双附件未扪及异常。

三、辅助检查

1. 血常规、肝肾功能、肿瘤标志物、性激素、甲状腺功能及抗体、胸部 CT 及乳腺彩色超声均未见异常。

2. **盆腹腔磁共振**　子宫腔可见散在大小不等异常信号影,较大者位于子宫下段,约 1.0cm×0.6cm×0.3cm;子宫结合带未见增厚,连续性好;宫颈、双侧附件、盆腹腔淋巴结未见异常。

3. **宫腔镜检查**　宫腔深 8.0cm,后壁下段可见 1.0cm×0.5cm×0.3cm 白色絮状凸起物,表面可见血管增生,余子宫各壁未见异常。腹腔镜检查未见异常。

4. **子宫内膜病灶病理检查**　高分化子宫内膜样腺癌(endometrial cancer,EC),其下所附肌层未见肿瘤侵犯。免疫组化:雌激素受体 ER(+++)、孕激素受体 PR(+++)、PTEN(-)、P53 野生型、MLH1(+)、PMS2 部分缺失、MSH2 和 MSH6 完全缺失。

5. **结直肠镜检查**　横结肠近肝曲处及距肛 60cm 处黏膜慢性炎,各见一个直径 0.2cm 凸起,病理检查:息肉样增生。

6. **外周血基因检测**　提示 *MSH2* 基因致病性变异(c.2131C>T,p.R711*,杂合变异)(NM_000251.3)。

【辅助检查提问】

Lynch 综合征相关恶性肿瘤的组织分子检测有哪些?

除常规病理检查、蛋白免疫组化及分子标志物检测外,建议结直肠癌(colorectal cancer,CRC)及 EC 等 Lynch 肿瘤组织行 DNA 错配修复基因(mismatch repair,MMR)蛋白(MLH1、MSH2、MSH6 及 PMS2)免疫组化及微卫星不稳定性(microsatellite instability,MSI)检测(常用位点包括 BAT-25、BAT-26、D2S123、D5S346 和 D17S250)。Lynch 综合征中 MMR 基因发生双等位基因突变(胚系及体细胞突变,或称"二次打击"),导致 DNA 合成期间发生的错配无法得以修复,从而使肿瘤组织表现出高度的 MSI(MSI-H),对相关肿瘤组织进行以上初筛,有助于识别风险人群。但是,约 15% 散发及 5%~10% 转移性 CRC 也可表现 MSI,可进一步行 *MLH1* 基因甲基化或 *BRAF* 基因 V600E 致病性变异的检测以鉴别。

四、诊断

高分化子宫内膜样腺癌(ⅠA 期),Lynch 综合征。

【诊断提问】

1. Lynch 综合征的诊断标准是什么?相关 CRC 及 EC 临床特征有哪些?

患者(或家族中先证者)检出胚系 MMR 基因(包括 *MLH1*、*MSH2*、*MSH6*、*PMS2*)的致病性变异或 *EPCAM* 基因缺失,即诊断 Lynch 综合征。Lynch 综合征呈常染色体显性遗传,是常见的遗传性 CRC,也称遗传性非息肉病性结直肠癌,约占新诊断 CRC 的 3%,其发生 EC 的风险也显著增加。患者 80 岁前罹患 CRC 的风险为 8.7%~61.0%,女性罹患 EC 的风险为 13.0%~57.0%,均显著高于普通人群。卵巢癌、肾盂癌、输尿管癌、胃癌、小肠癌、胆管癌、皮肤癌(皮脂腺肿瘤)和脑癌(胶质瘤)等发生风险亦增加。相关 CRC 主要位于右侧,多为黏液性、印戒细胞或髓样组织型,分化较差,存在淋巴浸润等;EC 则好发于子宫下段。

2. Lynch 综合征胚系基因检测的指征及方法有哪些?

CRC、EC 等肿瘤史及家族史是既往识别 Lynch 综合征风险人群的主要方法,但单纯以临床标准(如阿姆斯特丹标准等)筛选,大多数患者会被漏诊,结合肿瘤组织的 MSI 及 MMR 蛋白表达有助于识别风险人群。胚系基因检测阳性是确诊方法,检测指征包括:

(1)家族已知 Lynch 综合征致病遗传变异。

(2)任何年龄诊断的肿瘤,组织检测提示 MMR 蛋白表达缺陷。

(3)CRC 或 EC 患者有以下情况之一:诊断年龄<50 岁;无论年龄诊断同时或异时的 Lynch 相关恶性肿瘤;一名一级或二级亲属 Lynch 相关恶性肿瘤诊断年龄<50 岁;≥两名一级或二级亲属无论年龄诊断 Lynch 相关恶性肿瘤。

(4)存在以下任一家族史:≥一名一级亲属 CRC 或 EC 诊断年龄<50 岁;≥一名 CRC 或 EC 亲属无论年龄诊断同时或异时的 Lynch 相关恶性肿瘤;≥两名一级或二级亲属 Lynch 相关恶性肿瘤,其中至少一名诊断年龄<50 岁;≥三名一级或二级亲属无论年龄诊断 Lynch 相关恶性肿瘤。

(5)预测模型提示 MMR 基因发生致病变异的概率大于 5%。目前胚系基因检测通常使用包含 *MLH1*、*MSH2*、*MSH6*、*PMS2* 及 *EPCAM* 基因的多基因 panel 针对外周血进行 NGS 分析,亲属针对家族已发现的特定遗传变异多进行 Sanger 测序验证。介于医学的局限性,目前基因检测结果阴性,并不能完全排除 Lynch 综合征。若检出临床意义尚不明确的相关遗传变异,应结合临床信息提供个体化的咨询及管理。

五、治疗经过

1. **患者本人 EC 治疗** ①初次评估:患者有强烈的保留生育功能意愿,多学科会诊、充分知情后选择宫腔置入左炔诺孕酮宫内缓释系统(levonorgestrel-releasing intrauterine system,LNG-IUS),联合每日口服醋酸甲羟孕酮 250mg 治疗。②治疗第 3 个月:宫腔镜下子宫内膜活检,病理检查提示"非典型增生"。③治疗第 6 个月:宫腔镜下子宫内膜活检,病理提示"未见异常增生"。④维持治疗:暂无即刻生育要求,继续予以 LNG-IUS。

2. **患者父亲 CRC 治疗** 多学科会诊、知情同意后行开腹右半结肠癌根治术,包括病灶部位肠管切除及所属区域淋巴结清扫。术后病理检查提示:高分化黏液腺癌,侵及黏膜肌层,切缘及淋巴结阴性。免疫组化:MLH1+、PMS2+、MSH2-、MSH6-。

【治疗提问】

Lynch 综合征相关 CRC 及 EC 治疗有哪些要点?

Lynch 综合征 CRC 患者在部分肠段切除后,第二原发癌的风险较高,因此初始可选择全结肠切除。但术后生存质量可受较大影响,故可权衡利弊选择扩大结肠切除术,结合肠镜严密随访。MSI-H 或 MRR 缺陷患者并不推荐氟尿嘧啶单药辅助化疗,姑息治疗方案推荐 PD-1 单抗免疫治疗。阿司匹林可否降低 CRC 发生风险有待更多证据证实。

Lynch 综合征 EC 患者常规应手术切除子宫,不建议保留双侧输卵管卵巢,辅以放化疗。相关 EC 通常发病年龄较早,若年轻患者有强烈保留生育功能意愿,建议多学科全面评估,充分告知病情进展及其他相关恶性肿瘤发生的风险,可尝试严密随访监测下保守治疗,药物可选用孕激素、促性腺激素释放激素激动剂 GnRHa、芳香化酶抑制剂等。同时应告知患者子代相关遗传风险,并建议完成生育后行全子宫及双侧卵巢、输卵管切除。

六、随访及预后

1. **LNG-IUS 维持治疗 3 年** 每 3 个月阴道超声检测,每半年宫腔细胞学检测,均未见明显异常。

2. **结直肠镜检查** 见 2~3 个息肉样增生,病理检查未见癌前或恶性病变。

3. **乳腺超声检查** 双乳腺体回声尚均匀,左乳多发结节,最大 0.5cm,穿刺活检病理检查提示乳腺纤维瘤。

4. **辅助生育** 三年后患者有生育要求,遂取出 LNG-IUS,子宫内膜活检病理检查结果未见异常,多学科会诊后选择辅助生殖助孕,并针对 MSH2 基因致病性变异位点行胚胎植入前遗传学检测(PGT)。

【随访提问】

Lynch 综合征管理策略有哪些?

对于确诊 Lynch 综合征但尚未发生相关恶性肿瘤的患者,早期识别癌前病变、降低恶性肿瘤发生及进展为随访管理的主要目标。

1. **一般管理** 建议患者 25~30 岁起针对相关恶性肿瘤开始临床监测,医生应当熟悉 Lynch 相关临床表现,并仔细回顾恶性肿瘤家族史等。

2. **生活指导及健康教育** 患者应当接受 Lynch 综合征的疾病知识教育,戒烟限酒、积极运动、管理体重、健康饮食以及预防性传播疾病等。

3. **遗传阻断** Lynch 综合征是一种常染色体显性遗传疾病,患者有 50% 的概率将致病性变异遗传给后代,可选择自然受孕后孕期行针对性产前诊断或 PGT 辅助生殖助孕。此外,需警惕夫妻双方携带同一 MMR 基因的相同或不同致病性变异,其后代有 25% 的概率患结构性 MMR 缺陷综合征。因此,Lynch 综合征患者的伴侣必要时需进行遗传学检查以评估后代的相关风险。

4. **Lynch 相关恶性肿瘤监测** 20~25 岁起每 1~2 年结肠镜检查,MSH6、PMS2 基因致病性变异者的筛查可推迟至 30~35 岁起,每 1~3 年结肠镜检查;女性出现 AUB 应及时就诊,30~35 岁起每 1~2 年子宫内膜取样检查、妇科超声;针对卵巢癌可行糖类抗原 CA125 检测及阴道超声监测,但有效性有限;其他肿瘤监测方法包括胃镜、乳腺超声及皮肤检查等。以上临床监测起始时间可根据家族中恶性肿瘤患者的最早诊断年龄、检出的致病遗传变异位点等进行调整。

(郑 莹 赵倩颖)

推荐阅读文献

[1] National Comprehensive Cancer Network (NCCN). Genetic/familial high-risk assessment: colorectal (2022. V1). NCCN clinical practice guidelines in oncology. https://www.nccn.org/.

[2] National Comprehensive Cancer Network (NCCN). Colon cancer (2022. V1). NCCN clinical practice guidelines in oncology. https://www.nccn.org/.

[3] National Comprehensive Cancer Network (NCCN).

Uterine neoplasms (2021. V1). NCCN clinical practice guidelines in oncology. https://www.nccn.org/.

第四节 遗传性乳腺癌 - 卵巢癌综合征

> 关键词：遗传性乳腺癌；遗传性卵巢癌；BRCA1 基因；BRCA2 基因

一、病史摘要

患者，女性，50 岁，因"绝经 3 年，发现左附件区包块半个月"入院。

半个月前体检发现"左附件区 8.1cm×7.8cm 混合性团块"，1 周前于本院行超声检查，提示"盆腔 10.0cm×8.6cm 囊实性包块"，拟诊"卵巢肿瘤可能"收入院。自患病以来，精神、食欲、睡眠尚可，大便正常，尿频，体重无明显变化。

既往史：无特殊。无吸烟、饮酒史，无用药、毒物接触史。初潮 17 岁，末次月经 47 岁，G2P1^{+1}。家族史：母亲（已故）及小妹均患乳腺癌及卵巢癌，余亲属暂无特殊（图 4-13-2）。

【病史提问】

对以附件区包块为核心症状的患者，病史采集时应注意什么？

（1）既往史：末次妇科检查、超声检查及肿瘤标志物检测情况，有无乳腺、免疫系统相关疾病等。

（2）月经婚育史：初潮年龄、月经周期及经期、末次月经时间、孕产情况、避孕方式等。

（3）有无吸烟、酗酒、高血脂、高血糖等，有无放射线、化学物质等接触史，以及情绪、工作压力。

（4）家族史：特别是一、二、三级亲属，无论男女是否罹患乳腺癌、卵巢癌、前列腺癌、胰腺癌等。

二、体格检查

1. **一般内科查体** 生命体征平稳，心、肺、肝、脾未见明显异常。下腹偏左侧、脐下 1cm 处可扪及囊实性包块的底部，边界欠清，活动欠佳，局部无压痛。腹软，移动性浊音（-）。

2. **专科查体** 第二性征：女性，已婚已产式。外阴、阴道老年性改变，分泌物少。宫颈肥大、光滑，无触血。宫体左后位，与包块关系密切，无压痛。左附件扪及一 12.0cm×9.0cm 囊实性包块，边界欠清，活动欠佳，局部无压痛；右附件未扪及异常。双侧乳腺外观未见明确异常，未扪及明确异常。

三、辅助检查

1. 血常规、肝功能、电解质、大小便分析未见异常。

2. 肿瘤标志物检测。糖类抗原 CA125 342.6U/ml；糖类抗原 CA199 23.5U/ml；人附睾蛋白 HE4 39.6pmol/L。

3. 经阴道超声提示：子宫前位，宫体大小 2.7cm×3.6cm×3.8cm，内膜居中，厚 0.15cm（单层），肌壁回声均匀；左附件区查见 10.8cm×8.9cm×8.2cm 囊实性占位，实性为主，可探及血流信号；盆腹腔查见游离液性暗区，较深处约 2.0cm。

四、诊断

1. **左卵巢上皮性恶性肿瘤** 入院后完善相关检

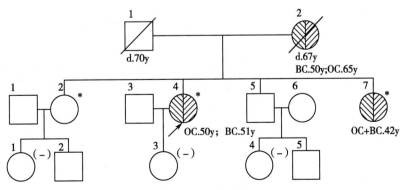

图 4-13-2 家系图

BC，乳腺癌；OC，卵巢癌（包含输卵管癌、原发性腹膜癌）；d.，已故；*，Ⅱ2、Ⅱ4、Ⅱ7均查见 *BRCA1* 基因 c.66dup（p.G23fs）杂合变异（NM_007294.4）；（-），Ⅲ1、Ⅲ3、Ⅲ4均未查见 *BRCA1* 基因 c.66dup（p.G23fs）变异；余亲属未行该位点验证。

查,多学科讨论后行剖腹探查术。术中见淡黄色腹水约200ml,左卵巢大小约12cm×10cm×10cm,表面可见多个菜花样结节。余器官组织及淋巴结均未发现异常。左卵巢剖视:囊实性,囊内多房,囊液深褐色,囊内壁见鱼肉样及菜花样质脆增生物。子宫剖视:内膜薄,肌壁间及宫颈管未见异常。术后病理检查:左卵巢高级别浆液性腺癌;腹腔积液未查见癌细胞。综上,诊断为:左卵巢高级别浆液性腺癌ⅠC2期。

2. 遗传性乳腺癌-卵巢癌综合征(hereditary breast and ovarian cancer syndrome,HBOCS) 患者术后病理诊断为卵巢癌,外周血基因检测提示:*BRCA1*基因杂合变异(c.66dup,p.G23fs)(NM_007294.4),致病性评级为致病性。其母亲(已故)及小妹均患乳腺癌及卵巢癌。

【诊断提问】

1. 卵巢上皮性恶性肿瘤的诊断标准是什么? 应当如何分期?

卵巢恶性肿瘤的组织分类及分期按2018年FIGO手术病理确定。术前高度可疑为卵巢恶性肿瘤者建议由妇科肿瘤医师进行剖腹探查术,资深专科医师也可采用腔镜手术。手术应遵循无瘤原则进行全面探查,了解腹盆腔积液情况,记录其颜色、量,术中收集腹水或腹腔冲洗液尽快送细胞学检查。再根据全面探查情况决定手术范围,明确分期并尽可能实现满意的肿瘤细胞减灭。如果无法实现,可先切除大病灶或活检进行病理检查及分子诊断,明确肿瘤组织学类型,进行新辅助化疗后择期行中间性细胞减灭术。

2. HBOCS的临床特点及诊断要点有哪些?

HBOCS是一种遗传性癌症易感综合征,呈常染色体显性遗传,患者罹患乳腺癌、卵巢癌、胰腺癌、前列腺癌等恶性肿瘤的风险显著高于普通人群。HBOCS多由*BRCA1*、*BRCA2*基因的致病性胚系突变所致,具有不全外显的特点,其他高外显率易感基因包括*BRIP1*、*CDH1*、*PALB2*、*PTEN*、*RAD51C*、*RAD51D*、*TP53*等,详细基因列表可参见美国国立综合癌症网络(National Comprehensive Cancer Network,NCCN)指南。研究报道,*BRCA1*、*BRCA2*基因在中国卵巢癌患者中的胚系突变率为16.7%~28.5%,在不加选择的中国乳腺癌患者中突变率为5%~6%,其中家族性乳腺癌患者约18%。携带*BRCA1*基因突变的女性卵巢癌终生患病率为39%~58%,携带*BRCA2*基因突变的女性卵巢癌终生患病率为13%~29%,而乳腺癌的终生患病率均大于60%。HBOCS患者亲属罹患相关恶性肿瘤的风险亦增加,如存在两个一级亲属罹患乳腺癌或卵巢癌。HBOCS患者乳腺癌或卵巢癌发病年龄通常较早,特别是发病年龄≤50岁时应警惕遗传性肿瘤综合征的可能。其他高危因素包括:男性乳腺癌患者,乳腺癌术后病理提示雌激素受体(estrogen receptor,ER)、孕激素受体(progesterone receptor,PR)及人表皮生长因子受体(human epidermal growth factor receptor 2,HER2)均为阴性等。

对临床诊断为HBOCS的患者及亲属应建议行基因检测及遗传咨询,评估相关疾病发生风险。家族中发病年龄越早、双侧肿瘤、多发肿瘤的成员更易获得阳性基因检测结果。建议行多基因检测,包括*BRCA1*、*BRCA2*及同源重组修复(homologous recombination repair,*HRR*)基因等,必要时可考虑全外显子区域或全基因组测序检测。选择检测方法时应当综合考虑目标基因有无热点突变位点及常见变异类型等,NGS可同时捕获多个目标基因的全外显子及上下游约20bp序列进行高通量测序分析,相较于仅针对*BRCA1*、*BRCA2*基因或特定位点的检测更加全面。当以上结果为阴性、又高度怀疑HBOCS时,应考虑进行多重连接依赖探针扩增(MLPA)检测大片段的重排。亲属则多采取Sanger测序法进行特定位点验证。根据不同的需求可选用不同的样本进行检测:利用外周血白细胞等提取DNA进行胚系变异的检测,结果可用于遗传性肿瘤再发风险的评估;基于胚系变异和体细胞变异(肿瘤组织样本)的检测结果可为靶向药物的选择提供指导。介于医学的局限性,目前基因检测结果阴性,并不能完全排除HBOCS的诊断。若检出临床意义尚不明确的相关遗传变异,应进行充分的检测后咨询,并结合患者临床信息提供个体化的治疗、随访决策。

五、治疗经过

1. 经腹盆腔巨大包块切除、筋膜外全子宫切除、盆腔淋巴结及腹主动脉旁淋巴结清扫、大网膜切除、阑尾切除术。术后超声检查乳腺未见明显异常。

2. 紫杉醇联合卡铂静脉化疗6周期。

3. 末次化疗后6个月复查时发现双侧乳腺包块,遂行"双侧乳房单纯切除、右侧腋窝淋巴结清扫术",术后病理提示:左乳包块乳腺纤维瘤,右乳浸润性导管癌,ER(−)、PR(−)、HER2(1+)、CK5/6(部分+)、Ki67(+,30%~40%)。

4. 阿霉素、环磷酰胺联合紫杉醇静脉化疗4周期。

【治疗提问】

针对 *BRCA1*、*BRCA2* 基因突变的患者临床管理有哪些方案？

BRCA1、*BRCA2* 基因突变者发生乳腺癌的风险增加，不建议行保乳手术。若患者有强烈意愿保乳，需充分告知其同侧乳腺癌复发、新发原发癌及对侧乳腺癌的风险。建议针对 HER2 阴性的原发性或复发性乳腺癌患者进行 *BRCA1*、*BRCA2* 基因检测，对于胚系突变患者，可考虑选择多聚 ADP 核糖聚合酶（poly ADP ribose polymerase，PARP）抑制剂治疗。

BRCA1、*BRCA2* 基因突变的卵巢癌患者对铂类、腹腔化疗以及 PARP 抑制剂更敏感，FIGO Ⅱ期及以上患者初始治疗达到完全或部分缓解后给予 PARP 抑制剂单药维持，或化疗时联合贝伐单抗患者给予贝伐单抗联合 PARP 抑制剂维持治疗，可显著推迟复发、改善生存。此外，铂敏感复发性卵巢癌患者二线治疗达完全或部分缓解后同样推荐使用 PARP 抑制剂维持治疗。

六、随访

术后、化疗后规范随访至今，定期监测肿瘤标志物（CA125、CA199、HE4 等），乳腺及腋窝超声及盆腹部 CT 未提示乳腺癌、卵巢癌复发。

【随访提问】

1. 尚未发生恶性肿瘤的 *BRCA1*、*BRCA2* 等基因突变女性管理措施有哪些？

（1）预防性手术：预防性双乳切除应慎重，需与高危女性充分沟通讨论手术的获益、潜在风险和局限性、手术时机、保乳程度及重建选择等。降风险的输卵管 - 卵巢切除术（risk-reducing salpingo-oophorectomy，RRSO）是降低相关妇科恶性肿瘤发生最有效的方法，*BRCA1* 突变携带者建议在 35~40 岁实施，*BRCA2* 突变携带者卵巢癌发病年龄平均延迟 8~10 年，因此 RRSO 推迟至 40~45 岁。但术前应充分告知医源性血管舒缩症状、骨质疏松症、心血管疾病等可能，并在术后对其进行合理管理。单纯输卵管切除、延迟卵巢切除术尚无足够临床试验证据证实其安全性和有效性。*BRCA1*、*BRCA2* 等基因致病变异可增加浆液性子宫内膜癌发生的风险，对年轻患者是否行子宫全切术仍需要充分讨论。

（2）预防性药物：口服避孕药能有效降低普通人群及有卵巢癌家族史的女性发生卵巢癌的风险，但其对乳腺癌的预防作用尚不明确。

（3）健康教育及临床监测：建议高危女性 18 岁起乳腺自检，25 岁起定期乳腺专科检查，每半年乳腺超声检查，每年乳腺增强磁共振检查；30 岁起增加每年乳腺 X 线摄影检查。未行 RRSO 手术者可考虑 30~35 岁起在临床医生的指导下每年血清 CA125 和阴道彩色超声监测，但针对卵巢癌的早期识别有效性有限。根据家族史及风险评估，针对胰腺癌、恶性黑色素瘤等进行监测。建议高危女性妊娠前进行遗传咨询，为孕育非致病变异携带的后代奠定基础。

该患者的大姐经验证存在与患者相同的 *BRCA1* 致病性变异，已育有子女且绝经，于 52 岁行预防性 RRSO。

2. 尚未发生恶性肿瘤的 *BRCA1*、*BRCA2* 等基因突变男性管理措施有哪些？

建议 HBOCS 家族中男性成员针对先证者检出的致病性遗传变异进行验证，若为阳性，其发生乳腺癌、前列腺癌等风险增加，因此建议 35 岁起每月乳腺自检、每年乳腺专科检查，50 岁起（或较家族男性乳腺癌患者最早发病年龄提前 10 年起）每年行乳腺 X 线摄影检查。40 岁起每年血清前列腺特异性抗原（prostate specific antigen，PSA）检测及直肠指检，还可考虑增强磁共振等。建议高危男性孕育后代前进行遗传咨询，可考虑胚胎植入前遗传学检测，阻断致病变异的传递。

（尹如铁　赵倩颖）

推荐阅读文献

［1］National Comprehensive Cancer Network (NCCN). Genetic/Familial High-Risk Assessment: Breast, Ovarian, and Pancreatic (2022. V2). NCCN clinical practice guidelines in oncology. https://www. nccn. org/.

［2］National Comprehensive Cancer Network (NCCN). Ovarian cancer including fallopian tube cancer and primary peritoneal cancer (2022. V1). NCCN clinical practice guidelines in oncology. https://www. nccn. org/.

索 引

X

Y

索　引